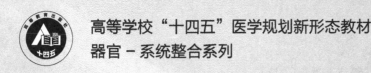

高等学校"十四五"医学规划新形态教材
器官－系统整合系列

生殖系统

U0213099

主　审　郎景和

主　编　狄文　向阳

副主编　李力　李卫平　丁之德　丁依玲

编　委（以姓氏拼音为序）

曹云霞	安徽医科大学第一附属医院	狄　文	上海交通大学医学院附属仁济医院
丁依玲	中南大学湘雅二医院	丁之德	上海交通大学医学院
冯炜炜	上海交通大学医学院附属瑞金医院	古　航	海军军医大学第一附属医院
李　锋	上海交通大学医学院	李　力	陆军军医大学大坪医院
李卫平	上海交通大学医学院附属仁济医院	刘建华	上海交通大学医学院附属第九人民医院
漆洪波	重庆医科大学附属妇女儿童医院	千日成	同济大学附属第十人民医院
滕银成	上海交通大学医学院附属第六人民医院	汪希鹏	上海交通大学医学院附属新华医院
王少帅	华中科技大学同济医学院附属同济医院	邬素芳	上海交通大学医学院附属第一人民医院
夏小雨	上海交通大学医学院	向　阳	中国医学科学院北京协和医院
谢　幸	浙江大学医学院附属妇产科医院	徐丛剑	复旦大学附属妇产科医院
许　泓	上海交通大学医学院附属国际和平妇幼保健院	杨冬梓	中山大学孙逸仙纪念医院
张国花	上海交通大学医学院	赵爱民	上海交通大学医学院附属仁济医院
钟　梅	南方医科大学南方医院		

编写秘书　顾卓伟　张　宁

高等教育出版社·北京　　上海交通大学出版社·上海

内容简介

本教材基于器官－系统整合课程体系编写而成，内容涵盖了女性生殖系统从基础到临床的理论知识，共34章。每章均有思维导图或诊疗流程图，以帮助读者高效地梳理各章重要知识点及诊疗思路。本教材配有数字课程，包括教学PPT、自测题、彩图、微视频、典型案例、拓展阅读等数字资源，给学生提供更多自主学习和拓展的空间，也有利于培养学生的临床诊疗思维。

本教材适用于临床、基础、预防、护理、口腔、检验、药学等专业本科学生，也是参加国家执业医师资格考试和住院医师规范化培训的重要用书，还可作为研究生、临床医务人员和科研人员的参考书。

图书在版编目（CIP）数据

生殖系统 / 狄文，向阳主编 . -- 北京：高等教育出版社；上海：上海交通大学出版社，2024.2

ISBN 978-7-04-061554-8

Ⅰ. ①生… Ⅱ. ①狄… ②向… Ⅲ. ①生殖医学－医学院校－教材 Ⅳ. ① R339.2

中国国家版本馆 CIP 数据核字（2024）第 004474 号

Shengzhi Xitong

项目策划　林金安　吴雪梅　杨　兵

策划编辑　杨　兵　王华祖　　责任编辑　瞿德竑　周珠凤　　封面设计　张　楠　　责任印制　高　峰

出版发行	高等教育出版社　上海交通大学出版社	网　　址	http://www.hep.edu.cn
社　　址	北京市西城区德外大街4号		http://www.hep.com.cn
邮政编码	100120	网上订购	http://www.hepmall.com.cn
印　　刷	固安县铭成印刷有限公司		http://www.hepmall.com
开　　本	889mm×1194mm　1/16		http://www.hepmall.cn
印　　张	37.75		
字　　数	960 千字	版　　次	2024 年 2 月第 1 版
购书热线	010-58581118	印　　次	2024 年 2 月第 1 次印刷
咨询电话	400-810-0598	定　　价	94.00 元

数字课程（基础版）

生殖系统

主编 狄 文 向 阳

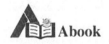

生 殖 系 统

Reproductive System

主审 郎景和

主编 狄 文 向 阳

生殖系统

生殖系统数字课程与纸质教材一体化设计，紧密配合。数字课程内容主要为彩图、微视频、典型案例、拓展阅读、教学PPT、自测题等，在提升课程教学效果的同时，为学生学习提供思维与探索的空间。

用户名：	密码：	验证码：	5360	忘记密码？	登录	注册

http://abook.hep.com.cn/61554

扫描二维码，下载Abook应用

《生殖系统》数字课程编委会

（以姓氏拼音为序）

曹云霞　安徽医科大学第一附属医院

丁依玲　中南大学湘雅二医院

冯炜炜　上海交通大学医学院附属瑞金医院

李　锋　上海交通大学医学院

李卫平　上海交通大学医学院附属仁济医院

漆洪波　重庆医科大学附属妇女儿童医院

滕银成　上海交通大学医学院附属第六人民医院

王少帅　华中科技大学同济医学院附属同济医院

夏小雨　上海交通大学医学院

谢　幸　浙江大学医学院附属妇产科医院

许　泓　上海交通大学医学院附属国际和平妇幼保健院

张国花　上海交通大学医学院

钟　梅　南方医科大学南方医院

狄　文　上海交通大学医学院附属仁济医院

丁之德　上海交通大学医学院

古　航　海军军医大学第一附属医院

李　力　陆军军医大学大坪医院

刘建华　上海交通大学医学院附属第九人民医院

干日成　同济大学附属第十人民医院

汪希鹏　上海交通大学医学院附属新华医院

邬素芳　上海交通大学医学院附属第一人民医院

向　阳　中国医学科学院北京协和医院

徐丛剑　复旦大学附属妇产科医院

杨冬梓　中山大学孙逸仙纪念医院

赵爱民　上海交通大学医学院附属仁济医院

器官-系统整合系列教材专家指导委员会

出版说明

教育教学改革的核心是课程建设，课程建设水平对于教学质量和人才培养质量具有重要影响。现代信息技术与高校教育教学的融合不断加深，教学模式的改革与变化正在促进高校教学从以"教"为中心向以"学"为中心持续转变。教材是课程内容的重要载体，是课程实施的重要支撑，是课程改革的成果体现。

为落实国务院办公厅《关于加快医学教育创新发展的指导意见》（国办发〔2020〕34号）"加快基于器官系统的基础与临床整合式教学改革，研究建立医学生临床实践保障政策机制，强化临床实习过程管理，加快以能力为导向的学生考试评价改革"的文件精神，积极推进"新医科"建设，推进信息技术与医学教育教学深度融合，推进课程与教材建设及应用，提升高校医学教学质量，由高等教育出版社、上海交通大学出版社联合启动"高等学校'十四五'医学规划新形态教材：器官－系统整合系列"建设项目，本系列教材以上海交通大学医学院为牵头单位，成立了系列教材专家指导委员会，主任委员由中国科学院院士、教育部高等学校基础医学类教学指导委员会主任委员、上海交通大学原副校长陈国强教授担任。项目自2017年底启动以来，陆续召开了编写会议和定稿会议，2022年底，项目成果"器官－系统整合系列教材"陆续出版。

本系列教材包括《神经系统》《呼吸系统》《循环系统》《消化系统》《泌尿系统》《生殖系统》《血液系统》《免疫系统》《内分泌系统》《运动系统》。系列教材特点如下：

1. 创新内容编排：以器官、疾病为主线，通过神经系统、呼吸系统、循环系统、消化系统、泌尿系统、生殖系统、内分泌系统、免疫系统、血液系统、运动系统，将基础医学与临床课程完全整合。从人的整体出发，将医学领域最先进的知识理论和各临床专科实践经验有机整合，形成更加适合人体健康管理和疾病诊疗的新医学体系。

2. 创新教学方法：创新教学理念，引导学生个性化自主学习。纸质内容精当，突出"三基""五性"，并以新颖的版式设计，方便学生学习和使用。通过适当的教学设计，鼓励学生拓展知识面及针对某些重要问题进行深入探讨，增强其独立获取知识的意识和能力，为满足学生自主学习和教师创新教学方法提供支持。

3. 创新出版形式：采用"纸质教材＋数字课程"的出版形式，将纸质教材与数字资源一体化设计。数字资源包括："典型病例（附分析）"选取了有代表性的病例加以解析，"微视频"呈现了重难点知识讲解或技能操作，以强化临床实践教学，培养学生临床思维能力；在介绍临床实践的同时，注重引入基础医学知识和医学史上重要事件及人物等作为延伸，并通过"基础链接""人文视角"等栏目有机衔接，以促进医学基础理论与临床实践的真正整合，并注重医学生的人文精神培养。本系列教材是上海交通大学医学院整合教学改革研究成果的集成和升华，通过参与院校共建共享课程资源，更可支持各校在线课程的建设。

本系列教材还邀请了各学科院士、知名专家担任主审，分别由陈赛娟院士、陈香美院士、戴尅戎院士、樊代明院士、葛均波院士、郎景和院士、宁光院士、杨雄里院士、钟南山院士、顾越英教授担任各教材主审。他们对教材认真审阅及严格把关，进一步保障了教材的科学性和严谨性。

尽管我们在出版本系列教材的工作中力求尽善尽美，但难免存在不足和遗憾，恳请广大专家、教师和学生提出宝贵意见与建议。

高等教育出版社

上海交通大学出版社

2023 年 6 月

序

这是一部别开生面、富有特色的医学专业教材。它打破了以往教科书的学科格局、体例模式，形成了以整合医学观念为统领，以器官－系统为索引的新教材模式。从器官－系统的发生、发育、解剖结构、生理病理，到疾病的临床表现与基础研究、预防与治疗等，形成了一个新的教授与学习体例、理论与实践体系。

本教材的特点与核心是整合。整合是有机的、密切的、深层次的统筹，而不是一般的结合，不是简单的拼凑；它是实质上的融合，而不是形式上的联合；如同化学的化合不是混合一样。

因此，它就具备了多元性、循证性、转化性与精准性。从基础理论到临床实践，克服了学科的壁垒，克服了转化的沟壑，使教者能更好地把握讲授的内容与本意，使学者能更好地理解器官－系统的解剖、生理、病理和疾病发生发展的全过程及相互关系，并包括对治疗的全面影响和作用。

作为整合，当然还包括医者和患者，特别是对患者的体恤关爱。本教材将医德教育、人文思想和哲学理念都贯穿其中，使整个教材充满了人文性、哲学性。

这也是医学教材和教学的一项大胆的尝试和创新，是教学方法和教学革命的重要组成部分。使医学专业教学达到"医学理论与临床实践相结合、临床能力与人文精神相结合、职业素质与医德素养相结合"。

数字课程是本教材的另一大亮点。相对于内容和空间很有限的传统纸质教材而言，它既起到辅助、协同和配合作用，也是一种延伸和拓展。它使知识从平面走向立体，从静默无声走向影音协同。通过微视频、彩图、典型案例、拓展阅读等内容，使教材的功能得到丰富与扩展。我们有理由相信，这种"纸质内容＋数字资源"的教材形式一定会受到广大师生的欢迎和认可。

教材是医学教学的要素之一。我相信，这部教材的问世，会使稍显刻板、沉重的医学理论讲授变得舒畅、开放起来。

谢谢本教材的编著者们!

我细阅本教材,学习了很多。不敢为序,权作为序。

中国工程院院士

2023 年 5 月

前　言

　　为落实国务院办公厅《关于加快医学教育创新发展的指导意见》（国办发〔2020〕34号）"加快基于器官系统的基础与临床整合式教学改革，研究建立医学生临床实践保障政策机制，强化临床实习过程管理，加快以能力为导向的学生考试评价改革"的文件精神，由上海交通大学医学院牵头，高等教育出版社与上海交通大学出版社联合出版高等学校"十四五"医学规划新形态教材：器官－系统整合系列，包括《神经系统》《呼吸系统》《循环系统》《消化系统》《泌尿系统》《生殖系统》《血液系统》《内分泌系统》《免疫系统》《运动系统》共10种教材。

　　当前的医学教育领域，仍然存在一些亟待改进之处：传统的教学模式多以学科为主，往往导致基础与临床教学及各临床学科之间的教学相对割裂，医学生在实践中很难形成完整的临床思维和全局观念，教学重"临床"轻"人文"，等等。为了打破这种状况，上海交通大学医学院历经多年整合课程教学改革，建立并逐步全面推广适合我国国情的基于器官－系统的整合课程体系——以器官－系统为主线，以重点疾病为中心，以临床诊疗路径为导向，以课程思政教育为灵魂，以系列教材建设为抓手，在全国率先打通了器官－系统整合式教学改革成果全面落实的"最后一公里"。

　　这部教材的诞生汇集了全国十余所高等医学院校资深专家的智慧，他们在医学领域有着丰富的临床工作及医学教育经验，深知教学之所需，明白教育之真谛。我们希望这部教材不仅能够真实反映现代医学教育的改革成果和学科发展趋势，更能成为培养未来医学人才的得力工具。

　　本教材紧密结合课程改革与教学模式的转变，从内容整合、学科整合、案例教学与实践教学整合等多个方面入手，力求将各学科知识充分融合，切实提升医学生处理临床实际问题的能力。每一章都有详尽的诊疗流程图，以帮助读者提纲挈领、高效地梳理各重要知识点及诊疗思路。数字课程是本教材的一大特色，包括教学PPT、自测题、彩图、微视频、典型案例、拓展阅读内容等丰富的数字资源，旨在为学生提供更为广阔的学习空间，帮助他们在医学旅程中更有成效地自主探索。

当然，医学的核心不仅仅是技术和知识，更是对人的关怀和理解。在面对众多新的医学理念时，如人文医学、循证医学、价值医学、转化医学、精准医学等，我们始终坚守医学为人服务的初衷，努力在教材中贯穿医学人文精神，培养既有技术，又具备人文关怀的医学人才。世界卫生组织把健康定义为"躯体、心理和对社会适应的良好状态"，疾病不仅仅只限于身体，医生治病，还应该重视患者的心理和社会适应状态。本教材在编写之初，全体编委便达成共识，务必将医学人文理念贯穿于本教材始终，我们在编、审、校书稿的过程中，也始终坚持这一原则。我们所要培养的医学人才，不仅需要"腹中有才，手中有谱"，更应兼具"眼中有光，心中有爱"。

需要说明的是，虽然本教材书名为《生殖系统》，但仅包含女性生殖系统内容，而男性生殖系统相关内容会在《泌尿系统》中详细描述。

本教材邀请北京协和医院郎景和院士担任主审，他对全书进行了精心审阅和指导把关。我们诚挚希望系列教材的出版能够推进器官 – 系统整合教学改革的发展，为医学教育改革贡献一份绵薄之力，推动我国医学教育更上一层楼。当然，本教材在编写过程中，其内容及编排难免有不妥之处，我们恳请广大师生和专家同仁提出宝贵的建议和意见，使教材能够不断完善，更好地服务于医学教育事业。

狄 文 向 阳

2023 年 8 月

目　录

第一章

女性生殖系统解剖学基础

关键词

卵巢　　输卵管　　子宫　　阴道　　外阴

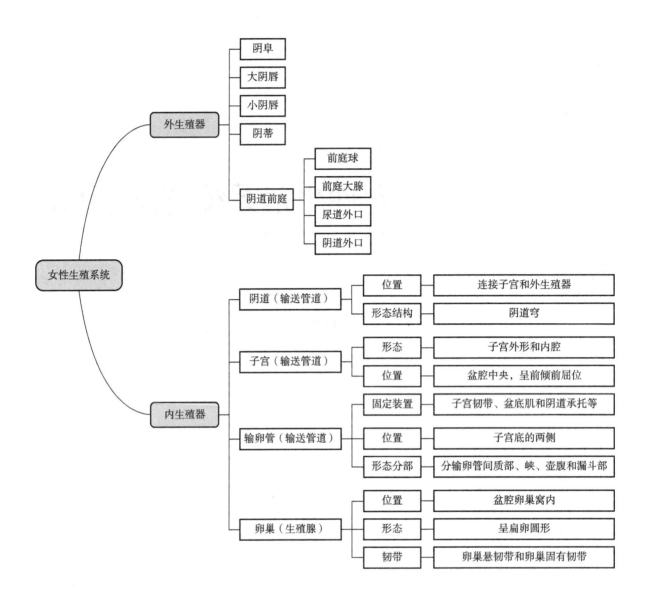

女性生殖系统（female reproductive system）包括外、内生殖器及其相关组织。外生殖器包括阴阜、大阴唇、小阴唇、阴蒂及阴道前庭。内生殖器包括阴道、子宫、输卵管和卵巢（图1-1）。

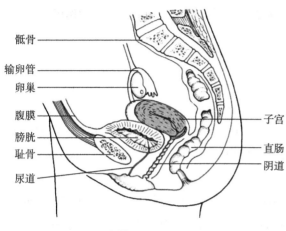

图1-1　女性生殖系统（矢状面）

第一节　女性外生殖器

女性外生殖器包括阴阜、大阴唇、小阴唇、阴蒂和阴道前庭（图1-2）。

一、阴阜

阴阜（mons pubis）为耻骨联合前面的皮肤隆起，深面有较多的脂肪组织。性成熟期以后，皮肤生有阴毛。

二、大阴唇

大阴唇（labium majus）为一对纵长隆起的富有色素和生有阴毛的皮肤皱襞。大阴唇的前端和后端左右互相联合，形成唇前联合和唇后联合。

三、小阴唇

小阴唇（labium minus）是位于大阴唇内侧的一对较薄的皮肤皱襞，表面光滑无阴毛。两侧小阴唇后端互相联合形成阴唇系带。小阴唇的前端分为两个小皱襞，内侧在阴蒂下方与对侧结合成阴蒂系带，向上连于阴蒂；外侧在阴蒂背面与对侧汇合形成阴蒂包皮。

四、阴蒂

阴蒂（clitoris）位于尿道外口的前方，由两个阴蒂海绵体组成，相当于男性的阴茎海绵体。后端以两个阴蒂脚附于耻骨下支和坐骨支，两脚在前方结合成阴蒂体，表面盖以阴蒂包皮。露于表面的为阴蒂头，富有神经末梢，感觉敏锐。

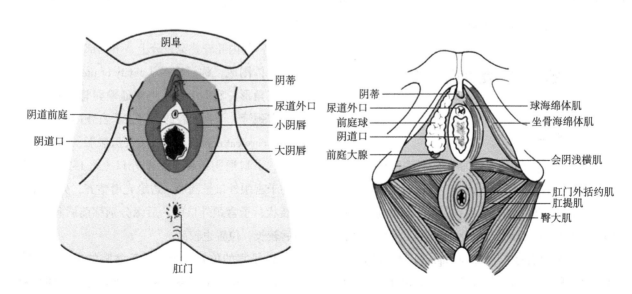

图1-2　女性外生殖器

五、阴道前庭

阴道前庭（vaginal vestibule）为一菱形区域，前为阴蒂，后为阴唇系带，两侧为小阴唇。阴道口与阴唇系带之间有一浅窝，成为舟状窝，经产妇受分娩影响，此窝消失。该区域包括以下结构：

1. 前庭球（bulb of vestibule）　相当于男性的尿道海绵体，呈蹄铁形，分为两个外侧部和中间部。外侧部较大，位于大阴唇的深面。中间部细小，位于阴蒂体与尿道外口之间的皮下。

2. 前庭大腺（major vestibular gland）　又称Bartholin腺，位于阴道口的两侧、前庭球的后端，形如豌豆。导管向内侧开口于阴道口与小阴唇之间的沟内，相当于小阴唇中、后1/3交界处。分泌物有润滑阴道口的作用。

3. 尿道外口（external orifice of urethra）　位于阴蒂头后下方，圆形，边缘折叠合拢，后壁有一对对称腺体，称为尿道旁腺，开口较小，易有细菌潜伏。

4. 阴道口（vaginal orifice）和处女膜（hymen）前者位于阴道外口后方的前庭后部，其边缘覆有一层较薄黏膜皱襞，称为处女膜，内含结缔组织、血管及神经末梢。处女膜中央多有一孔，形状不一，可因性交撕裂或由于其他损伤破裂，并受阴道分娩影响，产后仅留有处女膜痕。

第二节　女性内生殖器

一、阴道

阴道（vagina）为前后略扁的肌性管道，连接子宫和外生殖器，是导入精液、排出月经和娩出胎儿的管道。阴道下端以阴道口开口于阴道前庭。阴道的上端较宽，包绕子宫颈阴道部，二者间形成的环形凹陷称阴道穹（fornix of vagina）。阴道穹分为前、后部和两侧部，以阴道后穹隆为最深，并与直肠子宫陷凹紧密相邻，二者间仅隔以阴道后壁和腹膜。当直肠子宫陷凹有积液时，可经阴道后穹隆进行穿刺或引流。

阴道前壁邻膀胱和尿道，后壁邻直肠。如邻接部位损伤，可发生尿道阴道瘘或直肠阴道瘘，致使尿液或粪便进入阴道。阴道下部穿过尿生殖膈处，膈内的尿道阴道括约肌对阴道有括约作用。

二、子宫

子宫（uterus）为一壁厚、腔小的肌性器官，胎儿在此发育成长。

1. 子宫的形态　成年未产妇的子宫略似前后稍扁的倒置梨形，长7～8 cm，最宽径为4～5 cm，厚2～3 cm。子宫形态可分为底、体、颈三部：两侧输卵管子宫口以上圆凸的部分为子宫底（fundus of uterus）；下端呈细圆柱状的部分为子宫颈（neck of uterus），子宫颈为肿瘤的好发部位；底与颈之间的部分为子宫体（body of uterus）。子宫颈在成人长2.5～3.0 cm，其下端伸入阴道内的部分称子宫颈阴道部。在阴道以上的部分称子宫颈阴道上部，其上端与子宫体相接，且较狭细，称子宫峡部（isthmus uteri）。非妊娠期，子宫峡部不明显，长仅1 cm；在妊娠期，子宫峡逐渐扩张伸长，形成子宫下段，妊娠末期可长达7～11 cm。产科常在此处进行剖宫产术，可避免进入腹膜腔，减少感染的机会。

子宫的内腔较狭窄，分上、下两部。上部由子宫底、体围成，称子宫腔（cavity of uterus）。子宫腔呈三角形，底向上，两侧角通输卵管；尖向下，通子宫颈管。子宫内腔的下部在子宫颈内，称子宫颈管（cervical canal）。子宫颈管呈梭形，上口通子宫腔，下口通阴道称子宫颈外口（图1-3）。未产妇的子宫颈外口呈圆形，边缘光滑整齐，分娩后呈横裂状，子宫颈外口前、后缘分别称前唇和后唇，后唇较长，位置也较高。

2. 子宫的位置　子宫位于盆腔的中央，在膀胱和直肠之间，下端突入阴道，两侧连有输卵管和子宫阔韧带。成年未孕的子宫底位于骨盆入口平面

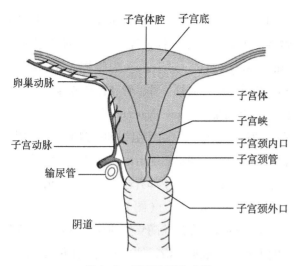

图 1-3　子宫外形和内腔

以下。子宫颈下端在坐骨棘平面稍上方。成年女性子宫的正常位置呈前倾前屈位。前倾是指整个子宫向前倾斜，子宫的长轴与阴道的长轴形成一个向前开放的钝角；前屈是指子宫体与子宫颈之间凹向前的弯曲，亦呈钝角。当人体直立，膀胱空虚时，子宫体伏于膀胱上面，几乎与地面平行。膀胱和直肠的充盈程度可影响子宫的位置。临床上可经直肠检查子宫的位置和大小。

3. 子宫的固定装置　维持子宫正常位置的韧带（图 1-4）如下。

（1）阔韧带（broad ligament）：是子宫两侧的双层腹膜皱襞，由子宫前后面的腹膜向盆侧壁延伸而成。其上缘游离，内包输卵管。下缘和外侧缘连至盆壁，移行于盆壁的腹膜。阔韧带前层覆盖子宫圆韧带，后层包被卵巢，两层间有血管、淋巴管、神经和结缔组织等。阔韧带可限制子宫向两侧移位。

（2）主韧带（cardinal ligament）：为阔韧带下部两层腹膜之间的纤维结缔组织束和平滑肌纤维，较强韧，将子宫颈阴道上部连于骨盆侧壁，它是维持子宫颈正常位置、防止其向下脱垂的主要结构。

（3）圆韧带（round ligament）：由平滑肌和结缔组织构成，呈圆索状。起于子宫前面的上外侧，输卵管与子宫连接处的下方，在阔韧带前层腹膜

的覆盖下向前外侧弯行，然后通过腹股沟管止于阴阜和大阴唇的皮下。此韧带是维持子宫前倾的主要结构。

（4）宫骶韧带（uterosacral ligament）：由平滑肌和结缔组织构成，起自子宫颈阴道上部后面，向后绕过直肠两侧，止于骶骨前面。此韧带表面盖以腹膜，形成弧形皱襞为直肠子宫襞。此韧带向后上牵引子宫颈，并与圆韧带共同维持子宫的前倾前屈位。

除上述韧带外，盆底肌和阴道的承托以及周围结缔组织的牵拉等因素，对子宫位置的固定也起很大作用。如果子宫的固定装置薄弱或损伤，可导致子宫位置异常，形成不同程度的子宫脱垂，严重者子宫可脱出阴道。

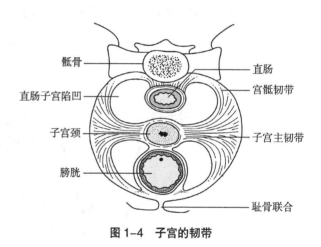

图 1-4　子宫的韧带

三、输卵管

输卵管（oviduct，fallopian tube）是一对输送卵子的弯曲管道，长 10～12 cm，连于子宫底的两侧，包裹在子宫阔韧带上缘内。其外侧端游离，以伞部开口于腹膜腔；内侧与子宫角相连。故女性腹膜腔经输卵管、子宫、阴道可与外界相通。输卵管由外侧向内侧分为四部分（图 1-5）。

1. 伞部（fimbrial portion）　为输卵管外侧端的膨大部分，呈漏斗状。漏斗中央有输卵管腹腔口开口于腹膜腔，卵巢排出的卵细胞由此进入输卵管。漏斗末端的边缘形成许多细长突起，称输卵管伞，

盖在卵巢的表面，手术时常以此作为识别输卵管的标志。

2. 壶腹部（ampulla portion）管径粗而较长，约占输卵管全长的 2/3，行程弯曲。卵细胞通常在此部受精。

3. 峡部（isthmic portion）紧接子宫底外侧，短而细，壁较厚，水平向外移行为输卵管壶腹。输卵管结扎术常在此部进行。

4. 间质部（interstitial portion）为贯穿子宫壁的一段，开口于子宫腔。

四、卵巢

卵巢（ovary）是位于盆腔内成对的实质性器官，呈扁卵圆形。分为内、外侧面，前、后缘和上、下端。外侧面贴于盆腔侧壁的卵巢窝（相当于髂内、外动脉起始部之间的夹角处），内侧面朝向盆腔。上端借卵巢悬韧带连于盆壁。卵巢悬韧带（suspensory ligament of ovary）为腹膜形成的皱襞，其内含有卵巢的血管、淋巴管和神经丛等。下端借卵巢固有韧带（proper ligament of ovary）连于子宫底的两侧，此韧带由结缔组织和平滑肌纤维构成，表面盖以腹膜。卵巢后缘游离，前缘借卵巢系膜连于子宫阔韧带，前缘中部有血管、神经等出入，称卵巢门（hilum of ovary）（图 1-5）。

卵巢的大小和形状随年龄的增长而变化。幼女的卵巢较小，表面光滑；性成熟期时卵巢较大；此后由于多次排卵，卵巢表面形成瘢痕，显得凹凸不平；35~40 岁开始缩小，50 岁左右随月经停止而逐渐萎缩。

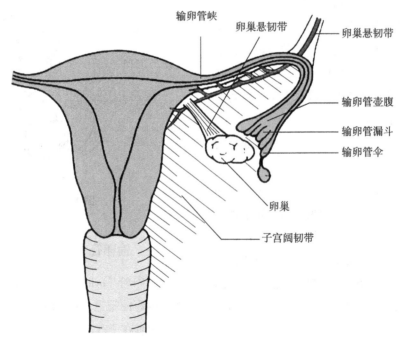

图 1-5　卵巢和输卵管

（李　锋　马爱荣　纪　亮）

数字课程学习

⬇ 教学PPT　　📝 自测题

第二章

女性生殖系统组织学基础

关键词

卵泡发育　　排卵　　雌激素合成　　输卵管黏膜　　子宫内膜

女性生殖系统由卵巢、输卵管、子宫、阴道和外生殖器组成。卵巢是产生卵细胞和分泌性激素（主要是雌激素和孕激素）的器官。输卵管的功能是营养和输送生殖细胞，也是受精的部位。子宫是产生月经和孕育胎儿的器官。

第一节 卵巢的结构与排卵及黄体的形成

思维导图

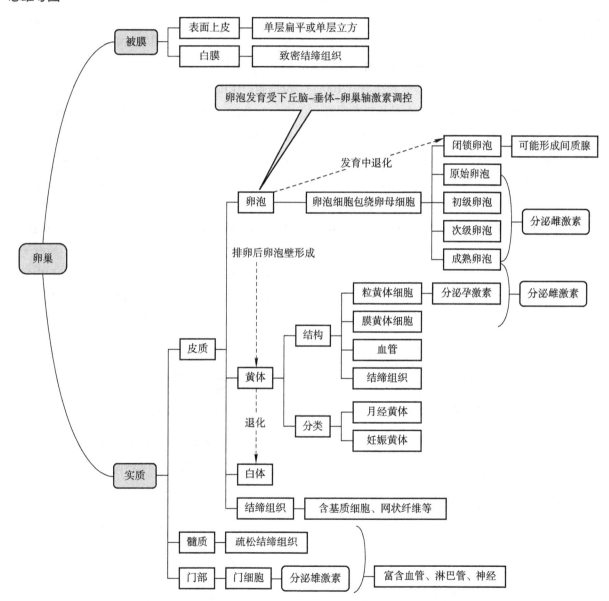

卵巢（ovary）表面覆有单层扁平或立方上皮。上皮下方为薄层致密结缔组织，称为白膜（tunica albuginea）。卵巢实质分为皮质和髓质。皮质位于外周，较厚，是由低分化的梭形基质细胞（stromal cell）、网状纤维及散在平滑肌细胞构成的结缔组织，其中分布着处于不同发育阶段的卵泡（ovarian follicle）、黄体（corpus luteum）和白体等结构。髓质位于中央，由富含血管、淋巴管和弹性纤维的疏松结缔组织构成。近卵巢门的结缔组织中有少量门细胞（hilus cell），其结构和功能类似睾丸间质细胞，可分泌雄激素。

一、卵泡的发育和成熟

卵泡由一个位于中央的卵母细胞（oocyte）和包绕它的许多卵泡细胞（follicular cell）组成。卵泡发育分为 4 个阶段：原始卵泡、初级卵泡、次级卵泡和成熟卵泡（图 2-1）。卵泡发育从胚胎时期已经开始，第 5 个月胚胎的双侧卵巢中约有 700 万个原始卵泡，此后逐渐凋亡而减少，出生时有 100 万～200 万个，至青春期仅存 4 万个。从青春期开始，在垂体分泌的促性腺激素作用下，卵泡再次启动发育程序，从一个原始卵泡发育为成熟卵泡，需 85～90 天。在每个月经周期中，有 10 余个卵泡生长发育，但一般只有一个卵泡发育至成熟并排出，其余均在不同发育阶段退化为闭锁卵泡（atretic follicle）。女性一生排卵 400～500 个。绝经期后，排卵停止。

1. 原始卵泡（primordial follicle） 又称始基卵泡，位于卵巢皮质浅层，体积小，数量多。中央为 1 个初级卵母细胞（primary oocyte），周围是一层扁平的卵泡细胞。初级卵母细胞在胚胎时期由卵原细胞（oogonium）分裂分化形成，并停滞在第一次减数分裂前期。细胞呈圆形，直径为 30～40 μm，胞质嗜酸性，核大而圆，染色浅，核仁大而明显，电镜下可见胞质中有较多线粒体、板层状排列的滑面内质网和高尔基复合体等。卵泡细胞呈扁平形，较小，核扁圆，着色深，与卵母细胞之间存在缝隙连接，与结缔组织间有薄层基膜，具有支持和营养卵母细胞的作用。

2. 初级卵泡（primary follicle） 在卵泡刺激素（follicle-stimulating hormone，FSH）的刺激下，位于卵泡中央的初级卵母细胞体积增大，直径可达 50～80 μm；核渐呈泡状，临床上称之为生发泡（germinal vehicle，GV），核仁深染；细胞质内核糖体、粗面内质网和游离核糖体增多；在靠近质膜的胞质中出现皮质颗粒（cortical granule），为电子致密的溶酶体，其所含的酶类在以后受精过程中发挥重要作用。卵泡细胞增生，由单层变为多层，形态

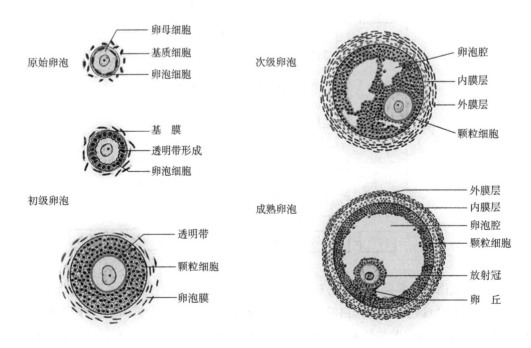

图 2-1 各级卵泡模式图

由扁平转变为立方或柱状。

在初级卵母细胞与周围的卵泡细胞之间出现一层均质且折光性强的嗜酸性薄膜，呈 PAS 阳性，称透明带（zona pellucida，ZP）。透明带由初级卵母细胞和卵泡细胞共同分泌形成（图 2-2）。电镜下，初级卵母细胞的微绒毛和卵泡细胞的纤细突起从两侧分别伸入透明带，在微绒毛和突起之间可见桥粒和缝隙连接，有利于卵泡细胞向卵母细胞传递营养物质和与卵母细胞发育有关的信息分子，以协调功能（图 2-3）。现已证明，构成人透明带的糖蛋白至少有 4 种，即 ZP1、ZP2、ZP3 和 ZP4，其中 ZP3 为精子受体，对受精过程中卵细胞与精子的相互识别和特异性结合具有重要意义。

伴随卵泡发育，卵泡逐渐移向皮质深层。围绕卵泡的毛细血管、梭形细胞和结缔组织分化形成卵泡膜（follicular theca），与卵泡细胞以基膜相隔。

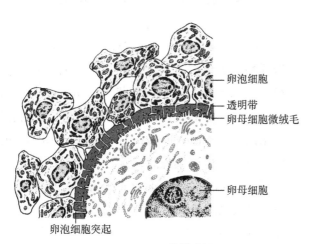

图 2-2　透明带模式图

卵泡细胞
透明带
卵母细胞微绒毛
卵母细胞
卵泡细胞突起

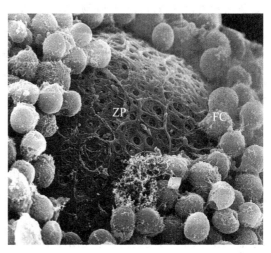

图 2-3　卵泡细胞透明带扫描电镜像（×2 950）
ZP：覆盖有透明带的卵母细胞；FC：卵泡细胞

3. 次级卵泡（secondary follicle）　随着初级卵泡发育，卵泡细胞之间逐渐形成一些分散的小腔隙，由卵泡细胞分泌的少量液体和来自卵泡外毛细血管的渗出液积聚在卵泡细胞之间形成，此时初级卵泡改称为次级卵泡。分散的小腔隙逐渐融合成一个较大的卵泡腔（follicular cavity），腔内充满富含促性腺激素、雌激素和生物活性物质的卵泡液（follicular fluid）。

逐渐扩大的卵泡腔将初级卵母细胞、透明带及部分卵泡细胞推向卵泡腔一侧，形成突入卵泡腔的圆形隆起，称为卵丘（cumulus oophorus）。此时，紧靠透明带的卵泡细胞发育为柱状，呈放射状排列，称放射冠（corona radiata）；卵泡腔周围的数层卵泡细胞排列密集，称颗粒层（stratum granulosum）。

卵泡膜逐渐分化为内、外两层：内膜层（theca interna）细胞具有分泌类固醇激素细胞的结构特点，并且毛细血管丰富；外膜层（theca externa）主要由胶原纤维束、少量成纤维细胞和平滑肌纤维组成。

4. 成熟卵泡（mature follicle）　为卵泡发育的最终阶段。由于卵泡液急剧增多，卵泡体积显著增大，直径可达 25 mm，占据皮质全层并向卵巢表面隆起。在排卵前 36～48 h，初级卵母细胞恢复并完成第一次减数分裂，形成一个大的次级卵母细胞（secondary oocyte）和一个很小的第一极体（first polar body），染色体数量均减半，核型为 23，X，DNA 为 2n。第一极体位于次级卵母细胞和透明带之间的卵周间隙（perivitelline space）内。随后，次级卵母细胞迅速进入第二次减数分裂，并停滞在分裂中期。

在卵泡发育过程中，初级卵泡和次级卵泡又统称为生长卵泡（growing follicle）。临床上还将具有卵泡腔的卵泡统称为窦状卵泡（antral follicle），其中，将排卵前直径达 15～25 mm 的卵泡称为格拉夫卵泡（Graafian follicle）或排卵前卵泡（preovulatory follicle）。

卵泡发育过程中，卵泡膜内膜细胞和颗粒层细胞相互协作，合成和分泌雌激素。首先，内膜细胞摄取血液中的胆固醇，在滑面内质网中合成雄激素。雄激素透过基膜进入颗粒细胞，在芳香化酶系的作用下转变为雌激素，该合成过程也称为雌激素合成"双重细胞学说"（详见第三章）。少量雌激素可进入卵泡腔，其余进入血液循环，通过内分泌途径调节子宫内膜等靶组织的活动。

二、排卵

成熟卵泡破裂，次级卵母细胞从卵巢排出的过程称排卵（ovulation）。排卵前，在腺垂体分泌的黄体生成素（luteinizing hormone，LH）高峰作用下，卵泡液迅速增加，可使成熟卵泡突出卵巢表面，并致使局部的白膜和表面上皮变薄、缺血，形成半透明的卵泡小斑（follicular stigma）。与此同时，卵丘与卵泡壁分离并漂浮于卵泡液中。继而，卵泡小斑处的卵泡壁被卵泡液中的蛋白水解酶、胶原酶、透明质酸酶等酶解，加之卵泡膜外层平滑肌的收缩等因素，使卵泡小斑破裂，次级卵母细胞连同透明带、放射冠和卵泡液一起从卵巢表面排出，并被具有负压效应的输卵管伞端吸入。

生育期妇女一般每隔 28 天左右排一次卵，通常两侧卵巢交替进行。正常排卵发生在月经周期的第 14 天左右。若次级卵母细胞于排卵后 24 h 内未受精，便退化并被吸收；若受精，则继续完成第二次减数分裂，形成一个单倍体（23，X）的成熟卵细胞（ovum）和一个第二极体（second polar body）。

三、黄体的形成和退化

排卵后，残留在卵巢内的卵泡壁颗粒层和卵泡膜细胞塌陷，在 LH 的作用下，细胞增殖分化，体积增大，发育成富含血管的具有内分泌功能的细胞团，新鲜时显黄色，故称黄体。其中颗粒细胞增殖分化为颗粒黄体细胞（granulosa lutein cell），其数量多、体积大、染色浅，位于黄体中央，分泌孕激素（progestogen）；卵泡膜内膜细胞衍化为膜黄体细胞（theca lutein cell），数量少、体积小、染色较深，位于黄体的周边，与颗粒黄体细胞协同作用分泌雌激素（estrogen）（图 2-4）。这两种细胞都具有类固醇激素分泌细胞的超微结构特点。

黄体的发育程度取决于排出的卵是否受精。若未受精，黄体仅维持 12～14 天左右即退化，直径约为 1.5 cm，称月经黄体（corpus luteum of menstruation）；若受精，在胎盘分泌的人绒毛膜促性腺激素（human chorionic gonadotropin，hCG）的刺激下，黄体继续发育，直径可达 4～5 cm，称妊娠黄体（corpus luteum of pregnancy）。妊娠黄体除分泌大量的孕激素和雌激素外，还分泌松弛素（relaxin），它们促使子宫内膜增生和保持子宫平滑松弛，以维持妊娠，妊娠黄体可维持 6 个月甚或更长时间。无论月经黄体还是妊娠黄体，最终都将退化，并被致密结缔组织取代，成为瘢痕样的白体（corpus albicans）。在妊娠晚期，妊娠黄体退化，其内分泌功能被胎盘滋养层细胞取代。

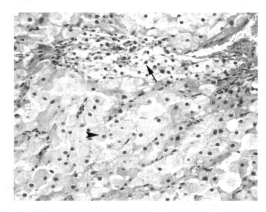

图 2-4　黄体光镜像（HE 染色，高倍）

↑ 颗粒黄体细胞；↑ 膜黄体细胞

第二节　输卵管、子宫及阴道

思维导图

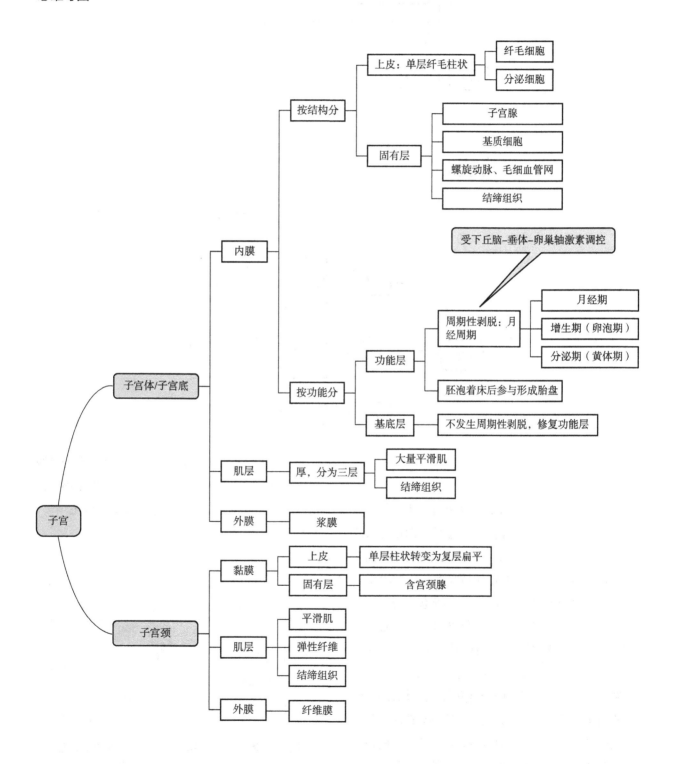

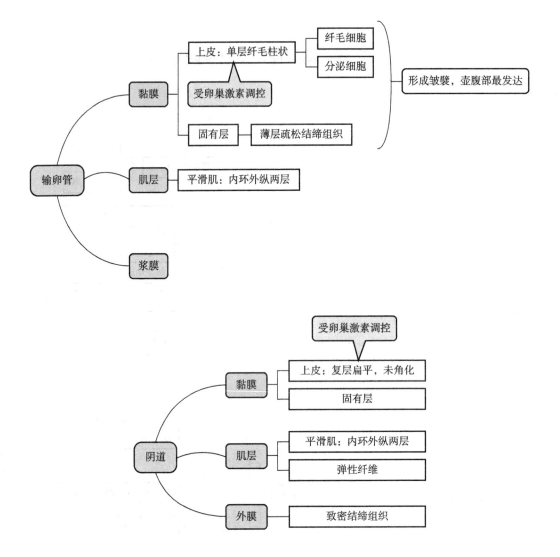

一、输卵管

输卵管（oviduct）在组织学上可分为伞部、壶腹部、峡部及间质部，其管壁由黏膜、肌层和浆膜构成。黏膜向管腔内突出，形成许多纵行排列而又分支的皱襞，皱襞以壶腹部最为发达。黏膜由单层柱状上皮和固有层构成。上皮细胞包括分泌细胞和纤毛细胞两种（图 2-5）。分泌细胞的分泌物构成输卵管液，含有氨基酸、葡萄糖、果糖和少量乳酸，可营养卵细胞并辅助其运行。纤毛细胞在壶腹部和伞部最多，其纤毛向子宫方向的摆动有助于卵细胞向子宫运送；另一方面，纤毛摆动造成的阻力对精子具有筛选作用，只有少数运动能力强的精子才能到达壶腹部与卵细胞相遇。此外，输卵管液和

纤毛协同可阻止细菌经输卵管进入腹腔。在卵巢激素的作用下，输卵管上皮随月经周期而发生周期性变化，在卵巢排卵前，纤毛细胞变高，纤毛增多，

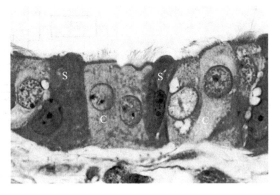

图 2-5　输卵管上皮细胞光镜像（PT 染色，高倍）
S：分泌细胞；C：纤毛细胞

胞质充满分泌颗粒；在排卵后，分泌细胞分泌功能旺盛，细胞变低。黏膜的固有层为薄层结缔组织，含有丰富的毛细血管和散在的平滑肌纤维。肌层由内环行、外纵行两层平滑肌构成，以峡部最厚，壶腹部较薄。浆膜由间皮和富含血管的疏松结缔组织构成。

二、子宫

子宫为厚壁的肌性器官，分底部、体部和颈部。子宫壁由内向外分为内膜（又称黏膜）、肌层和外膜（图2-6）。

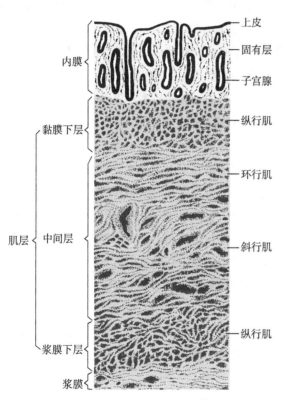

图2-6 子宫壁切面模式图

（一）子宫底部和体部

1. 子宫内膜（endometrium） 由单层柱状上皮和固有层组成。上皮由分泌细胞和散在的纤毛细胞组成。上皮向固有层内陷形成许多管状的子宫腺（uterine gland），其末端近肌层处常有分支。固有层较厚，血管丰富，含有大量分化程度较低的基质细胞（stromal cell）。

子宫底和体部的内膜还可以按照功能分为浅部的功能层和深部的基底层。功能层较厚，自青春期起，在卵巢激素的作用下发生周期性剥脱出血，即月经（menstruation）。妊娠后，功能层因胚体植入而继续发育为蜕膜。基底层较薄，无周期性剥脱变化，但有较强的增生和修复能力，在月经后和分娩后能修复功能层。

子宫动脉的分支经外膜穿入子宫肌层，呈弓状走行，并向子宫内膜发出数条短而直的分支。在肌层与内膜交界处发出一条短而直的分支进入内膜基底层，称基底动脉，它不受卵巢激素影响。其主干分支进入内膜功能层后呈螺旋状走行，称螺旋动脉（spiral artery），对卵巢激素极为敏感。螺旋动脉的分支在功能层浅层形成毛细血管网和血窦，然后汇合成小静脉，穿过肌层后汇入子宫静脉（图2-7）。

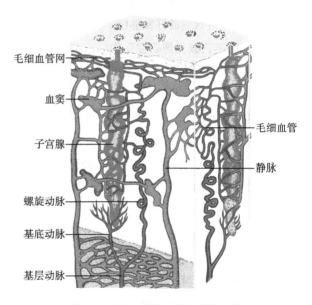

图2-7 子宫动脉和子宫腺示意图

2. 子宫肌层（myometrium） 很厚，由大量成片或成束的平滑肌交织而成，富含血管，由内向外大体上可分为黏膜下肌层、中间肌层及浆膜下肌层。妊娠时子宫平滑肌纤维明显增长，并可分裂增殖。分娩后，平滑肌纤维可恢复原状，增大的子宫也可复原。

3. 子宫外膜（perimetrium） 子宫底部与体部

的外膜为浆膜，子宫颈部分为纤维膜。

（二）子宫颈

子宫颈（neck of uterus）的外膜是纤维膜；肌层由少量分散的平滑肌和富含弹性纤维的结缔组织构成；黏膜由上皮和固有层构成。子宫颈前后壁黏膜正中线各有一条纵行黏膜皱襞，由此向外发出多个不规则的斜行皱襞，皱襞间裂隙为腺样隐窝，形似分支管状腺，称为子宫颈腺（cervical gland）。上皮为单层柱状，由分泌细胞、纤毛细胞和储备细胞（reserve cell）构成，其中分泌细胞最多。在卵泡期，雌激素促进分泌细胞分泌清亮透明的碱性黏液，有利于精子通过；在黄体期孕激素的作用下，细胞分泌量减少，分泌物黏稠呈凝胶状，成为阻止精子和微生物进入子宫的屏障。储备细胞分化程度低，在上皮的更新和损伤修复中发挥重要作用。在宫颈外口处，柱状上皮移行为复层扁平上皮，该处分界清晰，是宫颈癌的好发部位。

（三）子宫内膜的周期性变化

自青春期起，在卵巢分泌的雌激素和孕激素的作用下，子宫底部和体部的功能层内膜出现周期性变化，表现为每隔28天左右发生一次内膜剥脱、出血、修复和增生的连续过程，称为月经周期（menstrual cycle）。每个周期是从月经第一天起至下次月经来潮的前一天止。分为3个阶段，即月经期、增生期和分泌期。

1. 月经期（menstrual phase）　为周期第1～4天。由于卵巢内月经黄体退化，血液中雌激素和孕激素水平骤然下降，子宫内膜功能层的螺旋动脉持续性收缩，内膜功能层缺血并萎缩、坏死；与此同时，子宫腺停止分泌。继而螺旋动脉发生短暂扩张，血管破裂，坏死脱落的子宫内膜组织块随同血液一起从阴道排出，即为月经。月经期末，功能层全部脱落。随后，在下丘脑和垂体分泌的激素，如促性腺激素释放激素（gonadotropin-releasing hormone，GnRH）和卵泡刺激素（FSH）的反馈调节下，卵巢内卵泡生长并伴有雌激素的合成。在雌激素的作用下，基底层残留的子宫腺上皮细胞迅速

分裂增生，内膜上皮逐步修复并转入增生期。

2. 增生期（proliferative phase）　又称卵泡期，为周期的第5～14天。此时期的卵巢内有若干卵泡正在生长发育，在卵泡分泌的雌激素持续作用下，内膜上皮细胞与基质细胞不断分裂增生，子宫内膜逐步增厚至2～4 mm。增生早期，子宫腺少、细而短直。增生晚期，子宫腺增多、增长、弯曲、腺腔增大，腺上皮细胞呈柱状，胞质顶部有分泌颗粒，核下区出现糖原聚集；螺旋动脉增长、弯曲。增生末期，卵巢内的成熟卵泡排卵，子宫内膜进入分泌期。

3. 分泌期（secretory phase）　又称黄体期，为周期的第15～28天。此时卵巢已排卵，黄体逐渐形成。子宫内膜在黄体分泌的雌激素和孕激素，尤其是孕激素的作用下继续增厚，可达5～7 mm。子宫腺极度弯曲，腺腔扩大，腺细胞内的糖原由核下区转移到核上区，并分泌至腺腔，故腺腔内充满分泌物。螺旋动脉进一步增长、弯曲，伸向内膜浅层。固有层基质中组织液增多而呈水肿状态，基质细胞增生，胞质内充满糖原和脂滴，称前蜕膜细胞（predecidual cell）。若卵细胞受精，在妊娠黄体所分泌激素的持续作用下，子宫内膜继续增厚发育为蜕膜；若未受精，则卵巢内的月经黄体退变，机体孕激素和雌激素水平急剧下降，子宫内膜随之进入月经期。

绝经后，卵巢功能退化，子宫内膜萎缩变薄，仅残留稀少而细小的腺体。

三、阴道

阴道壁由黏膜、肌层和外膜构成。黏膜由上皮和固有层构成，突入阴道腔内形成许多环行皱襞。上皮为非角化的复层扁平上皮。在雌激素作用下，上皮细胞内聚集大量糖原，表层细胞脱落后，糖原被阴道内的乳酸杆菌分解为乳酸，使阴道保持酸性而抑制病原微生物生长。老年或其他原因导致雌激素水平下降时，阴道pH上升，易致阴道感染。阴道的脱落细胞中还含有从子宫内膜和子宫颈脱落的

上皮细胞，临床上广泛应用阴道脱落细胞涂片检查生殖道疾病，特别是宫颈癌。黏膜固有层含有丰富的毛细血管和弹性纤维。肌层较薄，平滑肌束呈左、右螺旋排列，并相互交织成网格状，肌束间弹性纤维丰富，上述结构使阴道壁易于扩张，利于分娩。阴道外口为环行骨骼肌形成的尿道、阴道括约肌。外膜是富含弹性纤维的致密结缔组织。

（夏小雨 丁之德）

数字课程学习

📥 教学PPT　　　✏️ 自测题

第三章

女性生殖系统生理学基础

关键词

雌激素　　孕激素　　下丘脑 – 垂体 – 卵巢轴　　FSH 阈值

月经周期

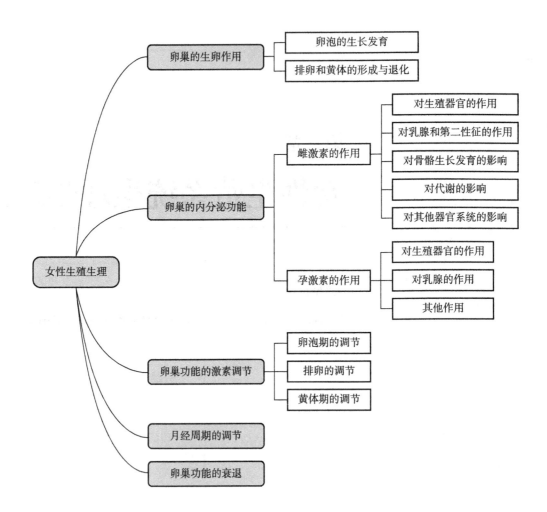

生殖是确保物种繁衍的重要生命活动，在高等动物包括人类中，生殖是经过两性生殖系统的共同活动实现的。女性生殖系统的功能包括卵泡发生（folliculogenesis）、卵子发生（oogenesis）、激素分泌、妊娠以及分娩等。女性生殖系统的活动在下丘脑 – 垂体 – 卵巢轴（hypothalamus-pituitary-ovarian axis）系统的调控下，呈现明显的周期性变化，称为性周期。性周期中有子宫内膜的剥落形成生理性的出血现象，即月经，所以性周期又称月经周期。

一、卵巢的生卵作用

卵巢具有产生卵子和分泌女性性激素以维持生殖能力的最基本功能。

（一）卵子的生成

该部分请见第二章第一节卵泡的发育与成熟。

（二）卵泡的生长发育

卵泡由卵母细胞和周围的卵泡细胞构成。如前文所述，根据不同生长阶段的结构功能特点，将其分为原始卵泡、初级卵泡、次级卵泡和成熟卵泡等。从原始卵泡到成熟卵泡要经历一个漫长的过程，这一过程受卵泡刺激素（FSH）的调控，分为3个阶段（图 3-1）。

1. FSH 非依赖的缓慢生长　从原始卵泡开始的窦前卵泡生长非常缓慢，至少需要十几年，这一阶段的卵泡生长与垂体性腺激素无关，而与卵巢内的一些旁分泌因子有关。这种生长方式在任何时期都可能会发动。

2. FSH 反应性生长　青春期后，陆续有卵泡对垂体 FSH 基础分泌做出反应性生长，在 75 ~ 85天成为直径 2 ~ 5 mm 的小窦状卵泡。

3. FSH 高度依赖的快速生长　青春期后，在每个月经周期的黄体期向卵泡期转化时，随着 FSH 分泌增加，一群 10 ~ 20 个小窦状卵泡快速生长，此为周期性募集。但被募集的卵泡中，一般只有 1 个成为优势卵泡，最终成熟并排出。如果选择机制异常，可能导致多胎妊娠，而多囊卵巢综合征的一个重要病理特征则是虽有多卵泡被募集，但都不能成熟并排卵。

关于卵泡选择机制，目前公认的是 FSH 阈值学说（图 3-2）。FSH 阈值是指卵泡生长发育所需的最小血中浓度，反映卵泡对 FSH 的敏感性。同时被募集的卵泡表达的 FSH 受体数量不同，对

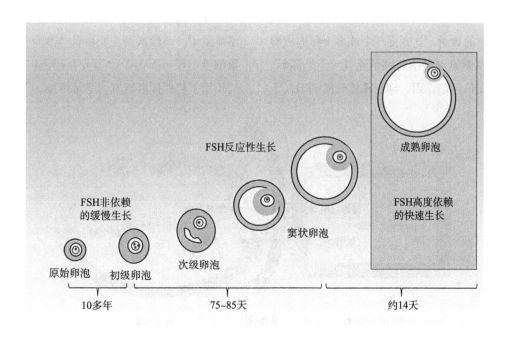

图 3-1　卵泡的生长过程

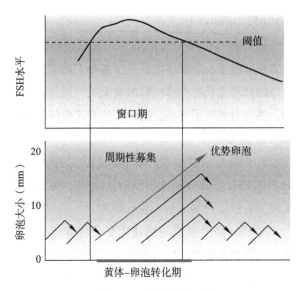

图 3-2 卵泡选择机制

FSH 的敏感性不同，这是优势卵泡选择的前提条件。卵泡期开始，血中 FSH 水平升高，随着卵泡的生长，雌激素的合成、分泌增加，加上卵泡颗粒细胞产生的抑制素（inhibin）对腺垂体的负反馈作用，使 FSH 分泌减少。这时血中 FSH 浓度一般仅能满足一个 FSH 阈值最低的卵泡继续生长，其他卵泡则发生闭锁。选择的过程一般发生在月经周期的第 5~7 天。在临床上诱导人工排卵时通过调整所给予的 FSH 起始剂量、维持剂量及时间来控制卵泡发育成熟的数量，达到促单个或多个卵泡成熟的目的。甾体激素类避孕药则是通过给予外源雌、孕激素来加强负反馈作用，抑制垂体分泌 FSH，干扰卵泡成熟，从而达到避孕目的。

（三）排卵和黄体的形成及退化

如前所述，排卵由月经周期中的 LH 峰触发。LH 触发排卵的机制尚不明确，可能是 LH 促进颗粒细胞和卵泡内膜细胞释放一些炎症因子和蛋白水解酶，促进血浆进一步渗透入卵泡腔中使其进一步膨胀，同时卵泡壁的胶原蛋白及细胞外基质被降解，卵泡壁变薄而破裂。对于排卵障碍的患者，临床上常在卵泡成熟后给予人绒毛膜促性腺激素（hCG，具有 LH 作用）促进排卵。

每个月经周期所形成黄体的主要功能是分泌孕激素，促使子宫内膜形态及功能变化适应早期胚胎发育及着床需要。临床上对黄体功能不健全的患者，直接使用孕激素防治早期流产。

二、卵巢的内分泌功能

排卵前的卵泡主要分泌雌激素，包括雌酮和雌二醇（estradiol，E_2），二者可相互转化，雌二醇的活性最强。排卵后的黄体分泌雌激素和孕激素，孕激素主要是孕酮（progesterone，P）。另外，卵巢也合成、分泌少量的雄激素和抑制素。

（一）卵巢的激素分泌

卵泡的颗粒细胞、内膜细胞和黄体细胞共同分泌雌激素。孕激素则主要由黄体细胞分泌。按照双重细胞学说（图 3-3），首先是卵泡内膜细胞在 LH 的作用下将胆固醇转变为孕烯醇酮，孕烯醇酮分别

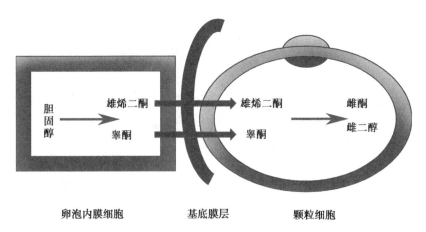

图 3-3 卵巢雌激素合成的双重细胞学说

经两条途径转变为雄激素，主要为雄烯二酮。只有发育到一定程度的卵泡颗粒细胞在 FSH 的作用下表达雌激素合成所必需的芳香化酶，该酶才能将由卵泡内膜细胞扩散而来的雄激素转变为雌酮和雌二醇并分泌入血液或卵泡液。血中雌、孕激素主要与性激素结合蛋白或血浆蛋白结合运输，少量以游离形式存在。结合的激素很容易释放出来并进入靶组织发挥作用。雌、孕激素主要在肝脏代谢失活，以葡萄糖醛酸盐或硫酸盐的形式由尿排出体外，小部分经粪便排出。

（二）雌、孕激素的作用

雌、孕激素发挥作用的方式有两种，一种是进入靶细胞，与胞内受体结合发挥基因组效应；另一种是作用于细胞膜上的受体或特异位点，通过跨膜信号转导发挥快速效应。雌、孕激素对于女性生殖器官的结构和功能调节具有协同效应。一般来说，雌激素是孕激素作用的基础，但在某些方面又互为拮抗，从而保证生殖系统的正常功能活动。

1. 雌激素的生理作用

（1）对生殖器官的作用：①促进子宫发育，促进子宫内膜增生期变化，促进内膜的腺体、血管和基质细胞生长；②使排卵期宫颈口松弛，子宫颈分泌大量清亮、稀薄的黏液，有利于精子穿过；③促进子宫平滑肌增生肥大，收缩力增强，对缩宫素的敏感性增强，有助于分娩；④促进输卵管上皮纤毛细胞和分泌细胞的增生，促进输卵管收缩和纤毛摆动，有利于精子运行；⑤促进阴道上皮增生，糖原含量增加；表层细胞角化，黏膜增厚并出现皱褶。糖原分解产物使阴道分泌物呈酸性（pH 4~5），有利于阴道乳酸杆菌的生长，抑制其他微生物繁殖，增强对感染的抵抗力；⑥与 FSH 协同促进卵泡发育；⑦促进外生殖器发育。

（2）对乳腺和第二性征作用：①刺激乳腺导管和结缔组织增生，促进脂肪细胞在乳腺聚集，形成女性乳房特有的外部形态；②促进其他女性第二性征的形成，如脂肪沉积于臀部、毛发分布呈女性特征、肩膀较窄、骨盆宽大的女性体态、音调增高等。

（3）对骨骼生长发育的影响：①刺激成骨细胞的活动，促进钙、磷在骨质沉积；②加速骨的生长，促进骨骺愈合。因此，女性进入青春期后，身体高度增长速度加快，但又因其促进长骨骨骺的愈合而致女性更早停止生长。绝经期后，由于雌激素水平较低，骨骼中的钙容易流失，造成骨质疏松，易发骨折。

（4）对代谢的调节作用：①降低血浆中胆固醇与 β 脂蛋白的含量，抑制动脉粥样硬化的形成；②促进高密度脂蛋白的合成并抑制低密度脂蛋白的产生；③促进醛固酮的分泌，进而导致体内水、钠潴留。

（5）对心血管系统的影响：①增加冠状动脉血流量，消除心肌缺血；②激活一氧化氮合酶，增加一氧化氮生成，促进血管内皮的增生；③阻断血管平滑肌上的钙离子通道，维持血管的正常舒张功能。绝经前女性心、脑血管疾病的发病率较低与此有关。

（6）对神经系统的影响：①促进神经元的代谢和神经营养因子的分泌，有利于神经系统的发育，增强其分化及可塑性；②提高神经细胞的存活能力；③加强突触萌芽和轴突再生，促进神经元的修复及其突触联系，有利于改善认知功能。

（7）对皮肤的影响：①使结缔组织内胶原分解减慢，真皮增厚；②促使表皮增殖。

2. 孕激素的生理作用

（1）对生殖器官的作用：①抑制子宫内膜细胞增殖，促进子宫内膜细胞的分泌功能及基质细胞的蜕膜化，有利于早期胚胎的发育与着床；②使子宫平滑肌细胞兴奋性下降，抑制其收缩，保持胚胎的生长环境；③抑制宫颈黏液分泌，防止精子穿行；④抑制输卵管细胞的增生、分泌并减弱输卵管的节律性收缩；⑤减少阴道上皮细胞角化，促进上皮细胞脱落。在妊娠早期，如果孕激素不足，可能引起流产。

（2）对乳腺的作用：①在雌激素作用的基础上

进一步促进乳腺腺泡的发育、成熟；②为分娩后的泌乳做准备。

（3）抑制排卵：负反馈抑制腺垂体分泌 FSH 和 LH，抑制卵泡发育和排卵。

（4）产热效应：女性的基础体温在卵泡期较低，排卵日最低，排卵后可升高 0.5℃左右，在黄体期一直维持这一水平。孕激素的这一作用可能与其对下丘脑体温调节中枢作用有关。临床上常将女性基础体温变化作为判断排卵的标志之一。

（5）其他作用：①促进水、钠排泄；②使血管和消化道平滑肌张力下降，因此，妊娠期妇女易发生静脉曲张、痔疮、便秘等症状。

三、卵巢功能的激素调节

卵巢的功能活动是下丘脑–垂体–卵巢轴系统调节的结果（图 3-4）。下丘脑调节中枢分泌促性腺激素释放激素（gonadotropin-releasing hormone, GnRH）作用于垂体，腺垂体分泌 FSH 和 LH，FSH 则作用于卵巢，促进卵泡发育。反过来，卵巢分泌的雌激素和孕激素对下丘脑和腺垂体既有负反馈调

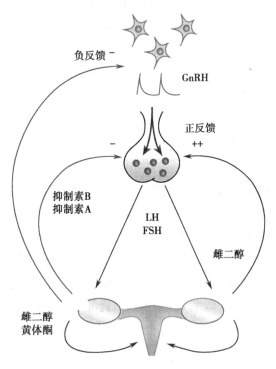

图 3-4　卵巢功能的调节

节，也有在排卵前形成的雌激素高峰对下丘脑和腺垂体的正反馈调节。

在青春期前，下丘脑性激素调节中枢尚未发育成熟，GnRH 的分泌很少，使腺垂体促性腺激素的分泌也很少，从而使卵巢的功能处于低水平状态。至青春期，下丘脑 GnRH 神经元发育成熟，开始脉冲式分泌 GnRH。这时的 GnRH 可上调腺垂体促性腺激素细胞 GnRH 受体，并促进腺垂体分泌 FSH 和 LH，作用于卵巢并使其功能开始活跃，并逐渐建立起周期性变化（图 3-5）。

（一）卵泡期

月经期前黄体萎缩，黄体分泌的雌激素和孕激素水平急剧下降，导致月经期雌激素和孕激素水平均降低。而此时正值卵泡初期，由于卵泡颗粒细胞少，分泌的激素水平低，对下丘脑和腺垂体分泌功能的负反馈抑制作用较弱，所以下丘脑分泌 GnRH 开始增加，腺垂体分泌 FSH 也增多。FSH 促进卵泡的发育，随着卵泡的发育，雌激素分泌增多，至排卵前一天左右，雌激素分泌达到高峰，而此时雌激素对下丘脑产生正反馈效应，进一步增强 GnRH 分泌。GnRH 促进腺垂体分泌 FSH 和 LH，其中以 LH 最为明显，形成血中 LH 峰。实验证明，事先用抗雌激素血清处理动物则 LH 峰不出现，这表明 LH 峰是由高浓度雌激素诱导产生的。

（二）排卵

LH 峰是引发排卵的关键因素。垂体产生的 LH 抵制卵母细胞成熟抑制因子的作用，促使卵母细胞完成第一次减数分裂，排出第一极体。同时，LH 还可使卵泡分泌前列腺素，后者促进卵泡壁肌样细胞收缩，引起排卵。

（三）黄体期

在 LH 的作用下，黄体功能逐渐成熟，血中孕激素和雌激素水平逐渐上升，一般在排卵后 5~10 天出现高峰。黄体期高浓度的孕激素和雌激素对下丘脑和腺垂体发挥负反馈作用，抑制 GnRH、LH 和 FSH 的分泌。若卵子没有受精，失去 GnRH 支持的黄体则出现退化，血中雌、孕激素水平明显下降。

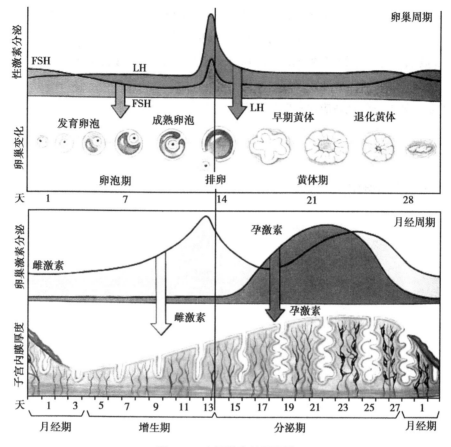

图 3-5　女性激素的周期性

四、月经周期及其调节

月经周期是成熟女性生殖功能活动状态的体现和标志。女子的第一次月经称为初潮，多出现在 12~15 岁，这与遗传、环境及营养等因素有关。月经一般一个月出现一次，月经周期的长度因人而异，一般为 21~35 天，平均 28 天。根据月经周期中卵巢及子宫的形态和功能变化，将月经周期分为增生期、分泌期和月经期，各期的子宫内膜形态变化已在组织学中详述。

月经周期是下丘脑、垂体和卵巢三者相互作用的结果。雌、孕激素除排卵前短时间内对下丘脑及腺垂体进行正反馈调节外，主要进行负反馈调节。月经周期各期的内分泌调控如前所述（卵巢功能的激素调节），这里不再赘述。

青春期后下丘脑、垂体和卵巢任一环节功能异常都可能导致卵泡生长、排卵和黄体功能异常，进而影响月经周期而导致不孕。临床上需借助一些实验室检查分析病变部位。

五、卵巢功能的衰退

女性自 18 岁起，生育期持续约 30 年，是卵巢的生殖和内分泌功能最旺盛的时期。一般情况下，40~50 岁女性的卵巢功能开始衰退。从卵巢功能开始衰退至完全丧失后一年的时期称为围绝经期（perimenopausal period），又称更年期。该期的时间长短因人而异，在这一时期内卵巢对 FSH 和 LH 的反应性下降，卵泡常停滞在不同发育阶段而不能排卵，雌激素分泌减少，子宫内膜不再出现规律的周期性变化。此后，卵巢功能进一步衰退，卵泡几乎完全耗竭，生殖功能也随之完全丧失，进入绝经期。

处于围绝经期的妇女因雌激素分泌水平下降，

可能出现以自主神经功能紊乱为主的一系列症候群，此为围绝经期综合征。围绝经期是女性的自然生理过程，大多数妇女可通过神经内分泌的自我调节适应这种变化，不出现自觉症状或仅有轻微症状，但也有少数妇女不能很快地适应这种变化，症状比较明显，表现为潮热、出汗、情绪不稳定、抑郁、烦躁、失眠等，必要时可在专科医生的指导下适当补充雌激素以缓解症状。

（张国花）

数字课程学习

⬆️ 教学PPT　　　✍️ 自测题

第四章

妊娠生理

关键词

受精　　受精卵　　着床

思维导图

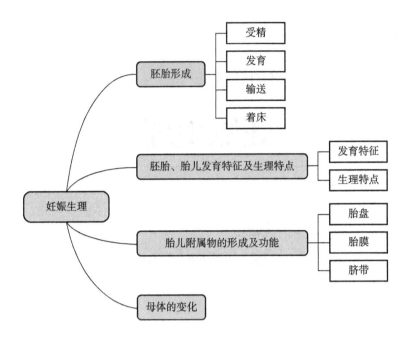

妊娠是母体内胚胎（embryo）和胎儿（fetus）发育、成长的生理过程。妊娠始于成熟卵子受精，终止于胎儿及其附属物从母体排出。

一、受精、发育、输送、着床

整个受精的过程包括精子获能和顶体反应的发生，获能的精子与次级卵母细胞相遇于输卵管，受精（fertilization）多发生在排卵后 24 h 内。胚胎早期发育起关键性作用的步骤是在受精卵形成后，囊胚表面的滋养细胞和子宫内膜蜕膜化的同步发育、功能协调，然后着床。晚期囊胚种植于子宫内膜的过程称为受精卵着床（implantation）。一旦整个过程发生干扰，将导致不孕或早期流产。

1. 形成受精卵　射入阴道内的精液经宫颈管、子宫腔进入输卵管内，精子获能（capacitation）的过程需 7 h 左右，生殖道分泌物中的 α、β 淀粉酶使精子顶体表面的糖蛋白降解，变化的顶体膜结构中胆固醇与磷脂比率和膜电位改变降低了顶体膜的稳定性。

次级卵母细胞（卵子）从卵巢排出，输卵管伞部"拾卵"入输卵管。精卵在壶腹部相遇，精子头部与卵子表面接触，顶体外膜破裂，释放出含有顶体素、透明质酸酶、酯酶等的顶体酶，溶解卵子的放射冠和透明带，此过程为顶体反应（acrosome reaction）。只有发生顶体反应的精子才能与次级卵母细胞融合，卵子细胞皮质颗粒释放溶酶体酶，产生透明带反应（zona reaction），导致透明带结构改变，精子受体分子发生变性，使得其他精子不能进入透明带。

精子外膜穿过透明带与卵子胞膜融合，精子进入卵子内，卵子迅速完成第二次减数分裂形成卵原核，融合后的卵原核与精原核的核膜消失，双方的染色体相互混合，形成二倍体的受精卵（zygote），受精过程得以完成。受精后 30 h 借助输卵管蠕动和上皮纤毛推动，受精卵向宫腔方向移动，开始进行有丝分裂，此期为卵裂（cleavage），多个子细胞形成称为卵裂球（blastomere）。为适应在输卵管腔中的移动，透明带限制使子细胞虽增多但不增大。

随着时间变化，受精后 50 h 为 8 细胞期，72 h 成为 16 个实心细胞团的桑葚胚（morula），细胞继续分裂，细胞间隙与来自宫腔的聚积液体形成早期囊胚（early blastocyst）。早期囊胚在受精后第 4 日进入宫腔，早期囊胚的透明带在第 5～6 日消失，继续分裂发育，细胞总体积迅速增大成为晚期囊胚（late blastocyst）。

2. 着床　为受精 6～7 日后受精卵植入子宫内膜的过程。①定位：透明带退化和消失，接触子宫内膜的端口是晚期囊胚内的细胞团，多定位在子宫后壁上部。②黏附：晚期囊胚表面滋养细胞分化，外层为合体滋养细胞，内层为细胞滋养细胞，黏附于子宫内膜。③侵入：囊胚完全埋入子宫内膜中，滋养细胞侵入穿透内 1/3 肌层及血管，被子宫内膜覆盖。

子宫有一个极短的窗口期允许受精卵着床，一般在月经周期第 20～24 天。需要具备以下条件：①透明带退化与消失；②囊胚分化出合体滋养细胞；③囊胚发育和子宫内膜同步发育且功能协调；④母体黄体分泌足量的雌激素和孕酮，雌、孕激素支持的子宫内膜具有容受性（图 4-1）。

二、胚胎、胎儿发育特征及生理特点

除辅助生殖技术胎儿的孕周另章描述外，月经

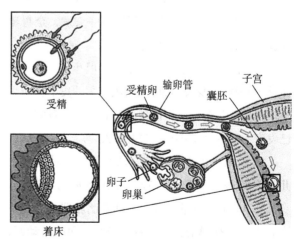

图 4-1　受精卵发育、输送与着床

周期规律者通常在月经中期排卵，孕周从末次月经第 1 天开始计算，整个过程约为 280 天，为 40 孕周。对于胎儿存活能力的认定尚存在争议，与地域的救治能力和水平有一定的相关性。妊娠 20 周出生的胎儿有救治成功的报道，但随访尚欠缺。随着孕周的延长，肺表面活性物质的形成决定肺成熟度。妊娠 24 周后出生者可能存活，但生存力极差；26 周后为有生机儿；28 周后生存力逐渐增强；37～42 周为足月儿。

（一）发育特征

描述胚胎及胎儿发育的特征时，一般以一个妊娠月（4 周）为孕龄单位。

4 周末：辨认出胚盘与体蒂。

8 周末：受精后 8 周（妊娠 10 周）内称为胚胎，初具人形，头部占整个胎体近一半。各器官分化、发育、形成，能分辨出眼、耳、鼻、口、手指及足趾，心脏已形成。受精第 9 周（妊娠 11 周）起称为胎儿，为生长、成熟的时期。

12 周末：外生殖器已发育，可初步辨别性别。胎儿四肢可活动，身长约 9 cm，顶臀长 6～7 cm。

16 周末：部分孕妇已能自觉胎动。胎儿体重约 110 g，身长约 16 cm。毛发已从头皮长出，可通过外生殖器确认胎儿性别。胎儿出现呼吸运动。皮肤菲薄呈深红色，无皮下脂肪。

20 周末：体重呈线性增长，运动明显增加，约 1/3 时间胎动活跃。体重约 320 g，身长约 25 cm。皮肤暗红有胎脂，可见少许头发，全身覆盖毳毛。有吞咽、排尿功能。

24 周末：出生后可有呼吸，但生存力极差。体重约 630 g，身长约 30 cm。因沉积的皮下脂肪量不多，皮肤呈皱缩状，出现眉毛和睫毛。各脏器均已发育，肺泡和细小支气管开始发育。

28 周末：出生后虽有存活可能，但易患新生儿特发性呼吸窘迫综合征。胎儿体重约 1 000 g，身长约 35 cm。皮肤粉红，表面有胎脂覆盖，皮下脂肪少。瞳孔膜消失，眼睛半张开。四肢活动好，有呼吸运动。

32 周末：出生后生活力尚可，注意护理能存活。胎儿体重约 1 700 g，身长约 40 cm。皮肤深红，仍呈皱缩状。

36 周末：出生后基本能存活，能啼哭及吸吮。胎儿体重约 2 500 g，身长约 45 cm。身体圆润，皮下脂肪较多，面部皱褶消失，足底皮肤纹理不清晰。指（趾）甲达指（趾）端。

40 周末：胎儿发育成熟，男性睾丸已降至阴囊内，女性大小阴唇发育良好。出生后能很好地存活。胎儿体重约 3 400 g，身长约 50 cm。皮肤粉红色，体形丰满，皮下脂肪多。足底皮肤有纹理。

（二）生理特点

1. 循环系统　营养供给和代谢产物排出均经胎盘转输，经母体完成。由于胎儿期胎盘脐带循环的存在及肺循环阻力高，其循环系统不同于新生儿。

（1）胎儿特点：下腔静脉的血是混合血，包括胎儿脐静脉含氧量较高的血液和来自下半身体含氧量较低的血液；来自胎盘的血液分为 3 支进入胎儿体内，直接入肝和与门静脉汇合入肝的两支血液经肝静脉入下腔静脉，第三支经静脉导管直接入下腔静脉。

位于左右心房之间的卵圆孔开口正对下腔静脉入口，绝大部分进入右心房的下腔静脉血液经卵圆孔进入左心房。上腔静脉进入右心房的血液流向右心室后进入肺动脉。

由于肺循环阻力较大，大部分肺动脉血液经动脉导管流入主动脉，仅部分经肺静脉进入左心房后进入左心室，继而进入主动脉直至全身，然后经腹下动脉进入脐动脉到胎盘，与母血进行气体和营养物质交换。

胎儿体内主要是动静脉混合血。为适应需要，进入肝、心、头部及上肢的血液含氧量较高且营养较丰富，注入肺及身体下半部的血液含氧量及营养相对较少（图 4-2）。

（2）新生儿特点：出生后胎盘脐带循环中断，新生儿开始呼吸，肺循环阻力降低，血液循环逐渐

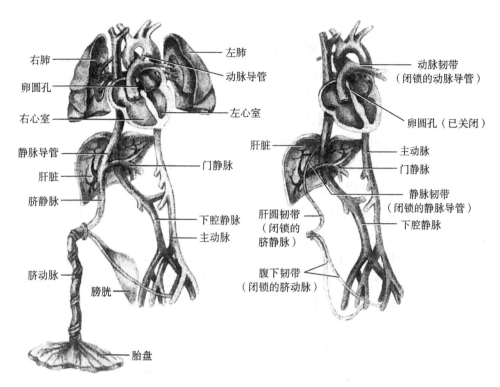

图 4-2　胎盘、胎儿和新生儿血液循环模式

发生改变。脐静脉闭锁为肝圆韧带,末支静脉导管出生后闭锁为静脉韧带;脐动脉与相连闭锁的腹下动脉成为腹下韧带;出生后 2～3 个月,位于肺动脉与主动脉弓之间的动脉导管完全闭锁为动脉韧带;因左心房压力增高,卵圆孔开始关闭,约半年完全关闭(图 4-2)。

2. 血液系统　各种血细胞生成,妊娠 2 个月白细胞生成后,血液循环中出现粒细胞。妊娠 3 个月时,胸腺、脾成为淋巴细胞和体内抗体的主要来源。妊娠足月时,白细胞总数可达(15～20)×10^9/L。

约在受精后 3 周末建立初始红细胞,其生成来自卵黄囊,妊娠 10 周时红细胞的主要生成器官为肝脏,骨髓,脾逐渐有造血功能。足月妊娠时,90% 的红细胞由骨髓产生。妊娠 32 周时大量产生促红细胞生成素,此后出生的新生儿红细胞数约为 $6.0 \times 10^{12}/L$。胎儿的红细胞生命周期仅 90 天左右,为成人的 2/3,需不断生成。

血红蛋白在妊娠 5 个月左右时均为胎儿血红蛋白,至妊娠 34～36 周,成人血红蛋白增多,至临产时仅有 25% 的胎儿血红蛋白。

3. 呼吸系统　胎盘在胎儿期代替肺脏功能,进行母儿血液的气体交换。其实在出生前,胎儿已具备包括气管直至肺泡的呼吸道、肺循环及呼吸肌。接近妊娠 3 个月时,B 超可见胎儿胸壁运动,妊娠 4 个月时有能使羊水进出呼吸道的呼吸运动。胎儿肺成熟包括肺组织结构及功能成熟。肺功能成熟时,Ⅱ 型肺泡细胞内的板层小体可以合成包括卵磷脂(lecithin)和磷脂酰甘油(phosphatidylglycerol)在内的肺表面活性物质,降低肺泡表面张力,有助于肺泡的扩张。出生后,正常新生儿肺泡扩张,有呼吸功能;出生时若胎肺不成熟,可导致呼吸窘迫综合征。

4. 神经系统　随着孕周延长,大脑逐渐发育。胚胎期虽生长缓慢,但脊髓已长满椎管。妊娠 24 周开始,脑脊髓和脑干神经根的髓鞘形成,在出生后 1 年内逐步完善。13 周后,内、外及中耳已形成,24～26 周时已能在宫内听见一些声音。28 周时,眼开始对光出现反应,出生后才逐渐形成对形象及色彩的视觉。

5. 消化系统　妊娠 11 周时小肠已有蠕动，16 周时胃肠功能基本建立，能吞咽各种可溶性营养物质、羊水，吸收水分、氨基酸、葡萄糖及其他。胎儿肝内缺乏各种酶类，无法结合因红细胞破坏产生的大量游离胆红素。胆红素经胆道排入小肠，氧化成胆绿素，其降解产物使胎粪呈黑绿色。

6. 泌尿系统　肾脏在妊娠 11 周后已有排尿功能，14 周时膀胱内已有尿液，通过排尿参与羊水的循环。

7. 内分泌系统　妊娠第 6 周，甲状腺开始发育，12 周已能合成甲状腺激素。在此后的整个孕期，胎儿甲状腺对碘的蓄积高于母亲，补碘需慎重。甲状腺素对胎儿各组织器官，尤其是大脑的正常发育均有作用。妊娠 3 个月时，胎儿胰腺开始分泌胰岛素。妊娠 4 周时，胎儿肾上腺开始发育，此后皮质能产生大量甾体激素，与肝、胎盘、母体共同完成雌三醇的合成。

8. 生殖系统及性腺分化发育　性染色体 XX 或 XY 在受精卵形成时即确定，性染色体决定胎儿的性别，性腺发育辅助性别的表型。妊娠 6 周内胚胎的性别尚不能区分。随后 Y 染色体发挥作用，原始生殖细胞逐渐分化为睾丸并刺激间质细胞分泌睾酮，促使中肾管发育；相反，支持细胞产生抑制物质使副中肾管退化。睾酮受外阴部 5α- 还原酶的作用衍化为二氢睾酮，促使男性外生殖器分化发育，睾丸于临产前降至阴囊内。当胚胎细胞不含 Y 染色体，在妊娠 3 个月时，原始生殖细胞分化为初级卵母细胞，体腔上皮的性索皮质的扁平细胞发展为颗粒细胞，来源于间质的卵泡膜细胞围绕卵母细胞形成原始卵泡，卵巢形成。在胚胎在妊娠第 8 周，由于缺乏睾丸支持细胞分泌的副中肾管抑制因子，在妊娠 9 周时形成输卵管、阴道、子宫。外阴部缺乏 5α- 还原酶，无睾酮作用，外生殖器向女性分化发育。

三、胎儿附属物形成及功能

维持胎儿宫内生命及生长发育的胎儿附属物包括胎盘、胎膜、羊水和脐带，它们各司其职，维持着母胎之间的物质交换，保护胎儿和母体，维持正常妊娠，但屏障作用有限。

（一）胎盘

胎盘（placenta）由胎儿部分的羊膜和叶状绒毛膜以及母体部分的底蜕膜构成。足月妊娠胎盘多为圆形或椭圆形，呈盘状，中央厚，边缘薄，分胎儿面和母体面，母体面呈暗红色，蜕膜间隔形成若干浅沟分成母体叶。直径 16～20 cm，重 450～650 g，厚 1～3 cm。胎儿面被覆光滑半透明羊膜，呈灰白色，脐带动静脉从附着处分支穿过绒毛膜板，进入绒毛干及其分支，向四周呈放射状分布，直达胎盘边缘。

图 4-1
胎盘

1. 结构　附着在胎盘胎儿面的半透明薄膜为羊膜（amnion）。羊膜厚 0.02～0.05 mm，光滑且无血管、神经及淋巴。上皮细胞表面有微绒毛，进行羊水与羊膜间的交换。胎盘的主要结构为叶状绒毛膜（chorion frondosum）。着床后局部的晚期囊胚滋养层细胞迅速分裂、增殖，内层分裂生长的为细胞滋养细胞，外层具有执行功能的为合体滋养细胞。绒毛膜由滋养层内面胚外中胚层与滋养层共同构成，与底蜕膜接触的绒毛发育良好称为叶状绒毛膜。

叶状绒毛的形成分为 3 个阶段，最终每个胎盘有 60～80 个胎儿叶、200 个胎儿小叶。初级绒毛：绒毛膜表面有呈放射状排列的合体滋养细胞小梁，深部有增生活跃的细胞滋养细胞伸入，形成合体滋养细胞小梁的细胞中心索。次级绒毛：随着孕周延续，初级绒毛继续增长，胚外中胚层长入细胞中心索，间质中心索形成。三级绒毛：胚胎血管约在受精后第 3 周末长入间质中心，形成绒毛内血管。单个初级绒毛干及其分支形成一个胎儿叶，单个次级绒毛干及其分支形成一个胎儿小叶。

胎儿－胎盘循环的建立为一个精细的过程，每个绒毛干中都有脐动脉和脐静脉，脐血管随绒毛干不断分支变得越来越细，形成胎儿毛细血管进入的三级绒毛。绒毛之间的间隙称绒毛间隙（intervillous space）。滋养细胞侵入子宫壁，子宫螺旋血管破口直接进入绒毛间隙，游离绒毛悬浮其中，绒毛间隙内充满母体血液，保障母儿间物质交换（图4-3）。

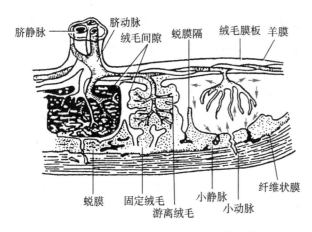

图4-3 胎盘构造与母胎－胎盘循环图

妊娠期母胎之间有巨大的物质交换场所，以保证胎儿的宫内生长发育。胎儿含氧量低、浓度高的代谢废物血液经脐动脉进入绒毛毛细血管，与绒毛间隙中的母血进行物质交换；脐静脉将营养物质丰富、含氧量高的血液带回胎儿体内。妊娠晚期绒毛间隙内母体子宫螺旋动脉和胎儿血液每分钟流经胎盘的流量约为500 mL；足月妊娠胎盘的绒毛表面积相当于成人肠道的总面积，为12～14 m²。胎儿血和母血间隔着绒毛毛细血管壁、绒毛间质及绒毛滋养细胞层，不直接相通，构成母胎胎盘界面（maternal-fetal interface），有一定的屏障作用。

底蜕膜占胎盘很小部分，来自胎盘着床部位的子宫内膜。蜕膜板固定绒毛的滋养层细胞与底蜕膜形成绒毛间隙的底。此板向绒毛膜伸出不超过胎盘厚度2/3的蜕膜间隔，分成肉眼可见的胎盘母体面

上20个左右的母体叶。

2. 功能 胎盘是母胎间维持胎儿宫内生长发育，具备物质交换、防御、合成以及免疫功能的重要器官。

（1）交换：包括物质和气体交换、营养物质供应以及胎儿代谢产物排出。

物质转运及交换的模式：①被动转运，不消耗能量。经过细胞膜，物质从高浓度区到低浓度区简单扩散，如 O_2、CO_2、水、钠、钾等；易化扩散，需特异性载体转运，如葡萄糖的转运。②主动转运，消耗能量，需特异性载体转运。经过细胞膜，物质从低浓度区逆方向扩散至高浓度区，如氨基酸、水溶性维生素及钙、铁等。③另类转运：较大物质通过细胞膜裂隙或细胞膜内陷吞噬实现膜融合，小泡向细胞内移动，如大分子蛋白质、免疫球蛋白等。

胎盘中母儿间的气体（O_2 和 CO_2）以简单扩散方式交换，相当于胎儿呼吸系统的功能。① O_2：经绒毛与绒毛间隙的母血进行交换，胎儿能从孕妇血中得到充分的供氧 [7～8 mL/（kg·min）]。孕妇绒毛间隙内血氧分压（PO_2）为40～50 mmHg，子宫动脉血 PO_2 为95～100 mmHg，在母儿气体交换前，胎儿脐动脉血 PO_2 约为20 mmHg，交换后胎儿脐静脉血 PO_2 在30 mmHg以上，氧饱和度达70%～80%。虽然胎儿脐静脉血 PO_2 升高不明显，但血红蛋白对 O_2 亲和力强。若孕妇有妊娠期并发症和合并症，如心肺功能不良、贫血、子痫前期等，母血 PO_2 降低会殃及胎儿，容易发生胎儿窘迫或宫内生长受限。② CO_2：胎儿与孕妇的 CO_2 之间有逆浓度差，较易通过绒毛间隙直接向母体快速扩散，速度比 O_2 快20倍。孕妇绒毛间隙内血二氧化碳分压（PCO_2）为38～42 mmHg，子宫动脉血 PCO_2 约为32 mmHg，低于胎儿脐动脉血 PCO_2 的48 mmHg。

营养供应：胎儿代谢的主要能源是来自母体的葡萄糖，以易化扩散方式通过胎盘到胎儿体内。以简单扩散方式通过胎盘的营养物质有脂肪酸、钾、

钠、镁，维生素 A、D、E、K。以主动运输方式通过胎盘的营养物质有氨基酸、钙、磷、碘和铁。

胎盘中还含有氧化酶、还原酶、水解酶等多种酶，能将复杂化合物分解为简单物质，如将蛋白质分解为氨基酸、脂质分解为非酯化脂肪酸等。胎盘可将简单物质合成后供给胎儿，如葡萄糖合成糖原、氨基酸合成蛋白质等。

代谢物排出：尿素、尿酸、肌酐、肌酸等胎儿代谢产物经胎盘转输入母血排出体外。

（2）防御：胎盘的防御屏障作用极为有限。母血中的免疫抗体 IgG 可以通过胎盘，胎儿在出生后获得短时间的被动免疫力。

风疹、巨细胞等各种病毒及大部分药物可通过胎盘影响胎儿。虽然细菌、弓形虫、衣原体、螺旋体不能通过胎盘屏障，但可在胎盘局部破坏绒毛结构，形成病灶，感染胚胎及胎儿。

（3）合成：维持正常妊娠中合体滋养细胞合成的多种激素、酶和细胞因子有重要作用。有蛋白、多肽和甾体激素，如人绒毛膜促性腺激素、人胎盘催乳素、雌/孕激素、前列腺素、多种神经递质、细胞因子和生长因子等。酶有缩宫素酶、耐热性碱性磷酸酶等。对于妊娠维持、分娩启动有一定的作用。

1）人绒毛膜促性腺激素（hCG）：与 FSH、LH 和促甲状腺激素 α 亚基几乎相同，由 α、β 亚基组成，相互间有交叉反应。hCG 是分子量为 36 700 的糖蛋白，β–hCG 亚基羧基端后部为特有的 24 个氨基酸片段，利用特异抗血清可以测定母体血清 β–hCG。受精后第 6 日，滋养细胞开始分泌微量 hCG，10 日时母血清中可测出，诊断早孕最敏感。着床后两个半月，血清 hCG 浓度达高峰，持续 10 日后迅速下降，妊娠中晚期时血清浓度仅为峰值的 10%，产后 14 天内消失。

hCG 功能：增加甾体激素的分泌，促进雄激素芳香化转化为雌激素，刺激孕酮形成；维持月经黄体寿命，使之增大成为妊娠黄体，达到妊娠延续；与母体甲状腺细胞促甲状腺激素受体结合，刺激甲状腺活性；能吸附于滋养细胞表面，抑制植物血凝素对淋巴细胞的刺激作用，使胚胎滋养层免被母体淋巴细胞攻击；刺激睾丸分泌睾酮，促进男胎性分化。

2）人胎盘催乳素（human placental lactogen，hPL）：单链多肽激素，有 191 个氨基酸，分子量为 22 279。妊娠 5～6 周时可在母体血浆中测出 hPL，分泌量持续增加，至妊娠 34～36 周达高峰并维持至分娩，产后 7 h 即测不出。

hPL 功能：为"代谢调节因子"，通过母体促进胎儿发育。为产后泌乳做准备，刺激乳腺上皮细胞合成乳白、乳酪和乳珠蛋白，促进乳腺腺泡发育；促进胰岛素生成；有脂解作用，提高游离脂肪酸、甘油浓度，以游离脂肪酸作为能源，抑制对葡萄糖的摄取，运送多余葡萄糖给胎儿，成为胎儿的主要能源，也可成为蛋白质合成的能源；抑制母体对胎儿的排斥作用。

3）雌激素：在妊娠早期由卵巢黄体产生，妊娠两个半月后由胎儿–胎盘单位合成。至妊娠末期，雌二醇及雌酮值为非孕妇女的 100 倍，雌三醇值为 1 000 倍。

生成过程：孕妇胆固醇在胎盘中转变为孕烯醇酮，经胎儿肾上腺胎儿带转化为硫酸脱氢表雄酮（dehydroepiandrosterone sulfate，DHAS），在胎儿肝内 16α- 羟化酶作用下，形成 16α- 羟基硫酸脱氢表雄酮（16α-OH-DHAS），由胎盘合体滋养细胞硫酸酯酶作用后，去硫酸根形成 16α-OH-DHA，经胎盘芳香化酶作用成为 16α- 羟基雄烯二酮，形成游离雌三醇。

4）孕激素：母血孕酮值随孕周进展逐渐增高，足月妊娠达 312～624 nmol/L，在妊娠早期由卵巢妊娠黄体产生，妊娠 8～10 周后孕激素的主要来源为胎盘合体滋养细胞，代谢产物为孕二醇，尿排出值为 35～45 mg/d。孕激素在雌激素协同或对抗作用下，对妊娠期子宫内膜、子宫肌层、乳腺以及母体其他系统的生理变化起辅助作用。

5）缩宫素酶（oxytocinase）：随孕周的延续逐

渐增多，至妊娠末期达高峰，胎盘功能不良（如死胎、子痫前期、胎儿生长受限）时，血中缩宫素酶降低。相对分子质量约为 30×10^4，是一种糖蛋白，生物学意义尚不十分明确，主要功能为灭活缩宫素分子，使妊娠延续。

6）耐热性碱性磷酸酶（heat-stable alkaline phosphatase，HSAP）：为检查胎盘功能的动态指标之一。妊娠 16 ~ 20 周时可在孕妇血清中测出。随孕周进展而增加，胎盘娩出后值下降，产后 3 ~ 6 日消失。

7）细胞因子与生长因子：在胚胎和胎儿营养及免疫保护中起一定作用，部分因子可以用于检测有无胎膜破裂、感染等。如表皮生长因子（epidermal growth factor，EGF）、神经生长因子、胰岛素样生长因子（insulin-like growth factor，IGF）、肿瘤坏死因子 -α（tumor necrosis factor-α，TNF-α）、白细胞介素（interleukin，IL）-1、2、6、8 等。

（4）免疫：胎儿属于同种半异体移植物（semiallogenic graft）。正常妊娠时母体能容受，不排斥胎儿，具体机制目前不详，可能与早期胚胎组织无抗原性、母胎界面的免疫耐受以及孕妇免疫力低下有关。

（二）胎膜

外层平滑绒毛膜（chorion leave）和内层羊膜组成胎膜（fetal membrane）。在发育过程中，缺乏营养而逐渐退化萎缩的囊胚表面非着床部位的绒毛膜称为平滑绒毛膜。孕晚期平滑绒毛膜与羊膜轻轻贴附并可以分开。

胎膜在维持羊膜腔的完整性和保护胎儿方面发挥着重要作用，胎膜含大量花生四烯酸（前列腺素前体物质）的磷脂，且含能催化磷脂生成游离花生四烯酸的溶酶体，对分娩启动有一定作用。

羊膜参与羊水平衡的维持，可以转运溶质和水；合成血管活性肽以及生长因子和细胞因子，参与血管张力的调节。羊膜没有血管膜，结实、坚韧而柔软，与覆盖胎盘、脐带的羊膜层相连。

（三）脐带

脐带（umbilical cord）是连接胎盘与胎儿的条索状组织，是母亲与胎儿进行气体和营养物质交换以及代谢产物排出的重要通道。胎儿借助脐带浮在羊水中。足月妊娠时长 30 ~ 100 cm（平均约 55 cm），直径 0.8 ~ 2.0 cm。内有一条脐静脉，两条脐动脉，表面有羊膜覆盖，呈灰白色，脐血管有来自胚外中胚层含水量丰富的华通胶（Wharton jelly）保护。脐带受压时血流受阻，缺氧可致胎儿窘迫，甚至危及生命。

（四）羊水

充满羊膜腔内的液体为羊水（amniotic fluid）。母体、胎儿、羊水三者间在羊膜腔内不断进行液体交换，以保持羊水量相对恒定。母儿间通过胎盘进行液体交换，维持液体平衡（约 3 600 mL/h）。母体通过胎膜与羊水进行交换（约 400 mL/h）。羊水通过胎儿消化管、呼吸道、泌尿道及角化前皮肤与胎儿间进行交换。

羊水的来源主要与孕周相关，羊水的羊膜、脐带华通胶及胎儿皮肤渗出液体量少。在妊娠早期，羊水来自孕妇血清的透析液，经胎膜进入羊膜腔；妊娠中期后，胎儿尿液为主要来源，羊水渗透压也逐渐降低；妊娠晚期从胎儿肺泡分泌至羊膜腔的液体量为 600 ~ 800 mL/d；约 50% 羊水的吸收由胎膜完成；足月妊娠胎儿每天可吞咽羊水 500 ~ 700 mL，脐带每小时能吸收羊水 40 ~ 50 mL；妊娠的前 5 个月，胎儿角化前的皮肤有很少量地吸收羊水的功能。妊娠期羊水量逐渐增加，妊娠 38 周时达 1 000 mL。随后羊水量逐渐减少，妊娠 40 周时约 800 mL。过期妊娠时可明显减少至 300 mL 以下。羊水中含大量激素和酶。足月妊娠时羊水比重为 1.007 ~ 1.025，pH 约为 7.20，水分占 98% ~ 99%，无机盐及有机物仅 1% ~ 2%。羊水在妊娠早期无色澄清，妊娠足月时略混浊、不透明，内悬有小片状物（胎脂、毳毛、毛发、脱落上皮细胞、少量白细胞、白蛋白、尿酸盐等）。

羊水的功能：①保护孕妇。减少妊娠期胎动

引起的不适感；临产后，楔形前羊水囊水压使宫口及阴道被动扩张；破膜后羊水冲洗产道，使感染机会降低。②保护胎儿。恒温恒压的羊膜腔内适量的羊水有缓冲作用，可避免胎儿被挤压，防止胎肢粘连，避免胎儿或子宫腔壁直接压迫脐带致胎儿窘迫；有宫缩时，羊水使宫缩压力均匀分布，避免胎儿局部受压。吞咽或吸入羊水可促进胎儿消化道和肺的发育，孕期羊水过少可导致胎儿肺发育不良。

四、母体妊娠期变化

子宫是妊娠期变化最大的器官。在胎盘产生的激素参与和神经内分泌的影响下，各个系统均发生适应妊娠的相应变化，以适应胎儿宫内生长发育的需要，并为分娩做准备。

（一）生殖器官

1. 妊娠期子宫　重要功能是孕育胚胎、胎儿，在分娩过程中起重要作用。随妊娠期胎儿发育、胎盘及羊水的形成，受内分泌激素（主要为雌激素）和宫腔内压力增加的影响，子宫体逐渐增大、变软，增大约 1 000 倍，重量增加近 20 倍。妊娠早期，受精卵着床部位的子宫壁明显突起，子宫略呈球形且不对称。妊娠三月后，超出盆腔的子宫在耻骨联合上方可触及。妊娠晚期，受盆腔左侧乙状结肠的推移，子宫轻度右旋。

妊娠后，子宫由非孕时 7 cm×5 cm×3 cm 大小至妊娠足月时 35 cm×25 cm×22 cm 大小，主要是肌细胞增大，容量约 5 000 mL，重量约 1 100 g。细胞质内含有大量为临产后子宫收缩提供物质基础的肌动蛋白（actin）和肌球蛋白（myosin）。非孕时约 1 cm 的子宫肌壁至妊娠中期逐渐增厚达 2.0 ~ 2.5 cm，到妊娠末期又逐渐变薄为 1.0 ~ 1.5 cm 或更薄。为适应临产后子宫收缩力由宫底向下递减，利于胎儿的娩出，子宫底于妊娠后期增长速度最快，宫体含肌纤维最多，子宫下段及宫颈处的肌纤维相对较少。自妊娠中期，子宫可出现不规律、稀发和不对称的无痛性收缩。到妊娠晚期逐渐增加，宫缩时宫腔内压力为 5 ~ 25 mmHg，持续时间 < 30 s 且不伴宫颈的扩张，如此的生理性无痛宫缩称为 Braxton Hicks 收缩。

妊娠期时子宫为适应胎儿 - 胎盘循环的需要，血管扩张、增粗，血流量增加。孕早期时供应子宫肌层和蜕膜的血流量为 50 mL/min；妊娠足月时为 450 ~ 650 mL/min，其中 80% ~ 85% 的血流供应胎盘。子宫螺旋血管走行于子宫肌纤维之间，子宫收缩时血管被紧压，血流量明显减少，产后有效的子宫收缩能使子宫胎盘剥离面迅速止血。

受精卵着床后的子宫内膜称为蜕膜（decidua），受孕激素、雌激素影响，子宫内膜腺体增大，血管充血，腺上皮细胞内糖原增加，结缔组织细胞肥大。按蜕膜与囊胚的关系，将蜕膜分为：在囊胚着床部位与叶状绒毛膜相贴的底蜕膜（basal decidua）；覆盖在囊胚表面随囊胚发育逐渐突向宫腔的包蜕膜（capsular decidua）；底蜕膜及包蜕膜以外覆盖子宫腔其他部分的真蜕膜（true decidua）。妊娠中期羊膜腔明显增大，包蜕膜和真蜕膜相贴近，子宫腔消失（图 4-4）。

产科手术学的重要解剖结构子宫峡部为子宫体与子宫颈之间最狭窄的部分，在非孕时长约 1 cm，上端为解剖学内口，下端为组织学内口。妊娠后子宫峡部变软且伸展拉长变薄至 7 ~ 10 cm，逐渐扩展成宫腔的一部分，临产后成为产道的一部分，称为子宫下段。

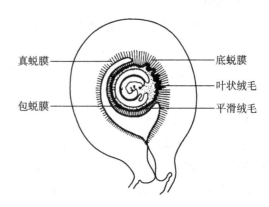

真蜕膜　　　　底蜕膜
　　　　　　　　叶状绒毛
包蜕膜　　　　平滑绒毛

图 4-4　子宫蜕膜与绒毛的早期妊娠关系

在激素的作用下，宫颈充血、水肿，宫颈管内腺体增生、肥大，并自妊娠早期逐渐变软，呈紫蓝色。宫颈胶原丰富的结缔组织在妊娠期重新分布，使宫颈关闭维持至足月，分娩期宫颈扩张，产褥期宫颈迅速复旧。宫颈黏液在妊娠期增多，形成黏稠、富含免疫球蛋白及细胞因子的黏液栓，保护宫腔免受外来感染侵袭。

2. 输卵管与卵巢 在妊娠期，输卵管黏膜层上皮细胞稍扁平，基质中可见蜕膜细胞，黏膜有时出现蜕膜样变化。输卵管整体伸长，而肌层不增厚。

怀孕后卵巢停止排卵和新卵泡发育。妊娠6～7周时为延续妊娠，黄体继续分泌大量雌激素及孕激素。10周后分泌功能被胎盘取代，黄体开始萎缩。

3. 阴道与外阴 在妊娠期，阴道黏膜皱襞增多，周围结缔组织变疏松，肌肉细胞肥大，充血呈紫蓝色（Chadwick征）。随孕周增加，阴道伸展性增加，有利于胎儿娩出。阴道上皮细胞糖原增加，阴道脱落细胞及分泌物增多，呈白色糊状，乳酸含量增多，pH降低，阴道微环境改变，控制致病菌生长，可以防控感染。

怀孕后外阴充血，皮肤增厚，大阴唇血管增多，结缔组织松软，伸展性增加，有利于胎儿通过。大小阴唇有色素沉着。增大的子宫压迫，影响盆腔及下肢静脉血回流，部分孕妇可见外阴或下肢静脉曲张，产后多自行消失。

（二）乳房

怀孕后，受胎盘分泌大量雌激素影响，乳腺腺管发育，孕激素刺激乳腺腺泡发育。多种激素包括垂体催乳素、人胎盘催乳素以及胰岛素、皮质醇等均参与乳腺发育。妊娠期间乳腺充分发育，为泌乳做准备，大量雌激素分泌可抑制乳汁分泌。孕激素与乳汁生成可能有关。妊娠早期，孕妇自觉乳房发胀与充血明显，并与乳头一起开始增大，乳头乳晕颜色加深、变黑，易勃起。乳腺腺泡增生并出现结节，外围的皮脂腺肥大，有散在的结节状隆起，称

为蒙氏结节（Montgomery's tubercle）。妊娠末期和接近分娩期，部分孕妇挤压乳房时有少量淡黄色稀薄液体，为初乳（colostrum）。分娩期胎盘娩出，雌、孕激素迅速下降，新生儿与母亲早期接触和频繁吸吮乳头，可促进乳汁开始分泌。

（三）循环系统

1. 妊娠早中期血压偏低，中期妊娠（24～26周）后血压轻度升高。收缩压无变化，外周血管扩张、血液稀释及胎盘形成动静脉短路使舒张压轻度降低，脉压稍增大。妊娠晚期，孕妇仰卧位时增大的子宫压迫下腔静脉，使回心血量和心输出量减少而血压下降，形成仰卧位低血压综合征（supine hypotensive syndrome）。妊娠中、晚期，孕妇应尽量采用侧卧位，以解除子宫压迫，改善血液回流。

2. 妊娠期子宫增大，膈肌升高，心脏沿纵轴顺时针方向扭转，向左前上方移位。心浊音界稍扩大，心尖冲动左移1～2 cm，妊娠末期的心脏容量可以增加10%。部分孕妇心尖区可闻及Ⅰ～Ⅱ级柔和收缩期杂音、第一心音分裂及第三心音，属于生理状况，产后逐渐消失。心电图可出现电轴左偏约15°。妊娠晚期休息时心率每分钟增加10～15次。

3. 妊娠期心输出量伴随外周血管阻力的下降，心率以及血容量增加。自妊娠10周起心输出量逐渐增加，为孕期循环系统最重要的变化，至妊娠32～34周达高峰，并持续至分娩。临产后，在第二产程中心输出量增加明显。左侧卧位时，心输出量约为80 mL，较未孕时平均增加30%。有基础心脏病的孕妇应当警惕在妊娠、分娩期发生心衰。

（四）血液

在妊娠期，子宫、胎盘及各组织器官的血流量发生变化，循环血容量增加对维持胎儿生长发育极为重要。这种变化始于妊娠6～8周，至妊娠32～34周达高峰，直至分娩增加40%～45%（约增加1 450 mL），红细胞平均增加450 mL，其中血浆平均增加1 000 mL，血浆量的增加多于红细胞，

出现生理性血液稀释。

1. 妊娠期骨髓造血加速，网织红细胞轻度增多。血液稀释，血细胞比容从未孕时的 0.38 ~ 0.47 降至 0.31 ~ 0.34，红细胞计数约为 3.6×10^{12}/L（非孕妇女约为 4.2×10^{12}/L），血红蛋白约为 110 g/L（非孕妇女为 130 ~ 150 g/L）。

2. 妊娠期白细胞计数轻度增加至 $(5 \sim 12) \times 10^9$/L，有时可达 15×10^9/L。临产及产褥期显著增加至 $(14 \sim 16) \times 10^9$/L，有时可达 25×10^9/L。主要为中性粒细胞增多，而淋巴细胞不明显，单核细胞及嗜酸性粒细胞几乎无改变。

3. 妊娠期血液处于凝血因子动态平衡，血小板数轻度减少，凝血因子 Ⅱ、Ⅴ、Ⅶ、Ⅷ、Ⅸ、Ⅹ 增加，仅凝血因子 Ⅺ 及 Ⅻ 降低。凝血酶原时间（prothrombin time，PT）及活化部分凝血活酶时间（activated partial thromboplastin time，APTT）轻度缩短，凝血时间无明显改变。血浆纤维蛋白原比非孕期约增加 50%，平均达 4.5 g/L（非孕妇女平均为 3 g/L）。由于孕期尤其妊娠晚期时血液处于高凝状态，产后胎盘剥离面的血管内迅速形成血栓，可有效预防产后出血。

4. 由于血液稀释，血浆蛋白自妊娠早期开始降低，至妊娠中期达 60 ~ 65 g/L，白蛋白减少明显，约为 35 g/L，持续直至分娩。

（五）呼吸系统

怀孕后胸腔总体积不变，肺活量不受影响。胸廓横径与前后径加宽，周径加大，肋膈角增宽，肋骨向外扩展，膈肌上升使胸腔纵径缩短。妊娠中期时耗氧量增加 10% ~ 20%，有过度通气，肺通气量约增加 40%，使动脉血 PO_2 增高达 92 mmHg，PCO_2 降至 32 mmHg，有利于孕妇及胎儿所需氧的供应，通过胎盘氧气送到胎儿血中。在妊娠晚期，气体交换保持不减，子宫增大使膈肌活动幅度减小，以胸式呼吸为主，胸廓活动加大，呼吸较深大，呼吸次数变化不大，每分钟 < 20 次。肺活量改变不明显；通气量及潮气量每分钟约增加 40% 和 39%；残气量约减少 20%；肺泡换气量约增加

65%。易发生上呼吸道感染，与雌激素增多，上呼吸道（鼻、咽、气管）黏膜增厚、轻度充血、水肿有关。

（六）泌尿系统

肾略增大，肾血浆流量（renal plasma flow，RPF）及肾小球滤过率（glomerular filtration rate，GFR）在整个妊娠期间维持高水平。RPF 及 GFR 比非孕期时增加了 35% 和 50%，导致尿素、肌酐等代谢产物排泄增多，血清浓度低于非孕期。RPF 与 GFR 受体位影响，孕妇仰卧位时尿量增加，夜尿多于白天。怀孕后 GFR 增加而肾小管对葡萄糖的重吸收能力增加不明显，约 15% 的孕妇出现饭后妊娠期生理性糖尿。受孕激素影响，泌尿系统平滑肌张力降低，输尿管增粗及蠕动减弱，尿流缓慢，妊娠中期时输尿管及肾盂轻度扩张，右旋妊娠子宫压迫同侧输尿管致肾盂积水，易患右侧急性肾盂肾炎。在孕早期，增大子宫压迫膀胱导致尿频，妊娠 3 月后症状往往缓解。在妊娠晚期，胎头入盆后压迫膀胱，膀胱、尿道压力增加，部分孕妇有尿频及尿失禁。

（七）消化系统

受雌激素影响，孕妇的齿龈肥厚，易充血、水肿、出血。少数孕妇的牙龈会出现血管灶性扩张即妊娠龈瘤，分娩后自然消失。孕激素使胃贲门括约肌松弛，胃内酸性内容物逆流至食管下部产生胃烧灼感；平滑肌张力降低，胃排空时间延长，使上腹部有饱满感。胆囊排空时间延长，使胆汁黏稠淤积，易诱发胆囊炎及胆石症。肠蠕动减弱导致便秘，直肠静脉压增高易发生痔疮或使原有痔疮病情加重。增大的妊娠子宫可使胃、肠管向上及两侧移位，发生阑尾炎时定位体征可为右侧腹中部或上部的疼痛，大网膜上移，若发生炎症，病变无法局限。

（八）内分泌系统

在妊娠末期，腺垂体明显增大。嗜酸细胞肥大增多，形成"妊娠细胞"。妊娠黄体及胎盘分泌大量雌、孕激素，对下丘脑及腺垂体有负反馈

作用，使促性腺激素（gonadotropin，Gn）FSH及LH分泌减少，妊娠期间卵巢无排卵，卵泡不再发育成熟。妊娠7周始催乳素（prolactin，PRL）增多，促进乳腺发育，随妊娠进展，到足月分娩前达高峰，约为150 μg/L，为非孕妇女的10倍，为产后泌乳做准备。妊娠期虽无甲状腺或肾上腺皮质功能亢进的表现，但促甲状腺激素（thyroid-stimulating hormone，TSH）和促肾上腺皮质激素（adrenocorticotropic hormone，ACTH）分泌增加，促黑细胞激素（melanocyte-stimulating hormone，MSH）增多，孕妇皮肤色素沉着。甲状腺呈中度增大，血清中甲状腺素水平自妊娠8周始增加，4个半月达到高峰，分娩后降低。雌激素刺激肝产生甲状腺素结合球蛋白（thyroxine-binding globulin，TBG），其表达量增加2~3倍，但血中游离甲状腺激素并未增多，孕妇无甲状腺功能亢进症表现。孕妇与胎儿体内的TSH均不能通过胎盘，各自调节甲状腺功能。在妊娠早期，血清甲状旁腺素水平降低。随孕周延长，由于血容量和肾小球滤过率增加以及钙的胎儿运输，孕妇钙浓度可缓慢降低，造成甲状旁腺素在妊娠中晚期逐渐升高，利于为胎儿提供钙。

妊娠期雌激素大量分泌，肾上腺皮质中层束状带分泌的糖皮质醇增多3倍，在血液循环约75%与球蛋白以及15%与白蛋白结合，具有活性作用的游离糖皮质醇仅为10%，孕妇无肾上腺皮质功能亢进表现。外层球状带分泌的醛固酮增多4倍，有活性作用的游离醛固酮仅占30%~40%，不至于引起水钠潴留。内层网状带分泌的睾酮略增加，孕妇阴毛、腋毛增多及增粗。

（九）皮肤

促黑细胞激素（MSH）和雌、孕激素分泌增多，产生黑色素细胞刺激效应，使黑色素增加，孕妇色素沉着在乳头、乳晕、腹白线、外阴等处。面部边缘较明显的色素沉着为妊娠黄褐斑（chloasma gravidarum），可以在颧颊部并累及眶周、前额、上唇和鼻部，呈蝶状褐色斑，产后自行消退。肾上腺皮质分泌的糖皮质激素增多，分解弹力纤维蛋白，使弹力纤维变性，增大的子宫使孕妇腹壁皮肤张力加大，弹力纤维断裂，出现妊娠纹（striae gravidarum），初产妇有多量紫色或淡红色不规律平行略凹陷的粉红色条纹。分娩后妊娠纹呈银色光亮。

（十）新陈代谢

妊娠期需要总能量约80 000 kcal或约每日300 kcal。基础代谢率在妊娠早期稍下降，中期渐增高，妊娠晚期增高15%~20%。子宫及内容物、乳房、增加的血容量、组织间液以及少量的母体脂肪和蛋白的贮存使妊娠期体重改变。孕期体重增加12.5 kg。母亲孕前及孕期增加的体重与胎儿出生体重密切相关。糖代谢的变化特点可致妊娠期糖尿病的发生。胰岛功能旺盛，胰岛素分泌增多，胎盘分泌的胰岛素酶及多种激素等拮抗胰岛素的功能相对不足。孕妇空腹血糖值略低，餐后有高血糖和高胰岛素血症，以利于提供母亲和胎儿所需的葡萄糖。妊娠期能量消耗多，糖原储备减少。肠道吸收脂肪能力增强，脂肪积存多，血脂较孕前增加约50%。当能量消耗过多时，体内可大量动用脂肪，使血中酮体增加，易引发酮血症。蛋白质的需要量明显增加，体内需储备足够的蛋白质，除供给胎儿生长发育及母体变化的需要外，还要为分娩期消耗做准备。如蛋白质储备不足，血浆蛋白减少，组织间液增加，可出现水肿。总钾、钠的储存虽增加，由于血液稀释，血清中钾、钠的浓度与非孕期相近。血清磷没有明显变化，血清镁浓度下降。足月妊娠胎儿的骨骼储存约需要30 g钙以满足胎儿生长发育，其中80%在妊娠最后3个月内积累，孕中、晚期应注意加强饮食中钙的摄入，必要时补充钙剂。孕期约需要1 000 mg铁，其中300 mg会转运至胎盘、胎儿，200 mg主要通过胃肠道排出。妊娠晚期时胎儿生长和孕妇的需求量增加（6~7 mg/d），需要在妊娠中、晚期开始补充铁剂，但应当注意地中海贫血孕妇铁剂的补充和"铁过载"的问题。

（十一）骨骼、关节及韧带

骨质通常无改变，若妊娠次数过多、过密并且未注意补充维生素 D 及钙，可致骨质疏松。孕妇自觉腰骶部及肢体疼痛不适，与胎盘分泌的松弛素（relaxin）使骨盆韧带及椎骨间的关节、韧带松弛有关。耻骨联合松弛、分离会导致明显疼痛、活动受限，产后往往消失。妊娠晚期重心前移，头部与肩部向后仰，腰部向前挺，形成典型的孕妇姿势。

（李　力）

数字课程学习

⬆ 教学PPT　　　　✎ 自测题

第五章

妊娠诊断

关键词

早期妊娠　　中晚期妊娠　　胎姿势　　胎产式　　胎先露

胎方位

思维导图

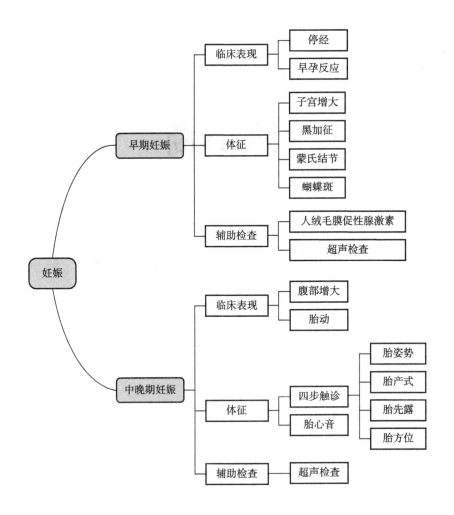

从末次月经的第 1 日开始计算妊娠期全过程，孕龄为 280 日。按照 7 天为一孕周即 40 周。第 13 周末之前为早期妊娠（first trimester）；第 14～27 周末为中期妊娠（second trimester）；第 28 周及其后为晚期妊娠（third trimester）；第 42 周以上为过期妊娠（postterm pregnancy）。

早期妊娠（早孕）胚胎形成，是胎儿器官分化的关键时期，确定宫内外妊娠、孕龄以及胎数在此期间完成，也是筛查出生缺陷的第一站。

中、晚期妊娠是胎儿生长和各器官发育成熟的重要时期，可判断胎儿生长发育及宫内状况，确定双胎绒毛膜性，通过彩色多普勒超声检测胎儿结构异常，了解子宫和胎儿动脉血流。

一、早期妊娠

（一）临床表现与体征

停经是妊娠最早的症状，但并不特有，需要鉴别。有性生活史的育龄期健康妇女，月经周期正常，月经过期和停经 1 周以上，应高度怀疑妊娠。停经 2 个月以上，可能性更大。停经 6 周左右可有畏寒、乏力、嗜睡、食欲不佳、喜食酸物、头晕、流口水、厌油、恶心、晨起呕吐等早孕反应（morning sickness），一般在停经 3 个月左右自行消失，个别可能会持续恶心、呕吐。

增大的前倾子宫压迫膀胱可致尿频，子宫增大超出盆腔时尿频症状自然消失，个别后屈子宫位于直肠凹陷内，可引起排便困难。乳房体积逐渐增大及静脉显露、胀痛，乳头增大，乳头乳晕变黑。乳晕周围皮脂腺增生，出现深褐色结节（蒙氏结节）。面部可出现黄褐色"蝴蝶斑"，腹白线皮肤有色素沉着。肠蠕动减慢，出现腹胀和便秘。

（二）妇科检查

停经后，阴道黏膜及宫颈阴道部充血，呈紫蓝色。停经 6～8 周双合诊时感觉宫颈与宫体似不相连，子宫峡部极软，称黑加征（Hegar sign）阳性。停经 8 周时子宫大小为妊娠前的 2 倍，停经 12 周时在耻骨联合上方可以扪及子宫。

（三）辅助检查

1. 实验室检查　受精卵着床后以放射免疫法做妊娠试验（pregnancy test），血液中 hCG 升高。当 β-hCG < 55 ng/mL，血清孕酮通常不足 5 ng/mL 时，可能有胚胎发育不良，应当警惕异位妊娠。试纸法检测尿液阳性，有临床表现可诊断为妊娠。

2. 超声检查　超声见有卵黄囊可以确定宫内妊娠，估计孕龄；需除外子宫异常、异位妊娠、滋养细胞疾病和盆腔肿块；停经 35 天宫腔内见到圆形或椭圆形妊娠囊（gestational sac, GS）；妊娠 6 周见有胚芽和原始心管搏动，测量胎儿顶臀长（crown-rump length, CRL）能较准确地估计孕周，校正预产期。停经 9～14 周时，B 超检查可以排除严重的胎儿畸形，如无脑儿。妊娠 11～13^{+6} 周厚度测量胎儿颈后透明层厚度（nuchal translucency, NT）和胎儿鼻骨（nasal bone）等，可作为染色体疾病筛查的指标，也可作为出生缺陷筛查的第一站。由于超声检查技术逐渐成熟，有些产前诊断中心提出出生缺陷筛查可以在孕早期实施，以降低中期妊娠后终止妊娠带来的母体伤害。彩色多普勒超声可见胎儿心脏区彩色血流，可以确诊为早期妊娠、活胎。若为多胎，可根据胚囊的数目和形体，判断绒毛膜性（图 5-1）。

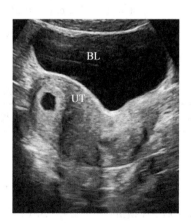

图 5-1　早孕期超声图像
BL，膀胱；UT，子宫

📖 拓展阅读 5-1
根据超声测量估计孕周

3. 宫颈黏液检查 宫颈黏液量少且黏稠，涂片干燥后光镜下见到排列成行的珠豆状椭圆体，这种结晶见于黄体期，也可见于妊娠期。若黄体期宫颈黏液稀薄，涂片干燥后光镜下出现羊齿植物叶状结晶，基本能排除早期妊娠。

4. 基础体温（basal body temperature，BBT）若测定双相型体温的已婚妇女出现高温相 18 日且持续不降，则早孕可能性大。若高温相持续超过 3 周，则早期妊娠的可能性更大。

二、中、晚期妊娠

（一）临床表现与症状

确诊早期妊娠后腹部逐渐增大。于妊娠 20 周感觉到胎动，经产妇感觉略早于初产妇。胎动随妊娠延续逐渐增强，至妊娠 32 ~ 34 周达高峰，妊娠 38 周后逐渐减少。正常胎动为每小时 3 ~ 5 次。

（二）体征与孕期检查

1. 妊娠子宫 腹部检查时见增大子宫，采用"四步触诊法"进行检查。用手或尺测耻上子宫底高度与长度，估计胎儿大小及孕周（表 5-1）。子宫底高度因孕妇的脐耻间距离、胎儿发育情况、羊水量、单胎或多胎等因素有个体差异。不同孕周的子宫底增长快慢不同，增长速度较快者妊娠 20 ~ 24 周时平均每周增长 1.6 cm，孕 36 ~ 40 周时平均每周仅增长 0.25 cm。妊娠 36 周后因胎先露入盆，子宫底的高度略有下降。

表 5-1 不同妊娠周期的子宫底高度及长度

妊娠时限	手测子宫底高度	尺测子宫长度（cm）
12 周末	耻骨联合上 2 ~ 3 横指	
16 周末	脐耻之间	
20 周末	脐下 1 横指	18（15.3 ~ 21.4）
24 周末	脐上 1 横指	24（22.0 ~ 25.1）
28 周末	脐上 3 横指	26（22.4 ~ 29.0）
32 周末	脐与剑突之间	29（25.3 ~ 32.0）
36 周末	剑突下 2 横指	32（29.8 ~ 34.5）
40 周末	脐与剑突之间或略高	33（30.0 ~ 35.3）

2. 胎儿的躯体活动为胎动（fetal movement，FM） 胎动于晚间和下午较为活跃，持续 20 ~ 40 min。一般在妊娠 20 周左右孕妇感觉胎动，胎动逐渐增多，至妊娠 32 ~ 34 周达高峰，妊娠 38 周后逐渐减少。晚期妊娠后，正常胎动为每小时 3 ~ 5 次，也可≥10 次 /2 h。

3. 胎体与胎心音 在妊娠 20 周后，经腹壁能触到子宫内的胎体。妊娠 24 周后触诊可区分胎体，圆而硬，有浮球感的为胎头；胎背宽而平坦；宽而软，形态不规则的为胎臀；胎儿肢体侧小而高低不平，且有不规则活动。妊娠 3 月时用多普勒胎心听诊仪可闻及胎心音，应注意与子宫杂音、腹主动脉、脐带杂音鉴别。在妊娠 18 ~ 20 周，经孕妇腹壁用听诊器能够闻及胎心音，呈双音，110 ~ 160 次 / 分，速度较快，似钟表的"滴答"声。

（三）辅助检查

超声检查可了解胎儿生长发育情况，明确胎儿数目、胎产式、胎先露、胎方位、有无胎心搏动、胎盘位置及其与宫颈内口的关系、羊水量，评估胎儿体重，还能测量胎儿体重、双顶径、头围、腹围和股骨长等多条经线。妊娠 20 ~ 24 周进行胎儿系统检查，筛查胎儿结构有无异常。彩色多普勒超声了解血流速度和波形，主要检测子宫动脉、脐动脉和胎儿动脉。胎儿大脑中动脉（middle cerebral artery，MCA）收缩期峰值流速（peak systolic velocity，PSV）可判断胎儿贫血的程度，监控、预测胎儿宫内状况。妊娠中期子宫动脉舒张期早期切迹有评估子痫前期风险的作用；妊娠晚期脐动脉搏动指数（pulsatility index，PI）和阻力指数（resistive index，RI）可评估胎盘血流。

三、胎姿势、胎产式、胎先露、胎方位

胎儿位置的诊断需要依据腹部四步触诊、阴道或肛门检查、超声检查等综合判断。妊娠 < 28 周时羊水相对多、胎儿小、子宫内活动范围大，胎儿位置难以固定。妊娠达 32 周后胎儿迅速生长，羊水逐渐减少，贴近子宫壁，胎儿姿势和位置相对恒

定，极少数胎儿的姿势和位置在妊娠晚期会发生变化，在分娩时为顺应产道，胎方位仍可发生改变。

1. 胎姿势（fetal attitude）　为子宫内胎儿的姿势。体积及体表面积最小，整个胎体为头端小和臀端大的椭圆形。胎头颅部贴近胸壁俯屈，脊柱略前弯，四肢屈曲交叉于胸腹前。

2. 胎产式（fetal lie）　为胎体与母体纵轴的关系（图 5-2）。纵轴平行为纵产式（longitudinal lie），占足月分娩总数的 99.75%；胎体与母体纵轴垂直为横产式（transverse lie），占足月分娩总数的 0.25%；胎儿与母体纵轴交叉为斜产式，在分娩过程中可转为纵产式，偶尔转成横产式。

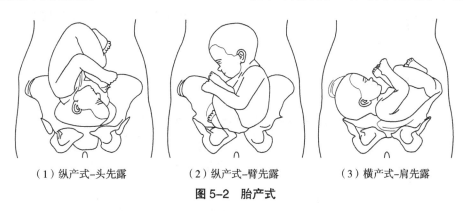

（1）纵产式-头先露　　　（2）纵产式-臀先露　　　（3）横产式-肩先露

图 5-2　胎产式

3. 胎先露（fetal presentation）　为最先进入骨盆入口的胎儿部分。纵产式为头或臀先露，横产式为肩先露。根据胎头屈伸状况，头先露分为枕、前囟、额及面先露（图 5-3）。臀先露分为单臀、完全、不完全先露（图 5-4），不完全先露又分为单足、双足先露等。对于横产式，最先进入骨盆入口的是胎儿肩部，为肩先露。偶见胎儿头或臀与胎手或足同时入盆，称为复合先露（图 5-5）。

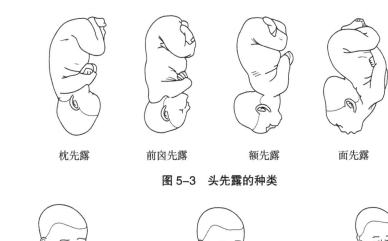

枕先露　　　　前囟先露　　　　额先露　　　　面先露

图 5-3　头先露的种类

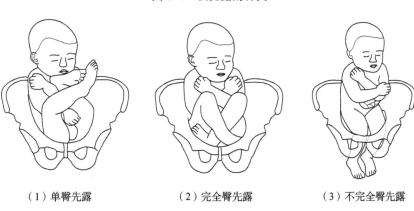

（1）单臀先露　　　　（2）完全臀先露　　　　（3）不完全臀先露

图 5-4　臀先露的种类

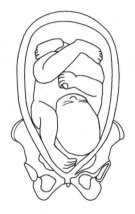

图 5-5　复合先露

4. 胎方位（fetal position）　为胎儿先露部指示点与母体骨盆的关系。枕先露以枕骨，面先露以颏骨，臀先露以骶骨，肩先露以肩胛骨为指示点。各指示点与母体骨盆入口左、右、前、后、横位置构成不同胎位。头先露、臀先露各有6种胎方位，肩先露有4种胎方位。如枕先露时，胎头枕骨位于母体骨盆的右前方为枕右前位，其余类推（表5-2）。

表 5-2　胎产式、胎先露和胎方位的关系和种类

纵产式（99.75%）	头先露（95.75%~97.75%）	枕先露（95.55%~97.55%）	枕左前（LOA）枕右前（ROA）	枕左横（LOT）枕右横（ROT）	枕左后（LOP）枕右后（ROP）
		（面先露0.2%）	颏左前（LMA）颏右前（RMA）	颏左横（LMT）颏右横（RMT）	颏左后（LMP）颏右后（RMP）
	臀先露（2%~4%）		骶左前（LSA）骶右前（RSA）	骶左横（LST）骶右横（RST）	骶左后（LSP）骶右后（RSP）
横产式（0.25%）	肩先露（0.25%）		肩左前（LSCA）肩右前（RSCA）	肩左后（LSCP）肩右后（RSCP）	

（李　力　朱大伟　余欣梅）

数字课程学习

⬇ 教学PPT　　　　📝 自测题

第六章

产前检查与孕期保健

关键词

产前检查　　孕期保健　　胎心监护　　胎儿干预　　合理用药

思维导图

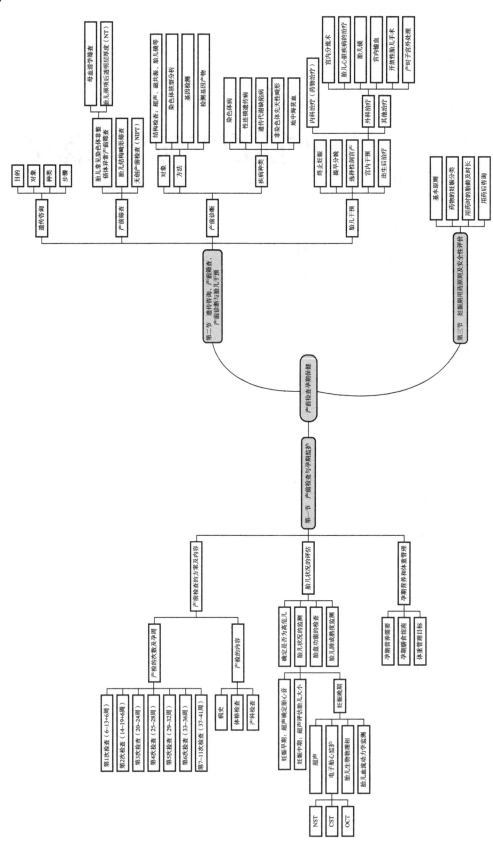

从胚胎形成至产后 1 周。

第一节　产前检查与孕期监护

产前检查（prenatal examination）与孕期保健是降低孕产妇和围产儿病死率、减少出生缺陷的重要措施。通过规范的围孕期监护和健康宣教，能够及早防治妊娠期并发症或合并症，及时发现胎儿异常，评估孕妇及胎儿的安危，确定分娩时机和分娩方式，保障母婴安全。

围产期是指产前、产时和产后的一段时期。国内采用的围产期定义为：从妊娠满 28 周至产后 1 周。国际上对围产期的定义还包括：从妊娠满 20 周至产后 4 周，或从妊娠满 28 周至产后 4 周，或

一、产前检查的方案及内容

1. 产前检查的次数及孕周　恰当、合理的产前检查次数及孕周安排既能保证孕期保健的质量，也能节省医疗卫生资源。根据我国《孕前和孕期保健指南（2018）》，目前推荐的产前检查孕周分别是：妊娠 $6 \sim 13^{+6}$ 周，$14 \sim 19^{+6}$ 周，$20 \sim 24$ 周，$25 \sim 28$ 周，$29 \sim 32$ 周，$33 \sim 36$ 周，$37 \sim 41$ 周。其中，孕周达 37 整周后，应每周行一次产前检查，见表 6-1。有高危因素或产前检查结果异常者，应根据病情酌情增加产前检查的次数。

表 6-1　产前检查的方案

检查次数	常规保健内容	必查项目	备查项目	健康教育及指导
第 1 次检查（$6 \sim 13^{+6}$ 周）	1. 建立孕期保健手册 2. 确定孕周，推算预产期 3. 评估孕期高危因素 4. 血压、体重与体重指数 5. 妇科检查 6. 胎心率（妊娠 12 周左右）	1. 血常规 2. 尿常规 3. 血型（ABO 和 Rh） 4. 空腹血糖 5. 肝功能和肾功能 6. 乙型肝炎表面抗原 7. 梅毒血清抗体筛查和 HIV 筛查 8. 地中海贫血筛查（广东、广西、海南、湖南、湖北、四川、重庆等地） 9. 早孕期超声检查（确定宫内妊娠和孕周）	1. HCV 筛查 2. 抗 D 滴度（Rh 阴性者） 3. 75 g OGTT（高危妇女） 4. 甲状腺功能筛查 5. 血清铁蛋白（血红蛋白 < 110 g/L 者） 6. 宫颈细胞学检查（孕前 12 月未检查者） 7. 宫颈分泌物检测淋球菌和沙眼衣原体 8. 细菌性阴道病的检测 9. 早孕期非整倍体母体血清学筛查（$10 \sim 13^{+6}$ 周） 10. 妊娠 $11 \sim 13^{+6}$ 周超声检查测量胎儿颈后透明层厚度 11. 妊娠 $10 \sim 13^{+6}$ 周绒毛活检 12. 心电图	1. 流产的认识和预防 2. 营养和生活方式的指导 3. 避免接触有毒有害物质和宠物，慎用药物 4. 孕期疫苗的接种 5. 改变不良生活方式；避免高强度的工作、高噪声环境和家庭暴力 6. 保持心理健康 7. 继续补充叶酸 0.4 ~ 0.8 mg/d 至少 3 个月，有条件者可继续服用含叶酸的复合维生素
第 2 次检查（$14 \sim 19^{+6}$ 周）	1. 分析首次产前检查的结果 2. 血压、体重 3. 宫底高度 4. 胎心率	无	1. NIPT（$12 \sim 22^{+6}$ 周） 2. 中孕期非整倍体母体血清学筛查（$15 \sim 20$ 周） 3. 羊膜腔穿刺检查胎儿染色体（$16 \sim 22$ 周）	1. 中孕期胎儿非整倍体筛查的意义 2. 非贫血孕妇如血清铁蛋白 < 30 μg/L，应补充元素铁 60 mg/d，诊断明确的缺铁性贫血孕妇，应补充元素铁 100 ~ 200 mg/d 3. 开始常规补充钙剂 0.6 ~ 1.5 g/d

续表

检查次数	常规保健内容	必查项目	备查项目	健康教育及指导
第3次检查 （20~24周）	1. 血压、体重 2. 宫底高度 3. 胎心率	1. 胎儿系统超声筛查 （20~24周） 2. 血常规 3. 尿常规	阴道超声测量宫颈长度（早产高危）	1. 早产的认识和预防 2. 营养和生活方式的指导 3. 胎儿系统超声筛查的意义
第4次检查 （24~28周）	1. 血压、体重 2. 宫底高度 3. 胎心率	1. 75 g OGTT 2. 血常规 3. 尿常规	1. 抗D滴度复查（Rh阴性者） 2. 宫颈阴道分泌物胎儿纤维连接蛋白检测（宫颈长度为20~30 mm者）	1. 早产的认识和预防 2. 营养和生活方式的指导 3. 妊娠期糖尿病筛查的意义
第5次检查 （29~32周）	1. 血压、体重 2. 宫底高度 3. 胎心率 4. 胎位	1. 产科超声检查 2. 血常规 3. 尿常规	无	1. 分娩方式指导 2. 开始注意胎动 3. 母乳喂养指导 4. 新生儿护理指导
第6次检查 （33~36周）	1. 血压、体重 2. 宫底高度 3. 胎心率 4. 胎位	尿常规	1. B族链球菌筛查（35~37周） 2. 肝功能、血清胆汁酸检测（32~34周，怀疑妊娠肝内胆汁淤积症的孕妇） 3. NST检查（34周以后）	1. 分娩前生活方式的指导 2. 分娩相关知识 3. 新生儿疾病筛查 4. 抑郁症的预防
第7~11次检查 （37~41周）	1. 血压、体重 2. 宫底高度 3. 胎心率 4. 胎位	1. 产科超声检查 2. NST检查（每周1次）	宫颈检查（Bishop评分）	1. 分娩相关知识 2. 新生儿免疫接种 3. 产褥期指导 4. 胎儿宫内情况的监护 5. 超过41周，住院并引产

HIV，人类免疫缺陷病毒；HCV，丙型肝炎病毒；OGTT，口服葡萄糖耐量试验；NIPT，无创产前检查；NST，无应激试验

2. 产前检查的内容　包括详细的病史采集、全面的体格检查、产科专科检查及必要的辅助检查。

（1）病史：①一般个人信息。若年龄＜18岁或≥35岁，则为妊娠的高危因素，≥35岁者为高龄孕妇；对于从事接触有毒或放射线物质等职业的孕妇，母儿不良结局风险增高，建议计划妊娠前或妊娠后调换岗位。②推算及核对预产期。推算方法是按末次月经第一日算起，月份减3或加9，日数加7。若孕妇仅记住农历末次月经第一日，应由医师为其换算成公历，再推算预产期。对于采用辅助生殖技术受孕者，需要先根据移胚日计算末次月经，然后再推算预产期，末次月经＝移胚日 −17（若移植的为囊胚，日期则减19）。必须指出，有条件者应根据早期超声的报告核对预产期，尤其对月经不规则、记不清末次月经日期或于哺乳期无月经来潮而受孕者，更加需要用早期超声报告来推算预产期。③月经史及孕产史。询问初潮年龄、月经周期、孕次、产次，有无流产史、宫腔操作史，并了解有无难产史、死胎死产史、分娩方式及新生儿情况；了解既往分娩有无并发症及预后。④既往史及手术史。了解有无高血压、心脏病、结核病、糖

尿病、血液病、肝肾疾病、自身免疫病等，注意其发病时间及治疗情况，并了解做过何种手术。⑤本次妊娠过程。了解受孕方式、妊娠早期有无早孕反应、病毒感染及用药史；胎动开始时间；有无阴道流血、头痛、心悸、气短、下肢水肿等症状。⑥家族史。询问家族有无高血压、糖尿病、心脑血管疾病、乙肝、结核病、双胎妊娠及其他与遗传相关的疾病。⑦配偶健康状况。询问包括年龄、职业等信息，重点询问有无遗传性疾病等。

（2）体格检查：观察发育、营养及精神状态；注意步态及身高，身材矮小（＜140 cm）者常伴有骨盆狭窄；注意检查心脏有无病变；检查脊柱及下肢有无畸形；检查乳房发育情况、乳头大小及有无凹陷；测量血压和体重，注意有无水肿。

（3）产科检查：孕妇排空膀胱后仰卧，充分暴露腹部，双腿略屈曲、稍分开，使腹肌放松。检查者站在孕妇右侧进行检查。

1）视诊：注意腹形及大小。观察腹部有无妊娠纹、手术瘢痕及水肿等，并测量宫高、腹围；宫高异常者，需做进一步的检查，如重新核对预产期、超声等。若腹部向下悬垂（悬垂腹，多见于经产妇），要考虑可能伴有骨盆狭窄。

2）触诊：采用四步触诊法判断胎产式、胎先露、胎方位以及胎先露部是否衔接（图6-1）。在

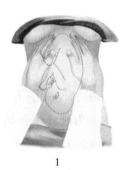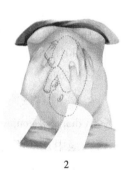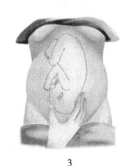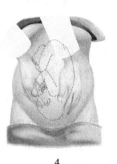

1　　　　　2　　　　　3　　　　　4

图 6-1　胎位检查四步触诊法

做前3步手法时，检查者面向孕妇，做第4步手法时，检查者则应面向孕妇足端。

第1步：判断胎先露部。手法：检查者双手置于子宫底部，了解子宫外形及宫底位置，评估胎儿大小与妊娠周数是否相符；然后以两手指腹相对轻推，判断宫底部的胎儿部分，若触及硬而圆且有浮球感者为胎头，若触及软而宽且形状不规则者为胎臀。

第2步：判断胎产式。手法：检查者左右手分别置于腹部左右侧，一手固定，另手轻轻深按检查，触及平坦饱满者为胎背，可变形的高低不平部分是胎儿肢体。明确胎儿腹侧及背侧后，通过胎儿纵轴与孕妇纵轴的位置关系可确定胎产式。两者平行者为纵产式，垂直者为横产式。

第3步：再次核实胎先露部位以及评估胎先露衔接情况。手法：检查者右手拇指与其余4指分开，置于耻骨联合上方握住胎先露部，先进一步判断先露是胎头或胎臀，后左右推动以确定是否已衔接。若胎先露部仍浮动，表示尚未入盆；若已衔接，胎先露部则不能被推动。

第4步：判断胎先露入盆程度。手法：检查者双手分别置于胎先露部的两侧，向骨盆入口方向向下、向内深按，再次核对胎先露部的诊断是否正确，并确定胎先露部入盆的程度。

3）听诊：胎心通常在靠近胎背上方的孕妇腹壁上听得最清楚，行胎心听诊时需先通过触诊明确胎背侧位置及胎先露部。枕先露时，胎心在脐右（左）下方；臀先露时，胎心在脐右（左）上方；肩先露时，胎心在靠近脐部下方听得最清楚（图6-2）。

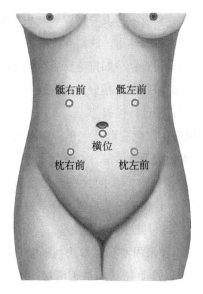

图 6-2　不同胎方位的胎心音听诊部位

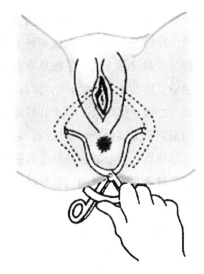

图 6-3　测量坐骨结节间径

（4）骨盆测量

1）骨盆外测量：既往骨盆外测量径线包括髂棘间径、髂嵴间径、骶耻外径、坐骨结节间径［或称出口横径（transverse outlet，TO）］。已有充分的证据显示上述测量值预测胎儿能否顺利通过骨盆的价值有限，现已不推荐在产前常规测量。但怀疑骨盆出口狭窄时，可测量坐骨结节间径和耻骨弓角度（angle of subpubic arch）。①测量坐骨结节间径的方法：孕妇取仰卧位，两腿弯曲，双手紧抱双膝，测量两坐骨结节内侧缘的距离，正常值为8.5～9.5 cm（图 6-3）。出口后矢状径值与坐骨结节间径值之和 >15 cm 时，表明骨盆出口狭窄不明显。②测量耻骨弓角度的方法：用左右手拇指指尖斜着对拢，放置在耻骨联合下缘，左右两拇指平放在耻骨降支上，测量两拇指间角度（图 6-4），正常值为 90°，小于 80° 为异常。此角度反映骨盆出口横径的宽度。

2）骨盆内测量（internal pelvimetry）：①对角径（diagonal conjugate，DC）为耻骨联合下缘至骶岬前缘中点的距离。正常值为 12.5～13 cm，此值减去 1.5～2.0 cm 即为骨盆入口前后径长度，又称真结合径（conjugate vera）。检查者将一手的示、中指伸入阴道，用中指尖触到骶岬上缘中点，示指上缘紧贴耻骨联合下缘，另一手示指固定标记此接触点，抽出阴道内的手指，测量中指尖到此接触点的距离，该距离即为对角径（图 6-5）。②坐骨棘间径（bi-ischial diameter）为两坐骨棘间的距离，正常值约为 10 cm。测量方法是一示、中指放入阴道内，分别触及两侧坐骨棘，估计其间的距离

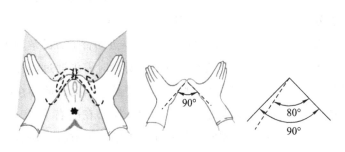

图 6-4　耻骨弓角度的测量

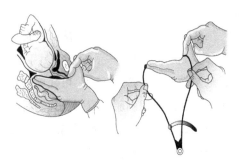

图 6-5　对角径的测量

（图 6-6）。③坐骨切迹（incisura ischiadica）宽度代表中骨盆后矢状径，其宽度为坐骨棘与骶骨下部间的距离，即骶棘韧带宽度。将阴道内的示指置于韧带上移动，若能容纳 3 横指（5.5 ~ 6 cm）为正常，否则属中骨盆狭窄（图 6-7）。④出口后矢状径（posterior sagittal diameter of outlet）为坐骨结节间径中点至骶骨尖端的长度。检查者戴指套的右手示指伸入孕妇肛门向骶骨方向，拇指置于孕妇体外骶尾部，两指共同找到骶骨尖端，将骨盆出口测量器一端放在坐骨结节间径的中点，另一端放在骶骨尖端处，测量器标出的数字即为出口后矢状径值，正常值为 8 ~ 9 cm（图 6-8）。

（5）阴道检查：孕期可行阴道检查，特别是阴道有出血、流液或分泌物异常时。分娩前阴道检查可协助评估骨盆条件，核实胎先露，评估宫颈容受度、质地和宫颈口开大程度，进行宫颈 Bishop 评分，指导催引产方式的选择。

（6）辅助检查及健康教育：详见表 6-1。

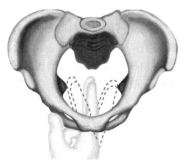

图 6-6　测量坐骨棘间径

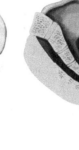

图 6-7　测量坐骨切迹宽度

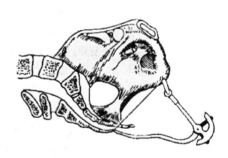

图 6-8　测量出口后矢状径

二、胎儿状况的评估

> **典型案例（附分析）6-1**
> 停经 34^{+5} 周，自觉胎动减少 1 天

1. 确定是否为高危儿　符合下列条件之一者为高危儿：①孕龄 < 37 周或 ≥42 周；②出生体重 < 2 500 g；③小于孕龄儿或大于孕龄儿；④生后 1 min 内 Apgar 评分 0 ~ 3 分；⑤产时感染；⑥高危妊娠产妇的新生儿；⑦手术产儿；⑧新生儿的兄姐有严重的新生儿病史或新生儿期死亡等。

2. 胎儿状况的监测

（1）妊娠早期：行妇科检查，确定子宫大小及是否与妊娠周数相符；行超声检查，最早在妊娠第 5 周即可见妊娠囊并探测到胎心音。

（2）妊娠中期：借助手测宫底高度或尺测宫底高度，协助判断胎儿大小及是否与妊娠周数相符；超声检查胎儿大小以及各器官有无发育异常；每次产前检查时都需听取胎心率（fetal heart rate，FHR）。

（3）妊娠晚期

1）测量宫底高度，胎动计数，听取胎心率。超声检查不仅能测得胎儿生长指标，且能判定胎位及胎盘位置、胎盘成熟度。

2）电子胎心监护（electronic fetal monitoring，EFM）：近年来，电子胎心监护在产前和产时的应用日趋广泛，已经成为产科医生不可或缺的辅助检查手段。其优点是能连续描绘并客观记录胎心率的动态变化，同时记录子宫收缩和胎动情况，并反映三者间的关系。EFM 的评价指标见表 6-2。

3）预测胎儿储备能力：①无应激试验（non-stress test，NST）用于产前监护，一般从妊娠 34 周开始，高危妊娠可以适当提前。②宫缩应激试验（contraction stress test，CST）包括自然临产后所做的 CST（用于产时监护）和缩宫素激惹试验（oxytocin challenge test，OCT），OCT 的原理为用缩

表 6-2 电子胎心监护的评价指标

名称	定义
基线	在 10 min 内胎心波动范围在 5 次 / 分内的平均胎心率，并除外胎心加速、减速和显著变异的部分。正常胎心基线范围是 110～160 次 / 分。基线必须是在任何 10 min 内持续 2 min 以上的图形，该图形可以是不连续的 胎儿心动过速：胎心基线 > 160 次 / 分，持续 ≥10 min 胎儿心动过缓：胎心基线 < 110 次 / 分，持续 ≥10 min
基线变异	指每分钟胎心率自波峰到波谷的振幅改变，是可直观定量的 变异缺失：指振幅波动消失 微小变异：指振幅波动 ≤5 次 / 分 正常变异：指振幅波动 6～25 次 / 分 显著变异：指振幅波动 > 25 次 / 分 短变异：指每一次胎心搏动至下一次胎心搏动瞬时的胎心率改变，即每一搏胎心率数值与下一搏胎心率数值之差，这种变异估测的是 2 次心脏收缩时间的间隔 长变异：指 1 min 内胎心率基线肉眼可见的上下摆动的波形，此波形由振幅和频率组成；振幅是波形上下摆动的高度，以次 / 分显示，频率指 1 min 内肉眼可见的波动频数，以"周期 / 分"表示，正常波形的频率为 3～5 周期 / 分
加速	指基线胎心率突然显著增加，开始到波峰时间 < 30 s。从胎心率开始加速至恢复到基线胎心率水平的时间为加速时间 ≥32 周胎心加速标准：胎心加速 ≥15 次 / 分，持续时间 > 15 s，但不超过 2 min < 32 周胎心加速标准：胎心加速 ≥10 次 / 分，持续时间 > 10 s，但不超过 2 min 延长加速：胎心加速持续 2～10 min。胎心加速 ≥10 min 则考虑胎心率基线变化
早期减速	指伴随宫缩出现的减速，通常是对称性地、缓慢地下降到最低点再恢复到基线。开始到胎心率最低点的时间 ≥30 s，减速的最低点常与宫缩的峰值同时出现；一般来说，减速的开始、最低值及恢复与宫缩的起始、峰值及结束同步（图 6-9）
晚期减速	指伴随宫缩出现的减速，通常是对称性地、缓慢地下降到最低点再恢复到基线。开始到胎心率最低点的时间 ≥30 s，减速的最低点通常延迟于宫缩峰值；一般来说，减速的开始、最低值及恢复分别落后于宫缩的起始、峰值及结束（图 6-10）
变异减速	指突发的显著的胎心率急速下降。开始到最低点的时间 < 30 s，胎心率下降 ≥15 次 / 分，持续时间 ≥15 s，但 < 2 min。当变异减速伴随宫缩，减速的起始、深度和持续时间与宫缩之间无规律。典型的变异减速是先有一初始加速的肩峰，紧接一快速的减速，之后快速恢复到正常基线伴有一继发性加速，常与部分或完全的脐带受压有关（图 6-11）。非典型的变异减速往往有以下一个或几个特点：肩峰消失、肩峰过宽或过于突出、延迟恢复、减速期间没有变异、双减速波等
延长减速	指明显地低于基线的胎心率下降。减速 ≥15 次 / 分，从开始至恢复到基线持续 ≥2 min，但不超过 10 min，胎心减速 ≥10 min 则考虑胎心率基线变化。
反复性减速	指 20 min 观察时间内 ≥50% 的宫缩伴发减速
间歇性减速	指 20 min 观察时间内 < 50% 的宫缩伴发减速
正弦波形	明显可见的、平滑的、类似正弦波的图形，长变异 3～5 次 / 分，持续 ≥20 min
宫缩	正常宫缩：观察 30 min，10 min 内有 5 次或者 5 次以下宫缩 宫缩过频：观察 30 min，10 min 内有 5 次以上宫缩。当宫缩过频时应记录有无伴随胎心率变化

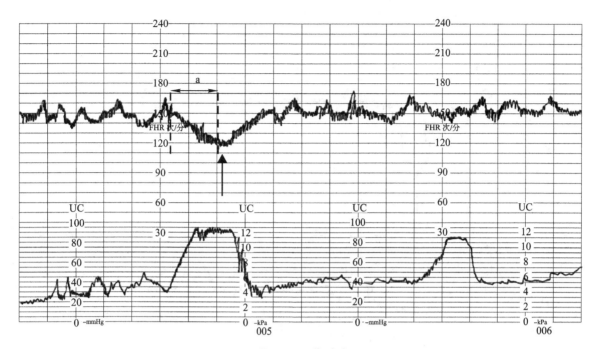

图 6-9 早期减速

a≥30 s；FHR，胎心率；UC，宫缩

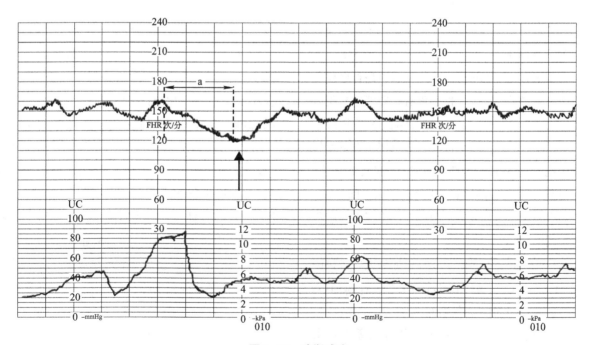

图 6-10 晚期减速

a≥30 s；FHR，胎心率；UC，宫缩

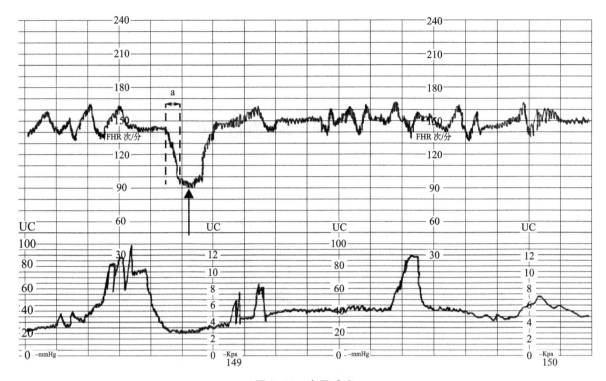

图 6-11　变异减速

a < 30 s；FHR，胎心率；UC，宫缩

宫素诱导宫缩并用电子胎心监护仪记录胎心率的变化。OCT 可用于产前监护及引产时胎盘功能的评价。宫缩应激试验图形的判读主要基于是否出现晚期减速和变异减速。①阴性，没有晚期减速或明显的变异减速；②阳性，≥50% 的宫缩伴随晚期减速（即使宫缩频率 < 3 次 /10 min）；③可疑（有下述任一种表现），间断出现晚期减速或明显的变异减速、宫缩过频（> 5 次 /10 min）或每次宫缩时间 > 90 s 时伴胎心减速、宫缩 < 3 次 /10 min、出现无法解释的监护图形。

4）NST 的判读：参照 2020 年加拿大妇产科医师学会（Society of Obstetricians and Gynecologists of Canada，SOGC）指南，见表 6-3。

5）产时电子胎心监护的三级评价系统：参照 2009 年美国妇产科医师学会（American College of Obstetricians and Gynecologists，ACOG）指南及 2015 年中华医学会围产医学分会制定的《电子胎心监护应用专家共识》，见表 6-4。

6）胎儿生物物理相（biophysical profile，BPP）：

是一种综合电子胎心监护及超声检查的某些参数，以评估胎儿宫内有无急、慢性缺氧的产前监护方法，供临床参考。常用的是 Manning 评分法（表 6-5）。但由于 BPP 评分较费时，且易受主观因素的影响，临床应用日趋减少。

7）胎儿血流动力学监测：应用彩色多普勒超声技术监测胎儿血流动力学，可以对有高危因素的胎儿状况做出客观判断，以指导临床选择适宜的终止妊娠时机。常用的监测指标包括脐动脉和胎儿大脑中动脉的 S/D 比值、RI 值（阻力指数）、PI 值（搏动指数）、脐静脉和静脉导管的血流波形等。其中 S/D 为收缩期峰值流速（S）/ 舒张末期流速（D），RI 为 [S−D] /S，PI 为 [S−D] / 平均流速。不同孕周的 S/D、PI 与 RI 值不同。较公认的判断异常的标准如下：①脐动脉的舒张末期血流频谱消失或倒置，预示胎儿在宫内处于缺氧缺血的高危状态；②当胎儿大脑中动脉的 S/D 比值降低，提示血流在胎儿体内重新分布，预示胎儿宫内缺氧；③出现脐静脉、静脉导管搏动或 a 波反向时预示胎

表 6-3 NST 结果的判读与处理

参数	正常 NST （先前的"有反应型"）	不典型 NST （先前的"可疑型"）	异常 NST （先前的"无反应型"）
基线	110~160 次/分	100~110 次/分 >160 次/分，持续 < 30 min 基线上升	胎心过缓，< 100 次/分 胎心过速，> 160 次/分，持续超过 30 min 基线不确定
变异	6~25 次/分（中度变异） ≤5 次/分（变异缺失及微小变异），持续 < 40 min	40~80 min 内 ≤5 次/分 （变异缺失及微小变异）	≤5 次/分，持续 ≥80 min ≥25 次/分，持续 > 10 min 正弦波形
减速	无减速或出现早期减速或偶发变异减速	反复出现变异减速或偶发复杂变异减速或单次延长减速持续时间 ≥2 min，但 < 3 min	反复出现复杂变异减速，频繁出现晚期减速或单次延长减速持续时间 ≥3 min，但 < 10 min
加速（足月胎儿）	40 min 内两次或者两次以上加速超过 15 次/分，持续 15 s 头皮刺激下出现加速	头皮刺激下未出现加速	通常无加速
小于孕 32 周的胎儿	40 min 内两次或者两次以上加速超过 10 次/分，持续 10 s		
处理	观察或者进一步评估	需要进一步评估	全面评估胎儿状况 生物物理相评分 及时终止妊娠

表 6-4 产时电子胎心监护三级评价系统

结果判读	胎心监护特征描述	临床意义
Ⅰ级胎监	同时满足以下条件： 基线：110~160 次/分 变异：中度变异（6~25 次/分） 加速：有或无 早期减速：有或无 晚期或变异减速：无	正常的胎心监护图形，提示在监护期内胎儿酸碱平衡状态良好。后续的观察可按照产科情况常规处理，不需要特殊干预
Ⅱ级胎监	除Ⅰ级或Ⅲ级以外的其他图形	可疑的胎心监护图形。既不能提示胎儿宫内有异常的酸碱平衡状况，也没有充分证据证明是Ⅰ类或Ⅲ类胎心监护图形。Ⅱ类胎心监护图形需要持续监护和再评估。评估时需充分考虑产程、孕周，必要时实施宫内复苏措施。如无胎心加速伴基线微小变异或变异缺失，应行宫内复苏；如宫内复苏后胎心监护图形仍无改善或发展为Ⅲ类监护图形，应立即分娩
Ⅲ级胎监	出现以下任何一项： 胎心基线变异缺失伴下列任何一种情况： 反复性晚期减速 反复性变异减速 胎儿心动过缓 正弦波形	异常的胎心监护图形，提示在监护期内胎儿出现异常的酸碱平衡状态，必须立即宫内复苏，同时尽快终止妊娠

表 6-5　Manning 评分法

指标	2 分（正常）	0 分（异常）
NST（20 min）	≥2 次胎动，FHR 加速，振幅≥15 次 / 分，持续≥15 s	<2 次胎动，FHR 加速，振幅<15 次 / 分，持续<15 s
FBM（30 min）	≥1 次，持续≥30 s	无或持续<30 s
FM（30 min）	≥3 次躯干和肢体活动（连续出现计 1 次）	≤2 次躯干和肢体活动
FT	≥1 次躯干伸展后恢复屈曲，手指摊开合拢	无活动，肢体完全伸展，伸展缓慢，部分恢复到屈曲
AFV	最大羊水池垂直直径 > 2 cm	无或最大羊水池垂直直径≤2 cm

NST，无应激实验；FHR，胎心率；FBM，胎儿呼吸运动；FM，胎动；FT，胎儿张力；AFV，羊水最大暗区垂直直径。

儿处于濒死状态；④脐动脉血流指数大于各孕周的第 95 百分位数或超过平均值 2 个标准差，预示胎儿宫内状况不佳。

☞ **拓展阅读 6-1**
多普勒超声检测值解读

3. 胎盘功能的检查

（1）胎动：胎动 < 10 次 /12 h，警惕胎盘功能减退。

（2）电子胎心监护、胎儿生物物理相与彩色多普勒超声血流监测：是目前最常用的方法。

4. 胎儿肺成熟度监测

（1）孕周：妊娠满 34 周（经早孕超声核对）胎儿肺发育基本成熟。

（2）卵磷脂 / 鞘磷脂比值（lecithin/sphingomyelin，L/S）：若羊水 L/S≥2，提示胎儿肺成熟。也可用羊水振荡试验（泡沫试验）（foam stability test）间接估计 L/S 值。

（3）磷酯酰甘油（phosphatidyl glycerol，PG）：PG 阳性，提示胎肺成熟。

三、孕期营养和体重管理

1. 孕期营养的重要性　妇女怀孕以后，每天所摄入的营养物质除了满足自身机体代谢所需外，还要满足体内胎儿生长发育所需。研究表明，营养作为最重要的外源因素，对母亲及子代的近期和远期健康都将产生至关重要的影响。孕期营养不良不仅与流产、早产、死胎、畸胎、低出生体重、巨大儿、妊娠期贫血、子痫前期、妊娠期糖尿病、产后出血等相关，也会对子代出生后的成长和机体代谢产生不利的影响。因此，指导孕妇孕期合理摄入营养物质，做到营养多元化、均衡化，对改善母儿结局和优生优育十分重要。

2. 孕期的营养需要

（1）热能：孕期母体需要提供包括胎儿生长、胎盘、母体组织的增长、蛋白质、脂肪的贮存以及代谢增加所需要的热能，因此机体对总热能的需要量增加。但妊娠早期并不需要额外增加能量；妊娠 4 个月后至分娩，孕妇则需在原基础上每日增加能量 200 kcal。我国居民的热能主要来源是主食，推荐孕妇每天应摄入主食 200～450 g。

（2）蛋白质：孕期对蛋白质的需要量增加。妊娠早期不需要额外增加蛋白质。孕中晚期时胎儿生长加速，对蛋白质的需求增加，孕中期每天需增加 15 g，孕晚期每天增加 20 g，因此需要增加蛋白质的供给。蛋白质的主要来源是动物性食品，如鸡蛋、奶制品、鱼虾等，推荐孕妇每天应摄入 200～300 g 动物性食品，250～500 g 奶制品。

（3）碳水化合物：是提供能量的主要物质，宜占总热量的 50%～60%。在孕中晚期，每天增加约 35 g 的主粮类即可。

（4）脂肪：脂肪占总能量的 25%～30%，过多摄入会导致超重，易引起妊娠并发症。虽然目前尚不清楚孕期脂肪的最佳类型和摄入量，但研究证实，长链不饱和脂肪酸对胎儿的脑部和眼睛发育有帮助，故而孕期可适当多摄入鱼类尤其是海鱼类、核桃等食物，但应避免摄入含汞多的鱼类。

（5）维生素：在胚胎发育的早期，维生素供给不足或过量都可能导致胎儿畸形的风险；孕中晚期，胎儿成长速度增加，需要的维生素也增加；因此整个孕期都需要增加维生素的摄入。推荐针对所有妊娠人群，受孕前 1 个月便可开始补充含 0.4 ~ 0.8 mg/d 叶酸的复合维生素，并在整个早期妊娠阶段持续使用，同时适当补充维生素 B_{12}、B_6 等维生素。

（6）无机盐和微量元素：无机盐中的钙、镁，微量元素如铁、锌、碘等是胎儿生长发育所必需的矿物质，缺乏易影响胎儿发育，早期缺乏还可引起胎儿畸形。孕期血容量增大，较容易发生生理性贫血，机体对铁的需求也迅速增加。推荐每天常规补充钙剂 0.6 ~ 1.5 g；非贫血孕妇每天常规补充元素铁 30 ~ 60 mg，诊断明确的缺铁性贫血孕妇每天补充元素铁 100 ~ 200 mg。

（7）膳食纤维：膳食纤维虽然不被机体吸收，但可降低糖、脂肪的吸收和减缓血糖的升高，并可预防和改善便秘和肠道功能。鼓励孕妇多吃含膳食纤维丰富的食物，如蔬菜、低糖水果、粗粮类。

3. 孕期的膳食指南及膳食宝塔

（1）孕早期

1）膳食清淡、适口：易消化，且有利于减轻孕早期的妊娠反应。食谱包括各种新鲜蔬菜和水果、大豆制品、鱼、禽、蛋以及各种谷类制品。

2）少食多餐：进食的多少、频次、种类及时间应根据孕妇的食欲、反应的轻重及时进行调整，少量多餐，保证进食量。

3）保证摄入足量富含碳水化合物的食物：孕早期应保证每天至少摄入 150 g 碳水化合物（约合谷类 200 g）。因妊娠反应严重，碳水化合物摄入严重不足的孕妇应及时就医，避免影响胎儿早期脑部发育。

4）多摄入富含叶酸的食物并补充叶酸：妊娠早期，叶酸缺乏可增加胎儿神经管畸形及早产的风险。妇女应从计划妊娠开始适当增加对富含叶酸的动物肝脏、深绿色蔬菜及豆类等食物的摄入，并建议每日补充叶酸 400 μg。

5）戒烟、禁酒：烟草中的尼古丁和烟雾中的氰化物、一氧化碳可导致胎儿缺氧和营养不良、发育迟缓。酒精亦可通过胎盘进入胎儿体内，造成胎儿宫内发育不良、中枢神经系统发育异常等。建议所有备孕妇女戒掉不良嗜好，调整生活方式，尽可能减少外部因素对胎儿造成的不良影响。

（2）孕中、晚期

1）适当增加鱼、禽、蛋、瘦肉等优质蛋白质的摄入，建议孕中晚期每日增加 50 ~ 100 g。海产品可满足孕期碘的需要。

2）适当增加奶类的摄入：奶类富含蛋白质，也是钙的良好来源。从孕中期开始，每日应至少摄入 250 mL 的牛奶或相当量的奶制品以及补充 300 mg 的钙，或喝 500 mL 的低脂牛奶。

3）常吃含铁丰富的食物：孕妇是缺铁性贫血的高发人群，基于胎儿铁储备的需要，孕中期开始要增加铁的摄入量，如动物血、肝脏、瘦肉等，并可在医生的指导下补充小剂量的铁剂。

4）适量身体活动，维持体重的适宜增长：每周进行 150 min 左右中等强度的身体活动，如散步、体操等，有利于体重适宜增长和自然分娩。根据个人喜好可选择一般的家务劳动、散步、慢步跳舞、步行上班、孕妇体操、游泳、骑车、瑜伽和凯格尔运动等形式。但孕期不适宜开展跳跃、震动、球类、登高（海拔 2 500 m 以上）、长途旅行、长时间站立、潜水、滑雪、骑马等具有一定风险的运动。

5）禁烟戒酒，避免刺激性饮食：烟草和酒精对胚胎发育的各个阶段有明显的毒性作用，因此禁烟戒酒是必需的；浓茶、咖啡也应尽量避免；同样，刺激性食物尽量少吃。

4. 体重管理　孕期体重增长可以影响母儿的近、远期健康。孕前超重或肥胖、孕期体重增长过多均可增加大于胎龄儿、难产、产伤、妊娠期糖尿病等的发生风险；此外，不适当的孕期体重增长也与胎儿生长受限、早产儿、低出生体重等不良妊娠结局相关。因此要重视孕期体重管理，具体参考2021年中国营养学会发布的基于不同孕前体重指数的推荐妊娠期增重目标（表6-6）。应当在第一次产检时确定BMI［体重（kg）/身高²（m²）］，并为孕妇提供个体化的孕期增重、饮食和运动指导建议。对于超重和肥胖的孕妇，只要胎儿生长是合适的，允许低于相应的增重标准，同时要监护产科并发症和胎儿生长情况。

表6-6　我国不同孕前 BMI 孕妇的推荐妊娠期增重目标

孕前体重分类	BMI（kg/m²）	孕期总增重范围（kg）	孕中晚期体重增长速度[平均增重范围（kg）/周]
低体重	< 18.5	11.0 ~ 16.0	0.46（0.37 ~ 0.56）
正常体重	18.5 ~ < 24.0	8.0 ~ 14.0	0.37（0.26 ~ 0.48）
超重	24.0 ~ < 28.0	7.0 ~ 11.0	0.30（0.22 ~ 0.37）
肥胖	≥28.0	≤9	≤0.30

第二节　遗传咨询、产前筛查、产前诊断与胎儿干预

一、遗传咨询

遗传咨询（genetic counseling）是由从事医学遗传学的专业人员或咨询医生对咨询者所提出的某种遗传性疾病的发病原因、遗传方式、诊断、预后、复发风险率、防治等问题进行解答，并对婚育问题提供指导。遗传咨询是预防遗传性疾病的一个重要环节。

1. 遗传咨询的目的　遗传性疾病是人类的常见病、多发病。有些遗传病病情严重，甚至导致终身残疾，给家庭、社会带来沉重负担。遗传咨询的目的就是及时确定遗传性疾病患者和携带者，并对其生育患病后代的再发风险进行预测，采取适当的预防措施，从而减少遗传病儿的出生，降低遗传性疾病的发生率。

2. 遗传咨询的对象　包括：①有遗传病或先天畸形家族史、生育史；②子女有不明原因的智力低下；③不明原因的反复流产、死胎、死产或新生儿死亡；④孕期接触不良环境因素及患有某些慢性病；⑤常规检查或常见遗传病筛查发现异常；⑥其他需要咨询的情况，如婚后多年不育、孕妇年龄≥35岁、近亲婚配者。

3. 遗传咨询的种类　遗传咨询分为婚前咨询、孕前咨询、产前咨询和一般遗传咨询。

（1）婚前咨询：通过询问病史、家系调查、家谱分析，再结合全面的医学检查，能确诊大多数遗传缺陷病，并根据其遗传规律推算出下一代发病的风险度，提出对结婚生育的具体指导意见，从而减少甚至避免遗传病儿的出生。发生影响婚育的先天性畸形、遗传性疾病或感染性疾病时，按暂缓结婚、可结婚但不宜生育、限制生育和不宜结婚4种情况处理。

1）暂缓结婚：对于可以矫正的生殖器畸形，可暂缓结婚，待畸形矫正后再结婚。

2）可结婚但不宜生育：①男女一方患严重的常染色体显性遗传病，目前尚无有效的治疗方法且不能做产前诊断。②男女双方均患严重的相同的常染色体隐性遗传病，其子女的发病概率极大，如白化病、遗传性耳聋等。③男女一方患严重的多基因遗传病，又属于该病的高发家系，后

代再现风险率增高，如精神分裂症、双相情感障碍。对于以上情况，随着产前诊断技术的发展，有一些既往难以进行产前诊断的疾病已经可以进行准确的诊断，并依赖于辅助生育技术得到健康的子代。

3）可结婚，限制生育：在致病基因位于性染色体的性连锁遗传病中，位于 X 染色体上（称 X 连锁）。X 连锁隐性遗传病的传递特点是女方为携带者，有 1/2 的可能将致病基因传给男孩成为患者，但男方为患者则不直接传给男孩。若已知女方为 X 连锁隐性遗传病（如血友病）基因携带者，与正常男性婚配，应做产前诊断判断胎儿性别，选择生育女孩而限制生育男孩。基因诊断不仅能在妊娠期间确诊 X 连锁隐性遗传病，而且能判断胎儿性别并做出是否继续妊娠的意见。对于产前能做出准确诊断或植入前诊断的遗传病，可在确诊后选择健康胎儿继续妊娠，否则需终止妊娠。

4）不宜结婚：①双方为直系血亲和三代以内旁系血亲。②男女双方均患有相同的遗传性疾病，以及男女双方家系中患相同的遗传性疾病。③一方或双方患有重度、极重度智力低下，常有各种畸形，生活不能自理，无法承担婚姻、家庭义务，其子女智力低下概率增大，故不宜结婚。

（2）孕前咨询：我国新的《婚姻法》取消了强制性婚前检查，孕前咨询为此提供了新的选择，婚前检查的项目均可在孕前得到检查，同时可以检查各种结婚后新发生的疾病，如性传播疾病等。对于神经管缺陷高发的地区，如果在孕前开始补充叶酸，可降低 70% 先天性神经管畸形的发生。因此，计划妊娠和孕前咨询是预防神经管畸形的关键。

（3）产前咨询：主要问题如下。①夫妻一方或家族曾有遗传患儿或先天畸形儿，下一代患病概率有多大，能否预测；②已生育过患儿，再生育是否仍为患儿；③妊娠期间，尤其是妊娠前 3 个月接触过可疑环境致畸物，会不会导致胎儿畸形。

（4）一般遗传咨询：主要问题如下。①夫妻一方有遗传病家族史，该病是否累及本人及其子女；②生育过畸形儿是否为遗传性疾病，是否影响下一代；③夫妻多年不孕或习惯性流产，希望获得生育指导；④夫妻一方已确诊为遗传病，询问治疗方法及效果；⑤夫妻一方接触过可疑环境致畸物，会不会影响下一代等。

4. 遗传咨询的步骤

（1）明确诊断：首先要通过对咨询者家系调查、系谱分析、临床表现、皮纹检查、染色体检查、生化检查、基因诊断等方法明确是否是遗传性疾病。要正确认识遗传性疾病与先天性疾病、家族性疾病的关系。遗传性疾病是指个体生殖细胞或受精卵的遗传物质发生突变或畸变所引起的疾病，具有垂直传递和终身性的特征。先天性疾病指个体出生后即表现出来的疾病。先天性疾病若同时伴有形态结构异常，则称为先天畸形。例如，孕妇在妊娠早期因风疹病毒感染而影响胎儿发育，致使新生儿出生时患先天性白内障，出生时所患的疾病不等于遗传性疾病。家族性疾病是指表现出家族聚集现象的疾病。遗传性疾病往往有家族史，但家族性疾病不一定是遗传性疾病，即在一个家庭中有两个以上成员患相同疾病，也可能是相同的环境因素所引起的，如饮食中缺少维生素 A，一家多个成员均患夜盲症。

（2）预测对子代的影响：预测遗传性疾病患者子代再发风险率，可以根据遗传性疾病类型和遗传方式做出估计。至于接触致畸因素对宫内胚胎或胎儿的影响，则应根据致畸原的毒性、接触方式、剂量、持续时间以及胎龄等因素进行综合分析而做出判断。

1）常染色体显性遗传病：父母一方有病，其子女有 1/2 的再发风险率。对于未发病的子女，其后代一般不发病。

2）常染色体隐性遗传病：夫妻均为携带者，其子女有 1/4 的再发风险率。非近亲婚配，所生子女一般不发病。若为近亲婚配，再发风险率明显增加。

3）X连锁显性遗传病：男性患者与正常女性婚配后，所生女儿均发病，儿子均正常。女性患者与正常男性婚配后，所生子女各有1/2的发病风险率。

4）X连锁隐性遗传病：男性患者与正常女性婚配后，所生女儿均为携带者，儿子均正常。女性携带者与正常男性婚配后，所生儿子有1/2的发病风险率，女儿有的1/2的风险率为携带者。

5）染色体病：大多数由亲代的生殖细胞畸变所致，少数由夫妻一方染色体平衡易位携带者引起，再发风险率应根据核型分析来判断。例如，21-三体综合征患儿的核型为"47，XX，+21"，若双亲核型正常，则为新发生的畸变，与母亲年龄关系密切。

（3）提出医学建议：根据咨询者提出的问题，提出相关的咨询选择。在进行遗传咨询时，必须确保咨询者充分理解提出的各种选择。选择包括：不宜结婚、暂缓结婚、可以结婚但不宜生育、限制生育、人工授精和捐卵者卵子体外受精等。

5. 遗传咨询的注意事项

（1）遗传咨询医师应经过遗传咨询能力专项培训，具有丰富的医学遗传学、影像学、生化免疫等知识，能系统、全面地对遗传学问题进行咨询解释。遗传咨询师须将先进的技术以易懂的方式宣传给大众，同时能对普通大众遇到的遗传问题提供建议及相关解决方案。

（2）在接受患者和家属的咨询时应有同情心、责任心，使患者或家属能主动提供详细的家系资料和病史，以便能更准确地对疾病做出诊断，正确估计再发风险。

（3）在与患者和家属的交谈中，应尽量避免使用刺激性的语言来形容患者的缺陷或畸形特征。切勿损伤咨询者的自尊，应鼓励其树立信心，积极预防遗传性疾病。

（4）在估计下一代的再发风险时，只能按照该遗传病的类型和遗传方式做出科学的评估，咨询医生不能做肯定或否定的结论。对结婚和生育的指导，应科学地进行分析，提出医学建议，让患者或家属自行做出决定。

（5）为保证咨询质量，应对咨询者进行登记，以便查找。为更好地开展工作，应与相关的医学遗传中心建立联系，以便查询资料和开展某些检查。

二、产前筛查

产前筛查（prenatal screening）是检出子代患遗传性疾病风险性增加的孕妇，或对发病率高的严重遗传性疾病和先天畸形采用简便、经济、无创的检查方法，筛查出子代具有高风险的孕妇，以便进一步确诊，是预防出生缺陷的重要步骤。

产前筛查是减少缺陷儿出生、提高人口素质的重要手段。理论上讲，要防止缺陷胎儿出生，需对每一位妊娠期妇女所孕育的胎儿做遗传病或先天性畸形的产前诊断，但这样需要投入大量人力、物力和财力，往往事倍功半，所以要在总体上减少缺陷儿出生比例，通常采用经济、简便、无创伤及安全的生化检测进行产前筛查，可达到事半功倍的效果。

筛查方案应符合以下标准：①被筛查疾病在被筛查人群中应有较高的发病率并严重影响健康，筛查出后有进一步确诊的方法；②筛查方法应是非创伤性的，容易实施且价格便宜；③筛查方法应统一，易推广，易为被筛查者接受，被筛查者应自愿参与，做到知情选择，并为被筛查者提供全部有关的医学信息和咨询服务。

1. 产前筛查的方法　产前筛查试验不是确诊试验，筛查结果阳性意味着患病的风险升高，但并非诊断疾病；同样，阴性结果只是提示风险较低，也并非绝对正常。因此，筛查结果阳性的患者需要进一步的确诊试验，染色体疾病高风险患者需要进行胎儿核型分析。

目前常用的筛查方法有胎儿常见染色体非整倍体异常的早、中孕期母血清学筛查、胎儿结构畸形的超声影像学筛查及无创性产前检测。

（1）胎儿常见染色体非整倍体异常产前筛查

1）母血清学筛查：是最常用的方法，通过对妊娠早、中期母血清中某些生化指标水平的检测，筛选出胎儿非整倍体如 21- 三体、18- 三体综合征高风险的孕妇。孕中期还可以筛查胎儿开放性神经管缺陷的高风险孕妇。孕早期常用生化指标为游离绒毛膜促性腺激素 β 亚单位（free β-hCG）、妊娠相关血浆蛋白 -A（pregnancy-associated plasma protein-A，PAPP-A）；孕中期为甲胎蛋白（alpha-fetoprotein，AFP）、hCG、游离雌三醇（unconjugated estriol，uE_3）、抑制素 A（inhibin A）等，根据孕妇血清中这些标志物的升高或降低，再结合孕妇年龄、孕周、体重等综合计算出胎儿发病风险。

为便于不同实验室检测数据相互比较，通常将孕妇的实际检测值与正常孕妇同一孕周检测值的平均值（multiple of the laboratory test median，MoM）对比，得出实际检测值相当于平均值的倍数，计算各指标的发病似然比，最后综合得出生育某种非整倍体胎儿如 21- 三体儿的风险。由于上述标志物在血液中的含量随孕龄而改变，故产前筛查计算风险值一定要参照准确的孕龄，目前推荐用妊娠早期超声测量的胎儿顶臀长（CRL）作为准确计算孕龄的依据。

2）胎儿颈后透明层厚度（NT）的测量：早孕期染色体非整倍体胎儿的颈部常有液体积聚，利用超声观察胎儿颈后的皮下积液，即 NT，是孕早期筛查胎儿非整倍体异常的重要指标。NT 测量常在妊娠 11 ~ 13^{+6} 周（胎儿 CRL 为 45 ~ 84 mm）时进行。必须利用高分辨率的超声仪器，在胎儿自然姿势时取其正中矢切面图（测量图像只包括胎儿头部和上胸部）放大，正确放置测量键。测量时应能清楚分辨胎儿的皮肤和羊膜，取皮肤和颈椎软组织之间的皮下透明层最宽值。染色体非整倍体胎儿可出现 NT 明显增厚，常处于相同孕周胎儿的第 95 百分位数以上。通过严格质控的孕早期 NT 筛查，21- 三体胎儿的检出率可超过 80%，其他染色体异常的检出率超过 70%。如果结合母血清 PAPP-A、free β-hCG 检测，可进一步提高检出率，降低假阳性率。

目前全球胎儿非整倍体产前筛查有几种方案，大致包括：①妊娠 11 ~ 13^{+6} 周的孕早期筛查（NT、PAPP-A、free β-hCG）；②妊娠 15 ~ 20^{+6} 周孕中期筛查（AFP、hCG、uE_3 及 inhibin A）；③孕早、中期联合筛查。根据不同地区的发病率、卫生资源及经济条件等综合考虑，选择成本 / 效益分析最合理且可行的筛查方案。

（2）胎儿结构畸形筛查：胎儿结构畸形可涉及全身几乎所有系统的器官，占出生缺陷的 60% ~ 70%，可分为严重致死或致残的结构畸形（如开放性神经管缺陷）、轻微结构畸形（如单纯唇裂）。产前超声影像学筛查是最常用的方法，超声下多数胎儿畸形表现为：①正常解剖结构消失；②梗阻后导致的腔室容积扩张；③结构缺陷形成的疝；④正常结构的位置或轮廓异常；⑤胎儿结构测量值异常等。

1）妊娠早期超声影像学筛查：除 11 ~ 13^{+6} 周胎儿 NT 筛查外，部分无脑儿、全前脑、脊柱裂等畸形可能在早中期妊娠时被发现。除少数研究工作外，临床上目前不提倡在妊娠早期进行胎儿结构筛查。

2）妊娠中期超声影像学筛查：最佳检测孕周为 18 ~ 24 周。此时胎动活跃，羊水相对多，胎儿骨骼骨化的超声影像对检查结果影响小，便于从各个角度观察胎儿结构。胎儿结构筛查包括胎儿各系统，如颅骨、颅内结构（大脑、小脑、脑室）、脊柱、颜面（眼、鼻、唇）、颈部、胸廓、肺脏、心脏、膈肌、腹壁、腹腔器官（肝脏、肠、双肾、膀胱）及四肢等，还包括胎儿生长发育参数、胎儿附属物的检查。

胎儿结构畸形筛查注意事项：①超声检查是从形态学观察，因此胎儿必须存在解剖上的畸形，且畸形必须明显到足以让超声影像所分辨和显现。②超声检查与孕龄有关。有些畸形可在妊娠早期获得诊断（如脊柱裂、全前脑、右位心、联体双胎等）；有些迟发性异常在妊娠晚期才能诊断（如脑积水、肾盂积水、多囊肾等）；还有些异常的影像学改变在妊娠早期出现，以后随访时消失。③胎儿非整倍体畸形往往伴有结构畸形，如果超声发现与染色体疾病有关的结构畸形，应建议行胎儿核型分析。

☞ **拓展阅读 6-2**
超声软指标

（3）无创产前检测（non-invasive prenatal test, NIPT）：NIPT 技术的原理是依据在孕妇的外周血中存在胎儿游离 DNA，通过对胎儿和母亲 DNA 的测序，结合生物信息学分析，检测胎儿患遗传性疾病的风险。目前临床上主要用于筛查 21、18、13- 三体等染色体数目异常。在临床筛查出生缺陷的迫切需求下，NIPT 的升级版 NIPT PLUS 已经逐步应用于临床，NIPT PLUS 一次检测不仅可以发现 21、18、13- 三体综合征、特纳综合征（45，XO）、克氏综合征（47，XXY）、超雌综合征（47，XXX）、超雄综合征（47，XYY），还可检测出 70 余种胎儿染色体微缺失 / 微重复综合征，包括 22q11.2 缺失综合征、Prader-Willi/Angelman 综合征、猫叫综合征、1p36 缺失综合征、2q33.1 缺失综合征和 Langer-Giedion 综合征等。如孕妇有染色体结构异常及近期有异体输血等情况，则不适用。双胎之一胎死宫内后行 NIPT 应在一胎死亡大于 8 周时进行。对检测结果为低风险的孕妇，应当建议其定期进行常规产前检查；如果同时存在胎儿影像学检查异常，应当对其进行后续咨询及相应产前诊断。对检测结果为高风险的孕妇，应当及时咨询并进行产前诊断。

三、产前诊断

产前诊断（prenatal diagnosis）又称宫内诊断（intrauterine diagnosis）或出生前诊断（antenatal diagnosis），指在胎儿出生之前应用影像学、生物化学、细胞遗传学及分子生物学等技术，了解胎儿在宫内的发育状况，例如检查胎儿有无畸形，分析胎儿染色体核型有无异常，检测胎儿细胞的生化指标和基因等，对先天性和遗传性疾病做出诊断，以便进行出生前干预。

1. 产前诊断的对象

（1）孕妇预产期年龄≥35 岁。≥35 岁以上的高龄孕妇由于染色体不分离机会增加，胎儿染色体畸变率增高，例如 21- 三体综合征的发生率达 1%。过去推荐这类孕妇常规行介入性产前诊断（绒毛穿刺或羊水穿刺）。随着产前筛查检出率的大幅度提高，一些欧美国家的产前诊断指南中已不再建议 35 ~ 40 岁的高龄孕妇直接行介入性产前诊断，而推荐先行产前筛查，只对筛查结果为高风险的孕妇进行介入性产前诊断，这样可减少因介入性产前诊断造成的妊娠丢失，同时节省医疗资源。

（2）孕妇曾生育过染色体异常患儿。

（3）夫妇一方有染色体结构异常。

（4）孕妇曾生育过单基因病患儿或先天性代谢病患儿。

（5）21- 三体综合征、18- 三体综合征产前筛查高风险者。

（6）其他需要抽取羊水标本检查的情况。

2. 产前诊断的常用方法　　主要从以下 4 个方面进行检测。

（1）观察胎儿的结构：利用超声、磁共振成像、胎儿镜、X 线检查等观察胎儿结构畸形；六大致死性畸形（无脑儿、严重脑膨出、严重开放性脊柱裂、严重胸腹壁缺损伴内脏外翻、单腔心、致死性软骨发育不良）应在 18 ~ 24 周得到明确诊断。

（2）染色体核型分析：利用羊水、绒毛或胎儿脐血进行细胞培养，检测染色体病；绒毛穿刺取样最佳时间为 11 ~ 14 周，羊水穿刺术最佳时间为 18 ~ 24 周，脐血穿刺术最佳时间为 18 周后。其中羊水穿刺术相关并发症最少。

（3）基因检测：应用聚合酶链反应、限制性片段长度多态性分析、高通量全基因组测序技术检测

DNA、基因定量分析、突变筛查技术、微阵列比较基因组杂交等分子遗传学技术，在 DNA 或 RNA 水平对某一基因进行突变分析，从而对特定的疾病进行诊断。

（4）检测基因产物：利用羊水、羊水细胞、绒毛细胞或胎儿血液，进行蛋白质、酶和代谢产物检测，诊断胎儿神经管缺陷、先天性代谢疾病等。

3. 产前诊断的疾病种类

（1）染色体病：包括数目异常和结构异常。染色体数目异常较常见，常表现为某对染色体多一条额外的染色体，称三体。报道较多的有 21- 三体综合征（唐氏综合征）、18- 三体综合征、13- 三体综合征及超雌综合征（47，XXX）。染色体结构异常包括染色体部分缺失、重复、倒位、易位等。性染色体数目异常，常见有特纳综合征（45，XO），这种胎儿出生后表现为智力低下、发育障碍、多发性畸形等。染色体病胎儿常发生宫内死亡或孕妇发生反复流产，资料表明早期自然流产中染色体异常约占 60%，而新生儿中染色体异常仅占 0.5%。

染色体病的产前诊断主要依靠细胞遗传学方法。近年分子细胞遗传学不断发展，如荧光原位杂交（fluorescence in situ hybridization，FISH）、引物原位 DNA 合成技术、比较基因组杂交技术、高通量全基因组测序技术检测 DNA、单核苷酸多态性（single nucleotide polymorphism，SNP）芯片等，均具有诊断准确、快速等优点，已逐渐在临床推广应用。

染色体病的产前诊断需要获取胎儿细胞，常用的方法有：①胚胎植入前遗传学诊断（preimplantation genetic diagnosis，PGD）；②绒毛取样（chorionic villus sampling，CVS）；③羊水穿刺（amniocentesis）；④经皮脐血穿刺取样（percutaneous umbilical blood sampling，PUBS）；⑤胎儿组织活检（fetal tissue biopsy）。

（2）性连锁遗传病：以 X 连锁隐性遗传病居多，如红绿色盲、血友病、无丙种球蛋白血症等。致病基因在 X 染色体上，携带致病基因的男性必定发病，携带致病基因的女性为携带者。携带致病基因女性生育的男孩一半可能是患者，一半可能为健康者，生育的女孩外表虽均正常，但有一半可能为携带者，故可建议限制生育。反之，性连锁隐性遗传病的男性患者与正常女性婚配，生育的男孩不会患病，生育的女孩均为杂合体。

如不能对性连锁遗传病本身进行产前基因诊断，需确定胎儿的性别，以便决定取舍。利用羊水鉴定胎儿性别的正确率尚不能达到 100%，可采用 Y 染色体特异性探针进行原位杂交，或 Y 染色体特异性 DNA 序列的聚合酶链反应扩增，效果良好，结果准确。

（3）遗传性代谢缺陷病：多是常染色体隐性遗传病，是由于基因突变导致某种酶或结构蛋白的缺失，引起代谢过程受阻，代谢中间产物积累出现症状，除极少数疾病在早期用饮食控制法（如苯丙酮尿症）、药物治疗（如肝豆状核变性）外，至今尚无有效治疗方法。测定羊水细胞或绒毛细胞特异酶活性是产前生化诊断的经典方法。但有些遗传性代谢缺陷病的酶缺陷并不在羊水细胞和绒毛细胞中表达，需采用基因诊断，利用前述的基因检测技术在 DNA 分子水平上对待测的基因进行分析，能对有关的遗传性代谢缺陷病做出诊断。

（4）非染色体性先天畸形：特点是有明显的结构改变。如无脑儿、脊柱裂、唇腭裂、胸腹壁缺损伴内脏外翻、先天性心脏病、致死性软骨发育不良等。非染色体性先天畸形以神经管缺陷为代表。主要通过超声明确诊断。

（5）地中海贫血：一种有明显地域性的单基因常染色体隐性遗传性溶血性疾病，是由于珠蛋白基因缺陷或突变，引起一种或几种珠蛋白肽链合成障碍，造成 α 和 β 珠蛋白链合成速度失去平衡，进而引发贫血。在产前筛查时尤其应当关注高危人群，双重杂合子及纯合子的孕妇生育高风险儿可能性大，应当终止妊娠。高危胎儿的产前基因诊断包括影像学诊断、羊膜腔穿刺诊断、胎儿取材、胚胎种植前基因诊断和实验室诊断。通过产前诊断和选择性终止妊娠，可以降低地中海贫血患儿的出生率。目前可通过胚胎植入前产前诊断获取健康胎儿。

四、胎儿干预

在过去的几十年，对于产前明确诊断的缺陷胎儿，多通过终止妊娠的方法来防止其出生，从而降低了出生缺陷的发生率。随着"胎儿是患者"（fetus as a patient）观念的提出，当胎儿作为患者时，对某些患病胎儿而言，宫内治疗已经成为一种选择。由于胎儿医学诊断和治疗技术的发展，对许多胎儿疾病能够准确地做出产前诊断和出生前评估，将人类疾病的治疗提前到出生前阶段已经成为现实。胎儿医学实施中的原则是：尊重孕妇本人的决定，包括拒绝权，必须获得孕妇明确的知情同意，最大程度保护孕妇的利益。

1. 胎儿干预的常见措施　一旦产前发现胎儿异常，父母和医生有以下几种选择。

（1）终止妊娠：由于只有少数疾病能在出生前或出生后进行治疗，对大多数患病胎儿处理的选择仍然是终止妊娠。当致死性的严重畸形或其他无法治疗的严重疾病得到产前确诊，终止妊娠通常是唯一的选择。例如：无脑儿、染色体异常、双侧肾发育不良、严重的代谢性疾病、致死性的骨发育不良等。

（2）提早分娩：如继续妊娠将使胎儿病情加重，可通过提早分娩的方式来终止妊娠。有些疾病在病变得到纠正以前，继续妊娠可导致胎儿器官功能持续受损害，如肾积水能导致胎儿肾功能渐进性受损，提前分娩，对新生儿施行早期手术，可以减轻对其肾功能的影响。

（3）选择性剖宫产：安排孕妇在具备新生儿重症监护病房治疗条件的三级医疗机构分娩，使先天性畸形的新生儿有条件在出生时即得到治疗。对于出生后治疗的先天性疾病可行选择性剖宫产。①畸形将造成难产，如联体双胎、严重的脑积水、大的骶尾部畸胎瘤或颈部淋巴囊肿；②畸形需要进行紧急外科纠正，而这类手术最好是在新生儿无菌的条件下进行，如脐膨出和无包裹的脊膜脊髓膨出。此外，患病胎儿需要提早分娩，但电子胎儿监护等出生前评估技术提示其不能耐受阴道分娩时，应选择剖宫产分娩。

（4）宫内干预（intrauterine intervention）：是指通过进入子宫腔内的操作来达到治疗胎儿疾病的目的。例如复杂性双胎妊娠相关并发症（胎儿镜下宫内治疗详见后述），各种免疫性溶血性贫血，细小病毒 B19 感染引起的胎儿水肿，通过宫内输血进行治疗；严重的骶尾畸胎瘤，当胎儿出现贫血、水肿，通过开放性宫内手术切除肿瘤进行治疗；患先天性肺囊腺瘤的胎儿若出现水肿时，常常发生死胎，如果进行肺叶切除术可能挽救胎儿生命。随着对产前发现的胎儿疾病病程发展的进一步理解，胎儿干预也成为一种选择。孕期开放性子宫手术需要严格掌握适应证，不仅要考虑胎儿远期预后，更需要评估孕妇相关风险。

（5）出生后治疗：宫内干预指征不充分或效果不理想，而出生后治疗能够取得较好疗效，往往等待生后治疗。大多数可通过外科手术纠正的胎儿畸形都可以在足月分娩后行手术治疗，足月分娩的婴儿较早产儿有更强的耐受麻醉和手术危险的能力，能够足月出生后治疗的疾病有：消化道闭锁，胎粪性肠梗阻，包膜完整的小的脐膨出和脊膜膨出，面部、肢体和胸壁变形，小的骶尾部畸胎瘤，来自中胚层的肾脏肿瘤及各种良性的囊肿。此外，一般在妊娠 32 周后诊断的胎儿疾病，往往等待出生后治疗。

2. 胎儿宫内治疗分类　宫内治疗方法包括内科治疗、外科治疗（宫内干预）及一些新的治疗技术。但是不管选择何种胎儿手术治疗，都必须权衡利弊，慎重选择。

（1）内科治疗：即药物治疗，包括经母体给药、羊膜腔用药、脐静脉用药。如对于心动过速的胎儿，可以考虑母体使用地高辛治疗。孕妇自身免疫性抗体（如抗 SSA 抗体、抗 SSB 抗体等）穿过胎盘后，易导致胎儿发生完全性心脏传导阻滞，进一步导致心力衰竭、水肿和死亡。类固醇可以降低孕妇抗体效价，减少对胎儿传导系统的进行性损伤；β受体激动剂可以增加胎儿心率。

（2）外科治疗：指各种宫内干预治疗方法。

1）宫内分流手术：可以行胎儿分流术的疾病有尿路梗阻、胸腔积液、先天性肺气道畸形等。重度尿路梗阻的胎儿足月娩出时常合并严重肾盂积水、膀胱发育不良和肺发育不全而无法存活。对于尿路梗阻患儿，可采用宫内膀胱羊膜腔引流术，使婴儿存活率升高，羊水量恢复正常，肺发育不良的比例降低。对胸腔积液的胎儿行胸腔羊膜腔引流术，使胎儿胸腔持续减压利于肺部扩张，有利于肺部代偿性生长，避免因肺发育不全导致的新生儿死亡。

2）胎儿心脏疾病的治疗：胎儿室间隔完整的肺动脉闭锁或严重的主动脉狭窄，可导致血流受阻，进而影响胎儿肺循环或体循环的发育，继发性心脏发育不良是死亡的主要原因。理论上讲，宫内解除结构梗阻利于心脏正常发育。目前常用的方法为胎儿球囊瓣膜成形术，其疗效有待于进一步评估。对于母体用药治疗无效的胎儿房室传导阻滞，可安装胎儿心脏起搏器。

3）胎儿镜（fetoscopy）手术：胎儿镜手术分为诊断性胎儿镜和治疗性胎儿镜。如怀疑胎儿患进行性肌营养不良或白化病时，可在胎儿镜下活检。

近年来，治疗性胎儿镜发展迅速。对于胎儿下尿路梗阻，可行胎儿镜下胎儿手术、膀胱羊膜腔引流术将尿液从膀胱引流到羊膜腔，或者胎儿膀胱镜下采用激光消融后尿道瓣膜，同时放置尿路支架。对于先天性膈疝病例，可在胎儿镜下行腔内球囊气管闭塞术，但其手术效果有待进一步评估。对于羊膜带综合征（amniotic band syndrome，ABS），在胎儿损伤不可逆前，采用胎儿镜羊膜带松解术可以挽救被缠绕的肢体和胎儿生命。单绒毛膜双胎容易出现的特殊合并症和并发症包括双胎输血综合征、

单绒毛膜双胎妊娠中一胎畸形、双胎反向动脉灌注序列征和选择性生长受限等，可选择的治疗方法有胎儿镜下胎盘血管激光凝固手术、胎儿镜下脐带结扎、脐带电凝或超声引导下射频消融减胎等。

4）宫内输血：对于胎儿溶血导致严重贫血的患者，可行经脐静脉宫内输血或经腹宫内输血治疗。

5）开放性胎儿手术：子宫开放性手术对于孕妇和胎儿均有很大的风险，临床上必须谨慎选择。目前报道的已实施了开放性胎儿手术的疾病包括后尿道瓣膜、先天性肺囊性腺瘤样畸形、先天性膈疝、无心畸胎、骶尾部畸胎瘤、胎儿颈部肿块等，但疗效有待进一步评估。

6）产时子宫外处理（ex-utero intrapartum treatment，EXIT）：该技术的核心原则是在进行胎儿治疗的同时保持子宫低张状态和子宫胎盘循环，在维持子宫胎盘循环的情况下暴露胎儿颈部，解除气管梗阻，直至气管插管使气道畅通。目前EXIT技术的适应证包括胎儿颈部巨大肿块、胎儿纵隔或肺部肿块、先天性高位气道阻塞综合征以及需立即行体外膜肺氧合技术的先天性心脏病。

（3）其他治疗方法：主要包括近年发展起来的造血干细胞宫内移植及宫内基因治疗。

第三节　妊娠期用药原则及安全性的评价

孕期用药应十分谨慎。一方面由于孕妇自身疾病可能影响胎儿的生长发育；另一方面大多数药物可通过胎盘直接作用于胎儿，孕妇用药可直接或间接地影响胎儿发育。由于大多数药物缺少孕期安全数据，临床上应遵循"妊娠期没有特殊原因不要用药"的原则，尽量减少药物应用，尤其在妊娠早期。备孕期间的妇女也应慎重用药；但是，孕妇健康是胎儿维持正常生长发育的重要前提，因而患有急、慢性疾病者尽可能在孕前进行治疗。

一、孕妇用药的基本原则

孕期用药需遵循以下原则：①有明确的用药指征；②选择有效且对胎儿相对安全的药物；③尽可能单独用药，避免联合用药；④应选用结论比较肯定的药物，避免使用较新的、尚未肯定对胎儿无不良影响的药物；⑤严格掌握剂量和用药持续时间；⑥若病情允许，尽量推迟到妊娠中晚期用药。

二、妊娠期用药分类

目前，国际上普遍采用美国食品药品监督管理局（Food and Drug Administration，FDA）制订的分类法。该方法根据药物对动物和人类具有不同程度的致畸危险，将其分为5类：A、B、C、D和X类，见表6-7。

表6-7 美国食品药品监督管理局对妊娠期用药的分类

分类	致畸危险
A 类	临床对照研究中，未发现药物对妊娠早期、中期及晚期的胎儿有损害，其危险性极小
B 类	动物研究实验没有发现造成生殖缺陷或对胎儿有害的证据，或在动物实验研究中已经发现了不良影响，但在临床对照研究中，药物对妊娠早期、中期及晚期胎儿的危害证据不足或不能证实
C 类	动物实验发现药物造成胎仔畸形或死亡，但无人类对照研究，使用时必须谨慎权衡药物对胎儿的影响
D 类	药物对人类胎儿有危害，但临床非常需要，又无替代药物，应充分权衡利弊后使用
X 类	对动物和人类均具有明显的致畸作用，这类药物在妊娠期禁用

然而，该分类方法较为笼统，存在一定局限性。目前，只有40%的药物被纳入FDA妊娠期用药分类，其中60%以上分入C类。同时，该分类不能提供不同孕期用药对胎儿危害是否不同，以及不同剂量药物对胎儿影响是否不同等重要信息，以此分类法指导临床，用药咨询仍较为困难。因此，近年来美国食品药品监督管理局建议摒弃之前的妊娠期用药分类法，而是改为更详细的药物信息告知，包括药物风险汇总、临床考虑和可参考的数据。

三、用药时的胎龄及时长

药物对胎儿生长发育的影响首先取决于药物暴露的时机，即用药时的胎龄。①受精至着床的2周内，药物对胚胎影响为"全"或"无"："全"表现为胚胎早期死亡导致流产，"无"则为胚胎继续发育，不出现异常。②受精后3~8周内是胚胎器官分化发育的关键时期，若受到有害药物作用，可能产生形态上的异常而出现畸形，为致畸高度敏感期。具体来讲，神经组织于受精后15~25日，心脏于受精后21~40日，肢体和眼睛于受精后24~46日容易受药物影响而致畸。③受精后9周至足月是胎儿系统发育时期，表现为胎儿生长、器官发育与功能完善，仅有神经系统、生殖器和牙齿仍在继续分化。在此期间受到药物作用易使胎儿受损，发生胎儿生长受限、低出生体重和功能行为异常的风险高。

决定药物对胎儿影响的另一重要因素是用药时长。在相同致畸剂量下，短暂暴露很少致畸，而长期慢性暴露则使致畸风险显著增加，故妊娠期用药应尽可能缩短用药时间。此外，通常情况下，暴露剂量越大，对胚胎和胎儿的危害越大；且由于胚胎对有害因子较成人敏感，当暴露剂量尚未对母体有明显影响时，可能已对胚胎产生不良影响。因此，用药咨询需要考虑用药的时间长度和暴露剂量，进行综合分析。

四、用药后的咨询

如孕妇已用了某种可能致畸的药物，应根据用药种类、用药时的胎龄、时间长度和暴露剂量等因素，综合评估危害程度，提出咨询建议。对于目前已明确的致畸原，告知可能引起的畸形类型及其预后，必要时联合遗传学、儿科学进行多学科会诊，充分沟通后再决定是否需要终止妊娠。对大多数缺乏风险数据信息的药物，应告知正常人群发生畸形的背景风险（3%~5%）及相关基础疾病致畸风险，并查阅更多、更新的循证依据，提供可进一步咨询的方式、途径，帮助孕妇及时获得最新信息。

☞ 拓展阅读 6-3
孕期疫苗接种问题

（漆洪波）

数字课程学习

⬇ 教学PPT　　　✑ 自测题

第七章

妊娠并发症

关键词

妊娠剧吐	妊娠一过性甲状腺毒症	韦尼克脑病
自然流产	妊娠高血压	尿蛋白
孕前糖尿病	妊娠期糖尿病	胎盘早剥
子宫胎盘卒中	前置胎盘	胎盘植入
凶险性前置胎盘	胎膜早破	未足月胎膜早破
羊水指数	羊水过少	羊水过多
胎儿畸形	异位妊娠	输卵管妊娠
剖宫产瘢痕妊娠	早产	胎膜早破
胎儿生长受限	胎儿窘迫	双胎妊娠
脐带脱垂		

第一节 妊娠剧吐

诊疗路径

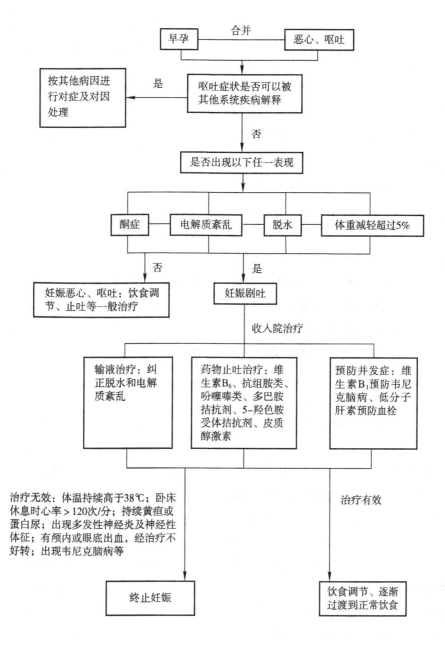

妊娠剧吐（hyperemesis gravidarum，HG）是妊娠期恶心呕吐的病理阶段，表现为酮症、电解质紊乱、脱水、体重明显降低等，需要住院治疗。除了积极对症止吐治疗和饮食控制，需纠正电解质紊乱，保证充足能量供应，严密监测和治疗并发症。绝大多数妊娠剧吐通过治疗可以有效缓解，对于个别病情极其严重者，可能需要终止妊娠。

接近90%的孕妇在妊娠早期会出现恶心、呕吐、厌食油腻等表现，持续数周，一般出现在妊娠4～6周、9～10周时较为明显，至妊娠12周左右消失，临床上称为早孕反应。极少数孕妇的恶心呕吐症状明显，致不能进食、酮症、电解质紊乱、脱水、体重降低超过孕前体重的 5%，需要入院治疗者，称为妊娠剧吐。妊娠剧吐的发生率各地报道有所不同，在 0.3%~3.6%，也可能和诊断标准有所不同有关。

☞拓展阅读 7-1
孕期恶心和呕吐专用量表

☞典型案例（附分析）7-1
G4P1，停经 41 天，恶心呕吐 6 天，头痛 3 天

（一）发病机制

尚无单一的机制能够解释所有的妊娠剧吐。目前关于妊娠剧吐的发生原因主要有以下几种推测。

1. 内分泌因素

（1）人绒毛膜促性腺激素（hCG）：妊娠剧吐出现和症状明显的时间与孕早期血 hCG 上升及到达平台的时间一致；多胎妊娠、葡萄胎等血 hCG 上升更加明显的妊娠或疾病中，妊娠剧吐的症状更加明显，这些证据都支持妊娠剧吐和血 hCG 之间的关系。但是在滋养细胞肿瘤中，虽然血 hCG 也会有明显的上升，却不会出现恶心、呕吐的反应，因此用血 hCG 上升并不能解释所有妊娠剧吐的病因。

（2）甲状腺激素：妊娠一过性甲状腺毒症（gestational transient thyrotoxicosis，GTT）与妊娠剧吐相关。其原因为 hCG 的 β- 亚单位结构与促甲状腺激素（TSH）相似，刺激甲状腺分泌甲状腺激素，并反馈性抑制 TSH 水平。患者呕吐的严重程度与游离甲状腺激素水平显著相关。

（3）雌孕激素水平：口服避孕药可以引起类早孕反应，孕激素可以使贲门括约肌松弛，因此推测妊娠剧吐与雌孕激素的变化有关。

2. 精神和社会因素 精神紧张、情绪不稳定、恐惧妊娠的孕妇，以及经济条件较差、社会地位较低的孕妇更容易发生妊娠剧吐。

3. 其他

（1）遗传易感性：妊娠剧吐的发生有家族易感性，亚洲人种发生妊娠剧吐的风险高于欧美，提示其发生可能存在一定遗传学基础。

（2）维生素和微量元素的缺乏：维生素 B$_6$ 和锌元素缺乏的人群更容易发生妊娠剧吐，在受孕期补充复合维生素可降低妊娠剧吐的发生率以及严重程度，这都提示维生素和微量元素缺乏可能与其发病有关。

（二）临床表现

1. 症状 妊娠早期排除其他原因可解释的、频繁的呕吐，致酮症、电解质紊乱、脱水、体重降低超过孕前体重的 5%，严重时可有肝肾功能受损，以及神经系统症状。

（1）呕吐：恶心、呕吐多出现在妊娠的 4~6 周，随着孕周进展，程度逐渐加重，从轻微恶心、厌食油腻，至完全不能进食甚至饮水也频繁呕吐。严重剧烈的呕吐可导致上消化道黏膜小血管破裂，呕吐物中含有血丝和陈旧性血块，甚至极个别情况下发生食管黏膜撕裂导致的大出血。和消化道疾病或神经系统疾病引起的呕吐不同，妊娠剧吐引起的呕吐往往没有严重腹痛、腹泻或头痛等伴随表现。

（2）酮症、电解质紊乱和脱水：患者不能进食，频繁呕吐，可表现为严重消瘦，体重降低可超过孕前体重的 5%，尿量减少、色深，体感乏力。

（3）其他脏器功能受累的表现：妊娠剧吐较常引起肝肾功能的受损，但肉眼可见的黄疸罕见。病情发展至严重阶段，可出现神经系统症状，如嗜睡、意识模糊、谵妄，甚至昏迷和死亡。

2. 体征 生命体征方面可仅表现为脉率增快，当症状更加严重时，可出现体温上升、血压降低和呼吸频率增加。患者极度消瘦、皮肤和黏膜干燥、眼球凹陷；精神萎靡、嗜睡状，甚至昏迷。

（三）并发症

1. 妊娠一过性甲状腺毒症 很难明确界定 GTT 到底是妊娠剧吐的病因还是并发症，但是两者确实容易同时发生，有 30%~60% 的妊娠剧吐者发生 GTT。临床特点是妊娠 8~10 周发病，出现心

悸、焦虑、多汗等高代谢症状。血清 TT_4 和 FT_4 升高，TSH 降低或测不到，甲状腺自身抗体呈阴性（与 Graves 病鉴别）；多不需要抗甲状腺素治疗，至妊娠中期自行恢复。

2. 韦尼克脑病　系严重呕吐和不能进食，致维生素 B_1（硫胺素）严重缺乏导致。主要特征为眼肌麻痹、躯干共济失调和遗忘性精神症状。临床表现为精神异常、舞蹈症、视觉障碍、进行性智力衰退及共济失调，并可能有肌阵挛和痉挛，意识障碍出现较晚，表现为意识模糊、嗜睡、昏迷直至死亡。影像学表现为中脑和大脑导水管周围灰质出现点状出血、细胞坏死和胶质增生，小脑丘脑背核、下丘脑和乳头体点状出血和坏死。韦尼克脑病 Wernicke encephalopathy 是潜在的致命性疾病，同时又是可逆的，应强调对患者维生素 B_1 的补充。

3 血栓栓塞　妊娠期血液呈高凝状态，妊娠剧吐的患者因乏力等症状减少活动，以及呕吐造成的血容量不足都是导致血栓栓塞发生的高风险因素。英国皇家妇产科医师学会关于妊娠期和产褥期血栓栓塞性疾病的指南中指出，需入院治疗的妊娠剧吐患者有预防性使用抗凝药物预防血栓的指征。

4. 食管贲门黏膜撕裂综合征（Mallory-Weiss 综合征）　剧烈干呕、呕吐和致腹内压骤然增加的其他情况，造成胃贲门、食管远端的黏膜和黏膜下层撕裂，并发大量出血。表现为在呕吐时或呕吐后发生严重上腹部剧痛，位置较固定，深吸气或吞咽时加剧；呕血量多少主要取决于黏膜裂伤的大小以及波及血管之大小，并可出现黑便，严重者可致失血性休克，甚至死亡。

（四）诊断

根据本病的特点，在早孕期出现剧烈而频繁的呕吐，以致几乎不能进食、体重明显下降者，应首先考虑妊娠剧吐，并对其进一步行针对酮症、电解质、脏器功能情况的相关检查，收治入院。特别强调的是，妊娠剧吐可以引起多种并发症，同时又是一种排他性诊断，在病史询问、查体和辅助检查时，都应该注意是否存在内外科并发症，并鉴别其

他可能导致呕吐的病因。

1. 病史　停经后 6 周左右出现频繁呕吐，以致几乎不能有效进食。

2. 体格检查　主要呈现血容量不足、脱水、电解质紊乱和肝肾功能受损的表现，如体重降低、皮肤黏膜干燥、体温升高、脉率增快等。腹部查体一般没有阳性发现。

3. 辅助检查　①尿妊娠试验阳性；②尿常规检查中见酮体，尿比重增加，病情严重者可见蛋白尿和管型，中段尿细菌培养排除泌尿系统感染；③因血液浓缩，血液检查中可见血红蛋白升高、红细胞压积升高；④血生化检查可见转氨酶、胆红素、尿素氮和肌酐的升高，血淀粉酶水平也可以出现中等水平的升高；⑤血气分析和电解质提示二氧化碳结合力下降，血钾、钠、氯降低，呈代谢性低氯性碱中毒；也可因乳酸性酸中毒造成钾离子升高；⑥B 超可见宫内早孕，同时可排除滋养细胞疾病；⑦严重者可出现视神经炎及视网膜出血的表现，通过眼底检查排除；⑧其他排除诊断需要的检查，例如肝脏病毒指标排除病毒性肝炎，胆囊超声检查排除急性胆囊炎，出现神经系统症状时行头颅 MRI 检查等。

（五）鉴别诊断

妊娠剧吐的诊断应建立在排除其他原因所致呕吐的基础上，应和以下疾病进行鉴别。

1. 葡萄胎　也可以表现为停经后的恶心、呕吐，由于血清 hCG 水平显著增高，症状往往出现得更早且更严重。超声检查可帮助鉴别。

2. 妊娠合并消化系统疾病　例如急性胃肠炎、急性胆囊炎、胰腺炎、阑尾炎、病毒性肝炎、消化性溃疡等。消化系统疾病引起的恶心呕吐往往起病急，且伴有明显而严重的腹痛、腹泻等其他特征性表现，血液检查有白细胞升高、肝脏病毒指标异常或血尿淀粉酶升高等表现，影像学检查可见相应的改变。

3. Graves 病　当伴发 GTT 时，应和 Graves 病鉴别。Graves 病常伴有弥漫性甲状腺肿、眼征，

TRAb、TPOAb 抗体阳性，T_3 升高较 T_4 升高更为明显。确诊为 Graves 者，应积极给予抗甲状腺素治疗。而 GTT 者，则不需要抗甲状腺素治疗，需要密切随访，甲状腺功能一般在妊娠 20 周左右恢复正常。

（六）治疗

一旦诊断为妊娠剧吐，应收入院治疗。治疗的目的包括纠正脱水和电解质紊乱、止吐、预防并发症发生，以及通过心理等辅助治疗逐步过渡到正常饮食。

1. 纠正脱水和电解质紊乱

（1）纠正脱水：根据体重，每日静脉补液 3 000 mL 左右，补液兼顾葡萄糖水、糖盐水、平衡液和生理盐水，并注意维生素类的补充，维生素 B_6 100～200 mg、维生素 B_1 100 mg、维生素 C 2～3 g，连续输液至少 3 天（视呕吐缓解程度和进食情况而定），维持每天尿量 ≥ 1 000 mL。

（2）补钾和纠酸：根据电解质报告，每日补钾 3～4 g，严重低钾血症时可补钾至 6～8 g/d。注意观察尿量，原则上每 500 mL 尿量补钾 1 g 较为安全，同时监测血清钾水平和心电图，酌情调整剂量。对于已发展为代谢性酸中毒者，根据血二氧化碳适当补充碳酸氢钠或乳酸钠溶液纠正酸中毒，常用量为 125～250 mL/ 次，根据血气结果调整。

2. 止吐治疗　妊娠期恶心呕吐虽然是一种常见的生理现象，但是会严重影响孕妇的生活质量，因此并不是病情发展到妊娠剧吐阶段才需要止吐。任何因频繁呕吐影响生活质量者，都应该考虑止吐治疗。止吐分为非药物治疗和药物治疗。

（1）非药物治疗：针灸、按摩、电刺激内关穴，以及生姜或姜汁对妊娠恶心呕吐可能有一定治疗作用。

（2）药物治疗：因为各国的用药习惯不同，美国妇产科医师学会（ACOG）、英国皇家妇产科医师学会（RCOG）对妊娠恶心呕吐药物治疗的一线、二线及三线用药方案不尽一致。本节结合中华医学会关于妊娠剧吐的专家共识和上述两部指南，对常

用药物和使用方法进行简单介绍。当单一用药无效时，应联合不同的药物。对于持续或严重的呕吐，非口服给药或直肠给药可能比口服给药效果更好。

1）维生素 B_6（吡哆醇）或结合多西拉敏：美国妇产科医师学会将该方案作为一线药物治疗妊娠期恶心呕吐。但我国尚无多西拉敏，所以推荐单用维生素 B_6 10～25 mg，每 8 h 1 次口服，作为一线药物。

2）抗组胺药：是安全级别较高的药物，在英国皇家妇产科医师学会指南中被推荐为一线用药。包括苯海拉明 25～50 mg，每 8 h 1 次口服；茶苯海明 50～100 mg，每 4～6 h 1 次口服；异丙嗪 12.5～25 mg，每 4～8 h 1 次口服 / 肌内注射 / 静脉注射。

3）吩噻嗪类：在英国皇家妇产科医师学会的指南中被作为一线药物。常用氯丙嗪，在国内药典中属于妊娠慎用药物，可以酌情对孕妇使用。具体用法为氯丙嗪 10～25 mg，每 4～6 h 1 次口服 / 肌内注射 / 静脉注射。吩噻嗪类用药时可能出现药物诱导的锥体外系症状，一旦出现，应立即停药。

4）多巴胺拮抗剂：包括甲氧氯普胺和多潘立酮。具体用法为甲氧氯普胺 5～10 mg，每 8 h 1 次口服 / 肌内注射 / 静脉注射（每天最多 30 mg，最长疗程 5 天；静脉注射时长应大于 3 min，缓慢推注）；多潘立酮 10 mg，每 8 h 1 次口服。虽然多中心的研究证实甲氧氯普胺早期应用不增加胎儿畸形和流产的发生率，但由于其短期锥体外系不良反应和迟发性运动障碍的风险，仍将其作为二线药物应用。

5）5- 羟色胺受体拮抗剂：昂丹司琼也是治疗的选择，具体方法为 4～8 mg，每 6～8 h 1 次口服；或 8 mg 每 12 h 1 次缓慢静脉注射（注射时长超过 12 min）。使用昂丹司琼会延长 QT 间期，有引发尖端扭转型室性心动过速的潜在风险，因此 FDA 建议单次剂量不应超过 16 mg，对有 QT 间期延长、心力衰竭、低钾血症、低镁血症及家族史的患者，使用时应监测电解质及心电图。由于妊娠剧

吐患者电解质没有得到纠正前低钾血症较为常见，因此尤其应慎重使用，常作为一线药物无效后的二线用药。

6）皮质醇激素：作为对其他治疗无效的三线用药方案，对难治性呕吐的患者可以考虑采用。具体方案为甲泼尼龙 16 mg，每日 3 次，用 3 天（可采用口服或静脉注射），若 3 天临床症状未改善，建议立即停用。对于该药敏感的患者，可在 2 周内逐渐降低剂量。为避免母体发生严重不良反应，该药物的应用时长应限于 6 周内。

3. 预防并发症　预防韦尼克脑病重点在于维生素 B_1 的补充，应特别强调对所有的呕吐患者常规给予维生素 B_1。对于住院治疗的妊娠剧吐患者，英国皇家妇产科医师学会降低妊娠和产褥期血栓栓塞性疾病的指南中建议预防性应用抗凝治疗。尤其是对于那些合并其他高危因素者，应考虑采用低分子肝素抗凝治疗。由于妊娠剧吐得到纠正后风险不再继续存在，这些患者在出院时即可停用抗凝治疗。

4. 其他治疗问题

（1）能量摄入：孕早期对能量的需求和孕前相比没有变化，因此在呕吐严重时，包含葡萄糖类的液体治疗能提供基本的能量需求。对于常规治疗无效、不能维持正常体质量者可考虑鼻胃管肠内营养，肠外静脉营养由于其潜在的母亲严重并发症，只能在前述治疗无效时作为最后的支持治疗。一般经过 2~3 天的静脉治疗后，患者的脱水和电解质紊乱情况得以纠正，可以开始少量进食。

个体在孕早期对于食物的接受能力有很大的差别，大多数呕吐的孕妇对含水较少的食物接受程度更高，如干面包片等，可以循序渐进地多餐少食增加食物的摄入量。对于呕吐的孕妇，也不必过于强调均衡的饮食，停止输液后，每天要保证 130 g 碳水化合物的摄入，避免酮症。

（2）终止妊娠：当出现体温持续高于 38℃，卧床休息时心率 >120 次/分，持续黄疸或蛋白尿，多发性神经炎及神经性体征，颅内或眼底出血，经治疗不好转，韦尼克脑病等情况时，应考虑终止妊娠。

（七）预防

由于妊娠剧吐的原因不清，因此没有有效的预防措施。据报道，受孕时服用多种维生素制剂者可以降低发生妊娠剧吐的风险以及妊娠恶心呕吐的严重程度，推荐备孕妇女预防性使用。

（李　婷　滕银成）

第二节　自然流产

诊疗路径

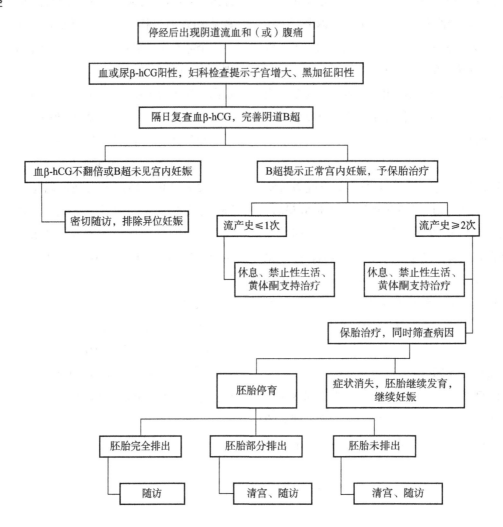

自然流产（spontaneous abortion）是指妊娠不足28周，胎儿体重不足1 000 g，因自然因素导致妊娠终止者，通过器械或药物等人为因素终止妊娠者称为人工流产，不在本节讨论范围内。妊娠13周末前终止者称为早期流产，妊娠满14周至不足28周终止者称为晚期流产。自然流产占全部妊娠的10%～15%，其中80%以上为早期流产。

☞ **典型案例（附分析）7-2**
停经49天，少量阴道流血伴下腹隐痛2天

☞ **典型案例（附分析）7-3**
停经50天，阴道不规则出血2周，腹痛2 h

（一）发病机制

1. 胚胎因素　胚胎染色体或基因异常是自然流产的主要原因。基因缺陷检查发现50%～60%的早期流产胚胎有染色体异常。染色体异常主要包括：①数目异常，多见三体、单体X、三倍体及四倍体；②结构异常，如易位、断裂、倒置、缺失和易位等。

染色体异常的胚胎大多数结局为流产，常在孕 12 周前发生流产，极少数也可妊娠至足月，但胎儿出生后多会伴有畸形或代谢及功能缺陷。导致胚胎染色体或基因异常的常见原因有父母染色体或基因异常、妊娠早期接触放射线、有毒有害化学物质、病毒感染、药物等。

2. 母体因素

（1）全身性疾病：严重的全身性疾病，如重症感染、心力衰竭、重度贫血、重症肝炎、重症胰腺炎等疾病均可引起流产。

（2）生殖器官疾病：包括先天性及后天性疾病。常见的先天性疾病包括单角子宫、双子宫、纵隔子宫、子宫发育不良等。后天子宫异常主要包括可影响胚囊着床和胎儿生长发育的宫腔粘连、子宫肌瘤等。各种因素导致的宫颈功能不全者易因胎膜早破发生晚期流产。先天因素、宫颈手术、创伤等因素均可导致宫颈功能不全。

（3）内分泌失调：可导致流产的常见内分泌原因有黄体功能不足、胰岛功能异常、甲状腺功能亢进症或甲状腺功能减退症及高泌乳素血症。黄体功能不足往往因影响蜕膜、胎盘发育而导致流产。甲状腺功能减退或亢进者也可能因胚胎发育不良而流产。胰岛素抵抗者也可增加流产的发生危险，糖尿病血糖控制不良者的流产率可高达 15% ~ 30%。高泌乳素血症患者的流产率较正常人群显著增加。

（4）免疫学因素：包括自身免疫因素及同种免疫因素。前者主要指母体产生的自身抗体或自身反应淋巴细胞对胚胎或胎盘进行免疫攻击，导致胎儿胎盘发育不良或母胎界面血栓形成从而引发流产。可导致流产的常见自身免疫疾病主要有抗磷脂综合征、系统性红斑狼疮、干燥综合征以及未分化结缔组织病等。同种免疫因素导致的流产主要指母体正常的妊娠免疫耐受机制失衡，母体免疫系统，尤其是母胎界面免疫活性细胞，如 NK 细胞、细胞毒 T 淋巴细胞等对被看作是同种移植物的胚胎产生免疫杀伤反应，从而导致的流产。但迄今为止，导致妊娠免疫耐受失衡的机制尚未完全阐明。

（5）血栓前状态：指多种因素引起的凝血和抗凝血系统、纤溶和抗纤溶系统功能失调或障碍的一种病理表现，临床上也称易栓症。易栓症患者容易发生动静脉血栓，妊娠期动静脉血栓如发生在母胎界面，则可导致流产的发生。易栓症按其原因可分为先天性和获得性两大类，先天性易栓症由与凝血和纤溶有关的基因突变造成，主要包括凝血因子 V 突变、抗凝血酶基因突变、凝血酶原基因突变、蛋白 C 及蛋白 S 缺陷症等；获得性易栓症中最常见的与流产有关的疾病是抗磷脂综合征及其他自身免疫病，如系统性红斑狼疮、未分化结缔组织病等。其他易栓症的危险因素包括肥胖、长期卧床、吸烟、病程长且病情控制不良的内科疾病如高血压、糖尿病、慢性肾病等。许多研究证实，易栓症与流产的发生密切相关，其导致流产的机制主要与母胎界面的血栓形成有关。

（6）创伤刺激：子宫创伤如手术、直接撞击、性交过度均可导致流产；另外，过度紧张、焦虑、恐惧、忧伤等精神创伤也可导致流产。

（7）不良嗜好：过量吸烟，酗酒，吸食吗啡、海洛因等毒品也可导致流产。

（8）环境因素：过多接触某些有害的化学物质（如砷、铅、苯、甲醛、氯丁二烯、氧化乙烯等）和物理因素（如放射线、噪声及高温等），均可引起流产。

（二）病理

对于妊娠 8 周以前的流产，胚胎一般已死亡，绒毛与底蜕膜剥离，剥离面出血，刺激子宫收缩及宫颈扩张，由于绒毛发育不全，胚胎着床还不牢固，妊娠物多可完全排出，出血较少。流产如发生在妊娠 8 ~ 12 周，这个时期的绒毛发育茂盛，与底蜕膜联结较牢固，流产时绒毛常不易与蜕膜分离，妊娠物不易完整排出而有部分滞留于宫腔，影响子宫收缩，出血量多，需清宫后才能止血。流产如发生在妊娠 12 周后，胎盘已完全形成，流产时，常先有腹痛，继而排出胎儿和胎盘，如胎盘剥离不全，可引起胎盘残留而大量出血。如胎死宫内过久，可被血块包围，形成血样胎块而引起出血不止；也可吸收血红蛋白而形成肉样胎块，或胎儿钙化后形成石胎；其他还可见压缩胎儿、纸样胎儿、浸软胎儿、脐带异常等病理表现。

（三）临床表现

1. 症状　流产的主要症状是停经后阴道出血和腹痛。

（1）停经：自然流产患者大多有明显的停经史，但部分女性月经周期较长，有时排卵提前，并未有明显的停经史。

（2）阴道出血和腹痛：妊娠12周以内流产者常先有阴道出血，后出现腹痛。由于胚胎坏死，绒毛与蜕膜分离，血窦开放，出现阴道出血，剥离的胚胎及血液刺激子宫收缩，出现阵发性下腹疼痛。当胚胎完全排出后，由于子宫收缩，血窦关闭，出血逐渐停止。早期流产的全过程均伴有阴道出血；晚期流产时，胎盘已形成，流产过程与早产相似，胎儿娩出后，胎盘相继排出，一般出血不多，但如先有阵发性宫缩样疼痛，胎盘剥离，可出现阴道流血。晚期流产时若胎盘与子宫壁附着牢固，发生胎盘粘连，残留组织会影响子宫收缩，血窦开放，可导致大量出血乃至休克，甚至死亡。若胎盘长时间残留，可机化或形成胎盘息肉，引起反复出血，继发贫血及感染。

2. 体征　流产时子宫大小、宫颈口是否扩张以及是否破膜根据妊娠周数及流产类型不同而异。

（1）全身检查：需测量患者体温、脉搏、呼吸、血压等生命体征，观察有无贫血及急性感染征象等。

（2）妇科检查：阴道内可见暗红色或鲜红色血，伴有感染则流出液（物）体有脓样或异臭味；先兆流产者宫颈口未扩张，而难免流产等则出现宫颈口扩张，甚至有羊膜囊膨出，有妊娠物堵塞宫口；先兆流产者子宫大小与停经周数相符，难免流产者子宫大小可与停经周数相符，也可小于停经周数，而完全流产者子宫大小一般小于停经周数；子宫体及宫旁可有轻压痛。

（四）诊断

根据病史、临床表现即可诊断，但有时需结合辅助检查才能确诊。

1. 病史询问　需要确定患者末次月经时间，询问早孕反应及其出现时间，详细了解阴道出血量、持续时间、与腹痛的关系，腹痛的部位、性质及程度，阴道有无水样排液，阴道排液的色、量及有无臭味，有无妊娠物排出等；了解有无发热、阴道分泌物有无臭味可协助诊断流产合并感染。询问既往有无不良妊娠史，如反复流产、异位妊娠、早产等病史。

2. 体格检查　测量患者体温、脉搏、呼吸、血压，观察患者有无贫血及急性感染征象。外阴消毒后行妇科检查，了解阴道是否有血迹，分泌物有无异味，宫颈口是否扩张，有无妊娠物嵌顿或羊膜囊膨出；宫颈是否有举痛，子宫有无压痛，大小与停经时间是否相符，双附件有无压痛、增厚或包块。妇科检查时，动作应轻柔。

3. 辅助诊断

（1）B型超声检查：可观察妊娠囊的大小、形态，胚胎及胎儿大小，有无胎心搏动及胎动，确定胚胎或胎儿是否存活，评估胚胎及胎儿生长发育状况，同时可辅助诊断流产类型以及进行鉴别诊断，为进一步诊疗方案的制订提供影像学证据。如妊娠囊形态异常，提示妊娠预后不良。宫腔和附件检查有助于稽留流产、不全流产以及异位妊娠的鉴别诊断。

（2）妊娠试验：对患者外周血 β-hCG 进行定量测定，并连续观察其动态变化，有助于妊娠的诊断和预后判断。妊娠 8～10 周前，血 β-hCG 倍增时间为 1.7～3.2 天，若血 β-hCG 倍增不良，则可能提示妊娠预后不良。但外周血 β-hCG 的量仅反映绒毛活性，并非胚胎质量好坏的直接证据，需要结合超声等检查进行综合判断。

（3）反复流产患者可行妊娠物以及夫妇双方的染色体检查。可行阴道排出物或宫腔刮出物病理检查以协助诊断。

（五）临床分类

1. 先兆流产（threatened abortion） 指妊娠28周前出现少量阴道出血，常为暗红色或血性白带，无妊娠物排出，可伴有轻微阵发性腹痛。妇科检查见宫颈口未开，胎膜未破，妊娠物未排出，子宫大小与停经时间相符。经处理后，阴道出血停止，下腹痛消失，可继续妊娠；若阴道出血量逐渐增多且下腹痛加剧，则可发展为难免流产。

2. 难免流产（inevitable abortion） 又称为不可避免流产。可在先兆流产的基础上，阴道出血量增多，腹痛加剧，或出现胎膜破裂，亦可突发腹痛，伴有阴道流血。妇科检查见宫口已扩张，有时可见胚囊或胚胎组织已排至宫颈管内，子宫大小与停经时间相符或略小。B超检查仅见胚囊，无胚胎或无胚胎血管搏动亦属于此类型。

3. 不全流产（incomplete abortion） 难免流产继续发展，部分妊娠物已排出宫腔，或胎儿排出后胎盘滞留宫腔或嵌顿于宫颈管，影响子宫收缩，导致大量出血，甚至发生失血性休克。妇科检查可见宫颈已扩张，有时可见宫颈口有妊娠物堵塞及持续性血液流出，一般子宫大小小于停经时间。

4. 完全流产（complete abortion） 停经后发生阴道流血及腹痛，妊娠物完全排出后出血逐渐停止，腹痛逐渐消失。妇科检查见宫颈口关闭，子宫接近正常大小。

5. 特殊类型的流产

（1）稽留流产（missed abortion）：指宫内胚胎或胎儿停止发育后长时间滞留在宫腔内未及时排出者，故又称过期流产。典型表现是有正常的早孕过程，可有先兆流产的症状；某个孕周后子宫不再增大或反而缩小，早孕反应消失或胎动消失。妇科检查见宫颈口未开，子宫小于停经周数，超声检查发现胎心消失。

（2）复发性流产（recurrent spontaneous abortion，RSA）：既往称习惯性流产（habitual abortion），在我国RSA是指连续发生3次或3次以上自然流产者。RSA患者流产多发生在同一孕周，流产过程与一般流产相同。其病因复杂且有异质性，包括免疫学异常、易栓症、夫妇双方及胚胎染色体或基因异常、女性生殖道解剖异常、内分泌异常等。如发生RSA，则需要进行全面系统的病因学筛查。免疫学异常请参考拓展阅读7-2。

☞ 拓展阅读7-2
复发性流产的免疫因素

（3）流产合并感染（septic abortion）：多见于阴道出血时间较长的患者，也常发生在不全流产或清宫时未达到无菌操作者。临床表现为发热伴下腹痛、恶臭恶露，双合诊检查有宫颈举痛。严重时感染可扩展到盆腹腔乃至全身，并发盆腔炎、腹膜炎、败血症及感染性休克等。常为厌氧菌及需氧菌混合感染。

（六）鉴别诊断

自然流产首先需要和异位妊娠、葡萄胎、异常子宫出血、急慢性盆腔炎及急性阑尾炎等急腹症相鉴别（表7-1）。还要进行不同类型的区别（表7-2）。

☞ 拓展阅读7-3
自然流产常见的误诊原因

（七）治疗

自然流产为妇产科常见病，有流产史或者出现流产症状时，应根据不同类型及时进行处理。

1. 先兆流产 应适当休息，禁性生活，避免劳累，予以合理的营养支持，保持情绪稳定。妇科检查动作应轻柔。对精神过度紧张者可给予少量镇静剂。黄体功能不足者可给予黄体支持，黄体酮10～20 mg，每日肌内注射1次或口服地屈孕酮片，起始剂量40 mg，顿服，后每8 h服10 mg，至症状消失；甲状腺功能减退者可口服小剂量甲状腺素；糖尿病患者需要控制饮食和血糖。

经治疗后如阴道流血停止，腹痛消失，B超证实胚胎存活且继续发育，可继续妊娠。若临床症状不缓解或加重，B超发现胚胎发育异常，β-hCG持

表 7-1 自然流产的鉴别诊断

	流产	异位妊娠	葡萄胎	异常子宫出血	盆腔炎	急性阑尾炎	子宫肌瘤
腹痛	+	+	+	−	+	+	−
阴道流血	+	+	+	+	−	−	−
停经史	+	+	+	+/−	−	−	−
腹部压痛	+	+	+	−	+ +	+	+
反跳痛	−	+	−	−	+ +	+ +	−
宫颈举痛	−	+	−	−	+	+	−
子宫增大	+	−	+ +	−	−	−	+
宫口开	+	−	−	−	−	−	−
附件包块	−	+	−	−	+/−	−	−
后穹隆穿刺	−	+	−	−	−	−	−
hCG 测定	+	+	+	−	−	−	−
白细胞增高	+	−	−	−	+	+	−
超声检查	宫内妊娠	宫内无妊娠囊,宫外可有妊娠	B 超显示宫腔内无正常胚胎而充满葡萄胎特有的超声回波	B 超不显示宫腔内有妊娠物	附件区可有不规则囊肿	阑尾区域可有囊肿	B 超提示子宫肌瘤

表 7-2 自然流产不同类型的鉴别

流产类型	临床表现		组织物排出	妇科检查	
	出血量	下腹痛		宫颈口	子宫大小
先兆流产	少	无或轻	无	关闭	与孕周相符
难免流产	增多	加重	无	松弛或扩张	相同或略小
不全流产	多	减轻	有	松弛扩张、有物阻塞	略小
完全流产	少或无	无	全部排出	关闭	基本正常

续不升或下降,表明流产不可避免,应停止保胎治疗,按难免流产处理。

2. 难免流产 一旦确诊,应尽早促进胚胎及胎盘组织完全排出。早期流产应及时行负压吸宫术,吸出物送病理检查。晚期流产者子宫较大,对于吸宫或刮宫有困难者,可用缩宫素促使子宫收缩,当胎儿及胎盘排出后需检查是否完整,必要时行清宫术。术后可行 B 超检查,了解宫内有无残留,必要时予抗生素预防感染。

3. 不全流产 由于患者有妊娠组织残留宫腔或堵塞于宫颈口,易引起子宫大量出血,故不全流产一经确诊,应及时行吸宫术或钳刮术,及时清除

宫腔残留物。若因出血多导致休克,应在输液、输血纠正休克的同时行刮宫术或钳刮术,必要时行双侧子宫动脉栓塞后行手术。对于出血时间较长者,应给予抗生素预防感染。

4. 完全流产 阴道出血停止,腹痛消失,B 超检查提示宫腔无残留物。无感染征象者可不予特殊处理。

5. 稽留流产 死亡胎儿及胎盘组织在宫腔滞留时间过长,可导致凝血功能障碍,严重者可引起弥散性血管内凝血,故应先进行凝血功能检查。若存在凝血功能障碍,则应输注相应凝血因子及血小板,等纠正后再行清宫术,必要时可先行双侧子

宫动脉栓塞；无凝血功能障碍者则在备血、输液条件下行清宫术。术中、术后均需使用缩宫剂促进子宫收缩。

6. 复发性流产　对于有复发性流产（RSA）史的患者，除进行一般的对症处理外，还要进行严格、系统和全面的病因筛查，明确病因后再进行相应的处理，同时进行孕期监测。

7. 流产合并感染　多为不全流产合并感染。治疗原则为及时控制感染，尽快清除宫内残留物。如为轻度感染或出血不多，在有效抗生素治疗的同时进行清宫，以达到止血目的。当感染较严重而出血不多时，可用高效广谱抗生素控制感染后再行清宫。若出血较多，则可在广谱抗生素治疗和输血的同时积极清宫，但忌用刮匙全面搔刮，以免感染扩散。术后继续应用抗生素，待感染控制后行 B 超检查，根据宫内情况决定是否需再次行清宫术。若已合并感染性休克，应积极纠正休克。若出现严重感染，如腹、盆腔有脓肿形成、血栓性静脉炎、急性肾功能衰竭或弥散性血管内凝血等，应高度重视，必要时进行多学科协作诊治。

（赵爱民　肖世金）

第三节　妊娠高血压

妊娠高血压诊疗路径

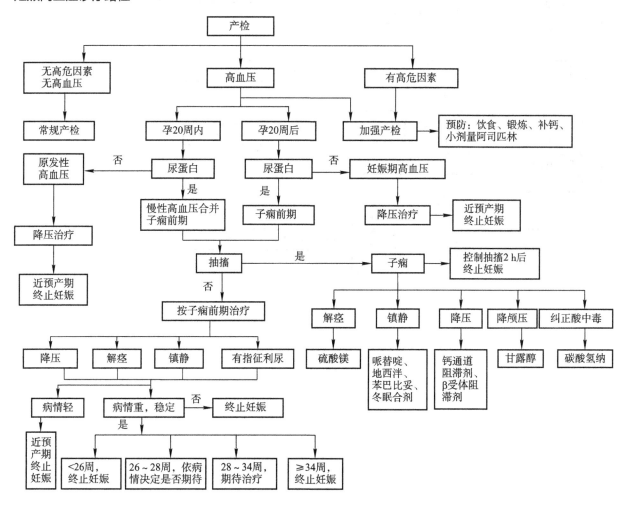

子痫诊疗路径

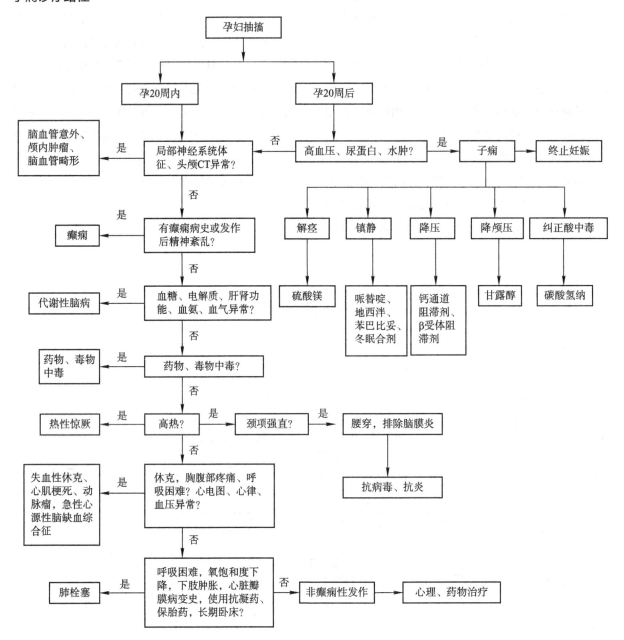

HELLP 综合征诊疗路径

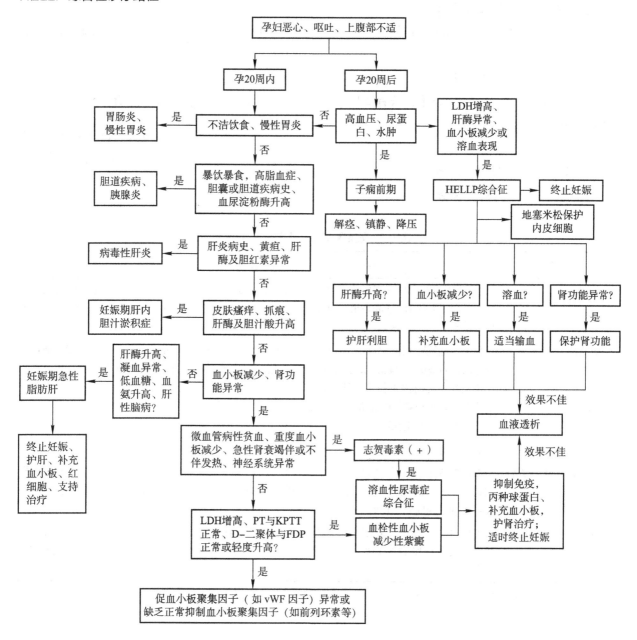

妊娠高血压（hypertensive disorders in pregnancy）是妊娠与血压升高并存的一组疾病，包括妊娠期高血压（gestational hypertension）、子痫前期 - 子痫（pre-eclampsia-eclampsia）、妊娠合并慢性高血压（pregnancy combined with chronic hypertension）、慢性高血压伴发子痫前期（chronic hypertension with superimposed pre-eclampsia）。妊娠高血压是引起孕产妇和围生儿死亡的严重疾病之一，发病背景复杂，可基于孕妇的各种基础病理状况，也受妊娠期间环境因素的影响；妊娠期间病情的缓急不同，可呈现进展性变化，也可迅速恶化；发病率为 5%～12%，其中，子痫前期 - 子痫的发病率为 3.9%。早发型子痫前期起病急遽，病情进展迅速，预后差。本文重点介绍妊娠期高血压与子痫前期 - 子痫。

☞ 典型案例（附分析）7-4

G4P1，停经 37^{+6} 周，发现血压升高 1 天

☞ 典型案例（附分析）7-5

G4P1，停经 24 周，间断头晕、头痛 2 周，加重 13 h

☞ 典型案例（附分析）7-6

G3P1，停经 32^{+6} 周，头晕伴恶心、呕吐 9 h

☞ 典型案例（附分析）7-7

G2P0，停经 30^{+1} 周，头晕、头痛 5 天，发现血压升高 1 天

一、妊娠高血压的临床分类

1. 妊娠高血压的临床分类与诊断标准　根据《妊娠高血压诊治指南（2022）》制定的妊娠高血压疾病分类见表 7-3。

表 7-3　妊娠高血压分类与临床表现

分类	临床表现
妊娠期高血压	妊娠 20 周后首次出现高血压，收缩压≥140 mmHg 和（或）舒张压≥90 mmHg；尿蛋白检测阴性。收缩压≥160 mmHg 和（或）舒张压≥110 mmHg 为重度妊娠期高血压。产后 12 周内恢复正常
子痫前期	妊娠 20 周后孕妇出现收缩压≥140 mmHg 和（或）舒张压≥90 mmHg，伴有下列任意 1 项：尿蛋白定量≥0.3 g/24 h，或尿蛋白/肌酐比值≥0.3，或随机尿蛋白≥1个"＋" 无蛋白尿但伴有以下任何 1 种器官或系统受累：心、肺、肝、肾等重要器官，或血液系统、消化系统、神经系统的异常改变，胎盘 – 胎儿受到累及等 子痫前期也可发生在产后
子痫	子痫前期基础上发生不能用其他原因解释的抽搐
慢性高血压伴发子痫前期	慢性高血压孕妇妊娠 20 周前无蛋白尿，妊娠 20 周后出现尿蛋白定量≥0.3 g/24 h 或随机尿蛋白≥（＋）；或妊娠 20 周前有蛋白尿，妊娠 20 周后尿蛋白量明显增加；或出现血压进一步升高等重度子痫前期的任何 1 项表现
妊娠合并慢性高血压	孕妇既往存在高血压或在妊娠 20 周前发现收缩压≥140 mmHg 和（或）舒张压≥90 mmHg，妊娠期无明显加重或表现为急性严重高血压；或妊娠 20 周后首次发现高血压但持续到产后 12 周以后

注：普遍认为 <34 周发病者为早发型子痫前期。

2. 妊娠期高血压　妊娠 20 周后首次出现高血压，收缩压≥140 mmHg（1 mmHg = 0.133 kPa）和（或）舒张压≥90 mmHg；尿蛋白检测阴性。收缩压≥160 mmHg 和（或）舒张压≥110 mmHg 为重度妊娠期高血压，重度妊娠期高血压应按重度子痫前期处理。妊娠 20 周后发生的高血压可能是妊娠期高血压，也可能是子痫前期的首发症状之一，如出现子痫前期的其他临床表现，则诊断为子痫前期。妊娠期高血压于产后 12 周内恢复正常。

3. 子痫前期 – 子痫　子痫前期是妊娠期特有的疾病，在妊娠 20 周后发病。本病是一种可呈动态连续发展的疾病，既往诊断"轻度子痫前期"只代表疾病状态，任何程度的子痫前期均可导致严重不良妊娠结局发生，因此不再诊断轻度子痫前期，而诊断子痫前期，如伴有严重表现，则诊断重度子痫前期，以便引起重视。子痫指在子痫前期的基础上，出现不能用其他原因解释的抽搐。

重度子痫前期的诊断标准：子痫前期伴有下

列任一临床表现：①血压持续升高不可控制：收缩压≥160 mmHg和（或）舒张压≥110 mmHg。②持续性头痛、视觉障碍或其他中枢神经系统异常表现。③持续性上腹部疼痛及肝包膜下血肿或肝破裂表现，转氨酶水平异常：血丙氨酸转氨酶（ALT）或天冬氨酸转氨酶（AST）水平升高。④肾功能受损：尿蛋白定量>2 g/24 h；少尿（24 h尿量<400 mL，或每小时尿量<17 mL），或血肌酐>106 μmol/L。⑤心力衰竭。⑥肺水肿。⑦血液系统异常：血小板计数呈持续性下降并低于$100×10^9$/L；微血管内溶血，表现为贫血、血乳酸脱氢酶（LDH）水平升高或黄疸。⑧低蛋白血症伴胸腔积液、腹水或心包积液。⑨胎儿生长受限或羊水过少、胎死宫内、胎盘早剥等。

二、病因学、发病机制与高危因素

1. 病因　病因不明，妊娠高血压具有多因素、多机制、多通路发病综合征性质。

2. 发病机制　较为公认的是"两阶段"学说：第一阶段为临床前期，即孕早期滋养细胞侵入功能异常，子宫螺旋动脉发生重铸障碍，引起子宫－胎盘血管的发育受阻，导致胎盘滋养细胞与血管内皮缺血缺氧，胎盘释放细胞毒性因子与血管活性因子异常；第二阶段，胎盘所释放的细胞毒性因子与血管活性因子进入母体血液循环，导致全身小动脉痉挛、激活母体系统性炎症反应，损伤全身血管内皮，触发多系统、多脏器的损伤，最终导致妊娠高血压的发生。

3. 高危因素　年龄≥35岁；妊娠前体重指数≥28 kg/m²；既往子痫前期史、子痫前期家族史（母亲或姐妹）、高血压遗传因素等；有内科疾病史或隐匿存在（潜在）的基础病理因素或疾病，包括原发性高血压、肾脏疾病、糖尿病、自身免疫病（如系统性红斑狼疮、抗磷脂综合征）、阻塞性睡眠呼吸暂停等；本次妊娠为初次妊娠；妊娠间隔时间≥10年；妊娠期间收缩压≥130 mmHg或舒张压≥80 mmHg；妊娠早期尿蛋白定量≥0.3 g/24 h或持续存在随机尿蛋白≥（+）；多胎妊娠；本次妊娠不规律产前检查，产前检查不适当（包括产前检查质量的问题）；饮食与环境等因素；妊娠期间出现正常高值血压、白大衣高血压、隐匿性高血压、一过性高血压。

不是每例子痫前期孕妇都存在上述风险因素，而且多数子痫前期见于无明显风险因素的所谓"健康"孕妇。

三、病理生理变化

妊娠高血压的病理生理改变包括慢性子宫－胎盘缺血、免疫不耐受、脂蛋白毒性、遗传印记、滋养细胞凋亡和坏死增多及孕妇过度耐受滋养细胞炎性反应等，存在多通路不平行性与异质性。其中全身小动脉痉挛是妊娠高血压的基本病理生理变化，全身各脏器、各系统的血流灌注减少，表现为多系统和多脏器损害。

1. 脑血管变化　脑血管痉挛，大脑血管阻力明显增加，内皮细胞通透性增加，导致脑水肿、充血、局部缺血、血栓形成或出血，死于子痫的1/3患者有大脑出血，从瘀点到大血肿不等。子痫患者头颅CT最常见的表现为皮质区域密度变浅，并有相应的局部出血。

2. 心血管的变化　血管痉挛，外周阻力增加，心肌收缩力受损，心输出量减少，形成低排高阻状态，血管内皮损伤，通透性增加，心肌水肿、缺血、点状出血或梗死，心包积液，严重时发生心衰。

3. 呼吸系统　肺血管痉挛，毛细血管渗出，严重低蛋白血症者出现胸腔积液、肺水肿。

4. 肾的变化　妊娠高血压妇女的肾灌注平均下降20%，肾小球滤过率平均下降32%。肾小球毛细管内皮细胞增殖、肿胀与纤维蛋白原沉积，阻塞毛细血管腔，肾小球滤过率下降，血肌酐与尿素氮增加，而蛋白通过跨细胞途径漏出增加。

5. 肝的变化　门静脉周围的出血性坏死是引起血清肝酶升高最常见的病因；肝包膜出血导致肝包膜下血肿，严重时可发生包膜破裂，引起致死性腹腔内出血；子痫前期可伴有溶血、肝酶升高和血小板减少的 HELLP 综合征。

6. 子宫 – 胎盘的变化　在妊娠高血压，子宫螺旋动脉重铸只限于蜕膜动脉，子宫肌层的螺旋动脉仍停留在肌肉弹力结构并对血管舒缩剂的作用敏感，出现急性粥样硬化，子宫动脉与脐动脉血流阻力增加，胎盘胎儿缺血（图 7–1）。胎盘床血管痉挛破裂，出现胎盘早剥。

子宫动脉

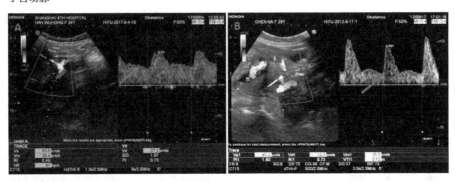

脐血流

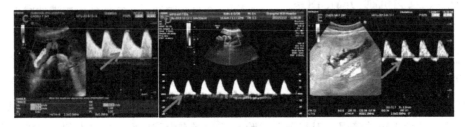

图 7–1　子痫前期子宫动脉血流与脐动脉血流变化
A：正常子宫动脉血流；B：子痫前期子宫动脉血流降低（舒张期血流切迹）；C：正常妊娠脐动脉血流；
D：子痫前期脐动脉舒张期血流消失；E：子痫前期脐动脉舒张期血流反向

7. 内分泌的变化　子痫前期患者的血管对内源性激素（血管紧张素Ⅱ、儿茶酚胺和血管升压素）敏感性增加，在血管阻力增加和血压升高的病理过程中起重要作用。

8. 血液学的变化　妊娠高血压患者的血容量较正常妊娠孕妇减少 16%，严重妊娠高血压出现血液浓缩与血细胞压积增加，区域性组织灌注减少。血管内皮受损可能是妊娠高血压伴有微血管溶血的主要原因，表现为血小板减少、贫血和血细胞碎裂。子痫发生后出现乳酸酸中毒。

四、临床表现

1. 高血压　使用经认证的上臂式医用电子血压计，测量前至少休息 5 min，脱掉所有覆盖袖口位置的衣物；选择合适的袖带尺寸，需使充气气囊的 80% 环绕手臂；间隔 1～2 min 重复测量，血压值取两次测量的平均值；轻度血压升高［收缩压 < 160 mmHg 和（或）舒张压 < 110 mmHg］应在 4～6 h 内重复测量；重度血压升高［收缩压 ≥160 mmHg 和（或）舒张压 ≥110 mmHg］需在 15 min 内重复测量。妊娠期间，正常高值血压为血压（130～139）/（80～89）mmHg；轻度高血压为收缩压 140～159 mmHg 和（或）舒张压 90～109 mmHg；重度高血压为收缩压 ≥160 mmHg 和（或）舒张压 ≥110 mmHg，如急性发作，持续时间 > 15 min 为持续性重度高血压，也称为高血压急症。若血压较基础血压高 30/15 mmHg，但 <140/90 mmHg，虽然不作为高血压的诊断依据，但是要密切随访。对白大衣高血压、隐匿性高血压、短暂性、一过性高血压患者，应推荐家庭血压监测与 24 h 动态血压监测，严密监护，动态管理。

2. 蛋白尿　患者可自诉有不同程度的泡沫尿。留取清洁中段尿，尿常规检查提示尿蛋白≥30 mg/dL，或尿蛋白定性≥（+），或 24 h 尿蛋白定量≥0.3 g 定义为蛋白尿。如无血压升高，仅有尿蛋白或（和）水肿，则应注意排除尿少导致的尿比重增高时的混淆问题，并与原有的肾脏病变与免疫性疾病鉴别。对可疑子痫前期患者，应测 24 h 尿蛋白定量。

3. 水肿　不作为妊娠高血压的诊断标准。但体重异常增加或水肿可能是该病的首发症状或子痫前期的信号，应加以重视。水肿可分为隐性水肿和显性水肿。若孕妇每周体重增加超过 0.5 kg，说明体内有水分潴留，有隐性水肿。显性水肿多由踝部开始，渐延及小腿、大腿、外阴部、腹部和全身。凡踝部及小腿有明显凹陷性水肿，经休息后不消退者为"+"；延及大腿者为"++"；延及外阴及腹部者为"+++"；全身水肿或伴腹水者为"++++"。应早期诊断和治疗水肿，以防妊娠高血压病情发展到重度。

4. 神经系统　患者可因脑血管痉挛、脑水肿、充血、局部缺血、血栓形成及出血等，表现为头晕头痛、恶心呕吐、抽搐、昏迷，甚至发生死亡。头痛多在前额部或枕部。头颅 CT 检查可见脑皮质呈低密度区，并有局部缺血、脑梗死；或出现点状或大片出血，甚至脑疝形成。MRI 检查可见可逆性脑白质后部综合征的各种表现。

5. 视力异常　可表现为视物模糊、视野缺损，检查可发现球结膜水肿、眼底血管痉挛、出血甚至视网膜剥离。

6. 呼吸困难　肺血管痉挛，毛细血管渗出，严重低蛋白血症者出现胸腔积液、肺水肿，导致呼吸困难。

7. 消化系统　可表现为胃部及右上腹部不适，如肝脏充血水肿或肝包膜下出血，形成肝包膜下血肿，可发生右上腹部疼痛。这种特征性疼痛常伴以血清转氨酶水平升高，还可引起凝血因子生成障碍。严重低蛋白血症致腹水、肠壁水肿，出现腹胀、食欲缺乏、消化不良，腹部蛙腹状，移动性浊音阳性。

8. 心血管系统　因冠状血管痉挛、外周血管阻力增加，心输出量明显减少。心肌缺血，心包积液，可发生以左心衰为主的心力衰竭，可伴心肌酶谱或脑钠肽或脑钠肽前体升高，患者有胸闷、心悸、乏力、咳嗽咳痰、呼吸困难、端坐呼吸等症状，严重时可发生孕产妇死亡。

9. 肾功能损害　肾小球毛细血管内皮增生，肾小球滤过率下降，少尿，血肌酐上升达 1.1 mg/dL。肾小球血管内皮细胞对蛋白漏出增多，出现尿蛋白，伴低蛋白血症。

10. 血液系统　血液浓缩，血容量较正常孕妇减少，血细胞压积上升；凝血因子缺乏，凝血功能异常；严重者可发生微血管病性溶血，血小板减少（血小板≤100×10⁹/L），外周血涂片见破碎红细胞，出现血红蛋白尿。

11. 子宫-胎盘血流灌注障碍　是子宫螺旋小动脉重铸不足导致的，可致胎盘功能下降，胎儿宫内生长受限。子宫动脉血流阻力增加，出现舒张期血流消失或反向血流。若胎盘血管破裂，可导致胎盘早剥，严重时母儿死亡。

12. 子痫　在子痫前期的基础上，患者发生抽搐与昏迷，则为子痫。少数病例病情进展迅速，子痫前期的征象不显著，骤然发生抽搐。先出现深部肌肉僵硬，随后发展成全身高张痉挛惊厥、有节律的肌肉收缩和紧张，持续 1~1.5 min，期间患者无呼吸动作；此后抽搐停止，呼吸恢复，但患者仍昏迷，如意识恢复，仍易激惹、烦躁。抽搐临发作前及抽搐期间，患者神智丧失。子痫多发生在妊娠晚期或临产前，为产前子痫；少数发生于分娩过程中，为产时子痫；偶尔发生于分娩后 24 h 内，为产后子痫。

出现高血压急症或有上述 4～12 项症状时，提示病情严重。

五、诊断和鉴别诊断

（一）诊断

孕妇在孕前及孕 20 周前无高血压、蛋白尿等症状，于妊娠 20 周后出现上述症状，并伴有头痛、头晕、视力模糊、恶心及呕吐等症状，严重时可出现抽搐、昏迷，可诊断妊娠高血压。

1. 病史　询问妊娠前有无高血压、肾炎、糖尿病等，另需注意了解自觉症状出现的诱发因素、时间、特点、程度与诊疗经过。在病史询问中要注意妊娠高血压的好发因素。

2. 主要体征　妊娠高血压的主要体征特点是妊娠 20 周以后，孕妇出现血压升高、蛋白尿，并伴有不同程度的重要脏器改变及一系列自觉症状。

3. 辅助检查　常规检查包括：血常规、尿常规、肝肾功能、乳酸脱氢酶、血脂、血糖、凝血功能、甲状腺功能、血钙、血镁；眼底检查、肝、胆、胰、脾、肾及肾动脉血流、肾上腺等脏器 B 型超声检查；动态血压与心电图；胎心监护、胎儿、胎盘与羊水 B 型超声检查。

如怀疑病情严重，可酌情增加以下检查项目：动脉血气分析、心衰指标、心脏彩超、胸片、胸腹水超声、头颅 CT 及 MRI 检查；详细的胎儿 B 超，包括子宫动脉、脐动脉、大脑中动脉、静脉导管等的超声血流变化。

> ☞ 拓展阅读 7-4
> 子痫前期患者子宫动脉血流变化

（二）鉴别诊断

妊娠高血压主要与慢性肾炎、原发性高血压、癫痫、脑出血等疾病鉴别（表 7-4）。早发型子痫前期应与免疫性疾病如系统性红斑狼疮等鉴别。子痫应与脑炎、高渗性昏迷、低血糖惊厥、癔症等鉴别。慢性高血压还应排除原发性醛固酮增多症、肾血管狭窄、嗜铬细胞瘤、库欣综合征等。

（三）早期识别

子痫前期 - 子痫的临床表现呈现多样性和复杂性，每个个体的首发症状不一。需注意单项血压升高或单项蛋白尿，也有部分孕妇发病时并无高

表 7-4　子痫前期与原发性高血压、妊娠合并慢性肾炎鉴别表

鉴别点	妊娠期高血压 / 子痫前期	妊娠合并原发性高血压	妊娠合并慢性肾炎
既往史	无	有高血压史	有肾炎史
现病史	孕 20 周后发病	孕前或孕 20 周前已经有高血压	孕前或孕 20 周前已经有蛋白尿、血尿等
高血压	大多 < 180/120 mmHg，伴有自觉症状	可高达 180/120 mmHg 以上，但少有自觉症状	多在疾病晚期有不同程度的高血压
水肿	下肢开始的不同程度水肿	一般无水肿	明显水肿，眼睑水肿明显
尿常规	可有尿蛋白，无管型	无尿蛋白，无管型	尿蛋白明显，可见血尿或各种管型
肾功能	可有肾功能异常	早期正常，晚期有肾功能异常	不同程度的肾功能不全
眼底检查	小动脉痉挛，视网膜絮状渗出、出血或剥离	小动脉硬化屈曲、动静脉压迹，也可有视网膜絮状渗出或出血	小动脉硬化屈曲、动静脉压迹，也可有视网膜絮状渗出或出血
产后随访	产后 12 周内恢复正常	产后 12 周后仍有高血压	产后 12 周后仍有尿蛋白、血尿或各种管型

血压或蛋白尿；胎儿生长受限及血小板下降都可能是子痫前期的首发症状；头痛、视力障碍、上腹部疼痛、反射亢进都可能是子痫发作的前驱症状；部分孕妇仅存在实验室检查指标异常，如血小板计数 $< 100 \times 10^9$/L、转氨酶水平异常（如丙氨酸转氨酶 ≥ 70 U/L）、血肌酐水平 > 106 μmol/L、低蛋白血症等；注意临床表现呈渐进型或迅速发展型的患者，甚至可在 2~3 天内迅速恶化。

六、对母体和胎儿的影响

1. 对母体的影响　可发生胎盘早剥、产后出血、脑血管意外、视网膜脱离、心力衰竭、肝肾功能衰竭、弥散性血管内凝血、HELLP 综合征、剖宫产率升高等，严重时孕产妇死亡。

2. 对胎儿的影响　可发生早产、胎儿生长受限、胎儿宫内窘迫、死胎、死产、新生儿窒息及死亡等。

七、治疗

（一）治疗目标与治疗原则

1. 治疗目标　预防重度子痫前期和子痫的发生，降低母儿围产期并发症发生率和病死率，改善围产结局。及时终止妊娠是治疗子痫前期 – 子痫的重要手段。

2. 治疗原则　正确评估母儿整体情况；充分休息、镇静，积极降压，预防抽搐及抽搐复发，有指征地利尿与纠正低蛋白血症；密切监测母儿情况；预防和及时治疗严重并发症，适时终止妊娠，治疗基础疾病，做好产后处置和管理。

3. 治疗手段　根据病情的轻重缓急和分类进行个体化治疗，尽可能发现子痫前期 – 子痫的诱发病因（如自身免疫病、甲状腺功能亢进、肾脏疾病或糖尿病等）并对症处理。对妊娠高血压孕妇分层、分类管理。①妊娠期高血压：休息、镇静，监测母儿情况，酌情降压治疗，重度妊娠期高血压按重度子痫前期处理。②子痫前期：有指征降压、利尿和纠正低蛋白血症，镇静，预防抽搐，密切监测

母儿情况，预防和治疗严重并发症，适时终止妊娠。③子痫：治疗抽搐，预防抽搐复发和并发症，病情稳定后终止妊娠。④妊娠合并慢性高血压者：动态监测血压变化，以降压治疗为主，注意预防子痫前期的发生。⑤慢性高血压伴发子痫前期：兼顾慢性高血压和子痫前期的治疗，伴发重度子痫前期临床征象者按重度子痫前期处理。

（二）评估和监测

妊娠高血压在妊娠期、分娩期和产后均可能发生病情加重，因此，对产前、产时和产后的病情进行密切评估和监测十分重要。目的在于了解病情轻重和进展情况，及时合理干预，早防早治，避免不良妊娠结局发生。根据病情确定监测内容，注意个体化，以便于掌握病情变化。子痫前期患者需要每周 1 次甚至每周 2 次的产前检查与评估，重度子痫前期应依情缩短检查与评估间隔时间。

（三）妊娠期高血压的治疗方法

休息、镇静、监测母胎情况，酌情降压治疗。

1. 胎儿未成熟　主要采取期待疗法。轻度妊娠期高血压孕妇可在门诊或住院监测与治疗；重度妊娠期高血压应急诊收住院监测和治疗，按重度子痫前期处理。

（1）一般治疗

1）门诊治疗：至少每周 1 次高危门诊随访，具体措施包括：①减轻工作，注意休息，如果血压不稳定，则应全天休息，取左侧卧位。②多食新鲜蔬菜水果，补充足够的优质蛋白质，低盐饮食。③孕妇应定期测体重、血压和进行尿蛋白检查。④定期胎儿监护，包括 NST、B 超、多普勒脐动脉血流测定。

2）住院治疗：具体措施包括：①全面体格检查。②每 4~6 h 测量 1 次血压，观察临床症状与体征，如有无头痛、视力情况等。③实验室检查，包括每周 1~2 次尿液分析、血肌酐、红细胞压积、血小板及肝功能检查等。④胎儿监护，包括 NST、B 超、B 超生物物理评分，尤其是羊水量的评估及多普勒脐动脉血流测定。⑤保证充足睡眠，必要时

可睡前口服地西泮 2.5 ~ 5.0 mg。

（2）降压治疗

1）降压治疗的目的：预防子痫前期 - 子痫、心脑血管意外和胎盘早剥等严重母胎并发症。收缩压≥140 mmHg 和（或）舒张压≥90 mmHg 的高血压孕妇建议降压治疗；收缩压≥160 mmHg 和（或）舒张压≥110 mmHg 的高血压孕妇应降压治疗。

2）目标血压：孕妇无并发脏器功能损伤，收缩压应控制在 130 ~ 155 mmHg，舒张压应控制在 80 ~ 105 mmHg；孕妇并发脏器功能损伤，则收缩压应控制在 130 ~ 139 mmHg，舒张压应控制在 80 ~ 89 mmHg。降压过程力求下降平稳，不可波动过大，且血压不可低于 130/80 mmHg，以保证子宫 - 胎盘血流灌注。出现严重高血压，或发生器官损害如急性左心衰时，需要紧急降压到目标血压范围，注意降压幅度不能太大，以平均动脉压的 10% ~ 25% 为宜，24 ~ 48 h 达到稳定。

3）常用药物：口服降压药物常用有拉贝洛尔、硝苯地平短效或缓释片、肼屈嗪、甲基多巴等。如口服药物后血压控制不理想，静脉用药常用的有拉贝洛尔、尼卡地平、酚妥拉明等。孕期一般不使用利尿剂降压，以防血液浓缩、有效循环血量减少和高凝倾向。不推荐使用阿替洛尔和哌唑嗪。禁止使用血管紧张素转化酶抑制剂和血管紧张素 II 受体阻滞剂。硫酸镁不可作为降压药使用。

拉贝洛尔：是水杨酰胺衍生物，α、β 肾上腺素能受体阻滞剂。口服 50 ~ 150 mg，每日 3 ~ 4 次。静脉注射的初始剂量为 20 mg，10 min 后如未有效降压则剂量加倍，最大单次剂量 80 mg，直至血压被控制，每天最大总剂量为 220 mg。静脉滴注 50 ~ 100 mg 加入 5% 葡萄糖溶液 250 ~ 500 mL，根据血压调整滴速，待血压稳定后改口服。

硝苯地平：是二氢吡啶类钙离子通道阻滞剂，其药理作用是使全身小血管扩张。硝苯地平片 5 ~ 10 mg 口服，每日 3 ~ 4 次，24 h 总量不超过 60 mg。紧急时舌下含服 10 mg，起效快，但不推荐常规使用。缓释片 30 mg 口服，每日 1 ~ 2 次。

尼莫地平：是二氢吡啶类钙离子通道阻滞剂，可选择性扩张脑血管。口服 20 ~ 60 mg，每日 2 ~ 3 次；静脉滴注 20 ~ 40 mg 加入 5% 葡萄糖溶液 250 mL，每天总量不超过 360 mg。

尼卡地平：是二氢吡啶类钙离子通道阻滞剂。口服初始剂量为 20 ~ 40 mg，每日 3 次；静脉滴注的起始剂量为每小时 1 mg，根据血压变化每 10 min 调整 1 次用量；高血压急症时，0.1 ~ 0.2 mg/mL 的尼卡地平（生理盐水或 5% 葡萄糖溶液稀释）以 0.5 ~ 6 μg/（kg·min）的滴注速度进行静脉滴注，从 0.5 μg/（kg·min）开始，将血压降到目标值后，一边监测血压，一边调节滴注速度。心率加快的不良反应较硝苯地平少见，其最常见的不良反应是头痛。

肼屈嗪：能扩张周围小血管，使外周阻力降低，可增加心输出量。此药可引起心动过速、心悸等不良反应。当舒张压 > 110 mmHg 时，使用肼屈嗪 2.5 ~ 5 mg，静脉滴注 20 min 以上，直到血压得到控制，使舒张压维持在 90 ~ 100 mmHg。使用过程中应每 2 ~ 5 min 量一次血压。

酚妥拉明：为 α 受体阻滞剂，可使小动脉舒张，降低心脏后负荷，必须在血容量补足的基础上使用此药，常见的不良反应有体位性低血压、鼻塞、眩晕、恶心、呕吐等。用法为静脉滴注，10 ~ 20 mg 溶于 5% 葡萄糖溶液 100 ~ 200 mL，以 10 μg/min 的速度开始静脉滴注，应根据降压效果调整滴注速度。

甲基多巴：甲基多巴经过 α- 甲基去甲肾上腺素兴奋中枢 α_2 受体，从而降低血压，甲基多巴降低全身血管阻力，但不引起心率或心输出量的明显生理性改变，因而维持了肾血流量，不影响子宫、胎盘或胎儿的血流动力学。孕期长期使用甲基多巴对胎儿、新生儿无影响，对婴儿也无长期的影响。用法为 250 mg 口服，每日 3 次，以后根据病情酌情增减，最高不超过每日 2 g。

硝酸甘油：作用于氧化亚氮合酶，可同时扩张动脉和静脉，主要松弛静脉，降低前、后负荷，是快速、强效降压药，半衰期很短。主要用于合并心力衰竭和急性冠脉综合征时高血压急症的降压治疗。起始剂量 5～10 μg/min 静脉滴注，每 5～10 min 增加滴速至维持剂量 20～50 μg/min。大剂量静脉给药［＞70 μg/（kg·min）］可引起正铁血红蛋白血症。

硝普钠：又名硝铁氰化物，一氧化氮供体，为强有力的血管扩张剂，扩张周围血管，使血压下降，作用迅速，给药 5 min 即见效。50 mg 加入 5% 葡萄糖溶液 500 mL，按 0.5～0.8 μg/（kg·min）静脉缓滴。孕期仅适用于其他降压药物应用无效的高血压危象孕妇，产前应用不超过 4 h。该制剂溶液对光敏感，故应用箔纸覆盖注射瓶，24 h 要换药。

4）急性重度或持续性重度高血压：若为未使用过降压药物者，可以首选口服降压药，每 10～20 min 监测血压，血压仍高则重复给药，2～3 次后效果不显立即改用静脉给药。例如口服速效硝苯地平 10 mg，但注意每 10～20 min 监测血压，如血压仍 ＞160/110 mmHg，再口服 20 mg；20 min 复测血压未下降，可再口服 20 mg；20 min 复测血压仍未下降，应该用静脉降压药物。

若在使用口服降压药物过程中出现了持续性重度高血压，应该考虑使用静脉降压方法。

降压达标后，仍需要严密监测血压变化（如 1 h 内每 10 min 测量 1 次，以后每 15 min 测量 1 次维持 1 h，再每 30 min 测量 1 次维持 1 h，接着每 1 h 测量 1 次维持 4 h）。有条件的机构应予持续心电监护监测血压，依据病情注意个体化处理。

☞ 拓展阅读 7-5
妊娠期血压管理中国共识 2021

（3）硫酸镁解痉：对于重度妊娠期高血压，建议使用硫酸镁解痉，使用方法同子痫前期。

2. 胎儿已成熟

（1）若宫颈成熟，可考虑终止妊娠，评估孕妇可阴道分娩后给予引产，但需防止子痫的发生；继续加强孕妇及胎儿的监护。

（2）若宫颈未成熟，应继续住院期待疗法，注意对孕妇及胎儿的监护，包括孕妇症状及体征的观察、肝肾功能及凝血机制的检查等。对胎儿监护正常、孕妇血压稳定者，可住院观察，孕 37 周后终止妊娠。在期待观察过程中，出现难治性高血压或重度子痫前期表现时，应考虑终止妊娠。

（四）子痫前期的处理

降压、镇静、解痉，密切监测母胎情况，适时终止妊娠。

对于非重度子痫前期孕妇，应评估后决定是否住院治疗，防止重度子痫前期与子痫的发生，有头痛、视力模糊、上腹部痛时，提示子痫即将发生，短期体重增长过快伴尿量少也提示孕妇病情较为严重。重度子痫前期及子痫孕妇均应急诊收住院监测和治疗，根据病情严重程度、胎龄、母儿情况决定立即终止妊娠或继续期待治疗。如胎儿未成熟，可考虑期待治疗，一旦病情进行性加重，或胎儿基本成熟，应予终止妊娠。如决定终止妊娠，可按具体情况采取阴道分娩或剖宫产。

1. 一般治疗与降压治疗　同妊娠期高血压。

2. 解痉　硫酸镁是治疗重度子痫前期与子痫的一线药物，也是重度子痫前期对子痫发作的预防用药。硫酸镁有预防和控制子痫发作的作用，对中枢神经系统有抗惊厥作用，它控制子痫再次发作的效果优于地西泮、苯巴比妥和冬眠合剂等镇静药物。除非存在硫酸镁应用禁忌或硫酸镁治疗效果不佳，否则不推荐将苯妥英钠和苯二氮䓬类（如地西泮）用于子痫的预防或治疗。轻度子痫前期患者也可考虑应用硫酸镁。但硫酸镁不能用于降低血压。

（1）作用机制：① 镁离子抑制运动神经末梢释放乙酰胆碱，阻断神经肌肉接头间的信号传导，抑制运动神经纤维的冲动，减少乙酰胆碱的释放，使骨骼肌松弛；②镁离子刺激血管内皮细胞合成前列环素，抑制内皮素合成，降低机体对血管紧张素 Ⅱ 的反应，从而缓解血管痉挛状态；③镁离子通过阻断谷氨酸通道阻滞钙离子内流，解除血管痉挛，减少血管内皮损伤；④镁离子可提高孕妇和胎儿血红蛋白的亲和力，改善氧代谢。

（2）用药方法

1）预防子痫：静脉用药时，负荷剂量硫酸镁 2.5～5 g，溶于 10% 葡萄糖溶液 20 mL 静脉推注 （15～20 min），或者加入 5% 葡萄糖溶液 100 mL 快速静滴，继而 1～2 g/h 静滴维持。或者夜间睡眠前停用静脉给药，改为肌内注射，用法为 25% 硫酸镁 20 mL + 2% 利多卡因 2 mL 臀部肌内注射。用药时间长短根据病情需要掌握，一般每天静脉滴注 6～12 h，24 h 总量不超过 30 g。

2）控制子痫：负荷和维持剂量同预防子痫发作处理。控制子痫抽搐 24 h 后需要再评估病情，病情不稳定者需要继续使用硫酸镁，预防复发抽搐。

3）子痫复发：可以追加静脉负荷剂量用药 2～4 g，静脉推注 2～3 min，继而 1～2 g/h 静脉滴注维持。

4）预防产后子痫：若为产后新发现高血压合并头痛或视力模糊，建议启用硫酸镁预防产后子痫前期 - 子痫。

用药期间需每日评估病情变化，决定是否继续用药。引产和产时可以持续使用硫酸镁，尤其对于重度子痫前期；剖宫产术中应用时要注意孕产妇的心脏功能；产后继续使用 24～48 h，注意再评估病情；硫酸镁用于重度子痫前期预防子痫发作以及重度子痫前期的期待治疗时，为避免长期应用对胎儿（或新生儿）的血钙水平和骨质产生影响，建议及时评估病情，如孕妇病情稳定，应在使用 5～7 天后停用硫酸镁；在重度子痫前期的期待治疗中，必要时可间歇性应用。

（3）注意事项：血清镁离子的有效治疗浓度为 1.8～3.0 mmol/L，超过 3.5 mmol/L 即可出现中毒症状。使用硫酸镁必备条件为①膝跳反射存在；②呼吸 ≥16 次/分；③尿量 ≥25 mL/h 或 ≥600 mL/d；④备有 10% 葡萄糖酸钙。镁离子中毒时停用硫酸镁并静脉缓慢推注（5～10 min）10% 葡萄糖酸钙 10 mL。如患者同时合并肾功能不全、心肌病、重

症肌无力等，则应慎用或减量使用硫酸镁。若条件许可，用药期间可监测血清镁离子浓度。

☞ 拓展阅读 7-6
硫酸镁与子痫前期

3. 镇静剂　对子痫前期或子痫患者，精神紧张、睡眠不足时可使用镇静剂。目的是缓解孕产妇的精神紧张、焦虑症状，改善睡眠，预防并控制子痫，应个体化酌情应用。

（1）地西泮：属苯二氮䓬类，具有镇静、抗惊厥、催眠、肌肉松弛等作用。不良反应是嗜睡、肌肉软弱无力，对胎儿的呼吸中枢有一定的抑制作用。用法为口服 5 mg，每日 3 次或睡前服。对于子痫或重度子痫前期患者，可用地西泮 10 mg 肌内注射或加入 25% 葡萄糖溶液 20 mL，静脉缓慢推注（>2 min）。

（2）苯巴比妥：镇静时口服剂量为每次 30 mg，每日 3 次。控制子痫时肌内注射 0.1 g。

（3）冬眠合剂：可广泛抑制神经系统，有助于解痉降压，控制抽搐发生。由氯丙嗪 50 mg、异丙嗪 50 mg、哌替啶 100 mg 组成，称为全量冬眠合剂。该合剂可解除血管痉挛，改善微循环，降压作用较迅速，有利于控制子痫抽搐。通常以 1/3～1/2 量肌注，或以半量加入 5% 葡萄糖溶液 250 mL 静脉滴注。由于氯丙嗪可使血压急剧下降，导致肾及胎盘血流量降低，而且对母胎肝脏有一定损害，抑制胎儿呼吸，故仅应用于硫酸镁治疗效果不佳者。

4. 利尿药物　利尿剂能导致孕妇血液浓缩，血容量减少，使胎盘血流量减少和微循环灌注不良，故利尿药不主张常规应用，只用于全身水肿、肺水肿、脑水肿、血容量过高或心力衰竭者。

（1）呋塞米：为强效利尿剂，该药作用快而短促，剂量为 20～40 mg，静脉缓慢推注。

（2）甘露醇：为高渗性利尿剂，主要用于脑水肿，20% 甘露醇 250 mL，静滴（30～60 min 滴完），心力衰竭或潜在心力衰竭患者禁用，甘油果糖适用于肾衰竭患者。

5. 扩容治疗　子痫前期孕妇需要限制补液量以避免肺水肿，不推荐扩容治疗。扩容疗法可增加血管外液体量，导致一些严重并发症的发生如肺水肿、脑水肿等。除非有严重的液体丢失（如呕吐、腹泻、分娩出血）或高凝状态者，通常不推荐扩容治疗。子痫前期患者出现少尿时，如无肌酐升高不建议常规补液。严重低蛋白血症有腹水者应在补充白蛋白扩容后配合应用利尿剂，严密监护，防止肺水肿和心力衰竭发生。

6. 产科处理

（1）促胎肺成熟：孕周 < 34 周并预计 1 周内分娩的子痫前期患者均应接受糖皮质激素促胎肺成熟治疗。用法为地塞米松 5 mg 或 6 mg 肌内注射，每 12 h1 次，连续 4 次；或倍他米松 12 mg 肌内注射，每天 1 次，连续 2 天；或羊膜腔内注射地塞米松 10 mg 1 次。目前尚无足够证据证明地塞米松、倍他米松，以及不同给药方式促胎肺成熟治疗的优劣。不推荐反复、多疗程的产前给药。如果在较早期初次促胎肺成熟后，又经过一段时间（2 周左右）保守治疗，但终止妊娠的孕周仍 < 34 周时，可以考虑再次给予同样剂量的促胎肺成熟治疗。临床已有宫内感染证据者禁忌使用糖皮质激素。

注意不要为了完成促胎肺成熟治疗的疗程而延误了子痫前期应该终止妊娠的时机。

（2）分娩时机和方式：子痫前期患者经积极治疗母胎状况无改善或者病情持续进展的情况下，终止妊娠是唯一有效的治疗措施。

1）与孕周相关的终止妊娠时机：①妊娠期高血压、轻度子痫前期的孕妇可期待至孕 37 周终止妊娠。②重度子痫前期患者，小于孕 24 周，经治疗病情不稳定者建议终止妊娠；孕 24 ~ 28 周，根据母胎情况及当地围产期母儿诊治能力决定是否可以行期待治疗；孕 28 ~ 34 周，如病情不稳定，经积极治疗 24 ~ 48 h 病情仍加重，应终止妊娠；如病情稳定，可以考虑期待治疗，并建议转至具备早产儿救治能力的医疗机构；妊娠 > 34 周的孕妇，存在威胁母儿的严重并发症和危及生命者，或存在

胎儿生长受限并伴有脐血流异常及羊水过少者应考虑终止妊娠；妊娠 > 34 周仅仅表现为胎儿生长受限而无胎盘脐血流改变也无羊水过少者，或尿蛋白 > 2 g/24 h 而无其他重度子痫前期特征者，可以实施严密监测下的期待治疗。③子痫孕妇病情控制后可考虑终止妊娠。

2）与病情相关的终止妊娠指征：①出现子痫前期的严重并发症，包括重度高血压不可控制、高血压脑病和脑血管意外、可逆性后部脑病综合征（posterior reversible encephalopathy syndrome，PRES）、子痫、心力衰竭、肺水肿、完全性和部分性 HELLP 综合征、弥散性血管内凝血、胎盘早剥和胎死宫内；②重度子痫前期发生母儿严重并发症者，需要稳定孕妇状况后尽早终止妊娠，不考虑是否完成促胎肺成熟；③当存在孕妇器官系统受累时，评定孕妇器官累及程度和发生严重并发症的紧迫性以及胎儿安危情况，综合考虑终止妊娠时机，例如血小板计数 < 100×10^9/L、转氨酶水平轻度升高、肌酐水平轻度升高、羊水过少、脐血流反向或伴胎儿生长受限等，可在稳定病情和严密监护之下尽量争取给予促胎肺成熟后终止妊娠；④对已经发生胎死宫内者，可在稳定病情后终止妊娠；⑤蛋白尿及其程度虽不作为终止妊娠的单一指征，却是综合性评估的重要指标之一，如评估孕妇低蛋白血症、伴发腹水和（或）胸腔积液的严重程度及心肺功能，评估孕妇伴发存在的基础疾病（如自身免疫病的系统性红斑狼疮、肾脏疾病等）病况，尤其是对于高血压伴蛋白尿的子痫前期，注意与肾功能受损和其他器官受累情况综合分析，确定终止妊娠的时机。

3）终止妊娠的方式：妊娠高血压患者如无产科剖宫产指征，原则上考虑阴道试产。但如果不能短时间内阴道分娩、病情有可能加重，可考虑放宽剖宫产指征。对于已经存在各类母胎严重并发症者，剖宫产术是迅速终止妊娠的手段。

4）分娩期间注意事项：①注意观察自觉症状变化；②监测血压并继续降压治疗，应将血压控

制在160/110 mmHg以内；注意硫酸镁的继续使用和启用；③监测胎心变化；④积极预防产后出血；⑤产时、产后不可使用任何麦角新碱类药物。

☞ 拓展阅读7-7
妊娠高血压诊治指南（2020）

（3）早发型重度子痫前期的期待治疗：重度子痫前期发病越早，预后越差。重度子痫前期发生于孕24～34周者称为早发型重度子痫前期（early onset severe pre-eclampsia），而孕34周后发生者称为晚发型重度子痫前期（late onset severe pre-eclampsia）。

建议在三级医院并有围生儿重点监护设施的医疗机构对早发型重度子痫前期孕妇进行期待疗法，以期延长胎龄，降低围生儿的死亡率。

但另一方面，期待疗法延长胎龄会增加孕产妇的病死率。迄今无资料提示期待治疗对孕妇有益；故在采取期待疗法时，除应加强母儿监护，还应与孕妇和家属沟通，一旦发现某一个或多器官功能障碍、胎儿窘迫或妊娠已达34周时，应及时终止妊娠。

（4）子痫的处理：包括一般急诊处理、硫酸镁和降高血压药物的应用、预防抽搐复发、适时终止妊娠、预防并发症等。及时正确的处理能改善子痫的预后，其基本处理与重度子痫前期相同，但需注意以下几个环节。

1）一般急诊处理：子痫发作时需保持气道通畅，维持呼吸、循环功能稳定，密切观察生命体征、尿量（应留置导尿管监测）等。避免声、光等刺激。预防坠地外伤、唇舌咬伤。

2）控制抽搐：硫酸镁是治疗子痫及预防子痫复发的首选药物。当患者存在硫酸镁应用禁忌或硫酸镁治疗无效时，可考虑应用地西泮、苯妥英钠或冬眠合剂控制抽搐。子痫患者产后需继续应用硫酸镁24～48 h，并进一步评估是否继续应用，至少住院密切观察4～7天。

3）控制血压：脑血管意外是子痫患者死亡的最常见原因。当收缩压持续≥160 mmHg，舒张压≥110 mmHg时要积极降压，以预防心脑血管并发症。

4）降低颅内压：20%甘露醇250 mL快速滴注。

5）纠正缺氧与酸中毒：根据血气分析决定是否应用4%碳酸氢钠纠酸。

6）适时终止妊娠：抽搐控制后可考虑终止妊娠。对于早发型子痫前期治疗效果较好者，可适当延长孕周，但须严密监护孕妇和胎儿情况。

7）子痫前期-子痫发生的病因性治疗：控制子痫后，注意查找病因，如存在自身免疫病（系统性红斑狼疮、干燥综合征、系统性硬化病或抗磷脂综合征等），注意积极的免疫性激素治疗和抗凝治疗，如存在甲状腺功能亢进症，应注意抗甲状腺功能治疗等。

（5）产后处理（产后6周内）：重度子痫前期患者产后应继续使用硫酸镁24～48 h预防产后子痫。注意产后迟发型子痫前期及子痫（发生在产后48 h后的子痫前期及子痫）的发生。子痫前期患者产后1周是产褥期血压高峰期，高血压、蛋白尿等症状仍可能反复出现甚至加剧，因此这期间仍应每天监测血压及尿蛋白。如血压≥150/100 mmHg，应继续给予降压治疗。哺乳期可继续应用产前使用的降压药物，禁用ACEI和ARB类（卡托普利、依那普利除外）。注意监测及记录产后出血量，患者应在重要器官功能恢复正常后方可出院。建议产后3周内进行动态血压监测，产后3个月进行血压、尿常规及血脂和血糖检查，产后12个月内应恢复到孕前体重，保持健康的生活方式，管理体重，每年进行1次健康体检，终身随访。

八、预测和预防

妊娠高血压病因未明，不能完全预防，但可早期诊断。

（一）动态评估子痫前期风险

对所有孕妇均应进行子痫前期风险评估，包括首次产前检查（建册）时、妊娠11～13周、妊娠

19～24周以及妊娠30～34周的动态评估，甄别高危孕妇，加强监护与积极干预，及早发现子痫前期并降低不良妊娠结局的发生风险。

（二）妊娠高血压的预测方法

1. 孕妇临床风险因素预测　有任何一种高危因素（既往妊娠高血压、慢性高血压、慢性肾脏疾病、糖尿病或自身免疫病）或任何两种中度危险因素（初产、年龄≥40岁、体重指数≥35 kg/m²、子痫前期家族史或妊娠间期＞10年）即应考虑为子痫前期高风险。经临床风险预测：未足月子痫前期的检出率为39%，足月子痫前期的检出率为34%，假阳性率为10.3%。

2. 平均动脉压（mean arterial pressure，MAP）预测　MAP由收缩压（systolic blood pressure，SBP）和舒张压（diastolic blood pressure，DBP）计算得出，MAP = DBP +（ SBP−DBP ）/3。如MAP≥90 mmHg，约50%孕妇于妊娠晚期发展为妊娠高血压。

3. 子宫动脉搏动指数（uterine artery pulsatility index，UTPI）预测　孕早期超声测量UTPI，在假阳性率10%基础上，可以筛查出26%的子痫前期患者。

4. 血清学指标预测　可溶性血管内皮生长因子受体1（soluble fms-like tyrosine kinase-1，sFlt-1）、胎盘生长因子（placental growth factor，PLGF）、可溶性内皮因子（soluble endoglin，sEng）可在妊娠中期对早发子痫前期的预测起到一定作用。sFlt-1/PLGF比值对短期预测子痫前期具有临床价值，sFlt-1/PLGF比值≤38时阴性预测值（排除1周内的子痫前期）为99.3%；sFlt-1/PLGF比值＞38时阳性预测值（预测4周内的子痫前期）为36.7%。

5. 联合孕妇的临床风险因素与MAP、PLGF、UTPI综合预测　准确性更高，未足月子痫前期的检出率为75%～82%。

在医疗资源充足的地区，建议检测PLGF、UTPI与MAP，结合孕妇临床风险因素对未足月子痫前期进行筛查。在医疗资源有限的地区，建议对所有孕妇常规使用孕妇临床风险因素和MAP进行未足月子痫前期筛查，对筛查出的高风险人群，建议联合PLGF和UTPI进行预测。

> ☞拓展阅读7-8
> 2019年国际妇产科联盟（FIGO）子痫前期的妊娠早期筛查与预防指南要点解读

（三）妊娠高血压的预防

对高危人群可能有效的预防措施有：①加强孕期监护与保健，适度锻炼；②合理安排休息，妊娠期放松紧张情绪；③健康的生活方式，合理饮食，控制体重增长，不推荐严格限制盐的摄入，肥胖孕妇也不推荐过度限制热量摄入；④对于基础钙摄入不足（每日摄入量＜600 mg）的孕妇建议孕期口服钙剂，至少每日1 000 mg；⑤阿司匹林抗凝治疗，对具有发展为子痫前期倾向的高危孕妇，应尽早（妊娠12～16周）开始服用小剂量阿司匹林（50～150 mg/d）直至36周或分娩前1周。

基于贝叶斯原理的早产子痫前期风险计算器对孕妇进行在线评价，当风险值≥1/100时为高风险，或具有以下三种情况之一时，应视为高危：①具有子痫前期危险因素，包括子痫前期病史、慢性高血压病史、孕前糖尿病史、慢性肾炎病史、超重或肥胖、高龄、抗磷脂综合征、系统性红斑狼疮、易栓症、辅助生殖技术受孕和阻塞性睡眠呼吸暂停综合征；②在妊娠期动态评估由正常变为高危；③妊娠期间出现正常高值血压、白大衣高血压、隐匿性高血压、一过性高血压。

> ☞拓展阅读7-9
> 阿司匹林和低分子肝素预防子痫前期的研究进展

附：HELLP综合征

1982年，Weinstein将溶血、肝酶升高、血小板减少称为HELLP综合征（hemolysis, elevated liver enzymes, and low platelets syndrome, HELLP syndrome），是重度子痫前期的严重并发症。

（一）发病率

HELLP 综合征发病率约为重度子痫前期的 20%。

（二）发病机制

1994 年，Sibai 等提出，HELLP 综合征、血栓性血小板减少性紫癜、溶血性尿毒症综合征、妊娠期急性脂肪肝和急性肾衰竭等疾病的发病机制类似，共同的环节是内皮细胞损伤、血管痉挛、血小板激活、前列环素和血栓素比例平衡失调以及内皮衍生的松弛因子释放减少，凝血因子 V 的突变抵抗了活化蛋白 C 的降解作用，现在认为这是妊娠期血栓形成的主要原因，也可能与自身免疫机制有关。新近的资料认为 HELLP 综合征有因子 VR506Q 突变。

（三）临床表现

临床表现多样，无特异性。多数患者有上腹部或右上腹痛，约有一半孕妇有恶心、呕吐，也可无高血压、蛋白尿，或仅轻度高血压和蛋白尿。在子痫前期保守治疗时，应定期测定血小板计数和肝酶水平。

HELLP 综合征可以出现抽搐、黄疸、胃肠道出血、血尿、牙龈出血、肾区、胸部及肩部疼痛，出现上述症状时需警惕该病发生。约有 1/3 的 HELLP 综合征出现在产后。在分娩后数小时到 6 天开始，大多数在 48 h 内出现。

（四）诊断

确诊主要依靠实验室检查。

1. 诊断标准

（1）血管内溶血：外周血涂片见破碎红细胞、球形红细胞，胆红素 ≥20.5 µmol/L（即 1.2 mg/dL），血清结合珠蛋白 < 250 mg/L。

（2）肝酶升高：丙氨酸转氨酶 ≥40 U/L 或天冬氨酸转氨酶 ≥70 U/L，乳酸脱氢酶水平升高。

（3）血小板减少：血小板计数 < 100 × 10^9/L。

2. 诊断注意事项　对存在血小板计数下降趋势且 < 150 × 10^9/L 的孕妇应进行严密随访。1991 年 Martin（Mississippi）提出的分类中，主要是根据血小板下降程度分为 3 类，HELLP 综合征时，血小板计数 ≤50 × 10^9/L 为重度减少，孕产妇严重并发症发生率为 40% ~ 60%；> 50 × 10^9/L 且 ≤100 × 10^9/L 为中度血小板减少，严重并发症发生率达 20% ~ 40%；> 100 × 10^9/L 且 ≤150 × 10^9/L 为轻度血小板减少，孕产妇严重并发症的发生率约 20%。监测血小板的动态下降趋势，有利于对疾病严重程度分层并给予积极的监控和处理。

乳酸脱氢酶升高和血清结合珠蛋白降低是诊断 HELLP 综合征的敏感指标，常在血清未结合胆红素升高和血红蛋白降低前出现。

HELLP 综合征孕产妇的严重并发症与重度子痫前期的其他严重并发症有重叠，包括：心肺并发症，如肺水肿、胸腔或心包积液、充血性心力衰竭、心肌梗死或心脏停搏；血液系统并发症，如弥散性血管内凝血；中枢神经系统并发症，如卒中、脑水肿、高血压脑病、视力丧失、PRES；肝脏并发症，如肝包膜下血肿或破裂；肾脏并发症，在血清肌酐超过 106.1 µmol/L（即 1.2 mg/dL）时，伴有急性肾小管坏死或急性肾衰竭；胎盘早剥等。在诊断 HELLP 综合征的同时注意评估有无严重并发症的发生。

3. 鉴别诊断　HELLP 综合征应注意与血栓性疾病、血小板减少性紫癜、溶血性尿毒症综合征、妊娠期急性脂肪肝等鉴别（表 7-5）。

（五）治疗

HELLP 综合征必须住院治疗。在重度子痫前期治疗的基础上，其他治疗措施如下。

1. 输注血小板　血小板计数 > 50 × 10^9/L 且不存在过度失血或者血小板功能异常时，不建议预防性输注血小板或者剖宫产术前输注血小板；< 50 × 10^9/L 且血小板数量迅速下降或者存在凝血功能障碍时应考虑备血；血小板 < 20 × 10^9/L 时，分娩前强烈建议输注血小板，预防产后出血的发生。

2. 肾上腺皮质激素　血小板 < 50 × 10^9/L 可考虑肾上腺皮质激素治疗；可改善内皮细胞损伤与脏器功能，促胎肺成熟。

表 7-5 HELLP 综合征的鉴别诊断

	HELLP 综合征	血栓性血小板减少性紫癜	溶血性尿毒症综合征	妊娠期急性脂肪肝
主要损害器官	肝为主的多脏器损害	神经系统	肾	肝
孕期出现时间	中晚期	中期	产后	晚期
血小板				正常
溶血	+	+ +	+	+/-
PT/APTT	正常	正常	正常	延长
纤维蛋白原	正常	正常	正常	
肝酶		正常	正常	正常
血胆红素			正常	
血糖	正常	正常	正常	
肌酐	正常			

注：PT，凝血酶原时间；APTT，活化部分凝血活酶时间

3. 适时终止妊娠

（1）时机：绝大多数 HELLP 综合征患者应在积极治疗后终止妊娠。只有当胎儿不成熟且母胎病情稳定的情况下方可在三级医疗单位进行期待治疗。

（2）分娩方式：HELLP 综合征患者可酌情放宽剖宫产指征。

（3）麻醉：血小板计数 $> 75 \times 10^9$/L，如无凝血功能紊乱和进行性血小板下降，首选区域麻醉，否则可考虑全身麻醉。

4. 其他治疗 必要时进行血浆置换或者血液透析治疗。

5. HELLP 综合征存在严重并发症时需要产科、麻醉科、血液科、输血科、重症监护室、肾内科、新生儿科等多学科管理和治疗。

6. 注意孕妇全面状况评估和病因鉴别。

（蒋荣珍 滕银成）

第四节　妊娠期糖尿病

诊疗路径

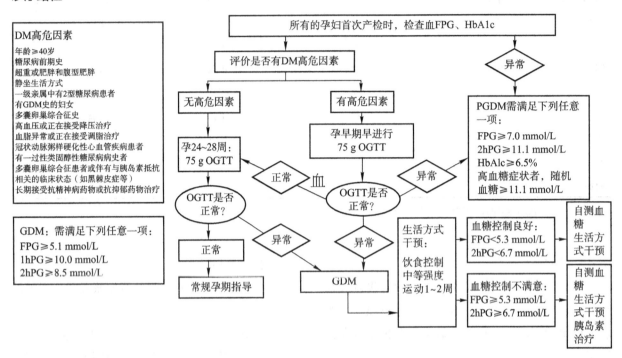

注：GDM，妊娠期糖尿病；PGDM，孕前糖尿病；DM，糖尿病；OGTT，口服葡萄糖耐量试验；FPG，空腹血糖；1hPG，服糖后1 h血糖；2hPG，服糖后2 h血糖；HbA1c，糖化血红蛋白

妊娠期糖尿病是常见的妊娠期并发症，随着人群中高龄、肥胖、糖尿病家族史等高风险因素的增加，其发生率进一步升高，据报道，为13%~21%。妊娠期高血糖引起孕妇及胎儿近、远期并发症，导致不良妊娠结局。研究表明，糖尿病患者若孕期血糖控制良好，母儿的预后将得到明显改善，严重并发症将显著降低。

一、妊娠期高血糖分类

1. 孕前糖尿病（pre-gestational diabetes mellitus，PGDM）指在原有糖尿病的基础上妊娠。包括孕前已明确诊断的1型、2型或特殊类型糖尿病，以及孕期首次产前检查时血糖升高程度已经达到非孕糖尿病（diabetes mellitus，DM）标准，被诊断的糖尿病患者，约占孕期高血糖的16%。

2. 妊娠期糖尿病（gestational diabetes mellitus，GDM）指妊娠期间发生的不同程度糖代谢异常，但血糖未达到非孕糖尿病的水平，占孕期高血糖的83.6%左右。

昆士兰卫生组织GDM指南（2021年版）与中国2型糖尿病防治指南（2020年版）将孕前糖尿病（PGDM）分成两类，而GDM标准不变。即：

孕前糖尿病（PGDM），指孕前确诊的1型糖尿病（type 1 diabetes mellitus，T1DM）、2型糖尿病（type 2 diabetes mellitus，T2DM）或特殊类型糖尿病，约占孕期高血糖的7.9%。

妊娠期显性糖尿病（overt diabetes mellitus，ODM）也称妊娠期间的糖尿病（diabetes in pregnancy，DIP），指孕期任何时间被发现且达到非孕人群糖尿病诊断标准，约占孕期高血糖的8.5%。

☞典型案例（附分析）7-8

孕 39^{+3} 周，发现血糖升高 3 月余

☞典型案例（附分析）7-9

停经 25^{+6} 周，发现血糖升高 2 月余，阴道流液 3 h 余

二、妊娠期糖代谢的特点

1. 与非孕时相比，孕妇血糖水平较低，特别是空腹血糖，约降低 10%；且随着妊娠进展而降低，因为：①通过胎盘从母体获取的葡萄糖是胎儿能量的主要来源，随着孕周的增加，胎儿葡萄糖需求量增加；②妊娠期肾血流量及肾小球滤过率均增加，但肾小球对糖的吸收率不能相应增加，孕妇尿中排糖量增加；③雌激素、孕激素可以增加母体对葡萄糖的利用。

2. 由于胎盘分泌的拮抗胰岛素样物质增加，外周组织对胰岛素的敏感性随孕周的增加而降低，胰岛素的需求量相应增加。胰岛素分泌受限者不能代偿妊娠期的生理变化而发生血糖升高，出现 GDM 或使 PGDM 病情加重。

三、妊娠期糖尿病的危害

1. 短期危害

（1）对孕妇的影响：高血糖可使胚胎发育异常，流产发生率高；容易发生妊娠期高血压病、羊水过多、胎膜早破、早产、剖宫产、难产、产伤、产后出血、感染等。

（2）对胎儿及新生儿的影响：可发生胎儿生长发育异常（常见的有脑、心脏、肾等发育异常，巨大儿，胎儿生长受限）、胎死宫内、新生儿缺氧缺血性脑病、呼吸窘迫综合征、新生儿低血糖、黄疸等。

2. 长期危害

（1）GDM 母亲：再次妊娠糖尿病发生率升高，远期代谢综合征、2 型糖尿病及心血管疾病患病风险增加。

（2）子代：发生肥胖、2 型糖尿病等代谢相关疾病的风险明显增加。

四、妊娠期糖尿病的诊断

大多数 GDM 患者无明显临床表现。

妊娠期若出现三多症状（多饮、多尿、多食），并发羊水过多或大于胎龄儿，应警惕 PGDM 可能。

1. PGDM　符合以下两项中任意一项者，可确诊为 PGDM。

（1）孕前已确诊 1 型、2 型或特殊类型糖尿病的患者。

（2）孕前未进行过血糖检查的孕妇，尤其存在 GDM 高危因素者（表 7-6），首次产前检查时应明确是否存在 PGDM，建议尽早行空腹血糖（fasting plasma glucose，FPG）、口服葡萄糖耐量试验（oral glucose tolerance test，OGTT）或糖化血红蛋白（glycosylated hemoglobin，HbA1c）检验，达到以下任何一项标准应诊断为 PGDM。

1）FPG≥7.0 mmol/L。

2）75 g OGTT，服糖后 2 h 血糖（2hPG）≥

表 7-6　妊娠期糖尿病高危因素

年龄≥40 岁
有糖尿病前期史，包括糖耐量异常、空腹血糖受损或两者同时存在
超重（BMI）≥24 kg/m² 或肥胖（BMI≥28 kg/m²）和（或）腹型肥胖（女性腰围≥85 cm）
静坐生活方式
一级亲属中有 2 型糖尿病患者
有妊娠期糖尿病史的妇女
高血压［收缩压≥140 mmHg 和（或）舒张压≥90 mmHg］或正在接受降压治疗
血脂异常［高密度脂蛋白胆固醇≤0.91 mmol/ 和（或）甘油三酯≥2.22 mmol/L］或正在接受调脂治疗
冠状动脉粥样硬化性心血管疾病患者
有一过性类固醇性糖尿病病史者
多囊卵巢综合征患者或伴有与胰岛素抵抗相关的临床状态（如黑棘皮症等）
长期接受抗精神病药物或抗抑郁药物治疗

11.1 mmol/L。

3）伴有典型的高血糖或高血糖危象症状，同时任意血糖≥11.1 mmol/L。无"三多一少"（多饮、多食、多尿、体重减轻）症状者不同日（应在 2 周内）重复测定。

4）HbA1c≥6.5%（采用 NGSP/DCCT 标化的方法），但不推荐孕期常规采用此方法用于糖尿病的筛查。

2. GDM　推荐采用一步法 OGTT 进行 GDM 筛查诊断，因其围产结局优于两步法筛查（即首先进行 50 g 葡萄糖负荷试验，结果异常者进行 75 g OGTT）。

GDM 诊断如下。

（1）医疗机构应对所有尚未被诊断为 PGDM 和 GDM 的孕妇在妊娠 24～28 周，以及 28 周后首次就诊者进行 75 g OGTT。

OGTT 方法：OGTT 前禁食至少 8 h，试验前连续 3 天正常饮食，即每日进食碳水化合物不少于 150 g，检查期间静坐、禁烟。检查时，5 min 内口服含 75 g 葡萄糖的液体 300 mL，分别抽取服糖前、服糖后 1 h、2 h 的静脉血（从开始饮用葡萄糖水起计算时间），放入含有氟化钠的试管中，采用葡萄糖氧化酶法测定血浆葡萄糖水平。

75 g OGTT 的诊断标准：空腹及口服葡萄糖后 1 h、2 h 的血糖阈值分别为 5.1 mmol/L、10.0 mmol/L、8.5 mmol/L，任何一点血糖值达到或超过上述标准即诊断为 GDM。

（2）在医疗资源缺乏地区建议妊娠 24～28 周首先检查 FPG。FPG≥5.1 mmol/L，可以直接诊断为 GDM，不必再做 75 g OGTT；FPG < 4.4 mmol/L，发生 GDM 可能性极小，可以暂时不做 75 g OGTT；对 FPG 值为 4.4～5.1 mmol/L 者，应尽早进行 75 g OGTT。建议结合当地情况进行抉择。

（3）随着人们对肥胖危害性的认识不断深入，减肥手术日渐常见。推荐：①行腹腔镜可调节胃束带手术的患者或袖状胃切除术的患者，使用 GDM 常规筛查标准；②对于吸收不良型手术（如胃转流手术、胆胰分流术等），由于易发生倾倒综合征，不建议采用 OGTT 试验。

（4）对于以下特殊情形，如：①妊娠剧吐不能耐受 OGTT 试验，②减肥术后，有倾倒综合征，③多囊卵巢综合征且口服二甲双胍等，OGTT 的作用有限，推荐采用妊娠早期 HbA1c 及 FPG 筛查试验较为适宜。

注意：对于具有 GDM 高危因素，首次 OGTT 检查结果正常的孕妇，必要时可在孕晚期重复 OGTT，再次评估。

五、计划妊娠的糖尿病妇女或有妊娠期糖尿病高危因素妇女的孕前管理

1. 孕前咨询

（1）所有计划妊娠的育龄期女性，特别是有妊娠期糖尿病高危因素的妇女，强调糖尿病的孕前筛查及必要的干预。

（2）所有糖尿病妇女在计划妊娠之前需咨询，回顾如下病史：①糖尿病的病程；②急 / 慢性并发症；③治疗情况；④其他伴随疾病情况；⑤月经、生育史；⑥家庭支持情况。需要进行 FPG、2hPG、HbA1c、血脂、肝肾功能、肌酐清除率、24 h 尿蛋白、眼底检查、心电图等检查，进行病情评估。

2. 评价并发症　病史 > 5 年、血糖控制欠佳的 T1DM 最有可能出现并发症。

（1）视网膜病变：妊娠可加重糖尿病视网膜病变。接受过激光凝固治疗的患者可以妊娠。未经治疗的增殖期视网膜病变的患者不建议怀孕。

（2）糖尿病肾病：肾功能不全对胎儿的发育有不良影响。妊娠可加重已有的肾脏损害，较严重者（血清肌酐 > 265 μmol/L）或肌酐清除率 < 50 mL/（min·1.73 m²）时，不建议妊娠。肾功能正常者如果妊娠期血糖控制理想，则影响较小。

（3）糖尿病大血管病，尤其心血管病变：心功能应该达到能够耐受平板运动试验的水平。

3. 控制血糖，决定怀孕时机　改二甲双胍以外的其他口服降糖药为胰岛素，在不出现低血

糖的情况下，孕前尽量将血糖控制至下列范围（表7-7）。

表7-7 孕前血糖控制目标

时间	血浆葡萄糖（mmol/L）
空腹和餐前	3.9～6.5
餐后2h	5.6～8.5
HbA1c	<6.5%，或<7%（使用胰岛素，有低血糖发生，可适当放宽）

4. 关于孕前药物应用 停用血管紧张素转化酶抑制剂、血管紧张素Ⅱ受体阻滞剂、β受体阻滞剂和利尿剂降压药，改为拉贝洛尔或二氢吡啶类钙拮抗剂降压；血压控制在≤130/80 mmHg；停用他汀类及贝特类调脂药物。孕前3个月及孕早期添加维生素和矿物质（至少400 μg叶酸和150 μg碘化钾）。

5. 健康宣教 加强糖尿病相关知识宣教，使患者了解糖尿病与妊娠间的相互影响，解除顾虑，告知严格控制血糖的重要性，增加依从性，戒烟戒酒，体重超标者减重，做好围孕期保健。

☞拓展阅读7-10
中国2型糖尿病防治指南（2020年版）

☞拓展阅读7-11
Queensland Clinical Guidelines. Gestational diabetes mellitus（GDM）. Guideline No. MN21.33-V4-R26. Queensland Health. 2021.

六、产前管理

妊娠期高血糖的管理目标：①有效控制血糖；②监测孕妇并发症；③预防胎儿和新生儿并发症；④提供常规的产前管理。

（一）孕妇管理

1. 血糖监测

（1）血糖监测的目的：①调整饮食和运动等生活方式；②及时优化治疗方案，改善血糖控制；③确保低血糖风险最小，有效避免低血糖事件发生。

（2）血糖监测方法

1）毛细血管血糖监测（末梢血血糖监测）：患者大多使用血糖仪测定指尖毛细血管全血血糖代替静脉血糖测定，其模式有自我血糖监测及在院内床旁快速检测。

2）动态血糖监测（continuous glucose monitoring, CGM）：分为回顾性CGM、实时CGM和扫描式CGM三类，反映连续、全面的血糖信息，了解血糖波动的趋势和特点，适用于血糖控制欠佳的PGDM。

3）HbA1C：反映既往2～3个月平均血糖水平的指标；应用胰岛素治疗糖尿病的孕妇，推荐每2个月检测1次。孕期应用价值有限，可作为妊娠期血糖控制的次要指标。

4）糖化白蛋白（glycated albumin, GA）：反映近2～3周内的平均血糖水平，是评价患者短期糖代谢控制情况的指标。正常值为10.8%～17.1%。

（3）血糖监测频率及监测方案

1）7点血糖：包括三餐前30 min、三餐后2 h和睡前或夜间末梢血糖（2：00～3：00 am）。适用于初始治疗、在胰岛素剂量调整时期、血糖控制差或不稳定的患者。

2）4点血糖：包括FPG及三餐后1 h或2 h末梢血糖。适用于血糖控制稳定或已达标者。

注意，餐后2 h应从开始进餐时计算。根据病情及血糖情况，可酌情增减血糖监测频率。

（4）孕期血糖控制目标：多数新版GDM指南均建议，所有类型的糖尿病孕妇，妊娠期血糖控制目标为FPG<5.3 mmol/L、1hPG<7.8 mmol/L、2hPG<6.7 mmol/L，HbA1c<6%，如果有低血糖发生，可放宽至HbA1c≤7%（表7-8）。

而昆士兰卫生组织GDM指南（2021年版）推荐GDM孕妇妊娠期血糖控制在FPG≤5.0 mmol/L、1hPG≤7.4 mmol/L，2hPG≤6.7 mmol/L。不容置疑，

表 7-8　妊娠期血糖控制标准（美国糖尿病学会糖尿病诊治指南 2021）

时间	血葡萄糖（mmol/L）
FPG	3.9 ~ 5.3
1hPG	6.1 ~ 7.8
2hPG	5.6 ~ 6.7
HbA1c	< 6.5%

严格的血糖管理可显著改善妊娠结局；同时，也需警惕及避免低血糖，T1DM 低血糖风险最高，达标面临很大挑战，需进行个体化调整，其次为 T2DM，GDM 低血糖最少。孕期血糖 < 4.0 mmol/L 为血糖偏低，需调整治疗方案；若血糖 < 3.0 mmol/L，必须给予即刻处理。

随着对疾病认识的深入，减少血糖波动、葡萄糖目标范围内时间（time in range，TIR）成为血糖控制的重要目标。孕期 T1DM 力求 TIR > 70%，T2DM 及 GDM 至少应 > 90%，尽可能减少葡萄糖低于目标范围时间（time below range，TBR）及葡萄糖高于目标范围时间（time above range，TAR）；但目前 T2DM 或 GDM 妇女尚无充足的 TIR 数据支持。

2. 体重管理　孕前肥胖及孕期体重增加过多均是 GDM 高危因素。需从孕早期即制订孕期增重计划，结合基础体重指数，了解孕期允许增加的体重。孕期规律产检，监测体重变化，保证合理的体重增长（表 7-9）。

表 7-9　我国不同孕前 BMI 孕妇妊娠期体重增长建议

体重情况	孕前体重指数（kg/m²）	体重增加总量（kg）	妊娠早期增长（kg）	孕中晚期周体重增长[kg，中位数（范围）]
低体重	< 18.5	11.0 ~ 16.0	≤2.0	0.46（0.37 ~ 0.56）
正常	18.5 ~ 24.0	8.0 ~ 14.0	≤2.0	0.37（0.26 ~ 0.48）
超重	24.0 ~ 28.0	7.0 ~ 11.0	≤2.0	0.30（0.22 ~ 0.37）
肥胖	≥28.0	≤9.0	≤2.0	≤0.30

注：BMI，体质指数。

3. 血压管理　孕期糖尿病容易并发妊娠高血压，包括妊娠期高血压及慢性高血压合并妊娠。

推荐 T1DM 或 T2DM 女性从孕 12 ~ 16 周开始，每日服用小剂量阿司匹林（100 ~ 150 mg），以降低子痫前期的发生风险。

对于患有糖尿病和慢性高血压的孕妇，建议将控制血压目标定为（110 ~ 135）/85 mmHg，以降低孕妇高血压进展和胎儿生长受限的风险。当收缩压 ≥140 mmHg 和（或）舒张压 ≥90 mmHg 时，应给予降压药物治疗。注意病情评估，及时发现子痫前期。

4. 医学营养治疗　是糖尿病孕妇基础的管理手段。理想的饮食控制目标：既能保证孕妇和胎儿的热量和营养摄入，又能避免餐后高血糖或饥饿酮症出现，使 GDM 孕妇血糖控制在正常范围内，显著降低母儿并发症的发生率。

妊娠期膳食计划应以营养评估为基础，并以膳食参考摄入量为指导。建议所有孕妇每日至少摄入 175 g 碳水化合物、71 g 蛋白质和 28 g 膳食纤维；建议摄入不饱和脂肪酸，同时限制饱和脂肪酸摄入。

（1）孕期糖尿病孕妇优先选择低血糖指数、高膳食纤维含量、易消化的食物。有计划地增加富含维生素 B₆、维生素 D、钙、铁、锌的食物（如瘦肉、家禽、鱼、虾和奶制品、新鲜水果和蔬菜等），个体化制订膳食计划和相应的营养教育，以利血糖控制。

（2）应调整餐次安排，建议 3 次主餐之间，可有 2 ~ 3 次加餐，减少血糖波动。

（3）应用胰岛素治疗的糖尿病孕妇要坚持均衡

饮食控制。需在饮食量基本固定的基础上进行胰岛素剂量的调整，进餐时间和注射胰岛素的次数应密切配合。

5. 运动指导　运动疗法是配合饮食疗法治疗GDM的主要措施。每餐后30 min的中等强度运动对母儿无不良影响，是一种安全、有效的方法。

（1）运动形式：包括有氧运动及抗阻力运动，主要是由机体中大肌肉群参加的持续性运动，推荐的运动形式包括步行、游泳、固定式自行车运动、休闲体力活动等。

（2）运动强度：不同运动方式需要相应的运动强度和持续时间，建议每日不少于30 min的中等强度运动。妊娠期运动应从低强度开始，循序渐进。

中等强度运动：运动时心率达到心率储备的60%~80%，或感知运动强度评分应为13~14分。即运动时微出汗和气喘，心率增加9次/分。

（3）运动时间及频率：餐后30 min后开始运动。可自10 min开始，逐步延长至30 min。建议GDM患者应坚持每周至少5天，每天30 min中等强度运动或每周至少累积运动时间150 min。

注意：血糖水平低于3.3 mmol/L或高于13.9 mmol/L者应停止运动，特别是T1DM者不建议运动；活动时应随身带些饼干或糖果，有低血糖征兆时可及时食用。

6. 药物治疗　GDM的治疗应首选合理膳食及运动治疗，大约85%的GDM患者通过生活方式的调整，血糖就可以达到理想范围，但是如果治疗1~2周后，FPG仍高于5.3 mmol/L，或餐后2 h血糖（2hPG）高于6.7 mmol/L，则应给予药物治疗。药物疗法主要包括注射胰岛素与口服降糖药。

（1）胰岛素：分子大，不能通过胎盘屏障，当饮食和运动治疗后血糖仍控制不佳时，胰岛素是糖尿病孕妇控制血糖的首选药物。

1）孕期胰岛素应用方案：多次皮下胰岛素注射（multiple daily injections，MDI）包括餐前超短效/速效胰岛素+/-睡前长效/中效胰岛素，根据血糖升高情况进行选择。与人胰岛素相比，速效胰岛素类似物具有更稳定的降糖效果和更大的灵活性，因此首选用于控制餐后高血糖；而睡前长效/中效胰岛素皮下注射主要用于空腹血糖高的患者。

持续皮下胰岛素输注（continuous subcutaneous insulin infusion，CSII），采用皮下胰岛素泵治疗，多用于T1DM患者。

2）用法：从小剂量开始，0.3~0.8 U/（kg·d）分次注射。后续使用剂量可根据患者各时间点血糖值的情况进行调整。

胰岛素治疗期间清晨或空腹高血糖：原因可能为夜间胰岛素作用不足、黎明现象或Somogyi现象。若为前2种情况，应在睡前增加长效/中效胰岛素用量；而出现Somogyi现象时，应在睡前减少长效/中效胰岛素的用量。

妊娠过程中机体对胰岛素需求的变化：妊娠中、晚期对胰岛素需要量有不同程度的增加，孕32~36周达高峰，36周后稍下降。因此，需根据血糖水平，个体化调整胰岛素用量。

分配原则：早餐前最多，中餐前最少，晚餐前居中。调整后观察2~3 d判断疗效，每次增减2~4 U或不超过用量的20%，直至血糖达标。

胰岛素种类：包括所有的人胰岛素（短效、中效及预混的人胰岛素）和胰岛素类似物（门冬胰岛素、赖脯胰岛素及地特胰岛素）。由于孕期胎盘引起胰岛素抵抗导致的餐后血糖升高更为显著，预混胰岛素应用存在局限性，不作为常规推荐。各种胰岛素的作用特点见表7-10。

（2）二甲双胍：在控制餐后血糖、减少孕妇体重增加以及新生儿严重低血糖的发生方面有益处。孕早期二甲双胍暴露并不增加先天畸形的风险，但因二甲双胍可以通过胎盘，脐血中二甲双胍水平与同期母血水平相近或更高，故不推荐作为孕期一线用药及单独应用。对于拒绝胰岛素治疗的GDM患者或无法使用胰岛素时，二甲双胍是备选方案、二线用药，建议充分知情后，起始剂量为每天500 mg持续1周，饭后服用可降低腹痛与腹泻

表 7-10　各种胰岛素的作用特点

种类	药效开始时间 (min)	药效峰值 (h)	药效持续时间 (h)
门冬胰岛素	15	1~2	4~5
赖脯胰岛素	15~30	1~2	4~5
常规胰岛素	30~60	2~4	6~8
鱼精蛋白锌胰岛素	60~180	5~7	13~16
甘精胰岛素	60~180	无	24~36
地特胰岛素	60~180	8~14	20~24

的发生率。可根据情况调整剂量。二甲双胍不推荐用于有高血压或子痫前期、胎儿宫内生长受限、肝肾功能损伤、胃肠道症状、严重脓毒血症、酸中毒风险的妇女。

由于口服降糖药对 GDM 患者及胎儿的影响尚无定论,缺乏长期安全性的证据,因此除二甲双胍外,目前的指南不推荐孕期使用其他口服降糖药。

(二)胎儿评估

目的是了解胎儿宫内状况,识别生长发育异常,避免胎死宫内及不必要的早产。指南建议,所有孕前糖尿病、血糖控制不佳或有合并/并发症的 GDM 孕妇,都应及时进行胎儿评估。

1. 胎儿发育的监测　妊娠早期血糖控制不良的孕妇,尤其要注意孕早期、中期胎儿畸形筛查,特别是中枢神经系统和心脏的发育,推荐胎儿超声心动图检查。

2. 胎儿生长速度的监测　妊娠晚期应每 4~6 周进行 1 次超声检查,监测胎儿发育,尤其注意监测胎儿腹围和羊水量的变化等。

建议妊娠 28~30[+6] 周时,测量胎儿腹围(abdominal circumference,AC)来评估母体高血糖对胎儿的影响。若 AC≥同胎龄第 75 百分位数,胎儿高胰岛素血症及大于胎龄儿的风险将显著增加,建议强化降糖方案。

对于血糖不稳定、药物治疗或合并危险因素(如高血压、大于胎龄儿或小于胎龄儿、死胎史等)

的高血糖孕妇,建议每 2~4 周进行 1 次超声监测。

3. 胎儿宫内发育状况的评价　妊娠晚期孕妇应注意监测胎动。

药物降糖者应自妊娠 32 周起每周行 1 次无应激试验(NST),孕 36 周起每周 2 次;可疑胎儿生长受限时尤其应严密监测。

有胎盘血管病变风险的孕妇需测定胎儿脐动脉血流速度,必要时结合大脑中动脉血流指标,可反映胎儿宫内安危状况。

七、分娩期管理

GDM 孕妇的分娩时机与方式需平衡继续妊娠死胎的风险与终止妊娠早产的风险,最大限度地降低大于胎龄儿或巨大儿相关的产时并发症风险。分娩期血糖管理的目的是保持良好的血糖水平,避免低血糖,预防酮症酸中毒。

1. 分娩时机

(1)不需要胰岛素治疗而血糖控制达标的 GDM 孕妇,无母儿并发症,严密监测下可期待至预产期,等待自然临产;仍未自然临产者,可以在妊娠 40~41 周采取措施终止妊娠。

(2)应用胰岛素治疗的 GDM 及 PGDM 孕妇,如果血糖控制良好,无母儿并发症,在严密监测下,可在孕 39~39[+6] 周终止妊娠。

药物控糖并不是 GDM 孕妇提前终止妊娠的指征。妊娠 39 周之前怀疑巨大儿亦不是引产指征,且无足够证据表明引产降低肩难产风险。

(3)血糖控制不满意,或糖尿病伴发微血管病变者,或出现母儿并发症,或以往有不良产史者,应及时收入院密切监护,终止时机需个体化。

2. 分娩方式　GDM 分娩巨大儿的可能性较高,PGDM 孕妇更易发生巨大儿和肩难产,妊娠晚期应综合判断胎儿是否为小于胎龄儿或巨大儿,然后决定终止妊娠的时机及分娩方式。

糖尿病本身不是剖宫产的指征。决定阴道分娩者应制订产程中分娩计划,产程中密切监测孕妇血糖、宫缩、胎心变化,避免产程过长;同时应当补充充足的液体和热量，防止低血糖和酮症的发生。

选择性剖宫产手术指征：糖尿病伴严重微血管病变，或产科指征者。孕期血糖控制不佳，胎儿偏大，尤其估计胎儿体重在 4 250 g 以上，既往有死胎、死产史者，应适当放宽剖宫产指征。

3. 产时血糖管理　建议所有糖尿病孕妇分娩期血糖值尽量控制在 4～7 mmol/L，以降低新生儿的低血糖风险。根据 GDM 孕妇分娩方式及药物类别划分不同的血糖管理模式。生活方式干预的 GDM 孕妇产程中每 4 h 测血糖 1 次，药物控糖者每 2 h 测血糖 1 次；若异常，增加频率。

（1）自然分娩：临产后使用小剂量胰岛素静脉滴注或泵入，并根据分娩过程中血糖水平调整胰岛素用量。

（2）引产：开始引产可使用皮下注射胰岛素。一旦正式临产，停用全部皮下注射胰岛素，改为胰岛素静脉滴注或泵入。

（3）剖宫产：手术前晚常规使用胰岛素（根据孕妇血糖监测值，调整中效或长效胰岛素用量），手术当日停用全部皮下注射胰岛素。

4. 胰岛素应用　产程中血糖水平 < 4.0 mmol/L 时，结合有无低血糖症状，15 min 复测血糖，可停止胰岛素静滴，予 5% 葡萄糖/乳酸钠林格液 100～150 mL/h 静滴，以维持血糖水平在 5.6 mmol/L 以下；如血糖水平 > 7.0 mmol/L，根据产程情况，可考虑用 5% 葡萄糖溶液加短效胰岛素，1～4 U/h 滴注。每 1 h 监测血糖 1 次，用于调整胰岛素或葡萄糖输液的速度。

5. 防治妊娠期糖尿糖酮症酸中毒（diabetic ketoacidosis，DKA）

（1）DKA 的诊断：妊娠期血糖升高的妇女出现下列 1 种或几种症状，应考虑 DKA 可能。如恶心呕吐、腹痛、乏力、脱水表现（口渴、多饮、无尿、皮肤/黏膜干燥）、呼气有酮臭味，病情严重者出现意识障碍或昏迷。

实验室检查满足以下 1 条，预警可能或已经发生 DKA：血糖 > 11 mmol/L；动脉血气 pH < 7.30；血酮或尿酮阳性；血浆碳酸氢盐 < 15 mmol/L；阴离子间隙 > 10 mmol/L，可诊断；若接近上述标准，预警 DKA 可能发生。

（2）诱因：妊娠期间未及时诊断的糖尿病；胰岛素治疗不规范；产程中和手术前后的应激状态；合并感染；使用糖皮质激素等。

（3）治疗原则：DKA 是妊娠合并糖尿病的严重并发症，应启动多学科会诊，给予胰岛素降低血糖，纠正代谢和电解质紊乱，改善循环，去除诱因。

（4）注意事项：补液原则为先快后慢、先盐后糖；直至血糖降至 11.1 mmol/L 以下、尿酮体阴性、平稳过渡到餐前皮下注射治疗时停止补液。注意出入量平衡。开始静脉胰岛素治疗且患者有尿后要及时补钾，避免出现严重低血钾。

6. 新生儿处理　所有糖尿病妇女分娩的新生儿均按高危儿处理。仔细进行新生儿查体，及时发现新生儿畸形，如先天性心脏病、消化道畸形等。最常见的并发症是新生儿低血糖，因此胎儿出生后应加强监护，尤其是生后 1 h 内早期皮肤接触、早哺乳或喂葡萄糖水。密切注意新生儿呼吸窘迫综合征及高胆红素血症的发生。

☞ 拓展阅读 7-12
妊娠合并糖尿病诊治指南（2014）

☞ 拓展阅读 7-13
American Diabetes Association. Management of diabetes in pregnancy: standards of medical care in diabetes-2021［J］. Diabetes Care，2021，44（Suppl）

八、产后管理

GDM 妇女产后积极正确的血糖管理和合理的生活方式干预对母儿远期影响尤为重要。

1. 产后血糖监测　对于经饮食运动控糖良好

的 GDM 孕妇，产后血糖监测方式目前国际上尚未达成共识。

对于仍需药物降糖的产妇，因胰岛素抵抗水平在产后会急剧下降，需要重新评估和调整胰岛素用量，通常产后最初几天的需要量是产前的一半。每日应监测血糖 4 次，产后血糖水平尽量维持在 4.0 ~ 8.0 mmol/L。

2. 加强宣教及出院医嘱

（1）鼓励母乳喂养。母乳喂养对 GDM 母儿有益（如降低母儿远期 T2DM 风险、预防新生儿低血糖、降低儿童期肥胖风险等），故鼓励糖尿病妇女产后母乳喂养。

（2）告知随访的意义，指导生活方式的改变。

（3）对有 GDM 史的产妇，在产后 4 ~ 12 周行 75 g OGTT，筛查糖尿病前期和糖尿病，诊断标准参照非孕期人群。

（4）建议指导所有合并糖尿病的育龄期女性有效避孕和计划妊娠。

（5）产后保健应包括心理评估和健康保健。

3. 产后随访　分娩后 6 个月内，约 5% ~ 6.5% 的 GDM 孕妇发展为 T2DM，在未规范治疗的孕妇中，其发生率为 10.7%。GDM 孕妇及其后代均是公认的糖尿病高危人群，需加强随访。

所有 GDM 孕妇在产后 4 ~ 12 周进行 75 g OGTT 等相关检查，明确有无糖代谢异常及种类（表 7-11），从而早期实施干预（图 7-2）；若发现处于糖尿病前期，应进行生活方式干预和（或）使用二甲双胍，以预防糖尿病。

表 7-11　非孕期糖代谢状况分类及诊断标准

糖代谢状态	静脉血浆葡萄糖（mmol/L）		HbA1c（%）
	空腹血糖（FPG）	服糖后 2 h 血糖（2hPG）	
正常	<5.6	<7.8	<5.7
糖耐量受损	<5.6	7.8 ~ 11.0	5.7 ~ 6.4
空腹血糖受损	5.6 ~ 6.9	<7.8	5.7 ~ 6.4
糖尿病	≥7.0	或≥11.1	≥6.5

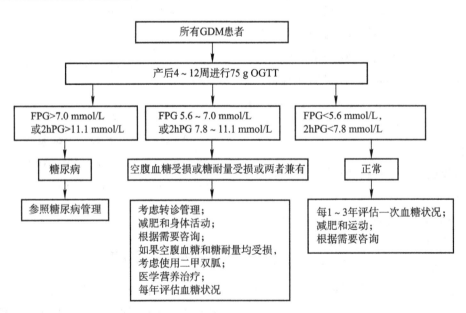

图 7-2　产后血糖筛查及管理

注：FPG，空腹血糖；OGTT，口服葡萄糖耐量试验；2hPG，服糖后 2 h 血糖

建议每 1~3 年筛查 1 次 T2DM 或糖尿病前期。有再生育计划的女性每年筛查 1 次，在孕前筛查糖尿病，并进行孕前保健，以识别和治疗高血糖并预防胎儿先天畸形。如期间再次妊娠，应主动告知医生前次妊娠的 GDM 病史，以便进行早期诊断和干预。

☞拓展阅读 7-14

Classification and Diagnosis of Diabetes: Standards of Medical Care in Diabetes—2021. Diabetes Care, 2021, 44（Suppl. 1）: S15–S33

（李华萍　滕银成）

第五节　胎盘早剥

诊疗路径

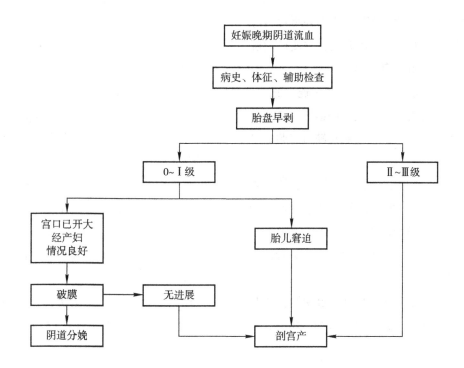

胎盘早剥（placental abruption）是指妊娠 20 周以后，正常位置的胎盘在胎儿娩出前，全部或部分从子宫壁剥离。胎盘早剥是妊娠期的严重并发症，发生率在 0.46%~2.1%，该病起病急、病情进展快，如不及时处理可危及母儿生命。

☞典型案例（附分析）7-10

停经 7$^+$ 月，发现血压升高 1 月，腹痛伴阴道流血 2 h

（一）病因

胎盘早剥的确切病因不明，其发病可能与以下因素有关。

1. **血管病变**　胎盘早剥多发生于子痫前期、慢性高血压及慢性肾脏疾病的孕妇。这些疾病引起全身血管痉挛、硬化，子宫底蜕膜也可发生螺旋小动脉痉挛或硬化，引起远端毛细血管缺血坏死而破裂出血，在底蜕膜层与胎盘之间形成血肿，导致胎盘从子宫壁剥离。慢性高血压患者发生胎盘早剥的概率是正常人的 2 倍，如合并子痫前期，发病率将更高。

2. 机械因素　外伤如腹部直接遭受撞击或挤压、性交或行外倒转术等均可诱发胎盘早剥。脐带过短或脐带缠绕相对过短，临产后胎儿下降，脐带牵拉使胎盘自子宫壁剥离。

3. 宫腔压力骤减　未足月胎膜早破；羊水过多突然破膜时，羊水流出过快；双胎分娩时第一胎儿娩出过快；均可导致宫内压骤减、子宫突然收缩而诱发胎盘早剥。

4. 子宫静脉压升高　妊娠晚期或临产后，若孕妇长时间处于仰卧位，妊娠子宫可压迫下腔静脉，使回心血量减少，血压下降（仰卧位低血压综合征），子宫静脉瘀血，静脉压升高，致使蜕膜静脉床瘀血、破裂，引起胎盘剥离。

5. 子宫胎盘因素　子宫畸形、粘连、肌瘤、和瘢痕子宫引起的胎盘着床不良与胎盘早剥有相关性。另外，胎盘结构异常或慢性胎盘缺血与胎盘早剥有关。

6. 人口因素　胎盘早剥的发生与孕妇的年龄及种族关系密切。大于 40 岁的孕妇发生胎盘早剥的概率是小于 35 岁孕妇的 2.3 倍。此外，胎盘早剥有一定的家族聚集性，有胎盘早剥史的患者，其姐妹发病率是正常人的两倍。

7. 其他　近年来的研究发现，胎盘早剥还与多产、宫内感染、血栓形成倾向、吸烟、酗酒、吸食可卡因等因素有关。

☞拓展阅读 7-15
胎盘早剥的危险因素

（二）病理机制

胎盘早剥的主要病理变化由底蜕膜母体血管破裂所致，极少数是由胎盘胎儿血管破裂所致。血管破裂出血引起蜕膜下血肿，使胎盘自附着处的子宫壁剥离，随着剥离面增大，病情逐级加重，导致母胎界面营养及气体交换障碍，继而危及母儿生命。根据胎盘早剥的出血特点，可将胎盘早剥分为以下 3 种类型（图 7-3）。

1. 显性剥离（revealed abruption）　胎盘后出血冲开胎盘边缘及胎膜，经宫颈管流出，表现为外出血，称为显性剥离。

2. 隐性剥离（concealed abruption）　胎盘边缘或胎膜与子宫壁未剥离，或因胎头进入骨盆入口压迫胎盘下缘，使血液积聚于胎盘与宫壁之间不能外流而致无阴道流血，称为隐性剥离。

3. 混合性出血（mixed type）　当隐性剥离达一定程度时，胎盘后出血越积越多，随着压力增大，血液可冲开胎盘边缘和胎膜，自宫颈管流出，即为混合性出血。

胎盘隐性剥离时，由于内出血较多，胎盘后血肿增大及压力升高，血液渗透到子宫肌纤维中，

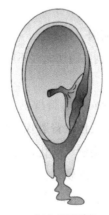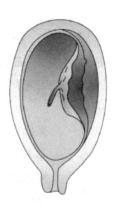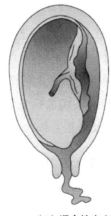

（1）显性剥离　　　　（2）隐性剥离　　　　（3）混合性出血

图 7-3　胎盘早剥的类型

导致肌纤维分离、断裂及变性。当血液渗透到浆膜层时，子宫表面可见蓝紫色瘀斑，尤以胎盘附着处最为明显，称为子宫胎盘卒中（uteroplacental apoplexy），也称库弗莱尔子宫（Couvelaire uterus）（图7-4）。有时胎盘后血液可穿破羊膜而溢入羊膜腔，形成血性羊水。偶尔血液也可渗入阔韧带、输卵管系膜，或经输卵管流入腹腔。卒中后的子宫收缩力减弱，可造成产后出血。

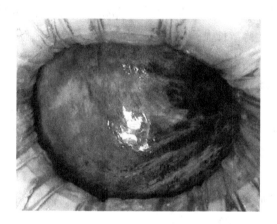

图 7-4　子宫胎盘卒中

严重的胎盘早剥可导致凝血功能障碍。剥离处的胎盘绒毛和蜕膜可释放大量组织凝血活酶，进入母体血液循环后激活凝血系统，导致弥散性血管内凝血，在肺、肾等器官内形成微血栓，引起器官缺氧及功能障碍。弥散性血管内凝血继续发展可激活纤维蛋白溶解系统，产生大量纤维蛋白原降解产物，引起继发性纤溶亢进。凝血因子的大量消耗及高浓度纤维蛋白降解产物的生成最终导致严重的凝血功能障碍。

（三）临床表现及分类

胎盘早剥的临床表现取决于以下因素：①胎盘早剥发生的时间和过程，是急性还是慢性起病；②出血特征是显性还是隐性；③胎盘早剥的严重程度。

1. 早期表现　在胎盘早剥早期，剥离面小，出血自行停止，临床可无明显症状，通常于产后检查胎盘时发现，表现为胎盘母体面有陈旧凝血块及压迹。大部分患者早期仅仅表现为胎心率的变化，

宫缩间期子宫不放松。触诊时子宫张力增大，宫底随胎盘后血肿的增大而逐渐升高，严重时子宫呈板状，压痛明显，胎位触及不清；病情凶险的患者胎心率改变甚至消失，可迅速发生休克、凝血功能障碍甚至多器官功能衰竭。

2. 典型表现　胎盘早剥的典型症状是阴道流血、腹痛、子宫强直收缩和子宫压痛，阴道流血为陈旧性不凝血。绝大多数发生在孕34周以后。后壁胎盘发生隐性剥离时，子宫压痛可不明显，多表现为腰背部疼痛。部分胎盘早剥伴有宫缩，但宫缩频率高、幅度低，间歇期也不能完全放松。胎盘早剥的严重程度往往与阴道出血量不相符。

在临床上推荐使用胎盘早剥分级标准，作为对病情的判断与评估（表7-12）。

表 7-12　胎盘早剥的分级

分级	临床特征
0 级	胎盘后有小凝血块，但无临床症状
Ⅰ 级	阴道出血；可有子宫压痛和子宫强直性收缩；产妇无休克发生；无胎儿窘迫发生
Ⅱ 级	可能有阴道出血；产妇无休克；有胎儿窘迫发生
Ⅲ 级	可能有外出血；子宫强直性收缩明显，触诊呈板状；持续性腹痛，产妇发生失血性休克，胎儿死亡；30%的产妇有凝血功能指标异常

（四）诊断

胎盘早剥以临床诊断为主，影像学、实验室和病理学检查为辅。

1. 高危因素　识别胎盘早剥的高危因素。

2. 临床表现　腹痛、腰背痛、阴道流血、子宫强直收缩和子宫压痛，伴或不伴胎心率改变。

3. 辅助检查

（1）超声检查：超声能够识别3个主要的胎盘早剥位置，包括绒毛膜下（胎盘与胎膜之间）、胎膜后（胎盘与肌层之间）以及胎盘前（胎盘与羊水之间）。出血早期通常为高回声或等回声，胎盘剥

离1周内的血肿呈低回声，两周以内的血肿则表现为无回声。对于典型的胎盘早剥，超声检查可提示胎盘与子宫壁之间边缘不清楚的液性暗区、胎盘增厚、胎盘绒毛膜板凸入羊膜腔、羊水内出现流动的点状回声等，同时超声可明确胎儿大小及存活情况（图7-5）。不过仅25%的胎盘早剥能经超声检查证实，即使阴性也不能排除胎盘早剥，但可用于前置胎盘的鉴别诊断及保守治疗的病情监测。

（2）胎儿监护：当胎心监护出现基线变异消失、正弦波形、变异减速、晚期减速及胎心率缓慢等，应警惕胎盘早剥的发生。

（3）实验室检查：主要监测产妇的贫血程度、凝血功能、肝肾功能及电解质等。应进行凝血功能检测和纤溶系统确诊试验，以便及时发现弥散性血管内凝血。

拓展阅读7-16
胎盘早剥的超声诊断

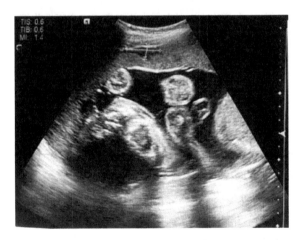

图7-5 胎盘早剥超声声像

（4）病理检查：大体标本可看到胎盘基底面附有血栓和压迹。慢性剥离可表现为慢性蜕膜炎、底蜕膜坏死、绒毛膜炎、蜕膜血管病变、梗死、绒毛间血栓形成、绒毛发育不良以及含铁血黄素沉积等组织学征象。

（五）鉴别诊断

0级的胎盘早剥症状不典型，诊断往往较为困难，可通过病史、体格检查及超声检查与前置胎盘鉴别，严重的胎盘早剥应与前置胎盘及先兆子宫破裂鉴别。

拓展阅读7-17
胎盘早剥的鉴别诊断

（六）并发症

1. 弥散性血管内凝血 严重的胎盘早剥往往并发凝血功能障碍，尤其是胎死宫内的患者，可能发生弥散性血管内凝血。临床表现为阴道流血不凝或血凝块较软，皮肤、黏膜出血，甚至咯血、呕血及血尿。

2. 产后出血 子宫胎盘卒中者因子宫肌层发生病理改变而影响收缩，可造成产后出血；并发凝血功能障碍时，产后出血更难以纠正。

3. 羊水栓塞 胎盘早剥时，剥离面子宫血管开放，羊水可沿开放的血管进入母体血液循环，导致羊水栓塞。

4. 急性肾衰竭 大量失血可导致肾血流量严重减少，如胎盘早剥由子痫前期引起，则存在肾脏小动脉痉挛狭窄、肾脏缺血等基础病变，易发生肾皮质或肾小管缺血坏死，出现急性肾衰竭。

5. 胎儿窘迫、死亡 大量的失血和强直性子宫收缩可引起胎儿缺血、缺氧，导致胎儿窘迫，严重时胎儿死亡。

（七）处理

胎盘早剥的治疗应根据孕周、早剥的严重程度、有无并发症、宫口开大情况、母胎状况等决定，强调个体化处理。

1. 纠正休克 对于失血量多的患者，应尽快建立静脉通道，迅速补充血容量及凝血因子，以纠正休克，改善全身状况，使血红蛋白维持在100 g/L，红细胞压积 > 30%，尿量 > 30 mL/h。

2. 监测胎儿宫内情况 持续胎心监护以判断胎儿的宫内情况。对于有外伤史的产妇，疑有胎盘早剥时，应密切监测胎心变化，以早期发现胎盘早剥。

3. 终止妊娠

（1）阴道分娩：①对于胎儿死亡者，若孕妇生命体征平稳，病情无明显加重的趋势，且产程已发动，首选经阴道分娩。可尽快实施人工破膜减压及促进产程进展，减少出血。缩宫素的使用要慎重，以防子宫破裂。②对于胎儿存活，以显性出血为主，宫口已开大，经产妇一般情况较好，估计短时间内能结束分娩者，可人工破膜减少子宫容积，并以腹带紧裹腹部加压，使胎盘不再继续剥离。分娩过程中全程胎心监护，密切观察血压、脉搏、宫底高度、宫缩与出血情况，并备足血制品。一旦发生胎儿窘迫或病情加重，应立即剖宫产终止妊娠。

（2）剖宫产术分娩：孕 32 周以上，胎儿存活，胎盘早剥Ⅱ级以上者，建议尽快进行剖宫产术，以降低围产儿死亡率。阴道分娩过程中，如出现胎儿窘迫征象或破膜后产程无进展者，应尽快行剖宫产术。近足月的轻度胎盘早剥者，病情可能随时加重，建议尽早剖宫产终止妊娠。

4. 保守治疗　对于孕 32～34 周 0～Ⅰ级胎盘早剥者，可予以保守治疗。孕 28～32 周的孕妇以及 <28 周的极早产孕妇，如为显性阴道流血、子宫松弛，孕妇及胎儿状态稳定，在促胎肺成熟的同时考虑保守治疗。保守治疗过程中，可增加超声检查次数以监测胎盘早剥情况。一旦出现阴道流血增加、子宫张力增高或发生胎儿窘迫，应立即终止妊娠。

5. 防治产后出血　胎盘早剥患者易发生产后出血，产后应密切观察子宫收缩、宫底高度、阴道流血量及全身情况。分娩后及时应用宫缩剂，按摩子宫，警惕弥散性血管内凝血的发生（参考"产后出血"章节）。

6. 凝血功能障碍　一旦确诊为凝血功能障碍，应迅速终止妊娠，阻断促凝物质继续进入母体血液循环，同时采取以下措施：①按比例及时补充足量的新鲜血，可以有效补充血容量及凝血因子，如不能及时获得新鲜血，可用新鲜冷冻血浆替代；②在弥散性血管内凝血高凝阶段及早应用肝素，阻断弥散性血管内凝血的发展；③纤溶亢进阶段时出血不止，可在肝素化和补充凝血因子的基础上应用抗纤溶药物，以抑制纤维蛋白原的激活因子。

7. 急性肾衰竭的处理　急性大量失血的患者应预防肾衰竭的发生。如患者出现少尿（尿量 <17 mL/h）或无尿（尿量 <100 mL/24 h），应考虑肾衰竭可能，在补足血容量的基础上，给予 20% 甘露醇 500 mL 快速静脉滴注，或给予呋塞米 20～40 mg 静脉推注，必要时可重复使用。如尿量不增，或生化指标提示肾衰竭，可行血液透析治疗。

（八）预防

加强高危人群的孕期管理，积极治疗妊娠高血压、慢性肾炎等疾病；不主张对高危患者实施倒转胎位术；羊膜腔穿刺最好在 B 型超声引导下进行，以免刺破胎盘造成出血；人工破膜应在宫缩间歇期进行；防止外伤；避免不良生活习惯、预防宫内感染等。

第六节　前置胎盘

诊疗路径

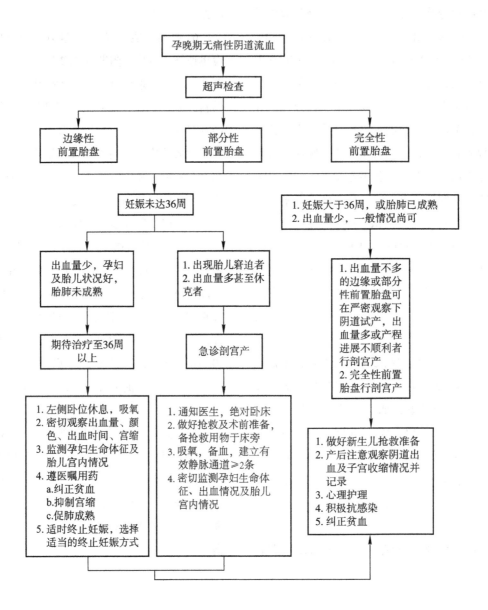

妊娠28周后，胎盘达到或覆盖宫颈内口，位置低于胎儿先露部，称为前置胎盘（placenta praevia）。国内报道的发病率为0.24%～1.57%，国外报道为0.3%～0.5%。前置胎盘是妊娠晚期的严重并发症，也是妊娠晚期阴道流血最常见的原因。

> **典型案例（附分析）7-11**
> 停经8⁺月，无痛性阴道流血1天

（一）病因

本病病因尚不清楚，可能与以下因素有关。

1. **子宫内膜病变或损伤**　多次刮宫、分娩、剖宫产、子宫手术均可损伤子宫内膜，再次妊娠时，子宫蜕膜血管形成不良，导致胎盘血液供应不足，为摄取足够的营养，胎盘面积增大并伸展到子宫下段，形成前置胎盘。据报道，经产妇发生前置胎盘的风险为5%，而初产妇仅为0.2%；有2次刮宫史者发生前置胎盘的风险增加 1 倍；瘢痕子宫再次妊娠时，子宫下段切口瘢痕妨碍胎盘随子宫峡部的伸展而向上迁移，增加了前置胎盘的发生率，瘢痕子宫发生前置胎盘的风险升高 5 倍。既往发生过前置胎盘的孕妇再发概率增加，风险高达 8 倍。

2. 胎盘异常　胎盘面积过大而延伸至子宫下段，如多胎妊娠、副胎盘、膜状胎盘等，双胎妊娠前置胎盘的发生率较单胎妊娠高 1 倍。

3. 滋养层发育迟缓　当受精卵到达宫腔时，滋养层尚未发育到可以着床的阶段，就会继续下移，在子宫下段着床，形成前置胎盘。

4. 辅助生殖技术　由于辅助生殖技术受孕者的受精卵在体外培养，受精卵发育可能与子宫内膜发育不同步。另外，人工植入时刺激子宫可诱发宫缩，导致其着床于子宫下段，增加前置胎盘发生的风险。

5. 吸烟及吸毒　可影响胎盘血液供应，为获得足够的营养和氧气，胎盘面积增大达子宫下段可形成前置胎盘。

6. 其他　近年来研究发现，前置胎盘的发生与孕妇年龄以及人种有关。35 岁孕妇发生前置胎盘的风险增加 4 倍多，40 岁以上的孕妇风险增加 9 倍。白人、黑人和其他种族发生前置胎盘的患病率分别为 3.3/1 000 次妊娠、3/1 000 次妊娠和 4.5/1 000 次妊娠。亚洲女性发生前置胎盘的概率似乎最高。

（二）分类

在 2013 版前置胎盘指南的分类中，根据胎盘下缘与宫颈内口的关系，前置胎盘分为完全性前置胎盘、部分性前置胎盘、边缘性前置胎盘和低置胎盘 4 种类型（图 7-6）。为了使分类简单易行，同时不影响临床处理，在 2020 版前置胎盘指南中，推荐将前置胎盘分为两种类型。

1. 前置胎盘（placenta praevia）　胎盘完全或部分覆盖子宫颈内口，包括既往的完全性和部分性前置胎盘。

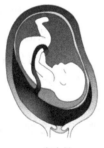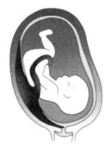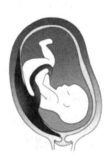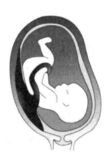

完全性　　　　　部分性　　　　　边缘性　　　　　低置胎盘

图 7-6　前置胎盘的类型（2013 版）

2. 低置胎盘（low-lying placenta）　胎盘附着于子宫下段，胎盘边缘距子宫颈内口 < 20 mm，包括既往的边缘性前置胎盘和低置胎盘。

胎盘下缘与子宫颈内口的关系可随妊娠及产程的进展而发生变化，因此，前置胎盘的类型可因诊断时期不同而不同，建议以临床处理前的最后一次检查来确定其分类。

若既往有剖宫产史，此次妊娠为前置胎盘，且胎盘附着于原手术瘢痕部位，其胎盘粘连、植入发生率高，可引起致命性的大出血，因此也被称为"凶险性前置胎盘"（pernicious placenta praevia）。

（三）临床表现

1. 症状　前置胎盘的典型症状是妊娠中晚期无痛性阴道流血。随妊娠进展，子宫下段逐渐伸展，临产后的规律宫缩使子宫下段逐渐拉长，而附着于子宫下段和宫颈内口的胎盘部分不能相应伸展而与其附着部位分离，血窦破裂导致出血。初次出血时出血量一般不多，常在胎盘剥离处血液凝固后自然停止，但也有初次即发生大出血而导致休克者。完全性前置胎盘初次出血时间较早，多发生在妊娠28周左右，甚至更早，称"警戒性出血"，而且出血频繁，出血量较多；边缘性前置胎盘初次出血时间较晚，多发生在妊娠末期或临产后，出血量较少；部分性前置胎盘的初次出血时间及出血量介于以上两者之间。由于子宫下段蜕膜发育不良，前置胎盘可合并胎盘植入，因此有时在妊娠期和临产后不发生阴道流血，但在胎儿娩出后可发生产后出血。

2. 体征　患者一般情况与出血量及出血速度有关。出血量多或反复出血者可呈贫血貌，急性大量出血可致面色苍白、脉搏增快、四肢湿冷、血压下降等休克征象。

（1）腹部检查：子宫大小符合妊娠周数；胎先露高浮，胎位异常的发生率较高；子宫软、无压痛；胎盘附着子宫前壁时，耻骨联合上方可闻及胎盘血流杂音。临产时检查见宫缩为阵发性，子宫在间歇期能完全松弛。反复出血或一次大量出血可出现胎心异常，甚至胎心消失。

（2）阴道检查：超声诊断明确者不必再行阴道检查。仅适用于终止妊娠前为明确诊断或决定分娩方式时进行，需在有输液、输血及立即手术条件下进行。如需排除宫颈、阴道疾病，一般仅行阴道窥诊或穹隆部扪诊，不能行颈管内指诊，以防附着于宫颈内口处的胎盘剥离而发生大出血。禁止肛查。

（四）诊断

1. 病史及临床表现　既往有流产史、宫腔操作史、产褥期感染史、剖宫产史，吸烟，双胎妊娠，辅助生殖技术受孕，妊娠28周前超声检查提示"胎盘前置状态"等病史，若出现上述症状和体征，应考虑前置胎盘的诊断。

2. 辅助检查

（1）超声检查：超声可清楚了解胎盘和宫颈内口的位置关系，明确前置胎盘的类型，并可重复检查，是临床最常用的辅助检查方法。超声检查包括经腹部B超和经阴道B超，经阴道B超准确

性明显高于经腹B超，而且目前认为经阴道超声不会增加出血的危险。通常采用联合方式，经腹B超用于初步诊断，对于不确定的病例进行经阴道B超检查。

妊娠中期胎盘约占据宫壁面积的一半，邻近或覆盖宫颈内口的概率较大，大约半数的胎盘位置较低。随妊娠进展，子宫下段逐渐拉长，大部分原在子宫下段的胎盘因位置上移而成为正常位置的胎盘，故妊娠中期时不宜诊断为前置胎盘，可称为"胎盘前置状态"。胎盘前置状态患者应经阴道超声随访。

（2）磁共振检查（magnetic resonance imaging，MRI）：超声诊断存在疑问、胎盘位于子宫后壁或可疑合并胎盘粘连、植入者，可采用MRI辅助检查。MRI对胎盘定位无明显优势，但是MRI可了解植入性胎盘侵入子宫肌层的深度、局部吻合血管分布情况及子宫外侵犯情况。因此，超声结合MRI可提高诊断的准确率。

（3）膀胱镜检查：由于胎盘植入侵及膀胱，临床上可能会出现血尿，可以行膀胱镜检查，确定植入的胎盘是否侵及膀胱黏膜及侵及范围。

3. 产后检查胎盘和胎膜　阴道分娩后应仔细检查胎盘胎儿面边缘有无血管断裂，有无副胎盘。胎膜破口距胎盘边缘在2 cm以内，可作为诊断部分性、边缘性前置胎盘或低置胎盘的依据。

（五）鉴别诊断

妊娠晚期，阴道流血主要应与胎盘早剥、脐带帆状附着前置血管破裂、胎盘边缘血窦破裂鉴别。应排除阴道壁病变、宫颈病变等引起的出血。

（六）对母儿的影响

1. 对孕产妇的影响

（1）产前、产时及产后出血：产前或分娩时，子宫下段拉长，前置的胎盘与宫壁发生错位，或行剖宫产时，子宫切口无法避开胎盘，致出血增多；胎儿娩出后由于子宫下段收缩力较差，开放的血窦不易关闭，且胎盘不容易完全剥离，常引起产后出血。

（2）植入性胎盘：由于子宫下段蜕膜发育不

良，前置胎盘绒毛可植入子宫下段肌层，分娩时易导致难以控制的大出血。前置胎盘合并胎盘植入的发生率为1%～5%，且随剖宫产次数增多而明显增高。

（3）产褥感染：胎盘剥离面距宫颈外口较近，易遭受阴道细菌上行性侵袭，加之产妇失血性贫血，机体抵抗力降低，容易发生产褥感染。常见于剖宫产术后再次妊娠发生前置胎盘的患者。

2. 对胎儿及新生儿的影响　失血过多可致胎儿窘迫，甚至缺氧死亡；或者为挽救孕妇或胎儿生命需提前终止妊娠，导致早产发生率和围产儿死亡率增加。

（七）处理

前置胎盘的处理需根据孕周、是否出血以及出血程度、胎儿宫内状况、是否临产以及前置胎盘类型进行综合评估管理。对于无症状的前置胎盘，需定期超声检查以复查胎盘位置，门诊随访，根据前置胎盘类型决定分娩时机和方式。前置胎盘伴出血的治疗原则为抑制宫缩，纠正贫血，预防感染，促胎肺成熟，适时终止妊娠。

1. 期待疗法　适用于孕妇一般情况良好，阴道流血不多，胎儿存活，胎肺未成熟，无须紧急分娩的孕妇。对于有阴道流血的患者，强调住院治疗，并且建议在有母儿抢救条件的医院进行。须密切监测胎儿情况，出血多时，立即终止妊娠。

（1）一般处理：需绝对卧床休息，左侧卧位，阴道流血停止后再适当活动。定期吸氧，以提高胎儿血氧供应。禁止肛查及不必要的阴道检查，加强胎儿监护，纠正孕妇贫血。便秘者可适当给予润肠通便，避免用力屏气。

（2）纠正贫血：补充铁剂，维持血红蛋白含量在110 g/L以上，血细胞压积在30%以上，以增加母体储备。

（3）抑制宫缩：前置胎盘患者常伴发早产，可酌情选用宫缩抑制剂48 h以利于完成糖皮质激素治疗（具体方法参考本章第十节"早产"）。

（4）促胎肺成熟：妊娠＜37周、有阴道流血的前置胎盘孕妇，予以糖皮质激素促胎肺成熟；对于有早产高危因素的孕妇，可在妊娠34周前做好促胎肺成熟的准备。

（5）预防感染：反复阴道流血者需预防宫内感染的发生。

（6）监测胎儿宫内情况和胎盘位置变化：期待过程中应加强对胎儿的监护，评估胎儿成熟程度，超声随访胎盘位置是否迁移。

（7）预防血栓：长期住院治疗增加血栓栓塞的风险，要注意防范。

2. 终止妊娠

（1）终止妊娠的时机

1）紧急剖宫产：①对于阴道大出血甚至休克者，为挽救孕妇生命，不论胎龄大小，均应立即剖宫产；②期待治疗过程中如出现胎儿窘迫等产科指征，胎儿已能存活，可行急诊手术；③临产后阴道流血量较多，估计短时间内不能分娩者，也可急诊手术终止妊娠。

2）择期终止妊娠：推荐无症状的前置胎盘孕妇在妊娠36～38周终止妊娠；对于有反复阴道流血史、合并胎盘植入或其他相关高危因素的前置胎盘或低置胎盘孕妇，考虑妊娠34～37周终止妊娠。

☞拓展阅读7-18
剖宫产后中期妊娠胎盘前置状态伴植入的诊治流程

（2）终止妊娠的方法

1）剖宫产：择期剖宫产是处理前置胎盘的首选。

剖宫产指征：①完全性前置胎盘；②大量持续阴道流血；③部分性及边缘性前置胎盘出血量较多，先露高浮，短时间内不能经阴道结束分娩者；④其他剖宫产指征者。

术前应输液、输血补充血容量，纠正贫血，抗休克，备血，做好处理产后出血和抢救新生儿的准备。

子宫切口应根据胎盘位置而定，原则上应避开胎盘，可参考产前 B 超定位胎盘。胎盘附着在子宫后壁，可选择子宫下段横切口；附着在子宫侧壁，可选择偏向对侧的子宫下段横切口；附着在子宫前壁，根据胎盘边缘部位选择子宫体部或子宫下段纵切口。

胎儿娩出后，立即于子宫肌壁内注射宫缩剂，徒手剥离胎盘。如果剥离过程中发现合并胎盘植入，不可强行剥离，应根据胎盘植入面积给予相应处理。若胎盘剥离后，子宫下段胎盘剥离面出血多，可采用以下方法：热盐水纱布压迫；明胶海绵上放置凝血酶压迫止血；可吸收线 8 字缝合血窦；双侧子宫动脉或髂内动脉结扎；宫腔内填塞纱条或宫腔球囊压迫，24 h 后经阴道取出。具体措施可参考"产后出血"章节。若上述措施均无效，尤其合并胎盘大部分植入者，应向家属交代病情，果断切除子宫。

2）阴道分娩：适应于无症状、无头盆不称的低置胎盘者，尤其是妊娠 35 周后经阴道超声测量胎盘边缘距离子宫颈内口为 11～20 mm 的孕妇。在备血、输液的条件下进行阴道试产。宫颈口扩张后，可行人工破膜，使胎头下降压迫胎盘达到止血目的，并促进宫缩，加速产程进展。一旦产程停滞或阴道流血增多，应立即行剖宫产。

3. 预防感染 期待治疗过程中不管是否合并感染，都应预防性使用抗生素。终止妊娠时，在胎盘剥离后也应预防性使用抗生素。

4. 紧急转运 若患者有大量阴道流血而当地医院没有条件治疗，应在输血、输液、抑制宫缩等处理后，由医务人员护送，迅速转诊至上级医院。

5. 胎盘植入的处理 胎盘植入的处理主张建立临床多学科综合治疗团队（multidisciplinary team，MDT）：由妇产科、儿科、超声科、麻醉科、泌尿外科、放射介入科等相关科室组成 MDT 团队，术前多学科会诊，充分沟通病情，制订抢救预案多学科协作，且必须在有良好医疗条件的医院内进行。因此应当尽早诊断，及时转诊，合理期待，择期剖宫产终止妊娠，以改善母儿结局。

☞拓展阅读7-19
胎盘植入的诊治

（八）预防

养成良好的生活习惯，尽量减少不必要的人工流产和刮宫，预防感染，严格掌握剖宫产指征，以减少前置胎盘的发生。加强孕期管理，定期产前检查及正确的孕期指导，对前置胎盘做到早期诊断及正确处理。

第七节 胎膜早破

诊疗路径

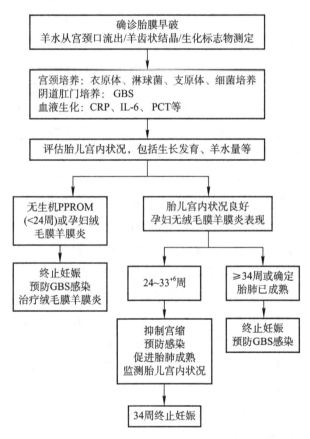

注：CRP，C 反应蛋白；IL-6，白介素 6；PCT，降钙素原；PPROM，未足月胎膜早破；GBS，B 族链球菌

胎膜在临产前自发破裂，称为胎膜早破（premature rupture of membranes，PROM）。妊娠不足 37 周而发生胎膜破裂者，称未足月胎膜早破

（preterm premature rupture of membranes，PPROM），单胎妊娠 PPROM 的发生率为 2%～4%，双胎妊娠 PPROM 的发生率为 7%～20%，是早产及母婴感染的主要原因；如发生在妊娠满 37 周后，称足月胎膜早破，发生率为 8%～10%。胎膜早破的妊娠结局与发生破膜时孕周有关，孕周越小，围产儿预后越差。

（一）病因

导致胎膜早破的原因很多，往往是多因素相互作用的结果。

1. 生殖道感染　是引起胎膜早破的主要病因。引起感染的微生物激活细胞因子，产生大量蛋白水解酶、胶质酶、基质金属蛋白酶和弹性蛋白酶等，引起胎膜内皮细胞凋亡，降解宫颈局部的胶原蛋白，使胎膜抗张能力下降、宫颈软化扩张。炎症还可升高前列腺素水平，从而诱发宫缩，最终导致胎膜破裂。

2. 羊膜腔压力增高和胎膜受力不均　妊娠晚期覆盖在宫颈部位的胎膜存在形态、生化及组织学改变，是其薄弱区，称为"弱带"（weak zone）。多胎妊娠、羊水过多等造成羊膜腔内压力增高，或因头盆不称、胎位异常造成羊膜局部受力不均，都可引起胎膜早破。另外，宫颈内口松弛，前羊膜囊楔入，使胎膜受压不均，加之此处胎膜接近阴道易受病原微生物感染，且缺乏宫颈黏液保护，也可导致胎膜早破。足月胎膜早破与妊娠晚期生理性宫缩所致的胎膜薄弱有一定的关系。

3. 营养素缺乏　维生素 C、锌、铜等微量元素缺乏可影响胎膜胶原纤维、弹力纤维的合成，使胎膜抗张能力下降，易导致胎膜早破。

4. 创伤　羊水穿刺、绒毛活检、脐带穿刺、胎儿镜、人工剥膜、妊娠晚期性生活频繁等均有可能引起胎膜早破。

5. 其他　社会经济地位低下、低体重指数、吸烟等都是胎膜早破的高危因素。

（二）临床表现

1. 症状　孕妇突然感觉不能控制的液体自阴道流出，量多少不一，增加腹压时流液量可增加，少数孕妇仅感觉到外阴较平时湿润。

2. 体征　窥阴器检查可发现羊水自宫颈口流出，羊水内常混有胎脂或胎粪。随着胎膜破裂的时间延长，阴道流出液可有臭味，并出现胎心率增快、子宫激惹、发热等绒毛膜羊膜炎症状。

（三）对母儿的影响

1. 对母体的影响

（1）感染：破膜后，阴道病原微生物容易引发上行性感染，感染程度与破膜时间有关，破膜超过 24 h，感染率增加 5～10 倍。随着羊水流失，剩余羊水越少，抗感染能力越低，感染的发生率越高。绒毛膜羊膜炎是 PPROM 最常见的母体并发症。

（2）胎盘早剥：发生率为 4%～7%。突然破膜时，羊水流出过快，可引起胎盘早剥。因此，突然发生胎膜破裂时应注意腹部张力、阴道出血及胎儿宫内情况。

（3）剖宫产率增高：由于宫颈成熟度差，羊水减少引起的不协调宫缩、脐带受压等导致胎心监护图形异常率高，增加了剖宫产率。

（4）胎盘滞留：对 PPROM 进行保守治疗时，可出现胎盘滞留，尽管发生率低，但严重者可导致产后出血。

2. 对胎儿的影响

（1）早产：30%～40% 的早产与胎膜早破有关。胎膜早破发生的孕周和分娩孕周决定早产儿的预后，孕周越小，预后越差（参考"早产"章节）。

（2）感染：胎膜早破并发绒毛膜羊膜炎时，可导致严重的胎儿缺氧、败血症甚至胎儿死亡。亚临床感染所致的胎儿炎症反应综合征（fetal inflammatory response syndrome，FIRS）可引起胎儿脑室出血、脑白质受损，远期可并发肺气管发育不良、脑瘫等，是导致围产儿不良结局的重要原因。

（3）脐带受压或脱垂：胎膜破裂后羊水量减少，脐带易受压，可致胎儿窘迫；胎先露未衔接者破膜后发生脐带脱垂的危险性增加。

（4）胎肺发育不良及胎儿受压综合征：破膜时孕周越小，胎肺发育不良的发生率越高，其原因是肺微管发育期缺乏终末细支气管和肺泡的发育。如破膜潜伏期长于 4 周，发生严重羊水过少，胎儿在宫内明显受压，可出现胎儿骨骼发育异常、胎体粘连等。

3. 对新生儿的影响　胎膜早破对新生儿的影响取决于胎膜早破发生和分娩的孕周，其中呼吸窘迫综合征（respiratory distress syndrome，RDS）是最常见也是最严重的新生儿并发症。坏死性小肠结肠炎（necrotizing enterocolitis，NEC）、脑室内出血（intraventricular hemorrhage，IVH）和败血症多见于孕龄较小的早产儿。

（四）诊断

胎膜早破的诊断包括病史和体格检查，某些病例需要结合实验室检查。

1. 临床表现　孕妇主诉阴道流液或外阴湿润。

2. 体格检查　消毒外阴，置窥阴器见羊水自宫颈口流出即可确诊。

3. 辅助检查

（1）胎膜早破的诊断

1）阴道酸碱度测定：正常阴道液 pH 为 4.5～6.0，羊水 pH 为 7.0～7.5，如阴道液 pH > 6.5，提示胎膜早破可能性大。但宫颈炎、阴道炎、血液、尿液、精液、碱性防腐剂等都可导致 pH 试纸的假阳性，因此不能作为确诊依据。pH 试纸诊断胎膜早破的敏感度为 90%，假阳性率为 17%。

2）阴道液涂片检查：取阴道后穹隆积液置于干净玻片上，待干燥后镜检，由于羊水中蛋白和盐类的相互作用，分泌物干燥后在显微镜下出现羊齿植物叶状结晶，即可诊断为羊水。精液和宫颈黏液也可造成假阳性，但宫颈黏液结晶更像花一样。被血严重污染的样本内羊齿状结晶不典型，有更多的"镂空"。

3）生化指标检测：目前临床应用最多的指标是胰岛素样生长因子结合蛋白 1（insulin-like growth factor binding protein-1，IGFBP-1）、可溶性细胞间黏附分子 1（soluble intercellular adhesion mole-cule-1，sICAM-1）和胎盘 α 微球蛋白 1（placental

α-microglobulin-1，PAMG-1）。这些生化指标特异性强，不受血液、精液、尿液、宫颈黏液等影响。但是在有规律宫缩者中有 19%～30% 的假阳性率，所以主要应用于难确诊且无规律宫缩的可疑患者。

4）超声检查：如果胎儿无泌尿系统畸形或生长受限，超声显示羊水量急剧减少可协助诊断。

（2）绒毛膜羊膜炎的诊断：绒毛膜羊膜炎的主要表现为孕妇体温升高（体温 ≥37.8℃）、脉搏增快（≥100 次/分）、胎心率增快（≥160 次/分）、宫底有压痛、阴道分泌物异味、外周血白细胞计数升高（≥15×10⁹/L 或核左移）。孕妇体温升高的同时伴有上述 2 个或以上的症状或体征可以诊断为临床绒毛膜羊膜炎。但上述任何单项的临床表现或指标异常都不能确诊。

（五）处理

胎膜早破一旦确诊，应个体化评估胎儿、新生儿及母体并发症的风险，然后决定是否保守治疗，或者尽快分娩。

1. 足月胎膜早破　通常是临产的征兆，随着破膜时间延长，宫内感染的风险将显著增加，因此足月胎膜早破的孕妇应尽早分娩，以减少母体和新生儿的并发症。无剖宫产指征者破膜后应在 2～12 h 内积极引产，可以显著缩短破膜至分娩的时间，降低绒毛膜羊膜炎及母体产褥感染的风险。缩宫素静脉滴注是首选的引产方法，宫颈不成熟者可同时促宫颈成熟。如果有良好的规律宫缩，引产至少 12～18 h，如仍在潜伏期阶段，才考虑引产失败。引产过程中应严格遵循引产规范，避免频繁阴道检查，以免增加细菌上行感染的风险。

2. 未足月胎膜早破　依据孕周、母胎状况、当地的医疗水平及孕妇和家属意愿 4 个方面进行决策。

（1）立即终止妊娠，放弃胎儿

1）孕周 < 24 周：为无生机儿阶段，早产儿不良结局发生率较高，且母儿感染风险大，以引产为宜。

2）孕 24～27⁺⁶ 周：孕妇本人及家属要求引产

放弃胎儿者。

（2）期待保胎

1）孕 24 ~ 27^{+6} 周：符合保胎条件，同时孕妇及家人在知晓风险的前提下仍然要求保胎者，但如果羊水最大深度 < 20 mm，宜考虑终止妊娠。

2）孕 28 ~ 33^{+6} 周：无继续妊娠禁忌，可延长孕周至 34 周，保胎过程中给予糖皮质激素促胎肺成熟，抗生素预防感染，并密切观察母胎状况。

（3）不宜继续保胎，采用引产或剖宫产终止妊娠

1）对于孕 34 ~ 36^{+6} 周，已接近足月者，胎肺已经基本成熟，早产儿的存活率接近足月儿，可选择引产或剖宫产终止妊娠。但对于妊娠 34 ~ 34^{+6} 周的孕妇，由于有 5% 以上的新生儿会发生 RDS，故需要依据孕妇本人状况和意愿及当地医疗水平决定是否期待保胎，同时需告知患者延长孕周有增加绒毛膜羊膜炎等发生的风险。

2）无论任何孕周，若明确诊断为宫内感染、胎儿窘迫、胎盘早剥等则不宜继续妊娠。

（4）期待保胎过程中的处理

1）促胎肺成熟：产前糖皮质激素治疗可以降低新生儿病死率、呼吸窘迫综合征、脑室内出血和坏死性小肠结肠炎的发生率。具体应用方案为妊娠 24 ~ 33^{+6} 周的 PPROM 孕妇，推荐使用单疗程糖皮质激素治疗；妊娠 34 ~ 36^{+6} 周，7 天内有早产风险的孕妇，以及之前未接受糖皮质激素治疗且在 24 h 至 7 天内将分娩或引产的孕妇，推荐使用单疗程糖皮质激素治疗；但对于绒毛膜羊膜炎的孕妇，晚期早产（妊娠 34 ~ 36^{+6} 周）不推荐使用产前糖皮质激素治疗。对于糖尿病合并妊娠或妊娠期糖尿病孕妇，处理上无特殊，但应用过程中应严密监测血糖，以免血糖过高导致酮症。对于妊娠小于 34 周，7 天内有早产风险，且距前次使用产前糖皮质激素治疗已超 14 天的 PPROM 孕妇，可考虑再重复 1 次产前糖皮质激素疗程。但是，不应为了完成糖皮质激素治疗而延迟分娩。

药物可选择地塞米松 6 mg，肌内注射，每

12 h 1 次，共 4 次；或倍他米松 12 mg 肌内注射，每天 1 次，共 2 次。此外，不推荐在胎儿具备存活能力之前使用糖皮质激素。

2）抗生素的应用：预防性应用抗生素可有效延长 PPROM 的潜伏期，减少绒毛膜羊膜炎的发生率，降低新生儿感染率。

拓展阅读 7-20
胎膜早破抗生素的使用

3）宫缩抑制剂的使用：如果 PPROM 患者预期在 32 周前分娩，无论是否保守治疗，均建议使用硫酸镁以保护胎儿的神经系统，改善新生儿远期结局。对于孕周小的 PPROM 患者，若无延长妊娠的禁忌，可应用宫缩抑制剂，争取促胎肺成熟的时间（用法参考本章第十节"早产"）。

4）宫颈环扎术后处理：PPROM 是宫颈环扎术后常见的并发症，约占选择性环扎术的 1/4 或紧急环扎术的 1/2。是否拆除环扎缝线需根据患者情况进行个体化管理，如孕周 < 24 周，可拆线放弃胎儿；如孕 24 ~ 27^{+6} 周，可根据患者的意愿和具体情况决定是否期待治疗；如孕 28 ~ 31^{+6} 周，在无禁忌证的前提下待完成促胎肺成熟后，依据个体情况考虑拆线或保留；如孕周 ≥ 32 周，一旦确诊胎膜早破，应考虑拆线。

5）期待过程中的监测：期待治疗时应卧床休息，抬高臀部，保持外阴清洁，避免不必要的肛查和阴道检查，并动态监测羊水量、胎儿情况、有无胎盘早剥，定期监测绒毛膜羊膜炎和临产的征象。

6）分娩方式：分娩方式需根据孕周、早产儿存活率、是否存在羊水过少或绒毛膜羊膜炎、胎儿能否耐受宫缩等因素综合考虑。PPROM 不是剖宫产指征，在无剖宫产指征时应选择阴道试产，有异常情况时放宽剖宫产指征。阴道分娩时不必常规会阴切开，也不主张预防性使用产钳助产。对于 PPROM 患者，建议留取胎盘、胎膜行病理检查，以明确有无绒毛膜羊膜炎。

（六）预防

重视患者的孕期卫生指导。避免负重及腹部撞击，妊娠后期尽量避免性交，积极预防和治疗下生殖道感染。宫颈内口松弛者在妊娠后应卧床休息，于妊娠 14～16 周施行宫颈内口环扎术。

☞ 典型案例（附分析）7-12
停经 8^{+}月，阴道流液 5 h

第八节　羊水量异常

诊疗路径

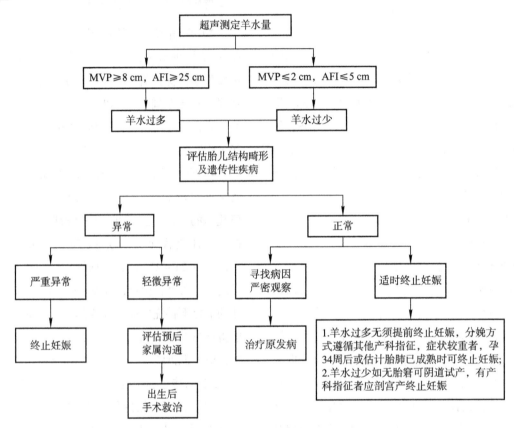

注：MVP，最大羊水暗区垂直深度；AFI，羊水指数

羊水在羊膜腔内不断进行交换，其产生与吸收保持动态平衡以使羊水量相对恒定，否则即发生羊水量异常。羊水量异常不仅预示潜在的母胎并发症，也可直接危害围产儿的安全。

☞ 拓展阅读 7-21
正常羊水量与孕周之间的关系

一、羊水过多

在妊娠任何时期，羊水量超过 2 000 mL 称为羊水过多（polyhydramnios），发生率为 0.5%～1%。其中大部分呈缓慢增长，称慢性羊水过多；少数病例的羊水量在数日内急剧增加，压迫症状明显，称为急性羊水过多。

☞ 典型案例（附分析）7-13
停经 35 周，腹胀 1 月余

（一）病因

本病病因不明，常合并以下情况：约 1/3 羊水过多的病因不明，称为特发性羊水过多。但多数重度羊水过多可能与胎儿畸形及妊娠合并症等因素有关。

1. **胎儿疾病**　包括胎儿畸形、染色体或基因异常、胎儿代谢性疾病、胎儿肿瘤等。羊水过多中 18%～40% 合并胎儿畸形，其中以中枢神经系统畸形最常见，约占 50%。无脑儿、脊柱裂的胎儿脑脊液大量渗出于羊膜腔，同时因抗利尿作用缺乏而尿量增加，使羊水量显著增多。消化道畸形约占 25%，如食管和十二指肠闭锁或狭窄以及小肠高位闭锁等，因胎儿吞咽羊水障碍，导致羊水积聚，引起羊水过多。脐膨出、膈疝、腹壁缺陷、遗传性假性低醛固酮症、先天性醛固酮增多症、胎儿纵隔肿瘤、胎儿脊柱畸胎瘤、先天性多囊肾等疾病，都可造成羊水过多。18- 三体、21- 三体、13- 三体胎儿也可因胎儿吞咽羊水障碍引起羊水过多。

2. **多胎妊娠**　多胎妊娠羊水过多的发生率约为 10%，比单胎妊娠高 10 倍，其中又以单绒毛膜双胎居多。

3. **母体疾病**　妊娠合并糖尿病时，母体高血糖可致胎儿血糖升高，产生渗透性利尿，并使胎盘胎膜渗出增加，导致羊水过多，10%～25% 的羊水过多与孕妇血糖代谢异常有关。母儿血型不合、重度胎儿水肿、妊娠高血压、急性肝炎、孕妇严重贫血等母体疾病，都可导致羊水过多。

4. **胎盘脐带病变**　胎盘血管瘤较大或生长部位靠近脐带附近、巨大胎盘、脐带帆状附着等都可导致羊水过多。当胎盘血管瘤直径大于 1 cm 时，15%～30% 的患者合并羊水过多。

5. **巨大胎儿**　由于巨大胎儿的循环血量增加，尿量多，胎盘面积大，容易发生羊水过多。

（二）对母儿的影响

1. **对母体的影响**　由于子宫张力增高，并发妊娠高血压的风险是正常妊娠的 3 倍。羊水过多可使子宫肌纤维伸展过度，发生宫缩乏力、产程延长及产后出血的风险增加；并发胎膜早破、早产的可能性增加；如突然破膜，可使宫腔内压力骤然降低，从而导致胎盘早剥、休克。

2. **对胎儿的影响**　羊水过多常合并胎儿畸形，且胎位异常、脐带脱垂、胎儿窘迫及早产的发生率增加，故羊水过多者的围产儿病死率明显增高。

（三）诊断

1. **临床表现**

（1）急性羊水过多：较少见，多发生在妊娠 20～24 周。子宫在数日内骤然扩张，似足月妊娠或双胎妊娠大小，导致横膈上抬，孕妇可出现呼吸困难，甚至发绀；检查可见腹部高度膨隆，皮肤变薄、张力大，皮下静脉清晰可见，胎位检查不清，胎心音遥远或不清；巨大子宫压迫下腔静脉，使静脉回流受阻，引起孕妇外阴、双下肢水肿及静脉曲张；压迫双侧输尿管，导致孕妇尿量减少，甚至无尿；因腹部张力过大或子宫敏感，孕妇自觉腹部胀痛、腰酸，行动不便。

（2）慢性羊水过多：较多见，常发生在妊娠晚期。羊水在数周内逐渐增多，孕妇无明显不适，仅感腹部增大较快。检查见腹部膨隆，腹部皮肤变薄、发亮、张力大，宫高和腹围大于妊娠月份，胎位不清，液体震颤感明显，胎心音遥远。

2. **辅助检查**

（1）超声检查：是诊断羊水过多的重要依据，同时可发现胎儿畸形、多胎妊娠等。超声诊断羊水过多的标准为：①羊水指数（amniotic fluid index, AFI），经腹部脐横线与腹白线作为标志线，将子宫分为 4 个象限，测定每一个象限的最大羊水暗区垂直深度（maximum vertical pocket, MVP），相加而得的数据称为羊水指数，AFI ≥ 25 cm 即可诊断为羊水过多；②MVP，MVP ≥ 8 cm 即可诊断为羊水过多（图 7-7）。

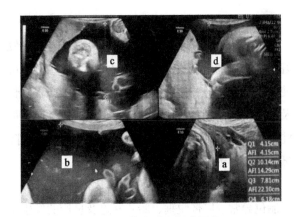

图 7-7　羊水过多超声图像

注：AFI即4个象限的羊水池深度之和，a + b + c + d = 4.15 cm + 10.14 cm + 7.81 cm + 6.18 cm = 28.28 cm

（2）胎儿疾病检查：羊膜腔穿刺行羊水甲胎蛋白（α-fetoprotein，AFP）检测，如羊水 AFP 值超过同期正常妊娠平均值 3 个标准差，母体血清 AFP 值超过 2 个标准差，提示胎儿开放性神经管畸形及消化道畸形；可行羊水细胞培养或采集胎儿血细胞培养作染色体核型分析，排除胎儿染色体异常；行聚合酶链反应检测细小病毒、巨细胞病毒、弓形体、梅毒等感染。

（3）其他检查：羊水过多尤其是慢性羊水过多者，应行 OGTT 排除糖尿病；怀疑血型不合者可检测母体抗体效价。

（四）鉴别诊断

诊断羊水过多时应与多胎妊娠、腹水、卵巢囊肿、巨大儿、胎儿水肿和葡萄胎等疾病相鉴别。

（五）处理

主要根据胎儿有无畸形和宫内状态、孕妇自觉症状的严重程度、妊娠周数等进行处理。

1. 胎儿正常　尽可能寻找病因，积极治疗母体疾病的同时，做以下处理。

（1）期待疗法：孕妇自觉症状较轻，胎肺不成熟者可继续妊娠，尽量延长孕周。适当减少孕妇饮水量，侧卧位以改善子宫胎盘循环，每周复查超声以了解羊水指数及胎儿生长情况。

（2）前列腺素合成酶抑制剂：常用吲哚美辛治疗，2.2 ~ 2.4 mg/（kg·d），分 3 次口服。羊水量减少大多数发生在服药后第 1 周，以后几周中羊水量逐渐减少。吲哚美辛的主要作用机制是通过增加近曲小管的重吸收而使胎儿尿液生成减少，其不良反应也很明确，可引起胎儿肾功能损害、脑室内出血、脑室周围白质软化和坏死性小肠结肠炎，并且可以使动脉导管提前关闭，因此不宜长期应用，32 周后禁用。用药 24 h 后即行胎儿超声心动图检查，此后每周 1 次，同时每周测量 2 次羊水量，若发现羊水量明显减少或动脉导管狭窄，应立即停药。目前尚无证据证实吲哚美辛能够改善母胎结局，因此，2018 年美国母胎医学学会（Society for Maternal Fetal Medicine，SMFM）针对羊水过多发布的指南已不推荐使用吲哚美辛治疗羊水过多。

（3）羊膜穿刺：孕妇症状严重而无法忍受，且胎肺不成熟者，可考虑经腹羊膜穿刺放液，以缓解症状，延长孕周。放液时需注意以下几点。①超声监测下穿刺，避开胎盘部位；②放羊水速度不宜过快，应≤500 mL/h，一次不超过 1 500 mL，以孕妇症状缓解为度，必要时 3 ~ 4 周后重复放液以降低宫腔内压力；③术中严密观察孕妇血压、心率、呼吸、胎心变化，警惕胎盘早剥的发生；④严格消毒，防止感染；⑤术后给予镇静、宫缩抑制剂等治疗以防早产。

（4）分娩期处理：羊水过多不是剖宫产指征，分娩方式需结合其他产科因素综合考虑，如果没有其他产科指征，计划性引产应在妊娠 39 周以后。但如果孕妇症状严重，胎肺已成熟，可提前终止妊娠；如胎肺未成熟，可促胎肺成熟后引产。人工破膜还应注意防止脐带脱垂；宫缩乏力或胎儿娩出后，可静脉滴注缩宫素加强宫缩，预防产后出血。

2. 胎儿严重畸形　患者要求终止妊娠，应获得知情同意后做如下处理。

（1）如果孕妇情况尚好，无心、肺压迫症状，可经腹羊膜腔穿刺放出适量羊水后，注入依沙吖啶 50 ~ 100 mg 引产。

（2）人工破膜引产。破膜时需注意：①高位破膜时，应沿颈管与胎膜之间向上 15 cm 刺破胎膜，让羊水缓慢流出，避免宫腔内压力骤降而引起胎盘早剥；②羊水流出后腹部置沙袋维持腹压，以防休克。

☞ 拓展阅读 7-22
SMFM 羊水过多的评估与管理

二、羊水过少

妊娠晚期羊水量少于 300 mL 者，称为羊水过少（oligohydramnios）。羊水过少的发生率为 0.4%～4%，羊水过少与围产儿不良结局密切相关，严重羊水过少者围产儿死亡率高达 88%。

☞ 典型案例（附分析）7-14
停经 37 周，胎动减少 3 天

（一）病因

本病病因不明，多见于以下情况。

1. 胎儿畸形　先天性泌尿系统畸形最为多见，如先天性肾缺如、肾小管发育不全、尿路梗阻、尿道闭锁等，因胎儿尿液生成或排泄障碍而导致羊水过少。另外，染色体异常、法洛四联症、水囊状淋巴管瘤、小头畸形、甲状腺功能减低等疾病也可引起羊水过少。

2. 胎盘功能不全　过期妊娠、妊娠高血压等引起胎盘功能不全、胎盘灌注不足，导致胎儿缺氧，肾动脉血流量减少，胎儿尿生成减少，最终导致羊水过少。

3. 胎膜病变　胎膜早破时，羊水外漏速度大于生成速度，导致继发性羊水过少。宫内感染、炎症等引起羊膜通透性改变，也可导致羊水过少。

4. 母体因素　孕妇血容量不足、血浆渗透压增高等可使胎盘吸收羊水增加，同时胎儿肾小管重吸收水分增加，尿形成减少。如妊娠期高血压可导致胎盘血流减少而引起羊水过少。一些免疫系统疾病，如系统性红斑狼疮、干燥综合征、抗磷脂综合征等都可引起羊水过少。

5. 药物作用　孕妇应用某些药物如吲哚美辛、利尿剂、血管紧张素转化酶抑制剂等亦可引起羊水过少。

（二）对母儿的影响

羊水过少与不良围产结局密切相关，其对母儿的影响取决于引起羊水过少的原因和羊水过少的严重程度，当 MVP 小于 1 cm 时，围产期死亡率将增加 50 倍。

1. 对胎儿的影响

（1）羊膜带综合征：妊娠早期发生的羊水过少可使羊膜黏附于胎体上，或使羊膜破裂形成羊膜带，缠绕胎儿，致四肢畸形，即羊膜带综合征。

（2）胎儿畸形：妊娠中晚期发生的羊水过少可使子宫周围的压力直接作用于胎儿，引起骨骼、肌肉畸形，如斜颈、曲背、手足畸形。重度羊水过少时，胎儿畸形发生率高，如先天性肾缺如引起的典型的 Potter 综合征（胎肺发育不良、扁平鼻、耳大位置低、肾及输尿管不发育以及铲形手、弓形腿等）。

（3）胎肺发育不良：在妊娠早期和中期，羊水对于胎肺的发育至关重要。羊水过少可导致胎肺发育不良。

（4）胎儿生长受限：羊水过少还可导致胎儿生长受限。

2. 对孕妇的影响　手术分娩率和引产率均增加。

（三）诊断

1. 临床表现　羊水过少的临床表现多不典型。孕妇腹部增长缓慢，胎动时常感腹痛，子宫壁敏感，易激惹，轻微刺激即可引起宫缩；胎膜早破者有阴道流液；胎盘功能不良者常有胎动减少。体检发现宫高、腹围小于同期妊娠月份，尤以胎儿生长受限者明显，有子宫紧裹胎儿感。临产后阵痛剧烈，宫缩多不协调，宫口扩张及先露下降缓慢，产程延长。阴道检查时发现前羊膜囊不明显，胎膜紧贴胎儿先露部，人工破膜时羊水流出少而黏稠。

2. 辅助检查

（1）超声检查：是诊断羊水过少的重要依据，同时可发现先天性肾缺如、尿路梗阻等胎儿畸形和胎儿肢体明显聚集重叠等。超声检查提示 MVP≤2 cm 可诊断为羊水过少，MVP≤1 cm 可诊断为严重羊水过少；或 AFI≤5 cm 时诊断为羊水过少。超声发现羊水过少时，应排除胎儿畸形。

（2）羊水直接测量：破膜加上分娩或剖宫产时收集的羊水少于 300 mL 为羊水过少。方法虽相对准确，但仅能在产后确诊。

（3）胎儿染色体检查：可做羊水穿刺，行羊水细胞培养，或采集胎儿血细胞，做染色体核型分析、荧光定量聚合酶链反应快速诊断等。

（4）了解胎盘功能及评价胎儿安危：妊娠晚期发现羊水过少时，应结合胎儿生物物理评分、胎心监护、尿雌激素肌酐比值等了解胎盘功能，评价胎儿宫内安危。

（四）处理

羊水过少是围生儿危险信号之一，一旦发生，应立即判断胎儿宫内状态。根据胎儿有无畸形和孕周大小选择治疗方案。

1. 羊水过少合并胎儿畸形　有胎儿畸形者应尽早予以引产。

2. 羊水过少合并正常胎儿

（1）期待疗法：适用于妊娠＜36 周的患者，除定期胎心监护外，应积极寻找与去除病因。

1）一般治疗：左侧卧位休息，以利于胎盘血液循环。适当增加饮水量，嘱孕妇每天计数胎动。加强监护，动态监测羊水量及脐动脉血流 S/D 值，评估胎儿生长发育情况。妊娠 28 周以后，每周至少进行 2 次胎心监护。

2）药物治疗：低分子右旋糖酐及低分子肝素可改善胎盘血流灌注，增加羊水量，且均为妊娠 B 类药，疗效尚可，是临床上治疗羊水过少的常见药物。

3）经腹羊膜腔内输液：羊膜腔内灌注存在一定的风险，且并不能从根本上治疗羊水过少，因此不推荐作为常规治疗方法。

（2）终止妊娠

1）终止妊娠时机：对妊娠≥36 周，估计胎肺已成熟者，应终止妊娠。

2）终止妊娠的方式：分娩方式根据胎儿宫内状况而定。对胎儿贮备力尚好，宫颈成熟者，无剖宫产指征，可行缩宫素滴注引产，引产过程中应严密监测胎心变化，尽早行人工破膜以观察羊水性状及量，一旦出现胎儿窘迫征象，及时行剖宫产术。

3）分娩时处理：分娩时羊水过少易发生脐带受压，美国妇产科学会指出分娩期可选择经宫颈羊膜腔内输液以解除脐带受压，降低胎心变异减速发生率、胎粪污染程度以及剖宫产率，提高新生儿存活率。监护提示胎儿宫内状态不良时，如无法短期内经阴道分娩，应及时行剖宫产术。

（丁依玲）

第九节　异位妊娠

诊疗路径

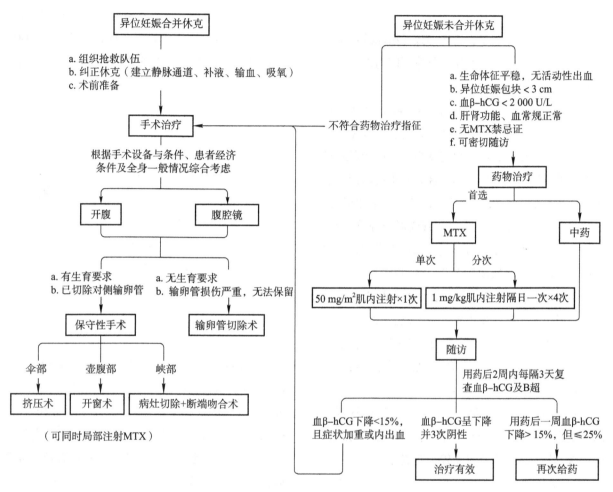

注：MTX，甲氨蝶呤；β-hCG，β-人绒毛膜促性腺激素

受精卵在子宫体腔以外着床称为异位妊娠（ectopic pregnancy），习惯上称为宫外孕。根据受精卵种植的部位不同，异位妊娠分为：输卵管妊娠、卵巢妊娠、宫颈妊娠、腹腔妊娠、阔韧带妊娠等（图7-8），其中以输卵管妊娠最常见（占90%~95%）。近年来剖宫产瘢痕妊娠明显增多，子宫残角妊娠因其临床表现与异位妊娠类似，并有导致孕产妇死亡的危险，也被视为具有高度危险的妊娠期并发症。

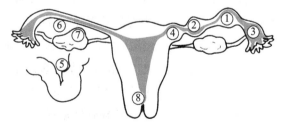

①输卵管壶腹部妊娠；②输卵管峡部妊娠；
③输卵管伞部妊娠；④输卵管间质部妊娠；
⑤腹腔妊娠；⑥阔韧带妊娠；
⑦卵巢妊娠；⑧宫颈妊娠

图7-8　异位妊娠的部位

一、输卵管妊娠

输卵管妊娠多发生在壶腹部（75%~80%），其次为峡部，伞部及间质部妊娠少见。

（一）病因

确切病因尚未明了，任何导致受精卵游走缓慢的原因都可能引起异位妊娠，具体可能与以下因素有关。

1. 输卵管异常　最常见的是输卵管炎症，包括输卵管黏膜炎和输卵管周围炎，前者可致黏膜皱褶粘连，管腔变窄，纤毛功能受损，而后者可致输卵管周围粘连、输卵管扭曲、僵直及伞端闭锁，造成输卵管管腔狭窄或蠕动异常，影响受精卵运行。盆腔肿瘤的牵拉和压迫使输卵管变形或部分堵塞。此外，输卵管发育不良可影响受精卵正常运行，包括输卵管过长、肌层发育不良、输卵管憩室等。

2. 避孕失败　包括宫内节育器避孕失败、口服紧急避孕药失败，发生异位妊娠机会较大。

3. 输卵管妊娠史或手术史　曾有输卵管妊娠史，无论是接受药物治疗抑或是保守手术，再次异位妊娠的概率都将增至10%。

4. 其他　施行辅助生育技术后，输卵管妊娠的发生率略增加。内分泌异常、精神紧张也可致输卵管蠕动异常或痉挛而发生输卵管妊娠。

（二）病理

1. 输卵管妊娠流产（tubal abortion）　多为发生在妊娠8~12周内的输卵管壶腹部妊娠。由于囊胚向管腔内突出生长，出血时导致囊胚与管壁分离，若囊胚完全掉入管腔，刺激输卵管逆蠕动而挤入腹腔，为输卵管妊娠完全流产，出血一般不多；如囊胚剥离不完整，部分组织滞留管腔，继续侵蚀输卵管壁而引起反复出血，形成输卵管妊娠不全流产。反复出血可形成输卵管血肿或输卵管周围血肿，血液积聚在直肠子宫陷凹而形成盆腔积血，甚至流向腹腔。

2. 输卵管妊娠破裂（rupture of tubal pregnancy）指囊胚在输卵管内继续生长，绒毛侵蚀、穿透肌层及浆膜，导致管壁破裂，妊娠产物流入盆腔（图7-9）。输卵管峡部妊娠多在妊娠6周左右破裂。而间质部妊娠时，由于间质部外围子宫角肌层较厚，血供丰富，妊娠往往持续到3~4个月才发生破裂，一旦破裂，与子宫破裂类似。输卵管妊娠破裂可致短期内大量出血，形成盆腔或腹腔积血，患者出现肛门坠胀、剧烈腹痛、休克、晕厥等临床表现。

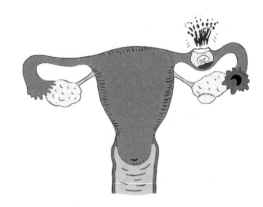

图7-9　输卵管妊娠破裂

3. 输卵管妊娠停止发育并吸收　需要依赖血hCG诊断，常被诊断为未知部位妊娠（pregnancy of unknown location，PUL），易与宫内妊娠流产相混淆。

4. 继发性腹腔妊娠　输卵管妊娠流产或破裂后，囊胚掉入腹腔时多已死亡。偶有存活者，可重新种植于腹腔内脏器而获得营养，进而继续生长，形成继发性腹腔妊娠。

5. 陈旧性异位妊娠　输卵管流产或破裂后，如出血逐渐停止，胚胎死亡，被血块包裹形成盆腔血肿。经过一段时间，血肿与周围组织粘连并发生机化，长期存在。

6. 持续性异位妊娠（persistent ectopic pregnancy）　输卵管妊娠行保守手术后，残余滋养细胞有可能继续生长，致术后hCG不降或反升，称为持续性异位妊娠，发生率为3.9%~11%。术后1日血hCG未降至术前50%以下，或术后12日未降至术前10%以下可做出诊断。可给予MTX治疗，必要时需再次手术。

（三）临床表现

典型的临床表现包括停经、腹痛及阴道流血，但须时刻谨记：临床中有大量案例的异位妊娠患者症状并不典型，有时首诊于内科或外科，极易造成误诊和漏诊，甚至最终导致患者死亡。

1. 症状

（1）停经：输卵管壶腹部及峡部妊娠一般停经6~8周，间质部妊娠停经时间较长。当月经延迟几日即出现阴道不规则流血时，常被误认为月经来潮。约有25%的患者无明显停经史，临床医生常因此造成误诊、漏诊。

（2）阴道流血：常表现为短暂停经后出现不规则流血，量少，点滴状，色暗红或深褐色。少数患者阴道流血量较多，似月经量。可伴有蜕膜组织排出。常有异位妊娠患者以"月经不调"为主诉前来就诊，易造成误诊。

（3）腹痛：大多数输卵管妊娠患者以腹痛为主诉就诊。输卵管妊娠未破裂时，增大的胚胎膨胀输卵管，导致输卵管痉挛及逆蠕动，患侧下腹出现隐痛或胀痛。输卵管妊娠破裂时，突感患侧下腹部撕裂样剧痛，疼痛为持续性或阵发性；血液积聚在直肠子宫陷凹而出现肛门坠胀感（里急后重），时有异位妊娠患者以消化道症状首诊于内科，易造成误诊和漏诊，且该类患者常伴有腹腔内出血量多，因此一旦误诊，常危及患者生命。出血多时可流向全腹而引起全腹疼痛、恶心呕吐；血液刺激横膈，出现肩胛部放射痛（称为Danforth征）。

（4）晕厥和休克：部分患者由于腹腔内急性出血及剧烈腹痛，入院时即处于休克状态，患者面色苍白、四肢厥冷、脉搏快而细弱、血压下降。休克程度取决于内出血速度及出血量，而与阴道流血量不成比例。体温一般正常，休克时略低，腹腔内积血被吸收时略高。

2. 体征

（1）腹部检查：出血量不多时，患侧下腹明显压痛、反跳痛，轻度肌紧张；出血较多时可见腹膨隆，全腹压痛及反跳痛，但压痛仍以输卵管妊娠处为甚，移动性浊音阳性。当输卵管妊娠流产或破裂而形成较大血肿，或与子宫、附件、大网膜、肠管等粘连包裹成大包块时，可在下腹部扪及触痛、质实的块物。

（2）盆腔检查：妇科检查可见阴道少量血液，后穹隆饱满、触痛；腹腔内积血时可有明显宫颈举痛或摇摆痛；子宫略增大、变软，内出血多时检查子宫有漂浮感；子宫后方或患侧附件可扪及压痛性包块，边界多不清楚，其大小、质地、形状随病变差异而不同。

（四）诊断

输卵管妊娠流产或破裂后，多数有典型的临床表现，根据停经、阴道流血、腹痛、休克等表现不难诊断。如临床表现不典型，则应密切监护病情变化，观察腹痛是否加剧、盆腔包块是否增大、血压及血红蛋白下降情况，从而做出诊断。以下辅助检查有助于明确诊断。

1. 超声检查　已成为诊断输卵管妊娠的重要方法之一。输卵管妊娠的典型超声图像为：①子宫内不见妊娠囊，内膜增厚；②宫旁一侧见边界不清、回声不均的混合性包块，有时可见宫旁包块内有妊娠囊、胚芽及原始心管搏动，为输卵管妊娠的直接证据；③直肠子宫陷凹处有积液。但即使宫外未探及异常回声，也不能排除异位妊娠。

2. hCG测定　测定hCG为早期诊断异位妊娠的常用手段。胚胎存活或滋养细胞尚有活力时，hCG呈阳性，但异位妊娠时往往低于正常宫内妊娠，血hCG的倍增在48 h内亦不足66%。临床中常通过连续测定血hCG值来判断是否符合异位妊娠诊断，协助制定治疗方案以及判定治疗后效果等。对于未知部位妊娠（PUL）而言，若血hCG > 3 500 U/L，应高度怀疑异位妊娠存在。需要强调的是，不应仅凭血hCG值是否倍增来判断异位妊娠，而应结合患者病史、体征及其他辅助检查综合判断。若后穹隆穿刺液hCG定量明显高于静脉血至少一倍，可帮助诊断异位妊娠。

🖝 拓展阅读 7-23
如何依据血 β-hCG 增幅判断异常妊娠？

3. 血孕酮值　血孕酮水平帮助判断异位妊娠的作用有限，它与血 hCG 水平无相关性。血孕酮值低于 5 ng/mL 对确定异位妊娠有 100% 特异性，血孕酮水平高于 20 ng/mL 通常和正常妊娠相关，而孕酮值在 5～20 ng/mL 之间的意义比较模糊，这制约了其在诊断异位妊娠上的临床应用。

4. 腹腔穿刺　包括经阴道后穹隆穿刺和经腹壁穿刺，为简单、可靠的方法。内出血时，血液积聚于直肠子宫陷凹，后穹隆穿刺可抽出陈旧性不凝血。如抽出的血液较红，放置 10 min 内凝固，提示误入血管。当有血肿形成或粘连时，抽不出血液也不能否定异位妊娠的存在。当出血多、移动性浊音阳性时，可经下腹壁一侧直接穿刺。

5. 腹腔镜检查　由于腹腔镜可在直视下检查，且有创伤小、术后恢复快的特点，适用于输卵管妊娠未流产或未破裂时的早期确诊及治疗。

6. 子宫内膜病理检查　诊断性刮宫见到蜕膜而无绒毛时可排除宫内妊娠；若见绒毛极少，须严密随访。

（五）鉴别诊断

异位妊娠典型者易于诊断，但临床中该疾病误诊并不少见，主要是因为该疾病经常出现症状不典型或病史未掌握、考虑问题片面，以及妊娠部位不同、病理过程不一、临床表现多样化，易与其他疾病混淆。这些疾病涉及妇产科，也可能涉及普外科、内科、泌尿科等。鉴别要点见表 7-13。

表 7-13　异位妊娠的鉴别诊断

鉴别点	异位妊娠	流产	黄体破裂	卵巢囊肿蒂扭转	急性盆腔炎	急性阑尾炎	巧克力囊肿破裂
腹痛	+	+	+	+	+	+	+
阴道流血	+	+	−	−	−	−	−
停经史	+	+	−	−	−	−	−
腹部压痛	+/−	+/−	+	+ +	+ +	+	+
反跳痛	+/−	−	+	+	+ +	+ +	+
宫颈举痛	+	−	+	+	+	−	+
子宫增大	+	+	−	−	−	−	−
宫口开	−	+	−	−	−	−	−
附件包块	+	−	+	+	+	−	+
后穹隆穿刺	+	−	+	−	−	−	+
hCG 测定	+	+	−	−	−	−	−
WBC 增高	+/−	−	+/−	+/−	+	+	+/−
超声检查	宫内无妊娠囊，宫外可有	宫内妊娠	可能出现附件区包块	附件区包块	附件区可有不规则囊肿	阑尾区域可有囊肿	附件区不规则包块

在对妇科急腹症患者问诊时，应对异位妊娠保持高度警惕。对未婚或对停经史有难言之隐的患者应给予耐心开导、个别询问，根据阴道检查、后穹隆穿刺、血 hCG、B 超检查等全面分析诊断。

🖝 拓展阅读 7-24
异位妊娠的常见误诊原因

（六）治疗

根据患者的生命体征、血 hCG、异位妊娠囊大小以及生育意愿等情况，异位妊娠的治疗方案分为期待治疗、药物治疗以及手术治疗。

1. 期待治疗　以下情况可考虑期待治疗：无腹痛或合并轻微腹痛的病情稳定患者，超声未提示有明显的腹腔内出血，输卵管妊娠肿块直径≤30 mm 且未见心管搏动，血清 hCG 水平<1 000 U/L，患者知情同意。所有患者随访血清 hCG 至非孕状态，随访时间间隔一般为 2~7 天。如随访期间患者出现明显腹痛、血清 hCG 持续上升或大于 2 000 U/L，则需进一步治疗。

2. 药物治疗　目前用于治疗异位妊娠的药物以甲氨蝶呤（methotrexate，MTX）为首选，应严格掌握适应证：①生命体征稳定，无明显活动性内出血；②输卵管妊娠未发生破裂；③妊娠囊直径<35 mm，未见心管搏动；④低血清 hCG 水平（理想者低于 1 500 U/L，最高可至 5 000 U/L）；⑤无药物过敏、慢性肝病、血液系统疾病等药物使用禁忌证。

MTX 药物治疗包括单剂量方案、二次剂量方案及多剂量方案。①单剂量方案：50 mg/m^2 肌注 1 次；②二次剂量方案：第 1 天与第 4 天各肌注 50 mg/m^2；③多剂量方案：第 1、3、5、7 天各肌注 1 mg/kg。

给药期间应严密监测血 hCG。建议每周监测两次血 hCG，如果血 hCG 下降超过 15%，则每周随访血 hCG 直至正常非孕水平。如果血 hCG 下降小于 15%，可考虑再次用药。若重复用药后血 hCG 仍不降，或药物治疗过程中出现症状加重、有腹腔内活动性出血，应考虑手术治疗。

3. 手术治疗　患者有以下临床表现时需要手术治疗：生命体征不稳定，出现输卵管妊娠破裂的症状（盆腔疼痛、腹腔内出血）；如有药物治疗绝对禁忌证或治疗失败，需行手术治疗，若有相对禁忌证，可考虑行手术治疗。腹腔镜手术是手术治疗的金标准术式，一般采用腹腔镜输卵管切除术（切除部分或全部受影响的输卵管）或腹腔镜输卵管切开取胚术（移除异位妊娠灶，保留输卵管）。

两种术式的选择应根据患者的临床表现、生育期望以及输卵管损伤程度。当输卵管损伤严重、手术部位有明显出血的情况下，输卵管切除术是首选手术方法。有生育要求的患者如果对侧输卵管正常，也可以考虑行输卵管切除术。对于另一侧输卵管有损伤的、有生育要求的患者可考虑行输卵管切开取胚术，若切除输卵管则需要行辅助生殖技术受孕，术前应与患者及家属充分沟通。

微视频 7-1
腹腔镜下输卵管切除术

经腹手术适用于生命体征不稳定、有大量腹腔内出血、腹腔镜检查中视野受限者。腹腔镜手术与经腹手术的后续妊娠率无差异。

拓展阅读 7-25
输卵管妊娠治疗后的生殖状态

典型案例（附分析）7-15
停经 52 天，阴道流血 3 天，右下腹疼痛 1 天

典型案例（附分析）7-16
经期持续半月未净

二、其他类型的异位妊娠

1. 宫颈妊娠（cervical pregnancy）　指受精卵在宫颈管内着床和发育。发病率为 1/12 400~1/8 600。虽罕见，但一旦发病，则病情危重，处理也较困难。临床表现为：停经及无痛性阴道流血或血性分泌物，也可突然出现阴道大量流血，一般不伴有腹痛。检查：宫颈呈紫蓝色、软、膨大，流血多时宫颈外口扩张，可见胚胎组织，但宫体大小正常或稍大。宫颈妊娠的诊断标准：①妇科检查发现在膨大的宫颈上方为正常大小的子宫；②妊娠物完全在宫颈管内；③宫腔内无任何妊娠物。

因症状与难免流产类似，故临床常被误诊，超声检查对诊断帮助较大。确诊后可根据阴道流血量的多少采用不同的处理方法。

（1）流血量多：在备血后刮除宫颈管内胚胎组织，纱条填塞创面止血；或直视下切开宫颈，剥除胚胎，褥式缝合管壁，继而修复宫颈管。有条件者还可选用：①在宫腔镜下吸取胚胎组织，创面电凝止血；②子宫动脉栓塞（同时应用栓塞剂和MTX）。如发生失血性休克，应先抢救休克，再采用上述方法，必要时切除子宫以挽救患者生命。

（2）流血量少或无流血：首选 MTX 全身用药，用药方案见"输卵管妊娠"；或经宫颈注射于胚囊内。应用 MTX 治疗后，宜待血 β-hCG 值明显下降后再行刮宫术，否则刮宫时仍有大出血风险。

2. 卵巢妊娠（ovarian pregnancy）　指受精卵在卵巢组织内着床和生长、发育。发病率占异位妊娠的 0.36%~2.74%。临床表现与输卵管妊娠相似，往往被误诊为输卵管妊娠或卵巢黄体破裂。诊断标准：①患侧输卵管完整；②囊胚位于卵巢组织内；③卵巢与囊胚必须以卵巢固有韧带与子宫相连；④绒毛组织中有卵巢组织。

治疗方法为手术治疗，根据病灶范围可行卵巢部分切除、卵巢楔形切除、卵巢切除术或患侧附件切除术。

3. 腹腔妊娠　指位于输卵管、卵巢及阔韧带以外的腹腔内妊娠，发病率为 1/25 000~1/10 000，孕妇死亡率约为 5%，胎儿存活率仅为 1‰。分为原发性和继发性两种，原发性腹腔妊娠少见，继发性腹腔妊娠多见于输卵管妊娠流产或破裂后，或继发于卵巢妊娠时囊胚落入腹腔。

患者往往有停经、早孕反应，可有输卵管妊娠流产或破裂的症状，然后流血停止、腹痛缓解；以后腹部逐渐增大，胎动时孕妇腹痛不适。腹部可清楚扪及胎儿肢体，常出现肩先露、臀先露、胎头高浮，子宫轮廓不清。即使足月后也难以临产，宫颈口不开，胎先露不下降。腹腔妊娠时胎儿往往不能存活，可被大网膜及腹腔脏器包裹，日久后可干尸

化或成石胎。B 型超声检查提示子宫内无胎儿，胎儿位于子宫以外。

确诊腹腔妊娠后，应立即剖腹取出胎儿。胎盘的处理应视情况而定：如胎盘附着于子宫、输卵管及阔韧带，可将胎盘及其附着器官一并切除；如胎儿死亡，胎盘循环停止已久，可试行胎盘剥除；如胎盘附着于重要器官而不宜切除或无法剥除者，可留置胎盘于腹腔内，术后可逐渐吸收。术后需使用抗生素预防感染。

4. 宫内、宫外复合妊娠（heterotopic pregnancy）指宫腔内妊娠与异位妊娠同时存在，极罕见（10 000~30 000 次妊娠中出现 1 例），但辅助生殖技术的开展及促排卵药物的应用使其发生率明显增高。诊断较困难，往往在人工流产确认宫内妊娠后很快出现异位妊娠的临床症状；或异位妊娠经手术证实后又发现宫内妊娠。B 型超声可协助诊断，但确诊需行病理检查。

5. 剖宫产瘢痕妊娠（cesarean scar pregnancy, CSP）　指早孕期（≤12 周）受精卵着床于前次剖宫产子宫切口瘢痕处的一种异位妊娠，为剖宫产的远期并发症之一。发生率为 1/2216~1/1800，占有剖宫产史妇女的 1.15%，虽较少见，但随着近年来剖宫产率高居不下，发生率呈明显增长趋势。

CSP 的临床表现多为无痛性少量阴道出血，少数患者伴有腹痛，常被误诊为宫颈妊娠、难免流产或不全流产。由于子宫峡部肌层较薄弱，加之剖宫产切口瘢痕缺乏收缩能力，CSP 在流产或刮宫时断裂的血管不能自然关闭，可发生致命的大量出血。诊断主要依靠超声检查，典型的超声表现为：①宫腔内、子宫颈管内空虚，未见妊娠囊；②妊娠囊着床于子宫前壁下段肌层（相当于前次剖宫产子宫切口部位），部分妊娠囊内可见胎芽或胎心搏动；③子宫前壁肌层连续性中断，妊娠囊与膀胱之间的子宫肌层明显变薄甚至消失；④彩色多普勒血流显像显示妊娠囊周边高速低阻血流信号。

目前 CSP 尚无标准治疗方案，由于大多数 CSP 预后凶险，因此一旦确诊须立即住院终止妊娠，治

疗方案依据个体化原则。对于早期妊娠患者，如无腹痛、阴道出血不多、妊娠包块未破裂者可先选择MTX治疗，可局部用药或全身用药；或行子宫动脉栓塞，待血hCG明显下降及妊娠包块周围血供明显减少后在B超引导下行清宫术。若患者坚决要求继续妊娠，须充分告知风险并严密监测。至妊娠晚期，瘢痕处胎盘多有植入，分娩前应充分做好准备。危急情况下为抢救患者生命可行全子宫切除术。

☞拓展阅读7-26
剖宫产术后子宫瘢痕妊娠诊治专家共识（2016）

（李卫平　顾卓伟）

第十节　早　产

诊疗路径

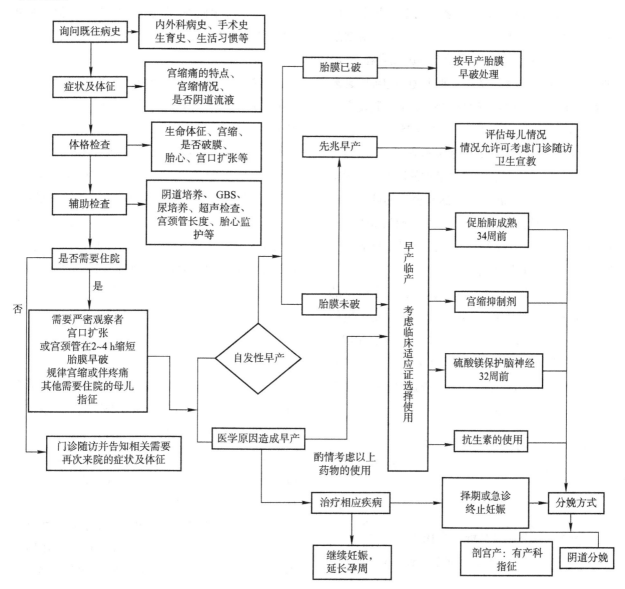

早产儿发生率和死亡率与国民经济、生活水平、卫生状况有密切关系，同时也与妇幼保健和围产医学的发展密切相关。国内早产儿占分娩总数的5%～15%，早产儿的器官发育不健全，1岁内死亡的婴儿中2/3是早产儿，早产儿成活率与诊治医疗技术水平密切相关，随着监护与治疗水平的不断提高，早产儿的死亡率与伤残率逐年下降，但早产儿的发生率呈上升趋势。

（一）定义

早产的定义上限统一，即妊娠不满37周分娩；而下限设置各国不同，与新生儿治疗水平有关。目前我国对早产的定义为自末次月经第1日计算，妊娠满28周至不足37周分娩者，或新生儿出生体重≥1 000 g为标准。有些国家将早产的下限期限定义为24周甚至20周。因胎儿的肺发育在24周进入囊泡期和终末肺泡期，此时Ⅱ型肺泡细胞逐渐成熟并开始出现肺泡表面活性物质；而大脑发育的快速期正是在孕中晚期，所以22～25孕周分娩的早产儿虽然有存活可能，但还极不成熟，大脑容易受损。然而，近年来随着高龄孕妇的增加以及我国生殖助孕技术的发展，小于28周分娩的珍贵儿上升，更重要的是，近年来我国新生儿救治水平快速提高，新生儿监护室综合实力的增强使救治小于28孕周的早产儿成为可能。

早产发生率由于各国定义的差异，发生率的统计存在不同，在184个国家中，新生儿出生的早产比例从5%到18%不等（WHO数据，2018），2005年中华医学会儿科学分会新生儿学组对77所城市医院进行的多中心大样本调查显示，我国城市的早产发生率为7.8%。

☞ 典型病例（附分析）7-17

停经8月，阵发性腹痛5 h，阴道少许出血

☞ 典型病例（附分析）7-18

停经28^{+2}周，B超提示宫颈管长1 cm

（二）分类

1. **根据早产的病因分类**　早产分为自发性早产（spontaneous preterm birth）和治疗性早产（preterm birth for medical and obstetrical indications）两种，自发性早产包括未足月分娩和未足月胎膜早破（preterm premature rupture of membranes，PPROM）。在美国，这两者导致了70%～80%的早产，其中不伴PPROM的自发性早产约占45%。治疗性早产为妊娠并发症或合并症而需要提前终止妊娠者，占20%～30%；妊娠合并症如难以控制的慢性高血压、糖尿病、心脏病、肝病、急性阑尾炎、胰腺炎、肝肾疾病等；妊娠并发症如子痫前期、胎盘早剥、前置胎盘出血等；因胎儿因素造成的治疗性早产包括胎儿功能窘迫、胎儿宫内生长受限、羊水过少等。

2. **根据孕龄分类**　因出生时的胎龄大小及体重影响新生儿的结局及预后，因此，国外多个指南根据分娩时的孕周将早产分为3个亚类：①极早早产（extremely preterm birth）：发生在妊娠20至28周的早产，占5%。②早期早产（early preterm birth）：发生在妊娠满28周但不满32周的早产，占10%。③轻型早产（mild preterm birth）：发生于妊娠满32周而不足37周的早产，占85%；也有学者将轻型早产细分为轻度（妊娠34～36周）和中度（妊娠32至不足34周）的早产。

（三）自发性早产的危险因素

自发性早产具有多因素起源和共同作用的特点。

1. **感染**　生殖道感染如细菌性阴道炎使早产的风险加倍。母亲的全身感染与早产的发生也密切相关，如泌尿道感染和呼吸道感染等。

2. **子宫疾病**　宫颈损伤病史如宫颈锥切术后增加早产风险。子宫疾病还包括子宫先天畸形、子宫腺肌病及子宫肌瘤等。

3. **既往早产或者流产史可以增加自发性早产的风险**　既往流产或早产的孕周：有20～31周分娩史的孕妇大约有30%的可能在37周前分娩，有

10% 可能在相似的孕周分娩。既往早产的次数：单次早产史者，再发早产的概率为 15%，2 次早产者，再次早产的概率为 32%。

4. 子宫膨胀过度及胎盘因素　如羊水过多、多胎妊娠、前置胎盘、胎盘早剥同样增加自发性早产的发生风险。

5. 超声检查宫颈管长度　孕中期经阴道超声检查宫颈管长度（cervical length，CL）< 25 mm 的孕妇早产的概率增加，建议对有自发早产史的孕妇，在 14 ~ 24 周每 2 周行经阴道超声检查宫颈管长度。对于低风险的孕妇不常规推荐行经阴道宫颈管长度的测定。

6. 辅助生殖技术　采用辅助生殖技术妊娠者早产的风险增加 2 倍。

7. 某些免疫调节因素及基因可能与早产相关　研究显示，早产的发生有家族聚集性，间接提示了早产存在一定的遗传易感性，其发生与基因相关。文献报道胰岛素（insulin，INS）基因、硒蛋白 S（selenoprotein S，SELENOS）上的 G-105A 启动子、盐皮质激素受体基因、肿瘤坏死因子 α 受体 II 196 基因、细胞色素 P450 氧化酶基因 MSPl 位点、单核细胞趋化蛋白 -1 基因等与早产相关。

8. 其他　年龄小于 18 岁及大于 35 岁的初产妇、体重过轻、感受过大压力、妊娠期间发生抑郁、文化程度低、不正规的产前检查及吸毒、吸烟、酗酒等不良生活方式与早产相关。

尽管存在如此多的相关因素，一些早产的发生仍未能完全解释原因，这表明有他原因尚未确定。

（四）临床表现与诊断

1. 早产的诊断

（1）先兆早产：凡妊娠满 28 周且小于 37 周，孕妇虽有规律宫缩（指每 20 min4 次或每 60 min 内 8 次），但宫颈尚未扩张，而经阴道超声测量 CL≤20 mm，则诊断为先兆早产。

（2）早产临产：凡妊娠满 28 周且小于 37 周，出现规律宫缩（指每 20 min4 次或每 60 min 内 8 次），同时宫颈管进行性缩短（宫颈缩短≥80%），

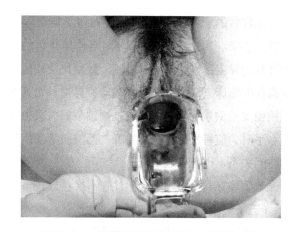

图 7-10　早产临产（胎膜未破）阴道窥诊
见扩张的宫口及羊膜囊

伴有宫口扩张，则诊断为早产临产（图 7-10）。

2. 早产胎膜早破的诊断　通过临床表现、病史和简单的试验来进行。对于孕周小于 37 周的孕妇，当临床表现为大量阴道液体流出时，可明确诊断。临床表现无法明确诊断时可采用阴道检查或阴道涂片镜检观察是否存在羊齿状结晶、pH 试纸检测阴道分泌物的酸碱度来判断是否发生胎膜早破。

胰岛素样生长因子结合蛋白 -1（insulin-like growth factor binding protein-1，IGFBP-1）或胎盘 α1-微球蛋白（placenta alpha 1-microglobulin，PAMG-1）的免疫色谱试验等方法的灵敏度和特异度较高，若检测结果为阴性，大致可排除 PROM 可能。考虑到该试验的假阳性率，其阳性结果仅作为诊断 PROM 的辅助手段，尤其当存在子宫颈功能不全时，假阳性率较高，需结合临床表现及体格检查来确诊。

不推荐通过超声检查羊水量的变化来诊断胎膜早破。

3. 宫内感染的诊断　在宫内感染的早期，因症状与体征不明显，诊断困难。满足下列所有条件时可诊断宫内感染：①孕产妇体温≥38℃（需间隔 30 min 后再次确认，且需排除非妇产科疾病引起的发热）；②以下 3 者至少满足 2 项，a. 持续胎儿心动过速（> 160 次 / 分）；b. 子宫疼痛、疼痛性宫缩或自发性临产；c. 脓性羊水。

无症状的患者若血浆 CRP < 5 mg/L，则可以排除宫内感染。在无发热的情况下，各临床指标的灵敏度和特异度区别很大。白细胞计数变化及其他炎症指标的临床意义十分有限且为非特异性，尤其在使用糖皮质激素的情况下，故在判读孕妇血浆白细胞水平时，应特别注意采集血样与糖皮质激素使用的时间关系，以免引起误判。

羊膜腔穿刺行羊水细菌学检查不推荐。

（五）鉴别诊断

1. 妊娠晚期生理性子宫收缩（Braxton Hicks contraction）　宫缩不规则，无痛感，不伴宫颈管缩短与宫口扩张改变。

2. 区分妊娠并发症与合并症引起的自发性早产，常见以下疾病。

（1）胎盘早剥：有子痫前期、慢性高血压、慢性肾脏病及创伤等病史，有轻重不同的腹痛及阴道出血，重症患者子宫硬如板状，有压痛，B超检查可见胎盘与子宫壁之间的液性暗区，对母胎均有一定危险，严重者孕妇发生弥散性血管内凝血，胎儿易发生宫内缺氧或胎死宫内。

（2）妊娠合并阑尾炎：孕28周后合并阑尾炎，因子宫增大，阑尾位置改变，转移性右下腹痛不典型，因炎症刺激宫缩引起先兆早产或早产征象。

（3）妊娠合并胰腺炎：多有暴饮暴食，原有高脂血症或胆结石、胆管炎病史，进食油腻食物出现胆管胰腺炎症，进而刺激宫缩引起先兆早产或早产临床表现，血尿淀粉酶升高是主要鉴别点、血常规、CRP会有不同程度升高。

（4）急性胃肠炎：多在进不洁食物之后发生，除恶心、呕吐外，常有腹泻。上腹或脐周阵发性疼痛，但疼痛不如急性胰腺炎剧烈。肠鸣音亢进，无腹膜刺激征，血清淀粉酶正常。

（5）妊娠合并消化性溃疡急性穿孔：有较典型的溃疡病史，腹痛突然加剧，腹肌紧张，肝浊音界消失，影像学检查可见膈下游离气体。急性腹膜炎可诱发宫缩导致早产。

（6）妊娠合并急性肠梗阻：腹痛为阵发性，腹胀、呕吐、肠鸣音亢进，有气过水音，无排气，可见肠型。影像学检查可见肠管气液平面。

（7）胆绞痛：多有胆管结石史，疼痛在右上腹部，可放射到右肩，多有反复发作。右上腹有深压痛，墨菲氏征阳性，多无腹肌紧张。血、尿淀粉酶不升高。结合B超及胆管造影检查可以鉴别。合并急性胰腺炎时则出现后者的症状和体征。

（六）治疗

1. 宫缩抑制剂

（1）治疗的时机、目的及停止的时机：推荐双胎孕妇同单胎一样，合理有效地使用宫缩抑制剂，防止即刻早产，为完成药物促胎肺成熟及胎儿宫内转院至有早产儿抢救条件的医院赢得时间。推荐延迟48 h分娩对新生儿有益。

宫缩抑制剂只应用于延长孕周对母儿有益者，故对于死胎、严重胎儿畸形、重度子痫前期、子痫、绒毛膜羊膜炎等不使用宫缩抑制剂。因90%有先兆早产症状的孕妇不会在7天内分娩，其中75%的孕妇会足月分娩，因此，在有检测条件的医疗机构，对有规律宫缩的孕妇可根据宫颈管的长度确定是否应用宫缩剂：阴道超声测量 CL < 20 mm，用宫缩抑制剂，否则可根据动态检测 CL 变化的结果用药。

停止使用宫缩抑制剂的时机：宫缩进行性增强，经过治疗无法控制者；有宫内感染者；权衡利弊，继续妊娠对母胎的危害大于胎肺成熟对胎儿的好处时；妊娠超过34周，顺其自然，不必干预。当宫缩停止时，不支持宫缩抑制剂的预防性使用。

宫缩抑制剂和减少早产儿的死亡率及严重的新生儿疾病发病率相关性不明显。

（2）宫缩抑制剂的种类

1）钙通道阻滞剂：通过阻断钙离子通道，直接抑制通过细胞膜的钙离子内流和细胞内钙离子从肌浆网释放，减少细胞内游离钙，抑制钙离子依赖的肌球蛋白轻链激酶介导的磷酸化，导致平滑肌松弛。现用于治疗早产最为常见的钙通道阻滞剂是硝苯地平（nifedipine）。

用法：硝苯地平 20 mg 口服，但对使用剂量尚无一致看法。英国皇家妇产科医师学会指南推荐硝苯吡啶起始剂量为 20 mg 口服，然后每次 10~20 mg，每天 3~4 次，根据宫缩情况调整，可持续 48 h，最大剂量为 160 mg/d。

禁忌证：母体有低血压或心脏疾病；有钙离子通道拮抗剂的不良反应史。

与硫酸镁协调使用会增加硫酸镁的药效及增加低血压的风险，需严密监护患者的生命体征。

硝苯地平用于双胎自发性早产的治疗是安全有效的，但需要注意低血压等风险，仍需大样本的研究证明。

2）前列腺素合成酶抑制剂：通过抑制环氧化酶的合成或阻滞前列腺素靶器官的作用而起到松弛子宫平滑肌的效果。该类药物中最为常用的是吲哚美辛。

用法：主要用于妊娠 32 周前的早产，吲哚美辛的起始剂量为 50~100 mg，经阴道或直肠给药，也可口服，然后每 6 h 给 25 mg，可维持 48 h。

但吲哚美辛在临床中仅限于短程应用，一般认为，妊娠 < 32 孕周时给药 < 48 h 是相对安全的，妊娠超过 32 孕周时即应停止用药，否则将对胎儿或新生儿产生潜在不良影响，如动脉导管早关闭或狭窄、肺动脉高压及羊水过少等。用药过程中需严密监测羊水及胎儿动脉导管血流。

禁忌证：孕妇血小板功能不良、出血性疾病、肝功能不良、胃溃疡、有对阿司匹林过敏的哮喘病史。

3）β_2- 肾上腺素受体激动剂：通过与子宫平滑肌细胞膜上的 β_2- 肾上腺素受体结合并互相作用后，激活位于细胞膜内面的腺苷酸环化酶，从而使三磷酸腺苷转化为环磷酸腺苷，使细胞内钙离子浓度降低，肌肉的收缩蛋白不能作用而抑制宫缩。

目前常用于抑制子宫收缩的选择性 β_2- 肾上腺素受体激动剂主要包括利托君（ritodrine）、沙丁胺醇、特布他林等。

用法：利托君起始剂量为 50~100 μg/min，静脉点滴，每 10 min 可增加剂量 50 μg/min，至宫缩停止，最大剂量不超过 350 μg/min，共 48 h。使用过程中应密切观察心率和主诉，如心率超过 120 次/分，或主诉心前区疼痛则停止使用。

该药物虽然疗效确切，却可对母婴产生较多的不良反应。最常见的母体不良反应有心率增快、恶心、头痛、鼻塞、低血钾、高血糖及过量静脉补液导致的肺水肿，双胎发生心衰或肺水肿的概率更高。β_2- 肾上腺素受体激动剂能迅速通过胎盘，故胎儿及新生儿也可受到影响，出现胎心率增快、胎儿低血糖、低血钾、低血压，偶有脑室周围出血及新生儿高胆红素血症等。

在使用过程中需要密切监测孕妇及胎儿情况，包括血压、脉搏、血糖及心肺功能等。

该药绝对禁用于心脏病、糖尿病血糖控制不满意、心律不齐、肺动脉高压、甲状腺功能亢进症、绒毛膜羊膜炎的孕妇。

目前 β_2- 肾上腺素受体激动剂在双胎早产诊治中的使用剂量仍然参考单胎剂量，由于在双胎中发生肺水肿的可能性明显高于单胎，因此在具体的应用中需要适当减量。

4）催产素受体拮抗剂：是一种选择性的催产素受体拮抗剂，竞争性结合位于子宫肌层和蜕膜的催产素受体，阻止细胞内钙离子增加，抑制子宫收缩，从而使平滑肌松弛，达到治疗早产的目的。代表药物为阿托西班。

用法：起始剂量为 6.75 mg，静脉点滴 1 min，继之 18 mg/h 维持 3 h，接着 6 mg/h 持续 45 h。

阿托西班能够更有效地延长孕周 48 h，同时具有更好的母胎安全性。现英国皇家妇产科学会已推荐其作为抗早产的一线药物。此外，阿托西班的子宫特异性使其不良反应较小，且不改变子宫肌层对催产素的敏感性，不会增加产时及产后出血的可能，同时不会对孕妇的糖代谢产生影响，因而更加适用于有高危因素的早产孕妇，如多胎妊娠、心脏病、糖尿病及妊娠高血压者。但遗憾的是阿托西班价格昂贵，限制了其在我国的广泛应用，目前多用于不能耐受其他宫缩抑制剂的患者。

（3）宫缩抑制剂的给药疗程：宫缩抑制剂持续应用48 h。因超过48 h的维持用药不能明显降低早产率，但明显增加药物的不良反应，故不推荐48 h后持续使用宫缩抑制剂。

（4）关于联合应用宫缩抑制药物：因2种或以上宫缩抑制剂联合使用可能增加不良反应的发生，应尽量避免联合使用。

2. 硫酸镁的使用 推荐妊娠32周前早产者常规应用硫酸镁作为胎儿中枢神经系统保护剂。循证研究指出，硫酸镁对胎儿的神经系统具有一定的保护作用，可显著降低23~32孕周早产新生儿脑瘫的发生率及减轻新生儿脑瘫的严重程度。但最近美国食品药品监督管理局（FDA）警告，长期应用硫酸镁可引起胎儿脱钙，易造成新生儿骨折，将硫酸镁从妊娠期用药安全分类中的A类降为D类；美国妇产科医师学会及其母胎医学协会最近发表共识，仍然推荐对产前子痫患者、<32周的早产临产应用硫酸镁。

我国推荐其作为32周前的早产临产、宫口扩张后用药，或用于计划24 h内分娩者。负荷剂量硫酸镁4 g静脉点滴，30 min滴完，然后以每小时1 g的速度静脉滴注直至分娩或最多使用24 h。

硫酸镁用于双胎早产的临床研究报道较少，鉴于硫酸镁作用的机制，对于双胎早产儿神经系统可能也有一定的保护作用。

禁忌证：孕妇肌无力、肾衰竭、心脏疾病等。

使用硫酸镁过程中注意患者呼吸、膝跳反射、尿量（同妊娠高血压）。

3. 糖皮质激素促胎肺成熟 产前糖皮质激素的应用可以减少新生儿的死亡、呼吸窘迫综合征和颅内出血，也可以减少坏死性小肠炎及新生儿重症监护室的呼吸支持。

糖皮质激素的应用原则：指南推荐28~34^{+6}周、有早产风险者，不论单胎和多胎，除外明确感染的情况下使用一个疗程的糖皮质激素。早产前24 h也推荐使用；对于早产在即的妊娠高血压、胎儿宫内生长受限和妊娠期糖尿病患者推荐使用，糖尿病患者注意监测血糖。明确存在绒毛膜羊膜炎患者不推荐使用。首次使用糖皮质激素14天内未分娩，在后续7天内有极高早产风险但孕周仍未达35周者，可重复使用一次。

主要药物是倍他米松和地塞米松。地塞米松6 mg，肌内注射，每12 h重复1次，共4次；或倍他米松12 mg，肌内注射，24 h重复1次，共2次。地塞米松和倍他米松的效果相当。

4. 抗生素的使用 对于胎膜未破且无感染征象的孕妇不推荐预防性抗生素使用；对有明确感染的早产患者推荐使用抗生素治疗。B族溶血性链球菌阳性患者分娩在即或存在胎膜早破情况下不论是否存在临床感染征象，均推荐使用抗生素。

预防性使用：诊断PPROM的孕妇入院后应立即预防性使用抗生素。对于妊娠不满34周的PPROM患者，期待治疗期间建议给予氨苄青霉素联合红霉素静脉滴注，随后口服阿莫西林和红霉素，疗程为7天。

治疗性使用：出现宫内感染时使用抗生素的治疗策略与预防性使用抗生素不同。诊断宫内感染后应针对导致宫内感染的病原菌选用抗生素。对于剖宫产的患者，其抗菌范围应覆盖厌氧菌。考虑严重感染或存在耐药细菌感染时使用β-内酰胺类和氨基糖苷类。抗生素联合给药最合适的氨基糖苷类为庆大霉素，β-内酰胺类抗生素可以选择阿莫西林、第三代头孢菌素。对β-内酰胺类严重过敏者，可使用氨曲南代替，但使用氨曲南时需要增加抗革兰氏阳性菌的抗生素。

5. 分娩时机 分娩时机选择包括：①对于使用宫缩抑制剂后仍不可避免的早产，应停用一切宫缩抑制剂；②当延长妊娠的风险大于胎儿不成熟的风险时，应及时终止妊娠；③如有明确的宫内感染，则应尽快终止妊娠；④对于妊娠≥34周的患者，如无母儿并发症，可以顺其自然，不必干预，继续监测母儿情况。

6. 分娩方式　没有足够的证据支持剖宫产术可以改善早产新生儿的结局，故不推荐为改善胎儿结局选择剖宫产。①有产科指征者可行剖宫产术结束分娩，对极早早产儿，应在权衡新生儿利弊的基础上参考家属的意见实施。②阴道分娩应密切监测胎心，慎用可能抑制胎儿呼吸的镇静剂如吗啡、哌替啶等，不提倡常规的会阴侧切，也不支持没有指征的产钳应用。③关于大于 26 周的臀位，最佳分娩方式因缺乏高质量的研究存在争议，参考患者具体情况及母体的意见而定。

早产儿出生后适当延长 30 ~ 120 s 后断脐，可减少新生儿输血需要，减少新生儿脑室内出血的发生率。

7. 母胎监测　包括生命体征的监测，尤其体温和脉搏的监测，常可早期发现感染的迹象。定期复查血、尿常规及 C 反应蛋白等，以及具体用药相关监测。相关合并症及并发症的检测见各具体章节。

监护胎儿生长发育和胎儿宫内安危状态，包括胎心监测，胎动计数，定期的宫高腹围测量，定期的超声检查了解胎儿的大小、羊水量和脐动脉血流监测及胎儿生物物理评分，及时发现胎儿窘迫。

（七）预测

目前，有 2 个预测指标被推荐用于确定患者是否需要预防性应用特殊类型的孕酮或宫颈环扎术。

1. 前次晚期自然流产或早产史，但不包括治疗性晚期流产或早产。

2. 妊娠 24 周前阴道超声测量宫颈管长度（CL）< 25 mm。强调标准化测量 CL 的方法：

（1）排空膀胱后经阴道超声检查。

（2）探头置于阴道前穹隆，避免过度用力。

（3）标准矢状面，将图像放大到全屏的 75%以上，测量宫颈内口至外口的直线距离，连续测量 3 次后取其最短值。宫颈漏斗的发现并不能增加预测敏感性。鉴于我国国情以及尚不清楚对早产低风险人群常规筛查 CL 是否符合卫生经济学原则，故目前不推荐对早产低风险人群常规筛查 CL。

拓展阅读 7-27
早产预测相关知识点

（八）预防

1. 一般预防　避免低龄（< 17 岁）或高龄（> 35 岁）妊娠；孕期饮食均衡，注意健康的生活方式；定期产前检查；合理增加体重；控制好原发病如高血压、自身免疫病、糖尿病等。

2. 特殊类型孕酮的应用　目前的研究证明，能预防早产的特殊类型孕酮有 3 种：微粒化孕酮胶囊、阴道孕酮凝胶、17α- 羟基孕酮己酸酯。3 种药物各自的适应证略有不同。

（1）对有晚期流产或早产史的无早产症状者，不论宫颈长短，均可推荐使用 17α- 羟基孕酮己酸酯。

（2）对有前次早产史，此次孕 24 周前宫颈缩短，CL < 25 mm 者，可经阴道给予微粒化孕酮胶囊 200 mg/d 或孕酮凝胶 90 mg/d 至妊娠 34 周，能减少孕 33 周前早产及围产儿病死率。

（3）对无早产史，但孕 24 周前阴道超声发现宫颈缩短，CL < 20 mm 者，推荐使用微粒化孕酮胶囊 200 mg/d 阴道给药，或阴道孕酮凝胶 90 mg/d，至妊娠 36 周。

2020 年加拿大妇产科医师协会指南与 2021 年中国《孕激素维持妊娠与黄体支持临床实践指南》提出，对于 16 ~ 24 周经阴道超声显示 CL 小于 25 mm 的双胎孕妇，推荐每日使用阴道微粒化孕酮 400 mg 预防自发性早产，从 16 ~ 24 周开始，持续用到 34 ~ 36 孕周。

3. 宫颈环扎术　宫颈环扎术有 3 种指征：第一种，对于既往有宫颈功能不全而导致妊娠丢失病史和此次确诊宫颈缩短的妇女，此次妊娠 12 ~ 14 周行宫颈环扎有效；第二种，有前次早产或晚期流产史，此次为单胎妊娠，孕 24 周前超声检测发现 CL < 25 mm，无早产临产的症状，排除宫颈环扎术的禁忌证如胎膜早破、阴道出血、感染等；第三种，对阴道指诊或阴道窥器检查提示宫口扩张的患

者行宫颈环扎，目前缺乏高质量的循证学依据。

环扎术拆除指征：早产胎膜早破、早产临产、绒毛膜羊膜炎、阴道出血及其他原因需要终止妊娠者。对于早产胎膜早破者，建议在破水后立即拆除或最多延迟至破水后 48 h 拆除，在使用促胎肺成熟药物后拆除。

对于双胎妊娠，预防性宫颈环扎术不能预防双胎妊娠早产。2019 加拿大妇产科医师协会临床实践指南指出：对于双胎妊娠，CL < 15 mm，环扎手术可能是有利的，仍需进一步研究证实。当宫颈扩张 > 10 mm 时，与单胎妊娠一样，可考虑实施紧急宫颈环扎术，可获得较大收益。

☞ 拓展阅读 7-28
宫颈环扎相关知识

4. 子宫托　自 1959 年开始在临床应用，主要针对宫颈功能不全的患者，作为不适合做宫颈环扎术患者的一种补充预防方法，但效果颇有争议。近年来主要应用于无症状单胎、在 20~24 孕周发现宫颈短于 25 mm 且既往没有宫颈功能不全的孕妇。多个研究认为，子宫托没有增加阴道感染，并且能显著降低危险。但临床使用缺乏较有力的循证医学证据。在双胎妊娠中不推荐单纯使用子宫托预防自发性早产。

☞ 拓展阅读 7-29
早产预防相关知识点

☞ 拓展阅读 7-30
早产临床诊断与治疗指南（2014）

（李　明　滕银成）

第十一节　胎儿异常

一、胎儿生长受限

诊疗路径

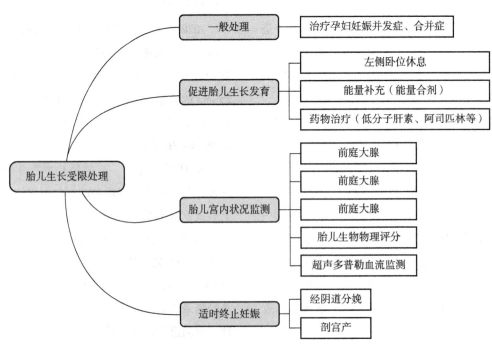

小于胎龄儿（small for gestational age infant, SGA）的定义为：出生体重低于相同胎龄平均体重的第10百分位数或低于平均体重2个标准差的新生儿。并非所有出生体重低于第10百分数的新生儿都是病理性宫内生长受限，SGA包含了健康小样儿，这部分SGA除了体重及体格发育较小外，各器官可无结构异常及功能异常，不伴有营养不良及围产儿不良结局。SGA需要考虑到母亲的种族、体重等诸多因素。

☞ 典型案例（附分析）7-19
孕32周，发现胎儿发育迟缓1周

正常的SGA即胎儿结构及多普勒血流评估均未发现异常。异常的SGA指存在结构异常或者遗传性疾病的胎儿。

胎儿生长受限（fetal growth restriction，FGR）是指因受到母体、胎儿、胎盘等病理因素的影响，胎儿生长未能达到其应有的遗传潜能，多表现为胎儿超声估测体重或者腹围低于相应胎龄的第10百分位。

严重的FGR被定义为胎儿的体重小于第3百分位，同时伴有多普勒血流的异常。低出生体重儿被定义为胎儿分娩时的体重小于2 500 g。

在所有妊娠中，FGR发生率为5%～8%，易导致胎死宫内、新生儿窒息、胎粪吸入、新生儿低血糖和低体重的发生率增加，同时常合并神经系统发育异常。

胎儿发育分为3个阶段。

第一阶段（妊娠17周之前）：主要表现为细胞增殖，所有的细胞数量均增加。

第二阶段（妊娠17～32周）：细胞继续增长并增大，包括细胞复制和器官生长。

第三阶段（妊娠32周以后）：细胞增生肥大主要表现为细胞体积迅速增大，胎儿糖原及脂肪沉积。

根据胎儿宫内生长迟缓的发生时期、胎儿体型及病因，FGR主要分为3类。①内因性均称型宫内生长迟缓：为原发性宫内生长迟缓。一般发生在胎儿发育的第一阶段，因胎儿在头围、体重、身长三方面都受限，头围及腹围均小，故称为均称型宫内生长迟缓。其原因多为遗传物质如基因及染色体异常、病毒感染、接触放射性物质等，可以造成细胞生长异常，结果导致胎儿体内相对细胞数减少及细胞体积较小。②外因性不均称型宫内生长迟缓：在妊娠早期胚胎发育正常，至妊娠晚期因为受到有害因素的影响，胎儿内部器官发育正常，头围及身高不受影响，但体重较轻，显得胎头较大，故称为不均称型宫内生长迟缓。主要原因多为胎盘功能不足，常见病因有妊娠高血压、慢性高血压、慢性肾炎、糖尿病、双胎、过期妊娠等。胎盘血流障碍，使得胎儿生长发育所必需的营养物质缺乏，导致胎儿体重曲线下降，但出生后新生儿躯体发育正常。③外因性均称型宫内生长迟缓：为以上两种类型的混合型。其病因主要是母儿双方因素，多因缺乏生长营养物质如叶酸、氨基酸或其他微量元素。致病因素虽是外因，但对整个妊娠期均造成影响。

（一）病因

影响胎儿生长的因素包括母体营养供应、胎盘转运和胎儿遗传潜能等，病因复杂，主要有以下几点。

1. 母体因素

（1）营养因素：孕妇身材矮小，摄入营养不足，如偏食、妊娠呕吐等造成母体体重增加及营养不良，胎儿出生体重与母体血糖呈正相关。

（2）妊娠期并发症及合并症：妊娠期并发症包括妊娠高血压、多胎妊娠、胎盘早剥、过期妊娠、妊娠期肝内胆汁淤积综合征等；妊娠合并症如心脏病、慢性肾炎、贫血、抗磷脂抗体综合征，自身免疫性疾病、甲亢等，均可使得胎盘灌注血流下降。

（3）其他：孕妇人种、年龄、地区（如高原地区）、体重、身高、经济情况、文化背景、有无不良生活方式（如抽烟、酗酒等）、宫内感染、母体接触放射线及有害物质、孕期使用药物（如苯妥英钠、华法林）、辅助生殖等。

2. 胎儿因素　胎儿慢性宫内感染（如 TORCH）、多胎、基因或染色体异常、生长激素、胰岛素样生长因子、瘦素等调节胎儿生长的物质在脐血中降低，可能会影响胎儿内分泌和代谢。

3. 胎盘因素　帆状胎盘、轮廓状胎盘、副叶胎盘、小胎盘等胎盘各种病变导致子宫胎盘血流量减少，胎儿供血不足。

4. 脐带因素　单脐动脉、脐带过长、脐带过细（尤其近脐带根部过细）、脐带扭转、脐带打结等。

☞ 拓展阅读 7-31
胎儿生长受限危险因素的特征分析

（二）诊断

1. 临床诊断

（1）明确胎龄：准确核实孕周，包括核实母亲月经史、相关生育信息以及孕早期及中孕期超声检查，根据各项指标衡量胎儿生长发育动态情况，评估和检测胎儿的生长发育及生长速度。

（2）测量子宫底高度：推测胎儿大小，简单易行，可用于低危人群的筛查。孕 18~30 周时，子宫底高度与孕周有明确的相关性，如测量长度超出（或小于）预期长度的 2~3 cm，即可考虑有胎儿生长异常。妊娠 26 周后宫高测量值低于对应标准 3 cm 以上，应怀疑 FGR；宫高低于对应标准 4 cm 以上者，应高度怀疑 FGR。

（3）检测孕妇体重：特别是妊娠末期，应注意检测孕妇体重，在正常妊娠末期孕妇体重每周增加 0.5 kg，若孕妇体重不增甚至降低时，应注意有无胎儿宫内生长受限可能。

（4）注意有无高危因素：包括既往不良妊娠和生产史，妊娠并发症或合并症，如妊娠高血压、慢性肾炎、免疫性疾病，感染性疾病、贫血、营养不良等，或妊娠期接触射线及有害物质等。

2. 检测胎儿生长

（1）利用超声测量胎儿头围、腹围及股骨长，并根据本地区个性化的胎儿生长曲线估计胎儿体重。估计胎儿体重低于对应孕周胎儿体重的第 10 百分位数或胎儿腹围小于对应孕周胎儿腹围的第 10 百分位数，需考虑 FGR，至少间隔 2 周复查一次，减少 FGR 诊断的假阳性。

☞ 拓展阅读 7-32
胎儿宫内生长受限的超声多普勒评价：美国母胎医学会临床指南解读

（2）腹围／头围的比值：比值小于对应孕周胎儿的第 10 百分位数，有助于估算不匀称型 FGR。

（3）羊水量与胎盘成熟度：需注意胎盘形态、脐带插入点、羊水深度及羊水指数。

（4）超声多普勒血流检测对 FGR 的评估内容主要包括脐动脉血流、脐静脉血流、大脑中动脉血流和静脉导管血流等。对怀疑 FGR 的孕妇进行脐动脉血流检测，是最重要的检测方法。如果脐动脉搏动指数正常，建议每 2 周复查一次。如果出现脐动脉舒张末期血流缺失或反向，提示可能需要干预或者考虑分娩时期。

（三）处理

1. 寻找病因　首先需确定引起 FGR 的病因，尽早发现，检测有无妊娠期合并症，消除所有起主导作用的病因，如吸烟、药瘾、偏食及营养不良等。超声检查发现胎儿有无结构异常，必要时采用介入性产前诊断技术进行胎儿染色体核型分析、基因芯片、二代测序等细胞及分子遗传学检查。

2. 治疗　治疗原则是对高危孕妇进行早期筛查，积极寻找病因，改善胎盘循环，加强胎儿监测，适时终止妊娠。

（1）一般治疗：左侧卧位，改善生活习惯，加强营养。

（2）药物治疗：尚未证实补充孕激素、静脉补充营养物质和注射低分子肝素对治疗 FGR 有效。

（3）胎儿监测：一经诊断需严密监测。理想的 FGR 监测方案是综合孕周、病因、类型、严重程度、超声多普勒血流检测、羊水量、胎心监护、生物物理评分和胎儿生长检测方法，全面评估、监测

FGR 胎儿。

3. 产科处理

（1）孕早期及孕中期发现的 FGR 多为染色体异常、遗传病或先天性畸形所致，经产前诊断明确者，应及时终止妊娠。

（2）FGR 经积极治疗后，各项指标及功能恢复正常，胎儿生长发育得到纠正，可继续妊娠，直至临产分娩。

（3）终止妊娠的指征：必须考虑 FGR 的病因、监测指标异常情况、孕周和新生儿重症监护的技术水平。出现单次胎儿多普勒血流异常时不宜立即终止妊娠，应严密随访。若出现脐动脉舒张末期血流消失，而没有其他胎儿窘迫的证据，可期待妊娠不超过孕 34 周；若出现脐动脉舒张末期血流反向，而没有其他胎儿窘迫的证据，可考虑期待妊娠不超过孕 32 周；若 32 周前出现脐动脉舒张末期血流缺失或倒置，合并静脉导管 α 波异常（缺失或反向），综合考虑孕周、新生儿重症监护水平，完成促胎肺成熟、硫酸镁保护胎儿中枢神经后，可考虑终止妊娠。FGR 胎儿对缺氧耐受能力差，胎盘储备不足，可适当放宽剖宫产指征。

拓展阅读 7-33

An integrated approach to fetal growth

（四）预后

每一例宫内生长受限的新生儿的后续生长，均不可能以出生时的测量结果来预测。远期神经及智力发育预测也可能不准确。一般 FGR 新生儿在出生后 1 周较正常新生儿生长快，但以后的生长速度会减慢，5 岁时可比正常小儿低 20～25 个百分位，且智力发育显著较差。

（五）预防

对于既往有 FGR 和妊娠期高血压病史的孕妇应加强监护，对于子痫前期高危孕妇，建议孕 16 周前开始预防性使用阿司匹林，可降低再次发生 FGR 的风险。对于因母体因素引起的 FGR，应积极治疗原发疾病，如戒烟、戒酒、戒毒等，使 FGR 发生风险降到最低。

拓展阅读 7-34

英国、美国、加拿大和法国胎儿生长受限指南解读与比较

二、胎儿窘迫

诊疗路径

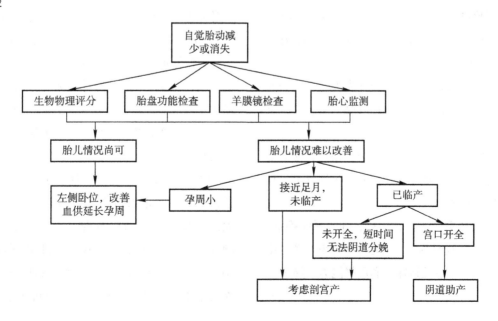

胎儿窘迫（fetal distress）是指胎儿在子宫内因缺氧危及其健康和生命的综合症状，分为急性和慢性两类。急性胎儿窘迫多发生在分娩期，慢性胎儿窘迫常发生在妊娠晚期。临床上常表现为胎动次数减少、减弱或消失，或先有胎动突然过频，继而减少，胎心异常。胎儿窘迫不但威胁胎儿的生命，而且可造成出生后新生儿窒息及出生后永久性的神经损伤后遗症。

（一）病因

胎盘的结构与功能正常与否，特别是母胎之间的氧气交换及运输，对胎儿在宫内的健康成长和安危至关重要。母体血液含氧量不足、母胎间血氧运输交换障碍、胎儿自身因素异常均可导致胎儿窘迫。

1. 胎儿急性缺氧　系母胎间血氧运输及交换障碍或脐带血液循环障碍所致。

常见因素有：

（1）前置胎盘、胎盘早剥。

（2）脐带异常，如脐带绕颈、脐带真结、脐带扭转、脐带脱垂、脐带血肿、脐带过长或过短、脐带附着于胎膜等。

（3）母体严重血液循环障碍致胎盘灌注急剧减少，如各种原因导致休克等。

（4）使用缩宫素，造成过强及不协调宫缩，宫内压长时间超过母血进入绒毛间隙的平均动脉压。

（5）孕妇应用麻醉药及镇静剂过多抑制呼吸。

2. 胎儿慢性缺氧

（1）母体血液含氧不足，合并先天性心脏病或伴心功能不全、肺部感染、慢性呼吸衰竭、哮喘反复发作及重度贫血等。

（2）子宫胎盘血管硬化、狭窄、梗死，使绒毛间隙血流灌注不足，如高血压疾病、慢性肾炎、糖尿病、过期妊娠等。

（3）胎儿严重的心血管疾病、呼吸系统疾病、胎儿畸形、母儿血型不合、胎儿宫内感染、颅内出血及颅脑损伤，致胎儿运输及利用氧能力下降等。

（二）病理生理变化

子宫胎盘单位提供胎儿氧气及营养，同时排出二氧化碳和胎儿代谢产物。胎儿对宫内缺氧有一定的代偿能力，当产时子宫胎盘单位失代偿时，会导致胎儿缺氧缺血（血氧水平降低）。

胎儿缺氧缺血会引起全身血流重新分配，血液分流到胎心、脑及肾上腺等重要器官，胎心监护出现短暂、重复的晚期减速。如果缺氧持续，则无氧糖酵解增加，发展为代谢性酸中毒，乳酸堆积，并出现胎儿重要器官尤其是脑和心肌的进行性损害。如不及时干预，则可能造成严重的永久性损害，如缺氧缺血性脑病，甚至胎死宫内。重度缺氧可致胎儿呼吸运动加深，羊水吸入，新生儿出生后可出现吸入性肺炎。

妊娠期慢性缺氧使子宫胎盘灌注下降，导致胎儿生长受限，肾血流减少引起羊水过少。脐带因素的胎儿缺氧表现为胎心突然下降或出现反复重度变异减速，可出现呼吸性酸中毒。如不解除诱因，则可发展为混合性酸中毒，造成胎儿损害。

（三）临床表现

1. 急性胎儿窘迫　主要发生在分娩期，多由脐带异常、胎盘早剥、宫缩过强、产程延长及休克等引起。

（1）产时胎心率异常：产时胎心率的变化是急性胎儿窘迫的重要征象。正常胎心基线为110～160次/分。缺氧早期，胎儿监护可出现胎心基线代偿性加快、晚期减速或重度变异减速；产程进展期，尤其是在较强宫缩刺激下，胎心基线可下降到100次/分，基线变异≤5次/分伴频繁晚期减速或重度变异减速时提示胎儿缺氧严重，胎儿常结局不良，可随时胎死宫内。

（2）羊水胎粪污染：胎儿可在宫内排出胎粪，影响胎粪排出最主要的因素是孕周，孕周越大，羊水胎粪污染的概率越高。某些高危因素也会增加胎粪排出的概率，如妊娠期肝内胆汁淤积症。10%～20%的分娩中会出现胎粪污染，羊水中的胎粪污染不是胎儿窘迫的征象。出现羊水胎粪污染时，如胎心监护正常，则不要进行特殊处理；如果胎心监护异常，存在宫内缺氧情况，可引起胎粪吸入综合征，造成不良胎儿结局。

（3）胎儿异常：缺氧初期为胎动频繁，继而减弱及次数减少，进而消失。

（4）酸中毒：采集胎儿头皮血进行血气分析，若 pH < 7.20（正常值 7.25 ~ 7.35），PO_2 < 10 mmHg（正常值 15 ~ 30 mmHg），PCO_2 > 60 mmHg（正常值 35 ~ 55 mmHg），可诊断为胎儿酸中毒。但该方法诊断新生儿缺氧缺血性脑病的阳性预测值仅为 3%，应用较少。

2. 慢性胎儿窘迫　主要发生在妊娠晚期，常延续至临产并加重。多由妊娠高血压、慢性肾炎、糖尿病等所致。

（1）胎动减少或消失：胎动减少为胎儿缺氧的重要表现，应予警惕，临床常见胎动消失 24 h 后胎心消失。

（2）产前胎儿监护异常：胎心率异常提示有胎儿缺氧可能。

（3）胎儿生物物理评分低：≤4 分提示胎儿窘迫，6 分为胎儿可疑缺氧。

（4）脐动脉多普勒超声血流异常：宫内发育迟缓的胎儿出现进行性舒张期血流降低、脐血流指数升高，严重者可出现舒张末期血流缺失或倒置，提示随时有胎死宫内的危险。

（四）诊断

1. 胎动减少或消失　胎动减少为胎儿缺氧的重要表现，应予以警惕。正常妊娠于 16 ~ 20 周开始自觉胎动，28 周后胎动逐渐加强，次数增多，直至足月后胎动又略减少，过期妊娠时可明显减少。在正常情况下，每 12 h 胎动次数在 30 ~ 100 次，若 1 h 胎动 ≤3 次，则提示胎儿宫内缺氧，严重缺氧时，胎动可消失。

2. 听诊时发现胎心异常　胎心率正常范围是 110 ~ 160 次 / 分之间，若患者自觉胎动减少或消失，而又发现胎心率异常时，应考虑进一步使用胎心电子监护仪检查，积极处理。

3. 电子胎心监护　首先做胎心率无应激试验（NST），观察孕妇自觉胎动时有无胎心率的明显加速反应，若胎动时胎心率加速幅度 >15 次 / 分，持续 15 s 以上，说明胎儿储备良好，暂时在宫内无危险。若 NST 提示异常，表明胎儿有可能缺氧，必要时需加做缩宫素激惹试验（OCT）。

4. 羊水异常　但凡遇到羊水 Ⅱ ~ Ⅲ度污染者，可结合胎心监护综合判断，以决定是否需要及早终止妊娠。

☞拓展阅读 7-35
产程不同时期胎心监护对羊水污染患者分娩方式的影响

5. 胎儿头皮血 pH 测定　胎儿头皮血 pH 与胎儿脐动脉或脐静脉血的 pH 相关，临床上测胎儿头皮血 pH 预测胎儿宫内窘迫是比较可靠的指标。若 pH < 7.20（正常值 7.25 ~ 7.35），PO_2 < 10 mmHg（正常值 15 ~ 30 mmHg），PCO_2 > 60 mmHg（正常值 35 ~ 55 mmHg），可诊断为胎儿酸中毒。胎儿缺氧与胎儿酸中毒密切相关。由于这是一种创伤性技术，可能会对胎儿造成伤害，且阳性预测值低，故临床上开展较少。

☞拓展阅读 7-36
动脉血乳酸监测和血气分析在羊水污染新生儿窒息中的价值

6. 胎儿生物物理评分　NST 及 B 超扫描检测胎儿呼吸运动、胎动、肌张力及羊水量等 5 项胎儿生物物理图像。总评分 ≥7 分说明胎儿在宫内情况良好，≤4 分提示胎儿缺氧，5 ~ 6 分为可疑胎儿缺氧。

7. 母尿雌三醇测定　临床上多采用尿雌三醇与肌酐比值（E/C），研究认为 E/C > 15 为正常值，E/C 10 ~ 15 为警惕值，≤10 为危险值。需动态观察 E/C 变化，临床上应用较少。

拓展阅读7-37
胎儿窘迫诊断标准的国外指南解读

（五）处理

1. **急性胎儿窘迫**　应果断采取措施，改善胎儿缺氧状态。

（1）一般处理：左侧卧位，吸氧，停用缩宫素，抑制宫缩，阴道检查排除脐带脱垂，评估产程进展，并迅速查找病因，纠正酸中毒、低血压及水电解质紊乱。对于可疑胎儿窘迫者应综合考虑临床情况，持续胎心监护，采取其他评估方法来判断胎儿有无缺氧，可能需要宫内复苏来改善胎儿状况。

（2）病因治疗：若为不协调性子宫收缩过强，或因缩宫素使用不当引起宫缩过频、过强，应给予单次静脉或皮下注射特布他林，也可给予硫酸镁或其他 β 受体兴奋剂抑制宫缩。若为羊水过少，有脐带受压征象，可予经腹羊膜腔输液。

（3）尽快终止妊娠：若无法立即通过阴道分娩，且有进行性胎儿缺氧和酸中毒的证据，一般干预后无法纠正，均应尽快手术结束妊娠。

1）宫口未开全或预计短期内无法阴道分娩，应立即行剖宫产，指征有①胎心基线变异消失伴胎心基线 < 110 次 / 分，或伴频繁晚期减速，或伴频繁重度变异减速；②正弦波；③胎儿头皮血 pH 值 < 7.20。

2）宫口开全，胎头双顶径已达坐骨棘平面以下，应尽快经阴道助娩。无论阴道分娩或剖宫产，均需做好新生儿窒息抢救准备，稠厚胎粪污染者需在胎头娩出后立即清理上呼吸道，如胎儿活力差，则要立即气管插管，洗净气道后再行正压通气。

2. **慢性胎儿窘迫**　应针对病因，根据孕周、胎儿成熟度及胎儿缺氧程度决定处理方法。

（1）一般处理：对于主诉胎动减少者，应进行全面检查以评估母儿状况，包括 NST 和（或）胎儿生物物理评分。左侧卧位，定时吸氧，每日 2 ~ 3 次，每次 30 min。积极治疗妊娠一般合并症及并发症，加强胎儿监护，注意胎动变化。

（2）期待疗法：若孕周小，估计胎儿娩出后存活可能性小，尽量保守治疗延长胎龄，同时促胎肺成熟，争取胎儿成熟后终止妊娠。

（3）终止妊娠：妊娠近足月或胎儿已成熟，胎动减少，胎盘功能进行性减退，胎心监护出现胎心基线异常伴基线波动异常，OCT 出现频繁晚期减速或重度变异减速，胎儿生物物理评分 < 4 分者，均应行剖宫产术终止妊娠。

（六）预防

胎儿宫内窘迫多易发生于高危妊娠临产前后，而一旦发生胎儿宫内窘迫的情况，除了可危及胎儿宫内安全，还可发生新生儿窒息及出生后新生儿永久性神经损伤后遗症，甚至死亡。因此，早期诊断和处理妊娠及分娩时的并发症与合并症，密切监测胎儿宫内状态，及时终止妊娠，是对胎儿窘迫最好的防治。

拓展阅读 7-38
羊水污染与新生儿窒息临床研究

三、死胎

诊疗路径

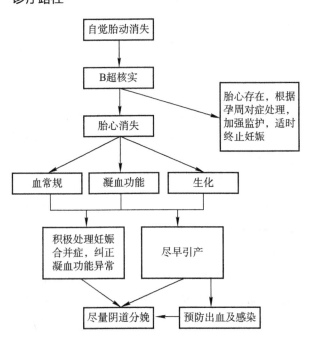

妊娠 20 周后胎儿在子宫内死亡，称为死胎（stillbirth，fetal death）。如果不能确定孕周，则将出生体重为 350 g 或以上的死亡胎儿定义为死胎。在分娩过程中死亡称为死产，也是死胎的一种。

（一）病因

1. 胎盘及脐带因素　很多胎盘异常容易造成胎儿死亡，如前置胎盘、胎盘早剥、血管前置、急性绒毛膜羊膜炎、脐带帆状附着、脐带打结、脐带脱垂、脐带绕颈、缠体等，胎盘大量出血或脐带异常导致胎儿缺氧。其中胎盘早剥是死胎最常见的单个病因，特别是在孕晚期。

2. 胎儿因素　胎儿异常占所有死胎病因的 25%～40%。胎儿因素主要包括胎儿严重畸形、胎儿生长受限、双胎输血综合征、胎儿感染、严重遗传性疾病、母儿血型不合等。

3. 孕妇因素　严重的妊娠合并症、并发症，如妊娠高血压、抗磷脂综合征、糖尿病、心血管疾病、各种原因引起的休克等。子宫局部因素，如子宫张力过大或收缩力过强、子宫畸形、子宫破裂等致局部缺血而影响胎盘、胎儿。超重和肥胖的妇女发生死胎的风险增加，生育年龄过小或过大也会使死胎的风险增加。

（二）临床表现

死胎在宫腔内停留过久可引起母体凝血功能障碍。约 80% 的胎儿死亡后在 2～3 周内自然娩出，若死亡后 3 周胎儿仍未排出，退行性变的胎盘组织会释放凝血活酶进入母体血液循环，激活血管内凝血因子，容易引起弥散性血管内凝血。胎死宫内 4 周以上，弥散性血管内凝血的发生机会增多，可引起分娩时的严重出血。

（三）诊断

孕妇自觉胎动停止，子宫停止增长，检查时听不到胎心，子宫大小与停经周数不符。B 型超声检查可确诊。

（四）处理

死胎一经确诊，首先应该详尽完善病史，包括家族史、既往史、本次妊娠情况，尽早引产。建议尸体解剖及胎盘、脐带、胎膜病理检查和染色体检查，尽力寻找死胎原因，做好产后咨询。即使经过全面、系统的评估，也至少有 1/4 的病例无法明确病因。对于不明原因的低危孕妇，37 周之前死胎的复发率为 7.8‰～10.5‰，37 周之后的复发率仅为 1.8‰。而对于有合并症或并发症的高危孕妇，死胎的复发率明显增加。

死胎的分娩时机和方式根据孕周、孕妇意愿和临床状况决定。分娩处理应当个性化，大部分孕妇希望尽快分娩。引产方法有多种，包括米索前列醇、经羊膜腔注入依沙吖啶及高浓度缩宫素等，应根据孕周及子宫有无瘢痕，结合孕妇意向，知情同意下选择。原则是尽量经阴道分娩，尽量避免剖宫产。对于妊娠 28 周前有子宫手术史者，应制订个体引产方案。妊娠 28 周后的引产应根据产科指南制订。

胎儿死亡 4 周尚未排出者应行凝血功能检查。若纤维蛋白原 < 1.5 g/L，血小板 $< 100 \times 10^9$/L，可用肝素治疗，剂量为每次 0.5 mg/kg，每 6 h 给药 1 次。一般用药 24～48 h 后可使纤维蛋白原和血小板恢复至有效止血水平，然后再引产，并备新鲜血，注意预防产后出血和感染。

（五）死胎的评估

1. 临床检查　死胎分娩时，要对胎儿、胎盘、胎膜、脐带、羊水进行全面的检查和记录，若有可能，应当拍摄照片。

2. 实验室评估　建议对所有死胎进行染色体核型分析。在获得知情同意后，可以获取脐带血或通过心脏穿刺得到血液，置于无菌、肝素化试管中进行细胞遗传学检测。

3. 尸检　应当鼓励父母接受胎儿全面尸检。确定病因对评估再发风险十分重要。

（六）预防

胎盘功能不全造成的死胎更容易复发，而多胎妊娠、感染造成的死胎不易再现。确定死胎病因对评估预发风险十分重要，脐带因素通常不会复发，染色体非整倍体异常大约有 1% 的复发风险，而家族性 DiGeorge 综合征的复发风险高达 50%，后两者可以在再次妊娠时通过绒毛活检或羊膜腔穿刺取材进行检测。母亲因素相对容易识别，应当在再次妊娠时对慢性高血压、糖尿病等进行治疗。再次妊娠后，应当在孕早期及孕中期进行筛查，排除畸形，并对胎儿的生长发育状况进行监测。

第十二节　多 胎 妊 娠

诊疗路径

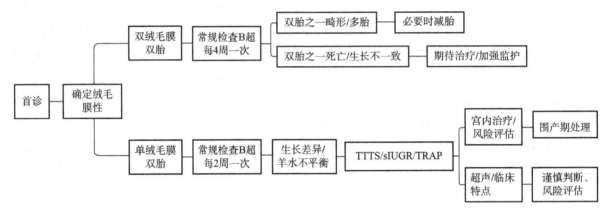

注：TTTS，双胎输血综合征；sIUGR，选择性胎儿宫内生长受限；TRAP，双胎反向动脉灌注

多胎是人类妊娠中的一种特殊现象，一次妊娠宫腔内同时有两个或两个以上的胎儿形成称为多胎妊娠，以双胎多见，三胎少见，四胎及四胎以上罕见。大量统计资料显示，多胎发生率的公式为 $1:89^{n-1}$（n 代表一次妊娠的胎儿数）。近年来，随着辅助生殖技术的广泛开展，多胎妊娠率已明显上升。本节主要讨论双胎妊娠。

据大量统计资料，双胎的发生率约在 10‰。双胎主要分单卵双胎及双卵双胎两种，其中单卵双胎的发生率比较恒定，在 3‰～5‰，而双卵双胎则因人种不同而不同，变化范围达 1.3‰～49‰。

☞ 典型案例（附分析）7-20
孕 29^{+5} 周，腹痛 1 天

（一）影响因素

1. **血清促性腺激素的水平**　双胎的发生与血清促性腺激素的水平高低有很大的关系，促性腺激素的水平越高，双胎的发生率也就越高。

2. **孕妇年龄**　双胎发生率随着孕妇年龄增加而升高，一般至 35 岁左右达到高峰，后逐渐下降。

3. **产次**　产次与孕妇年龄相关联，产次增加，双胎发生率也随之增加。

4. **营养**　动物实验证明，营养增加，双胎发生率也增加。

5. **促排卵药物**　可通过促进排卵增加双胎和多胎的发生率。根据 B 超早期妊娠的监测，用尿促性素（human menopausal gonadotropin，hMG）者发生双胎的机会将增加 20%～40%，用氯米芬将增加 5%～10%。

6. **试管内受精**　自从试管内受精研究以来，由于每次输入宫腔 3 个以上囊胚期的受精卵，多胎的发生率也明显升高。

7. **遗传因素**　研究发现双胎妊娠有家族性优势，一般说来，单卵双胎并无家族性倾向，但双卵双胎则存在这种倾向。

8. **季节**　有研究指出，多胎与季节有十分明显的关系，其高峰在 7 月，可能与连续的夏季光照射导致丘脑对垂体加强刺激有关。

（二）种类

1. 双卵双胎（dizygotic twins，fraternal twins）即两个卵分别受精形成的双胎。一般是在一次排卵期，同时有两个或两个以上的卵成熟、排出，并由两个卵分别受精而成：这种双胎约占双胎总数的70%，双卵双胎孕妇的月经周期易有多个卵泡形成和成熟的倾向。两个卵子分别受精形成两个受精卵，各自的遗传基因不完全相同，故胎儿性别、血型、容貌均可不同。胎盘多为两个，也可融合成一个，但各自血液循环独立。胎盘胎儿面有两个羊膜腔，中间两层羊膜和绒毛膜。

2. 单卵双胎（monozygotic twins，identical twins）由一个受精卵分裂而成，分裂后的胚胎除极少数外均可形成独立的胎儿。此种双胎约占双胎总数的30%，由于受精卵在早期发育阶段发生分裂的时间不同，可有以下几种。

（1）双羊膜囊双绒毛膜单卵双胎：发生在桑葚期（早期胚泡），在受精后72 h内，形成两个独立的胚胎，故有两个羊膜囊及两层绒毛膜，此即所谓双羊膜囊双绒毛膜单卵双胎，约占单卵双胎中的30%。它们有各自的胎盘，但相靠很近，甚至融合。

（2）双羊膜囊单绒毛膜单卵双胎：在受精后3天后至8天内分裂为双胎，即在囊胚期内细胞块已形成，绒毛膜已分化，但羊膜囊尚未出现前形成的双胎，为双羊膜囊单绒毛膜单卵双胎，在单卵双胎中约占68%。它们共有一个胎盘，但有各自的羊膜囊，其间仅有一层绒毛膜和两层羊膜，极少数情况下，内细胞块分裂不对称，形成一大一小，小的一个在发育过程中因与大而发育正常胚胎的卵黄静脉吻合，逐渐被包入体内，成为包入性寄生胎，俗称胎中胎或胎内胎。

（3）单绒毛膜单羊膜囊双胎：在受精后第9～13天分裂为双胎，此时为单绒毛膜单羊膜囊双胎，两个胎儿共用一个羊膜囊和一个胎盘。因无羊膜囊的分隔，两个胎儿相互运动可发生脐带缠绕、打结，甚至造成一个胎儿死亡，该种单卵双胎占

1%～2%，为数极少，但围产儿死亡率甚高。

（4）联体双胎：分裂发生在受精的13天以后，可导致联体双胎。发生率占双胎的1/1 500。单卵双胎的性别、血型、容貌是相似的，在大多数情况下，大小也近似，但在双胎输血综合征时，胎儿大小及体重可有很大的差异。

（三）诊断

过去，双胎有时迟至足月妊娠，甚至分娩出一胎后方被诊断。随着产前技术的发展，产前广泛应用B超监测技术以后，在孕早中期即可发现双胎。

1. 病史及临床表现　凡有双胎家族史，应用hMG或氯米芬促排卵而妊娠者，应注意双胎的可能。双胎妊娠孕妇通常恶心、呕吐等早孕反应较重。妊娠中期体重增长迅速，腹围增大明显，下肢水肿及静脉曲张等压迫症状较早出现。妊娠晚期常常出现呼吸困难，难以平卧。在临床检查中，发现实际宫高大于妊娠期应有子宫高度者亦需疑有双胎或多胎的可能。腹部检查过程中，从理论上讲在晚期妊娠时，如扪及过多的小肢体应疑有双胎，但常因胎位、孕妇腹壁脂肪厚及羊水较多而难以觉察。但如扪及三个胎极，则应疑有双胎存在。在晚期妊娠时，如同时听到两个速率不同的胎心，相差在10次/分以上亦可诊断为双胎。双胎妊娠时，胎位多为纵产式，以两个头位及一头一臀常见。

2. B型超声检查　B超是诊断双胎的重要工具。在中晚期妊娠尚可用以监测胎儿生长发育，以及发现胎儿畸形。最早可在妊娠6周通过超声明确双胎的诊断。对双胎胎盘，应注意其位置，如胎盘出现在两个不同部位，则为双卵双胎；如为一个胎盘，则往往比单胎的覆盖面积大，应注意是否低置或有前置胎盘的可能。晚期妊娠时，两个胎儿的生长速度慢于单胎，而且两个胎儿往往不等大，如伴有双胎输血综合征，则两个胎儿大小的差异更为明显。因此，应测量两个胎儿的更多参数，如双顶径、股骨长度、腹周径等，以判断其生长发育情况。另外，在双胎中仍然应该注意羊水量监测。双胎妊娠的胎儿畸形发生率高于单胎妊娠，常见的畸

形有脑积水、无脑儿、脑脊膜膨出、脐膨出及内脏外翻、双联畸胎以及无心畸形等，均可用B超诊断。

3. 生化检测　由于双胎的胎盘比单胎大，在生化检查中，血人绒毛膜促性腺激素（hCG）、人胎盘催乳素（hPL）、甲胎蛋白（AFP）、雌激素、碱性磷酸酶的平均水平及雌三醇和孕二醇量确实高于单胎，但这些方法并无诊断价值，唯有AFP明显升高，将提高人们对畸形的警惕性。

4. 绒毛膜性判断　由于单绒毛膜性双胎易发生并发症，因此在妊娠早期进行绒毛膜判断非常重要。在妊娠6~10周，可据宫腔内的孕囊数目进行判断，若有两个孕囊，基本判断为双绒双胎；若仅仅见一个孕囊，则单绒双胎的可能性较大。在妊娠10~14周，可以通过判断胎膜与胎盘的插入点来判断双胎的绒毛膜性。妊娠早期之后，绒毛膜性的检查难度增加，此时可以通过胎儿性别、两个羊膜囊之间的间隔厚度、胎盘是否独立做综合判断。

（四）并发症

1. 早产及胎膜早破　由于双胎的子宫过度膨胀，发生早产的可能性明显增加。

2. 宫缩乏力，产后出血　子宫肌纤维过度伸展，常发生原发性宫缩乏力，导致产程延长。经阴道分娩的双胎产后出血量平均>500 mL，与子宫过度膨胀、产后子宫宫缩乏力以及胎盘附着面积过大等有关。

3. 妊娠高血压　为双胎妊娠的主要并发症之一。发生时间早于单胎妊娠，且病情重，易发展成子痫前期，而且小于胎龄儿的发生率亦增加。另外，有妊娠期肝内胆汁淤积症者更易并发妊娠高血压。

4. 羊水过多　在双胎妊娠中，其发生率约为12%，急性羊水过多在单卵双胎中较多见，而且常出现于胎儿可以存活以前，因此对胎儿是极大的威胁。

5. 胎盘早剥　是双胎妊娠产前出血的主要原因，可能与妊娠高血压的发生率增加有关。第一胎儿娩出后，宫腔压力骤降，是胎盘早剥的另一常见原因。

6. 贫血　双胎妊娠孕妇发生贫血者约为40%，主要原因为铁和叶酸的储备量不能满足两个胎儿增长的需要。

7. 胎儿生长迟缓　胎儿宫内生长迟缓及早产是造成双胎低体重儿的两大原因，特别是发生双胎输血综合征时，两个胎儿的体重差异更为显著。

8. 流产　双胎的流产率高于单胎，流产可能与胚胎畸形、胎盘发育异常、胎盘血液循环障碍、宫腔容积相对狭窄等有关。

9. 胎儿畸形　双胎畸形发生率为单胎的2倍，而单卵双胎的畸形率又2倍于双卵双胎。脑积水、无脑儿、内脏外翻、脐膨出等在单胎也有所见，但有些畸形为双胎所特有，例如联体双胎、无心畸形、胎内胎等。

☞拓展阅读7-39
双胎妊娠死胎和新生儿并发症的前瞻性风险：系统评价和Meta分析

（五）处理

近20年来，由于对双胎的认识进一步深化，因此处理上有很大的改进，对双胎的处理应重视以下的几个重要原则：①尽早明确双胎类型，了解是哪一种双胎，创造良好的宫内环境；②做好监护工作，减少孕妇并发症；③了解胎儿的生长发育，尽量避免胎儿并发症；④选择恰当的分娩方式。

1. 妊娠期处理

（1）营养：多胎妊娠的妇女对营养物质的需求更多，所以每日应该保证足够的热量、蛋白质、矿物质、维生素。

（2）预防妊娠高血压的发生：多胎妊娠时，妊娠高血压更容易进展，不仅发生得早，而且表现更为严重，因此预防十分重要。对双胎妊娠，早期妊娠时就应测定其基础血压，并测定平均动脉压。双胎妊娠本身是妊娠高血压的高危因素，因此可以每日口服阿司匹林50~75 mg。

（3）产前监护：如前所述，双胎较单胎更易发生并发症，且双胎之间的生长可能是不相等的，故妊娠后应用 B 超监测两个胎儿的双顶径，以观察增长情况。

（4）孕期监护：对于双胎，以两个监护仪同时监测胎心比单个监护仪监测好。若无应激试验（NST）为异常，可采用 B 超的生物评分法以估计胎儿生长情况。B 超对胎儿的生长发育仍有重要意义，而且可以早期发现单绒双胎特殊并发症等。B 超监测一般仍以双顶径、腹围及股骨长度应用最多，以此法了解胎儿有无宫内生长迟缓。B 超尚可应用于观测宫颈的成熟度、长度，均对双胎分娩方式的预测和决定有很大的实用价值。妊娠晚期确定胎位对分娩方式的选择有帮助。

2. 分娩期处理

（1）分娩方式选择：应根据孕妇的健康情况、过去的分娩史、孕周、胎儿大小、胎位以及孕妇有无并发症来决定分娩方式。双胎的分娩不同于单胎，孕妇的并发症多，产程长，产后出血的可能增加，需要考虑胎儿胎位及体重，重点考虑降低围产儿死亡率。

（2）剖宫产：目前，在双胎分娩中主要选择剖宫产为分娩方式。如两个均为头位，或第一胎儿是头位，均可考虑从阴道分娩；若第一胎儿为臀位或其他胎位，则以剖宫产为宜。双胎胎儿体重过大，分娩时容易发生滞产，也应选择剖宫产终止妊娠。剖宫产宜选择硬膜外麻醉，采用子宫下段横切口有利于取出胎儿，最常见的术中并发症是产时出血。

（3）阴道分娩：大部分双胎仍可阴道分娩，主要是中等大小的胎儿，两个均为头位的双胎以及第一胎位为头位的双胎。无论何种方位选择阴道分娩，大约有 20% 的第二胎会发生胎位的变化，须做好阴道助产及急诊剖宫产的准备。第一胎为头先露，第二胎为非头位，第一胎经阴道分娩后，第二胎需要阴道助产及急诊剖宫产的风险增加。如果第一胎是臀先露，可适当放宽剖宫产指征。由于估计产程较一般单胎长，故必须保证产妇充足的体力，加强营养，及时休息，保持良好的体力、较好的宫缩，从而使得产程正常进展。在产程中要严密监护胎心的变化。可以通过听诊，亦可以用两个监护仪同时监护胎心。在两个头位胎儿分娩时，相互挤压而使第一胎儿胎头不能下降，甚至发生胎儿窘迫，应该及早发现。

进入第二产程后，因胎儿一般偏小，宜做会阴切开以减少对胎头的压迫。第一胎儿娩出后，助手应在腹部将胎儿维持在纵产式，同时警惕脐带脱垂及胎盘早期剥离，阴道检查无脐带先露则行破膜，并经常监护胎心变化，严密观察。如有阴道出血，则显示胎盘已经开始剥离。如有胎心变慢，亦提示可能有胎盘早剥或脐带脱垂，均需助产结束妊娠。

（4）产后出血防治：双胎妊娠不管采用何种方式分娩，产后出血的发生率比单胎妊娠高，应做好产后出血的预防及治疗。

☞拓展阅读 7-40
双胎妊娠临床处理指南　第一部分双胎妊娠的孕期监护及处理

☞拓展阅读 7-41
双胎妊娠临床处理指南　第二部分双胎妊娠并发症的诊治

（六）围产儿的预后

双胎的死亡率显然与该国家、地区或医院的条件水平密切相关。与单胎不同的是，主要影响死亡率的因素是早产，在双胎中，分娩越早，胎儿越小，Apgar 评分越低，同时常伴有畸形。两个胎儿之间的体重差别越大，第一胎儿与第二胎儿的死亡率差别也越大。单卵双胎围产儿死亡率是双卵双胎的 2.5 倍，主要原因是在少见的单羊膜囊双胎中，由于脐带缠绕、打结等，其死亡率甚至高达 50% 或更多。

第十三节 脐 带 异 常

诊疗路径

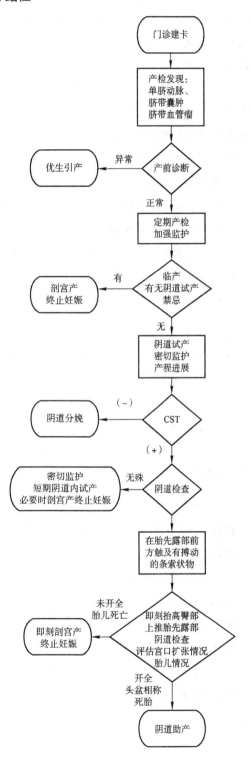

注：CST，宫缩应激试验

脐带的长度不一，足月脐带长 30~70 cm，平均长度为 55 cm，直径为 0.8~2.0 cm，表面覆盖羊膜，内充华通胶。脐带是连接胎儿与胎盘的条索样组织，一端连于胎儿腹壁脐轮，另一端附着于胎盘胎儿面（大多附着于胎盘中央或偏心性附着）。脐带是胎儿与母体之间气体交换、营养物质供应及代谢产物排出的重要通道。如果脐带异常，可能威胁胎儿安全。

☞ 典型案例（附分析）7-21

孕 40^{+1} 周，阴道流液 2 h

一、脐带发育异常

1. 脐动脉缺如，无脐带（achordia） 极为罕见。此种发育异常导致胎盘直接与胎儿腹壁相连，合并内脏外翻，是一种致死性畸形。由于胚盘合拢失败、体蒂发育异常，常伴有多种先天性缺陷。

2. 脐带长度异常 脐带长度一般在 30~70 cm，脐带长度 < 30 cm 为脐带过短。脐带过短在妊娠期间并无临床表现，症状常出现于临产后。由于胎先露部下降，脐带被拉紧，使胎儿血液循环受阻，出现胎儿窘迫，甚至出现胎盘早剥。而且，脐带过短牵拉胎先露部，使胎先露下降缓慢，造成产程延长。若临产后怀疑有脐带过短，应选择头低脚高位并吸氧，严密监测胎心，若胎心无改善，则立即剖宫产终止妊娠。脐带长度 > 80 cm 称为脐带过长。脐带过长容易引起脐带缠绕、脐带打结或者脐带脱垂，影响胎儿安危。

3. 单脐动脉 人类正常脐带中有两根动脉和一根静脉，脐带中仅有一根脐动脉者称为单脐动脉。单脐动脉的发生有两种学说：一种学说认为是先天性未发育，从胚胎发育一开始就只有一支脐动脉；另外一种学说是胚胎开始发育时存在两支脐动脉，但在后面的发育过程中，一支脐动脉逐渐萎缩并消失。单脐动脉的发生率为 2.7%~12%，单脐动脉在白人中的发生率较黑人为高。合并糖尿病者、羊水过多或过少及双胎中单脐动脉的发生率均增高。单脐动脉者多合并胎儿染色体异常，早产率增加，胎儿畸形、低体重儿、FGR等风险均升高。在产前检查时，常规应用B超测脐动脉，及时做出诊断。有的单脐动脉婴儿可能是完全正常者，故对存在单脐动脉而外观正常的新生儿，除做B超等无损伤性检查，观察是否有肾脏等畸形外，无须进行其他损伤性检查。

二、机械性疾病

1. 脐带缠绕　脐带常常缠绕患儿肢体或颈部，而脐带绕颈最为常见，约占90%，绕颈一圈者多见。脐带绕颈发生的原因多与脐带过长、胎儿偏小、羊水过多和胎动频繁有关。有研究指出，孕8周后，胎动频繁或羊水逐渐增多，脐带绕颈的发生率急剧上升。脐带缠绕偶可造成胎儿宫内死亡，脐带绕颈对胎儿的影响与脐带绕颈的松紧、缠绕的圈数以及脐带的长短有关。脐带绕颈常常导致胎先露下降受阻，脐带绕颈使得脐带相对变短，影响胎先露下降入盆，可使产程延长；分娩过程中、胎儿下降时，脐带牵拉更紧，导致胎儿血液循环受阻，严重者造成胎儿死亡。胎心监护可出现频繁的变异减速。B超可在胎儿的颈部发现脐血流信号，可见U形压迹（1圈）、W形压迹（2圈）或锯齿形压迹（3圈以上）等。阴道分娩需严密观察胎心监护，一旦出现胎儿缺氧窘迫症状，需及时处理。

2. 脐带打结　脐带打结有真结和假结之分。假结是由于脐血管比脐带长，血管有结节以调节脐带的长度，从而形成的迂曲似结，一般不会对胎儿造成影响，需与真结区分。真结由频繁活跃的胎动引起，开始时多为脐带缠绕肢体，胎儿在运动时穿过一圈脐带形成真结，多见于脐带过长、羊水过多、单羊膜囊双胎及胎动频繁者。真结一旦拉紧，就会影响胎儿血液循环，可使胎儿迅速死亡。多数在分娩后确诊。

3. 脐带扭转　脐带扭曲、缩窄或两者并存的现象，胎儿运动可使脐带顺其纵轴扭转呈螺旋状，正常生理性扭转可达6～11周，若脐带过度扭转，

可呈绳索样，变细的部位多见于胎儿端脐带根部，可引起胎儿循环障碍和胎儿死亡。如能找到脐血管内血栓形成，则可以推测脐带扭转是引起患儿死亡的原因。

三、血管性疾病

1. 脐带血肿　血肿多发生于较短的脐带，或受损伤（如羊膜穿刺损伤脐血管）的脐带。好发于脐静脉，且多在近胎儿端。发病原因可能与局部血管壁脆弱、华通胶减少有关，若发生于临产后或第三产程中，则可能是先露下降，脐带被牵制，或暴力牵拉脐带，造成脐带撕裂、脐血管断裂出血而形成血肿。

2. 脐血管血栓　脐血管血栓多发生于近足月妊娠时。脐血管血栓在分娩中的发生率为1/1 300，在围产儿尸检中的发生率为1/1 000，在高危妊娠中的发生率为1/250。其形成原因多系脐带受压，脐带帆状附着，在胎膜上行走的血管缺乏华通胶的保护，更易受压而形成血栓。脐带严重感染、脐静脉曲张或脐带扭曲、打结可引起脐血管内血栓形成。若脐血管破裂，栓子可导致胎儿出现心肌梗死、截肢、弥散性血管内凝血而广泛出血，或进入胎盘导致绒毛干血管闭锁，甚至血栓广泛栓塞导致胎儿死亡。

四、脐带肿瘤

1. 脐带囊肿　沿脐带可发现有囊肿存在。按起源分为真性与假性，真性囊肿一般不大，大多是来自脐囊或尿囊的残余物。假性囊肿主要由华通胶液化引起。孕中晚期脐带囊肿与胎儿畸形及非整倍体有关，研究显示有高达50%的病例存在脐带囊肿，因此，如果于孕中晚期发现脐带囊肿，宜行胎儿染色体检查。然而在早期妊娠，脐带囊肿很可能是一种正常现象，大部分可自行消失，也可在整个妊娠期持续存在。有研究发现，囊肿持续存在者胎儿畸形的发生率较囊肿早期消失者明显增高。另外，囊肿位于脐带的胎儿端或胎盘端，即囊肿位置

相对脐带长轴呈偏心分布时，胎儿畸形的风险也明显增大。

2. 脐带血管瘤　脐带血管瘤一般较小，偶有较大者。显微镜观察为毛细血管性肿瘤或海绵状血管瘤。可与脐动脉或脐静脉相连，有的与两者都相连。肿瘤自华通胶质内毛细血管发生，系脐带原始血管间叶组织的畸形，与胎盘血管瘤来源相似。较大的血管瘤可对患儿造成不良影响。

五、脐带附着异常

脐带一般附着于胎盘中央和侧方，脐带附着异常包括球拍状胎盘和脐带帆状附着。脐带附着异常常与双胎或多胎及单脐动脉并发，也见于宫内节育器附着于胎膜上者，在早产、流产、胎儿生长迟缓中发生率较高。脐带附着于胎盘边缘者称球拍状胎盘，发生率为 0.1% ~ 15%。脐带附着于胎膜上者称帆状胎盘，发生率为 0.1% ~ 13.6%，在足月分娩单胎中的发生率平均为 1%。帆状胎盘的并发症主要为胎膜上血管破裂及血管前置，血管前置对胎儿有相当大的危险，破膜可伴有胎儿血管的破裂，造成出血。当前置血管破裂出血达到 200 ~ 300 mL 时，即可导致胎儿死亡。若前置血管受胎儿先露部分压迫，可导致血液循环受阻，造成胎儿窘迫甚至死亡。血管前置可通过超声多普勒检查发现。

六、脐带炎

脐带炎时，脐静脉是先受累的血管，然后才是脐动脉。病灶中可见到球菌。炎症细胞首先从脐静脉迁移出来，然后才从脐动脉迁移出来，并向羊膜表面迁移。脐带炎并不预示胎儿败血症的存在。

七、脐带脱垂与脐带先露

胎膜未破时，脐带位于胎先露部前方或一侧称脐带先露（presentation of umbilical cord）或隐性脐带脱垂。当胎膜破裂时，脐带脱出于宫颈口外，降至阴道内，甚至露于外阴部，称为脐带脱垂（prolapse of cord）。

（一）常见原因

1. 胎位异常　胎先露部与骨盆入口之间存在间隙，使得脐带脱落，常见于足先露或肩先露。

2. 胎头高浮或头盆不称　两者均可使胎头与骨盆之间存在较大间隙。经产妇腹壁松弛，常在临产开始后胎头仍高浮，胎膜破裂时羊水流出的冲力可使脐带脱出。

3. 胎儿偏小　早产或者多胎妊娠时第二胎娩出前。

4. 羊水过多　羊膜腔压力过高，破膜时脐带随羊水冲出。

5. 球拍状胎盘、前置胎盘　可导致胎先露不能衔接或胎位异常，尤其是脐带附着于胎盘下缘时，脐带脱垂的风险增加。

6. 脐带过长。

（二）分类

按其程度不同可分为 3 类。

1. 隐性脐带脱垂　脐带位于先露一侧与骨盆之间，一般胎膜未破。

2. 脐带先露　或称脐带前置，是指胎膜未破而脐带位于先露前方。

3. 完全（或显性）脐带脱垂　胎膜已破，脐带进一步脱出于先露之下，经宫颈进入阴道内，甚至显露于阴道外口，常为脐带先露的结果。

（三）临床表现

1. 脐带受压若不严重，对胎儿产生的影响不大。

2. 若脐带受压严重，可出现胎儿胎心变快或变慢，胎儿循环若长时间阻断，7 ~ 8 min 即可使胎儿缺氧死亡。

3. 阴道检查时可在胎先露部前方触及有搏动的条索状物。若已破膜更应警惕。当胎心率出现异常时，应立即做阴道检查，注意有无脐带脱垂以及脐带血管有无搏动，不能用力去触摸，以免延误处理时间及加重脐血管受压。在胎先露部旁或胎先露部下方以及在阴道内触及脐带者，或脐带脱出于外阴者，则可确诊。

4. 超声检查有助于明确诊断。

> 拓展阅读7-42
> 英国皇家妇产科医师学会 脐带脱垂指南
> 2014版要点解读

（四）处理

1. 一旦确诊，需立即处理。取头低臀高位，同时应用抑制宫缩药物，以缓解脐带受压，严密监测胎心，助产者用手经阴道将胎先露部上推，减轻脐带受压。据宫口扩张程度及胎儿情况进行相应处理。

2. 若胎儿存活，宫口未开全，应立即行剖宫产终止妊娠。在准备手术时，需抬高产妇的臀部，以防脐带进一步脱出。阴道检查者的手可在阴道内将胎儿先露部上推，根据触摸脐带搏动监测胎儿情况以指导抢救，直至胎儿娩出为止；若宫口已开全，对于头盆相称者，立即行产钳或吸引器助产；臀位则行臀牵引；肩先露可行内倒转及臀牵引术协助分娩；若胎儿已死亡，则经阴道分娩。

> 拓展阅读7-43
> 脐带脱垂的最佳处理

（五）预防

脐带脱垂是一种严重危及胎儿生命的并发症，需要积极预防。胎膜已破孕妇需选择平卧位，避免站立，防止脐带脱落，并对带有脐带脱垂高位因素的孕妇尽量减少不必要的阴道检查。人工破膜应选择宫缩间歇期进行，羊水过多孕妇破膜应选择高位破膜，羊水缓慢流出。

（汪希鹏）

数字课程学习

⬇ 教学PPT　　✍ 自测题

第八章

妊娠合并症

关键词

妊娠合并心脏病　　　　　　妊娠合并甲状腺功能减退症

妊娠合并甲状腺功能亢进症　妊娠期贫血　　　缺铁性贫血

巨幼细胞贫血　　　　　　　再生障碍性贫血　地中海贫血

特发性血小板减少性紫癜　　自身免疫性血小板减少

乙型肝炎　　　　妊娠期肝内胆汁淤积症　　　急性脂肪肝

急性阑尾炎　　　急性胆囊炎　　　急性胰腺炎　　肠梗阻

系统性红斑狼疮　围产期管理　　　新生儿　　　　TORCH

性传播疾病　　　无症状菌尿　　　急性膀胱炎

慢性肾小球肾炎　急性肾盂肾炎　肾病综合征

第一节 妊娠合并心脏病

诊疗路径

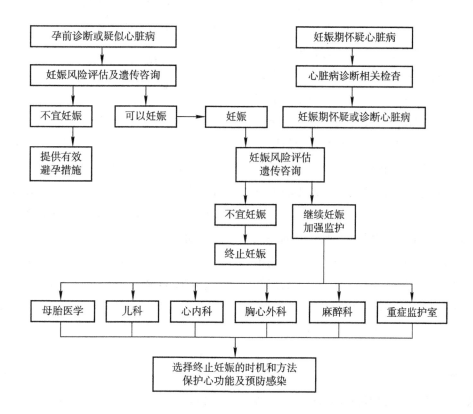

妊娠合并心脏病的发病率各国报道为 0.5%～3%，我国发病率约为 1%，是导致孕产妇死亡的前 3 位死因之一。先天性心脏病在西方国家妊娠期心血管疾病中最常见（占 75%～82%），风湿性心脏病在非西方国家中较常见（占 56%～89%）。妊娠期心脏病的风险评估和妊娠期管理非常重要，对所有确诊或疑似心脏病的妇女，尽可能在孕前进行风险咨询和评估。对孕后出现心脏病症状或体征的患者，应行心脏相关的辅助检查以尽可能明确诊断。心脏病及高危患者应接受多学科诊治和监测并加强母儿监护，识别严重的心脏并发症。对合并遗传关联明显的先天性心脏病或心肌病患者提供遗传咨询，并关注胎儿心脏的发育状况。对心脏病患者要根据心脏病种类和心功能分级选择合适的终止妊娠时机和方法，围分娩期要重点保护心功能并预防感染。

妊娠合并心脏病包括既往有心脏病病史的妇女，常见为先天性心脏病、瓣膜性心脏病和心肌病等结构异常性心脏病以及非结构异常性的心律失常等；也可以是妇女妊娠期间新发生的心脏病，如妊娠高血压性心脏病和围产期心肌病等。妊娠期和分娩期血流动力学的改变将增加心脏负担，贫血、低蛋白血症和感染等不良因素可以导致心功能下降，双胎、羊水过多和子痫前期等产科因素可诱使心脏病加重，出现危及母儿生命的严重心脏并发症。

☞ **典型案例（附分析）8-1**
停经 8⁺ 月，胸闷、憋气 7 天

☞ **典型案例（附分析）8-2**
停经 9⁺ 月，心慌、胸闷 5 天，加重 2 天

（一）病因及发病机制

1. 妊娠期心脏血管方面的变化

（1）妊娠期：随妊娠进展，胎盘循环建立，母体代谢增高，内分泌系统发生许多变化，母体对氧和循环血液的需求大大增加，在血容量、血流动力学等方面均发生一系列变化。孕妇的总血容量较非妊娠期增加，一般自孕 6 周开始，孕 32～34 周达高峰，较妊娠前增加 30%～45%。血容量增加引起心输出量增加和心率加快。妊娠早期即有心增出量增加，孕 4～6 个月时增加最多，平均较孕前增加 30%～50%。分娩前 1～2 个月，心率每分钟平均增加 10～15 次。故患有心脏病的孕妇发生心力衰竭的风险升高。

妊娠晚期，子宫增大、膈肌上升使心脏向左上移位，心尖搏动向左移位 2.5～3 cm。由于心输出量增加和心率加快，心脏工作量增大，导致心肌轻度肥大。心尖第一心音和肺动脉瓣第二心音增强，并可有轻度收缩期杂音，这种妊娠期心脏生理性改变有时与器质性心脏病难以区别，增加了妊娠期心脏病诊断的难度。

（2）分娩期：是心脏负担最重的时期，子宫收缩使孕妇动脉压与子宫内压间压力差减小，且每次宫缩时有 250～500 mL 液体被挤入体循环，因此，全身血容量增加。每次宫缩时心输出量约增加 24%，同时有血压增高、脉压增宽及中心静脉压升高。第二产程时由于用力屏气，先天性心脏病孕妇有时可因肺循环压力增加，使原来左向右分流转为右向左分流而出现发绀。

胎儿胎盘娩出后，子宫突然缩小，胎盘循环停止，回心血量增加，另外，腹腔内压骤减，大量血液向内脏灌注，造成血流动力学急剧变化。此时，患心脏病孕妇极易发生心力衰竭。

（3）产褥期：产后 3 日内仍是心脏负担较重的时期。除子宫收缩使一部分血液进入体循环外，妊娠期组织间潴留的液体也开始回到体循环，妊娠期出现的一系列心血管变化在产褥期尚不能立即恢复到妊娠前状态。心脏病孕妇此时仍应警惕心力衰竭

的发生。

从妊娠、分娩及产褥期对心脏的影响看，妊娠 32～34 周后、分娩期（第一产程末、第二产程）及产后 3 日内心脏负担最重，是心脏病孕妇的危险时刻，极易发生心力衰竭。

☞ 拓展阅读 8-1
妊娠期间及产程中母体血流动力学参数变化

2. **妊娠合并心脏病的种类和对妊娠的影响** 妊娠合并心脏病分为结构异常性心脏病、功能异常性心脏病，以及妊娠期特有的心脏病。目前在妊娠合并心脏病患者中，先天性心脏病位居第一，其余依次为风湿性心脏病、妊娠高血压性心脏病、围产期心肌病、贫血性心脏病及心肌炎等。

（1）结构异常性心脏病：常见有先天性心脏病、瓣膜异常性心脏病和心肌炎。

1）先天性心脏病（congenital heart disease）

① 左向右分流型先天性心脏病：房间隔缺损（atrial septal defect）是最常见的先天性心脏病，占 20% 左右。对妊娠的影响取决于缺损的大小。缺损面积 < 1 cm^2 者多无症状，仅在体检时被发现，多能耐受妊娠及分娩。若缺损面积较大，在左向右分流的基础上形成肺动脉高压。妊娠期及分娩期由于肺循环阻力增加，肺动脉高压加重、右心房压力增加，妊娠期体循环阻力下降、分娩期失血、血容量减少，可引起右至左的分流而出现发绀，极有可能发生心力衰竭。房间隔缺损面积 > 2 cm^2 者最好手术矫治后再妊娠。

室间隔缺损（ventricular septal defect）以膜部缺损最常见，可单独存在，或与其他心脏畸形合并存在。缺损大小及肺动脉压力的改变直接影响血流动力学变化。缺损面积 < 1.25 cm^2，既往无心衰史也无其他并发症者，较少发生肺动脉高压和心力衰竭，一般能顺利度过妊娠期与分娩期。室间隔缺损较大者常较早出现症状，多在儿童期肺动脉高压出现前已行手术修补。缺损较大且未修补的成人易出现肺动脉高压和心力衰竭，且细菌性心内膜炎的发

生率也较高。妊娠能耐受轻、中度的左向右分流，当肺动脉压接近或超过体循环水平时，将发展为右向左分流或艾森门格综合征，孕产妇死亡率将高达30%~50%。后者应禁止妊娠，如果避孕失败，应于妊娠早期行治疗性人工流产。

动脉导管未闭（patent ductus arteriosus）是较多见的先天性心脏病。儿童期可手术治愈，故妊娠合并动脉导管未闭者并不多见。其妊娠结局与动脉导管未闭部分的管径大小有关，较大分流的动脉导管未闭，妊娠前未行手术矫治者，由于大量动脉血流向肺动脉，肺动脉高压使血流逆转，出现发绀和心力衰竭。若妊娠早期已有肺动脉高压或有右向左分流，建议终止妊娠。未闭动脉导管口径较小、肺动脉压正常者，妊娠期一般无症状，可持续至妊娠足月。

② 右向左分流型先天性心脏病：临床上以法洛四联症及艾森门格综合征最常见。

法洛四联症（tetralogy of Fallot）有复杂的心血管畸形，包括肺动脉狭窄、室间隔缺损、主动脉右位和右心室肥大（图8-1）。未行手术矫治者很少能存活至生育年龄。此类患者对妊娠期血容量增加和血流动力学改变的耐受力极差，孕妇和胎儿死亡

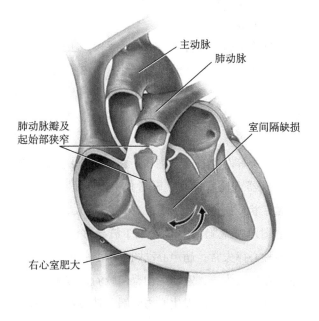

肺动脉瓣及起始部狭窄

主动脉

肺动脉

室间隔缺损

右心室肥大

图 8-1 法洛四联症

率可高达30%~50%。若发绀严重，自然流产率可高达80%，故这类心脏病妇女不宜妊娠，若已妊娠也应尽早终止。经手术治疗后心功能为Ⅰ~Ⅱ级者可在严密观察下继续妊娠。

艾森门格综合征也称肺动脉高压性右向左分流综合征，是一组先天性心脏病发展的后果。肺动脉高压进行性发展，导致右心系统压力持续增高，甚至超过左心系统压力，左向右分流转变为右向左分流而出现发绀。孕产妇死亡率高。

☞ 拓展阅读 8-2
法洛四联症

③ 无分流型先天性心脏病：肺动脉瓣狭窄（pulmonary stenosis）中，单纯肺动脉瓣狭窄的预后一般较好，多数可存活至生育期。轻度狭窄者能度过妊娠及分娩期。重度狭窄（瓣口面积减少60%以上）者由于妊娠期及分娩期血容量及心输出量增加，加重右心室负荷，严重时可发生右心衰竭。因此，严重肺动脉口狭窄宜于妊娠前行手术矫治。

主动脉缩窄（coarctation of aotra）虽为常见的先天性心血管异常，但女性少见，所以，妊娠合并主动脉缩窄较少见。此病常伴其他心血管畸形，预后较差，合并妊娠时，20%会发生各种并发症，死亡率为3.5%~9%。围产儿预后也较差，胎儿死亡率为10%~20%。新生儿患主动脉缩窄的发生率为3.6%~4%。轻度动脉狭窄者心脏代偿功能良好，可在严密观察下继续妊娠。中、重度狭窄者即使经手术矫治，也应劝告避孕或在孕早期终止妊娠。

马方综合征（Marfan syndrome）为结缔组织遗传性缺陷导致的主动脉中层囊性退变。本病患者妊娠时死亡率为4%~50%，死亡原因多为血管破裂。胎儿死亡率超过10%。患本病妇女应劝其避孕，妊娠者若B型超声心动图发现主动脉根部直径>40 mm，应劝其终止妊娠。患本病妊娠时应严格限制活动，控制血压，必要时使用β受体阻滞剂以降低心肌收缩力。

2）风湿性心脏病（rheumatic heart disease）

① 二尖瓣狭窄：最多见，占风湿性心脏病的 2/3～3/4。由于血流从左房流入左室受阻，妊娠期血容量增加，心率加快，舒张期左室充盈时间缩短，可发生肺淤血和肺水肿。无明显血流动力学改变的轻度二尖瓣狭窄者可耐受妊娠。中、重度二尖瓣狭窄者血流动力学改变越明显，妊娠危险性越大，肺水肿和心力衰竭的发生率越高，母胎死亡率越高，尤其在分娩和产后死亡率更高。因此，应在妊娠前纠正二尖瓣狭窄，已妊娠者宜早期终止妊娠。

② 二尖瓣关闭不全：由于妊娠期外周阻力下降，使二尖瓣反流程度减轻，故单纯二尖瓣关闭不全者一般情况下能较好耐受妊娠。但风湿性二尖瓣关闭不全约半数合并二尖瓣狭窄。

③ 主动脉瓣狭窄及关闭不全：主动脉瓣关闭不全者妊娠期外周阻力降低，可使主动脉反流减轻，一般可耐受妊娠。主动脉瓣狭窄增加左心射血阻力，严重者应手术矫正后再考虑妊娠。

3）心肌病：由心室的结构改变和整个心肌壁功能受损所导致的心脏功能进行性障碍的一组病变，包括各种原因导致的心肌病，依据病变的主要特征分为扩张型心肌病和肥厚型心肌病。以心脏扩大、心肌壁增厚、心功能下降和常伴发心律失常为特点。

（2）功能异常性心脏病：妊娠合并功能异常性心脏病以心电和传导异常、起搏点异常为主要病理生理基础，主要包括各种无心血管结构异常的心律失常，如快速型和缓慢型心律失常。快速型心律失常包括室上性心律失常（如房性和结性期前收缩、室上性心动过速、心房扑动和心房颤动）及室性心律失常（如室性期前收缩、阵发性室性心动过速）。缓慢型心律失常包括窦性缓慢型心律失常、房室交界性心律、心室自主心律、传导阻滞（窦房传导阻滞、心房内传导阻滞、房室传导阻滞）等以心率减慢为特征的疾病，临床常见的有窦性心动过缓、病态窦房结综合征、房室传导阻滞。借助临床表现、心电图或 24 h 动态心电图检查、超声心律动图排

除结构异常等进行诊断。根据心律失常类型、严重程度及其对心功能的影响，决定是否妊娠和选择终止妊娠的时机与方式，并请专科医师协助鉴别诊断及针对性治疗。

（3）妊娠期特有的心脏病

1）妊娠高血压性心脏病：妊娠高血压孕妇既往无心脏病病史及体征，突然发生以左心衰竭为主的全心衰竭，称为妊娠高血压性心脏病。系因冠状动脉痉挛、心肌缺血、周围小动脉阻力增加、水钠潴留及血黏度增加等因素加重心脏负担而诱发急性心力衰竭。合并中、重度贫血时更易发生心肌受累。其发生心力衰竭前，常有干咳，夜间明显，易误诊为上呼吸道感染或支气管炎而延误诊疗时机。如诊断及时，治疗得当，常能度过妊娠及分娩期，产后病因消除，病情会逐渐缓解，多不遗留器质性心脏病变。

2）围产期心肌病：指发生于妊娠晚期至产后6个月内的扩张性心肌病，既往无心血管疾病病史。表现为心肌收缩功能障碍和充血性心力衰竭。确切病因不清，可能与病毒感染、免疫、高血压、肥胖、营养不良及遗传等因素有关。围产期心肌病发生于妊娠晚期的占 10%；发生于产褥期及产后3个月内的最多，约占 80%；发生于产后3个月以后的占 10%。

目前本病缺乏特异性的诊断手段，主要根据病史、症状、体征及辅助检查判断，心内膜或心肌活检可见心肌细胞变性、坏死伴炎性细胞浸润，对鉴别诊断有意义。临床表现不尽相同，主要表现为呼吸困难、心悸、咳嗽、咯血、端坐呼吸、胸痛、肝大、水肿等心力衰竭的症状。25%～40% 的患者出现相应器官栓塞症状。轻者仅有心电图 T 波改变而无症状。胸部 X 线片见心脏普遍增大、肺淤血；心电图示左室肥大、ST 段及 T 波异常改变，可伴有各种心律失常；超声心动图显示心腔扩大，以左室、左房大为主，室壁运动普遍减弱，射血分数减少。部分患者可因发生心力衰竭、肺梗死或心律失常而死亡。初次心力衰竭经早期治疗后，1/3～1/2

的患者可以完全康复，再次妊娠后可能复发。如遗留心脏扩大者，应避免再次妊娠。

3. 对胎儿的影响　不宜妊娠的心脏病患者一旦妊娠，或妊娠后心功能恶化者，流产、早产、死胎、胎儿生长受限、胎儿窘迫及新生儿窒息的发生率均明显增高。围产儿死亡率是正常妊娠的 2～3 倍。而对于心脏病孕妇心功能良好者，胎儿相对安全，但其剖宫产概率增高。某些治疗心脏病的药物对胎儿也存在潜在的毒性反应，如地高辛可自由通过胎盘到达胎儿体内。多数先天性心脏病为多基因遗传，双亲中任何一方患有先天性心脏病，其后代先天性心脏病及其他畸形的发生机会较对照组增加 5 倍，如室间隔缺损、肥厚型心肌病、马方综合征等均有较高的遗传性。

（二）临床表现

1. 症状　心力衰竭早期表现为轻微活动后即有心悸、胸闷、气短；夜间常因胸闷而坐起呼吸，或到窗口呼吸新鲜空气；休息时心率在 110 次 / 分以上，呼吸在 24 次 / 分以上；肺底部可出现少量持续性湿啰音，咳嗽后不消失。

较严重时的表现有：咳嗽，咯血及粉红色泡沫样痰（其内可找到心衰细胞），唇面发绀，颈静脉怒张，下肢明显水肿，静卧休息时呼吸脉搏仍快，肺底部有持续性湿啰音及肝脾大、压痛等。

最严重时的表现有：端坐呼吸、口周颜面发绀更重、心动过速或心房颤动等。

2. 体征　不同种类的妊娠合并心脏病患者有不同的临床表现，如发绀型先天性心脏病患者口唇发绀、杵状指（趾）；有血液异常分流的先天性心脏病者有明显的收缩期杂音；风湿性心脏病者可有心脏扩大；瓣膜狭窄或关闭不全者有舒张期或收缩期杂音；心律失常者可有各种异常心律（率）；金属瓣换瓣者有换瓣音；肺动脉压明显升高时右心扩大，肺动脉瓣区搏动增强和心音亢进；妊娠高血压性心脏病者有明显的血压升高；围产期心肌病者以心脏扩大和异常心律为主；部分先天性心脏病者修补手术后可以没有任何阳性体征；心力衰竭时心率加

快，出现第三心音，两肺呼吸音减弱，可闻及啰音，肝 - 颈静脉回流征阳性，肝脏肿大，下肢水肿等。

（三）诊断

正常妊娠的生理性变化可以表现为一些酷似心脏病的症状和体征，如心悸、气短、踝部水肿、乏力、心动过速等。心脏检查可有轻度扩大、心脏杂音。妊娠可使原有心脏病的某些体征发生变化，增加心脏病诊断难度。诊断时应注意以下有意义的诊断依据。

1. 诊断依据

（1）妊娠前有心悸、气短、心力衰竭史，或有风湿热病史，体检、X 线、心电图检查时曾被诊断为器质性心脏病。

（2）有劳力性呼吸困难，经常性夜间端坐呼吸、咯血，经常性胸闷、胸痛等临床症状。

（3）有发绀、杵状指、持续性颈静脉怒张。心脏听诊有舒张期 2 级以上或粗糙的全收缩期 3 级以上杂音。有心包摩擦音、舒张期奔马律和交替脉等。

（4）心电图有严重心律失常，如心房颤动、心房扑动、三度房室传导阻滞、ST 段及 T 波异常改变等。

（5）X 线检查显示心脏显著扩大，尤其个别心腔扩大。

（6）B 型超声心动图示心肌肥厚、瓣膜运动异常、心内结构畸形。

2. 心功能分级　纽约心脏病协会依患者生活能力状况，将心脏病孕妇心功能分为 4 级（表 8-1）。

这种心功能分级简便易行，不依赖任何器械检查，多年来一直用于临床。其不足之处是主观症状和客观检查不一定一致，有时甚至差距很大。并且体力活动的能力受平时训练、体力强弱、感觉敏锐性的影响，个体差异很大。

（四）评估与咨询

1. 心脏病患者妊娠风险的分级及管理要求为了尊重生育权利，同时便于临床医师具体应用，参考世界卫生组织心脏病妇女妊娠风险评估分类

表 8-1　纽约心脏病协会（NYHA）心功能分级

心功能分级	心脏状态	临床表现
Ⅰ	心脏功能具有完全代偿能力	几乎与正常人没有区别，完全能正常地工作、学习及生活，甚至能胜任较重的劳动或体育活动
Ⅱ	心脏代偿能力已开始减退	在较重活动（如快步走、上楼或提重物）时，即会出现气急、水肿或心绞痛，但休息后即可缓解，属轻度心力衰竭
Ⅲ	心脏代偿能力已减退	轻度活动，如上厕所、打扫室内卫生、洗澡等时也会引起气急等症状，属中度心力衰竭
Ⅳ	心脏代偿能力已严重减退	休息时仍有气急等症状，在床上不能平卧，生活不能自理，而且常伴有水肿、营养不良等症状。属重度心力衰竭，不仅完全丧失了劳动力，而且还有生命危险

法，结合中国育龄期妇女心脏病疾病谱的特点，制订了心脏病妇女妊娠风险分级及分层管理表（表8-2）。

2. 评估和咨询　心脏病孕、产妇的主要死亡原因是心力衰竭。对于有心脏病的育龄妇女，要求做到孕前咨询，以明确心脏病的类型、程度、心功能状态，并确定能否妊娠。妊娠者应从妊娠早期开始定期进行产前检查和评估。心脏病孕妇是否进行系统的产前检查，其心力衰竭发生率和孕产妇死亡率可相差 10 倍。

（1）孕前综合评估和咨询：提倡心脏病患者孕前经产科和心脏科医师联合咨询评估，根据评估进行相应的治疗，包括药物和（或）手术，并且在治疗后再次重新评估是否可以妊娠。对严重心脏病患者要明确告知不宜妊娠，对可以妊娠的心脏病患者也要充分告知妊娠风险，并于妊娠期动态进行妊娠风险评估。每天补充叶酸 0.4 ~ 0.8 mg，或者含叶酸的复合维生素；纠正贫血。对于先天性心脏病或心肌病的妇女，有条件时应提供遗传咨询。

1）可以妊娠：心脏病变较轻，心功能 Ⅰ ~ Ⅱ 级，既往无心力衰竭史，亦无其他并发症者可以妊娠。需动态评估妊娠风险。

2）不宜妊娠：心脏病变复杂或较重、心功能 Ⅲ ~ Ⅳ 级、既往有心力衰竭史、有肺动脉高压、右向左分流型先天性心脏病、严重心律失常、风湿热

活动期、心脏病并发细菌性心内膜炎、急性心肌炎等，妊娠期极易发生心力衰竭，不宜妊娠。年龄在35 岁以上，心脏病病程较长者发生心力衰竭的可能性极大，也不宜妊娠。

☞拓展阅读 8-3

WHO 心血管疾病女性妊娠风险分级（2018 版指南）

☞拓展阅读 8-4

妊娠合并心律失常的孕妇分娩风险（2018 版指南）

（2）孕早期的综合评估：告知患者妊娠风险和可能发生的严重并发症，指导其去对应级别的医院规范进行孕期保健，定期监测心功能。对于心脏病妊娠风险分级Ⅳ ~ Ⅴ级者，与患者及家属充分沟通后建议其终止妊娠。

（3）孕中、晚期的综合评估：一些心脏病患者对自身疾病的严重程度及妊娠风险认识不足，部分患者因没有临床症状而漏诊心脏病，少数患者妊娠意愿强烈而隐瞒病史、涉险妊娠，就诊时已是妊娠中晚期。对于这类患者是否继续妊娠，应根据妊娠风险分级、心功能状态、医院的医疗技术水平和条件、患者及家属的意愿和对疾病风险的了解及承受程度等，进行综合判断和分层管理。妊娠期新发生

表 8-2　心脏病妇女妊娠风险分级及分层管理

妊娠风险分级	疾病种类	就诊医院级别
Ⅰ级（孕妇死亡率未增加，母儿并发症未增加或轻度增加）	无合并症的轻度肺动脉狭窄和二尖瓣脱垂；小的动脉导管未闭（内径≤3 mm）；已手术修补的不伴有肺动脉高压的房间隔缺损、室间隔缺损、动脉导管未闭和肺静脉畸形引流；不伴有心脏结构异常的单源、偶发的室上性或室性期前收缩	二、三级妇产科专科医院或者二级及以上综合性医院
Ⅱ级（孕妇死亡率轻度增加或者母儿并发症中度增加）	未手术的不伴有肺动脉高压的房间隔缺损、室间隔缺损、动脉导管未闭；法洛四联症修补术后且无残余的心脏结构异常；不伴有心脏结构异常的大多数心律失常	二、三级妇产科专科医院或者二级及以上综合性医院
Ⅲ级（孕妇死亡率中度增加或者母儿并发症重度增加）	轻度二尖瓣狭窄（瓣口面积>1.5 cm²）；马方综合征（无主动脉扩张）、二叶式主动脉瓣疾病、主动脉疾病（主动脉直径<45 mm）、主动脉缩窄矫治术后；非梗阻性肥厚型心肌病；各种原因导致的轻度肺动脉高压（<50 mmHg）；轻度左心功能障碍或者左心射血分数40%~49%	三级妇产科专科医院或者三级综合性医院
Ⅳ级（孕妇死亡率明显增加或者母儿并发症重度增加；需要专家咨询；如果继续妊娠，需告知风险；需要产科和心脏科专家在孕期、分娩期和产褥期严密监护母儿情况）	机械瓣膜置换术后；中度二尖瓣狭窄（瓣口面积1.0~1.5 cm²）和主动脉瓣狭窄（跨瓣压差≥50 mmHg）；右心室体循环患者或Fontan循环术后；复杂先天性心脏病和未手术的发绀型心脏病（氧饱和度85%~90%）；马方综合征（主动脉直径40~45 mm）；主动脉疾病（主动脉直径45~50 mm）；严重心律失常（心房颤动、完全性房室传导阻滞、恶性室性期前收缩、频发的阵发性室性心动过速等）；急性心肌梗死、急性冠状动脉综合征；梗阻性肥厚型心肌病；心脏肿瘤、心脏血栓；各种原因导致的中度肺动脉高压（50~80 mmHg）；左心功能不全（左心射血分数30%~39%）	有良好心脏专科的三级甲等综合性医院或者综合实力强的心脏监护中心
Ⅴ级（极高的孕妇死亡率和严重的母儿并发症，属妊娠禁忌证；如果妊娠，需讨论终止问题；如果继续妊娠，需充分告知风险；需由产科和心脏科专家在孕期、分娩期和产褥期严密监护母儿情况）	严重的左室流出道梗阻；重度二尖瓣狭窄（瓣口面积<1.0 cm²）或有症状的主动脉瓣狭窄；复杂先天性心脏病和未手术的发绀型心脏病（氧饱和度<85%）；马方综合征（主动脉直径>45 mm）、主动脉疾病（主动脉直径>50 mm）、先天性的严重主动脉缩窄；有围产期心肌病病史并伴左心功能不全；感染性心内膜炎；任何原因引起的重度肺动脉高压（≥80 mmHg）；严重的右心功能不全（左心射血分数<30%）；纽约心脏病协会心功能分级Ⅲ~Ⅳ级	有良好心脏专科的三级甲等综合性医院或者综合实力强的心脏监护中心

或者新诊断的心脏病患者均应行心脏相关的辅助检查以明确妊娠风险分级。

（五）治疗

1. 妊娠期

（1）决定能否继续妊娠：凡不宜妊娠的心脏病孕妇，应在妊娠早期行治疗性人工流产，最好实施麻醉镇痛，减轻疼痛、紧张对血流动力学的影响。结构异常性心脏病者需使用抗生素预防感染。妊娠超过 12 周时，终止妊娠需行比较复杂的手术，其

危险性不亚于继续妊娠和分娩，因此应充分告知病情，终止妊娠的方法根据心脏病严重程度、疾病种类及心脏病并发症等综合考虑。对重度肺动脉高压、严重瓣膜狭窄、严重心脏泵功能减退、心功能≥Ⅲ级及顽固性心力衰竭的患者，为减轻心脏负荷，应与内科医师配合，在严密监护下行剖宫取胎术。

（2）加强孕期保健

1）孕期母亲保健：应该根据心脏病妇女妊娠

风险分级及分层管理进行孕产妇的保健管理。其产前检查根据风险分级采取不同的频率。发现早期心力衰竭征象时应立即住院。孕期经过顺利者亦应在妊娠 36～38 周提前住院待产。

产前检查内容：除常规的产科项目外，还应注重心功能的评估，询问自觉症状，加强心肺的听诊。定期复查血红蛋白、心肌酶、肌钙蛋白、B 型钠尿肽、心电图（或动态心电图）、心脏超声、血气分析、电解质等，复查频率根据疾病性质而定。产科医师和心脏内科或外科医师共同评估心脏病的严重程度及心功能。疾病严重者要在充分告知母儿风险的前提下严密监测心功能，促胎肺成熟，为可能发生的医源性早产做准备。各级医院按风险管理表的"就诊医院级别"要求分层进行心脏病患者的诊治，并及时和规范转诊。

终止妊娠时机：心脏病妊娠风险分级 I～II 级且心功能 I 级者可以妊娠至足月。心脏病妊娠风险分级 III 级且心功能 I 级者可以妊娠至 34～35 周终止妊娠，如果有良好的监护条件，可妊娠至 37 周再终止妊娠。心脏病妊娠风险分级 IV 级但仍然选择继续妊娠者，即使心功能 I 级，也建议在妊娠 32～34 周终止妊娠，部分患者经过临床多学科评估可能需要在孕 32 周前终止妊娠。如果有很好的综合监测实力，可以适当延长孕周。如果出现严重心脏并发症或心功能下降，则应及时终止妊娠。心脏病妊娠风险分级 V 级者属妊娠禁忌证，一旦诊断需要尽快终止妊娠，如果患者及家属在充分了解风险后拒绝终止妊娠，需要转诊至综合诊治和抢救实力非常强的医院进行保健，综合母儿情况后适时终止妊娠。

2）胎儿监测：先天性心脏病患者的后代发生先天性心脏病的风险为 5%～8%，发现胎儿严重复杂心脏畸形可以尽早终止妊娠。孕 12～13^{+6} 周时超声测量胎儿颈部透明层厚度（NT），NT 在正常范围的胎儿先天性心脏病的发生率为 1/1 000。孕 20～24 周是胎儿心脏超声的最佳时机。胎儿明确有先天性心脏病，并且继续妊娠者，建议行胎儿染色体检查。孕 28 周后增加胎儿脐血流、羊水量和无应激试验（NST）等检查。

胎儿生长发育以及并发症的发生与母体心脏病的种类、缺氧严重程度、心功能状况、妊娠期抗凝治疗、是否出现严重心脏并发症等密切相关。常见的胎儿并发症有流产、早产、胎儿生长受限、低出生体重、胎儿颅内出血、新生儿窒息和新生儿死亡等。若妊娠期口服抗凝药，其胎儿颅内出血和胎盘早剥的风险增加，应加强超声监测。应用抗心律失常药物者应关注胎儿心率和心律。

（3）防治并发症

1）休息：保证充分休息，每日至少睡眠 10 h，避免过劳及情绪激动。

2）饮食：注意避免过度加强营养而导致体重过度增长。整个妊娠期体重增加应不超过 12 kg。保证合理的优质蛋白、高维生素和铁剂的补充，20 周后预防性应用铁剂防止贫血。适当限制食盐量，一般每日食盐量不超过 4～5 g。

3）预防和治疗引起心力衰竭的诱因：预防上呼吸道感染，纠正贫血，治疗心律失常。孕妇心律失常发生率较高，对频繁的室性期前收缩或快速室性心律，必须用药物治疗。防治妊娠高血压和其他合并症与并发症。

4）动态观察心脏功能：定期进行 B 型超声心动图检查，测定心脏射血分数、每分心输出量、心指数及室壁运动状态，判断随妊娠进展的心功能变化。

5）心力衰竭的治疗：一旦发生急性心衰，需要多学科合作抢救。治疗方法与未妊娠者基本相同，但应用强心药时应注意孕妇的血液稀释、血容量增加及肾小球滤过率增强，同样剂量的药物在孕妇血液中的浓度相对偏低。同时，孕妇对洋地黄类药物耐受性较差，需注意其毒性反应，不主张预防性用洋地黄。对早期心力衰竭者，可给予作用和排泄速度较快的制剂，以防止药物在体内蓄积，在产褥期随着组织内水分一同进入循环而引起毒性反应，可根据临床效果减量，如地高辛每日 2 次口服，2~3日后可根据临床效果改为每日1次。不主张用饱和量，以备随着孕周增加、心力衰竭加重时抢救用药，病情好转即停药。若妊娠晚期发生心力衰竭，原则是待心力衰竭控制后再行产科处理，可放宽剖宫产手术指征。若为严重心力衰竭，经内科各种治疗措施均未能奏效，继续发展必将导致母、儿的死亡时，也可一边控制心力衰竭一边紧急剖宫产，取出胎儿，减轻心脏负担，以挽救孕妇生命。

6）预防感染性心内膜炎：感染性心内膜炎的主要临床特征是发热、心脏杂音、栓塞。血培养阳性是确诊感染性心内膜炎的重要依据。超声心动图能够了解有无心脏结构性病变，能检出直径 > 2 mm的赘生物，对诊断感染性心内膜炎很有帮助，还可动态观察赘生物的大小、形态、活动情况，了解瓣膜功能状态、瓣膜损害程度，对决定是否行换瓣手术具有参考价值。感染性心内膜炎的治疗根据血培养和药物敏感试验选用有效的抗生素，坚持足量（疗程6周以上）联合和应用敏感药物为原则，同时应及时请心脏外科医师联合诊治，结合孕周、母儿情况、药物治疗的效果和并发症综合考虑心脏手术的时机。

7）多学科联合防治深静脉栓塞和肺栓塞、肺动脉高压、肺动脉高压危象、恶性心律失常等其他并发症。

2. 分娩期　在妊娠晚期，应提前选择好适宜的分娩方式。

（1）经阴道分娩：心功能Ⅰ~Ⅱ级、胎儿不大、胎位正常、宫颈条件良好者，可考虑在严密监护下经阴道分娩。分娩过程中需要心电监护，严密监测患者的自觉症状。避免产程过长，可以使用分娩镇痛，以减轻疼痛对于血流动力学的影响。

1）第一产程：安慰及鼓励产妇，消除紧张情绪，适当使用地西泮、哌替啶等镇静剂。密切注意血压、脉搏、呼吸、心率，一旦发现心力衰竭征象，应取半卧位，高浓度面罩吸氧，并予去乙酰毛花苷0.4 mg加于25%葡萄糖注射液20 mL内缓慢静脉注射，必要时4~6 h重复给药一次。产程开始后即应给予抗生素预防感染。

2）第二产程：要避免用力屏气加腹压，应行会阴侧切术、胎头吸引术或产钳助产术，尽可能缩短第二产程。

3）第三产程：胎儿娩出后，产妇腹部放置沙袋，以防腹压骤降而诱发心力衰竭。为防止产后出血过多而加重心肌缺血、心力衰竭，同时避免缩宫素的潜在心血管不良反应，建议在第三产程应用小剂量缩宫素预防产后出血。可静脉注射或肌内注射缩宫素，目前缩宫素最低有效剂量大多集中在0.5~5.0 U缓慢静推，后续维持剂量多为0.72~2.5 U/h。阴道分娩患者的心功能多为Ⅰ~Ⅱ级，心脏耐受情况相对较好，缩宫素应用风险相对较小，但也应尽量给予低剂量缩宫素，建议子宫颈注射或者肌注5~10 U缩宫素预防产后出血，后续也可以缓慢静滴（10 U缩宫素加入50 mL生理盐水泵入，持续4 h）。无论何时，均禁忌快速滴注或快速静脉注射未稀释的缩宫素。注意禁用麦角新碱，以防静脉压增高。产后出血过多时，应及时输血、输液，注意输液速度不可过快。

（2）剖宫产：对有产科指征及心功能Ⅲ~Ⅳ级者，均应择期行剖宫产。主张对心脏病产妇放宽剖宫产术指征，减少长时间宫缩引起的血流动力学改变，减轻心脏负担。结构异常性心脏病者术前预防性应用抗生素1~2日。麻醉可选择连续硬膜外阻滞麻醉，麻醉剂中不应加用肾上腺素，麻醉平面不宜过高。胎儿娩出后，产妇腹部放置沙袋，缩宫素预防产后出血。对于剖宫产患者，推荐除外重度肺动脉高压患者，可视患者原有心脏病严重程度，同麻醉医师配合，在严密监测患者生命体征及血流动力学情况下，先使用2~5 U负荷剂量子宫肌层注射，子宫产生有效收缩后，视患者生命体征及子宫收缩情况，可酌情继续使用10 U缩宫素（加入500 mL生理盐水缓慢静滴，或者加入50 mL生理盐水泵入），持续4 h，以度过高危患者产后4 h的出血高发时段，后续再视生命体征和子宫收缩情况酌情考虑是否继续使用。对不宜再妊娠者，可同时行输卵管结扎术。术中、术后应严格限制输液量。术后继续使用抗生素预防感染 5 ~ 10 日。术后应给予有效的镇痛，以减轻疼痛引起的应激反应。并继续综合治疗，进一步改善心功能。

☞ 拓展阅读 8-5
围手术期注意事项

3. 产褥期　产后 3 日内，尤其产后 24 h 内仍是发生心力衰竭的危险时期，产妇须充分休息并密切监护产后出血、感染和血栓栓塞等严重并发症，这些并发症极易诱发心力衰竭，应重点预防。心脏病妊娠风险分级 Ⅰ ~ Ⅱ 级且心功能 Ⅰ 级者建议哺乳。考虑到母乳喂养的高代谢需求和不能很好休息，对于病情严重的心脏病产妇，即使心功能 Ⅰ 级，也建议人工喂养。华法林可以分泌至乳汁中，长期服用者建议人工喂养。严重心脏病患者终止妊娠后要更加注重避孕指导，避免再次非意愿妊娠。

口服避孕药可能导致水钠潴留和血栓性疾病，心脏病妇女慎用。工具避孕（避孕套）和宫内节育器是安全、有效的避孕措施。不宜再妊娠者可在产后 1 周行绝育术。

4. 心脏手术指征　妊娠期血流动力学改变使心脏储备能力下降，影响心脏手术后的恢复，加之术中用药及体外循环对胎儿的影响，一般不主张在妊娠期手术，尽可能在幼年、妊娠前或延至分娩后再行心脏手术。若心脏瓣膜病孕妇在妊娠早期出现循环障碍症状且不愿做人工流产、内科治疗效果不佳，可在妊娠期行瓣膜置换术和瓣膜切开术。人工瓣膜置换术后需长期应用抗凝剂，在妊娠早期最好选用肝素而不用华法林，因为华法林能通过胎盘并进入母乳，有引起胎儿畸形及胎儿、新生儿出血的危险。

（张丽文　古　航）

第二节　妊娠合并甲状腺疾病

思维导图

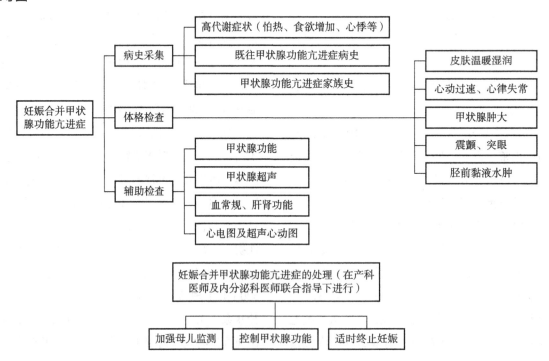

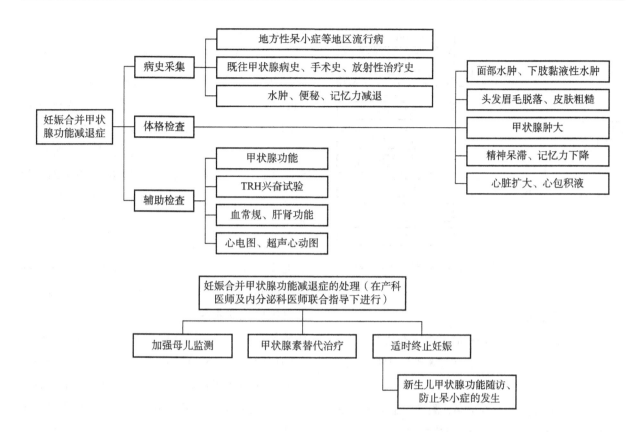

妊娠后，甲状腺功能会发生适应妊娠的一系列变化，不仅适应妊娠的生理需求，而且对于胎儿甲状腺及神经-智力系统的发育起关键作用。常见的妊娠合并甲状腺疾病是甲状腺功能亢进症和甲状腺功能减退症。

一、妊娠合并甲状腺功能亢进症

甲状腺功能亢进症（hyperthyroidism）简称甲亢，这种内分泌疾病主要表现为人体甲状腺激素分泌过盛，引发循环、消化、神经等系统兴奋性增强和代谢旺盛。妊娠期与非妊娠期的诊断及治疗有差异。

（一）妊娠期甲状腺功能的生理变化

妊娠期母体的甲状腺通过甲状腺激素变化和下丘脑-垂体-甲状腺轴调节以适应孕期的代谢需求。妊娠早期，人绒毛膜促性腺激素（hCG）刺激促甲状腺激素（thyroid-stimulating hormone，TSH）受体，使妊娠早期的TSH分泌减少，继而刺激四碘甲腺原氨酸（tetraiodothyronine，T_4）分泌，导致血清游离T_4（FT_4）水平增加，抑制下丘脑促甲状腺激素释放激素（thyrotropin releasing hormone，TRH），从而进一步抑制垂体分泌TSH，使TSH可能降低（孕妇甲状腺功能监测对比见表8-3）。当甲亢孕妇分娩、手术应激、感染或停药不当时，可能诱发甲亢危象；反之，重症或未经治疗的甲亢孕妇容易发生流产、早产、胎儿生长受限、胎儿甲状腺功能减退及甲状腺肿等（图8-2）。

表8-3　正常妊娠与患有甲状腺疾病的孕妇甲状腺功能检测结果的区别

产妇状态	TSH	FT_4
正常妊娠	妊娠早期变化不一	无变化
甲亢	减少	增加
亚临床甲亢	减少	无变化
显性甲减	增加	减少
亚临床甲减	增加	无变化

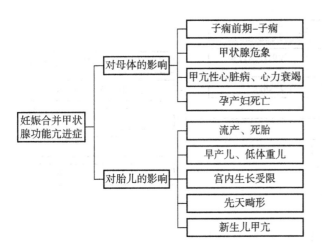

图 8-2 妊娠合并甲状腺功能亢进症对母儿的影响

（二）临床表现

主要表现与非妊娠期症状一致，有代谢亢进、情绪波动、易怒、易激动、皮肤潮红、怕热多汗、脉搏快、脉压差 > 50 mmHg、失眠等。

查体可触及皮肤温度增高，眼突，手震颤，甲状腺局部闻及血管杂音，疾病严重时可有心界扩大、心律不齐。

甲状腺危象（thyroid crisis）包括甲亢各种临床症状骤然加重或恶化。突出表现为厌食、恶心、呕吐；腹泻；焦虑、烦躁、大汗淋漓、休克；部分患者发生昏迷，体温 > 39℃、脉搏 > 140 次 / 分、脉压差增大，伴有心房颤动或心房扑动等严重症状，部分患者伴有心力衰竭或肺水肿，少数出现黄疸，患者白细胞、血清游离 T_3、T_4 同时增高。

甲状腺危象的常见诱因包括各种应激情况如分娩、手术、感染等，孕产妇死亡率高。

（三）诊断

确诊须结合实验室检查（TSH 降低、游离 T_4 或总 T_4 增高），依据孕妇的临床症状以及高代谢率、对称性甲状腺肿大及突眼等体征。

（四）治疗方案及原则

1. 甲亢患者孕前管理　备孕前甲状腺功能应达到正常的稳定状态，治疗后停药至少 6 个月才可妊娠，因 ^{131}I 对胎儿有影响。

2. 妊娠合并甲亢治疗　甲亢的治疗包括药物治疗及手术治疗。

（1）药物治疗：孕期禁用放射性核素治疗，应使用最低有效量的抗甲状腺药物（antithyroid drug, ATD）。既要控制甲亢发展，又要确保胎儿的正常发育。妊娠早期首选药物为丙基硫氧嘧啶（propylthiouracil, PTU），美国妇产科医师学会（2015 年）推荐初始剂量为 50～150 mg/d，我国推荐初始剂量为 50～300 mg/d。治疗需维持 FT_4 水平轻度升高或在正常高线水平，不考虑 TSH 水平。因甲巯咪唑（methimazole, MMI）可能会导致胎儿皮肤发育不全及"甲巯咪唑致胚胎病"（包括鼻后孔和食管的闭锁，颜面畸形）等先天性畸形，故妊娠中晚期才推荐首选 MMI 治疗，美国妇产科医师学会推荐的初始剂量为 10～40 mg/d，我国推荐的初始剂量为 5～15 mg/d。临床专家建议在使用 ATD 治疗前应当检查血常规及肝功能，用药后常规监测药物的不良反应。在控制严重的甲亢高代谢症状时，可给予 β 肾上腺素受体阻断剂，普萘洛尔 20～30 mg/d，每 6～8 h 服用。此药物长期应用可导致胎儿生长受限、胎儿心动过缓等，使用时应权衡利弊。

（2）手术治疗：原则上在妊娠期间不采取手术治疗甲亢，但若药物控制不佳或对抗甲状腺药物过敏，于妊娠中期可考虑行甲状腺部分切除术（妊娠 22～28 周），β 肾上腺素受体阻断剂可用于甲状腺切除术的术前准备。

（3）我国 2012 年《妊娠和产后甲状腺疾病诊治指南》建议在妊娠期使用 ATD 的患者每 2～4 周监测 1 次甲状腺功能以调整 ATD 用量。

（4）亚临床甲亢：美国妇产科医师学会（2015年）《妊娠甲状腺疾病临床指南》显示，妊娠妇女亚临床甲亢发生率约 1.7%，其特征为 TSH 浓度低于正常下限，FT_4 水平正常，与不良妊娠结果无明显关系，故无须对亚临床甲亢的妊娠妇女进行治疗。我国临床专家建议对此类妊娠妇女严密监测其甲状腺功能。

3. 产科处理

（1）孕期保健：应加强监护，请产科与内分泌科医师共同监测与治疗。注意预防流产、早产，定期 B 超检查监测胎儿生长情况，密切监测甲状腺功能的变化，避免感染、情绪波动，防止甲状腺危象的发生。入院后行 B 超检查胎儿甲状腺的大小，查看有无胎儿甲状腺肿大引起的胎头过度仰伸，帮助决定分娩方式。

（2）临产、分娩：原则上选择阴道试产，注意补充能量，进食、输液、吸氧、全程母儿监护，测血压、心率、体温，每 2～4 h 1 次。注意产后出血及预防甲状腺危象的发生（图 8-3）。适当放宽剖宫产指征，予以抗生素预防感染。做好新生儿复苏准备，留脐带血查胎儿甲状腺功能及 TSH。

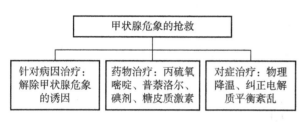

图 8-3　甲状腺危象的抢救

（3）产后观察

1）新生儿：检查甲状腺大小，注意有无甲亢或甲减的症状、体征。甲亢者甲状腺肿大、突眼或眸大有神、皮温高、心率和呼吸增快、哭闹、进食多而体重不长、大便次数多，严重的可能伴有高热，新生儿甲亢可延迟至产后数日发生。甲减者舌头大、蛙腹、皮肤发花、体温不升、安睡、不哭闹、进食少、排便推迟、反应慢等。

2）产妇：产后病情可加重，出院前复查甲状腺功能，预防感染，注意休息，产后 1 个月再次复查甲状腺功能以调整药物剂量。PTU 可通过胎盘进入乳汁，但其在乳汁中含量是母亲服用量的 0.07%，故母亲服用 PTU 给婴儿哺乳是安全的，但仍需严密监测婴儿的甲状腺功能。

1. PTU　600～1 200 mg 一次口服或胃管注入，以后每日维持 300～600 mg，分 3 次口服。

2. 碘溶液　抑制甲状腺素的释放。

（1）饱和碘化钾溶液：口服 5 滴 / 次，每 6 h 1 次，20～30 滴 / 日。

（2）碘化钠：静脉注射，500 mg 加入 5% 葡萄糖液 500 mL，每 12 h 1 次。

3. 普萘洛尔　降低组织对甲状腺 - 儿茶酚胺的反应。口服 20～30 mg，每 6 h 1 次，紧急情况下单次静脉注射 1～5 mg。

4. 地塞米松　肌内注射 2 mg，每 6 h 1 次。

5. 对症治疗　物理降温，吸氧，口服阿司匹林，静脉输液，纠正水电解质平衡紊乱，抗生素预防感染或治疗感染。

二、妊娠合并甲状腺功能减退症

甲状腺功能减退症（hypothyroidism）简称甲减，指由于甲状腺素分泌与合成减少，以及生物效应不足而致全身代谢功能减退的一种内分泌疾病，包括亚临床甲减（subclinical hypothyroidism）和临床甲减（overt hypothyroidism）。

（一）对母儿的影响

1. 对孕产妇的影响　甲减患者妊娠期产科并发症均明显增加，可出现自然流产、妊娠高血压、胎盘早剥、心力衰竭等。

2. 对围产儿的影响　甲状腺激素是维持胎儿神经系统、生长发育的重要激素，特别是孕早期，胎儿所需甲状腺素均来自母体，故母体甲减易导致胎儿神经 - 心理 - 智力系统发育不良、新生儿生长发育缓慢、反应迟钝，甚至合并智力低下、聋哑、精神异常等，称为呆小症（克汀病）。

（二）临床表现

症状、体征一般比孕前有不同程度的减轻。主要有乏力、活动迟钝、困倦、表情呆滞、记忆力差、怕冷、体温低、便秘、头发稀疏、皮肤干燥、眼睑肿胀、言语徐缓、声嘶等，严重时可出现心包积液、心脏扩大、心动过缓等。

（三）诊断

受妊娠影响，合并甲状腺功能减退时多数症状不典型，TSH 和 FT$_4$ 妊娠特异性参考值的范围可作为诊断临床甲减和亚临床甲减的依据。

针对高危因素早期筛查：①妊娠前有服用甲状腺激素制剂史；②有甲状腺功能亢进和减退、甲状腺肿大症状或体征者，前次分娩后患甲状腺炎、甲状腺部分切除及 ^{131}I 治疗者；③有甲状腺自身抗体者或患其他免疫性疾病者；④有甲状腺疾病家族史者；⑤1 型糖尿病患者；⑥多年不孕者。

临床甲减：TSH 高于妊娠期参考值上限，FT$_4$ 低于妊娠期参考值下限，结合症状即可诊断。

亚临床甲减：TSH 高于妊娠期参考值上限，FT$_4$ 正常。

单纯低 T$_4$ 血症：TSH 正常，仅 FT$_4$ 降低。

（四）处理

正常生理情况下，母体对 T$_4$ 需要量的增加发生在妊娠 4~6 周，以后逐渐增高，至妊娠 20 周达到稳定状态，并持续保持至分娩。治疗目的是使血清 TSH 和甲状腺激素水平恢复到正常范围，降低围产期不良结局的发生率，需与内分泌科医师共同管理。2018 年我国《妊娠和产后甲状腺疾病诊治指南》推荐妊娠期临床甲减患者首选左甲状腺素（L-T$_4$）治疗。

1. 备孕期　孕前有甲减者，备孕期调整 L-T$_4$ 剂量，血清 TSH 在参考范围（0~2.5 mIU/L）内可怀孕。

2. 孕期　孕期母体及胎儿对甲状腺激素需求较非孕期增加，孕前甲减妇女疑似或确诊妊娠后，L-T$_4$ 替代剂量需增大 20%~30%。起始剂量推荐为 50~100 µg/d，定期复查甲状腺功能，妊娠 28~32 周至少监测 1 次，根据血清 TSH 及时调整药物剂量，将 TSH 4.0 mIU/L 作为妊娠早期上限切点值，无论 FT$_4$ 是否低于正常，均需按照临床甲减来处理。

3. 孕前甲减产妇产褥期　L-T$_4$ 剂量应调整至妊娠前水平，并在产后 42 天复查甲状腺功能，指导调整 L-T$_4$ 剂量。

4. 亚临床甲减的处理　亚临床甲减在妊娠妇女中的发生率为 2%~5%，可能会导致流产、早产以及增加幼儿神经智力发育损害的风险，但妊娠期亚临床甲减产后进展为临床甲减的可能性较低。对甲状腺过氧化酶抗体（thyroid peroxidase antibody，TPOAb）阴性的亚临床患者，建议行甲状腺球蛋白抗体（thyroglobulin antibody，TGAb）检查。对于 TPOAb 或 TGAb 阳性的亚临床甲减患者，给予 L-T$_4$ 治疗，其治疗方法、治疗目标及监测频率同前述临床甲减。必须强调，当 TPOAb 或 TGAb 阳性时必须积极干预，但这两种抗体阴性时干预也是可以接受的（表 8-4）。

表 8-4　妊娠合并亚临床甲减的治疗

TSH（mIU/L）	TPOAb	L-T$_4$ 起始剂量（µg/d）
＞妊娠参考值上限（4.0）	+/-	50~100
2.5~妊娠参考值上限（4.0）	+/-	25~50
	+/-	
妊娠参考值下限（0.1）~2.5	+	不治疗

5. 低 T$_4$ 血症　指南认为妊娠期低 T$_4$ 血症可能对出生后儿童的精神运动系统产生不良影响，对发生在妊娠早期的低 T$_4$ 血症患者可考虑给予 L-T$_4$ 治疗，但在妊娠中晚期发生的孕妇不予治疗。

6. 产前检查和分娩　孕期应加强营养，监测胎儿宫内发育情况，加强孕期及分娩期胎儿的监护，及时发现胎儿窘迫。除其他产科因素外，应鼓励孕妇阴道试产，注意预防产后出血及产褥感染。

7. 新生儿监护　孕妇血中 TPOAb 和 TGAb 均可通过胎盘进入胎儿体内，导致胎儿甲减，影响新生儿发育。出生后应对新生儿测定 T$_4$ 及 TSH，筛查有无甲减，若有则转诊儿科进行治疗，一般需维持 2~3 年。

（五）辅助生殖技术与甲状腺疾病

1. 对所有不孕的治疗妇女需监测血清 TSH。

2. 亚临床甲减、TPOAb 阴性备孕、未接受辅助生殖的不孕妇女，需给予低剂量 L–T$_4$ 治疗（25 ~ 50 μg/d）。

3. TSH < 2.5 mIU/L、TPOAb 阳性、未接受辅助生殖的不孕妇女若自然怀孕，不推荐应用 L–T$_4$ 治疗。

4. 接受体外受精或经显微镜单精子注射体外受精的亚临床甲减妇女，推荐应用 L–T$_4$ 治疗。

5. 治疗目标为将 TSH 控制在 2.5 mIU/L 以下。对 TSH 2.5 ~ 4.0 mIU/L、TPOAb 阳性、接受辅助生殖的妇女，尽管证据不足，推荐 L–T$_4$ 起始治疗剂量（25 ~ 50 μg/d）。

☞ 典型案例（附分析）8-3
停经 39^{+6} 周，发现甲状腺功能亢进症 3 年

☞ 拓展阅读 8-6
妊娠期甲状腺相关激素和甲状腺自身抗体有哪些变化

☞ 拓展阅读 8-7
甲减合并妊娠为什么需要增加 L–T$_4$ 的补充剂量

（李　力）

第三节　妊娠合并血液系统疾病

妊娠合并的常见血液系统疾病有贫血、特发性血小板减少性紫癜。妊娠合并血液系统疾病可导致胎儿生长发育的异常及孕产妇异常出血，影响母儿的安危。

一、妊娠期贫血

诊疗路径

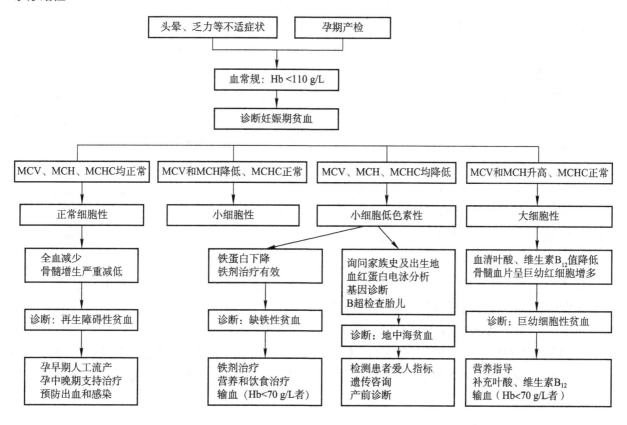

妊娠期血红蛋白（hemoglobin，Hb）浓度 <110 g/L 时，诊断为妊娠期贫血，属高危妊娠范畴。根据血红蛋白水平分为轻度贫血（100~109 g/L）、中度贫血（70~99 g/L）、重度贫血（40~69 g/L）、极重度贫血（<40 g/L）。根据平均红细胞体积（mean corpuscular volume，MCV）及平均红细胞血红蛋白浓度（mean corpuscular hemoglobin concentration，MCHC），将贫血分为三类（表8-5）。

表8-5　贫血形态学类型

贫血形态学类型	MCV（fl）	MCH（pg）	MCHC（%）	常见疾病
正常细胞性	82~100	27~31	32~36	再生障碍性贫血 急性失血性贫血 溶血性贫血
单纯小细胞	<82	<27	32~36	慢性感染、肝肾疾病性贫血
小细胞低色素	<82	<27	<32	缺铁性贫血 珠蛋白生成障碍性贫血 铁粒幼细胞贫血 转铁蛋白缺乏症
大细胞性	>100	>31	32~36	巨幼细胞贫血

由于妊娠期血容量增加，且血浆增加多于红细胞增加，血液呈稀释状态，故妊娠期贫血的诊断标准不同于非妊娠妇女。世界卫生组织诊断妊娠期贫血的标准为外周血血红蛋白 <110 g/L 及血细胞压积 <0.33。

妊娠期贫血以缺铁性贫血最常见，巨幼细胞性贫血及再生障碍性贫血少见。

（一）缺铁性贫血

妊娠期缺铁性贫血（iron deficiency anemia，IDA）是指妊娠期因铁缺乏导致的贫血，Hb<110 g/L。我国缺铁性贫血的患病率为19.1%。由于胎儿生长发育及妊娠期血容量增加，对铁元素的需要量也增加，尤其在妊娠后半期，孕妇对铁元素摄取不足或吸收不良，会引起缺铁性贫血。

1. 发病机制　铁是人体的必需元素，是制造血红蛋白的必要原料。正常成年妇女体内铁元素总量约为 2 g，主要以结合方式存在，是血红蛋白的主要原料，约占65%，其余35%以铁蛋白、肌红蛋白、细胞色素和过氧化酶等形式存在，可利用的贮备铁元素约为20%。

孕妇对铁元素的生理需要量比月经期需要量高 3 倍，且随着妊娠进展增加，妊娠中晚期需摄入铁元素 30 mg/d。妊娠期铁元素的需要量增加是孕妇缺铁的主要原因。若不能满足需求或不补充铁剂治疗，易消耗体内储存的铁元素，造成缺铁性贫血。

2. 对妊娠的影响

（1）对孕妇的影响：贫血孕妇对于分娩、手术和麻醉的耐受能力差。重度贫血可因心肌缺氧导致贫血性心脏病。胎盘缺氧易发生妊娠高血压或妊娠高血压性心脏病；严重贫血对失血耐受性降低，易发生失血性休克。由于贫血降低产妇抵抗力，易并发产褥感染。

（2）对胎儿的影响：孕妇中重度贫血时，经胎盘供给氧和营养物质不足以满足胎儿生长所需，导致胎儿发育迟缓、生长受限、胎儿窘迫、早产或死胎，对胎儿远期也构成一定影响。

3. 诊断

（1）病史：既往有月经过多等慢性失血性疾病史，或长期偏食、孕早期呕吐、胃肠功能紊乱导致的营养不良等病史。

（2）临床表现：与贫血程度相关，轻者无明显症状，或只有口唇黏膜和睑结膜稍苍白；重者可有乏力、头晕、心悸、气短、食欲不振、腹胀腹泻。皮肤黏膜苍白、皮肤毛发干燥、指甲脆薄以及口腔炎、舌炎等。

（3）实验室检查

1）血常规：外周血涂片为小细胞低色素性贫血。Hb < 110 g/L，红细胞 < 3.5×10^{12}/L，血细胞压积 < 0.33，平均红细胞体积（MCV）< 82 fl，平均红细胞血红蛋白浓度（MCHC）< 32%，而白细胞和血小板一般在正常范围内。

2）血清铁蛋白浓度：血清铁蛋白是一种稳定的糖蛋白，不受近期铁元素摄入的影响，能较准确地反映铁元素储存量，是评估铁元素缺乏最有效和最容易获得的指标。IDA 分为 3 期：①铁减少期，体内储存的铁元素量下降，血清铁蛋白 < 20 μg/L，转铁蛋白饱和度和 Hb 正常。②缺铁性红细胞生成期，体内储存的铁元素下降，血清铁蛋白 < 20 μg/L，转铁蛋白饱和度 < 15%，Hb 正常。③IDA 期，红细胞内血红蛋白明显减少，血清铁蛋白 < 20 μg/L，转铁蛋白饱和度 < 15%，Hb < 110 g/L。血清铁蛋白 < 30 μg/L 提示处于铁元素耗尽的早期。但在感染时，血清铁蛋白也会升高，可检测 C 反应蛋白以鉴别诊断。

3）血清铁、总铁结合力和转铁蛋白饱和度：血清铁浓度能灵敏地反映缺铁状况，若孕妇血清铁 < 6.5 μmol/L，可考虑为缺铁性贫血。但血清铁和总铁结合力易受近期铁摄入、昼夜变化以及感染等因素影响，转铁蛋白饱和度受昼夜变化和营养等因素影响，均属不可靠的铁元素储存指标。

4）可溶性转铁蛋白受体（soluble transferring receptor，sTfR）：出现储存铁耗尽、铁缺乏时，sTfR 浓度增加。

5）血清锌原卟啉（zinc protoporphyrin，ZnPP）：当组织储存铁减少时，血清 ZnPP 水平升高。

6）网织红细胞 Hb 含量和网织红细胞计数：铁缺乏导致网织红细胞 Hb 含量下降、计数减少。

7）骨髓象：红系造血呈轻度或中度增生活跃，以中、晚幼红细胞增生为主。骨髓铁染色可见细胞内、外铁均减少，以细胞外铁为著。

（4）铁剂治疗试验：对小细胞低色素性贫血患者，铁剂治疗试验同时具有诊断和治疗意义。治疗 2 周后 Hb 升高，提示为 IDA。铁剂试验治疗 2 周无效时，应进一步检查是否存在吸收障碍、失血及叶酸缺乏症等情况。

4. 治疗

（1）一般原则：对铁缺乏和轻、中度贫血，以口服铁剂为主，改善饮食，进食富含铁的食物。重度贫血者需口服或注射铁剂，有些临近分娩或影响到胎儿者，还可以少量多次输浓缩红细胞。极重度贫血者首选输浓缩红细胞，待 Hb > 70 g/L、症状缓解后，可改为口服或注射铁剂。Hb 恢复正常后，应继续口服铁剂 3 ~ 6 个月，或至产后 3 个月。

（2）增加营养和食用含铁丰富的饮食：所有孕妇孕期给予饮食指导，以最大限度地提高铁元素摄入和吸收。血红素铁比非血红素铁更容易吸收。含血红素铁的食物有红色肉类、鱼类及禽类等。水果、土豆、绿叶蔬菜、菜花、胡萝卜和白菜等含维生素 C 的食物可促进铁吸收。牛奶及奶制品、坚果、茶、咖啡、可可等抑制铁吸收。对胃肠道功能紊乱及消化不良者应给予及时对症治疗。

（3）补充铁剂：诊断明确的 IDA 孕妇应补充元素铁 100 ~ 200 mg/d。通常 2 周后 Hb 增加 10 g/L，3 ~ 4 周后增加 20 g/L。血清铁蛋白 < 30 μg/L 的非贫血孕妇应摄入元素铁 60 mg/d，8 周后评估疗效。建议进食前 1 h 口服铁剂，与维生素 C 共同服用，以增加吸收率。避免与其他药物同时服用。

重度贫血、不能耐受口服铁剂、依从性不确定或口服铁剂无效者可选择注射铁剂，如蔗糖铁。注射铁剂能使 Hb 水平快速并持续增长。

（4）输血治疗：Hb < 70 g/L 者建议输血。若 Hb 在 70 ~ 100 g/L，根据患者手术与否和心脏功能等因素，决定是否需要输血。由于贫血孕妇对失血耐受性低，如产时出现明显失血，应尽早输血。有

出血高危因素者应在产前备血。

（5）产时及产后处理：临产后备血，酌情予维生素 K_1、维生素 C 等；严密监护产程，防止产程延长，阴道助产以缩短第二产程；在胎儿娩出后应用缩宫素、前列腺素、米索前列醇等药物可减少产后失血。产程中应严格无菌操作，产后予广谱抗生素预防感染；储存铁减少的孕妇分娩时，若延迟 60～120 s 钳夹脐带，可提高新生儿储存铁，有助于降低婴儿期和儿童期铁减少相关后遗症的风险。

5. 预防

（1）妊娠前应积极治疗失血性疾病如月经过多等，以增加铁的储备。

（2）孕期加强营养，鼓励进食含铁丰富的食物，如猪肝、鸡血、豆类等。

（3）建议血清铁蛋白 < 30 μg/L 的孕妇口服补铁。对于不能检测血清铁蛋白的医疗机构，可根据孕妇所在地区 IDA 的患病率高低，确定妊娠期和产后补铁剂的剂量和时间。无论是否补充叶酸，每日补铁可使妊娠期患 IDA 的风险降低 30%～50%，同时补充维生素 C，有利于铁的吸收。

（4）所有孕妇在首次产前检查时（最好在妊娠 12 周以内）均应检查外周血血常规，每 8～12 周重复检查血常规。有条件者可检测血清铁蛋白。做到早期诊断、及时治疗。

（二）巨幼细胞贫血

巨幼细胞贫血（megaloblastic anemia）是由叶酸和（或）维生素 B_{12} 缺乏引起细胞核 DNA 合成障碍所致的贫血，又称营养性巨幼细胞贫血。巨幼细胞贫血占所有贫血的 7%～8%。国外报道其发病率为 0.5%～2.6%，国内报道为 0.7%。

1. 发病机制　叶酸与维生素 B_{12} 都是 DNA 合成过程中的重要辅酶。若叶酸和（或）维生素 B_{12} 缺乏，可使 DNA 合成被抑制，红细胞核发育停滞，细胞质中 RNA 大量聚集，RNA 与 DNA 比例失调，导致红细胞体积增大，而红细胞核发育处于幼稚状态，形成巨幼红细胞。由于巨幼红细胞寿命短而发生贫血。

☞ 拓展阅读 8-8
巨幼红细胞

妊娠期造成叶酸缺乏的原因如下。

（1）需要量增加：正常成年妇女每日需叶酸量为 50～100 μg，而孕妇每日需 300～400 μg 叶酸，多胎孕妇需要量更多。

（2）吸收减少：孕妇胃酸分泌减少，肠蠕动减弱，影响叶酸吸收。若新鲜蔬菜及动物蛋白摄入不足，叶酸更易缺乏。

（3）排泄增加：孕妇肾血流量增加，叶酸在肾内廓清加速，肾小管再吸收减少，叶酸从尿中排泄增多。

妊娠期维生素 B_{12} 缺乏少见，主要是因胃黏膜壁细胞分泌的内因子减少，导致维生素 B_{12} 吸收障碍，加之胎儿大量需要，引起维生素 B_{12} 缺乏性的巨幼细胞性贫血。

2. 对母儿的影响　严重贫血时，贫血性心脏病、妊娠高血压、胎盘早剥、早产、产褥感染等的发病率明显增多。对胎儿的影响主要有畸形胎儿（以神经管缺损最常见）、胎儿宫内发育迟缓、死胎等。

3. 临床表现

（1）贫血：本病多发生于妊娠后半期，贫血程度严重，常感乏力、头昏、心悸、气短、皮肤黏膜苍白、腹泻、舌炎、舌乳头萎缩等。低热、水肿、脾肿大、表情淡漠也常见。

（2）消化道症状：食欲缺乏、恶心、呕吐、腹泻、腹胀等表现。

（3）神经系统症状：因维生素 B_{12} 缺乏，周围神经变性导致肢端麻木、针刺、冰冷等感觉异常，以及行走困难等神经系统症状。

4. 诊断　根据妊娠期妇女叶酸和（或）维生素 B_{12} 缺乏的临床症状、骨髓象及血象的改变做出。

（1）外周血象为大细胞正常血红蛋白性贫血，平均红细胞体积（MCV）> 95 fl，平均红细胞血红

蛋白含量（mean corpuscular hemoglobin，MCH）>
32 pg，中性粒细胞分叶过多，网织红细胞正常，
即可做出诊断。

（2）骨髓血片呈巨幼红细胞增多，红细胞体积
较大，核染色质疏松。

（3）血清叶酸值 < 6.8 mmol/L（3 ng/mL）、红
细胞叶酸值 < 227 mmol/L（100 μg/mL）提示叶酸
缺乏。

（4）若叶酸值正常，应测孕妇血清维生素 B_{12}
值，若 < 74 pg/mL，提示维生素 B_{12} 缺乏。

5. 治疗

（1）加强孕期营养指导，多食新鲜蔬菜、水
果、瓜豆类、肉类、动物肝及肾等食物。

（2）于妊娠后半期每日给予叶酸 5 mg 口服，
或叶酸 10 ~ 30 mg，每日 1 次肌内注射，直至症状
消失、贫血纠正。若治疗效果不显著，应检查有无
缺铁，可同时补给铁剂。

（3）维生素 B_{12} 100 μg 肌内注射，每日 1 次，
共 2 周，以后改为每周 2 次，直至血红蛋白恢复正
常。有神经系统症状者，单独用叶酸可能使神经系
统症状加重，应引起注意。

（4）血红蛋白 < 70 g/L 时，可少量间断输新鲜
血或浓缩红细胞。

（5）分娩时避免产程延长，预防产后出血，预
防感染。

（三）再生障碍性贫血

再生障碍性贫血（aplastic anemia）简称再障，
主要是因骨髓造血组织明显减少，造血功能衰竭，
引起外周血象全血细胞（红细胞、白细胞、血小
板）减少。妊娠合并再生障碍性贫血少见，发病率
为 0.5‰ ~ 1‰。

1. 发病机制　50% 的再障为原因不明的原发
性再障，少数女性在妊娠期发病，分娩后缓解，但
目前认为妊娠不是再障的原因，但可加重原有疾病
的进展。

2. 对妊娠的影响　孕妇血液相对稀释，使贫
血加重，易发生贫血性心脏病，甚至造成心力衰

竭。血小板数量减少和质的异常，以及血管壁脆性
及通透性增加，可引起鼻、胃肠道等黏膜出血。由
于周围血中性粒细胞、单核细胞及丙种球蛋白减
少，淋巴组织萎缩，使患者防御功能低下，易引起
感染。再障孕妇易发生妊娠高血压，使病情进一步
加重。分娩后，宫腔内胎盘剥离面易发生感染，甚
至引起败血症。再障孕产妇多死于颅内出血、心力
衰竭、严重的呼吸道、泌尿道感染或败血症。

轻度贫血对胎儿影响不大，分娩后能存活的新
生儿一般血象正常，极少发生再障。中、重度贫血
可导致流产、早产、胎儿宫内发育迟缓、死胎及
死产。

3. 诊断

（1）临床表现：主要表现为进行性贫血、皮肤
及内脏出血以及反复感染。分为急性和慢性两种，
孕妇以慢性为多。

（2）实验室检查：血象呈正细胞型，全血细胞
减少。骨髓象见多部位增生减低或严重减低，有核
细胞甚少，幼粒细胞、幼红细胞、巨核细胞均减
少，淋巴细胞相对增多。

4. 治疗　妊娠合并再生障碍性贫血应由产科
医生及血液科医生共同管理。再生障碍性贫血治疗
包括支持治疗、免疫抑制治疗和骨髓移植。妊娠合
并再生障碍性贫血主要以支持治疗为主。

（1）妊娠期

1）再障女性在病情未缓解之前应避孕，若已
妊娠，应在妊娠早期做好输血准备的同时行人工流
产。对于妊娠中、晚期孕妇，因终止妊娠已有较大
危险，应加强支持治疗，在严密监护下继续妊娠直
至足月分娩。

2）支持疗法：加强营养，提高免疫功能。孕
妇可采左侧卧位，间断吸氧；亦可少量、间断、多
次输入新鲜血，提高全血细胞水平；或间断成分
输血，可输入白细胞、血小板及浓缩红细胞。一般
应尽力维持 Hb > 70 g/L，分娩前提高至 80 g/L。由
于血小板输入可增加体内血小板抗体，加速血小板
破坏，因此不主张预防性输注，只有血小板极低

（<10×10^9/L）或有出血倾向时给予输注。

3）有明显出血倾向者给予糖皮质激素治疗，如泼尼松 10 mg，每日 3 次口服，但不宜久用。也可用蛋白合成激素，如羟甲烯龙 5 mg，每日 2 次口服。有刺激红细胞生成的作用。

4）预防感染：白细胞极低的情况下做好预防感染的工作，选用对胎儿无影响的广谱抗生素。

（2）分娩期：若无产科剖宫产指征，多数能经阴道分娩，尽量缩短第二产程，必要时助产。准备足够新鲜血。防止产伤，产后仔细检查软产道，防止产道血肿形成。有剖宫产指征时，根据血小板数量选择适宜麻醉方式，术中严密止血，严格无菌操作。

（3）产褥期：支持疗法；应用宫缩剂加强宫缩，预防产后出血及感染。

（四）地中海贫血

地中海贫血（thalassemia）简称地贫，又名珠蛋白生成障碍性贫血，是一组遗传性溶血性贫血疾病。

1. 发病机制　由于遗传的调控珠蛋白合成基因缺陷，致使构成血红蛋白的 α 链和 β 链珠蛋白合成缺如或不足，红细胞寿命缩短，进而发生慢性溶血性、小细胞性贫血。由于基因缺陷的复杂性与多样性，缺乏的珠蛋白链类型、数量及临床症状变异性较大。根据基因缺陷的分类，临床上主要分为 α 珠蛋白基因缺乏或突变所致的 α 地贫及 β 珠蛋白基因突变所致的 β 地贫。本病广泛分布于世界许多地区，东南亚即为高发区之一。我国长江以南各省是地贫的高发区，在广东、广西、海南等地，该病的发生率尤其高，北方则少见。

2. 地贫的分型与临床表现　α 地贫根据 α 珠蛋白基因缺失的数量，临床上分为：①静止型，即 1 个 α 珠蛋白基因缺失（-α/αα）；②标准型，即 2 个 α 珠蛋白基因缺失，--/αα 为标准 -1，或 α-/α- 为标准 -2；③中间型，3 个 α 珠蛋白基因缺失（--/α）；④重型（--/--），即无 α 珠蛋白基因。不同分型的临床表现不同：①静止型 α 地贫，通常没有

临床表现；②标准型 α 地贫又称轻型 α 地贫，表现为轻度贫血，通常 Hb 水平 > 100 g/L；③中间型 α 地贫又称 HbH 病，往往在婴儿期后发病，表现为中至重度溶血性贫血，反复黄疸，且常伴有肝脾大、鼻梁塌陷、眼距增大等特殊贫血面貌；④重型 α 地贫又称 Hb Brat's 胎儿水肿综合征，表现为胎儿流产、死胎，或娩出后贫血、黄疸、水肿、肝脾大，很快死亡。

β 地贫根据 β 珠蛋白基因突变个数及突变基因表达的不同，将其分为轻型、中间型、重型三类。①轻型 β 地贫：即单杂合子贫血，常无贫血症状或轻度贫血，但血液学表型检查表现为典型的小细胞低色素性改变，血红蛋白电泳显示 HbA_2 含量增高（HbA_2 > 3.5%）。②重型 β 地贫：即双重杂合子或纯合子地贫，往往表现为重度贫血、髓外造血所致特殊面容、性发育延迟和生长发育不良。出生后 3~6 个月起病，若不及时治疗，往往在 10 岁前死亡。③中间型 β 地贫：临床表型变化范围较宽，该型患者多在幼儿期发病，贫血程度不一，部分患者靠定期输血维持生命，可存活至成年。

α 地贫静止型与标准型及 β 地贫单杂合子由于无或仅有轻度贫血，一般称之为 α 或 β 地贫基因携带者，而出现明显贫血症状者称为地贫患者。目前，对地中海贫血尚无根本有效的治疗方法，通过遗传咨询、产前筛查和产前诊断，淘汰重型地中海贫血胎儿的出生是控制该病发生的唯一途径。

3. 地贫的筛查与诊断

（1）血常规检查：若平均红细胞体积（MCV）< 82 fl，平均红细胞血红蛋白含量（MCH）< 27 pg，则筛查阳性，需进一步检查血红蛋白电泳。但在静止型 α 地贫和 αβ 复合型地贫的检测中，这两项指标可能完全正常。同时应注意进行血清铁代谢相关指标的检测，排除同时罹患缺铁性贫血的可能性。

（2）血红蛋白电泳分析：主要看血红蛋白组分的比例（A、F、A_2），是否有异常 Hb 条带。正常成人 HbA_2 为 2.5%~3.5%，HbF 为 0%~2.5%，静

止型和轻型 α 地贫 HbA$_2$ 和 HbF 含量往往正常或稍低，轻型 β 地贫 HbA$_2$ > 3.5%，HbF 含量正常或增高。若出现 H 带，提示 HbH 病。

（3）基因诊断：若夫妻双方均出现血红蛋白异常，则应对夫妻双方进行地贫基因检测。目前常用于 α 地贫筛查的有 Southern 印记杂交、限制性内切酶谱分析法以及聚合酶链反应技术；由于 β 地贫主要表现为点突变，少数为基因缺失，目前常用的方法有聚合酶链反应结合等位基因特异寡核苷酸探针斑点杂交、扩增不应变系统法和反向点杂交法等。对于地中海贫血筛查指标异常，但地中海贫血常规基因检测呈阴性的疑似地中海贫血患者，由于临床实践中存在 1.8% 的该病常规基因漏检率及 5.6% 的该病罕见基因突变，因此需要对该类患者进行地中海贫血常规基因的复查及罕见基因检测。

（4）重型 α 地贫胎儿筛查：即 Hb Bart's 水肿胎儿，孕期超声检查也具有较大意义。Hb Bart's 水肿胎儿超声检查常伴有特征性的表现，如头皮水肿、胸腔和心腔积液、渐进性的腹水、肝脾增大、胎盘增大增厚、羊水过多或过少、胎儿宫内发育迟缓等。超声多普勒测量大脑中动脉收缩期峰值流速也是预测胎儿重型 α 地贫的一个重要参数。

4. 遗传咨询　地中海贫血作为一种常染色体隐性遗传病，重型地中海贫血患儿的出生给家庭及社会均会带来沉重的精神压力及经济负担。因此，为降低该病发生率及不良妊娠结局，首先需要做好遗传咨询。①轻型地贫携带者同正常人婚配，其后代有 50% 的机会成为轻型地贫携带者；②若夫妻双方均为标准型 -1，即 --/αα，则每次妊娠有 25% 的机会生育水肿胎；③若夫妻一方是标准型 -1，另一方是标准型 -2，即 α-/α-，每次妊娠有 50% 的机会生育 HbH 患儿；④若夫妻一方是标准型 -1，另一方是静止型，即 -α/αα，每次妊娠有 25% 的机会生育 HbH 患儿；⑤若夫妻双方都是轻型 β 地贫携带者，每次妊娠有 25% 的机会生育重型或中间型 β 地贫儿。

5. 产前诊断

（1）有创产前诊断：可减少重型地中海贫血患儿的出生。可在 6 ~ 10 孕周时进行绒毛活组织检查，于 15 ~ 22 孕周时进行羊水穿刺，或于 24 ~ 30 孕周时进行脐带血穿刺，以明确对胎儿地中海贫血的诊断。但上述操作均为有创操作，可能引起孕妇及胎儿损伤、宫内感染、自然流产、胎膜早破、早产、胎盘早剥或不明原因死胎等。

（2）其他：目前陆续开展了超声筛查技术，胚胎种植前的基因诊断，以及利用孕妇外周血中胎儿细胞或直接分离胎儿 DNA 进行产前诊断，但并不能完全替代传统的有创产前诊断。

6. 妊娠合并地贫的监护　妊娠合并地中海贫血属于高危妊娠，需要有经验的产科医生进行系统管理。除了前述提到的孕期筛查及产前诊断外，对于地贫孕妇，孕期仍需动态复查血常规及心脏功能。一般来讲，孕期对于轻型 α 或 β 地中海贫血的患者无须特殊治疗，大多数情况下的妊娠结局是令人满意的，除非有出血情况，很少需要输血。HbH 病、中间型或重型 β 地贫孕妇在孕期大多需要进行输血治疗，以纠正贫血及预防胎儿宫内生长受限。胎儿生长发育需通过超声检查进行监测，对胎儿生长未达标的患者，需加强胎儿监测。分娩方式需个体化，剖宫产分娩通常需有产科指征。

二、特发性血小板减少性紫癜

诊疗路径

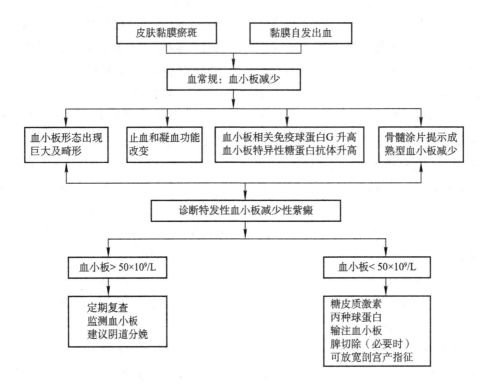

特发性血小板减少性紫癜（idiopathic thrombocytopenic purpura，ITP）是一种常见的自身免疫性血小板减少性疾病，以外周血中血小板减少、骨髓巨核细胞正常或增多并伴有成熟障碍、无明显脾大为特点，患者血清或血小板表面常存在抗血小板抗体。ITP 的主要临床表现为皮肤黏膜出血，严重时内脏出血甚至颅内出血而死亡。妊娠合并 ITP 的发生率为 0.1 % ~ 0.2 %。抗血小板抗体可通过胎盘，有引起胎儿或新生儿被动免疫性血小板减少甚至增加新生儿颅内出血的危险。

☞ 典型案例（附分析）8-4
停经 32⁺⁵ 周，发现血小板减少 3 周

（一）发病机制

临床上分为急性型和慢性型。急性型多见于儿童，慢性型好发于青年女性。妊娠合并 ITP 多属于原发性 ITP，与免疫因素相关。已证实 ITP 患者的脾脏产生一种抗血小板糖蛋白的自身抗体，与血小板表面相关抗原结合后，使血小板在脾脏被破坏，少数被肝脏和骨髓的巨噬细胞破坏。ITP 患者的抗血小板抗体不仅能与血小板相关抗原结合，而且也作用于巨核细胞相关抗原，导致巨核细胞生成血小板减少。此外，由于雌激素可抑制血小板生成及刺激单核－巨噬细胞对血小板的清除，多数研究认为 ITP 在妊娠期易加重。

（二）临床表现

主要表现是皮肤黏膜出血和贫血。部分患者以黏膜、皮下出血为主，四肢远端瘀点、瘀斑多见，皮肤自发性紫癜或搔抓后出现紫癜是特征性表现，另有牙龈出血、鼻出血等，少数严重者可发生消化道、生殖道、视网膜及颅内出血。出血症状常呈持续性或反复发作，并与血小板减少程度相关。尤其当血小板 $< 50 \times 10^9$/L 时，毛细血管脆性增加，即使仅有轻微的创伤和血压升高，皮肤黏膜也会出现瘀斑，甚至发生自发性出血。由于血小板相关免疫球蛋白 G（platelet-associated immunoglobulin G，

PAIgG）在妊娠期可主动通过胎盘，因此可引起胎儿或新生儿血小板减少，甚至增加新生儿颅内出血的风险。

（三）诊断及鉴别诊断

1. 临床表现　妊娠期 ITP 没有特异的症状、体征和诊断性实验，需要根据孕妇个人出血史、孕前血小板计数资料、家族史等综合判断，并排除其他引起血小板减少的疾病。此外，可根据对 ITP 导向治疗的反应进行回顾性诊断。

2. 实验室检查

（1）血小板计数多数在（30~80）×10^9/L，红细胞、白细胞数量和形态均正常。

（2）血小板形态及血小板大小不同，有的可见巨大及畸形的血小板。

（3）止血和凝血功能改变，表现为出血时间延长，血块退缩不良，血清凝血酶原消耗不良，凝血酶原及凝血时间均正常。

（4）80%~90% 的患者 PAIgG 升高，持续高水平的 PAIgG 提示血小板破坏。但有学者认为 PAIgG 缺乏特异性，并且标准化程度不高，不同实验室的检测结果之间也存在广泛差异，并不推荐对血小板减少的孕妇进行常规血小板抗体检测。而血小板特异性糖蛋白抗体升高，对 ITP 诊断更可靠。

（5）骨髓涂片检查可见巨核细胞数正常或增加，但成熟型血小板减少。

3. 鉴别诊断　引起妊娠期血小板减少的疾病很多，与妊娠有关的血小板减少主要为妊娠期血小板减少症（gestational thrombocytopenia，GT），该病易与妊娠合并 ITP 混淆，但这两种疾病对围生期的影响不同，应予鉴别（表 8-6）。妊娠期血小板减少症又称妊娠期特发性血小板减少，是一种妊娠期的良性疾病。此外，妊娠期 ITP 还应与各种继发性血小板减少相鉴别，如自身免疫病、HELLP 综合征、骨髓增生异常综合征、慢性弥散性血管内凝血、药物及人类免疫缺陷病毒感染等。

表 8-6　妊娠期特发性血小板减少性紫癜与妊娠期血小板减少症的鉴别诊断

鉴别点	ITP	GT
孕前血小板减少	有	无
孕期血小板减少	孕早期发生	孕中晚期发生
血小板计数	多数在（30~80）×10^9/L	通常 >75×10^9/L
血小板抗体（不常规查）	大部分阳性	阴性
产后血小板计数	持续减少	产后 1~2 月恢复正常
胎儿或新生儿血小板减少	发生率 9%~45%	发生率 0.1%~1.7%

（四）孕期管理与治疗

1. 孕期管理与治疗　ITP 患者如患病多年且病情稳定，仅表现为单项血小板计数偏低，多数学者认为妊娠不会使 ITP 恶化，不需要终止妊娠。当有下列情况时应终止妊娠：①活动性 ITP 孕妇，妊娠可使病情加重；②妊娠合并 ITP 严重血小板减少，在妊娠早期仍需激素治疗者；③妊娠后病情恶化者。

孕期应定期随访血小板水平，血小板计数 >50×10^9/L 时通常不会增加孕妇出血或者胎儿血小板减少的风险，不需要做任何干预。对于监测的频率，没有循证方面的依据，专家推荐病情不稳定的孕妇从 32~34 周开始应每周重复检测血小板计数，尽可能为分娩前提高血小板计数提供足够的治疗时间，减少分娩期出血的风险，避免紧急输注血小板。血小板计数 <50×10^9/L 或有出血倾向者除支持治疗、纠正贫血外，可根据病情进行以下治疗。

（1）糖皮质激素：是治疗 ITP 的首选药物。该药能降低毛细血管脆性；抑制单核巨噬细胞系统的吞噬作用，延长血小板的寿命；抑制抗体生成，抑制抗原－抗体反应，减少血小板破坏，增加血小板有效生成。常用剂量为泼尼松 1 mg/（kg·d），使用 3~7 天后血小板计数上升，出血停止，以后视病情每周减药量 10%~20%，逐渐减至 5~10 mg/d 维持量。若泼尼松治疗 4 周后血小板计数仍 $<50 \times 10^9$/L，表明糖皮质激素治疗无效，应尽快减量并停药。此外，也可应用大剂量脉冲式皮质类固醇如甲泼尼龙或地塞米松。但妊娠早期持续暴露于大剂量皮质类固醇可能增加腭裂风险，整个妊娠过程中使用糖皮质激素可能会增加早产和妊娠期糖尿病的风险。

（2）丙种球蛋白：可通过封闭单核巨噬细胞的 Fc 受体抑制抗体产生及与血小板结合，减少血小板破坏。常用方案为 400 mg/（kg·d），连续 5~7 天为一疗程，停药后有反跳现象。

（3）输注血小板：理论上每输 1 U 浓缩血小板悬液可使血小板计数上升约 10×10^9/L，但 ITP 患者输注血小板能刺激体内产生抗血小板抗体，加快血小板的破坏，达不到上述效果。只有当血小板 $<10 \times 10^9$/L、有出血倾向、为防止脑等重要脏器出血时，或手术、分娩时应用。

（4）脾切除：曾作为难治性 ITP 的最后手段，在血小板 $<10 \times 10^9$/L 并有严重出血倾向时可考虑应用，但目前临床较少应用。

（5）其他：用糖皮质激素、丙种球蛋白一线治疗失败的难治性患者可选择抗 D 免疫球蛋白，可迅速提升血小板计数，但对于孕妇使用仍然有限制。其他治疗方法包括免疫抑制剂、利妥昔单抗等，但由于药物毒性或者药物安全性证据不充分，在实际工作中很少实施。

2. 分娩期处理

（1）分娩方式的选择：分娩方式原则上以阴道分娩为主，但考虑到 ITP 孕妇中有一部分胎儿血小板减少，经阴道分娩时有发生新生儿颅内出血的风险，应避免产程延长及复杂的阴道助产，避免胎头负压吸引。对于血小板计数小于 50×10^9/L 并有出血倾向或有脾切除史的孕妇，可适当放宽手术指征。

（2）麻醉方式的选择：应根据分娩前患者的血小板水平决定。硬膜外麻醉的安全血小板计数阈值为 75×10^9/L。

（3）分娩前用药：ITP 产妇最大的危险是产时出血，分娩前应制订好分娩计划，将血小板计数尽可能提高至 50×10^9/L。产前或术前应用大剂量糖皮质激素，氢化可的松 500 mg 或地塞米松 20~40 mg 静脉注射，并准备好新鲜血或血小板，预防产道裂伤，认真缝合伤口，防止发生伤口血肿。

3. 产后处理　妊娠期应用糖皮质激素治疗者产后应继续治疗，待血小板升至正常后再逐渐减量至停用，并给予广谱抗生素预防产褥感染。注意新生儿的血小板检查，预防颅内出血。虽然 ITP 患者的乳汁中含有抗血小板抗体，但不应作为母乳喂养的绝对禁忌证，应视母亲病情及新生儿血小板计数定。

（管　睿　古　航）

第四节　妊娠合并肝病

妊娠后，母体内产生大量雌、孕激素可影响消化系统的生理功能，引起消化系统疾病相类似的疾病症状。产科常见的妊娠合并肝病包括急性病毒性肝炎、妊娠期肝内胆汁淤积症以及妊娠合并急性脂肪肝等，严重者危及母体及胎儿生命。

一、妊娠合并肝炎

诊疗路径

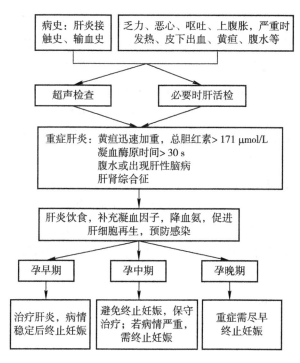

病毒性肝炎是严重危害人类健康的传染病，是由多种病毒引起的以肝脏病变为主的传染性疾病，当前已明确的病原有 5 种：甲型、乙型、丙型、丁型及戊型肝炎病毒。甲、戊型肝炎以肠道（粪 - 口）途径传播为主，其他三型主要通过输血、注射、皮肤破损、性接触等肠道外途径感染。孕妇在妊娠的任何时期都可被感染，而我国又是乙型肝炎高发国家，且妊娠合并病毒性肝炎有重症化趋向，暴发型肝炎的发生率为非孕妇的 66 倍，是我国孕产妇主要的死亡原因之一。

☞ 拓展阅读 8-9
美国妇产科医师学会妊娠合并病毒性肝炎指南解读乙型肝炎部分

（一）分类

1. 甲型肝炎（hepatitis A，HA） 是由甲型肝炎病毒（hepatitis A virus，HAV）引起的急性肝脏疾病。HAV 是一种微小核糖核酸（RNA）病毒，分类为小 RNA 科肠道病毒属 72 型，直径 27～28 nm，是 20 面立体对称的球形颗粒。甲型肝炎主要经消化道途径传播，感染者的粪便污染食物、饮水、用具等均可引起传播。人类对 HAV 普遍易感，感染后可获得持久的特异性免疫力。一般不能通过胎盘屏障传播给胎儿，故发生垂直传播的概率极小。但在分娩过程中，胎儿接触母体血液、羊水、粪便污染等可使新生儿感染。

2. 乙型肝炎（hepatitis B，HB） 乙型肝炎病毒（hepatitis B virus，HBV） 又 称 Dane 颗 粒， 为嗜肝 DNA 病毒组中的一个成员。其完整病毒略呈球形，直径 42 nm，双层结构，由外壳蛋白和核心成分组成，外壳直径 7 nm，核心直径 27 nm。外壳蛋白含表面抗原（hepatitis B surface antigen，HBsAg）和前 S 基因的产物。核心抗原（hepatitis B core antigen，HBcAg）、e 抗原（hepatitis B e antigen，HBeAg）、DNA 及 DNA 多聚酶，均为乙型肝炎病毒复制部分。

（1）表面抗原（HBsAg）：为 HBV 的主要外壳蛋白，是 HBV 感染的特异性标志，其滴度与疾病的严重程度相关。它是一种复合抗原，具有免疫原性，可以刺激机体产生相应抗体。

（2）核心抗原（HBcAg）：完整的 42 nm 病毒颗粒能被温和的去垢剂裂解蛋白外壳，分离出 27 nm 的核心颗粒。一般血清循环中不存在这种赤裸的核心颗粒，但可以在病毒颗粒中检测到。在核心表面表达的抗原称为乙肝核心抗原（HBcAg），其相应的抗体为乙肝核心抗体（抗 HBc）。HbcAg 阳性表示 HBV 在体内复制，抗 HBc-IgM 阳性可确诊为急性乙肝。抗 HBc-IgG 主要见于恢复期和慢性感染。

（3）e 抗原（HBeAg）：HBeAg 是一种可溶性非微粒状的抗原，仅在 HBsAg 阳性血清中才能发现此抗原，是核心抗原的亚成分。e 抗原阳性提示体内病毒在复制，其阳性和滴度反映 HBV 的复制及传染性强弱。在慢性 HBV 感染时，HBeAg 阳性常表示肝细胞内有 HBV 活动性复制，可持续较长时期，发展为慢性肝炎。抗 HBe 抗体出现表示血清中病毒颗粒减少或消失，传染性降低。

（4）脱氧核糖核酸（DNA）：核心中的 DNA 主要为双链，部分为单链，它有 3 200 个核苷酸；其内还有脱氧核糖核酸多聚酶，指引 HBV-DNA 的复制与修复；在体外多聚酶能修补单链 DNA 的裂隙，使之成为双链 DNA。

乙型肝炎的传染源是 HBsAg 阳性者的血液，可通过输血、血浆、血制品或使用被病毒污染的注射器针头、针灸用具、采血用具而发生感染。HBsAg 除存在于血清外，还可在体液中如唾液、尿液、胆汁、乳汁、汗液、月经血、精液、阴道分泌物、胸腔积液、腹水等中检得。HBV 母婴垂直传播的主要方式有：①宫内传播，胎盘屏障受损或者通透性增加造成母血传播；②产时传播，为母婴传播的主要方式，分娩时通过软产道接触母血或羊水传播，只要有 8~10 mL 的母血进入胎儿体内，即可感染本病；③产后传播，接触母亲唾液或喂母乳传播。目前对 HBsAg 阳性母亲，尤其是"大三阳"患者是否可以母乳喂养的问题，尚未达成一致意见。

3. 丙型肝炎（hepatitis C，HC）　曾被称为肠道外传播的非甲非乙型肝炎，病原是丙型肝炎病毒（hepatitis C virus，HCV），HCV 主要通过输血、输血制品、注射、母婴传播等途径传播，国外文献报道，垂直传播的发生率为 4%~7%。许多宫内传播的新生儿在出生后 1 年内自然转阴。孕妇为静注毒品成瘾者和人类免疫缺陷病毒感染者是导致 HCV 围产期传播的危险因素，而日常接触及异性接触并非 HCV 常见的传播途径。

4. 丁型肝炎（hepatitis D，HD）　丁型肝炎病毒（hepatitis D virus，HDV）又称 δ 因子，是一种缺陷的嗜肝 RNA 病毒，必须同时依赖 HBV 的存在，随 HBV 引起肝炎，即丁型肝炎。HDV-RNA 没有复制 HDV 外壳所需的基因，是一种缺陷病毒。HDV 既能与 HBV 同时引起感染，也能传染给已感染 HBV 的患者。

HDV 的传播方式与 HBV 基本相同，是经血或注射途径传播，与 HBV 相比，HDV 的母婴垂直传播少见，而性传播相对较多。

5. 戊型肝炎（hepatitis E，HE）　既往称流行性或肠道传播的非甲非乙型肝炎。病原为戊型肝炎病毒（hepatitis E virus，HEV），是直径 27~38 nm 的球型颗粒，主要通过人类肠道途径感染。

（二）肝炎与妊娠的相互作用

1. 妊娠对病毒性肝炎的影响　妊娠本身并不会增加孕妇对肝炎病毒的易感性，但是妊娠期新陈代谢率高，营养物质消耗多；胎儿的代谢和解毒作用都需要依靠母体肝脏来完成；孕期产生的大量雌激素需在肝内代谢和灭活；分娩时体力消耗、酸性物质增多、出血、手术等均会加重肝脏负担，故妊娠期间容易感染病毒性肝炎，或易促使原有的肝病恶化，重症肝炎及肝昏迷的发生率较非妊娠期高 37~65 倍。

2. 病毒性肝炎对妊娠的影响

（1）对母体的影响：妊娠早期合并病毒性肝炎可使早孕反应加重。若发生于妊娠晚期，由于醛固酮灭活能力下降，妊娠期高血压的发病率增加。分娩时因肝功能受损，凝血因子合成功能减退，产后出血率增高。若为重症肝炎，常并发弥散性血管内凝血，出现全身出血倾向，危及患者生命。

（2）对胎儿的影响：流产、早产、死胎、死产的发生率均明显增加，新生儿患病率及死亡率均增高。

（三）诊断

妊娠期病毒性肝炎的诊断与非孕期相同，但是比非孕期困难，尤其在妊娠晚期。由于其他因素也可引起肝功能异常从而影响判断，故不能单凭肝酶升高做出诊断，而应根据流行病学详细询问病史，结合临床症状、体征及实验室检查进行综合判断。

1. 病史　有与病毒性肝炎患者密切接触史，或有输血、注射血制品史等。

2. 临床表现　出现不能用早孕反应或其他原因解释的消化道症状，如食欲减退、恶心、呕吐、腹胀、肝区痛及乏力等。部分患者有畏寒、发热、黄疸、尿黄及皮肤一过性瘙痒。妊娠早、中期可触及肿大的肝脏，肝区有触痛或叩击痛。妊娠晚期因子宫底升高，肝脏触诊较困难。

3. 实验室检查

（1）肝功能检测：血清酶种类繁多，主要检查反映肝实质损害的酶类。主要包括丙氨酸转氨酶和天冬氨酸转氨酶，虽然其特异性不强，但如能除外其他引起升高的因素，特别是当数值很高（大于正常值10倍以上），持续时间较长时，对肝炎的诊断价值很大。

（2）凝血酶原时间及其活动度的测定：可用于判定重症肝炎，如注射维生素K后仍明显异常，常表示肝细胞组织严重受损，预后不良。

4. 血清学及病原学检测及其临床意义

（1）甲型肝炎：可检测到HAV病毒与抗原。抗HAV-IgM在发病第1周即可测得阳性，随后1～2个月抗体滴度和阳性率下降，至3～6个月后消失，对早期诊断十分重要，特异性高。抗HAV-IgG可持续数年或以上，主要用于了解过去感染情况及人群中免疫水平，常用于流行病学调查。

（2）乙型肝炎：HBV相关的血清学标志可作为临床诊断和流行病学调查的指标。常用的标志有HBsAg、HBcAg和HBeAg及其抗体系统。

1）HBsAg与抗HBs的检测：HBsAg阳性是HBV感染的特异性标志，其滴度随病情恢复而下降。慢性肝炎、无症状携带者可长期检出HBsAg。血清中抗HBs阳性，提示有过HBV感染，它是一种保护性抗体，血清中出现阳性表示机体有免疫力，不易再次患乙型肝炎。此外，乙型肝炎疫苗预防接种后，抗HBs可呈阳性。

2）HBeAg与抗HBe的检测：HBeAg是核心抗原的成分，其阳性和滴度常反映HBV的复制及传染性的强弱。HBeAg阳性常提示HBV活动性复制；HBeAg转阴伴抗HBe转阳常表示HBV复制停止。

3）HBcAg与抗HBc的检测：抗HBc出现于急性乙型肝炎的急性期。慢性HBV感染者的抗HBc持续阳性。抗HBc单独呈阳性表示可能既往

感染过HBV。急性乙肝患者抗HBc-IgM呈高滴度阳性，特别对于HBsAg已转阴的患者（窗口期），抗HBc-IgM阳性可确诊为急性乙肝。抗HBc-IgG出现时间迟于抗HBc-IgM，主要见于恢复期和慢性感染。

4）HBV-DNA的检测：HBV-DNA阳性表示体内有HBV复制，对本病确诊和抗病毒药物疗效有参考意义。

5）DNA多聚酶的检测：为HBcAg的核心成分，DNA多聚酶阳性为HBV存在的直接标志之一，表示体内病毒在复制。

（3）丙型肝炎：血清中出现HCV抗体可诊断为HCV感染。

（4）丁型肝炎：以血清学方法测抗原和抗体最普遍。当患急性丁型肝炎时，在潜伏期后期和急性期早期，HDAg可呈阳性，但很快消失。急性感染的临床症状出现数天后，抗HDV-IgM出现阳性，一般持续2～4周，抗HDV-IgG随后阳性。慢性感染时，抗HDV-IgM持续阳性，并伴有高滴度的抗HDV-IgG。用分子杂交技术、核酸印迹试验或聚合酶链反应法可测定血清和肝脏内HDV-RNA的存在。

（5）戊型肝炎：急性期血液中含有高滴度的特异性IgM抗体，在恢复期患者血清内可测出低水平的IgG抗体。

拓展阅读8-10
妊娠合并病毒性肝炎诊治进展

（四）鉴别诊断

1. 早孕反应　妊娠剧吐由于食欲减退、恶心呕吐，引起水、电解质紊乱和代谢性酸中毒，严重者出现肝、肾功能受损，经过营养支持治疗后，病情可好转，肝功能可完全复原。

2. 妊娠高血压引起肝损害　妊娠高血压中，动脉痉挛导致肝脏供血障碍，从而引起肝损害。HELLP综合征是妊娠高血压的一种严重并发症，常表现为血小板减少、乏力、右上腹疼痛不适，危

及母儿健康。

3. 急性脂肪肝　本病少见，常发生在妊娠35周以后的初产妇，疾病进展快。早期症状不明显，仅有恶心、乏力、不适等一般症状，后进一步发展，病情迅速恶化，出现少尿、弥散性血管内凝血、肝肾衰竭，肝性脑病、昏迷和休克。

4. 妊娠期肝内胆汁淤积症　是一种在妊娠中晚期出现瘙痒及黄疸的合并症，先出现全身瘙痒，继而发生黄疸，持续至分娩后迅速消失。患者一般情况较好，丙氨酸转氨酶及天冬氨酸转氨酶正常或轻度升高；血清总胆红素升高，呈梗阻性黄疸表现。

5. 药物导致肝损害　孕妇因服药发生肝损害或（和）黄疸的病例较非妊娠期多见，可能与雌激素影响胆红素排泄有关，停药后多可恢复。

（五）治疗

妊娠期病毒性肝炎的治疗与非妊娠期相同。卧床休息，避免过量活动。禁用对肝功能有损害的药物，饮食宜清淡、易消化，联合应用保肝药物、抗病毒治疗、中草药。HBV 感染孕妇若有抗病毒治疗指征，可采用口服核苷类药物，如替诺福韦或替比夫定。常用护肝药物有葡醛内酯、多烯磷脂酰胆碱、腺苷蛋氨酸、还原型谷胱甘肽注射液、门冬氨酸钾镁等。

1. 产科处理

（1）妊娠早期：轻型急性肝炎可经保肝治疗后继续妊娠。慢性活动性肝炎患者妊娠后肝脏负担加重，可使病情急性发作，对母婴均有威胁，故宜适当治疗后行人工流产。

（2）中、晚期妊娠：由于手术操作或药物对肝脏会产生不良影响，故不建议在妊娠中、晚期终止妊娠。应加强监护，注意胎动，定期复查无应激试验（NST）等。积极防治并发症，避免延期或过期妊娠。

（3）分娩期：分娩前数日可肌注维生素 K_1，每日 20～40 mg。产前积极备血，做好抢救产妇休克和新生儿窒息的准备。有条件阴道分娩者应缩短第二产程，可行产钳或胎头吸引器助产。胎盘娩出后立即静注缩宫素以减少出血。产后选用对肝脏损害小的广谱抗生素如氨苄青霉素等预防感染，是防止肝炎病情恶化的关键。

2. 重症肝炎的处理

（1）保护肝

1）胰高血糖素－胰岛素联合治疗：两种药物联合使用对尿素循环中的酶有诱导作用，能改善氨基酸和氨的异常代谢，增加肝脏血流量，有效防止肝细胞坏死，促进肝细胞新生。常用剂量为每日胰高血糖素 1～2 mg，正规胰岛素 6～12 U 加入 10% 葡萄糖 500 mL 中静脉滴注，2～3 周为一疗程。

2）人血白蛋白注射液：促进肝细胞再生，改善低蛋白血症，每次 10～20 g，每周 1～2 次。

3）新鲜血浆：具有促进肝细胞再生的作用，同时含有多种凝血因子及某些免疫因子。

4）门冬氨酸钾镁注射液：促进肝细胞再生，降低高胆红素血症，使黄疸消退。40 mL/d 溶于 10% 葡萄糖溶液 500 mL 内缓慢静脉滴注。因本品含有钾离子，高钾血症患者须慎用。

☞ 拓展阅读 8–11
妊娠合并重症肝炎的诊断与治疗

（2）预防和治疗肝昏迷

1）注意饮食与通便：低蛋白，低脂肪，增加碳水化合物，使热量每日维持在 1 500 kcal 左右，并予大量维生素。保持大便通畅，减少氨及毒素的吸收，必要时可使用轻泻剂。口服新霉素或甲硝唑抑制大肠杆菌，减少氨等有毒物质的形成和吸收。乙酰谷酰胺 600 mg 溶于 5% 葡萄糖溶液或精氨酸 15～20 g 每日 1 次静脉滴注，降低血氨、改善脑功能。适当限制补液量，控制在每日 1 500 mL 以内。

2）常用抗肝昏迷药物：14 氨基酸 –800 和6 氨基酸 –520 均富含支链氨基酸，不含芳香氨基酸。6 氨基酸 –520 适用于暴发性肝炎肝昏迷，每次 250 mL，每日 2 次，于等量 10% 葡萄糖液内加L– 乙酰谷氨酰胺 500 mg，串联后缓慢静滴。如神志基本清醒，则减为每日 1 次，直至完全清醒。疗程一般为 5~7 日，以后改 14 氨基酸 -800，每日500 mL 巩固疗效。后者适用于预防肝炎肝昏迷及肝硬化肝昏迷。

（3）弥散性血管内凝血的处理：弥散性血管内凝血往往是重症肝炎的致死原因，一旦发生弥散性血管内凝血，需用肝素治疗，剂量不宜过大，需根据凝血功能及病情调整用量。补充新鲜血或抗凝血酶Ⅲ。在临床或分娩结束 12 h 内发生的弥散性血管内凝血不能用肝素，以免胎盘剥离面发生致命性大出血，应该采用以输新鲜血液为主的补充疗法。

（4）肾衰竭的处理：晚期重症肝炎易并发急性肾衰竭，即"肝肾综合征"。主要表现为少尿、无尿、低血钠、腹水及尿毒症酸中毒，大多数患者在出现少尿后 7 天内死亡。常用治疗方法为①严格限制液体入量，以免增加肾负荷；②避免使用损害肾的药物，如卡那霉素、新霉素、庆大霉素等；③早期应用渗透性利尿剂，如 20% 甘露醇，按1.0 g/kg 计算，静脉快速注入，如用后无利尿效应，即停用；④多巴胺 20~80 mg 加入 10% 葡萄糖液500 mL 静滴，扩张肾血管，改善肾血流；⑤利尿剂呋塞米 60~80 mg 静脉注射，必要时 2~4 h 重复一次，2~3 次后无效则停用；⑥积极防治高血钾。

（5）妊娠处理：重症肝炎孕妇病情多凶险，需积极治疗，待病情好转后施行人工流产。积极治疗，待病情稳定 24 h 后尽快终止妊娠。分娩方式的选择应根据产程进展情况而定，短时间内能顺利结束分娩的孕妇宜经阴道分娩，否则以剖宫产手术为宜。

☞ 拓展阅读 8-12
晚期妊娠合并重型肝炎的产科处理

（6）新生儿处理：母婴垂直传播对胎儿乙型肝炎的影响较大。世界各国对 HBsAg 或 HBeAg 阳性孕妇分娩的新生儿多采用免疫预防，以切断围产期传播。目前，我国使用的方法如下。

1）注射乙肝疫苗（hepatitis B vaccine，HBvac）：促使机体建立主动免疫。新生儿出生后即刻肌内注射 HBvac 30 μg，出生后 1 个月及 6 个月时各注射10~30 μg。

2）注射乙肝免疫球蛋白（hepatitis B immuno-globulin，HBIG）：应用 HBIG 可使婴儿获得被动免疫，阻止病毒进入肝脏。新生儿出生后即刻肌内注射 HBIG 0.5 mL/kg，出生后 1 个月、3 个月各注射0.16 mL/kg。6 个月后查血清中 HBsAg，阴性者为被动免疫成功。

3）HBvac 与 HBIG 联合应用：新生儿出生后6 h 内和 1 月龄时各肌注 1 mL HBIG（≥200 IU/ml），2、3、6 月龄各接种 HBvac 20 μg。联合应用的有效保护率最高，可达 95%。

初乳 HBV-DNA 阳性的产妇不宜哺乳，若坚持哺乳，必须给婴儿注射 HBIG，并使其浓度在哺乳期一直保持在有效范围内。

（六）预后

关于妊娠合并肝炎的预后，发达国家与发展中国家结论差异较大。发展中国家的数据表明，妊娠晚期急性重症肝炎的发病率及病死率均比非妊娠妇女多。

肝炎孕妇的胎儿预后差，发生流产、早产、死胎、死产的概率均较非肝炎孕妇高。

（七）预防

切断传播途径为预防的重点，综合预防、提高群众卫生知识等对切断甲型、戊型肝炎的传播有重要意义。乙型、丙型和丁型肝炎的预防重点在于防止通过血液和体液传播，加强消毒隔离，防止医源性传播，加强血液制品管理，防止输血后肝炎的发生。

孕妇应加强营养，增强抵抗力，注意饮食及个人卫生。对有甲肝患者接触史的孕妇，接触后 7天内肌注丙种球蛋白 2~3 mL。孕妇家中有人患急性乙型肝炎时，孕妇可注射一针乙肝免疫球蛋白（HBIG），并筛查 HBsAg、抗 HBs 和抗 HBc，三项检查均阴性的患者可肌注乙肝疫苗。

孕期出现黄疸及丙氨酸转氨酶升高时应详细检查，早期诊断，及时隔离和治疗。

二、妊娠期肝内胆汁淤积症

诊疗路径

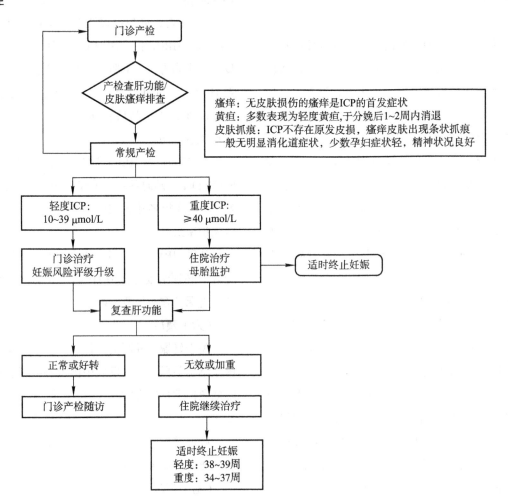

妊娠期肝内胆汁淤积症（intrahepatic cholestasis of pregnancy，ICP）是妊娠中晚期特有的并发症，它以妊娠期出现瘙痒及黄疸为特点，早产率及围产儿死亡率高，其发病与雌激素有密切关系，现已广泛地引起临床的重视。

☞ 典型案例（附分析）8-5
孕 32^{+1} 周，检查发现肝功异常半天

（一）发病机制

该病的确切发病机制尚未十分明确，但大部分学者认为其发病与雌激素、免疫、环境及遗传等因素有密切关系。

1. 雌激素水平过高　可能是诱发 ICP 的原因，雌激素可导致胆汁流量和有机阴离子的排出减少，使肝细胞膜中胆固醇与磷脂比例上升，流动性降低，影响对胆酸的通透性，使胆汁流出受阻，胆汁流量减少应该是细胞异常的结果。雌激素使得 Na^+-K^+-ATP 酶活性下降，导致胆盐转运受到阻碍。作用于肝细胞表面的雌激素受体改变肝细胞蛋白质合成，导致胆汁回流增加。ICP 多在妊娠晚期、多胎妊娠、卵巢过度刺激病史及既往使用口服避孕药者中常见。

2. 遗传与环境因素

（1）流行病学研究指出，ICP 的发生与季节有

关，冬季高于夏季。北欧的瑞典、芬兰、南美的智利、玻利维亚是高发地区，提示了此病的发生与种族因素及遗传学因素有关。我国重庆、上海等地区发生率亦高，这是一个值得注意的问题。

（2）家族性ICP有家族性聚集倾向，在母亲及姐妹中有ICP病史的孕妇患ICP的概率明显增高。ICP的亲代遗传是按照孟德尔优势遗传的模式进行的，显示本症确有遗传的特点。

（二）对母儿的影响

1. 对孕妇的影响　ICP患者对维生素K的吸收减少，导致凝血功能障碍，易发生产后出血。同时可伴有糖脂代谢紊乱。

2. 对胎儿及新生儿的影响　由于胆汁酸可以通过胎盘，ICP患者进入胎儿体内的胆汁酸增高。胆汁酸具有毒性，可以使得围产儿发病率与死亡率均升高，常见并发症有胎膜早破、胎儿宫内窘迫、羊水污染、早产、胎儿生长受限、死胎、死产等。

（三）临床表现

ICP在妊娠中晚期出现瘙痒，或瘙痒与黄疸同时存在，分娩后迅速消失。无皮肤损伤的瘙痒往往是首先出现的症状，常起于妊娠28~32周。手掌和脚掌是瘙痒的常见部位，逐渐向肢体近端延伸，程度不一，常呈持续性，夜间加剧，瘙痒持续至分娩，大多数在分娩后2天消失，少数在1周左右消失。四肢皮肤可见抓痕。瘙痒发生后的数日至数周内，部分患者可出现黄疸，其发生率为15%~60%，在发生黄疸的前后，患者尿色变深，粪便色变浅。发生呕吐、乏力、胃纳不佳等症状者极少。

☞ 拓展阅读8-13

Intrahepatic cholestasis of pregnancy—A review

（四）诊断

1. 血清胆汁酸测定　是诊断ICP最具价值的方法。血清胆汁酸增高是ICP最主要的特异性证据。无明显诱因的皮肤瘙痒伴有空腹血清胆汁酸≥10 μmol/L，即可诊断为ICP。

2. 肝功能测定　大多数ICP患者的丙氨酸转氨酶和天冬氨酸转氨酶均有轻度至中度升高，丙氨酸转氨酶较天冬氨酸转氨酶更为敏感。血清胆红素及碱性磷酸酶值常升高，但由于正常孕妇中碱性磷酸酶值升高者较多，其中部分为胎盘分泌的同工酶，因此AKP在诊断ICP时并无明显价值。

3. ICP分度　对ICP的严重程度进行分度有利于临床管理，常用的指标包括血清总胆汁酸、肝酶水平、瘙痒程度以及是否合并其他异常。总胆汁酸的水平与围产结局密切相关。

（1）轻度：血清总胆汁酸10~39.9 μmol/L；主要症状为瘙痒，无其他明显症状。

（2）重度：血清总胆汁酸≥40 μmol/L；症状严重伴其他情况，如多胎妊娠、妊娠高血压、复发性ICP、既往有因ICP的死胎史或新生儿窒息死亡史等。满足以上任何一条即为重度。

（五）鉴别诊断

ICP需要与引起皮肤瘙痒、黄疸、肝功能异常的其他疾病进行鉴别，如妊娠合并病毒性肝炎、妊娠期急性脂肪肝、子痫前期等。

（六）治疗

ICP的治疗目的是缓解皮肤瘙痒症状，改善肝功能，降低血清胆汁酸水平，改善妊娠结局。加强胎儿监护，评估胎儿安危，及时发现胎儿有无宫内缺氧并及时采取措施。

1. 一般处理　左侧卧位，注意休息，改善胎盘循环，增加胎盘血流量，吸氧，给予高渗葡萄糖溶液、维生素及能量饮食，定期检测血清肝功能指标、胆汁酸等。

2. 药物治疗

（1）熊去氧胆酸：为ICP治疗的一线用药，抑制肠道对疏水性胆酸的重吸收，降低血胆酸水平，改善胎儿环境，延长胎龄。对瘙痒症状及肝功能均有明显改善，停药后有反复，对母儿均无不良反应。用法为每日1 g或15 mg/（kg·d），分3~4次口服，治疗期间根据病情每1~2周检查一次肝功能，监测生化指标的改变。

（2）腺苷蛋氨酸：为 ICP 临床二线用药或联合治疗药物，可口服或静脉用药，用量为每日 1 g。

（3）地塞米松：能通过胎盘屏障，诱导酶的活性，抑制胎儿肾上腺脱氢表雄酮的分泌，减少雌激素生成以减轻胆汁淤积；地塞米松还能促进胎肺成熟，以避免早产而发生的新生儿呼吸窘迫综合征。用药后可使血清雌二醇、总胆汁酸均明显降低。

3. 产科处理

（1）产前监护：加强对 ICP 的重视，常规询问是否有瘙痒；如有瘙痒，及时进行肝功能检测，对早期诊断有较大意义。由于 ICP 可突发胎死宫内，故妊娠晚期孕妇需加强监护。孕 34 周开始，每周需行 NST，注意胎心率变异及加速，及时发现胎儿宫内缺氧。每日监测胎动，若胎动异常，需考虑胎儿宫内窘迫；定期行超声检查，警惕羊水过少发生。

（2）适时终止妊娠

1）终止妊娠指征：轻度 ICP 患者终止妊娠的时机在孕 38～39 周；重度 ICP 患者在孕 34～37 周，但需要结合患者的治疗效果、胎儿情况以及是否有其他合并症等综合评估。

2）终止妊娠方式：轻度 ICP、无产科及其他剖宫产指征、孕周 < 40 周者，可考虑阴道试产。产程中需严密监测宫缩及胎儿情况，做好新生儿抢救准备，若出现胎儿窘迫，应适当放宽剖宫产指征。重度 ICP，既往有 ICP 病史并存在与之相关的死胎、死产及新生儿窒息或死亡病史，高度怀疑有宫内胎儿窘迫或存在其他阴道分娩禁忌者，应行剖宫产终止妊娠。

☞ 拓展阅读 8-14
妊娠期肝内胆汁淤积症诊疗指南

三、妊娠期急性脂肪肝

妊娠期急性脂肪肝（acute fatty liver of pregnancy，AFLP）又称产科急性假性黄色肝萎缩、妊娠特发性脂肪肝，是发生在妊娠晚期的一种严重并发症。本病起病急骤，病情凶险，如对本病的早期症状和体征认识不足，延误了诊断，可造成母婴死亡。其主要病变为肝脏脂肪变性，常伴有肾、胰、脑等多脏器的损害。若早期诊断，及时治疗和终止妊娠，则母儿的预后有明显改善。

☞ 典型案例（附分析）8-6
孕 34^{+6} 周，阴道流血 3 天，增多 1 天

（一）病因

AFLP 的病因不明，主导学说认为是胎源性疾病，AFLP 可能是胎儿线粒体脂肪酸氧化异常所致。妊娠期妇女雌激素、肾上腺皮质激素及生长激素的升高也可使脂肪酸代谢障碍，游离脂肪酸的堆积可引起 AFLP。此外，初产妇、多胎妊娠及男性胎儿的孕妇发病风险增高。

（二）临床表现

AFLP 发生在妊娠 28～40 周，多见于妊娠 35 周左右的初产妇，妊娠高血压、双胎和男胎较易发生。典型症状是不适、厌食、恶心和呕吐，伴有上腹痛或头痛和进行性黄疸，可持续几天甚至几周。许多孕妇以呕吐为主要症状。有些孕妇可出现子痫前期症状——高血压、蛋白尿和水肿。实验室检查可发现纤维蛋白原减少、凝血酶原时间延长。外周血检查可见血液呈浓缩状态，白细胞增多伴轻度血小板减少和溶血。若未能及时终止妊娠，病情可进一步出现恶化，出现低血糖、意识障碍、肝昏迷、肾功能减退甚至肾衰竭，常于短期内死亡。

AFLP 时死产、死胎、早产及产后出血多见。少数患者还可出现胰腺炎、腹膜炎和低蛋白血症。早期报道指出母体死亡率可达 75%，当出现严重的肝衰竭时，可伴有严重的母体血容量减少和酸中毒，胎儿死亡率可接近 90%。

（三）诊断

根据症状及实验室检查可做出 AFLP 的诊断，但需要排除重症肝炎、药物性肝损害等。肝穿刺活检是诊断 AFLP 的金标准，但为有创性操作，临床

很少使用。

（四）鉴别诊断

1. 妊娠合并急性重症肝炎　急性重症肝炎时，病毒性肝炎血清免疫学检查（HBsAg 等指标）呈阳性，血清转氨酶明显升高。

2. HELLP 综合征　与 AFLP 有共同的症状，即血清转氨酶和血清胆红素升高、出血倾向和肾功能衰竭。但大多数 HELLP 综合征患者不存在低血糖症，且低血糖本身还可提示疾病严重性，常出现肝功能衰竭和预后险恶。

（五）处理

处理时期的早晚与本病的预后密切相关，若继续妊娠，母婴死亡率极高，应尽早确诊，确诊后应立即终止妊娠并给予最大限度的支持治疗。

1. 一般治疗　卧床休息，给予低脂肪、低蛋白、高碳水化合物饮食，保证足够热量。静滴葡萄糖纠正低血糖。注意水电解质平衡，纠正酸中毒。产后不宜哺乳。

2. 保肝退黄治疗　AFLP 的主要病变为肝脂肪变性，使肝的合成、分泌及转运功能严重受损，血浆转氨酶及血清胆红素值上升，故应对症给予保肝、降酶及退黄的药物，如维生素 C、六合氨基酸、ATP、辅酶 A 等。

3. 输注成分血　及时补充新鲜冷冻血浆、凝血酶原复合物，根据化验结果适当补充血小板及红细胞。

4. 糖皮质激素　短期内用以保护肾小管上皮，宜用氢化可的松每日 200~300 mg 静脉滴注。

5. 其他　纠正电解质紊乱、纠正低蛋白血症、纠正低血糖、预防感染、预防肝性脑病等。

经上述治疗，多数产妇病情可改善，无慢性肝病后遗症。少数患者虽经迅速终止妊娠及上述各种方法治疗，但病情继续恶化，此时可考虑肝移植。

（六）预后

预后常常与及时的早期诊断、积极有效的治疗和适当合理的产科处理有关。若发生多器官功能衰竭，则预后不良。

☞拓展阅读 8-15
妊娠期肝病的认识及治疗进展

第五节　妊娠合并外科急腹症

思维导图

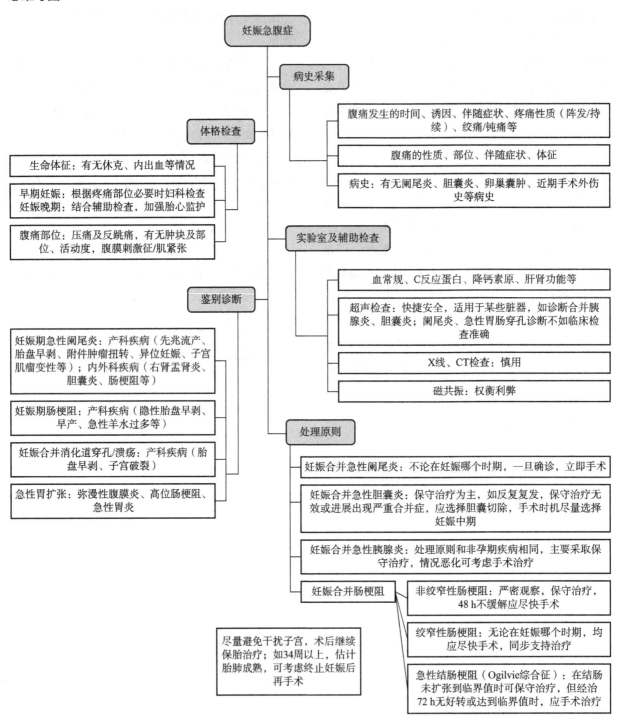

妊娠期消化系统在解剖与生理上均有改变，如妊娠早期常有恶心、呕吐、食欲不振等，掩盖了急腹症的疾病症状。妊娠中晚期又因子宫增大使体征不典型，且增大的子宫经常掩盖腹部检查的阳性体征，使得妊娠合并急腹症的诊断和处理难度增加，加重母儿的潜在风险。

孕期因顾忌胎儿发育影响，使得常用影像学检测手段受限制，如 CT 及 X 线检查。因此，妊娠合并急腹症往往很难按照常规诊疗，需与外科医生一起针对手术时机与方法等问题进行协商，以降低母儿的危险。

现将较常见或虽少见但对母儿危害较大的急腹症介绍如下。

一、妊娠合并急性阑尾炎

急性阑尾炎是妊娠期最常见的消化系统外科合并症。据文献报道，孕妇急性阑尾炎的发病率与非孕期相同，为 1/2 000 ~ 1/1 000，其中 80% 以上的病例发生在妊娠中晚期。由于妊娠期阑尾位置的变化以及妊娠期急性阑尾炎的临床表现常不典型，病情发展快，并发症多，诊断较非孕期困难，故掌握妊娠期阑尾炎的特点以早期做出诊断与及时处理极为重要。

☞ 拓展阅读 8-16
妊娠合并急性阑尾炎

☞ 典型案例（附分析）8-7
右下腹疼痛 1 天

（一）特点

1. 妊娠初期，阑尾位置与非孕期相似，而随着妊娠子宫增大，盲肠由右髂窝上升到肝季肋区，使阑尾向上、向外、向后移位。增大的子宫将壁层腹膜撑开，阑尾相对位置较深，故压痛部位常不典型，肌紧张不明显。

2. 增大的子宫将网膜推向上腹部，妊娠期盆腔血液及淋巴循环旺盛，毛细血管通透性增强，故

阑尾穿孔后不易包裹于局限炎症病灶而易发展成腹膜炎。腹肌紧张等腹膜刺激征不明显，体征与病变的严重程度不符，容易漏诊，延误治疗时机。

3. 妊娠期固醇类激素分泌增多，抑制了孕妇的免疫机制，促进炎症发展。阑尾炎症又刺激子宫收缩，宫缩使粘连不易形成，炎症不易局限。同时宫缩又混淆了诊断，常被误诊为先兆流产或早产而延误治疗。

4. 正常妊娠时白细胞计数可较非妊娠期高。

5. 妊娠期其他疾病如肾盂肾炎、输尿管结石、胎盘早剥、子宫肌瘤变性等，均可与急性阑尾炎混淆。

（二）临床表现

妊娠早期急性阑尾炎的症状与非孕期相似。妊娠中晚期因增大的子宫使阑尾的解剖位置发生改变，临床表现常常不典型。

1. 腹痛　急性阑尾炎时几乎所有孕妇都有腹痛、恶心，伴或不伴呕吐。起病时常觉上腹部或脐周不适，渐渐转移至右下腹。妊娠晚期腹痛症状不典型，常无明显的转移性右下腹痛，疼痛位置可能位于右侧腰部。

2. 体温　大多数孕妇体温低于 38℃ 或无改变。阑尾穿孔、坏死或合并腹膜炎时，体温可升高。

3. 右下腹压痛或肌紧张　妊娠早期，右下腹麦氏点或稍高处有明显压痛及肌紧张。妊娠晚期因增大的子宫使阑尾移位，故压痛点常偏高，增大的子宫撑起腹壁腹膜，腹部压痛、反跳痛及肌紧张常常不明显。

4. 血白细胞计数　正常妊娠期白细胞在（6 ~ 16）× 10^9/L，分娩期可高达（20 ~ 30）× 10^9/L，因此白细胞计数对诊断的帮助不大。如白细胞持续 ≥15 × 10^9/L 或计数在正常范围但分类有核左移也有意义。

（三）诊断与鉴别诊断

1. 诊断　妊娠期急性阑尾炎的症状可不典型，故术前诊断率在 50% ~ 75%，约 20% 在阑尾穿孔或合并腹膜炎时才被确诊。

（1）肛门指诊：除有上述症状及体征外，肛门指诊可发现直肠前壁右侧触痛。但妊娠晚期常因阑尾移位而检查阴性，故阴性也不能排除阑尾炎。

（2）超声检查：可见增大的阑尾呈不可压缩的暗区与多层管状结构，最大直径可超过 6～7 cm。

（3）腹腔镜检查：手术安全性有争议，手术可能导致早产率上升。

2. 鉴别诊断　妊娠期急性阑尾炎需与其他疾病或症状如宫缩、胎盘早剥、附件肿块扭转、输尿管结石、急性胆囊炎、异位妊娠、子宫肌瘤变性、急性脂肪肝等相鉴别。急性阑尾炎早期右上腹痛时需与妊娠高血压并发 HELLP 综合征鉴别。

（四）处理

1. 处理原则　一旦诊断，应立即手术。妊娠期阑尾炎不主张保守治疗，因此不论在任何妊娠期，当高度怀疑阑尾炎时，应在积极抗感染治疗的基础上立即手术。

2. 手术注意事项

（1）麻醉方式选择：宜选择连续硬膜外麻醉或硬膜外联合阻滞麻醉。

（2）手术切口：孕早中期可采取麦氏切口，若诊断不确定，可选择正中或旁正中切口；孕晚期选择压痛最明显处，同时将手术床向左倾斜30°，使增大的子宫左移，便于暴露阑尾，也能有效防止仰卧位低血压综合征的发生。

（3）手术操作轻柔，用纱布保护切口，尽量避免刺激子宫。最好不要放置腹腔引流管，以减少对子宫的刺激而引起宫缩。

（4）如阑尾已穿孔，应切除阑尾。若腹腔炎症局限，阑尾穿孔，盲肠壁水肿，应于其附近放置引流管。

（5）除非有产科指征，原则上仅处理阑尾炎而不同时行剖宫产。孕晚期如已发展成腹膜炎或腹腔脓肿时，可同时行剖宫产。

（6）术后给大量抗生素，需继续妊娠者应选择对胎儿影响小、敏感的广谱抗生素。建议使用头孢类或青霉素类药物。阑尾炎主要为厌氧菌感染，应选择针对厌氧菌的抗生素，可选用甲硝唑。术后3～4日内应给予保胎药物。

📖 拓展阅读 8-17
妊娠合并急性阑尾炎的诊断及处理

二、妊娠合并急性胆囊炎

妊娠期急性胆囊炎的发病率仅次于急性阑尾炎，发生率为 1/10 000～1/1 600，与非孕期相似。产后比孕期更多见。急性胆囊炎与胆石堵塞胆道导致胆汁排出不畅继发细菌感染有关。

（一）病因与发病机制

妊娠 14 周后，胆囊排空率明显下降。妊娠期胆囊的变化可能与激素有关。雌激素降低了胆囊黏膜上皮对钠的调节而使黏膜吸收水分能力下降，势必影响胆囊的浓缩功能。妊娠期在体内孕激素的作用下，胆囊排空减慢，血液及胆汁内胆固醇浓度增加。食物在消化过程中引起胆囊收缩素释放，使胆囊收缩排空。孕激素使胆道平滑肌松弛，降低胆囊对胆囊收缩素的反应，使胆囊排空缓慢。胆汁淤积易导致胆固醇沉积形成结石，为细菌繁殖创造条件而易致胆道感染。

急性胆囊炎可单独存在或为急性化脓性胆管炎的一部分。大多数由胆道结石梗阻胆囊管引起。胆总管结石或胆道蛔虫常是急性化脓性胆管炎的病因。妊娠期胆囊张力的降低使胆汁流出不畅，细菌繁殖导致感染。最常见的病原菌为大肠埃希菌，占70% 以上，其次有葡萄球菌、链球菌及厌氧菌等。

（二）临床表现

妊娠期急性胆囊炎的临床表现与非孕期基本相同。一般发生在油腻性饮食后，或夜间发作，常表现为突然上腹阵发性绞痛，向右肩或后背放射，伴发热、恶心、呕吐。在急性化脓性胆管炎时，因胆总管有梗阻，除上述表现外，可出现黄疸，体温也更高。

患者右上腹胆囊区有压痛、肌紧张，右侧肋缘下可触及随呼吸运动触痛的肿大胆囊。Murphy 征阳性在孕妇不多见。

（三）辅助检查

1. 白细胞计数　白细胞计数升高，伴核左移，如有化脓或胆囊坏疽、穿孔时，白细胞可达 $20 \times 10^9/L$ 以上，为非特异性指标。

2. 肝功能检查　丙氨酸转氨酶与天冬氨酸转氨酶轻度升高。

3. 超声检查　是妊娠期最好的诊断手段，超声下可见胆囊肿大、壁厚。大部分患者可见胆石光团及声影、胆汁内沉淀物及胆囊收缩不良。胆总管梗阻时可见胆总管扩张。

（四）诊断与鉴别诊断

1. 诊断　根据典型病史，进食油腻后突发性右上腹绞痛，阵发性加重，右上腹胆囊区压痛、肌紧张，体温升高，即可诊断。超声见胆囊肿大、壁厚，收缩不良，或合并胆石等诊断就更明确。如触到张力很大的胆囊或体温在 $39 \sim 40\,^\circ\!C$、病情不缓解等，应考虑胆囊坏死、穿孔的危险增大，有可能引起腹膜炎。

2. 鉴别诊断　首先要考虑与危及生命的疾病如心肌梗死、妊娠期急性脂肪肝、重度妊娠高血压并发 HELLP 综合征鉴别；妊娠期阑尾位置上移常易误诊为胆囊炎而延误手术。

（五）处理

1. 治疗原则　主要以保守治疗为主，大部分患者经保守治疗后症状缓解。首先需控制饮食，在发作期禁食、禁水，必要时行胃肠减压。

2. 保守治疗

（1）首先需控制饮食，在发作期禁食、禁水，必要时行胃肠减压。

（2）静脉输液纠正水、电解质紊乱，给予高糖、高蛋白、低脂肪流食，补充维生素，出现黄疸时必须用大量维生素 K 注射等。

（3）选用对胎儿无不良影响的抗生素，如氨苄西林、头孢氨苄等。

（4）解痉镇痛等对症治疗。

3. 手术治疗　妊娠期如反复发作经保守治疗无效，病情仍有发展，或出现严重合并症如胆囊积脓、坏死、穿孔、弥漫性腹膜炎及胆源性胰腺炎时，应积极手术治疗。对急性化脓性胆管炎者，应同时探查胆总管并引流。现认为妊娠中期是手术最佳时机，妊娠早期手术易导致流产，同时麻醉药物可能影响发育中的胚胎，而妊娠晚期又因子宫增大而影响手术操作。妊娠晚期可先行剖宫产，然后再行胆囊切除术。无症状的胆石症不是手术指征。

三、妊娠合并急性胰腺炎

妊娠合并急性胰腺炎的发生率为 1/10 000 ~ 1/1 000，近年来有上升趋势。多发生在孕晚期与产褥期。常见的病因与胆道疾病、脂代谢有关。

> ☞ 典型案例（附分析）8-8
> 孕 35^{+5} 周，上腹痛 3 h

（一）病因

1. 高脂血症　是引起妊娠期急性胰腺炎最常见的原因。妊娠期脂质代谢改变，血清中雌激素水平的升高可使肝脏合成的极低密度脂蛋白增加，胆固醇和甘油三酯也有生理性增加，家族性高脂血症者与遗传性脂质代谢紊乱有关，妊娠期代谢的改变更可导致胆固醇和甘油三酯剧增，从而诱发急性胰腺炎。

2. 胆石症　妊娠本身并不增加患胰腺炎的风险，但是可显著增加胆结石形成的概率。孕激素使胆道平滑肌松弛，减低胆囊对胆囊收缩素的反应，使胆囊排空缓慢，胆汁淤积易导致胆固醇沉积形成结石。胆结石可嵌顿于肝胰壶腹和阻塞胆道，使胆道内压力升高，胆汁逆流入胰管，胰腺内胰酶激活，产生胰腺的自身消化。

3. 其他　在发达国家，酗酒是急性胰腺炎的主要原因。此外，其他一些原因如内镜逆行胰胆管造影术后、腹部手术、甲状旁腺功能亢进症、胰腺黏液性囊腺瘤、外伤、十二指肠溃疡穿孔、结缔组织疾病、感染（如病毒、细菌、寄生虫等）及药物（如利尿剂、抗高血压药物及抗生素等）也可导致妊娠期胰腺炎。

☞拓展阅读 8-18

妊娠合并急性胰腺炎的病因和诊治

☞拓展阅读 8-19

妊娠合并胰腺炎的危险因素分析

（二）临床表现

妊娠合并急性胰腺炎的临床表现与非孕期妇女相同。

1. 症状　常为突发性上腹剧痛，起病急骤，呈持续性绞痛或刀割样痛，且向后背放射，伴恶心、呕吐及发热。上腹部有压痛，肠蠕动减弱。重症胰腺炎还可以发生休克、全身性炎症反应、急性呼吸和循环功能不稳定、胃肠出血、急性肾衰竭、尿毒症、昏迷和死亡等。

2. 体征　腹部压痛、反跳痛及腹肌紧张，但孕晚期增大的子宫使胃肠和大网膜被推移，压痛、反跳痛可不典型。部分患者可有腹胀、肠鸣音减弱或消失等麻痹性肠梗阻的表现。重症胰腺炎者在两侧腰部和脐周出现瘀斑。

☞拓展阅读 8-20

妊娠合并急性胰腺炎的临床特点与诊治策略

（三）诊断

妊娠期急性胰腺炎的诊断与非妊娠期相同。除病史与体征外，实验室检查可协助诊断。

1. 血、尿淀粉酶　血清淀粉酶是诊断妊娠期急性胰腺炎的重要指标。血清淀粉酶超过正常值的 5 倍有诊断价值。连续监测如持续升高亦有助于诊断。但当胰腺被严重破坏时，淀粉酶可不出现升高，反而下降。尿淀粉酶升高较晚，可在发病后次日晨起第二次尿或随机尿出现淀粉酶升高。

2. 影像学检查　超声检查可见胰腺弥漫性增大，腺内均匀低回声分布；出血坏死时可出现粗大强回声；胰周围渗液积聚呈无声带区。超声还可协助鉴别胆囊炎、胰腺囊肿及脓肿。产后急性胰腺炎还可用 CT 判断有无胰腺坏死或脓肿、有无渗出。

（四）鉴别诊断

妊娠期急性胰腺炎需与消化性溃疡穿孔、胆囊炎、肝炎、肠梗阻及重度妊娠高血压鉴别。

（五）处理

妊娠期急性胰腺炎以保守治疗为主，主要包括抑制胰液分泌，抑制消化液分泌，控制感染，维持水电解质平衡，监测生命体征。

1. 胃肠减压　禁食、禁水，胃肠减压，使消化道休息，降低腹腔内压力，同时减少胰酶分泌，从而降低胰酶对胰腺的自溶作用。静脉补液，防治休克，肠外营养，纠正水、电解质紊乱。

2. 缓解疼痛　多用阿托品和哌替啶。

3. 应给予大量广谱抗生素。

绝大多数患者经 4~5 日治疗后病情缓解，逐渐开始进食。如保守无效或有脓肿、坏死，则需外科手术治疗。少数严重病例并发呼吸功能障碍、低血压、低血钙时，需转重症监护病房抢救。

四、妊娠合并肠梗阻

妊娠合并肠梗阻的发生率与非孕期相差无几。自 20 世纪 40 年代以来，肠梗阻的发病率有所上升，大多数可能与盆腔手术增多导致粘连有关。60%~70% 的肠梗阻与既往手术粘连有关。肠扭转是另一个常见因素，约占 25%，其他如肠套叠、疝嵌顿、肿瘤等较少见。

妊娠合并肠梗阻最常见的原因是增大的子宫压迫肠管，肠管的位置发生变化或者扭曲，另外妊娠期孕激素水平高，降低肠管平滑肌张力，抑制肠蠕动，甚至发生肠麻痹。妊娠期易发生肠梗阻的时间是：①孕中期子宫增大进入腹腔时；②当近足月胎头入盆时，增大子宫挤压、牵扯肠袢；③分娩后当子宫突然缩小时，肠袢急剧移位。

（一）临床表现

1. 腹痛　98% 的患者有持续性或阵发性腹绞痛，80% 的患者可出现恶心、呕吐。含血的呕吐物常见于绞窄性肠梗阻。

2. 停止排气排便　一般排气或排便停止，但乙状结肠扭转或肠套叠者可频频血便。

3. 体征　腹部可见肠型或肠蠕动波，有压痛、反跳痛，若出现肌紧张，则表明绞窄的肠管已坏死，需急诊手术。多有肠鸣音亢进，叩诊呈鼓音，有腹部振水声。但部分绞窄性肠梗阻者肠鸣音消失。移动性浊音或 B 超发现腹水是绞窄性肠梗阻的重要诊断依据。若不能及时诊断和手术，术前准备不充分，易造成孕产妇死亡。

（二）诊断与鉴别诊断

孕妇怀疑有肠梗阻时，需要做局部的 X 线检查，X 线检查发现扩张且有气液平亦能帮助确诊。一旦确诊为肠梗阻，便应仔细鉴别是绞窄性还是单纯性肠梗阻。鉴别要点与非孕期相同。

妊娠合并肠梗阻时需与产科疾病如早产、隐性胎盘早剥、急性羊水过多等鉴别，还要与其他内、外科疾病（包括 Ogilvie 综合征）鉴别。

（三）处理

妊娠期肠梗阻的处理与非孕期相同。非绞窄性肠梗阻可在严密观察下保守治疗，即禁食禁水、胃肠减压、静脉补液纠正水、电解质紊乱、使用广谱抗生素预防感染，首选氨苄西林或头孢类抗生素，加用甲硝唑。若观察 12～24 h 症状无缓解，须及时手术治疗。若为绞窄性肠梗阻，不论发生在妊娠哪个时期，均应尽早手术，同时对症支持治疗。

手术应做纵切口。若发生于妊娠早期，应先行人工流产，部分患者可于流产后自行缓解。妊娠中期术中尽量避免干扰子宫，术后保胎治疗。如妊娠 34 周以上，或估计胎儿基本已成熟，应先做剖宫产取出胎儿，使子宫缩小后再探查腹腔，妇产科医生及外科医生共同手术，台上需检查所有肠管，尽可能分解能探查到的粘连梗阻。若肠管已发生坏死，还需做部分肠管切除＋吻合术。误诊可能延误手术时机，以致发展到肠坏死、穿孔、腹膜炎、中毒性休克、弥散性血管内凝血、肾衰竭等，甚至造成患者死亡。

Ogilvie 综合征又称为急性假性结肠梗阻，是结肠功能紊乱所致的非器质性肠梗阻，由退化的结肠梗阻引起，其中 10% 发生在产后。表现为腹胀、恶心、便秘。检查腹虽胀但软。X 线检查可见右结肠过度胀气直达脾区，但其远端并无机械性梗阻存在。如结肠扩张到 9～12 cm（临界值），则易穿孔而致感染、休克，甚至死亡，建议行减压术。在结肠未扩张到临界值时，可保守治疗，包括胃肠减压、输液纠正水、电解质紊乱，放置肛管排气。如保守治疗 72 h 无好转，或 X 线提示结肠扩张已达临界值时，则应手术治疗，可选择减压术，必要时行剖腹探查或盲肠减压术。

五、妊娠合并消化系统其他疾病

（一）消化性溃疡

妊娠期胃的生理改变如胃液分泌减少，胃蠕动减少，黏液分泌增多，使消化性溃疡（peptic ulcer）少见。但孕前确诊消化性溃疡者产后 3 月内半数出现症状，产后 2 年几乎所有妇女均复发。治疗一线药物选择制酸剂，无反应则采取 H_2 受体阻滞剂，如果需要采用抗幽门螺杆菌药物，应避免使用四环素类，必要时行胃镜检查。

（二）炎症性肠病

炎症性肠病（inflammatory bowel disease）一般包括溃疡性结肠炎（ulcerative colitis）与克罗恩病（Crohn disease）。此两种病的病因目前尚不完全明确，但发病机制现部分清楚，与遗传有关，在一级亲属尤其双胎中多见。

1. 溃疡性结肠炎　局限在结肠表面，起自直肠，即自直肠起，结肠黏膜有溃疡，黏膜易碎、易出血，并有黏脓性分泌物。严重程度与症状成正比，容易恶化及复发。主要表现为腹泻、血便。发现中毒性巨结肠则需做急诊结肠切除术，消化道外表现为关节炎、葡萄膜炎与结节性红斑。随病程发展，恶变机会亦增加，约 1%。

溃疡性结肠炎以保守治疗为主。口服柳氮磺吡啶（sulfasalazine）可减轻病情，减少复发机会。对氨基水杨酸（5-aminosalicylic acid）因其无磺胺类，故不良反应小。此外可使用激素类治疗活动期溃疡性结肠炎。其他如免疫抑制剂 6- 巯嘌呤（6-mercaptopurine，6-MP）与环孢素（cyclosporine）也可于妊娠期使用。对顽固的病例可能需做直肠结肠切除术、回肠造口术或回肠肛门吻合术。

2. 克罗恩病　此病比溃疡性结肠炎的表现更为复杂，侵犯肠壁深，可穿透肌壁，侵犯整个黏膜，为节段性，30%～40% 波及小肠，30% 波及结肠。主要表现为腹痛、腹泻与肠梗阻。疾病呈慢性，易加重或复发。约 30% 在诊断后 1 年内需手术治疗，随后每 5 年有 5% 的概率需要再次手术。因常与会阴形成瘘管而使阴道分娩受影响。常伴反应性关节炎，癌变机会亦多。

节段性结肠炎以保守治疗为主。如泼尼松与磺胺均可控制病情。免疫抑制剂 6-MP 或硫唑嘌呤（azathioprine）也可使用。由于切除病变的肠管不能治愈本病，故有并发症时尽量做保守治疗。

（汪希鹏）

第六节　妊娠合并系统性红斑狼疮

诊疗路径

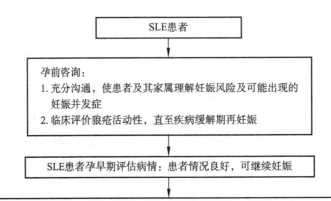

系统性红斑狼疮（systemic lupus erythematosus，SLE）是一种全身性的自身免疫性疾病，多发生于育龄期女性。我国大样本流行病学调查发现 SLE 的患病率为 70/10 万，妇女中高达 113/10 万；据国外统计，孕妇发病率约为 1/5 000。病因尚不清楚，是一种包括遗传、性激素、环境、感染、药物及免疫反应等多因素参与的特异性自身免疫性疾病。SLE 虽不影响女性患者的生育能力，并且随着诊治水平的提高，合并 SLE 的女性患者妊娠已不再被视为禁忌，但疾病本身与妊娠之间相互影响。SLE 患者在妊娠期间会出现病情复发或加重，1/3 以上的患者出现早产、胎儿宫内发育迟缓等，危及胎儿及孕妇的安全。因此，围产期如何管理妊娠合并 SLE 的患者对妊娠成功率、降低母婴死亡率十分重要。

（一）SLE 与妊娠的相互影响

1. 妊娠对 SLE 的影响　一般认为妊娠并不改变 SLE 患者的远期预后，妊娠期间 SLE 的恶化率与受孕时 SLE 疾病状态密切相关。大多数学者认为妊娠早期、产前 3 个月及产后早期可使 SLE 复发、病情加重。妊娠使 SLE 病情恶化的概率为20%~50%。SLE 患者妊娠时若处于病情稳定期，则妊娠期和产褥期复发的危险较小；妊娠前病情活动者在妊娠期容易发生病情恶化。妊娠期 SLE 是否恶化与疾病类型也有关，皮肤、关节型患者的恶化率显著低于有肾、心、脑、血液损害者。SLE 病情加重可发生在妊娠期及产后 6 周。另外，20% 左右的 SLE 可能在妊娠期发作，育龄期女性在妊娠期间或产后出现难以解释的皮疹、关节疼痛、蛋白尿、脱发、精神改变、胸腔或心包积液、血管炎等，应高度警惕 SLE。

妊娠期病情加重与体内激素水平及免疫内环境变化特别是雌激素水平升高有关。雌激素生理活性增强，与蛋白结合后具有很强的抗原性，以共价键的方式与雌激素受体或 T 淋巴细胞受体结合，使免疫细胞膜上的雌激素受体表达增强，最终引起免疫功能改变。胎儿被母体视为半同种移植物，为防止胎儿的排斥反应，性激素水平的变化能产生免疫抑制作用。而催乳素作为一种免疫应答的刺激剂，与妊娠晚期及产褥期 SLE 的恶化密切相关。

2. SLE 对妊娠的影响　病情活动、接受大剂量激素治疗的患者可出现月经紊乱、内分泌异常及无排卵等，狼疮性肾炎继发的终末期尿毒症及部分免疫抑制剂可引起卵巢早衰，均会影响育龄期女性生育能力。

SLE 影响妊娠的机制主要与狼疮性肾炎、抗磷脂抗体改变及低补体血症等引起的胎盘血管功能障碍有关。妊娠合并肾脏疾病和高血压时，由于肾脏病变继发的高血压引起子宫、胎盘血管痉挛，导致胎儿、胎盘血液循环障碍，是不良妊娠结果的重要因素。孕妇血中抗磷脂抗体可造成胎盘组织大面积梗死、蜕膜血管病变、蜕膜血栓形成、绒毛小叶周围类纤维蛋白样变，与不良妊娠结局有密切关系。

（1）SLE 对母体的影响：导致孕妇本身病情加重及增加妊娠高血压的发病率；SLE 孕妇可能存在凝血、抗凝、纤溶之间的不平衡，导致产后出血；SLE 的基础病变使得母体产后可能发生血管栓塞、肺栓塞、肺出血等。

（2）SLE 对胎儿的影响：流产、早产、胎儿生长受限（FGR）及胎死宫内的风险增加。流产、死胎的发生率约为正常孕妇的 5 倍，早产的发生率平均约为 30%。新生儿红斑狼疮（neonatal lupus erythematosus，NLE）见于少数抗 SSA（抗 Ro）和（或）抗 SSB（抗 La）抗体阳性的孕妇所分娩的婴儿，表现为新生儿或胎儿先天性心脏传导阻滞、皮肤病变、血液系统损害等。这种新生儿完全性房室传导阻滞是不可逆的，一般终身需要起搏器替代。抗 SSA 与 SSB 抗体通过胎盘至胎儿，使胎儿心脏传导系统受损。母亲体内有高滴度的抗 SSA 抗体与NLE 婴儿皮肤损害有相关性；母亲体内抗 SSB 抗体阳性与 NLE 婴儿完全性心脏传导阻滞有相关性。胎儿出生 6 个月内母体来源的抗体会完全降解，病情随之缓解。

☞拓展阅读 8-21

SLE 与子痫前期

☞拓展阅读 8-22

SLE 的避孕选择

☞拓展阅读 8-23

中国 SLE 患者围妊娠期管理建议要点

（二）临床表现

SLE 常累及全身多系统脏器、组织，包括皮肤、关节、肾、心、肝、血液及神经系统。

1. 一般症状　疲乏无力、发热和体重下降。

2. 皮肤和黏膜　大体可分为特异性和非特异性两类。①特异性皮损有蝶形红斑、亚急性皮肤红斑狼疮、盘状红斑。②非特异性皮损有光过敏、脱发、口腔溃疡、皮肤血管炎（紫癜）、色素改变（沉着或脱失）、网状青斑、雷诺现象、荨麻疹样皮疹，少见的还有狼疮性脂膜炎（深部狼疮）及大疱性红斑狼疮。

3. 骨骼肌肉　表现有关节痛、关节炎、关节畸形、肌痛、肌无力、无血管性骨坏死、骨质疏松。

4. 心脏受累　可有心包炎、心肌炎、心内膜炎等。

5. 呼吸系统受累　包括胸膜炎、胸腔积液，肺间质病变、肺栓塞、肺出血和肺动脉高压。肺减缩综合征主要表现为憋气感和膈肌功能障碍。

6. 肾　临床表现为肾炎或肾病综合征。肾炎时尿内出现红细胞、白细胞、管型和蛋白尿。肾功能测定早期正常，逐渐进展，后期可出现尿毒症。

7. 神经系统受累　可有抽搐、精神异常、器质性脑综合征（包括器质性遗忘 / 认知功能不良、痴呆和意识改变），其他可有无菌性脑膜炎、脑血管意外、横贯性脊髓炎、狼疮样硬化，以及外周神经病变。

8. 血液系统　常见贫血、白细胞计数减少、血小板减少、淋巴结肿大和脾大。

9. 消化系统　受累可有食欲缺乏、恶心、呕吐、腹泻、腹水、肝大、肝功能异常及胰腺炎。少见的有肠系膜血管炎、Budd-Chiari 综合征和蛋白丢失性肠病。

10. 其他　部分患者合并甲状腺功能亢进症或减退症，或其他风湿免疫疾病。

（三）诊断

1997 年美国风湿病学会修订的分类标准包括 11 项：①面部蝶形红斑；②盘状红斑；③光过敏；④口腔溃疡；⑤非侵蚀性关节炎；⑥浆膜炎（胸膜炎或心包炎）；⑦肾脏病变（24 h 尿蛋白 > 0.5 g 或单次尿蛋白 +++，尿镜检有细胞管型）；⑧神经异常（抽搐或精神心理障碍）；⑨血液异常（溶血性贫血，或白细胞减少，或淋巴细胞减少，或血小板减少）；⑩免疫学检查异常（红斑狼疮细胞阳性，抗 DNA 抗体阳性，抗 Sm 抗体阳性，梅毒血清反应假阳性）；⑪抗核抗体（antinuclear antibody，ANA）阳性。其中符合 4 项或 4 项以上者，在除外感染、肿瘤和其他结缔组织病后，即可诊断为 SLE。

孕后出现难以解释的皮疹、关节疼痛、蛋白尿、脱发、精神改变、胸腔或心包积液、血管炎等，应高度警惕 SLE。

（四）SLE 病情活动评分

在 SLE 患者血清中，存在与疾病诊断、病情活动相关的各种免疫标志物，如 ANA、抗 ds-DNA 抗体、抗 Sm 抗体、抗磷脂抗体等。还常出现血清类风湿因子阳性、高丙种球蛋白血症和低补体血症，患者病情活动还与其体内 Th2 型和 Th1 型细胞因子比例失调有关。目前对 SLE 病情活动判断标准以 SLE 疾病活动指数（SLE disease activity index，SLEDAI）最为常用（表 8-7）：0～4 分为基本无活动；5～9 分为轻度活动；10～14 分为中度活动；≥15 分为重度活动。但该评分是从未怀孕人群中得出的，其研究中未考虑孕期生理变化，略有局限性。而妊娠期狼疮病情活动指数（SLE pregnancy disease activity index，SLEPDAI），妊娠期狼疮活动性指数（lupus activity index in pregnancy，LAI-P）（表8-8）和英国狼疮评估组孕期指数（British Isles Lupus Assessment Group 2004-pregnancy index，BILAG2004-P）可为孕期所用。实验室指标结合临床表现可能是评价疾病活动度的最佳工具。

表8-7　系统性红斑狼疮疾病活动指数（SLEDAI）

积分	临床表现
8	癫痫发作：最近开始发作，除外代谢、感染、药物所致
8	精神症状：严重紊乱，干扰正常活动，除外尿毒症、药物影响
8	器质性脑病：智力改变伴定向力、记忆力或其他智力功能的损害，并出现反复不定的临床症状，至少同时有以下两项，感觉紊乱、不连贯的松散语言、失眠或白天瞌睡、精神活动增多或减少。除外代谢、感染、药物所致
8	视觉受损：SLE视网膜病变，除外高血压、感染、药物所致
8	脑神经异常：累及脑神经的新出现的感觉、运动神经病变
8	狼疮性头痛：严重持续性头痛，麻醉性止痛药无效
8	脑血管意外：新出现的脑血管意外，应除外动脉硬化
8	血管炎：溃疡、坏疽、有触痛的手指小结节、甲周碎片状梗死、出血或经活检、血管造影证实
4	关节炎：2个以上关节痛和炎性体征（压痛、肿胀、渗出）
4	肌炎：近端肌痛或无力伴肌酸肌酶/醛缩酶升高，或肌电图改变或活检证实
4	管型尿：颗粒管型或红细胞管型
4	血尿：>5个红细胞/高倍视野，除外结石、感染和其他原因
4	蛋白尿：>0.5 g/24 h，新出现或近期增加0.5 g/24 h以上
4	脓尿：>5个白细胞/高倍视野，除外感染
2	脱发：新出现或复发的异常斑片状或弥散性脱发
2	新出现皮疹：新出现或复发的炎症性皮疹
2	黏膜溃疡：新出现或复发的口腔或鼻黏膜溃疡
2	胸膜炎：胸膜炎性胸痛伴胸膜摩擦音、渗出或胸膜肥厚
1	发热：>38℃，须除外感染因素
1	血小板降低 $< 100 \times 10^9/L$
1	白细胞减少 $< 3 \times 10^9/L$，须除外药物因素

SLEDAI积分对SLE病情的判断：0～4分为基本无活动；5～9分为轻度活动；10～14分为中度活动；≥15分为重度活动。

表8-8　LAI-P评分

分组	参数	标准	分值
1组：轻度的临床症状	发热	T>38℃，排除感染和药物因素	1
	红斑	炎性皮疹，除外瘢痕、一过性皮肤病变和妊娠斑，血管炎不计	2
	关节炎	累及2～5个关节	2
		累及≥5个关节	3

续表

分组	参数	标准	分值
	浆膜炎	胸膜炎或心包炎引起疼痛	1
		通过超声或 X 线检查证实有渗出或心电图证实为心包炎	2
		大量胸腔积液或心包填塞	3
2组：内脏器官的症状	神经症状	有下列一项者：①精神病；②器质性脑综合征；③癫痫发作；④脑血管病变；⑤视网膜病变、巩膜炎和表层巩膜炎	3
	肾脏	肾活检：Ⅱ和Ⅴ型	2
		肾活检：Ⅲ和Ⅳ型	3
		管型和肾衰竭	3
	肺脏	肺浸润、咯血或间接证明肺泡出血，应排除肺部感染	3
	血液系统	血小板 $< 100 \times 10^9/L$ 或白细胞 $< 3.0 \times 10^9/L$	1
		血小板 $< 50 \times 10^9/L$，白细胞 $< 1.0 \times 10^9/L$ 或淋巴细胞 $< 0.1 \times 10^9/L$	2
		血小板 $< 20 \times 10^9/L$ 或溶血性贫血，血红蛋白 < 80 g/L	3
	血管炎		3
	肌炎		2
3组：治疗药物的改变	非甾体抗炎药或羟氯喹或泼尼松的改变	增加非甾体抗炎药或羟氯喹或泼尼松 ≤ 0.25 mg/（kg·d）	1
		增加泼尼松 ≤ 0.5 mg/（kg·d）	2
		增加泼尼松 > 0.5 mg/（kg·d）	3
	免疫抑制剂的改变	增加免疫抑制剂	3
4组：实验室指标	24 h 蛋白尿（g）	$0.5 \sim 1$	1
		$1 \sim 3$	2
		> 3	3
	抗 DNA 抗体	为正常值的 $25\% \sim 50\%$	1
		$> 50\%$ 正常值	2
	补体 C3、C4	为正常值的 $50\% \sim 75\%$	1
		$< 50\%$ 正常值	2

LAI-P 评分对妊娠期 SLE 病情的判断总积分计算公式是（1组平均值＋3组平均值＋4组平均值＋2组最高值）/4，总分值为 0～2.6。要取得怀孕前的基线值，妊娠后随诊时，与之前相比增加≥0.25 分视为活动。

（五）SLE 病情分期

1. 活动期　凡患者有皮疹、浆膜炎、发热、疲劳、心脑肾损害，化验红细胞沉降率增加、尿蛋白增加、ANA 阳性、抗 ds-DNA 抗体滴度增加及补体 C3、C4 水平下降等异常，需用药物控制。

2. 控制期　患者无 SLE 活动期的表现，但仍需泼尼松 5～15 mg 维持。

3. 缓解期　患者无 SLE 活动期的表现，停用药物半年以上。

4. 恶化期　妊娠或流产后病情加剧或复发者。

（六）妊娠适应证及禁忌证

1. 适应证

（1）病情不活动且保持稳定至少 6 个月。

（2）糖皮质激素的使用剂量为泼尼松 15 mg/d

（或相当剂量）以下。

（3）24 h 尿蛋白定量为 0.5 g 以下。

（4）无重要脏器损害。

（5）停用免疫抑制药物如环磷酰胺、甲氨蝶呤、雷公藤、霉酚酸酯等至少 6 个月；若服用来氟米特，必须先进行药物清除治疗，再停药至少 6 个月。

（6）必须同时满足以上条件。

原抗磷脂抗体阳性者，最好待抗体转阴 3 个月以上再妊娠。

2. 禁忌证

（1）严重的肺动脉高压（估测肺动脉收缩压 > 50 mmHg，或出现肺动脉高压的临床症状）。

（2）重度限制性肺部病变（用力肺活量 < 1 升）。

（3）心功能不全。

（4）慢性肾衰竭（血肌酐 > 2.8 mg/L）。

（5）既往有严重的子痫前期或即使经过阿司匹林和肝素治疗仍不能控制的 HELLP 综合征。

（6）过去 6 个月内出现脑卒中。

（7）过去 6 个月内有严重的狼疮病情活动。

（七）孕期随访内容

需由产科医师及风湿科医师共同管理，在妊娠 28 周前每 4 周 1 次，自第 28 周起每 2 周随访 1 次，30 周起每周随访 1 次。若临床表现或血清学检查提示有病情复发可能，或出现产科并发症时，应缩短随访间隔。

1. 母体监测　注意宫高、腹围、体重的变化，加强血压监测。定期检测血尿常规、凝血功能、24 h 尿蛋白定量、肝肾功能、尿镜检、心电图等。每月至少复查 1 次红细胞沉降率、抗核抗体、抗 ds-DNA 抗体、免疫球蛋白定量及补体 C3、C4 等。对合并抗磷脂综合征的患者，应定期监测抗心磷脂抗体、狼疮抗凝物、抗 β_2 糖蛋白 -1 抗体水平。

2. 胎儿监测　孕早期超声检查确定胎龄、胚胎发育情况；孕 16 周后应每隔 4 周做 1 次产科超声，监测胎儿生长状况和羊水量，并排除胎儿畸形。抗 Ro 抗体和（或）抗 La 抗体阳性者，孕 16 ~ 24 周间每 2 周行 1 次胎儿超声心动图检查，若无异常，于 24 周后每 3 ~ 4 周进行 1 次胎儿心脏超声检查；若有异常，则每 1 ~ 2 周进行 1 次胎儿心脏超声检查，直至胎儿出生。孕 30 周后应加强胎心电子监护，每周 1 ~ 2 次无应激试验，孕 34 周后每周行胎儿生物物理评分。有子痫前期风险者另需行子宫动脉多普勒检查，自孕 28 周起每 2 周查 1 次胎儿脐动脉多普勒血流情况，如有异常，可每周进行脐动脉血流多普勒检查和胎儿监测。

（八）孕期药物选择

1. 糖皮质激素　糖皮质激素是治疗 SLE 的一线药物，通过抑制中性粒细胞及单核细胞在炎症局部的聚集、降低毛细血管壁通透性、减轻充血与液体外渗、抑制肉芽组织形成等发挥抗炎作用。由于胎盘产生的 11β- 去氢酶能将泼尼松（龙）氧化成无活性的 11- 酮基物，避免药物对胎儿的伤害，因此母体治疗应该首先选择可的松或泼尼松（龙）。倍他米松和地塞米松可以穿过胎盘屏障，多次反复用药可对胎儿产生不良反应，仅在以治疗胎儿为目的，比如促肺成熟、预防先天性心脏传导阻滞、狼疮综合征等时使用。

目前尚未发现短期适量应用糖皮质激素治疗 SLE 有胎儿或新生儿致畸的风险。但在孕期前 3 个月即硬腭发育形成阶段，应尽量避免大剂量使用泼尼松 [1 ~ 2 mg/（kg·d）]。大剂量或长时间使用激素则可引起妊娠期糖尿病、高血压、胎膜早破等并发症，所以在保证疗效时尽可能使用最低剂量（不超过 15 mg/d），并建议每日补充钙。

孕期及产后应常规应用泼尼松。孕前已停药者，孕期可用 5 ~ 10 mg；孕前已用 5 ~ 15 mg 者，孕期可加倍。孕期病情轻度活动的患者可以将糖皮质激素加量至中等剂量的泼尼松使用 4 周，然后逐渐减量至泼尼松 15 mg/d 以下维持。病情中、重度活动的患者可采用大剂量泼尼松治疗或使用甲泼尼龙冲击治疗；使用大剂量糖皮质激素的时间应尽量短，快速控制病情后减至维持量。

2. 非甾体抗炎药（nonsteroidal anti-inflammatory drug, NSAID） 对于过去有不良妊娠史、抗磷脂抗体阳性和有妊娠高血压史者，可适当应用小剂量阿司匹林，有利于血管舒张，抑制血小板积聚，改善子宫血供，预防血栓、胎死宫内，对改善胎儿预后有一定帮助。如果孕妇出现关节症状，关节内注射 NSAID 也是安全的。其他 NSAID 可能会影响肾脏发育，诱导胎儿动脉导管闭合，且停药48 h 内可诱发宫缩，故在妊娠早期和晚期应避免使用。

3. 羟氯喹（hydroxychloroquine, HCQ） 抗疟药被广泛用于 SLE，主要作用机制是阻止 Toll 样受体激活，抑制 TNF-a、IL-1 等分泌。SLE 患者使用 HCQ 可控制疾病活动并减少泼尼松用量，孕期无须停药，否则可能会使疾病加重。即便可穿过胎盘屏障，目前尚未发现治疗剂量可诱发胎儿 HCQ相关的不良反应，如耳毒性及眼疾。对于抗磷脂抗体阳性的患者，妊娠后使用 HCQ 可以减少血栓形成的危险，对于抗 SSA 或抗 SSB 阳性的 SLE 患者，可以降低胎儿心脏传导阻滞的发生率，推荐剂量为200 mg，每日 2 次，口服。

4. 免疫抑制剂 SLE 患者妊娠期间可以使用的免疫抑制剂包括硫唑嘌呤、环孢素 A 和他克莫司。

（1）硫唑嘌呤：大多数研究中心认为病情活动时，或者患者泼尼松剂量大于 20 mg/d，使用 1 个月以上仍无法控制病情，尤其是出现肾脏症状或血小板减少时，排除子痫前期及 HELLP 综合征后，应加用硫唑嘌呤。孕妇用量不应超过 2 mg/（kg·d）。

（2）环孢素 A：可透过胎盘屏障，但孕期胎儿致畸率与普通人群无显著差异。

（3）他克莫司：目前研究显示，他克莫司在妊娠期应用并不增加胎儿先天性疾病的发生风险。

禁用的免疫抑制剂有甲氨蝶呤、霉酚酸酯、来氟米特、环磷酰胺、雷公藤等。服用禁忌类免疫抑制剂需停药 6 个月以上再考虑怀孕。服用来氟米特者应先口服考来烯胺 8 g，每日 3 次，服用 11 天

后，在至少 14 天间隔内 2 次检测血浆中来氟米特浓度，应在 0.02 mg/L 以下，如果高于此水平，还需再进行 1 个周期的考来烯胺治疗；或口服活性炭混悬液 50 g，每 6 h 1 次，连续使用 24 h，以清除体内药物。进行药物清除治疗后再停药半年尚可考虑妊娠。关于生物制剂的资料如利妥昔单抗和贝利尤单抗的孕期研究有限，只有当疾病严重活动并且其他药物不能控制时才会推荐使用，或从不推荐在孕期使用。

5. 肝素 有反复流产及胎盘血管梗死导致死胎史的患者可应用低分子肝素皮下注射，具有疏通循环、改善胎儿预后的作用，但需监护凝血功能。

6. 降压药 伴有高血压的 SLE 患者可以使用的降压药物包括 β 受体阻滞剂（如阿替洛尔、美托洛尔、普萘洛尔、拉贝洛尔），中枢性 α 受体拮抗剂（甲基多巴、可乐定），扩血管药物（如尼非地平、氨氯地平、肼屈嗪），以及利尿药物（如呋塞米）。孕期使用血管紧张素转化酶抑制剂或血管紧张素转化酶受体抑制剂，可导致胎儿肾发育异常、羊水过少、发育迟缓和新生儿无尿型肾衰竭。对于重度高血压、口服效果不佳时，可以使用静脉降压药物。

7. 免疫球蛋白 孕期使用安全，可减轻自身抗体介导的病变，改善胎盘血供及胎儿结局。

> ⤷ 拓展阅读 8-24
> SLE 哺乳期用药

（九）终止妊娠时机及分娩方式

SLE 孕妇应根据母儿病情决定终止妊娠的时间，不宜超过预产期。出现以下情况时，应尽早终止妊娠。

（1）妊娠前 3 个月即出现明显的 SLE 病情活动。

（2）孕妇 SLE 病情严重，危及母体安全时，无论孕期大小都应尽早终止妊娠。

（3）孕期检测发现胎盘功能低下，危及胎儿健康，经产科与风湿科治疗后无好转者。

（4）出现以下并发症时　重度子痫前期、精神异常、脑血管意外、弥漫性肺部疾病伴呼吸衰竭、重度肺动脉高压、24 h尿蛋白定量3 g以上。

（5）对于病情平稳的患者，如果胎龄已满38周，胎儿已发育成熟，可考虑终止妊娠。

分娩方式应根据SLE病情及产科指征决定。一般认为SLE孕妇可以经阴道分娩，但宜适当放宽剖宫产指征。在阴道分娩时应加强产时监护，尤其对存在胎儿心脏传导阻滞者。

（十）新生儿红斑狼疮

新生儿红斑狼疮（NLE）是一种被动转移型自身免疫性疾病，与抗SSA/Ro和（或）抗SSB/La抗体阳性母亲相关，其发病率为1%~2%。

1. 临床表现　①最常见的表现是皮疹，通常为边缘活动性凸起而中心轻微萎缩的红斑性环状皮损或弓形斑疹，主要位于头皮和眼眶周围区域，有时也见于身体的其他部位。胎儿出生6个月内母体来源的抗体会完全降解，皮疹几乎都会自行消退。②心脏并发症：先天性完全性心脏传导阻滞是NLE最严重的表现，Ⅰ度和Ⅱ度传导阻滞有发展成Ⅲ度传导阻滞的可能，对于Ⅲ度心脏传导阻滞的患儿，绝大多数需要植入永久性心脏起搏器，尤其是出生时心率<55次/分者。NLE婴儿中约10%在诊断时伴有心肌病或在以后发生心肌病。不排除心脏并发症是胎儿死亡并流产的原因。③血液系统异常：轻度的白细胞下降或血小板减低，可以自行恢复正常，一般不需治疗。④其他还有肝功能损害、胆汁淤积或者神经系统损害等。

2. 孕期筛查　对所有妊娠的SLE患者都应进行抗SSA/Ro和（或）抗SSB/La抗体的检测，若其中一项阳性，尤其是高滴度者，或既往有过NLE生育史的孕妇，应密切监测。对于血清抗SSA或抗SSB抗体阳性或前次胎儿发生心脏异常的患者，妊娠16~24周间每2周进行1次胎儿超声心动图检查，若无异常，于妊娠24周后每3~4周进行1次胎儿心脏超声检查；若有异常，则每1~2周进行1次胎儿心脏超声检查，直至胎儿出生。

3. 治疗（图8-4）　孕期可使用地塞米松或倍他米松进行治疗：地塞米松或倍他米松，剂量为每日4 mg，一直使用至分娩，如无异常情况，在37周时选择终止妊娠。对于发现有心肌病变的胎儿，使用免疫球蛋白静脉输注，剂量为每日1 g。羟氯喹可以减少胎儿心脏传导阻滞的发生率，剂量为每次200 mg，每日2次，口服。

新生儿出生后若发现Ⅲ度心脏传导阻滞需植入永久性心脏起搏器，所以尽早诊断十分重要。严重皮疹、肝功能异常、神经损害的患儿可以考虑使用糖皮质激素，对持续毛细血管扩张者可考虑进行激光治疗。

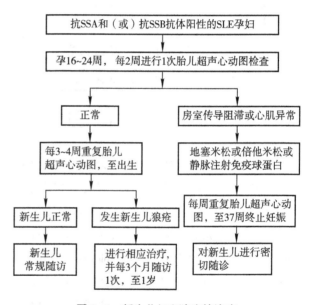

图8-4　新生儿红斑狼疮的治疗

4. 新生儿监测　有些新生儿狼疮症状不会立即表现，因此对抗体滴度高的母亲所生的新生儿或既往有NLE分娩史的母亲所生的新生儿，应密切随访。随访频率为出生后2周、满月后每月1次至6个月，此后每3个月随访1次，至少1岁。

☞ 典型案例（附分析）8-9

停经28周，反复尿蛋白伴血压升高10天余，发现免疫指标异常

（狄　文）

第七节　妊娠合并感染性疾病

一、妊娠合并 TORCH 综合征

诊疗路径

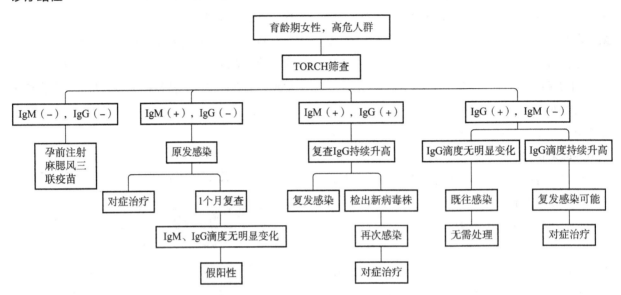

TORCH 是指可导致先天性宫内感染及围产期感染而引起围产儿畸形的病原体，它是一组病原微生物的英文名称缩写，其中 T（toxoplasma）指弓形虫，R（rubella virus）指风疹病毒，C（cytomegalovirus）指巨细胞病毒，H（herpes simplex virus）指单纯疱疹病毒，O（others）指其他，主要指梅毒螺旋体（Treponema pallidum）、细小病毒 B19 等。TORCH 综合征是指由 TORCH 感染所致的围产儿症状和体征，如流产、早产、先天畸形、死胎等，即使胎儿幸存，也可能遗留中枢神经系统的损害。妊娠期妇女感染 TORCH 后，病原体可经胎盘循环引起母儿间垂直传播，此外，也可经孕妇生殖道上行扩散。妊娠期 TORCH 筛查具有时效性，不同病毒的筛查目标不同，对筛查孕周的要求也不同。TORCH 筛查是对孕妇感染的诊断，不是对胎儿是否感染及发育缺陷的诊断，因此，不能以 TORCH 筛查作为终止妊娠的指导。

本节重点阐述弓形虫、风疹病毒、巨细胞病毒

及单纯疱疹病毒，梅毒等详见"二、妊娠合并性传播疾病"。

（一）传播途径

1. 孕妇感染　弓形虫感染者多因食用含有包囊的生肉或未煮熟的肉类、蛋类，未洗涤的蔬菜、水果；风疹病毒可直接传播或经呼吸道飞沫传播；巨细胞病毒通过尿液、唾液、飞沫和性接触传播，也可经输血、人工透析和器官移植传播；单纯疱疹病毒通过性接触传播。

2. 母儿传播

（1）宫内感染：病原体血行经胎盘感染胚胎或胎儿；上行经生殖道进入羊膜腔或沿胎膜外再经胎盘感染胎儿。

（2）产道感染：胎儿在分娩过程中通过被病原体感染的软产道而感染。常见的病原微生物有巨细胞病毒和单纯疱疹病毒。

（3）出生后感染：通过母亲的乳汁、唾液和血液等感染新生儿。常见的病原微生物有巨细胞病毒。

（二）对母儿的影响及临床表现

1. 对孕妇的影响　孕妇感染后大多无明显症状或症状轻微，部分可表现为不典型的感冒样症状，如低热、关节肌肉酸痛、局部淋巴结肿大等。单纯疱疹病毒感染者外阴部出现多发性、左右对称的浅表溃疡，周围表皮形成疱疹。风疹病毒感染者通常表现为轻微自限性疾病，可有流行性感冒样症状；也可在颜面部广泛出现斑丘疹，并可扩散至躯干和四肢。

2. 对胎儿和新生儿的影响

（1）弓形虫感染：宫内感染率随孕周增加而增加，但妊娠早期感染对胎儿影响最严重。早期感染可致胎儿死亡、流产或发育缺陷，多不能生存，幸存者智力低下；中期感染可致死胎、早产、胎儿颅内钙化、脑积水、小眼球等损害；妊娠晚期感染致胎儿肝脾肿大、黄疸、心肌炎，或在出生后数年甚至数十年出现智力发育不全、视力障碍及听力障碍等。

（2）风疹病毒感染：孕期感染风疹可导致胚胎和胎儿严重损害，发生流产、死产及先天性风疹综合征（congenital rubella syndrome，CRS）。若妊娠12周以内感染风疹病毒，宫内感染率高达90%以上；妊娠13~14周感染者的宫内感染率约为54%；妊娠终末期感染者的宫内感染率下降。CRS可表现为一过性异常，如紫癜、肝脾大、黄疸、脑膜炎及血小板减少等，或表现为永久性障碍，如白内障、青光眼、心脏病、耳聋、小头畸形及神经发育迟缓。远期后遗症包括糖尿病、性早熟和进行性全脑炎等。

☞ 典型案例（附分析）8-10
孕22周，胎儿多发畸形1天

（3）巨细胞病毒感染：原发感染孕妇中30%~40%可发生宫内感染，复发感染者宫内感染率仅为0.15%~2%。多数新生儿出生时无症状，仅5%~10%表现为胎儿生长受限、颅内钙化、小头畸形、肝脾肿大、黄疸、肝炎、皮肤瘀点、溶血性贫血、血小板减少性紫癜及各种先天畸形。远期可发生感觉神经性耳聋、智力低下、视力障碍、中枢神经系统损害和学习障碍等后遗症。

☞ 典型案例（附分析）8-11
出生后发现皮肤黄染3周

（4）生殖器疱疹病毒感染：妊娠早期原发性生殖器疱疹多数不会导致流产或死胎，而妊娠晚期原发感染可能与早产和胎儿生长受限有关。严重宫内感染病例罕见。新生儿感染表现形式多样，40%感染局限在皮肤、眼或口，30%发生脑炎等中枢神经系统疾病，32%出现播散性疾病，在播散性感染或颅内感染的幸存者中，20%~50%可出现严重发育障碍和中枢神经系统后遗症。

☞ 典型案例（附分析）8-12
孕30周，外阴水疱1天

（5）其他：如细小病毒B19感染。发生在妊娠20周以前的原发性感染孕妇中约33%经胎盘垂直传播，可导致胎儿严重并发症。B19宫内感染可导致胎儿贫血、水肿、胸腔积液、腹水等，8%~20%的非免疫性水肿胎儿是感染B19所致，严重者可发生自然流产。

（三）诊断

1. 孕妇病史的了解及受感染孕妇的筛选　受感染的孕妇可有关节痛、皮疹、发热或淋巴结肿大史；接触血和体液的医务人员及保育员等感染巨细胞病毒可能性大；有进食生肉习惯或养猫、狗等宠物者易受弓形虫感染；性生活紊乱则是单纯疱疹病毒感染的高危因素。

2. 实验室检查

（1）病原学检查：可采集母血、乳汁、尿、宫颈分泌物、疱疹液、胎盘、羊膜、绒毛、羊水及胎儿或新生儿尿、血、脑脊液等行病原学检查，检测方法包括循环抗原检测（弓形虫）、细胞学检查（巨细胞病毒包涵体）、病毒分离（风疹病毒、巨细胞病毒）及核酸扩增试验（风疹病毒、巨细胞病毒、单纯疱疹病毒、细小病毒 B19 等）。妊娠 21 周后且距离首次感染 6 周以后，检测羊水中特异性 DNA 或 RNA 是诊断宫内感染的首选方法。

（2）血清学检查：检测血清中各种病原体的特异性抗体 IgM、IgG 亲和力指数，确定孕妇感染情况。若 IgM 阳性，IgG 亲和力指数低，多提示原发感染；IgM 阳性或阴性，间隔 10~20 天复查 IgG 亲和力指数升高 4 倍以上，提示复发感染可能；IgG 阳性、IgM 阴性多提示既往感染；IgG 阳性且亲和力指数持续升高，病毒分离和基因测序鉴定为新病毒株，可诊断再次感染。如初次检测结果为 IgM 抗体阳性、IgG 抗体阴性，在 15~30 天后再次采取血样检测仍然 IgM 抗体阳性且 IgM 和 IgG 抗体的滴度变化不显著，甚至 IgM 抗体滴度降至阴性范围内，就可以认定为初次检查的 IgM 抗体为假阳性。巨细胞病毒感染可能出现 IgM 抗体持续阳性，IgG 抗体亲和力分析可以帮助了解是否在 3 个月内发生巨细胞病毒感染。弓形虫 IgA 和 IgE 可用于诊断急性感染，脐血中单纯疱疹病毒 IgM 阳性，提示宫内感染。对超声发现胎儿水肿、胎死宫内的孕妇进行 B19 血清学筛查。

3. 影像学检查　TORCH 宫内感染胎儿的超声检查大多无特异性异常，部分妊娠中晚期超声检查可发现迟发性胎儿异常。磁共振在胎儿神经系统结构异常的诊断方面具有一定优势，可作为超声筛查发现异常后的进一步检查手段。

（四）治疗

1. 弓形虫感染　妊娠期尽量避免与猫、狗接触，不要食用不熟的肉，以尽量避免弓形虫感染。对孕前检测到 IgM 抗体阳性、IgG 抗体阴性或阳性的受检者，应择期复查和结合其他检查指标观察，并询问接触史，排除假阳性。对确诊的弓形虫急性感染者，应避孕，接受治疗后再计划妊娠。对于妊娠期弓形虫急性感染者，建议给予乙酰螺旋霉素 3 g/d 口服，治疗 7~10 天。乙酰螺旋霉素属于大环内酯类抗生素，很少透过胎盘，治疗虽然不能防止胎儿弓形虫宫内感染，但可以降低弓形虫的垂直传播率。对产前确诊弓形虫宫内感染但胎儿无超声异常者，可联合应用磺胺嘧啶、乙胺嘧啶和甲酰四氢叶酸治疗。联合用药较单用乙酰螺旋霉素更能有效地透过胎盘，杀灭弓形虫，减轻宫内感染胎儿合并症的严重程度。对确诊弓形虫宫内感染且已经出现超声异常的胎儿，上述治疗的疗效尚不明确。

2. 巨细胞病毒感染和风疹病毒感染　尚无特效治疗方案。缺少治疗改善胎儿结局的观察证据，不推荐对风疹病毒及巨细胞病毒宫内感染的胎儿使用抗病毒药物，但需要综合评估胎儿预后。

3. 单纯疱疹病毒感染　建议在孕 35~36 周对此类孕妇定量检测血清 IgM、IgG 抗体，同时检测生殖道皮损病灶的 DNA 拷贝数。对有前驱症状或活动性感染的孕妇，在孕 36 周给予口服阿昔洛韦 400 mg，每日 3 次，或伐昔洛韦 500 mg，每日 2 次治疗，直至分娩，可抑制病毒复制，降低病毒垂直传播风险，降低剖宫产率。有生殖道活动性疱疹或前驱症状者，建议剖宫产分娩。有感染史但分娩时无活动性生殖器病变不是剖宫产指征。分娩时应尽量避免有创操作如人工破膜、胎头吸引器或产钳助产等。

4. 细小病毒 B19 感染　孕妇传染性红斑通常不需要治疗，对有免疫缺陷的 B19 感染患者，由于其不能产生足够的病毒特异性抗体，应用含有 B19-IgG 抗体的免疫球蛋白治疗。确诊贫血的存活胎儿有 B19 宫内感染时，建议给予宫内输血治疗。

（五）预防

1. 易感人群应早期筛查，早期诊断，及时治疗。

2. 孕前风疹病毒 IgM、IgG 抗体阴性的妇女注射麻风腮三联疫苗，避孕 1~3 个月后再妊娠。疫苗注射后意外怀孕对孕妇及胎儿无明显危害。

3. 乳头感染及巨细胞病毒感染者不宜哺乳。母婴均应定期复查，减少母婴传播。

☞ 拓展阅读 8-25
TORCH 检查的专家意见

二、妊娠合并性传播疾病

妊娠期性传播疾病（sexually transmitted disease，STD）包括淋病、梅毒、尖锐湿疣、生殖器疱疹、沙眼衣原体感染、支原体感染及获得性免疫缺陷综合征等。感染后病原体可通过胎盘、产道、哺乳或密切接触感染胚胎、胎儿或新生儿，导致流产、早产、胎儿生长受限、死胎和出生缺陷等，严重危害母儿健康。

（一）妊娠合并获得性免疫缺陷综合征

诊疗路径

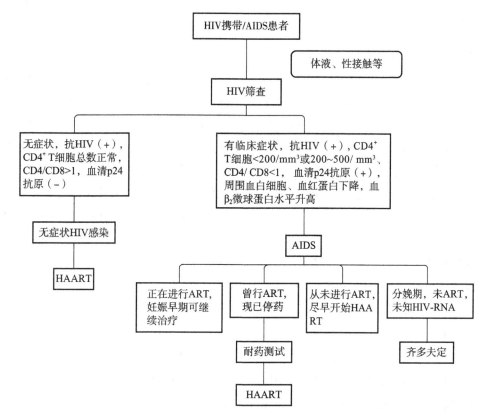

获得性免疫缺陷综合征（acquired immunodeficiency syndrome，AIDS）又称艾滋病，是由人类免疫缺陷病毒（human immunodeficiency virus，HIV）感染引起的性传播疾病。HIV 感染引起 T 淋巴细胞损害，导致持续性免疫缺陷、多器官机会性感染及恶性肿瘤，最终导致死亡。

☞ 典型案例（附分析）8-13

孕 37 周，阵发性腹痛 2 h

1. 传播途径　HIV 主要存在于传染源的血液、精液、胸腔积液、腹水、脑脊液、阴道分泌物、羊水和乳汁等体液中。HIV 携带者及艾滋病患者为主要传染源，主要传播途径包括经性接触（包括不安全的同性、异性和双性性接触），经血液及血制品（包括共用针具静脉注射毒品、不安全规范的介入性医疗操作、文身等），经母婴传播（包括宫内感染、分娩时和哺乳传播）。母婴传播约 20% 发生在妊娠 36 周前，约 50% 发生在分娩前几日，约 30% 发生在产时。母乳喂养传播率与 HIV 病毒载量相关。

2. 临床表现及对母儿的影响

（1）无症状 HIV 感染：无明显临床症状，HIV 抗体阳性，$CD4^+$ T 淋巴细胞总数正常，CD4/CD8

比值 > 1，血清 p24 抗原阴性。

（2）艾滋病

1）急性期：大多数患者临床症状轻微，持续 1~3 周后缓解，临床表现以发热最为常见，可伴有咽痛、盗汗、恶心、呕吐、腹泻、皮疹、关节疼痛、淋巴结肿大及神经系统症状。

2）无症状期：症状消退，此期持续时间一般为 6~8 年。

3）艾滋病期：为感染 HIV 后的最终阶段，主要表现为持续 1 个月以上的发热、盗汗、腹泻、体重减轻 10% 以上，部分患者表现为神经精神症状，如记忆力减退、精神淡漠、性格改变、头痛、癫痫及痴呆等。常合并各种条件性感染。另外还可出现持续性全身性淋巴结肿大，其特点为：①除腹股沟以外有两个或两个以上部位的淋巴结肿大；②淋巴结直径 ≥1 cm，无压痛、无粘连；③持续 3 个月以上。

妊娠期因免疫功能受抑制，可影响 HIV 感染病程，加速 HIV 感染者从无症状期发展为 AIDS，并可加重 AIDS 及其相关综合征的病情。HIV 感染可增加不良妊娠结局的发生，如流产、早产、死产、新生儿 HIV 感染等。

3. AIDS 的诊断　HIV 感染的确诊须依靠实验室检查。应对高危人群进行 HIV 抗体检测，HIV 抗体阳性方可确诊为急性 HIV 感染。无任何临床表现，HIV 抗体阳性，CD4+ T 淋巴细胞总数正常，CD4/CD8 比值 > 1，血清 p24 抗原阴性应诊断为无症状 HIV 感染。诊断艾滋病除具有流行病史、临床表现外，应有 HIV 抗体检测阳性，CD4+ T 淋巴细胞总数 < 200/mm³ 或 200~500/mm³、CD4/CD8 比值 < 1，血清 p24 抗原阳性，外周血白细胞计数及血红蛋白含量下降，血 β₂ 微球蛋白水平升高。AIDS 合并机会性感染病原学或肿瘤病理依据，均

可协助诊断。

4. 妊娠合并 AIDS 的治疗　治疗原则为恢复免疫功能、抗病毒治疗及治疗机会性感染和机会性肿瘤，目前尚无治愈方法。

（1）支持及对症治疗：加强营养，治疗机会性感染及恶性肿瘤。

（2）抗逆转录病毒治疗（antiretroviral therapy，ART）：妊娠期应用 ART 可使 HIV 母婴传播率由近 30% 降至 2%。所有感染 HIV 的孕妇不论其 CD4+ T 淋巴细胞计数多少或临床分期如何，均应终身接受高效抗逆转录病毒治疗（highly active antiretroviral therapy，HAART），俗称鸡尾酒疗法。正在进行 ART 的 HIV 感染妇女妊娠，可继续当前治疗；若检测到病毒，可行 HIV 抗逆转录病毒药物耐药测试，若在妊娠早期，继续药物治疗。从未接受过 ART 的感染者应尽早开始 HAART。若分娩前从未接受过 ART 或 HIV-RNA > 400 拷贝/ml，或未知 HIV-RNA 水平，分娩期可用齐多夫定（zidovudine，ZDV），首剂 2 mg/kg 静脉注射（> 1 h），然后 1 mg/（kg·h）持续静脉滴注至分娩。

（3）免疫调节药物：α 干扰素、IL-2 等。

（4）为 HIV 感染孕妇及其家人提供充分的咨询，帮助提前确定分娩医院。医疗机构为 HIV 感染孕产妇提供安全助产服务，尽量避免可能增加 HIV 母婴传播危险的操作，减少分娩过程中 HIV 传播的概率。

（5）产后新生儿 8~12 h 开始服用 ZDV，2 mg/次，每 6 h 服用 1 次，持续 6 周，保护率可达 67.5%。

（6）禁忌母乳喂养。

5. 预防　①加强卫生宣教；②对高危人群行 HIV 抗体检测；③献血人员献血前检测 HIV 抗体；④防止医源性感染；⑤HIV 感染妇女避免妊娠，建议避孕套避孕；⑥及时治疗 HIV 感染的孕产妇。

（二）妊娠合并梅毒

诊疗路径

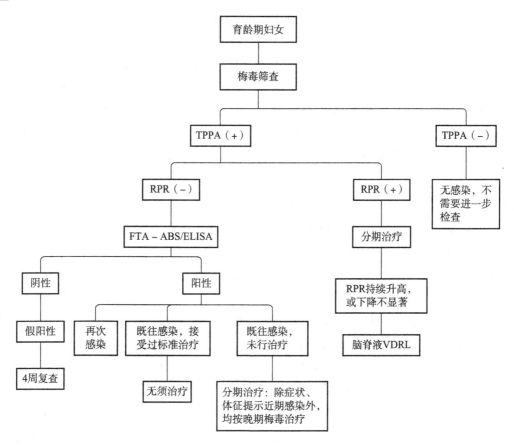

梅毒（syphilis）是由梅毒螺旋体感染引起的慢性全身性传染病。获得性梅毒根据病程分为早期梅毒和晚期梅毒。早期梅毒病程在2年以内，包括一期梅毒（硬下疳）、二期梅毒（全身皮疹）和早期潜伏梅毒（感染1年以内）。晚期梅毒病程在2年以上，包括三期梅毒和晚期潜伏梅毒。

☞ **典型案例（附分析）8-14**
孕34周，胎动减少7天

1. 传播途径　传播途径大多为性接触，间接传染通过患者用过的衣裤、被褥、食具、便桶及未消毒的器械等途径，但机会较少，少数通过输入传染性梅毒患者的血液而感染。梅毒螺旋体可通过胎盘感染胎儿，造成先天性梅毒。未经治疗的一期、早期潜伏和晚期潜伏梅毒的母儿垂直传播率分别为70%~100%、40%、10%。新生儿也可在分娩时通过产道被感染，还可通过产后哺乳或接触污染衣物、用具等被感染。

2. 临床表现　梅毒可分为后天梅毒及先天梅毒两种，以后天梅毒多见，按其临床表现可分为三期。①一期梅毒：主要表现是硬下疳、淋巴结炎，有时可触及腹股沟淋巴结肿大，无触痛。②二期梅毒：皮肤黏膜损害如各种皮疹、扁平湿疣、梅毒性白斑、梅毒性脱发以及神经梅毒、关节损害等系统性损害。③晚期梅毒：皮肤黏膜梅毒如结节性梅毒疹、梅毒性树胶肿等，骨梅毒、眼梅毒、晚期心血管梅毒及晚期神经梅毒等。

梅毒螺旋体经胎盘感染胎儿可引起流产、早产、死胎、死产、低出生体重儿和先天梅毒。先天梅毒儿占死胎的30%左右，早期表现为皮肤大疱、皮疹、鼻炎、鼻塞、肝脾肿大、淋巴结肿大，晚期多出现在 2 岁以后，表现为鞍鼻、间质性角膜炎、骨膜炎、神经性耳聋等，病死率及致残率均较高。

3. 诊断　除病史及临床表现外，主要依据实验室检查。

（1）病原体检查：早期梅毒、复发性梅毒及早期先天性梅毒的病变处，可取创面渗出物涂片，进行暗视野镜检，查找梅毒螺旋体，应连续检查 2~3 次。晚期梅毒者此检查常为阴性。

（2）血清学检查：包括非梅毒螺旋体试验和梅毒螺旋体试验两类。非梅毒螺旋体试验常用的有性病研究实验室试验（venereal disease research laboratory test，VDRL）和快速血浆反应素试验（rapid plasma regain test，RPR）等，敏感性高，特异性低，确诊需梅毒螺旋体试验。梅毒螺旋体试验包括荧光螺旋体抗体吸附试验（fluorescent treponemal antibody-absorption test，FTA-ABS）和梅毒螺旋体颗粒凝集试验（treponema pallidum particle agglutination，TPPA）等，快速、敏感、特异性强，但不能用于观察疗效、鉴别复发及再感染。非梅毒螺旋体血清学试验阴性，6 周后复查阳性者；梅毒螺旋体血清学试验阴性，4 周后复查阳性者；以及非梅毒螺旋体血清学试验阳性，梅毒螺旋体血清学试验阳性均提示近期感染，需要治疗。梅毒螺旋体血清学试验阳性而非梅毒螺旋体血清学试验阴性提示既往感染，对于以下 3 种情况需治疗：①过去未明确接受正规或足够治疗；②最近与已确诊梅毒患者有性接触史；③已接受正规治疗，但有临床或血清学复发证据者。

（3）脑脊液检查：用于诊断神经梅毒。

（4）先天性梅毒：胎儿有先天性梅毒体征，胎盘、羊水或脐血中找到梅毒螺旋体，体液中抗梅毒螺旋体 IgM 抗体阳性，脐血或新生儿血非梅毒螺旋体试验抗体滴度较母血增高 4 倍以上，均应考虑先天性梅毒。

除病历清楚记录既往曾接受规律抗梅毒治疗或梅毒血清学检查非螺旋体试验抗体滴度下降良好，

梅毒血清学检查阳性孕妇均视为梅毒患者。螺旋体试验用于产前梅毒筛查，若为阳性，应行非螺旋体试验。若非螺旋体试验阴性，应再次行螺旋体试验（首选 TPPA），最好用同一标本。若第 2 次螺旋体试验阳性，可确诊梅毒或既往梅毒病史。若第 2 次螺旋体试验阴性，对于低危孕妇且否认梅毒病史者，初次螺旋体试验则为假阳性。

4. 治疗　所有孕妇应在首次产检时筛查梅毒，高危孕妇妊娠晚期及临产前应再次筛查。对于有梅毒病史且既往接受规范治疗者，孕期不需要进一步治疗，否则应进行梅毒分期并根据梅毒分期进行治疗。妊娠早期和晚期应各进行 1 个疗程治疗，对于妊娠早期以后发现的梅毒，争取完成 2 个疗程的治疗，中间间隔 2 周。首选青霉素治疗。

（1）早期梅毒：苄星青霉素，240 万 U，单次，肌内注射；或普鲁卡因青霉素 120 万 U，肌内注射，每日 1 次，连用 10 日。青霉素过敏者首选脱敏治疗后再行青霉素治疗。脱敏无效者可采用红霉素 0.5 g 口服，每日 4 次，连用 14 日，或头孢曲松钠 1 g 肌内注射，每日 1 次，连用 10~14 日。

（2）晚期梅毒：苄星青霉素，240 万 U，每周 1 次，肌内注射，共 3 次；或普鲁卡因青霉素 120 万 U，肌内注射，每日 1 次，连用 20 日。脱敏无效者可采用红霉素 0.5 g 口服，每日 4 次，连用 30 日。

（3）神经梅毒：青霉素 300~400 万 U/4 h，静脉滴注或持续静脉滴注，连续 10~14 日；或普鲁卡因青霉素 240 万 U，每日 1 次，肌内注射，丙磺舒 500 mg，每日 4 次，口服，连续 10~14 日。

（4）先天性梅毒：新生儿应转新生儿科治疗。早期先天性梅毒（2 岁以内）的推荐方案如下。脑脊液异常者：①青霉素，10 万~15 万 U/kg 静脉给药；出生后 7 日以内，青霉素 5 万 U/kg，1 次/12 h，静脉滴注；出生 7 日后，5 万 U/kg，1 次/8 h，静脉滴注，连续 10 日；②普鲁卡因青霉素，5 万 U/kg，每日 1 次，肌内注射，连续 10 日。若治疗中断 1 日以上，应重新治疗。脑脊液正常者：

氨苄青霉素 5 万 U/kg，单次注射。对无条件检查脑脊液者，可按脑脊液异常者治疗。

（三）妊娠合并淋病

淋病（gonorrhea）是由革兰氏染色阴性的淋病奈瑟球菌引起的下泌尿生殖器黏膜炎症性疾患，发病率居我国 STD 首位。

1. 传播途径　淋病通过性接触传播，女性可由男性感染淋病后通过性接触直接传染，也可经污染的用具间接传染。感染主要局限于下生殖道，包括子宫颈、尿道、尿道旁腺和前庭大腺。孕妇感染后可累及绒毛膜、羊膜，导致胎儿感染，新生儿也可在分娩时发生产道感染。

2. 临床表现及对母儿的影响　感染者可出现阴道脓性分泌物增多，外阴瘙痒或灼痛，部分可偶有下腹痛，妇科检查见宫颈水肿、充血、触痛等子宫颈炎表现，有脓性分泌物自宫颈流出。也可有尿道炎、前庭大腺炎、输卵管炎和子宫内膜炎等表现。

妊娠期任何阶段的淋病奈瑟球菌感染对妊娠预后均有影响。妊娠早期感染可造成感染性流产和人工流产后感染，妊娠中晚期容易发生绒毛膜羊膜炎、宫内感染、胎儿窘迫、胎儿生长受限、死胎、胎膜早破和早产等。播散性淋病者的胎儿及新生儿围生期死亡率增高。1/3 胎儿通过未经治疗的产道时感染淋病奈瑟球菌，引起新生儿淋菌性结膜炎、肺炎，甚至出现败血症。若未及时治疗，结膜炎可累及角膜，形成角膜溃疡、穿孔或虹膜睫状体炎、全眼球炎而致失明。

3. 诊断

（1）病史：询问性病接触史及发病经过，以及配偶有无性病史及治疗经过，对高危人群应耐心收集病史，以免漏诊。

（2）体征：淋病感染的早期体征主要局限于下生殖道、泌尿道。妇科检查时注意尿道、尿道旁腺、前庭大腺有无炎症表现，宫颈口有无脓性分泌物。

（3）实验室检查：①分泌物涂片检查见中性粒细胞内有革兰氏阴性双球菌，即可做出初步诊断。②分泌物培养是目前筛查淋病的金标准。③聚合酶链反应技术检测淋病奈瑟球菌 DNA 片段。

4. 治疗　治疗原则为及时、足量、规范化应用抗生素。

推荐联合使用头孢菌素和阿奇霉素。首选头孢曲松钠 250 mg，单次肌内注射加阿奇霉素 1 g 顿服。淋病产妇分娩的新生儿应尽快用 0.5% 红霉素眼膏预防淋菌性结膜炎等，并预防性使用头孢曲松钠 25～50 mg/kg 单次肌内注射或静脉注射。

（四）妊娠合并尖锐湿疣

尖锐湿疣（condyloma acuminatum）是一种由人乳头瘤病毒（human papilloma virus，HPV）引起的以鳞状上皮疣状增生为主要表现的生殖道性传播疾病。近年来，尖锐湿疣发病率迅速升高，仅次于淋病，居第二位，且常与多种性传播疾病同时存在。最常见的病原体为 HPV6 和 HPV11 型。

1. 传播途径　性接触传播为主要途径。HPV感染的妇女所生新生儿在通过母体产道时可受 HPV 感染。婴幼儿感染 HPV6 型和 HPV11 型可引起呼吸道乳头状瘤。

2. 临床表现及诊断

（1）临床表现：外阴瘙痒、灼痛或性交后疼痛。病灶大小不一，单个或群集分布，表面呈分叶或棘刺状，湿润，基底较窄或有蒂，阴道损害可为扁平疣状。由于皮损排列分布的不同，外观上常表现为颗粒状、线状、重叠状、乳头瘤状、鸡冠状、菜花状、蕈状等不同形态。多发生于性交易受损部位，如阴唇后联合、小阴唇内侧、尿道口、阴道前庭，也可累及阴道及宫颈。妊娠期可促使疣体增殖，有的湿疣在妊娠末期或分娩后可自然缩小以至消退。

（2）诊断：典型尖锐湿疣可肉眼诊断。对不典型湿疣、病情加重，可行组织病理检查明确诊断。不建议行 HPV 检查。

3. 治疗　妊娠期生殖道尖锐湿疣虽然产后可能自行消退，但仍应积极治疗。①病变范围小或湿疣小时，可选用30%～40%的三氯醋酸局部用药，每周1次。②发生湿疣的范围大时，可采用激光、液氮冷冻、电灼等治疗方法。激光治疗后，很少会发生外阴肿胀及出血，也不会留下瘢痕，冷冻、电灼治疗也安全有效，可用于妊娠各期的女性。③如果湿疣比较大，而且有蒂，可通过手术将其切除。④妊娠合并尖锐湿疣不是剖宫产指征。若湿疣很大，遮盖了阴道口或堵塞阴道，致使阴道分娩受阻；或赘生物很脆，阴道分娩易导致局部组织裂伤，发生大出血时，可考虑行剖宫产。无论是阴道分娩还是剖宫产，产妇、新生儿都应严密随访。

（五）妊娠合并生殖道沙眼衣原体感染

沙眼衣原体（chlamydia trachomatis）引起的泌尿生殖系统感染是常见的性传播疾病之一，它不仅引起泌尿生殖道感染，也可引起新生儿肺炎及眼部感染。本病好发于年轻性活跃期。急性感染以尿道炎与宫颈炎为主。

1. 传播途径　主要为性接触传播，间接传播少见。孕妇生殖道感染后可发生垂直传播，有宫内感染、产道感染和产褥期感染3条途径。

2. 临床表现　以宫颈管炎、子宫内膜炎、尿路感染多见，严重者可有输卵管炎、盆腔炎等。少数孕妇可有脓性白带。妇科检查可见宫颈充血、接触性出血、糜烂和水肿，有黄色或脓性分泌物从宫颈管流出。

新生儿可经污染产道感染沙眼衣原体，主要表现为结膜炎与肺炎。

3. 诊断　无特殊临床表现者需实验室检查确诊。①细胞学检查：标本涂片后行吉姆萨染色，显微镜下可见上皮细胞内有包涵体，此方法简便，但敏感性、特异性差。②沙眼衣原体分离培养：为诊断衣原体感染的金标准。③沙眼衣原体抗原检测法：包括直接免疫荧光法和酶联免疫吸附法。④沙眼衣原体核酸检测：应用聚合酶链反应技术检测衣原体DNA，敏感性高但有假阳性可能。⑤血清抗体检测法。

4. 治疗　治疗沙眼衣原体感染多采用口服抗生素，妊娠期首选阿奇霉素1 g顿服，或阿莫西林500 mg口服，每日3次，连用7日。治疗3～4周后复查。治疗期间要求禁房事，并且性伴侣也应该参加检查和治疗。对可能感染的新生儿应及时治疗。红霉素50 mg/（kg·d），每日4次，连用10～14日，或阿奇霉素混悬剂20 mg/（kg·d），口服，每日1次，共3日，预防沙眼衣原体肺炎。可局部用0.5%红霉素眼膏涂于眼睑内预防新生儿沙眼衣原体结膜炎，若有沙眼衣原体结膜炎，可用1%硝酸银滴眼液滴眼。

（六）妊娠合并支原体感染

支原体（mycoplasma）是居于细菌和病毒之间、无细胞壁、能独立生存的最小微生物，至今已分离鉴定出160余种，从人体分离出至少16种，其中对人类有条件致病性且与人类生殖道感染有关的主要有解脲支原体（ureaplasma urealyticum，UU）、人型支原体（mycoplasma hominis，MH）及生殖道支原体（mycoplasma genitalium，MG）3种。

1. 传播途径　支原体主要通过性生活传播。支原体可存在于女性阴道、尿道口周围及宫颈外口中，也可引起母婴垂直传播。孕妇感染后，可经胎盘垂直传播或经生殖道上行扩散，引起宫内感染。也可于分娩过程中经污染的产道感染新生儿。

2. 临床表现与诊断

（1）临床表现：MH感染主要引起阴道炎、子宫颈炎和输卵管炎；UU多引起非淋菌性尿道炎；MG多引起子宫颈炎、子宫内膜炎、盆腔炎等。

（2）实验室检查：①支原体培养，取阴道和尿道分泌物联合培养，可获得较高阳性率，是目前宫内主要的确诊手段。②血清学检查，无症状妇女血清中解脲支原体和人型支原体血清特异性抗体水平低，再次感染后血清抗体水平可明显升高。③聚合酶链反应检测，此法较培养法更敏感、特异、快速，对临床诊断有一定参考价值。

3. 治疗　无症状者不需干预和治疗。有症状者首选阿奇霉素1 g顿服，替代疗法为红霉素500 mg，每日2次，连服14日。新生儿支原体感染多选用红霉素，剂量为 25~40 mg/（kg·d），分 4 次静滴或口服，用药 7~14 天。另外，因为生殖道支原体主要通过性接触传播，因此，在治疗时应夫妇双方同时进行，治愈率更高。

（王少帅）

第八节　妊娠合并泌尿系统疾病

妊娠期由于孕妇及胎儿代谢产物增多，肾脏负担加重，以及激素水平的变化，较非孕期更易出现泌尿系统感染（urinary tract infection，UTI）、慢性肾小球肾炎，以及原有肾病加重等变化。

☞ 典型案例（附分析）8-15
孕 4 月，尿急、尿频、尿痛 1 周

一、泌尿系统感染

妊娠期泌尿系统感染是孕期最常见的感染性疾病，高达 10% 的妊娠妇女受其影响，因此也被称为第二常见的妊娠疾病，仅次于贫血。主要分为 3 种临床类型：无症状菌尿症、急性膀胱炎和急性肾盂肾炎。

（一）妊娠期易感因素

1. 妊娠期肾体积约为非孕期的 1.3 倍，肾血浆流量（renal plasma flow，RPF）及肾小球滤过率（glomerular filtration rate，GFR）于妊娠早期开始增加，整个妊娠期维持高水平，而肾小管对葡萄糖的重吸收能力未相应增加，故孕妇饭后可出现糖尿，容易引起细菌的滋生和繁殖，导致泌尿系统感染。

2. 增大的子宫于骨盆入口处压迫输尿管，形成机械性梗阻，肾盂及输尿管扩张，因子宫多为右旋，故以右侧多见，且由于膀胱受压，易造成排尿不畅、尿潴留或尿液反流入输尿管，增加了患泌尿系统感染的概率。

3. 受妊娠期孕激素的影响，泌尿系统出现平滑肌张力降低、输尿管增粗及蠕动减弱，尿流缓慢，肾盂及输尿管自妊娠中期轻度扩张，膀胱对张力的敏感性减弱而发生过度充盈，排尿不完全，残余尿增多，为细菌在泌尿系统繁殖创造了条件。

（二）对妊娠的影响

急性泌尿系统感染所致的高热可引起流产、早产。若在妊娠早期，病原体及高热还可使胎儿神经管发育障碍。妊娠期急性肾盂肾炎有 3% 的可能发生中毒性休克。慢性肾盂肾炎发展为妊娠高血压的风险是正常孕妇的 2 倍。

（三）临床表现与诊断

妊娠期 UTI 可能没有症状，也可能出现下泌尿道或上泌尿道感染的症状。下泌尿道症状包括尿频、尿急、尿痛、耻骨上痛、血尿和尿失禁等，一般不伴全身症状，而上泌尿道症状包括腰痛、腰部叩击痛等。孕妇正常生理情况下可出现尿频症状，容易与病理性尿频混淆，与孕期血容量增加、胎头下降压迫膀胱有关，有时难以鉴别。

1. 无症状菌尿症（asymptomatic bacteriuria，ASB） 指间隔 2 次清洁中段尿标本中细菌数 $\geq 10^5$ cfu/mL，但无 UTI 的临床症状，发生率在孕期与非孕期相似，为 2%~13%。如果无症状菌尿症未经治疗，大约 40% 会发展为膀胱炎，30% 左右会发展为急性肾盂肾炎。行中段尿培养时，应取清晨或发热时的清洁中段尿检查，标本应尽量避免被阴道分泌物污染，导尿检查需要谨慎，因为有增加细菌侵袭的风险。为尽量减少检验结果假阳性，标本留取后宜尽快送检。通过尿培养可以发现可能致病的病原体，同时还可行药敏试验。若能够排除阴道分泌物的干扰，尿常规检查出现亚硝酸盐、白细胞、红细胞及蛋白阳性，往往提示存在 UTI 可能。

2. 急性膀胱炎（acute cystitis） 在孕期的发生率较低，常局限在下泌尿道感染，大部分患者初次尿培养检查是阴性，但可出现尿频、尿急、尿痛、血尿、夜尿增多和耻骨上不适，尿频、尿急有时容易与妊娠期生理改变相混淆。尿培养阳性或尿常规显示白细胞、红细胞升高，偶有尿蛋白阳性。

3. 肾盂肾炎（pyelonephritis） 是指肾盂黏膜及肾实质的急性感染，发生率为1%～4%，但是在无症状菌尿症孕妇中，发生率高达13%～40%。急性肾盂肾炎多见于妊娠中晚期和产褥期，常表现为发热、腰痛、肋部叩击痛，并有明显的菌尿，偶可伴恶心、呕吐、尿频和尿痛。需行尿培养检查，尤其对于住院的急性肾盂肾炎患者、初次治疗不敏感者和感染复发者。尿沉渣检查尿液细胞，若发现大量白细胞，则可能为急性肾盂肾炎，大量红细胞则可能为链球菌感染的肾小球肾炎。对体温超过39℃者须做血培养，如阳性应进一步做分离培养及药敏试验，血培养阳性者应注意发生感染性休克（septic shock）及弥散性血管内凝血。

（四）治疗

1. 一般治疗 注意休息，增强抵抗力，积极去除易导致UTI发生的各种高危因素，如肾结石、阴道炎等。

2. 抗生素治疗 因UTI多数为细菌感染所致，因此基本都需要抗生素治疗。对ASB及膀胱炎患者首选口服抗生素治疗，可选择敏感的二代或三代头孢菌素，一般建议连续治疗10～14天。治疗后1～2周复查尿培养，结果阴性为治愈；如果尿培养检查结果仍为阳性，要考虑更换抗生素，并持续治疗到产后6周。对于检测出为B族链球菌所致的UTI，首选青霉素G或氨苄西林；若青霉素过敏，可选用头孢唑啉或克林霉素；若均耐药，必要时可使用万古霉素；若患者为孕晚期，需用药至分娩。如果有尿培养药敏结果，应根据药敏结果使用抗生素治疗。孕妇抗生素的选择要考虑治疗效果，同时也要避免使用对胎儿有不良影响的药物，可选择头孢菌素类及青霉素类抗生素，而喹诺酮类、氨基糖苷类、氯霉素、四环素类抗生素应尽量避免使用，除非用药效果大于药物对胎儿的不良影响。因妊娠合并急性肾盂肾炎的病原菌多为大肠埃希菌，须住院予静脉滴注抗生素治疗2周左右，并定期进行尿常规和尿培养检查。

3. 其他治疗 因急性肾盂肾炎患者常伴有恶心、呕吐，易导致脱水，因此在治疗上应该补充足量液体，若存在水电解质及酸碱失衡，应积极纠正。患者体温过高时应予以物理降温或药物退热治疗，呕吐严重者可用止吐药对症处理。住院予静脉滴注抗生素治疗期间，需密切观察病情变化，预防发生肺水肿、成人型呼吸窘迫综合征等并发症。因急性肾盂肾炎可引起早产，需对病情进行评估，并早期进行干预治疗，故有内科并发症及严重并发症时需要相应专科会诊。孕期UTI很少需要外科手术治疗，如果明确诊断必须手术，应在孕中期进行；如果在晚孕期急诊手术，要考虑同时娩出胎儿。通常急性肾盂肾炎患者出院后继续口服抗生素1～2周以预防复发。完成治疗后7～10天复查尿培养，结果仍为阳性还要继续治疗，可使用头孢菌素、氨苄青霉素抑菌治疗；若尿培养结果为阴性，可每月做1次尿培养。大多数单纯性膀胱炎和ASB患者临床确诊UTI后，通过积极治疗可治愈。治愈标准为完成抗生素疗程后，细菌尿转阴，每周复查尿常规及尿培养，共2～3次，6周后再次追踪复查1次，若所有结果均未提示细菌尿，则临床上可视为治愈。

二、慢性肾小球肾炎

慢性肾小球肾炎（chronic glomerulonephritis）是一组以血尿、蛋白尿、水肿和高血压为基本临床表现的疾病。妊娠合并慢性肾小球肾炎占住院分娩的0.03%～0.12%。

（一）妊娠与慢性肾炎的相互影响

绝大多数病因不清，由多种病因、不同病理类型的原发性肾小球疾病发展而来，仅少数由急性链球菌感染后肾小球肾炎发展而来。其发病机制主要与原发病的免疫炎症损伤有关。妊娠期长时间的生理代偿性肾小球高灌注和高滤过，可造成肾小球器质性损害，加重原有肾小球病变；妊娠后，严重的肾小球病变不能维持肾小球内血流动力学平衡，较容易发生肾小球硬化和玻璃样变；妊娠期生理性血液的高凝状态也会加重原有肾小球病变。

（二）临床表现与诊断

既往有慢性肾炎病史，在妊娠前或妊娠 20 周前有持续性蛋白尿、血尿或管型尿，水肿、贫血、血压升高和肾功能不全者，均应考虑本病。但未行系统产前检查，既往无明确肾炎病史，在妊娠晚期出现蛋白尿、血压升高等症状者，易误诊为妊娠高血压。后者多在妊娠 20 周以后发病，病情往往有由轻到重的发展过程，尿中有蛋白，但多无细胞管型及颗粒管型，除非伴发弥散性血管内凝血时，一般无血尿，终止妊娠后病情恢复较快。

妊娠合并慢性肾炎者的尿常规示尿蛋白阳性，镜检有红细胞及颗粒管型，尿比重下降。患者常在孕前或妊娠 20 周前出现持续蛋白尿而发现本病，以肾病型的尿蛋白最多。在慢性肾炎晚期，肾小球多数毁坏，蛋白漏出反而逐渐减少，因此尿蛋白量的高低不能反映该病的严重程度，也不能以尿蛋白的多少作为引产的标准。

（三）治疗

1. 产科处理　血压正常，肾功能正常或轻度肾功不全者一般可以耐受妊娠。慢性肾炎病程长，已有明显高血压及中、重度肾功能不全的患者不宜妊娠。如病情较轻，仅有蛋白尿或蛋白尿伴有高血压，但血压不高，可按高危妊娠处理，增加产检次数继续妊娠。妊娠 32 周前至少每 2 周检查 1 次，32 周以后每周检查 1 次。

终止妊娠的周数根据病情而定。孕妇病情稳定，胎儿生长情况良好，可于妊娠 38 周终止妊娠。如孕妇出现难以控制的高血压及明显肾功能减退，或胎儿储备功能下降、宫内环境恶化，应适时终止妊娠。有胎儿宫内生长受限、羊水过少、胎盘功能减退者以剖宫产术为宜。

2. 一般处理　保证充足的睡眠和休息，避免劳累、感染等；饮食方面选择富含必需氨基酸的优质蛋白质，补充足量维生素，减少钠的摄入。

三、肾病综合征

妊娠合并肾病综合征（nephrotic syndrome in pregnancy，NSP）的发病率为 0.012% ~ 0.025%。子痫前期是妊娠晚期肾病综合征最常见的病因，其他病因有增生性或系膜毛细血管性肾小球肾炎、狼疮性肾炎、微小病变性肾病和糖尿病肾病等。NSP 的胎儿生长受限、早产、胎死宫内及低出生体重儿发生率增高。

（一）妊娠与肾病综合征的相互影响

目前 NSP 多被认为与移植免疫有关，由于胎盘与肾脏具有相同的抗原，滋养细胞抗体与肾脏抗原发生交叉反应，导致免疫复合物形成。由于免疫复合物沉积在肾小球、子宫和胎盘的毛细血管，通过一系列的损害反应致使肾小球受到损伤，基底膜通透性增加，大量蛋白质漏出，导致肾和子宫胎盘灌注不足。

（二）临床表现与诊断

肾病综合征典型的"三高一低"表现：大量蛋白尿、高度水肿、高脂血症及低蛋白血症。NSP 发病孕周小，对孕妇肾脏损害较大，严重的低蛋白血症引起胸腔积液、腹水，而且在终止妊娠前不可逆转，严重威胁孕妇的生命安全；同时子宫、胎盘因小动脉痉挛局部灌注不足，高脂血症造成胎盘血管急性粥样硬化，胎盘血管阻力增加，血流进一步减少，加之低蛋白血症引起胎儿宫内营养不良、生长受限，极易造成死胎和婴儿早产。

妊娠合并肾病综合征比单纯妊娠高血压的肾损害表现明显，肾功能异常的发生率明显增加。对孕产妇而言，除了肾病综合征本身的影响，更重要的是容易出现各种并发症，产后出血、腹水、子痫、视网膜脱离、胎盘早剥和脑水肿并发症的发生率均明显增高，且与妊娠高血压不一样的是发病年龄更轻、病情较重、进展更快，收缩压尚未显著升高就已经发生较严重的并发症，胎儿比其他子痫前期胎儿的预后更差。

（三）治疗

以综合治疗为主，解痉，降压，适当输注白蛋白提高胶体渗透压，利尿减轻水肿，糖皮质激素抑制免疫反应。如治疗效果不满意，应及时终止妊娠。

一旦拟诊肾病综合征，应给予硫酸镁解痉，硝苯地平降压，输注白蛋白。经上述处理后，如症状缓解、血压下降、肾功能无损伤且无其他并发症发生，可继续妊娠至足月顺产或剖宫产；经上述处理后症状不缓解、血压仍持续升高出现重度子痫、肾功能损害者应立刻终止妊娠。

关于糖皮质激素的选择，以选择泼尼松为宜，因该药不经肝代谢，可直接入血液循环发挥作用，药效快，水钠潴留不良反应小，对胎儿无影响。而地塞米松入血需经肝脏代谢发挥作用，所以明显影响疗效。应用泼尼松后孕周明显延长，肾功能损害明显减少，而且可以有效降低新生儿肺透明膜病变等严重并发症的发生。

（蔡圣芸　古　航）

数字课程学习

⬇ 教学PPT　　　✎ 自测题

第九章

正常分娩

关键词

分娩　　胎儿　　分娩机制　　枕先露

骨盆　　临产　　产程

思维导图

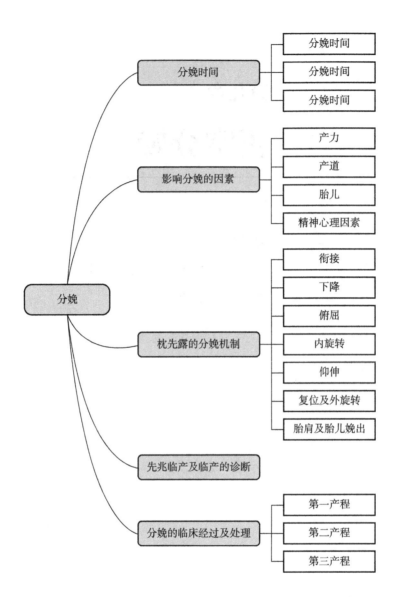

胎儿和附属物达到196天（28周）后从产道移出的全过程称作分娩（delivery）。妊娠的孕周以7天为一个单位，按照分娩时间分为：早产（premature delivery），孕满28周，≤37周（196～258日）；足月产（term delivery），＞37周，＜42周（259～293日）；过期产（postterm delivery），≥42周（294日）。美国妇产科医师学会发布以39周定义为真正的足月，我国择期剖宫产已确定为39周后。

分娩发动的原因目前仍不清楚，不能用单一机制来解释，是多因素共同作用的结果，如炎症反应学说、内分泌控制理论、机械性刺激、子宫功能性改变，它们使子宫由静息状态变为活跃状态，从而促进宫颈成熟和调节子宫收缩，启动分娩。

一、影响分娩的因素

分娩能否顺利取决于四大要素：产力、产道、胎儿和精神心理因素。骨盆轴和骨盆倾斜度也会有一定的影响。

骨盆轴（pelvic axis）为假想连接骨盆各平面中点曲线形成的轴（向下后—向下—向下前），分娩或助产时沿骨盆轴娩出胎儿（图9-1）。

骨盆倾斜度（inclination of pelvis）为人体直立时骨盆入口与地平面形成的60°角度。体位改变，骨盆倾斜度也改变，倾斜度过大将影响胎头衔接（图9-2）。

分娩时，除骨产道和胎儿大小到分娩时已为固定因素，其余都会互相作用和影响，也包括胎位。正常分娩指胎儿从阴道自然娩出。手术产解决难产和母儿异常状况，包括阴道助产与剖宫产。

（一）产力

将胎儿和附属物逼出子宫宫腔和产道的力量，包括子宫收缩力（宫缩）、腹肌及膈肌收缩力和肛提肌收缩力。

1. 子宫收缩力（宫缩）　是临产后贯穿于分娩全过程的主要力量。有以下特点。

（1）节律性：也称阵缩或阵痛，是临产的重要标志。进行期的宫缩由弱渐强，极期是宫缩在顶峰后维持一定时间，随后进入退行期，宫缩由强逐渐减弱，直至消失，子宫肌肉松弛进入间歇期。

初期临产时宫缩持续约30 s，间隙5～6 min，宫缩持续时间随着产程进展逐渐增加，宫缩强度随产程进展逐渐增加。宫口开全（10 cm）后宫缩间歇期仅1～2 min，持续时间可达60 s，产妇反复宫缩直至胎儿娩出。

产程进展时，宫腔压力随宫缩增强发生变化，直接关乎胎盘绒毛间隙血流灌注。宫腔压力在临产时为25～30 mmHg，进入宫口扩张期末（第一产程末）为40～60 mmHg，胎儿娩出的极期宫缩（第二产程）高达100～150 mmHg。持续的没有间歇的宫缩，子宫肌壁血窦及胎盘受压，血流量减

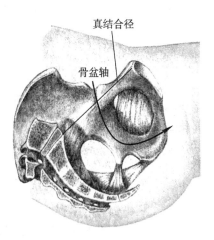

图 9-1　骨盆轴

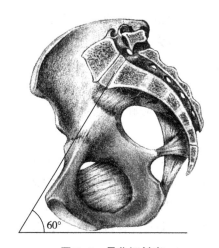

图 9-2　骨盆倾斜度

少，影响胎儿宫内状况。正常情况下，宫缩后可以有一个松弛期，为宫缩间歇，此时的宫腔压力仅有 6~12 mmHg，子宫血流量得到恢复，胎盘绒毛间隙血流重新充盈，胎儿在宫内得到充足的氧气供应，产妇也可以适度地休息。

（2）对称性及极性：对称性指子宫角处的两极为宫缩的起点，正常以微波方式向子宫底的中部集中并向下段扩散，左右对称并可均匀、协调地扩展至整个子宫。极性指宫缩在底部最强而持久，几乎为下段的两倍，向下逐渐减弱。

（3）子宫的缩复作用：指肌纤维的变化。宫体部平滑肌纤维在子宫收缩时变宽、短，间歇时松弛的肌纤维不能恢复到原先的长度，反复收缩使肌纤维越变越短，肌壁增厚，宫颈管逐渐缩短，宫腔容积逐渐变小，迫使胎先露部下降。

2. 腹肌及膈肌收缩力（腹压）　是宫口开全后的重要辅助力量。进入第二产程后，胎先露可以压迫盆底组织及直肠，每次宫缩时腹内压增高，反射性地引起排便，产妇主动屏气用力，在宫口开全的末期共同促使胎儿娩出。

3. 肛提肌收缩力　会阴部向上的力量，协助胎先露部在骨盆内完成内旋转以及胎头仰伸和娩出；第三产程时有助于胎盘娩出。

（二）产道

产道包括骨产道及软产道，是胎儿从母体娩出的通路。

1. 骨产道（真骨盆）　与分娩密切相关，是产道的重要组成部分，分为 3 个假想平面。

（1）骨盆入口平面（pelvic inlet plane）：呈横椭圆形，是真假骨盆的交界面。由前方的耻骨联合上缘、两侧髂耻缘、后方骶岬上缘组成。分为 4 条径线（图 9-3）。

入口前后径（真结合径）的平均距离约 11 cm，关系到胎先露衔接，起于耻骨联合上缘中点，止于骶岬前缘正中。左右髂耻缘间最大横径距离约 13 cm，为横径。斜径为两侧骶髂关节至髂耻隆突间的距离，约 12.75 cm。

（2）中骨盆平面（mid plane of pelvis）：为纵椭圆形的骨盆最狭窄区域，由两侧坐骨棘、前方耻骨联合下缘、后方骶骨下端组成（图 9-4）。

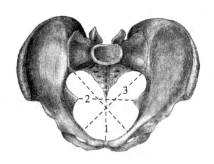

图 9-3　骨盆入口各径线
1. 前后径11 cm；2. 横径13 cm；3. 斜径12.75 cm

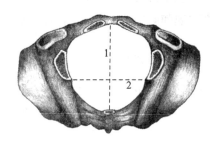

图 9-4　中骨盆平面各径线
1. 前后径11.5 cm；2. 横径10 cm

耻骨联合下缘中点通过两侧坐骨棘连线中点至骶骨下端间的距离是中骨盆前后径，约 11.5 cm。横径也称坐骨棘间径，为两侧坐骨棘间的距离，约 10 cm，参与胎先露内旋转。

（3）骨盆出口平面（pelvic outlet plane）：由两个不在同一平面的三角形组成。共同底边称坐骨结节间径；前三角的顶端为耻骨联合下缘，左右为耻骨降支；后三角的顶端为骶尾关节，左右为骶结节韧带；由 4 条径线组成（图 9-5）。

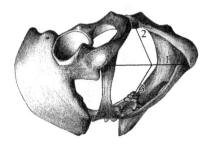

图 9-5　骨盆出口平面各径线（斜面观）
1. 出口横径；2. 出口前矢状径；3. 出口后矢状径

与分娩关系密切的为出口横径（坐骨结节间径），是两坐骨结节末端内缘的距离，约 9 cm。耻骨联合下缘至骶尾关节间出口前后径距离约 11.5 cm；耻骨联合下缘中点至坐骨结节间径中点为出口前矢状径距离，约 6 cm。坐骨结节间径中点至骶尾关节间的出口后矢状径距离约 8.5 cm。当出口横径稍短时，需要测量后矢状径，当两者（出口横径与后矢状径）之和大于 15 cm，胎头可经阴道自三角区娩出。

2. 软产道　为弯曲通道，由子宫下段、宫颈、阴道及骨盆底软组织构成。

（1）妊娠期子宫下段形成：由宫颈管最狭窄（非妊娠时长约 1 cm）的解剖学与组织学内口随着妊娠进展肌壁变薄逐渐拉长而成，至临产后达 7～10 cm，成为软产道的一部分（图 9-6）。缩复作用使子宫上段肌壁纤维变厚，下段肌壁变薄，厚薄不同的上下段子宫内面形成生理性缩复环（physiologic retraction ring），呈环状隆起（图 9-7）。

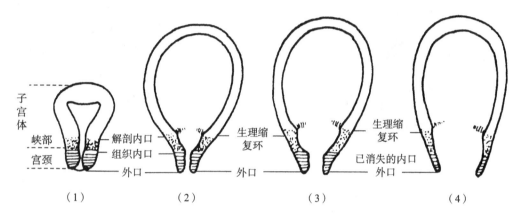

图 9-6　子宫下段形成及宫颈管扩张图
（1）非妊娠子宫；（2）足月妊娠子宫；（3）分娩第一产程妊娠子宫；（4）分娩第二产程妊娠子宫

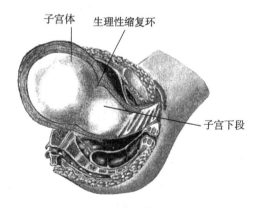

图 9-7　生理性缩复环

（2）宫颈管消失（effacement of cervix）及宫口扩张（dilatation of cervix）：初产妇通常是先宫颈管消失，随后是宫颈口扩张，经产妇一般是消失与扩张同时进行（图 9-8）。临产前，初产妇宫颈管长 2～3 cm，经产妇相对较短。临产后，由于胎先露、前羊膜囊直接压迫和宫缩的牵拉，宫颈内口向上向外扩张成漏斗状，逐渐短缩直至消失。

临产前，初产妇宫颈外口紧，可容一指尖；经产妇宫颈外口松，可容一指。临产后，子宫收缩及缩复向上牵拉，使宫口扩张。宫缩时胎先露衔接前，羊水不能回流，子宫下段蜕膜发育差，胎膜易与子宫下段的蜕膜分离，挤压向宫颈管突出，形成前羊膜囊，前羊膜囊发挥"楔子"作用，协同扩张宫口。

胎膜受力不均，多在宫口近开全时自然破裂。胎膜破膜后胎先露部直接压迫宫颈，产程迅速进展，宫颈口明显扩张，当宫口开全（10 cm）时，妊娠足月胎头可以通过。

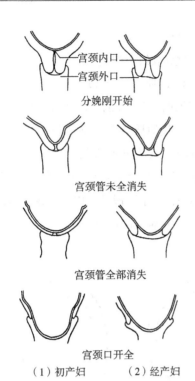

宫颈内口
宫颈外口
分娩刚开始

宫颈管未全消失

宫颈管全部消失

宫颈口开全
（1）初产妇　　（2）经产妇

图 9-8　宫颈管消失与扩张

（3）骨盆底组织、阴道及会阴的变化：妊娠期阴道及骨盆底的结缔组织和肌纤维增生肥大，血管变粗，血运丰富，组织变软，具有更好的伸展性。

产程进展中前羊水囊扩充和胎先露部下降使阴道上部皱襞消失扩张，软产道下段形成长筒（向前向上弯曲）。胎膜破裂后胎先露压迫骨盆底，肛提肌纤维拉长向下扩展，会阴变薄（2~4 mm）利于胎儿娩出。分娩时会阴体扩张不足和承受压力太大有可能导致会阴裂伤。

（三）胎儿

胎位、胎儿的大小及有无造成分娩困难的畸形是影响分娩及决定分娩方式的重要因素。主要通过超声检查来评估胎儿大小及发现是否有畸形存在。

1. 大小　是决定分娩方式的重要因素之一。胎儿过大的胎头径线可造成头盆不称，导致难产（图 9-9）。

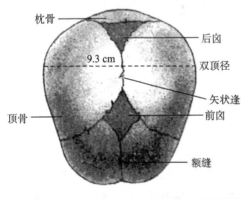

枕骨
后囟
9.3 cm
双顶径
矢状逢
顶骨
前囟
额缝

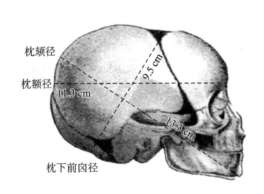

枕颏径
枕额径
11.3 cm
9.5 cm
13.3 cm
枕下前囟径

图 9-9　胎儿颅骨、颅缝、囟门及径线

胎头主要径线的测量及长度见表 9-1。

胎头颅骨由 7 块骨头组成，顶骨、额骨、颞骨各 2 块，枕骨 1 块。胎头有 4 条径线，足月时的测量数值为阴道分娩提供依据。

（1）枕下前囟径（小斜径）：前囟中央到枕骨隆突相连处下方的距离，约 9.5 cm，胎头俯屈后在此径上通过产道。

（2）枕颏径（大斜径）：颏骨下方中央到后囟顶部间的距离，约 13.3 cm。

（3）双顶径（biparietal diameter，BPD）：两侧顶骨隆突间的距离，约 9.3 cm，为胎头最大横径，

表 9-1　胎头各径线的测量及长度

名称	测量方法	长度（cm）
双顶径（BPD）	两顶骨隆突间的距离，为胎头最大横径	9.3
枕额径	鼻根上方至枕骨隆突间的距离	11.3
枕下前囟径	前囟中央至枕骨隆突下方的距离	9.5
枕颏径	颏骨下方中央至后囟顶部的距离	13.3

用于判断胎儿大小，B型超声可以测量。

（4）枕额径：在此径上胎头衔接，为鼻根上部到枕骨隆突间的距离，约11.3 cm。

颅缝是颅骨间膜样缝隙，矢状缝在两块顶骨间，冠状缝在顶骨与额骨间，人字缝在枕骨与顶骨间，颞骨与顶骨间有颞缝，两额骨间为额缝。在颅缝交界处，胎头前方菱形的较大空隙为大囟门（前囟门），胎头后方三角形的较小空隙为小囟门（后囟）。

软组织覆盖在颅缝与囟门上，使骨板有可塑性的活动余地。分娩时，过熟儿颅骨硬，可塑性差，常发生难产；足月孕时胎头颅骨轻度重叠，头颅变形及缩小有利于胎儿娩出。

2. 胎方位　骨盆轴（纵行产道）与胎儿纵轴（纵产式）一致的头先露或臀先露容易通过产道。阴道检查可扪清矢状缝和囟门，确定胎方位。枕先露胎头娩出时，颅骨重叠、胎头变形、周径变小，胎儿较臀先露时更易于娩出。胎臀先露时，臀部比胎头小且软，先娩出使软产道扩张不完全，后娩出胎头时颅骨变形机会小，往往娩出困难。对于胎体纵轴与骨盆轴垂直的肩先露，母儿损伤机会大，妊娠足月胎儿多不能通过产道，分娩更困难。

3. 胎儿畸形　胎儿联体双胎、脑积水、内脏膨出等多发畸形，由于产道空间小，多无法通过。

（四）精神心理因素

分娩过程中，机体发生一系列变化，产妇产生持久强烈的应激，影响产力聚集。产前可以通过孕妇学校耐心讲解分娩的生理过程，消除产妇的焦虑及恐惧心理；分娩过程中，通过导乐、家属、医务人员的陪伴给予心理支持，疏导产妇的精神心理状况。第一产程时指导产妇休息并向其提供热量；分娩时指导产妇呼吸及躯体放松，使其密切配合医护人员，顺利度过分娩期。

二、枕先露的分娩机制

分娩机制（mechanism of labor）是指胎先露在通过产道时，为适应骨盆各个平面的不同形态被动地进行一系列适应性转动，以其最小径线通过产道的全过程。临床上枕先露以枕左前最常见。

分娩机制以枕左前位为例来描述（图9-10）：胎儿适应性转动，从衔接开始，经过下降、俯屈、内旋转、仰伸、复位、外旋转及肩娩出等连续过程娩出。胎儿娩出的首要条件是下降，贯穿分娩全程。

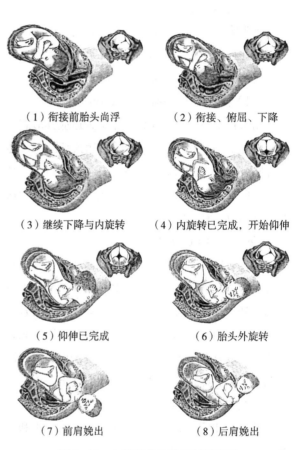

（1）衔接前胎头尚浮　（2）衔接、俯屈、下降

（3）继续下降与内旋转　（4）内旋转已完成，开始仰伸

（5）仰伸已完成　（6）胎头外旋转

（7）前肩娩出　（8）后肩娩出

图9-10　左枕前位分娩机制示意图

（一）衔接（engagement）

预产期前7~14天内的多数初产妇，以及临产后的经产妇，胎头开始衔接。衔接指胎头双顶径以及颅骨最低点邻近或达到坐骨棘水平，并通过骨盆入口平面。半俯屈的胎头以大于骨盆入口前后径的枕额径在骨盆入口，矢状缝在骨盆入口右斜径上，骨盆左前方为胎儿枕骨。临产后，初产妇胎头没有衔接时需高度怀疑有头盆不称。

（二）下降（descent）

下降指沿骨盆轴向前的动作，是判断产程进展的重要标志，也是胎儿娩出的首要条件，与其他动作相伴随，贯穿于整个分娩过程。子宫收缩时胎头向下移动，间歇时胎头又稍回缩，避免胎头和母体产道受压，引起并发症。经产妇软组织阻力小、宫口扩张快，胎头下降速度较初产妇快。

（三）俯屈（flexion）

胎头降至骨盆底有肛提肌阻力，使半俯屈状态的胎头在杠杆作用下俯屈，下颏靠近胸部，枕下前囟径代替枕额径适应产道继续下降。

（四）内旋转（internal rotation）

胎头在第一产程末完成。胎头为适应其形态下降至骨盆底时，枕部沿骨盆纵轴向前旋转45°，达耻骨联合后方，矢状缝与中骨盆及骨盆出口前后径一致。内旋转是为了适应前后径大于横径的中骨盆及骨盆出口，利于胎头下降。

（五）仰伸（extention）

内旋转后胎头仰伸时，双肩径已经沿左斜径到达骨盆入口。宫缩和腹压增加利于俯屈的胎头下降至阴道外口，连同肛提肌收缩，合力将胎头沿骨盆轴下段向下前方转动，胎头枕骨下部到达耻骨联合下缘时，以耻骨弓为支点，使胎头逐渐仰伸，依次以头顶、额、鼻、口、颏自会阴前方娩出。

（六）复位（restitution）

胎头娩出后，枕部再向左旋转45°，胎头和肩恢复正常位置。胎儿右（前）肩向前及中线旋转45°，继续下降，骨盆出口前后径与双肩径一致。

（七）外旋转（external rotation）

胎头枕部在阴道口外继续向左旋转45°，保持垂直的胎头与胎肩与骨盆前后径一致。

（八）胎肩

胎头完成外旋转后，胎儿右前肩在耻骨弓下先娩出，左后肩后娩出。

（九）胎儿娩出

胎儿双肩娩出后，胎体及下肢随之顺利娩出，完成分娩全部过程。

三、先兆临产及临产的诊断

分娩发动前，产妇会出现各种症状来预示临产。

（一）先兆临产（threatened labor）

先兆临产预示即将临产。

1. 假临产（false labor）　在分娩发动前出现不规律的子宫收缩。表现为间歇时间长，持续<30 s，时有时无，频率不一致，强度不增加，常在夜间出现、清晨消失；强镇静药物能抑制子宫收缩；不伴有宫颈管短缩和宫口扩张。

2. 胎儿下降感（lightening）　因胎头衔接和下降，宫底位置下降，孕妇自觉上腹部较前舒适，进食量较前增多，呼吸较前轻快。

3. 见红（show）　分娩即将开始的征象。在临产前1~2天内（少数7天内），部分产妇宫颈内口附近的胎膜与子宫壁剥离，毛细血管破裂、有少量出血，与宫颈管内黏液栓相混，经阴道排出。

妊娠晚期阴道流血超过月经量应考虑宫颈疾病、前置胎盘、胎盘早剥等异常出血。

（二）临产（in labor）

1. 子宫收缩逐渐增强并规律（间歇5~6 min，持续约半分钟），强镇静药物无法阻止宫缩。

2. 伴宫颈管逐渐消失和宫口扩张，胎先露部下降。

采用Bishop评分法（表9-2）可以评估宫颈成熟度和试产的成功率。满分为13分，>9分为成功，7~9分的成功率为80%，4~6分的成功率为50%，≤3分均失败。

为确定是否临产，可以监测宫缩情况，了解宫颈长度、位置、质地、扩张情况及先露高低。

四、分娩的临床经过及处理

分娩全过程为总产程（total stage of labor），指从规律宫缩到胎儿胎盘娩出的全过程。为便于观察，分为3个产程（labor）。

宫颈口扩张期指规律宫缩开始直至宫口开

表 9-2　Bishop 宫颈成熟度评分法

指标	分数			
	0	1	2	3
宫口开大（cm）	0	1~2	3~4	≥5
宫颈管消退（%）（未消退为 2~3 cm）	0~30	40~50	60~70	≥80
先露位置（坐骨棘水平 =0）	-3	-2	-1~0	+1~+2
宫颈硬度	硬	中	软	
宫口位置	朝后	居中	朝前	

全（10 cm）的阶段，也称第一产程（first stage of labor）。第一产程又分为潜伏期和活跃期。潜伏期是宫口缓慢扩张的阶段，初产妇不超过 20 h，经产妇不超过 14 h。活跃期是宫口加速扩张的阶段，在宫口 4~6 cm 时进入活跃期，宫口扩张速度应≥0.5 cm/h。

胎儿娩出期指宫口开全到胎儿娩出的阶段，也称第二产程（second stage of labor）。初产妇不超过 3 h（镇痛分娩时不超过 4 h），经产妇不超过 2 h（镇痛分娩时不超过 3 h）。

胎盘娩出期指胎儿娩出到胎盘胎膜剥离和娩出的阶段，也称第三产程（third stage of labor），正常情况下小于 30 min（一般 5~15 min）。

（一）第一产程

正式临产至宫口开全（10 cm），初产妇第一产程需 11~12 h。

1. 临床表现　有规律宫缩、宫颈扩张、胎先露下降及胎膜破裂。

（1）规律宫缩：产程初期，宫缩持续时间约 30 s 且弱，间歇 5~6 min。随产程进展，持续 50 s~1 min，时间渐长且强度增加，间歇期 2~3 min，逐渐缩短。宫口接近开全时，宫缩持续达 60 s 或更久，间歇期可短至 60~120 s。

（2）宫口扩张（dilatation of cervix）：宫颈管变软、变短、消失，宫颈展平和逐渐扩大，阴道检查或肛门指诊确定宫口。宫口扩张 4~6 cm 进入活跃期后，平均 1 h 扩大≥0.5 cm，快速扩大直至宫颈

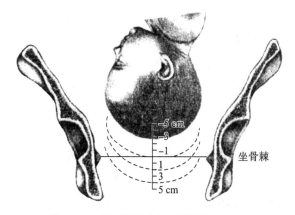

图 9-11　阴道检查判断先露高低示意图

边缘消失，宫口开到 10 cm（宫口开全），软产道的子宫下段及阴道扩张加大利于胎儿娩出。

（3）胎先露下降：宫口开大 4~6 cm 后，胎先露下降迅速。通过阴道检查或肛查了解胎头颅骨最低点，通过胎头径线判断胎方位。临床上以坐骨棘为标志来判断胎头的下降，决定能否经阴道娩出胎儿（图 9-11）。

（4）胎膜破裂（rupture of membranes）：简称破膜。胎儿先露部衔接后，将羊水分隔成前、后两部分，在胎先露部前面的羊水，称前羊水，约 100 mL。前羊水囊在宫缩时楔入宫颈管内，有助于扩张宫口。宫腔内压力增大到一定程度，胎膜可自然破裂，羊水流出。胎膜破裂一般发生在胎儿先露部衔接后、宫口近开全时。

2. 产程观察及处理

（1）产程观察及处理：子宫收缩，包括宫缩

频率、强度、持续时间、间隙时间、子宫放松情况。产程中必须连续定时观察并记录，掌握其规律，指导产程进行。检测宫缩最简单的方法是助产人员将手掌放于产妇腹壁上，宫缩时感到宫体部隆起变硬，间歇期松弛变软。用胎儿监护仪描记宫缩曲线，可以看出宫缩强度、频率和每次宫缩持续时间，是反映宫缩的客观指标。

监护仪有两种类型。我国临床最常用外监护（external electronic monitoring），适用于临产后的任何阶段。在产妇腹壁宫体近宫底部固定宫缩压力探头，连续描记 40 min，有效产力为 10 min 内有 3～5 次宫缩，＞5 次被定义为宫缩过频。

内监护（internal electronic monitoring）在我国使用不多，结果较外监护准确，适用于胎膜已破、宫口扩张 1 cm 及以上者。将内电极固定在胎儿头皮上，测定宫腔静止压力及宫缩时的压力变化，通过宫口进入羊膜腔内的塑料导管内充满液体，外端连接压力探头，记录宫缩产生的压力。但内监护可引发宫腔内感染，电极可能导致胎儿头皮损伤，使用时需每 2 h 测量产妇体温，若破膜超过 12 h 未分娩，可给予抗生素预防感染。

（2）胎心和产程观察及处理：胎心监测是产程中极为重要的观察指标。

1）胎心监测：使用多普勒胎心听诊器，应在宫缩间歇时听取胎心。潜伏期应 1～2 h 听诊一次，活跃期时应每 15～30 min 听诊一次，每次听诊 1 min。对于有妊娠风险的母亲和宫内状况异常的胎儿，应当使用胎儿监护仪观察胎心率变异及其与宫缩、胎动的关系。

2）产程观察处理：需测量产妇生命体征，调动产妇的积极性，有助于顺利分娩。严密观察血压变化，宫缩时血压可升高 5～10 mmHg，间隙期恢复，若发现异常，应及时给予相应处理。产妇有合并症或并发症时，还应监测呼吸、氧饱和度及尿量等。观察有无异常阴道流血。

给予产妇精神支持，并指导其合理进食，注意休息，保证体力。鼓励产妇每 2～4 h 排尿一次，以利于胎头下降。

3）宫口扩张及胎先露下降：阴道检查必须在严密消毒后进行，有取代肛门检查的趋势，可以直接触清宫口边缘扩张情况，准确评估宫颈软硬度、厚薄，宫颈管消退及宫口扩张程度，是否破膜，骨盆腔大小。若先露为头，还需了解矢状缝及囟门，确定胎方位以及胎头下降程度。轻度头盆不称经试产 4 h、产程进展缓慢时，应及时阴道检查。当发现胎膜破裂，应立即听胎心，并观察羊水性状和流出量，查看有无宫缩，同时记录破膜时间。

（二）第二产程

正确的评估和处理对母儿结局至关重要，应重点关注产妇情况，同时关注胎心监护、宫缩、胎头下降及有无头盆不称等。应在适宜的时间点选择正确的产程处理方案。初产妇第二产程不超过 3 h，经产妇不超过 2 h，初（经）产妇镇痛分娩可再延长 1 h。

1. 临床表现　胎膜未破影响胎头下降，应在宫缩间隙人工破膜。胎头下降，盆底组织受压，产妇向下屏气用力。胎头拨露（head visible on vulval gapping）指宫缩时胎头露于阴道口，宫缩间隙时胎头回缩至阴道。胎头着冠（crowning of head）指胎头双顶径通过骨盆出口，宫缩间歇时胎头也不回缩（图 9-12）。随产程进展，耻骨弓下胎头枕骨露出，胎儿开始仰伸，胎头各部相继娩出后，胎头复位及外旋转，前、后肩顺利娩出。经产妇完成上述动作仅需几次宫缩，能短时完成分娩。

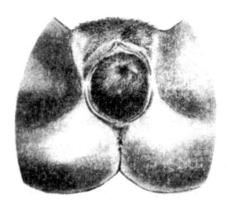

图 9-12　胎头着冠

2. 产程观察及处理

（1）密切监测胎心：第二产程宫缩频而强，胎儿易急性缺氧，应每 5 ~ 10 min 听 1 次胎心，可予持续胎儿监护仪监测。若发现胎心变化，应立即行阴道检查，尽快娩出胎儿。

（2）指导产妇：检测宫缩，指导产妇屏气和正确使用腹压。使产妇双足蹬于产床上，双手拉紧产床把手，宫缩时深吸气增加腹压，如排便样向下屏气用力。宫缩间歇时，产妇休息、呼气并使全身肌肉放松。

（3）接产准备：初产妇宫口开全、经产妇宫缩规律有力且宫口扩张 6 cm 时，应将产妇送至分娩室，让产妇坐于特制产椅上或仰卧于产床，坐或卧位分娩，两腿屈曲分开，露出外阴部，用聚维酮碘（povidone iodine）按照先大阴唇，然后小阴唇、阴阜和大腿内上 1/3，最后会阴及肛门周围的顺序，依次消毒，臀部下方铺无菌巾。新生儿使用的辐射台提前预热。

1）会阴评估：在接产前应正确判断产妇是否有会阴水肿、过紧、缺乏弹性，耻骨弓过低，胎儿过大等，也应避免胎儿娩出过快造成会阴撕裂。

2）接产要领：保护会阴并协助胎头俯屈，让胎头以最小径线（枕下前囟径）在宫缩间歇时缓慢通过产道是预防会阴撕裂的关键，产妇屏气必须与接产者配合。胎肩娩出时应注意保护好会阴。

3）接产步骤（图 9-13）：会阴部铺盖无菌巾，当胎头拨露使阴唇后联合紧张时，产妇右侧的接产者开始保护会阴。接产者右肘支于产床上，利用手掌大鱼际肌护住会阴部，宫缩时应向上内方托起，同时用左手协助胎头俯屈，下压胎头枕部使胎头缓慢下降。宫缩间歇时，为防止压迫过久、过紧引起会阴水肿，应放松保护会阴的右手。

胎头枕部在耻骨弓下时，接产者左手按分娩机制协助胎头仰伸。为避免过强的产力引发会阴撕裂，在宫缩强时应消除腹压，嘱产妇呼气，在宫缩间歇时稍向下屏气帮助胎头缓慢娩出。

胎头娩出时若发现脐带绕颈且较松，可用手将

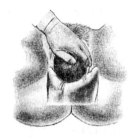 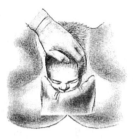
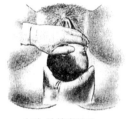 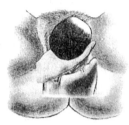

（1）保护会阴，协助胎头俯屈　　（2）协助胎头仰伸

（3）助前肩娩出　　　　　　　　（4）助后肩娩出

图 9-13　接产步骤

脐带从胎头褪下或顺胎肩推上。若脐带绕颈两周及以上或过紧，应立刻用两把血管钳夹住脐带并从中间剪断以快速松解，注意防止伤及胎儿颈部。

胎头娩出后不应急于娩出胎肩，右手仍不能移开以保护会阴。在胎儿胸部娩出后，为减少吸入羊水和血液，可以左手先从鼻根向下颏挤出口鼻腔内的黏液和羊水。最后使胎儿双肩径与骨盆出口前后径相一致，接产者协助胎头复位及外旋转，左手向下轻压胎儿颈部，协助前肩从耻骨弓下娩出，再从会阴前缘缓慢娩出后肩。双肩娩出后保护会阴的右手方可离开会阴，双手协助胎体及下肢以侧位娩出。

4）会阴切开术（episiotomy）指征：母儿有病理情况急需结束分娩；估计分娩时可能因会阴过紧或胎儿过大造成会阴撕裂。包括会阴后 - 侧切开术和会阴正中切开术两种式式。

会阴左侧后 - 侧切开术（postero-lateral episiotomy）：实施阴部神经阻滞及局部浸润麻醉。宫缩间歇时，术者以左手示、中两指撑起会阴后联合中线向左侧阴道壁，右手用钝头直剪自会阴后联合中线向左侧 45° 剪开会阴，长 4 ~ 5 cm，切开后用湿纱布压迫止血，胎盘娩出后立即缝合。

会阴正中切开术（median episiotomy）：此处剪开组织及出血少，术后局部肿胀及疼痛轻微，切口愈合快；但可能发生切口延长撕裂至肛门括约肌的风险。因此胎儿大、初学接产者不宜采用。方法：用局部浸润麻醉，宫缩时术者用剪刀垂直在会阴后联合正中剪开 1～2 cm。胎儿娩出前用湿纱布压迫止血，胎盘娩出后恢复解剖结构，缝合切口。

5）延迟结扎脐带：推荐对 <37 周早产儿延迟结扎脐带至少 60 s，有利于胎盘与新生儿间血液转运，维持早产儿循环稳定性，增加血容量，并有助于减少脑室内出血。

（三）第三产程

正确处理娩出的新生儿，仔细检查胎盘完整性，预防产后出血等。

1. 临床表现　胎儿娩出后，子宫收缩使宫腔容积缩小，子宫壁与胎盘间发生错位剥离，并从阴道娩出。

胎盘剥离的指征：①宫底升高，宫体变硬呈球形达脐上；②阴道有少量流血；③外露阴道口的脐带向下自行延长；④宫缩时，用手掌在产妇耻骨上方轻压子宫下段，宫体上升而外露脐带不回缩。

胎盘剥离与排出包括：①胎儿面娩出（希氏，常见），特点是胎盘先排出，随后少量阴道流血；②母体面娩出（邓氏，少见），特点是先有较多阴道流血，胎盘后排出。

2. 新生儿处理

（1）清理呼吸道：胎儿面部及胸部娩出后擦拭断脐，避免吸入性肺炎，吸球吸除口鼻中的黏液。确认新生儿呼吸道通畅但未啼哭时，可用手轻拍其足底和抚摸背部。新生儿大声啼哭后处理脐带。

（2）处理脐带：用两把血管钳相隔 2～3 cm 钳夹脐带，在中间剪断。在距脐根 0.5 cm 处用无菌粗线或血管钳、气门芯、脐带夹结扎，挤出残余血液，消毒脐带根部及其周围，以无菌纱布覆盖包扎。为防止皮肤灼伤，消毒液不可接触新生儿皮肤；处理脐带时新生儿应放辐射台上保暖。此后，医务人员监护下放在母亲胸前早期接触，实施母乳吸吮。

（3）新生儿窒息评估及意义：目前使用 Apgar 评分（Apgar score）和脐动脉血气 pH 测定。Apgar 评分以出生后 1 min 内 5 项体征（肤色、心率、呼吸、肌张力及对刺激反应）为依据，满分为 10 分（每项为 0～2 分）（表 9-3）。1 min 评分评估出生当时的情况，反映胎儿在宫内的状况；5 min 及以后评分与预后关系密切，主要反映复苏效果。8～10 分为正常新生儿；4～7 分，为青紫窒息（轻度窒息），需在清理呼吸道、人工呼吸的同时吸氧、用药等才能恢复；0～3 分严重缺氧，为苍白窒息（重度窒息），需直视下喉镜气管内插管并给氧紧急抢救。对缺氧较严重的新生儿，应在出生后 5 min 再次评分，10 min 再次评分，直至连续两次评分均 ≥8 分。

新生儿 Apgar 评分以呼吸为基础，心率是最后消失的指标，肤色最灵敏，肌张力恢复越快，预后越好。有效复苏顺序为心率→对刺激反应→肤色→

表 9-3　Apgar 评分系统

体征	评分标准			评分	
	0	1	2	1 min	5 min
肤色	青紫或苍白	四肢青紫	全身红润		
心率	无	<100 次 / 分	>100 次 / 分		
呼吸	无	微弱，不规则	良好，哭		
肌张力	松软	四肢略屈曲	四肢动作灵活		
对刺激反应	无反应	反应及哭声弱	哭声响，反应灵敏		

呼吸→肌张力。病情恶化顺序为肤色→呼吸→肌张力→对刺激反应→心率。

我国新生儿窒息标准：脐动脉血气 pH < 7.15；5 min Apgar 评分≤7，未建立有效的呼吸；排除其他导致 Apgar 评分降低的病因；产前有高危的导致窒息的因素。前 3 项为必备条件，最后为参考条件。

（4）新生儿处理：清除足底胎脂，于病历上打新生儿足印及母亲拇指印；新生儿抱给母亲首次吸吮乳头；详细体格检查，系以手腕带，标明新生儿性别、体重、出生时间、母亲姓名和床号，

3. 协助胎盘娩出　胎盘尚未完全剥离时接产者不应用力按揉、下压宫底或牵拉脐带，以免造成子宫内翻（inversion of uterus）、胎盘部分剥离或拉断脐带（图 9-14）。当确认胎盘完全剥离后，左手拇指放在子宫前壁，4 指放在后壁，宫缩时握住宫底并按压，右手同时轻牵脐带，协助胎盘娩出。当阴道口见胎盘娩出时，接产者用双手握住胎盘，向一个方向缓慢旋转并向外牵拉，将胎盘胎膜完整娩出。

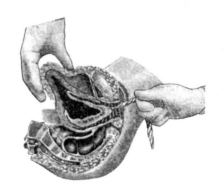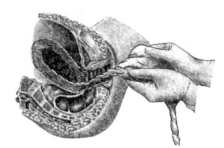

图 9-14　协助胎盘娩出

当发现胎膜有断裂残留时，可用血管钳夹住断裂胎膜，继续向原方向旋转，缓慢使胎膜完全排出，按摩子宫，刺激收缩以减少出血，同时观察并测量记录出血量。

4. 检查胎盘　先把胎盘铺平，检查胎盘母体面胎盘小叶有无缺损，然后将胎盘提起，检查胎膜是否完整，再检查胎盘胎儿面胎盘边缘有无血管断裂，及时发现副胎盘（succenturiate placenta）。副胎盘与正常胎盘分离，两者间有血管相连（图 9-15）。

有大部分胎膜、副胎盘和部分胎盘残留时，应徒手入宫腔取出残留组织或用大号刮匙清宫。

5. 检查阴道前庭和软产道　仔细检查阴道前庭内的尿道口周围、宫颈、阴道及穹隆、大阴唇、小阴唇内侧、会阴等软产道，查看有无血肿、裂伤，及时缝合裂伤。

6. 预防产后出血　正常分娩出血量多不超过500 mL。有人工流产≥3 次、产后出血史、分娩次

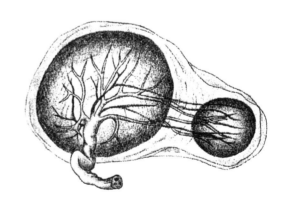

图 9-15　副胎盘

数≥5 次、羊水过多、巨大儿、多胎妊娠、产程延长等产后出血高危因素的产妇，在胎儿前肩娩出时静注缩宫素 10~20 U，促使胎盘迅速剥离，减少出血。胎盘未完全剥离而出血多时，若第三产程超过 30 min，胎盘仍未排出，阴道出血不多，排空膀胱后，再按压子宫及静注子宫收缩剂，胎盘仍不能排出时，应及时行手取胎盘术（manual removal of placenta）。出血较多时，还可注射麦角新碱 0.2~0.4 mg，或将缩宫素 20 U 加于 5% 葡萄糖液 500 mL 内静脉滴注。

附：手取胎盘术

检查见宫颈内口较紧者可肌内注射哌替啶 100 mg 及阿托品 0.5 mg。外阴再次消毒，术者更换手术衣及手套，将一手指并拢呈圆锥状直接伸入宫腔，手掌面向着胎盘母体面，手掌尺侧缘缓慢将胎盘从边缘逐渐自子宫壁分离，另一只手在腹部协助按压宫底，确认胎盘全部剥离后可取出胎盘并立即肌内注射子宫收缩剂。操作应避免暴力强行剥离或用手指抓挖子宫壁，动作要轻柔，防止子宫破裂。如无疏松的胎盘剥离面，可能为植入性胎盘（placenta increta），不应强行剥离。应尽量减少进入宫腔操作的次数。胎盘取出后应立即检查，若有缺损，应再次徒手伸入宫腔或用大刮匙清除残留胎盘及胎膜。

☞ 典型案例（附分析）9-1
停经 38^{+6} 周，阵发性腹痛 3 h

☞ 拓展阅读 9-1
孕期"自我监护"的观念

☞ 拓展阅读 9-2
家庭分娩的方式

（李　力　朱大伟　王全民）

数字课程学习

⬇ 教学PPT　　　✎ 自测题

第十章

异常分娩

关键词

产力异常　　产道异常　　胎位异常　　胎心异常

思维导图

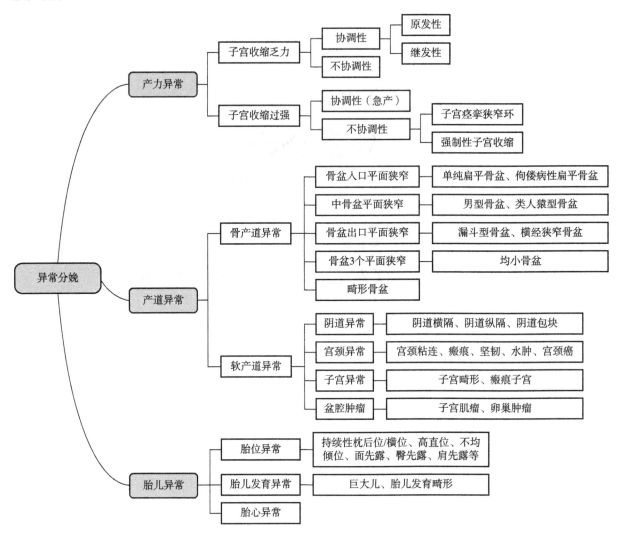

第一节　概　　述

异常分娩（abnormal labor）又称难产（dystocia），分娩过程中，由于产力、产道、胎儿等因素异常，导致分娩进程受到阻碍，称为异常分娩。产力、产道、胎儿及社会心理因素影响分娩，它们可以以独立因素存在，也可互为因果，相互作用。

（一）病因

引起异常分娩的常见病因为产力、产道、胎儿异常。社会心理因素也会影响分娩，这几种原因可共同存在，相互影响，互为因果。产妇临产时，需综合分析以上4种因素，早期识别异常，及时做出正确判断，恰当处理。

1. 产力异常　产力包括子宫收缩力、腹肌及膈肌收缩力和肛提肌收缩力。产力异常主要是子宫收缩力异常。子宫收缩力的节律性、对称性或极性发生异常时，均可影响子宫收缩力。子宫收缩力异常分为子宫收缩乏力和子宫收缩过强。

（1）子宫收缩乏力：为子宫收缩力量或频率不足。根据临床表现和宫缩压力曲线，可分为协调性子宫收缩乏力及不协调性子宫收缩乏力；根据宫缩发生的原因及与产程进展的关系，可分为原发性宫缩乏力和继发性宫缩乏力。子宫收缩乏力可导致产程延长或停滞、胎儿窘迫。

（2）子宫收缩过强：为子宫收缩力量过于有力，或宫缩频率过高。根据临床表现和宫缩压力曲线，分为协调性子宫收缩过强及不协调性子宫收缩过强。子宫收缩过强可导致急产、软产道裂伤、胎儿产伤等并发症。

2. 产道异常　产道是胎儿从母体娩出的通道，包括骨产道和软产道两部分。产道异常亦可分为骨产道异常和软产道异常，以骨产道狭窄多见。

（1）骨产道异常：骨盆入口平面、中骨盆平面及骨盆出口平面均可发生异常，可导致产力异常或胎位异常。

（2）软产道异常：子宫体、宫颈、阴道及外阴可发生异常。发生于子宫体的异常，可导致子宫收缩力极性或对称性异常，最终导致子宫收缩乏力；发生于宫颈、阴道或外阴的异常，可导致产程延长或停滞，甚至发生梗阻性难产。

3. 胎儿异常　包括胎位异常、胎儿相对过大和胎儿发育异常。

（1）胎位异常：临产后最为常见的胎儿异常分为头先露异常、臀先露及肩先露等。头先露异常亦称胎方位异常，包括持续性枕横位、持续性枕后位等。

（2）胎儿相对过大：对于巨大儿，即使产道正常，胎儿也难以通过，可导致产程延长或停滞，甚至肩难产；骨产道狭窄，即使正常大小的胎儿也难以通过，同样可影响产程及分娩。

（3）胎儿发育异常：水肿胎儿、连体胎儿、胎儿脑积水导致胎先露过大，难以通过产道而发生难产。

（4）胎心异常：产时胎心监护图形的三级判读系统将电子胎心监护分为Ⅰ、Ⅱ、Ⅲ类，其中Ⅲ类电子监护提示胎儿存在酸碱平衡失调即胎儿缺氧，应该立即采取相应措施纠正胎儿缺氧。

4. 其他　社会心理因素：产妇精神紧张、身心疲惫、缺乏对分娩的认识或信心，可导致子宫收缩乏力，主要是原发性宫缩乏力；产妇及家属对分娩知识的缺乏、误解，以及临产后在分娩过程中的不配合，更容易导致继发性宫缩乏力。

（二）临床表现

大部分的产道异常、胎儿异常可在临产前进行诊断，做好分娩方式的选择。而多数的异常分娩则是在分娩过程中表现出来。

1. 母体表现

（1）产妇一般情况：因产程延长，体力消耗及进食不足，产妇可表现为水、电解质失衡的症状，如烦躁不安、体力衰竭、肠胀气或尿潴留等。

（2）产科情况：产力异常时，表现为子宫收缩乏力或子宫收缩过强、过频，可通过腹部触诊及宫缩压力曲线识别。

骨产道异常时，表现为头盆不称、胎方位异常，表现为产程延长或停滞，胎头下降延缓或停滞。发生梗阻性难产时，出现病理性缩复环、子宫下段压痛、血尿、先兆子宫破裂或子宫破裂。

软产道异常时，宫颈水肿或宫颈扩张缓慢、停滞，可导致胎头下降延缓或停滞、胎方位异常及产程延长或停滞。会阴水肿可导致严重的会阴、阴道撕裂伤，出血较多时，可因产后出血发生失血性休克。

头盆不称或胎位异常时，因前羊膜囊受压不均匀，易发生胎膜早破。胎膜早破往往是异常分娩的征兆。

2. 胎儿表现

（1）胎头未衔接或延迟衔接：临产前胎头迟迟不入盆，临产后胎头高浮，宫口扩张 5 cm 以上时胎头仍未衔接或刚衔接为衔接异常，提示异常发生于骨盆入口平面。

（2）胎位异常：胎头位置异常是头位难产的首要原因，高直位、不均倾位表现为胎头衔接异常，发生平面为骨盆入口平面，产程异常发生于潜伏期及活跃期早期；持续性枕横位及枕后位为胎头内旋转受阻，发生于中骨盆平面及骨盆出口平面，产程异常发生于活跃期晚期及第二产程；胎头仰伸、面先露、额先露等胎头姿势异常，以及头手复合位，胎儿通过骨盆的径线明显增大，使胎头下降受阻、宫颈扩张延缓、停滞，继发性宫缩乏力。

（3）胎头水肿或血肿：产程进展缓慢或停滞时，胎先露部位软组织长时间受产道挤压或牵拉，使骨膜下血管破裂，形成胎头水肿（又称产瘤）或头皮血肿。

（4）胎儿颅骨缝过度重叠：分娩过程中，通过颅骨缝轻度重叠，可以缩小胎头体积，有利于胎儿娩出。但骨产道狭窄致胎儿颅骨缝过度重叠时，提示存在明显头盆不称。

（5）胎儿窘迫：产程延长，导致胎儿缺氧、胎儿代偿能力下降或失代偿，可出现胎儿窘迫征象。

3. 产程异常 分为第一产程异常和第二产程异常。根据产程时限和宫口开大数值，将第一产程异常分为潜伏期延长、活跃期延长及活跃期停滞。进入第二产程后，由于宫口已开全，用来定义第二产程异常的指标为胎头下降数值及产程时限。

（1）发生于潜伏期的异常：从临产规律宫缩开始至活跃期起点（4~6 cm）称为潜伏期。初产妇 >20 h、经产妇 >14 h 称为潜伏期延长（prolonged latent phase）。

（2）发生于活跃期的异常

1）活跃期延长（prolonged active phase）：从活跃期起点（4~6 cm）至宫颈口开全称为活跃期。活跃期宫颈口扩张速度 <0.5 cm/h 称为活跃期延长。

2）活跃期停滞（protracted active phase）：当破膜且宫颈扩张 ≥6 cm 后，若宫缩正常，宫颈口停止扩张 ≥4 h；若宫缩欠佳，宫颈口停止扩张 ≥6 h 称为活跃期停滞。

（3）发生于第二产程的异常

1）胎头下降延缓（protracted descent）：第二产程，初产妇胎头先露下降速度 <1 cm/h 或经产妇 <2 cm/h，称为胎头下降延缓。

2）胎头下降停滞（arrested descent）：第二产程，胎头先露停留在原处不下降 >1 h，称为胎头下降停滞。

3）第二产程延长（protracted second stage）：初产妇 >3 h 或经产妇 >2 h（硬膜外麻醉镇痛分娩时，初产妇 >4 h 或经产妇 >3 h），产程无进展（胎头下降和旋转），称为第二产程延长。

（三）诊断

1. 病史 产妇既往有无难产分娩史，如阴道助产史、胎儿窘迫史或剖宫产史等。难产史提示产妇可能存在导致宫缩异常的因素，可能存在产道异常，特别是骨盆狭窄。剖宫产史提示可能存在子宫连续性不佳，影响子宫收缩的极性和节律性。宫颈手术史提示可能存在不利于胎儿分娩的软产道异常。

2. 临床表现 根据产时的产妇表现、胎儿表现及产程异常综合评估。以上3种表现可依次出现，也可同时出现。发现异常后准确评估子宫收缩情况、骨盆情况、胎儿情况及精神心理状态，是正确处理难产的关键。

3. 专科检查

（1）注意产妇的一般情况，如精神状态、体力及体态等。腹部检查可了解有无肠胀气、尿潴留，了解宫缩的强度及频率，观察有无痉挛狭窄环或病理性缩复环。四步触诊法了解胎儿大小、胎位、胎方位、胎先露有无衔接及估计羊水量等，可帮助评估难产因素。了解尿色及尿量，估计产妇失水及电解质失衡的情况。

（2）通过阴道检查了解骨盆内测量的情况，较准确地估计骨产道条件，同时了解有无软产道畸形、软产道梗阻等导致难产的因素。需注意，当发生产程异常时，接产者往往会做更多的阴道检查，从而导致软产道水肿，加重梗阻，使分娩更艰难。

（3）通过阴道检查还可了解胎先露的类型、下降的程度及与骨盆的关系，了解胎儿有无头盆水肿或血肿，有无颅骨缝过度重叠。刺激胎儿头皮可了解胎儿对头皮刺激的反应，刺激胎儿头皮后胎心加速，提示胎儿一般情况良好，可耐受宫缩缺氧，有良好的代偿能力。

（4）产时胎心电子监护能比较敏感地反映胎心的变化情况，但假阳性较多。为避免不必要的产时剖宫产，推荐采用产时胎心监护图形的三级判读系统。

Ⅰ类电子胎心监护需同时满足下列条件：①胎心率基线110～160次/分；②基线变异为中度变异；③无晚期减速及变异减速；④存在或者缺乏早期减速；⑤存在或者缺乏加速。Ⅰ类电子胎心监护结构提示胎儿酸碱平衡正常，可常规监护，不需采取特殊措施。

Ⅱ类电子胎心监护：除了第Ⅰ类和第Ⅲ类电子胎心监护图形外的其他情况均归为Ⅱ类。Ⅱ类电子胎心监护结果尚不能说明存在胎儿酸碱平衡紊乱，但是应该综合考虑临床情况、持续胎心监护、采取其他评估方法来判定胎儿有无缺氧，可能需要宫内复苏来改善胎儿状况。

Ⅲ类电子胎心监护有两种情况：①胎心率基线无变异并且存在下面任何一种情况：复发性晚期减速；复发性变异减速；胎心过缓（胎心率基线＜110次/分）。②正弦波形。Ⅲ类电子胎心监护提示胎儿存在酸碱平衡失调即胎儿缺氧，应该立即采取相应措施纠正胎儿缺氧，包括改变孕妇体位、吸氧、停止缩宫素使用、抑制宫缩、纠正孕妇低血压等措施。如果这些措施均不奏效，应该紧急终止妊娠。

（四）处理

异常分娩处理的关键在于发现并识别产程异常，查找产程异常的原因，根据子宫收缩力、产道条件、胎儿情况及头盆关系，综合决定分娩方式。大部分的难产是可以预防的。

1. 阴道分娩 若无明显头盆不称，原则上尽量阴道试产。为了避免随意诊断难产，应注意：①第一产程宫颈扩张4cm之前，不应诊断难产；②人工破膜和缩宫素使用后，方可诊断难产。确认产程异常后，分娩方式的处理依据产程时期、母胎情况、产妇分娩意愿综合决定。

（1）潜伏期延长：潜伏期延长不是剖宫产指征。宫口扩张＜3cm，潜伏期超过8h，可予哌替啶100mg肌内注射，协调宫缩，缓解宫缩疼痛，帮助产妇恢复体力。经治疗后，大部分可进入活跃期。宫口开大≥3cm，宫颈无扩张2～4h，应给予人工破膜和缩宫素静滴加强产力。

（2）活跃期异常：①活跃期延长时，首先应做阴道检查，了解骨盆情况及胎方位。若无明显头盆不称或严重的胎头位置异常，可行人工破膜，然后静滴缩宫素加强产力。若胎方位异常如持续性枕横位或枕后位，宫口开大≥9cm后，可手转胎头矫正胎方位。②活跃期停滞应行剖宫产。

（3）第二产程异常：首先保证产妇的能量供应，指导产妇屏气用力。胎方位异常时徒手转胎头。注意胎心率变化，当出现Ⅱ类或Ⅲ类胎心监护图形且胎头下降≥＋3水平，可行产钳术或胎头吸引术助娩；若胎头≤＋2水平，或估计短期内不能分娩，应及时行剖宫产。

2. 剖宫产　经阴道检查后，如无阴道试产条件者，均应行剖宫产分娩。

第二节　产力异常

任何原因引发的子宫收缩节律性、对称性及极性不正常或收缩力的强度、频率变化均称为子宫收缩力异常，简称产力异常（abnormal uterine action）。

一、子宫收缩乏力

（一）病因

1. 子宫肌源性因素　子宫畸形、子宫肌瘤、子宫腺肌病影响子宫极性和对称性；羊水过多、巨大儿、多胎妊娠可使子宫肌纤维过度伸展；经产妇、高龄产妇子宫缩复作用减低；瘢痕子宫缺乏子宫完整性，影响极性与宫缩力。

2. 头盆不称或胎位异常　胎先露部不能紧密贴合子宫下段及宫颈内口，不能反射性地诱发和刺激宫缩。

3. 内分泌失调　产妇体内乙酰胆碱、缩宫素及前列腺素合成及释放减少，或缩宫素受体量减少，或胎儿、胎盘合成与分泌硫酸脱氢表雄酮量较少，可直接或间接影响宫缩。

4. 精神源性因素　产妇精神恐惧、紧张、疲劳、体力消耗等可影响宫缩。

5. 其他　产程早期大剂量使用宫缩抑制剂、解痉、镇静剂或镇痛剂，可导致宫缩乏力。

（二）分类及临床表现

1. 协调性子宫收缩乏力　又称低张性子宫收缩乏力（hypotonic uterine inertia）。子宫收缩节律性、对称性和极性均正常，仅收缩力弱。10 min 内宫缩＜2次，压力低于 180 Montevideo 单位，持续时间短，间歇期较长。

2. 不协调性子宫收缩乏力　又称高张性子宫收缩乏力（hypertonic uterine inertia）。子宫失去正常的节律性、对称性和极性。极性异常时，产妇常主诉子宫下段开始疼痛，随后疼痛向上蔓延至宫体及宫底部。宫缩间歇期子宫不能很好地松弛，常表现为持续性腹痛，产妇拒按、烦躁不安、疲惫不堪。可伴有水、电解质紊乱。不协调性子宫收缩乏力可影响胎儿 – 胎盘循环，更易导致胎儿窘迫。

（三）诊断

子宫收缩乏力的诊断依据为临床表现与体格检查。产妇有导致子宫收缩乏力的病因。协调性子宫收缩乏力：在宫缩高峰时，子宫没有隆起，按压时有凹陷；胎心监护图上可见宫缩稀发，宫缩高峰时无平台期。不协调性子宫收缩乏力：腹部触诊时，不能触及子宫完全放松，子宫极性倒置时，子宫下段压痛较宫底处更明显；胎心监护图上可见宫缩频率不规则，无节律性，宫缩压力强度不一，无明显宫缩高峰的平台期。

（四）对母儿的影响

宫缩乏力导致产程进展缓慢甚至停滞。产妇体力消耗，身体疲惫，可发生排尿困难、肠胀气，严重者会发生脱水、低钾血症或酸中毒，影响子宫收缩，产程延长。反复无效的宫缩会消耗胎儿对缺血、缺氧的耐受力，最终导致胎儿窘迫，增加手术产概率。发生于活跃期晚期和第二产程的宫缩乏力，可因胎先露长时间压迫，受压组织长期缺血，继发水肿、坏死，甚至形成生殖道瘘。产后出血、产后尿潴留及产褥感染的发生率增加。产程延长致胎儿受压过久，新生儿窒息、产伤、颅内出血、吸入性肺炎的发生率增加。

（五）处理

处理上，首先要明确病因，区别子宫收缩乏力的类型，及早发现问题，及时处理。不协调性子宫收缩乏力多属于原发性宫缩乏力，发生在产程早期，可导致潜伏期延长。协调性宫缩乏力多属于继发性宫缩乏力，发生在活跃期后期或第二产程，可导致活跃期和第二产程的异常。故鉴别宫缩乏力的类型是正确处理的关键。

1. 不协调性子宫收缩乏力　处理原则为调节子宫不协调宫缩，使其恢复正常节律性及极性。由于不协调性子宫收缩乏力多发生在产程早期，当发现产妇有焦虑、烦躁、恐惧分娩的情绪时，应首先安抚产妇，争取使其情绪稳定，心态放松。临产后密切观察产程进展，临产后至宫口开大 3 cm 前，如果潜伏期超过 8 h，并且查体有一系列不协调性子宫收缩乏力的表现，可予哌替啶 100 mg 或吗啡 10 mg 肌内注射。产妇经充分休息后，多可恢复为协调性子宫收缩，如果此后仍表现为宫缩乏力，可按协调性子宫收缩乏力处理。

在子宫收缩未恢复为协调性宫缩之前，禁止使用宫缩剂。对伴有胎儿窘迫征象及头盆不称者，或应用镇静剂后宫缩仍不协调，应考虑行剖宫产术。

2. 协调性子宫收缩乏力　根据发生产程的时间不同，有不同的处理方式。定期阴道检查，可帮助早期评估产程进展，识别异常，及时发现有无头盆不称或胎位异常。若估计不能经阴道分娩者，应及时行剖宫产术。

（1）一般处理：解除产妇对分娩的心理顾虑与紧张情绪，指导其合理休息、饮食和大小便，及时补充膳食营养及水分等，必要时可静脉补充营养及水分或给予导尿等措施。

（2）镇静药物：当宫口开大 3 cm 以内，潜伏期大于 8 h，可用强镇静剂如哌替啶 100 mg 或吗啡 10 mg 肌内注射。大部分潜伏期宫缩乏力产妇可在充分休息后，宫缩得以加强，恢复正常，进入活跃期。

（3）加强宫缩：方法有人工破膜和静脉滴注缩宫素。

1）人工破膜：适用于宫口扩张 ≥3 cm、无头盆不称、胎头已衔接而产程延缓者。破膜可使胎头直接紧贴子宫下段及宫颈内口，反射性引起子宫收缩，加速产程进展。注意破膜前要检查胎儿有无脐带先露，人工破膜时机应在宫缩间歇期，破膜后要注意检查有无脐带脱垂，同时观察羊水量、性状和胎心变化，等待 1～2 阵宫缩，待胎先露部进一步下降，更好地紧贴子宫下段和宫颈后，再退出手指；破膜后宫缩仍未改善者可考虑应用缩宫素加强宫缩。

2）静脉滴注缩宫素：适用于协调性宫缩乏力、胎心良好、胎位正常、头盆相称者。原则是以最小浓度获得最佳宫缩。一般将缩宫素 2.5 U 配置于 0.9% 生理盐水 500 mL 中，从 1～2 mU/min（4～8 滴/分）开始，根据宫缩强弱进行调整。调整间隔为 15～30 min，每次增加 1～2 mU/min（4～8 滴/分）为宜。最大给药剂量不超过 20 mU/min（60 滴/分），宫缩间隔 2～3 min，持续 40～60 s。对于不敏感者，可酌情增加缩宫素给药剂量。

缩宫素静滴期间需产科医生或助产士床边监测，监测宫缩、胎心、血压及产程进展等状况。若 10 min 内宫缩 >5 次、持续 1 min 以上或胎心率异常，应立即停止静滴缩宫素。外源性缩宫素在母体血中的半衰期为 1～6 min，故停药后能迅速好转；如停药后不能恢复至正常宫缩，可加用镇静剂或宫缩抑制剂。若发现血压升高，应减慢缩宫素滴注速度。由于缩宫素有抗利尿作用，水的重吸收增加，可出现尿少，需要警惕水中毒的发生。有明显产道梗阻者禁用缩宫素加强宫缩。

评估宫缩强度的方法有以下 3 种。①触诊子宫：可直观地了解宫缩频率及强度，是最简单、经济的方法。②电子胎心监护：胎心监护可通过宫缩压力探头探测宫缩的频率及强度，将其记录在图纸上，用来间接反映宫缩情况。但可能因为探头松脱而导致测量不准确，当发现异常图形时，需检查者触诊子宫，明确病情。③宫腔内导管测量子宫收缩力，计算 Montevideo 单位（MU），MU 的计算是将 10 min 内每次宫缩产生的压力（mmHg）相加而得。一般临产时宫缩强度为 80～120 MU，活跃期强度为 200～250 MU，应用缩宫素时必须达到 200～300 MU，才能引起有效宫缩。

第一产程中发生的子宫收缩乏力，可通过一般处理、使用镇静剂、人工破膜及静滴缩宫素协调并加强宫缩。宫缩乏力通常与胎方位异常同时存在，由于宫缩压力不够，不能有效地使胎儿完成下降、俯屈及内旋转等一系列动作，进而导致产程延长，产程延长持续消耗产妇体力，从而使宫缩进一步减弱，两者互为影响，故当发生宫缩乏力时，要小心胎方位异常的存在。通常在活跃期晚期，当阴道检查确认胎方位异常，如持续性枕横位或枕后位，需行手转胎头术，使胎方位改变为枕前位，才能有利于分娩。

第二产程中发生的子宫收缩乏力，若无头盆不称，应静滴缩宫素继续加强宫缩，直至分娩。同时指导产妇配合宫缩屏气用力，特别注意在宫缩间歇期嘱产妇完全放松，以利于体力恢复。禁止腹部加压帮助分娩。若母胎状况良好，胎头位置下降至≥+3水平，可等待自然分娩或行阴道助产分娩；若处理后胎头下降无进展，胎头位置在≤+2水平，应及时行剖宫产术。

第三产程中发生的子宫收缩乏力可导致胎盘滞留、产后出血、失血性休克。故对于已发生子宫收缩乏力的产妇，在胎肩娩出后，应立即将缩宫素10~20 U加入20 mL 25%葡萄糖溶液内静脉推注，同时按摩子宫，加强宫缩，预防产后出血等。对产程长、破膜时间久及手术产者，应给予抗生素预防感染。

二、子宫收缩过强

（一）病因

1. 产妇因素　产妇如为经产妇，有急产史者（包括家族有急产史者），再次妊娠时需警惕子宫收缩过强的发生。产妇对缩宫素敏感，可在静滴缩宫素初期即发生宫缩过强。

2. 其他因素　操作者检查粗暴，或操作不当，也可能导致宫缩过强。不恰当地使用加强宫缩的药物，可导致子宫收缩过强，严重者甚至会发生强直性宫缩和子宫破裂。

（二）分类及临床表现

1. 协调性子宫收缩过强　子宫收缩的节律性、对称性及极性均正常，仅子宫收缩力过强、过频。若产道无阻力，产程常短暂，初产妇总产程<3 h分娩者，称为急产（precipitate delivery）。宫颈、阴道可因宫缩过强而快速扩张，发生撕裂伤，阴道外口可见较多鲜红色血液流出。阴道检查可触及裂伤的宫颈及阴道黏膜。若存在产道梗阻或瘢痕子宫，宫缩过强可发生病理性缩复环（pathologic retraction ring），甚至子宫破裂。

2. 不协调性子宫收缩过强

（1）强直性子宫收缩（tetanic contraction of uterus）：子宫收缩失去节律性，无间歇，呈持续性强直性收缩，常见于缩宫剂使用不当。产妇因持续性腹痛常有烦躁不安、腹部拒按、胎心听不清，不易查清胎位。若合并产道梗阻，可出现病理性缩复环、血尿等先兆子宫破裂征象。注意与胎盘早剥的鉴别，强直性子宫收缩可导致胎盘早剥，显性胎盘早剥者阴道流血增加，呈鲜红色，流血较多时胎儿失代偿，胎心减速；隐性胎盘早剥需注意宫底高度、子宫张力，B超下可见胎盘增厚或胎盘与子宫壁之间不规则液性暗区，同时伴有胎心减速。

（2）子宫痉挛狭窄环（constriction ring of uterus）：子宫局部平滑肌持续不放松，痉挛性不协调性收缩形成的环形狭窄。多由精神紧张、过度疲劳和不适当使用缩宫剂或粗暴实施阴道内操作所致。狭窄环位于胎体狭窄部及子宫上下段交界处，如胎儿颈部、腰部，不随宫缩上升，与病理性缩复环不同。产妇可出现持续性腹痛，烦躁不安，胎心时快时慢，宫颈扩张缓慢，胎先露部下降停滞。胎儿娩出后，胎盘可发生嵌顿。手取胎盘时可在宫颈内口上方直接触到此环。

（三）诊断

子宫收缩过强的诊断依据是临床表现与体格检查。协调性子宫收缩过强：触诊子宫，10 min内宫缩频率>5次，伴或不伴有宫缩持续1 min以上，宫缩高峰时子宫张力大，产妇疼痛剧烈。不协调性宫缩乏力：触诊子宫，无明显宫缩间歇期，子宫不能完全放松，持续性存在张力，产妇因剧烈疼痛，辗转反侧，烦躁不安；胎儿可因持续性缺血缺氧导致胎儿窘迫，发生胎心率改变。

（四）对母儿的影响

协调性子宫收缩过强可导致急产，易造成软产道裂伤，甚至子宫破裂。若胎儿娩出过快，或胎儿在产道内压力解除过快，可致新生儿颅内出血，且可能因为接产不充分，易发生外伤、骨折及感染。胎儿娩出后，胎盘嵌顿、产后出血、产褥感染的发生率增加。

不协调性子宫收缩过强更易对宫内胎儿环境造成不良影响，持续性宫缩使子宫胎盘血流持续减少，子宫痉挛狭窄环使产程延长，易发生胎儿窘迫、新生儿窒息甚至死亡。

（五）处理

1. 预防为主。对于有急产史及急产家族史的产妇，应提前住院待产，临产后慎用缩宫剂及各种加强宫缩的措施，包括灌肠、人工破膜等。提前做好接产及抢救新生儿窒息的准备。胎儿娩出时指导产妇用力，让胎头缓慢娩出产道。如果发生胎盘嵌顿，可使用镇静剂或平滑肌解痉剂，松弛子宫下段后再牵拉胎盘娩出，或手取胎盘。必要时腰麻后再进行以上操作。胎盘娩出后，需仔细检查软产道，缝合软产道裂伤。注意行肛门指检，排除血肿。

2. 发生强直性子宫收缩或子宫痉挛狭窄环时，应当停止阴道内操作及缩宫剂使用。给予吸氧的同时，应用宫缩抑制剂，如特布他林或硫酸镁等，必要时使用哌替啶。若宫缩恢复正常，则等待自然分娩或阴道助产；若宫缩不缓解，已出现病理性缩复环而宫口未开全，胎头位置较高或出现胎儿窘迫征象，应立即行剖宫产术；若胎死宫内，宫口已开全，使用药物缓解宫缩，随后以不损害母体为原则，经阴道助产处理死胎。

第三节　产道异常

产道是胎儿从母体娩出的通道，由骨产道和软产道构成，分为骨产道异常和软产道异常，以骨产道异常多见。骨产道是产道的重要组成部分，其大小和形状与分娩关系密切。骨盆腔分为 3 个假想平面，分别是骨盆入口平面、中骨盆平面及骨盆出口平面，其中骨盆出口平面由两个位于不同平面的三角形构成。骨产道异常表现为狭窄或形态不规则，每个平面均有可能发生异常。

一、骨产道异常

骨盆径线过短或形态异常，致使骨盆腔小于胎先露部可通过的限度，阻碍胎先露部下降，影响产程顺利进展，称为狭窄骨盆（contracted pelvis）。狭窄骨盆可以分为一个径线过短或多个径线同时过短，也可以为一个平面狭窄或多个平面同时狭窄。当一个平面异常时，往往其他平面也同时合并异常。

（一）骨盆入口平面狭窄

1. 定义　骨盆入口平面是真假骨盆的交界面，正常情况下呈椭圆形，共有 4 条径线，分别是入口前后径、入口横径、入口左斜径和入口右斜径，其中以骨盆入口前后径最为重要。骨盆入口前后径又称真结合径，指从耻骨联合上缘中点至骶岬前缘正中的距离，平均值为 11 cm，胎先露入盆与此径线关系密切。判断骨盆入口平面狭窄需要测量对角径（diagonal conjugate，DC），对角径需要通过骨盆内测量（internal pelvimetry）的方法测得，为耻骨联合下缘至骶岬前缘中点的距离。正常值为 12.5 ~ 13 cm，此值减去 1.5 ~ 2.0 cm 为真结合径长度。骨盆入口平面狭窄（contracted pelvic inlet）分为 3 级（表 10-1）。

2. 分类

（1）单纯扁平骨盆：骨盆入口呈扁椭圆形，骶岬向前突出，使骨盆前后径缩短，而横径正常。

表10-1　骨盆入口平面狭窄

分级	对角径
Ⅰ级（临界性）	11.5 cm
Ⅱ级（相对性）	10.0 ~ 11.0 cm
Ⅲ级（绝对性）	≤9.5 cm

（2）佝偻病性骨盆：骨盆入口呈横的肾形，骶岬向前突，骨盆前后径变短。骶骨变直向后翘。尾骨呈钩状突向骨盆出口平面。由于坐骨结节外翻，耻骨弓角度增大，骨盆出口横径变宽。

3. 临床表现

（1）胎头入盆障碍：孕晚期孕妇腹型表现为，初产妇呈尖腹，经产妇呈悬垂腹。胎头迟迟不入盆，胎头跨耻征阳性。产程初期胎头呈不均倾位或仰伸位入盆，耻骨联合上方仍可触及胎头双顶径。

（2）胎先露及胎方位异常：胎位臀位、横位及面先露的发生率增高。因胎先露部受到狭窄的骨盆入口平面的阻挡，产妇腹部可呈斜产式或横产式，提示胎位异常。

（3）产程进展异常：根据骨盆狭窄程度、胎位情况、胎儿大小及产力强弱情况表现各异。相对性头盆不称时，常见潜伏期及活跃期早期产程延长，经充分试产，一旦胎头双顶径、枕额径通过骨盆入口平面，衔接后，活跃期晚期开始产程即可进展顺利。头盆不称，胎头高于耻骨联合平面，即使产力、胎儿大小及胎位均正常，亦不能入盆，常导致潜伏期延长、宫缩乏力，甚至出现梗阻性难产。

（4）其他：由于胎头悬于耻骨联合上方，不能完整贴合子宫下段及宫颈，导致前羊膜囊受力不均匀，易发生胎膜早破。由于前、后羊膜囊相通，脐带先露及脐带脱垂的发生率增加。

4. 诊断　骨盆入口平面狭窄的诊断依据病史、体征、骨盆内测量及超声检查等。询问产妇既往是否患佝偻病，既往分娩史，有无难产史或阴道助产史，新生儿有无窒息史或产伤史。观察产妇身高、腹型、产式。行四步触诊评估胎先露、胎方位及先露部位是否能衔接入盆。跨耻征阳性提示头盆不称，头盆不称提示有骨盆相对性或绝对性狭窄的可能。但头盆是否相称还与骨盆倾斜度及胎方位有关，故不能单凭头盆不称判断是否存在骨盆入口平面狭窄。

跨耻征的检查方法：嘱孕妇排空膀胱后仰卧，两腿伸直，检查者一手放在耻骨联合上方，另一手将胎头向盆腔方向推压。评估标准如下。

（1）胎头跨耻征阴性：胎头低于耻骨联合平面，提示胎头已衔接入盆。

（2）胎头跨耻征可疑阳性：胎头与耻骨联合在同一平面，提示可疑头盆不称。

（3）胎头跨耻征阳性：胎头高于耻骨联合平面，表示头盆不称（cephalopelvic disproportion，CPD）。

当检查提示胎头跨耻征可疑阳性时，嘱孕妇垫高背部，呈半卧位，改变骨盆倾斜度，再完成一次检查动作，如此时胎头可以入盆，则提示孕妇骨盆倾斜度异常。临产后建议半卧位待产，待胎头入盆后，方可改自由体位待产。

腹部超声检查在一定程度上可帮助了解胎先露入盆情况。近几年，借助超声导航仪测量骨盆标志物而获得骨盆各径线的值，了解胎先露与骨盆各平面的关系。通过临产前对骨盆的评估，早期发现异常，提前做好分娩计划及应对措施。

5. 对产程及母儿的影响　骨盆入口平面狭窄导致胎先露入盆困难，影响产程初期，即潜伏期和活跃期早期，导致潜伏期和活跃期延长。由于胎先露部衔接受影响，容易发生胎位异常。胎膜早破、脐带先露与脐带脱垂机会增多。

6. 处理

（1）绝对性骨盆入口平面狭窄：胎先露部不能入盆，应行剖宫产分娩。

（2）相对性骨盆入口平面狭窄：当胎儿大小适宜，产力、胎位及胎心均正常时，可在严密监护下进行阴道试产。试产充分与否的判断，除参考宫缩强度外，应以宫口扩张程度为衡量标准。

胎膜未破者可在宫口扩张≥3 cm时行人工破膜。若破膜后宫缩较强，产程进展顺利，多数能经阴道分娩。试产过程中若出现宫缩乏力，可用缩宫素静滴加强宫缩。试产后胎头仍迟迟不能入盆，宫口扩张停滞或出现胎儿窘迫征象，应及时行剖宫产。

（3）临界性骨盆入口平面狭窄：大部分可经阴道分娩，处理同相对性骨盆入口平面狭窄。

（二）中骨盆平面狭窄

1. 定义　中骨盆平面为骨盆最小平面，呈纵椭圆形，其大小与分娩关系最为密切。有2条径线，分别是中骨盆横径和中骨盆前后径。中骨盆横径又称坐骨棘间径，是两侧坐骨棘间的距离，正常平均值为10 cm。中骨盆平面狭窄（contracted midpelvis）的分级则是依据此径线测量值的结果，分为3级（表10-2）。

表10-2　中骨盆平面狭窄

分级	坐骨棘间径
Ⅰ级（临界性）	10 cm
Ⅱ级（相对性）	8.5～9.5 cm
Ⅲ级（绝对性）	≤ 8 cm

2. 分类

（1）男型骨盆：骨盆入口平面各径线值正常，两侧骨盆壁内收，中骨盆及骨盆出口平面均明显狭窄，使坐骨棘间径和坐骨结节间径缩短，坐骨切迹宽度＜2横指，耻骨弓角度＜90°，坐骨结节间径加出口后矢状径＜15 cm。

（2）类人猿型骨盆：骨盆入口呈长椭圆形，入口前后径大于横径，坐骨棘较突，坐骨切迹较宽，耻骨弓＜90°，骶骨向后倾斜，骨盆前部较窄而后部较宽，可能与遗传发育有关。

3. 临床表现

（1）胎方位异常：坐骨棘间径与胎头内旋转关系密切。胎头衔接后下降至中骨盆平面时，由于坐骨棘间径狭窄致使胎头内旋转受阻，双顶径受阻于中骨盆狭窄部位，导致持续性枕后位或枕横位。

（2）产程进展异常：胎头多于宫口近开全时完成内旋转，因持续性枕后位或枕横位引起继发性宫缩乏力，导致第二产程延长、胎头下降延缓或停滞。

（3）其他：胎头颅骨骨缝过度重叠，胎儿头皮水肿，产程延长致胎儿储备能力降低，表现为胎心率异常、羊水污染。胎头受阻于中骨盆平面，当合并宫缩过强时，可发生梗阻性难产，产妇腹部剧痛，拒按，烦躁不安，排尿困难，腹部可见病理性缩复环，产妇有血尿，先兆子宫破裂时，胎心有一过性降低，阴道流血增加。

4. 诊断　中骨盆平面狭窄的诊断依据病史、体征、骨盆内测量及产程进展情况。了解产妇是否患有脊柱和髋关节结核、脊髓灰质炎及骨外伤等；对经产妇应询问既往分娩史，有无难产史或阴道助产史，新生儿有无产伤、窒息史，有无难产家族史。行骨盆内测量了解坐骨棘间径的长度，了解坐骨切迹的宽度。临产后动态监测产程进展及胎位，行阴道检查了解骨缝与骨盆各指示点的关系。当胎儿头皮水肿、产瘤较大、骨缝触及不清楚时，可通过触诊胎儿耳郭来估计胎方位，也可通过超声检查来了解胎方位。

5. 对产程及母儿的影响　中骨盆平面狭窄主要影响活跃期晚期及第二产程，导致活跃期延长、活跃期停滞、胎头下降延缓、胎头下降停滞及第二产程延长。胎先露部下降受阻多导致继发性宫缩乏力、产程延长或停滞，使手术助产、软产道裂伤及产后出血增多。产道受压过久，可形成尿瘘或粪瘘。梗阻性难产可导致先兆子宫破裂或子宫破裂。继发性宫缩乏力导致产后出血的发生率增加。反复阴道检查可致产妇会阴水肿、产褥感染。产程延长增加胎儿窘迫的发生率，新生儿窒息、吸入性肺炎、颅内血肿、骨折等产伤发生率增加。

6. 处理

（1）若宫口近开全或开全，胎头双顶径达坐骨棘水平甚至更低，可经阴道徒手转胎头为枕前位，待其自然分娩。

（2）先露≥+3，羊水污染伴胎心异常，考虑胎儿窘迫时，行产钳助娩或胎头吸引术助产。

（3）若胎头双顶径未达坐骨棘水平，或出现胎儿窘迫征象，应行剖宫产术。

（三）骨盆出口平面狭窄

1. 定义　骨盆出口平面由两个不同平面的三角形组成。前三角顶端为耻骨联合下缘，两侧为耻骨联合降支。后三角顶端为骶尾关节，两侧为骶结节韧带。骨盆出口平面共有4条径线，即出口前后径、出口横径、前矢状径、后矢状径。

出口横径又称坐骨结节间径，为两侧坐骨结节内侧缘的距离，平均值为9 cm。出口后矢状径是骶尾关节至坐骨结节连线中点的距离，平均约为8.5 cm。当坐骨结节间径测量值<8 cm时，应测量出口后矢状径。如果两径线之和>15 cm，中等大小的足月胎头可通过后三角区经阴道分娩。骨盆出口平面狭窄（contracted pelvic outlet）分3级（表10-3）。

表10-3　骨盆出口平面狭窄

分级	坐骨结节间径	坐骨结节间径 + 出口后矢状径
Ⅰ级（临界性）	7.5 cm	15.0 cm
Ⅱ级（相对性）	6.0 ~ 7.0 cm	12.0 ~ 14.0 cm
Ⅲ级（绝对性）	≤5.5 cm	≤11.0 cm

2. 分类

（1）漏斗型骨盆：因骨盆入口各径线值正常，两侧骨盆壁内收，状似漏斗而得名。其特点同男型骨盆。

（2）横径狭窄骨盆：与类人猿型骨盆相似。骨盆各平面横径均缩短，入口平面呈纵椭圆形。常因中骨盆及骨盆出口平面横径狭窄而导致难产。

3. 临床表现　常与中骨盆平面狭窄并存。易发生继发性宫缩乏力和第二产程异常。胎头双顶径不能通过骨盆出口平面，表现为胎头下降延缓、胎头下降停滞、第二产程延长。胎头长期压迫子宫下段及宫颈，可导致宫颈水肿、宫颈裂伤。盆底及会阴部因长期受压，局部缺血、缺氧而导致坏死，可

于产后发生尿瘘、粪瘘。伴宫缩过强的骨盆出口平面狭窄，可发生梗阻性难产。胎儿头皮水肿进一步加重，导致较大的产瘤，严重者发生颅内出血、头皮血肿。产程延长致胎儿窘迫，羊水污染，胎心率异常改变。

4. 诊断　骨盆出口平面狭窄的诊断依据为病史、体征、骨盆内测量及产程进展情况。了解产妇是否患有脊柱和髋关节结核、脊髓灰质炎及骨外伤等；对经产妇应询问既往分娩史，有无难产史或阴道助产史，新生儿有无产伤、窒息史；有无难产家族史。行骨盆外测量了解坐骨结节间径的宽度，行骨盆内测量了解出口后矢状径的长度。临产后动态监测产程进展及胎位，行阴道检查了解骨缝与骨盆各指示点的关系。当胎儿头皮水肿、产瘤较大、骨缝触及不清楚时，可通过触诊胎儿耳郭来估计胎方位。也可通过超声检查来了解胎方位。

5. 对产程和母儿的影响　骨盆出口平面狭窄往往同中骨盆平面狭窄共同存在。影响活跃期晚期与第二产程的进展，同样因继发性宫缩乏力导致产程延长或停滞。由于产程异常、宫缩乏力、胎头压迫导致一系列并发症。

6. 处理　若骨盆出口平面狭窄，阴道试产应慎重。临床上常用坐骨结节间径与出口后矢状径之和估计出口大小。若两者之和>15 cm，多数可经阴道分娩，有时需行产钳助产或胎头吸引术助产。若两者≤15 cm，足月胎儿不易经阴道分娩，应行剖宫产分娩。

（四）骨盆3个平面狭窄

1. 定义　骨盆外形属正常女型骨盆，但骨盆3个平面各径线均比正常值小2 cm或更多，称为均小骨盆（generally contracted pelvis）。

2. 临床表现　多见于身材矮小、体型匀称的女性。如果胎儿不大、头盆相称，则对分娩的影响不大，可以阴道试产。由于骨盆所有径线均小于正常值，正常体重的足月儿也可能难以经阴道分娩。胎儿相对过大对产程的影响多在潜伏期，可导致潜伏期延长。

3. 诊断　对于身高 < 145 cm 的孕产妇要警惕均小骨盆。首先观察孕妇体型、步态有无异常，其次观察腹型，是否表现为尖腹或悬垂腹。B 超估计正常大小的胎儿，无胎位异常者，如果临产后胎先露迟迟不入盆，跨耻征阳性，要警惕头盆不称。骨盆各径线的值可通过骨盆内测量和骨盆外测量获得。

4. 对产程和母儿的影响　胎儿不大、无头盆不称的均小骨盆者可以经产道分娩，对产程无明显影响。但相对较大的足月儿可能因胎先露入盆困难而导致潜伏期延长、原发性宫缩乏力。产程延长及子宫收缩乏力，进而导致胎儿窘迫、新生儿窒息发生率增高。

5. 处理　若估计胎儿不大，产力、胎位及胎心均正常，头盆相称，可以阴道试产。若胎儿较大、头盆不称，应行剖宫产术。

（五）畸形骨盆

1. 定义　骨盆失去正常形态及对称性，包括跛行及脊柱侧凸所致的偏斜骨盆和骨盆骨折所致的畸形骨盆。

偏斜骨盆是骨盆两侧的侧斜径（一侧髂后上棘与对侧髂前上棘间径）或侧直径（同侧髂后上棘与髂前上棘间径）之差 > 1 cm。

2. 临床表现　畸形骨盆产轴异常，胎儿在产道内不能进行下降、俯屈、内旋转等一系列分娩机转的动作，故畸形骨盆可影响产程进展的所有阶段。

3. 诊断　询问病史，了解产妇既往是否患脊柱和髋关节结核、脊髓灰质炎及骨外伤病史。观察产妇体型及步态有无异常，脊柱侧凸或跛行者可伴有偏斜骨盆畸形。注意有无脊柱及髋关节畸形，米氏菱形窝是否对称。米氏菱形窝不对称、一侧髂后上棘突出者存在偏斜骨盆的可能性大。骨盆骨折常见于尾骨骨折使尾骨尖前翘或骶尾关节融合使骨盆出口前后径缩短，通过骨盆内测量了解骶凹弧度、骶尾关节形态及活动度，可帮助诊断。

4. 对母儿的影响　畸形骨盆可导致产程延长

及停滞，对母儿的影响根据产程异常的阶段及胎儿宫内情况而定。

5. 处理　根据畸形骨盆种类、狭窄程度、胎儿大小、产力等情况具体分析。若畸形严重或明显头盆不称，应及时行剖宫产术。

二、软产道异常

软产道由阴道、宫颈、子宫下段及骨盆底软组织构成。软产道异常可由先天发育异常和疾病因素引起。

（一）阴道异常

1. 分类

（1）阴道横隔：位于阴道内的膜性或肌性组织，在横隔的中央或稍偏一侧常有一小孔，易被误认为宫颈外口。

（2）阴道纵隔：位于阴道内的纵行或肌性膜性组织，阴道纵隔通常伴有双子宫、双宫颈。

（3）阴道包块：包块阴道囊肿、阴道肿瘤和阴道尖锐湿疣。

2. 临床表现　阴道横隔、纵隔或包块可阻碍胎先露下降、胎方位异常。极少数坚韧的阴道横隔可导致梗阻性难产。阴道尖锐湿疣可通过产道感染胎儿，导致新生儿喉乳头状瘤，严重者堵塞新生儿呼吸道，危及生命。

3. 诊断　通常经阴道检查即可明确诊断，阴道肿瘤或阴道尖锐湿疣可行病理检查明确诊断。

4. 处理　对于在孕前发现的阴道横隔或阴道纵隔，可行阴道横隔或阴道纵隔切除术。如果在孕期发现，可等待至临产后，密切观察产程进展，根据宫口开大情况、胎先露下降情况及子宫收缩力综合进行判断，决定分娩方式。

当胎先露下降至阴道横隔，并将横隔撑薄，此时可在直视下自小孔处将横隔做 X 形切开，待分娩结束再切除剩余的隔。若横隔位于阴道深部且坚韧、较厚，阻碍胎先露部下降，考虑通过经阴道手术不能解决，则可行剖宫产术。

偏于一侧的阴道纵隔在分娩时被推向一侧，对分娩影响不大。当阴道纵隔发生于单宫颈时，有时纵隔位于胎先露部的前方，胎先露部继续下降，若纵隔薄，可自行断裂，不影响分娩；若纵隔厚且韧，阻碍胎先露部下降，需在纵隔中间剪断，待分娩结束后，再剪除剩余的隔并缝合止血。

阴道壁囊肿体积较大，阻碍胎先露部下降时，可行囊肿穿刺，抽出其内容物，待分娩后再选择时机进行处理。阴道内肿瘤梗阻产道而又不能经阴道切除者，应行剖宫产术，肿瘤待分娩后再行处理。阴道尖锐湿疣可阻塞产道，阴道分娩可能造成严重的阴道裂伤，并且可能感染新生儿，以行剖宫产分娩为宜。

（二）宫颈异常

1. 分类

（1）宫颈粘连和瘢痕：刮宫、感染、手术和物理治疗均可导致宫颈粘连和瘢痕。宫颈粘连和瘢痕导致宫颈扩张障碍，影响胎先露下降。

（2）宫颈坚韧：较少见，宫颈成熟不良，缺乏弹性或精神过度紧张使宫颈挛缩，宫颈不易扩张。

（3）宫颈水肿：宫口未开全时过早使用腹压，如持续性枕后位，胎头枕部压迫直肠，导致产妇过早屏气用力，宫颈受压，血液回流受阻引起水肿，影响宫颈扩张。

（4）宫颈环扎术后：孕期行宫颈环扎术，临产后若缝线仍未拆除，可引起机械性梗阻。某些产妇虽在临产前已拆除宫颈环扎缝线，但由于瘢痕挛缩，影响宫口扩张。

（5）宫颈癌：宫颈恶性肿瘤质硬且脆，可梗阻产道、影响胎先露下降，也可能发生出血，导致失血性休克。

2. 临床表现　宫颈异常对产程的影响主要是宫口扩张障碍，影响产程进展；坚韧的宫颈或宫颈肿瘤可梗阻产道，影响胎先露下降。宫颈水肿易发生撕裂伤，导致产后出血。宫颈恶性肿瘤除梗阻产道、影响胎先露下降外，瘤体自身可发生大出血，危及产妇生命。

3. 诊断　通常通过阴道检查、宫颈窥视及宫颈触诊即可明确诊断。患有宫颈功能不全的产妇往往主诉有宫颈环扎术的病史。宫颈粘连的患者孕前多经历过宫腔内操作手术史，或宫颈手术治疗病史。病理检查可明确宫颈癌的诊断及病理分型。

4. 处理　轻度的宫颈膜状粘连可试行粘连分离、机械性扩张宫颈或宫颈放射状切开，严重的宫颈粘连和瘢痕应行剖宫产。

宫颈坚韧的产妇分娩时，可于宫颈两侧各注入0.5% 利多卡因 10 mL，若不见缓解，应行剖宫产。

当产妇发生宫颈水肿时，轻者可抬高产妇臀部，减轻胎头对宫颈压力，也可注射利多卡因软化宫颈。待宫口近开全时，用手将水肿的宫颈向胎头上方推，使其逐渐越过胎头，即可经阴道继续分娩。同样，如果经上述处理无明显效果，且梗阻产道影响产程，应行剖宫产术。

（三）子宫异常

1. 分类

（1）子宫畸形：如双腔子宫、双子宫、双角子宫等，多为先天发育的异常。

（2）瘢痕子宫：曾经行剖宫产、子宫肌壁间肌瘤切除、输卵管间质部或宫角妊娠手术治疗、畸形子宫成形术后形成的瘢痕子宫，子宫不同部位的瘢痕导致不同的妊娠结局。

（3）宫腔粘连：有多次宫腔操作史，如多次人工流产史、诊断性刮宫史、子宫内膜息肉切除术病史的妇女，以及既往发生盆腔感染或子宫内膜感染的妇女，可能存在宫腔粘连。

2. 临床表现　胎位异常和胎盘位置异常在子宫畸形的患者中发生率增加。由于子宫形态不规则，子宫对称性和极性消失，易出现子宫收缩乏力、产程异常、宫颈扩张慢和子宫破裂。

瘢痕子宫产妇再分娩时，子宫破裂的风险增加。瘢痕所处的位置、瘢痕大小既往手术瘢痕的以及缝合情况对是否发生子宫破裂影响较大。有 2 次以上剖宫产手术史、宫体及宫底部巨大子宫肌瘤切除术手术史、古典式剖宫产手术史、宫角妊娠病灶切除手术史的孕产妇再次妊娠或分娩时，子宫破裂风险明显增加。

宫腔粘连与粘连带所处的位置、厚度及韧性有关。位于胎先露部附近或下方的厚且韧的粘连可影响胎先露下降，造成梗阻性难产；粘连带如果缠绕脐带，可导致胎心异常、胎儿窘迫。薄的膜性粘连对分娩造成的影响较小，但产后可能影响恶露排出，影响子宫复旧。

3. 诊断 子宫异常的诊断依据为病史、临床表现、查体及 B 超检查等。子宫畸形多通过 B 超检查可确诊。双腔子宫可通过宫腔镜检查明确诊断。既往有子宫手术史的产妇应诊断为瘢痕子宫。

4. 处理 子宫畸形妊娠者可适当放宽剖宫产指征。

瘢痕子宫能否阴道试产，要具体问题具体分析，并非所有曾经行剖宫产者再孕后仍需剖宫产。剖宫产术后再次妊娠阴道分娩应根据前次剖宫产的术式、指征、术后有无感染、术后再孕间隔时间、既往剖宫产次数、有无紧急剖宫产的条件以及本次妊娠胎儿大小、胎位、产力及产道情况等综合分析决定。

若只有一次剖宫产史、切口为子宫下段横切口、术后无感染、两次分娩间隔时间超过 18 个月，并且胎儿体重适中，剖宫产术后再次妊娠阴道试产的成功率较高。

（四）盆腔肿瘤

1. 分类

（1）子宫肌瘤：有单发的子宫肌瘤及多发性子宫肌瘤，肌瘤大小、发生部位不同，对妊娠及分娩产生不同的影响。

（2）卵巢肿瘤：卵巢肿瘤分良、恶性，呈囊性、实性等，可单侧及双侧发生，大小不一。

2. 临床表现 较小的子宫肌瘤如不梗阻产道，一般不影响分娩。子宫下段及宫颈部位的较大肌瘤可占据盆腔或阻塞骨盆入口，阻碍胎先露部下降，导致产程延长或停滞，胎头下降延缓或停滞。

卵巢良性肿瘤多为单侧，直径 5 cm 左右的瘤体在孕中期和孕晚期容易发生卵巢囊肿蒂扭转、卵巢囊肿破裂，发生急腹症，刺激宫缩，引起早产。卵巢恶性肿瘤在妊娠期可能被子宫增大所掩盖，发现时往往是晚期。超声检查可见盆腹腔积液，卵巢肿瘤多呈双侧性，实性或囊实性，形态不规则，肿瘤血供丰富，生长迅速。孕妇腹部膨隆与孕周不相符，明显大于孕周。

3. 诊断 根据病史、体征、查体及 B 超等辅助检查可做出初步诊断。必要时可行盆腔 MRI 检查及肿瘤标志物的检查。病理检查可明确肿瘤性质。

4. 处理 对于位于子宫下段及宫颈部的较大肌瘤，可考虑行剖宫产分娩。对于位于宫体及宫底部的较大肌瘤，分娩时可能会影响宫缩，故要密切观察产程进展，适当放宽剖宫产指征。

卵巢肿瘤位于骨盆入口，阻碍胎先露衔接者，应行剖宫产术，并同时切除卵巢肿瘤。高度怀疑卵巢恶性肿瘤者需行剖宫产分娩，同时术中进行全面分期手术。

第四节 胎 儿 异 常

胎儿异常包括胎位异常和产时的胎心异常。

胎位异常（abnormal fetal position）是造成难产的主要因素，包括头先露、臀先露及肩先露等胎位异常。以胎头为先露的难产，称为头位难产，是最常见的胎位异常。

通过电子胎心监护连续观察并记录胎心率（FHR）的动态变化，同时描记子宫收缩和胎动情况，反映三者的关系。其中胎心基线变异是最重要的评价指标。通过产时胎心监护的三级判读系统来评价胎儿在宫内的缺氧情况，帮助指导分娩。

一、胎位异常

（一）持续性枕后位、枕横位

当胎头以枕后位或枕横位衔接，胎头双顶径抵达中骨盆平面时完成内旋转动作，大多数能向前转成枕前位，胎头得以最小径线通过骨盆最窄平面，顺利经阴道自然分娩。若经充分试产，胎头枕部不能转向前方，仍位于母体骨盆后方或侧方，致使分娩发生困难者，称为持续性枕后位（persistent occipitoposterior position）或持续性枕横位（persistent occipitotransverse position）。

1. 病因

（1）骨盆异常与胎头俯屈不良：中骨盆平面狭窄，阻碍胎头内旋转，胎头嵌顿在中骨盆，形成持续性枕后位或枕横位。如果胎头以枕后位或枕横位衔接，伴胎头俯屈不良、内旋转困难，同样易发生持续性枕后位或枕横位。

（2）宫缩乏力：活跃期晚期和第二产程发生子宫收缩乏力，胎头俯屈不良、内旋转不良，常发生持续性枕后位或枕横位。通常为继发性宫缩乏力。持续性枕后位或枕横位影响胎头下降，进而影响产程进展，导致产妇体力消耗，进一步加重子宫收缩乏力。两者互为因果，相互影响。

（3）胎儿过大：胎儿过大，骨盆相对狭窄，胎头于中骨盆平面不易发生俯屈及内旋转，嵌顿于中骨盆平面，发生持续性枕后位或枕横位。

（4）子宫下段梗阻：盆腔肿瘤、子宫下段肌瘤、宫颈肌瘤、前置胎盘等导致软产道下段梗阻，如果梗阻发生在中骨盆平面，则导致胎头嵌顿于中骨盆平面，发生持续性枕后位或枕横位。

2. 临床表现

（1）产程延长或停滞：胎头下降受阻于中骨盆平面，宫口不能有效扩张及反射性刺激内源性缩宫素释放，导致协调性宫缩乏力，活跃期延长或停滞，第二产程延长。

（2）过早便意感：由于胎儿枕部压迫直肠，产妇自觉肛门坠胀及排便感。此时需要与胎头拨露相鉴别，若在阴道口见到胎发，经过多次宫缩屏气不见胎头继续下降时，应考虑持续性枕后位或枕横位的可能。

（3）宫颈前唇水肿：由于胎先露长时间压迫，过早屏气用力加重对宫颈的压迫，宫颈血液循环回流障碍，可导致宫颈前唇水肿。

3. 诊断

（1）临床表现：产程进展中，进入活跃期晚期或第二产程后，出现宫口开大延缓、胎头下降延缓或停滞，产妇感便意，并不自觉向下屏气用力，但产程无明显进展的情况下，需警惕持续性枕后位或枕横位。

（2）体格检查：经前腹壁可触及凹凸不平的胎儿肢体，因胎背偏向母体后方或侧方，多普勒听诊胎心音较遥远，或位于母体侧方更易听诊胎心音。

发生枕后位时，行阴道检查可触及盆腔后部空虚。通过查明胎头矢状缝与骨盆纵轴或横轴的关系、大小囟门与骨盆标志点的关系来判断胎方位。胎头矢状缝位于骨盆左斜径，前囟在骨盆右前方，后囟在骨盆左后方，为枕左后位，反之为枕右后位。胎头矢状缝与骨盆横径一致，后囟位于骨盆左侧，为枕左横位，反之为枕右横位。

如果因胎儿头皮水肿、产瘤过大、颅骨重叠，不易触清颅缝及囟门，可借助耳郭及耳屏位置及方向判断胎方位。

（3）辅助检查：通过超声探测胎头枕部及眼眶方位，即可明确胎头的位置。

4. 处理　持续性枕后位、枕横位无骨盆异常、胎儿不大时，可试产，应严密观察产程，注意宫缩强度、宫口扩张强度、胎头下降及胎心有无改变。

（1）第一产程的处理

1）潜伏期：保证产妇充分休息与营养，出现原发性宫缩乏力时，可使用哌替啶协调并加强宫缩处理。指导产妇待产体位，嘱产妇向胎儿肢体面对的方向侧卧，利用重力的作用，帮助胎头在宫缩的时候将枕部转向前方。当出现协调性宫缩乏力时，静滴缩宫素加强宫缩。

2）活跃期：宫口开全之前不宜过早用力屏气。除外头盆不称后，在宫口开大 3 cm 后可行人工破膜，同时阴道检查，了解骨盆大小，静脉滴注缩宫素加强宫缩。如果在试产过程中出现胎儿窘迫征象，或经人工破膜、静脉滴注缩宫素等处理效果不佳，每小时宫口开大 < 0.5 cm 或无进展时，应行剖

宫产结束分娩。

（2）第二产程的处理：若第二产程进展缓慢，初产妇已近 2 h，经产妇已近 1 h，应行阴道检查确定胎方位。

若 S ≥ + 3 时，可先徒手将胎头枕部转向前方或用胎头吸引器（或产钳）辅助将胎头转至枕前位后阴道助产。若转成枕前位困难，可向后转至正枕后位产钳助产。阴道助娩或以枕后位娩出时，可能造成严重的软产道裂伤，宜行较大的会阴后 – 侧切开术娩出胎儿，以预防会阴部裂伤。

若第二产程延长而胎头双顶径仍在坐骨棘以上或 S ≤ + 2，或伴胎儿窘迫时，应及时行剖宫产。

（3）第三产程的处理：做好抢救新生儿、新生儿窒息复苏。胎肩娩出后静推缩宫素，预防产后出血。对有软产道裂伤者，应及时修补，并给予抗生素预防感染。

（二）臀先露

臀先露（breech presentation）以骶骨为指示点，有骶左（右）前、骶左（右）横、骶左（右）后 6 种胎位。根据胎儿双下肢的姿势分为单臀先露、完全臀先露及不完全臀先露。

单臀先露（frank breech presentation）又称腿直臀先露，胎儿双髋关节屈曲以及双膝关节伸直，先露部位为胎儿臀部。

完全臀先露（complete breech presentation）又称混合臀先露（mix breech presentation），胎儿双髋关节以及双膝关节均屈曲，先露部位为胎儿臀部及足部。

不完全臀先露（incomplete breech presentation），胎儿以一足或双足、一膝或双膝、一足一膝为先露。

1. 病因

（1）胎儿发育因素：胎龄越小，臀先露发生率越高。臀先露多于妊娠 28～32 周间转为头先露，并相对固定胎位。胎儿畸形时臀先露的发生率增高。

（2）胎儿活动因素：胎儿活动空间过大或受限

均可导致臀先露。双胎及多胎妊娠时，发生率远高于单胎妊娠。羊水过多及羊水过少时，可因胎儿活动范围过大或受限而使臀先露发生率增高。经产妇腹壁过于松弛或子宫畸形，如单角子宫、纵隔子宫等，胎儿活动受限，臀先露发生率增高。脐带过短、前置胎盘、盆腔肿瘤、骨盆狭窄阻碍产道时，也可导致臀先露。

2. 临床表现

（1）产妇肋下浮球感：妊娠晚期，孕妇有肋下浮球感，能自行触摸到肋下圆球感的胎头。随着孕龄增加，胎头撞击肋下，孕妇常有季肋部胀痛感。

（2）胎膜早破：臀先露使前羊膜囊受压不均匀，易发生胎膜早破。

（3）脐带先露或脐带脱垂：臀先露时，胎儿肢体、臀部与子宫壁间存在间隙，脐带容易顺间隙向下滑落至子宫下段或宫颈内口处，导致脐带先露。当发生胎膜早破时，胎儿肢体附近的脐带可能顺羊水流出，导致脐带脱垂。

（4）胎盘早剥：脐带过短导致胎儿活动受限，胎动时可能牵拉脐带，导致胎心异常，严重者致胎盘早剥，甚至死胎。

（5）产程延长：临产后因胎足及胎臀不能充分紧贴子宫下段、宫颈及宫旁盆底神经丛，宫口扩张缓慢，产程延长，容易发生宫缩乏力，导致产程延长或停滞。

（6）新生儿窒息及产伤：当臀位娩出困难时给予臀位牵引术，胎臀先娩出，最大的胎头后出，而胎儿的肩部和头部的娩出，又必须按一定的分娩机转来转动，以适应产道的各种不同条件方能娩出，因而分娩时容易发生难产。臀位生产对头部的牵引可引起神经丛受伤。

3. 体格检查

（1）腹部四步触诊：可在宫底部触及圆而硬的胎头，按压时有浮球感。若未衔接，在耻骨联合上方触及可上下移动的、不规则、宽而软的胎臀；若胎儿粗隆间径已入盆，则胎臀相对固定不动。通常在脐左（或右）上方胎背侧胎心听诊响亮。衔接后胎心听诊在脐下最明显。

（2）阴道检查：胎膜已破及宫颈扩张 3 cm 以上可直接触及胎臀，包括肛门、坐骨结节及骶骨等，触及肛门、坐骨结节时应与面先露相鉴别。准确触诊胎儿的骶骨对明确胎方位很重要。在完全臀先露时可触及胎足，通过蹈趾的方位可帮助判断是左足还是右足；触及胎足时需与胎手相鉴别。胎足趾短而齐平，且有足跟，而胎手指长，指端不平齐。胎臀进一步下降后尚可触及外生殖器，当不完全臀先露触及胎儿下肢时，应注意有无与脐带同时脱出。

（3）辅助检查：通过超声检查，可以确定臀先露的类型，并估计胎儿大小。

4. 处理

（1）妊娠期处理：在妊娠 30 周前，大部分臀先露能自行转为头先露，若妊娠 30 周后仍为头先露，则可尝试以下方式进行矫正。

1）胸膝卧位：嘱孕妇排空膀胱，松解裤带，保持胸膝卧位 15 min，每日 2 ~ 3 次，1 周后复查。胸膝卧位有可能使胎臀退出盆腔，以利胎儿借助改变重心自然完成头先露的转位。也可取胎背对侧侧卧，促进胎儿俯屈转位。

2）针灸、激光照射或艾灸至阴穴（足小趾外侧趾甲角旁 0.1 寸），1 ~ 2 次 / 日，15 ~ 30 min/ 次，1 ~ 2 周为一疗程。

3）外倒转术（external cephalic version，ECV）：医师通过向孕妇腹壁施加压力，用手向前或向后旋转胎儿，使其由臀位或横位变成头位的一种操作。一般建议妊娠 36 ~ 37 周后，对于期待头位分娩的孕妇排除 ECV 禁忌证后，在严密监测下实施。术前必须做好紧急剖宫产的准备，在超声和电子胎心监护下进行。通常对于经产妇、胎儿不大、无脐带绕颈者，外倒转成功率较高。实施外倒转前 30 min 使用抑制宫缩的药物，使子宫平滑肌放松，可提高操作的成功率。外倒转术存在胎盘早剥、胎儿窘迫、母胎出血、胎膜早破、死胎等风险，实施需权衡利弊后慎重决定。

（2）分娩期处理：临产初期应根据产妇年龄、本次妊娠经过、胎产次、骨盆类型、臀先露类型、胎儿大小、胎儿是否存活及发育是否正常，以及有无合并症等，决定正确的分娩方式。

1）择期剖宫产指征：骨盆狭窄、瘢痕子宫、胎儿体重大于 3 500 g、胎儿生长受限、胎儿窘迫、胎头仰伸位、有难产史、妊娠合并症、脐带先露、完全和不完全臀先露等。

2）经阴道分娩

① 第一产程：第一产程初期，先露部较高，容易发生脐带先露、脐带脱垂，故此期应尽量减少阴道检查及刺激子宫下段的操作，避免胎膜过早破裂。同所有第一产程待产处理一样，保证产妇体力充足及精神状态良好非常重要。建议产妇取侧卧位休息，减少站立和走动。一旦破膜，应立即听诊胎心音并做阴道检查。对于胎心音有异常者，需检查有无脐带脱垂，一旦确诊脐带脱垂，胎儿存活者，应立即行剖宫产；如无脐带脱垂，可继续严密观察胎心及产程进展。

当宫缩时在阴道外口见到胎足，此时宫颈口往往仅扩张 4 ~ 5 cm，不可误认为宫口已开全。当宫缩时用手掌以无菌巾堵住阴道口，阻止胎臀娩出，以利于宫颈和阴道充分扩张，待宫口开全、阴道充分扩张后，才能让胎臀娩出。在堵阴道口的过程中，应每隔 10 ~ 15 min 听胎心音一次，有条件者可行胎心电子监护，并注意宫颈口是否开全。不能等宫口完全开全后再堵，以免引起胎儿窘迫甚至子宫破裂。

② 第二产程：当宫口已开全，堵阴道外口的手感受到胎儿有向外明显的冲击力时，准备接产。初产妇应行会阴后 – 侧切开术。有 3 种娩出方式。

a. 自然分娩：极少见，仅见于经产妇、胎儿小、宫缩强、骨产道宽大者。

b. 臀助产术：胎臀自然娩出至脐部后，由接产者协助胎肩及胎头的娩出，通过滑脱法助娩胎肩，也可用旋转胎体法助娩胎肩。胎肩及上肢全部娩出后，将胎背转向前方，胎体骑跨在术者左前臂上，同时术者左手中指伸入胎儿口中，示指及环指置于胎儿两侧锁骨上，避开锁骨上窝，先向下方牵拉至胎儿枕骨结节抵于耻骨弓下，再将胎体上举，以枕部为支点，相继娩出胎儿下颏、口、鼻、眼及额。

应充分估计臀位阴道分娩即将面对的风险及困难，对于预计到可能发生臀位难产的情况，建议及时剖宫产。由于臀位娩出的胎儿发生新生儿窒息、颅内出血、锁骨骨折等产伤的风险增加，可放宽剖宫产指征。当胎儿肢体已娩出，助娩胎头下降困难时，可用后出胎头产钳助产分娩。此技术目前已少用。

c. 臀牵引术：接产者牵拉娩出全部胎儿，通常在非常紧急情况下不得以而使用。对胎儿损伤大。避免的方式为尽早在临产前做好臀位分娩风险评估，择期行剖宫产分娩。

③ 第三产程：注意预防产后出血。产后出血的原因大多为继发性宫缩乏力所致，或阴道助产导致的软产道裂伤。按摩子宫，应用子宫收缩药物，仔细检查软产道，缝合裂伤，并给予抗生素预防感染。臀位分娩的胎儿新生儿窒息、产伤的发生率增加，分娩后应积极抢救新生儿，并做好全面体检。

（三）其他胎位异常

1. 胎头高直位（sincipital presentation） 胎头以不屈不仰姿势衔接入盆，其矢状缝与骨盆入口前后径相一致，称为胎头高直位。分为高直前位和高直后位。高直前位指胎头枕骨向前靠近耻骨联合者，又称枕耻位（occipitopubic position）；高直后位指胎头枕骨向后靠近骶岬者，又称枕骶位（occipitosacral position）。

由于胎头不俯屈，入盆困难，可影响产程的每一个阶段。若胎头一直不能衔接入盆，表现为潜伏期延长；即使宫口能够开全，因胎头高浮，导致活跃期延缓或停滞、第二产程延长，甚至先兆子宫破裂及子宫破裂。

处理：高直前位时，若无骨盆狭窄、胎儿大小正常、产力强，胎头有俯屈的余地，可通过极度俯屈的姿势经过骨盆入口平面，再以正枕前位或左（右）枕前位分娩。高直后位因胎儿脊柱与母体脊柱相贴，俯屈受阻，难以经阴道分娩，一旦确诊，应行剖宫产术。

2. 不均倾位 枕横位入盆的胎头侧屈以其前顶骨入盆，称前不均倾位（anterior asynclitism）；以后顶骨入盆，称后不均倾位。易发生于头盆不称、骨盆倾斜度过大、腹壁松弛的产妇。

因顶骨入盆困难，使胎头下降停滞，产程延长。若膀胱颈受压于前顶骨与耻骨联合之间，产妇可能会过早出现排尿困难、尿潴留等表现。

后不均倾位时，可能通过胎头颅骨缝高度折叠而使胎头入盆，故试产过程中应密切注意产程进展，行阴道检查了解胎儿颅骨缝与骨盆的关系，必要时行剖宫产术；前不均倾位时，因耻骨联合后面直而无凹陷，前顶骨紧紧嵌顿于耻骨联合后，使胎头不能正常衔接入盆，故需行剖宫产术。

3. 面先露（face presentation） 是指胎头以极度仰伸的姿势通过产道，使胎儿枕部与胎背接触，以颜面为先露。面先露以颏骨为指示点，有颏左（右）前位、颏左（右）横位和颏左（右）后位。

骨盆入口平面很少发生面先露，通常是额先露，在胎儿下降过程中胎头进一步仰伸形成面先露。面先露均发生在临产后。如出现产程延长及停滞时，应及时行阴道检查，尽早确诊。通常面先露因通过骨盆的胎头径线过大，而导致胎头不能进一步下降，即使到了活跃期晚期和第二产程，在耻骨联合上仍可扪及高浮的胎儿枕部或额部。

当通过阴道检查确诊面先露时，如产力强、胎儿不大、无头盆不称、胎心正常，应给予试产，部分可通过面先露分娩。需做较大的会阴切开，避免软产道发生严重撕裂伤。对于颏前位伴头盆不称或出现胎儿窘迫征象，或持续性颏后位，均应行剖宫产术。

4. 肩先露（shoulder presentation） 胎体横卧于骨盆入口之上，胎体纵轴与母体纵轴相垂直。以肩胛骨为指示点，有肩左（右）前和肩左（右）后4

种胎方位。

肩先露的发生原因与臀先露的发生原因类似，常见原因有经产妇腹壁过度松弛、未足月胎儿、胎盘前置、子宫畸形或肿瘤、骨盆狭窄等。

肩先露为对母儿最不利的胎位，易发生流产、胎膜早破、脐带脱垂、上肢脱垂等，直接导致胎儿窘迫或死产。产妇临产后，胎儿肢体不能有效贴合宫体下段和宫颈，导致产程延长或停滞。肩先露产妇临产后，如处理不及时，可形成嵌顿性肩先露，增加手术助产难度和分娩损伤，甚至会导致子宫破裂。

在妊娠期的处理，肩先露的方法同臀先露。如果经外倒转，仍不能有效恢复为头先露，应提前住院待产。

分娩期根据胎儿大小、胎产次、胎儿存活与否、宫颈扩张程度、胎膜破裂与否以及有无并发症等决定分娩方式。

（1）剖宫产：足月活胎，初产妇无论宫口扩张程度以及胎膜是否破裂，均应行剖宫产术。经产妇亦首选剖宫产术。出现先兆子宫破裂或子宫破裂征象，不论胎儿死活，为抢救产妇生命，均应行剖宫产术。

（2）内倒转术：经产妇若宫口开大 5 cm 以上，胎膜已破，羊水未流尽，胎儿不大，可在全身麻醉或硬膜外麻醉下行内转胎位术。将胎位转成臀位后分娩。双胎妊娠第一胎儿娩出后未及时固定第二胎儿胎位，由于宫腔容积骤减使第二胎儿变成肩先露时，应立即行内转胎位术，使第二胎儿转成臀先露娩出。

（3）碎胎术：胎儿已死，无先兆子宫破裂，需在宫口开全及全麻下，行断头术或碎胎术。术后仔细检查子宫下段、宫颈及阴道等软产道有无裂伤，缝合并预防感染。

5. 复合先露（compound presentation） 胎头或胎臀伴有四肢（上肢或下肢）作为先露部同时进入骨盆入口。胎先露部与骨盆入口未能完全嵌合留有空间时，或者胎先露周围有空隙时均可使小肢体滑

入骨盆而形成复合先露，常见原因有胎头高浮、骨盆狭窄、胎位异常、胎膜早破、早产、羊水过多、经产妇腹壁松弛及双胎妊娠等。特别是双胎妊娠第一胎儿娩出后，第二胎儿娩出过程中产程进展缓慢，行阴道检查可发现复合先露。

复合先露易导致脐带脱垂，发生死胎或死产，建议尽早行剖宫产。仅有少部分胎儿不大、无头盆不称、宫缩强的产妇，通过改变体位，让产妇向脱出肢体的对侧侧卧，或于宫颈近开全后上推肢体还纳，有可能改变为头先露后分娩。如果存在明显头盆不称或伴有胎儿窘迫征象，应尽早行剖宫产。

二、胎心异常

电子胎心监护在产前和产时用来连续观察并记录胎心率的动态变化，同时描记子宫收缩和胎动情况，反映三者间的关系。产程过程中，为了避免不必要的产时剖宫产，推荐采用产时胎心监护图形的三级判读系统。该判读系统参照 2009 年美国妇产科医师学会指南及 2015 年中华医学会围产医学分会制定的《电子胎心监护应用专家共识》。

1. 第一产程

（1）潜伏期：胎心电子监护提示为Ⅱ类，需要采用其他评估方法来判定胎儿有无缺氧。胎儿生物物理评分、彩色多普勒超声胎儿血流监测是可行的。如果宫口≥3 cm，排除头盆不称、脐带先露后，可行人工破膜，观察羊水性状。行胎儿头皮刺激试验，了解胎儿对刺激头皮后的反应。如果羊水清亮，刺激胎儿头皮后出现胎心加速，说明胎儿耐受缺血缺氧的储备能力较好，可继续在密切观察下待产。如果为Ⅲ类胎心监护，考虑到较长时间的待产过程，不建议继续试产，应尽快行剖宫产术。如果正在静滴缩宫素，应停用缩宫素继续观察，待胎心恢复至Ⅰ类后再静滴缩宫素。

（2）活跃期：进入活跃期后，如发现Ⅱ类胎心监护，如果胎膜未破，可先行人工破膜，观察羊水性状，了解胎儿头皮刺激反应；如果胎膜已破，应立即行阴道检查，了解有无头盆不称和胎方位异

常，同时将胎头向上推，让后羊水经先露部流出，观察后羊水的性状及量。如果羊水清亮，刺激胎儿头皮使胎心加速，提示胎儿对缺氧的耐受性较好，可继续密切监护下待产；如果可疑羊水污染，则嘱产妇改变体位，改变胎头或脐带受压情况，持续行胎心监护了解胎心率变化，如果随后胎心率恢复为Ⅰ类，则继续阴道试产，如进展为Ⅲ类，考虑不能经阴道分娩时应尽快剖宫产。

2. 第二产程 宫口近开全时，大部分产妇会出现一过性胎心率降低，可表现为早期减速或变异减速，这是由于宫口快速开大，胎头快速下降。这种胎心率呈一过性，当宫口开全后，不再出现减速。但当胎心减速反复出现，特别是出现复发性变异减速、复发性晚期减速和延长减速时，应警惕胎儿窘迫的可能性。应立即行阴道检查，了解胎先露下降情况，了解胎方位，如果胎先露≥+3，无头盆不称，胎方位为枕前位，则行产钳或胎头吸引术助产；如果为持续性枕后位或枕横位，则行手转胎头，将胎位恢复至枕前位，再行阴道助产；如果胎先露≤+2，或存在头盆不称，估计短时间内不能

经阴道娩出，则需尽快行剖宫产术。

阴道检查了解羊水性状，如果羊水污染合并Ⅱ类胎心监护，建议实施阴道助产或剖宫产尽快分娩。如果羊水呈血性，需与宫颈裂伤或阴道壁裂伤相鉴别，通常软产道流出的血液为鲜红色。当排除软产道裂伤所致的出血后，血性羊水提示胎盘早剥，如果胎儿不大，宫缩强，可经阴道助产分娩；如果估计短时间不能分娩，应尽快剖宫产。

分娩过程中，如考虑胎儿窘迫，应备好抢救新生儿的器械、药物，做好新生儿复苏准备。实施阴道助产术后，应仔细检查软产道，预防产后出血。对异常分娩的观察导致阴道检查次数增加，易增加产褥感染率，应及时使用抗生素预防感染。

☞ 典型案例（附分析）10-1
停经 38 周，阴道流液 12 h

☞ 拓展阅读 10-1
产程延长和产程停滞

（钟 梅 黄启涛）

数字课程学习

⬇ 教学PPT　　　📝 自测题

第十一章

分娩期并发症

关键词

第一节　产后出血

诊疗路径

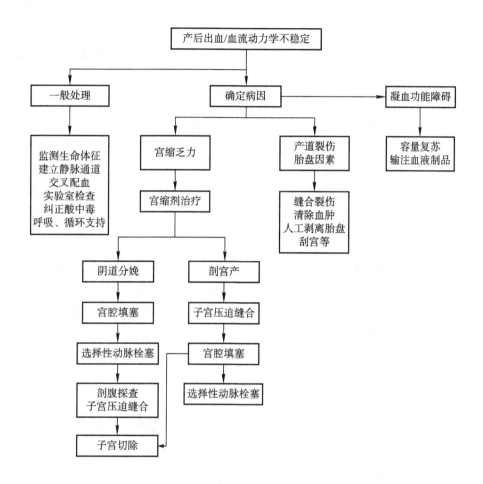

产后出血（postpartum hemorrhage，PPH）是指在胎儿娩出后的 24 h 内，阴道分娩出血量≥500 mL 或剖宫产分娩出血量≥1 000 mL。产后出血是分娩期的严重并发症，发生率为 5%～10%，是导致我国孕产妇死亡的首要原因。2017 年美国妇产科医师学会实践简报对产后出血的定义进行了修订，认为无论采用何种方式分娩，产时及产后 24 h 出血量累计达到 1 000 mL 或出现低血容量的症状及体征即称之为产后出血。

☞ 典型案例（附分析）11-1
停经 39 周，规律腹痛 10 h

（一）病因

引起产后出血的原因主要有子宫收缩乏力、软产道裂伤、胎盘因素和凝血功能障碍。这几种原因可共同存在，相互影响，互为因果。

1. 宫缩乏力（uterine inertia）　指子宫肌层不能有效收缩，是产后出血最常见的原因。足月时，平均每分钟通过胎盘的血流量为 500～700 mL，胎盘娩出后，子宫肌纤维的收缩和缩复能有效地压迫肌束间的血管，关闭血窦，防止产后出血。因此，任何影响子宫肌纤维收缩和缩复功能的因素都有可能导致产后出血。

引起子宫收缩乏力的常见高危因素如下。

（1）全身因素：产妇体质虚弱、合并慢性全身性疾病或精神紧张等。

（2）子宫因素：子宫过度膨胀，如多胎妊娠、羊水过多、巨大儿等；子宫肌壁损伤，如多产、剖宫产史、子宫肌瘤剔除术后等；子宫发育异常，如双子宫、单角子宫等。

（3）产程因素：急产、产程延长或滞产等。

（4）产科并发症：子痫前期、妊娠期糖尿病等。

（5）羊膜腔感染：胎膜破裂时间长、发热等。

（6）药物因素：过多使用麻醉剂、镇静剂或宫缩抑制剂等。

2. 软产道损伤　阴道分娩和剖宫均可能引起软产道裂伤，是引起产后出血的第二大原因。常见的低位软产道裂伤多发生在会阴、外阴、阴道和宫颈。常见的高位软产道损伤有阔韧带裂伤和腹膜后血肿。引起软产道损伤的高危因素如下。

（1）阴道分娩：阴道器械助产、胎先露异常或巨大儿、急产、宫颈环扎术史、剖宫产后阴道试产、肩难产、第三产程处理不当或子宫内翻。

（2）剖宫产：瘢痕子宫、胎位不正、胎头位置过低等。

3. 胎盘因素

（1）胎盘滞留（retained placenta）：常见的引起胎盘滞留的原因有膀胱充盈、胎盘剥离不全、胎盘嵌顿等。

（2）胎盘粘连或植入：胎盘绒毛部分或全部粘连于子宫肌层，绒毛深入子宫肌壁间，甚至穿透子宫浆膜层。根据植入的程度可分为粘连型、植入型和穿透型。胎盘全部粘连或植入时可能无出血，但如果仅部分粘连或植入，往往因胎盘剥离面血窦开放以及胎盘滞留影响宫缩，易引起出血。

（3）胎盘和（或）胎膜残留：胎盘组织或胎膜残留于宫腔内，影响子宫收缩而出血。

4. 凝血功能障碍　由凝血和纤溶失衡造成，这种失衡可能是先天性或者后天获得的。凝血功能障碍的高危因素如下。

（1）非产科因素：妊娠合并血液系统疾病、妊娠合并肝脏疾病、脓毒症、长期抗凝治疗等。

（2）产科因素：产前和产后大出血、重度子痫前期、HELLP综合征、羊水栓塞、胎儿死亡、胎盘早剥、感染性流产及妊娠期急性脂肪肝等。

（二）临床表现

产后出血的主要表现为阴道流血、继发贫血、失血性休克等。

1. 阴道流血　不同原因引起的产后出血临床表现有所不同。

（1）子宫收缩乏力：胎儿娩出后阴道流血较多，子宫肌张力缺失。

（2）软产道损伤：分娩后阴道持续出血，而子宫张力正常，应高度怀疑软产道损伤。有时出血位置隐蔽而被忽视，如阔韧带裂伤。大量出血可以发生在隐蔽的血肿里面。疼痛和血流动力学不稳定常常是隐蔽部位裂伤的主要临床表现。

（3）胎盘因素：胎儿娩出后数分钟出现阴道流血，色暗红，常常伴有子宫收缩乏力。

（4）凝血功能障碍：胎儿娩出后阴道持续流血，且血液不凝。

2. 低血容量症状　患者出现头晕、面色苍白、烦躁、皮肤湿冷、脉搏细数、血压下降等症状。

（三）诊断

产后出血的诊断关键在于正确地评估出血量。由于妊娠期血容量增加，失血量往往被低估，一旦发现有低血容量的临床表现，应尽早处理，同时明确产后出血原因，以便有效识别和处理产后出血。

1. 估计失血量

（1）目测法：是最常用的估计产后出血量的方法，但利用目测法估计产后出血量所得到的产后出血发生率可能比实际产后出血发生率要低30%～50%。

（2）称重法：失血量（ml）=［敷料湿重（g）-敷料干重（g）］/1.05。

（3）容积法：用接血容器收集血液后，用量杯测量收集到的包括第三产程的所有失血量。

（4）面积法：用血液浸湿纱布、消毒巾的面积来计算出血量，如 10 cm × 10 cm 纱布浸湿后含血量为 10 mL。

（5）休克指数：休克指数 = 心率（次 / 分）/ 收缩压（mmHg），见表 11-1。

表 11-1　休克指数与估计失血量

休克指数	估计失血量（mL）	占血容量的比例（%）
< 0.9	< 500	< 20
1.0	1 000	20
1.5	1 500	30
2.0	≥ 2 500	≥ 50

（6）血红蛋白测定：血红蛋白每下降 10 g/L，估计失血量 400 ~ 500 mL。但在产后出血早期，由于血液浓缩，血红蛋白值常不能准确反映实际出血量。

2. 识别产后出血原因

（1）子宫收缩乏力：如胎盘娩出后阴道持续流血，触诊子宫体积大、质地较软或轮廓不清，可诊断为子宫收缩乏力。

（2）软产道损伤：分娩后持续阴道流血，检查子宫收缩良好且血液颜色鲜红，应考虑软产道损伤的可能。产道裂伤的诊断首先要整体评估软产道，上至宫颈，下至阴道、会阴和外阴，必要时应在麻醉下进行检查并及时处理。①宫颈裂伤：多发生在 3 点钟和 9 点钟处，也可呈花瓣状，严重者可延及阴道穹隆和子宫下段。②阴道裂伤：用中指、食指压迫会阴切口两侧，查看会阴切口顶端及两侧有无损伤及活动性出血。如会阴疼痛或突然出现张力大、有波动感的肿物，应考虑阴道壁血肿。③会阴裂伤：按裂伤程度可分 4 度，Ⅰ度指会阴皮肤及阴道入口黏膜撕裂，未达肌层，一般出血不多；Ⅱ度指裂伤已达会阴体筋膜及肌层，累及阴道后壁黏膜，向阴道后壁两侧沟延伸并向上撕裂，裂伤多不规则，出血较多；Ⅲ度指裂伤向会阴深部扩展，累及肛门括约肌复合体，但肛门直肠黏膜完整；Ⅳ度指会阴裂伤累及肛门括约肌复合体及肛门直肠黏

膜，组织损伤虽严重，出血量不一定多。

（3）胎盘因素：包括胎盘娩出困难和胎盘胎膜残留。前者包括胎盘部分剥离、胎盘植入、胎盘嵌顿等，后者则可能是副胎盘、胎盘小叶等原因导致的。若胎儿娩出后 10 ~ 15 min 胎盘仍未娩出，并出现阴道大量出血，颜色暗红，应考虑为胎盘因素所致。胎盘娩出后应仔细检查其完整性，若发现胎盘胎膜不完整或胎盘母面有残留的血管断端，则应考虑胎盘组织残留或副胎盘的存在，需进行宫腔检查。或徒手剥离胎盘时，若发现胎盘与宫壁粘连致密，难以剥离，牵拉脐带时子宫体随之移动，应怀疑胎盘植入。

（4）凝血功能障碍：如果产妇阴道持续流血，且血液不凝、止血困难，同时合并穿刺点渗血或全身其他部位出血，并排除了子宫收缩乏力、胎盘因素及软产道损伤引起的出血，应考虑到凝血功能障碍或弥散性血管内凝血。根据临床表现及血小板计数、凝血酶原时间、纤维蛋白原等检查可做出诊断。

（四）治疗

治疗原则为针对出血原因迅速止血，补充血容量，纠正休克，积极防止感染。

1. 一般处理　产科快速应急团队、大量输血方案、规范操作是预防和治疗产后出血的关键。发生产后出血时，应在寻找出血原因的同时进行一般处理，包括向有经验的助产士、上级产科医师、麻醉医师等求助，建立双静脉通道，积极补充血容量；监测出血量和生命体征，留置尿管，记录尿量；进行呼吸管理，保持气道通畅，必要时给氧；通知血库和检验科做好准备，交叉配血，进行基础的实验室检查（血常规、凝血功能、肝肾功能检查等）并动态监测；纠正酸中毒，必要时使用升压药物，保护心、肾等重要器官功能；抢救过程中，应无菌操作，积极预防感染。

☞拓展阅读 11-1
产后出血容量复苏和输血

2. 止血处理

（1）子宫收缩乏力：应该快速有序地处理，包括双手按摩子宫、宫缩药物应用、宫腔填塞、选择性动脉栓塞和手术治疗。

1）子宫按摩及按压：可经腹按摩子宫或经腹和经阴道联合按压子宫，按摩子宫时动作应均匀有节律（图11-1）。经腹壁按摩子宫：一手置于宫底部，拇指在前，其余4指在后，压迫宫底将宫腔积血排出。效果不佳时，可选用经腹和经阴道联合按压子宫：一手握拳置于阴道前穹窿，顶住子宫前壁，另一手自腹壁按压子宫后壁使宫体前屈，双手相对，紧压子宫并做按摩。按摩时应注意无菌操作，避免按摩过度伤及阔韧带内大血管。

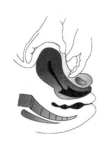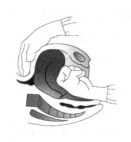

图 11-1　经腹按摩子宫与经腹和经阴道联合按摩子宫

2）使用宫缩剂：缩宫素为预防和治疗产后出血的一线药物。治疗产后出血方法为：缩宫素 10 U 肌内注射或子宫肌层或宫颈注射，以后 10 ~ 20 U 加入 500 mL 晶体液中静脉滴注，给药速度根据患者的反应调整，常规速度 250 mL/h 静脉滴注，24 h 总量应控制在 60 U 内。有条件的可使用卡贝缩宫素、甲基麦角新碱、前列腺素类药物等（表 11-2）。

表 11-2　子宫收缩药物

药物	剂量	给药途径	给药间隔	不良反应	禁忌证
缩宫素	10 ~ 20 U/500 mL 晶体液 24 h 总量 60 U	一线静脉滴注 二线肌内注射或子宫肌内注射	250 mL/h	恶心、呕吐	无
米索前列醇	200 ~ 600 μg	一线经直肠给药 二线口服或舌下含服	单剂量	恶心、呕吐、腹泻、发热、寒战	无
前列腺素 F2α	0.25 mg	一线肌内注射 二线子宫肌内注射	每 15 ~ 90 min 1 次，最多 8 次	恶心、呕吐、腹泻、潮红、寒战	活动性心、肺、肾、肝疾病
甲基麦角新碱	0.2 mg	一线肌内注射 二线子宫肌内注射	每 2 ~ 4 h	高血压、低血压、恶心、呕吐	高血压、偏头痛、硬皮病、雷诺病

3）止血药物：如果宫缩剂止血失败，或者出血可能与创伤相关，可联合使用止血药物，推荐使用氨甲环酸。

4）宫腔填塞（uterine packing）：如果子宫按摩或宫缩剂都无法有效止血，可采用宫腔填塞。其方法包括宫腔纱条填塞和水囊压迫填塞两种。宫腔纱条填塞：使用长条连续性纱条，不宜使用多个小纱布块。助手在腹部固定宫底，术者手持卵圆钳将纱布条塞入宫腔内，从宫底开始放置纱条，从一边往另一边走行，一层层下移，避免遗留无效腔。近年来，宫腔球囊填塞很大程度上取代了传统的纱条填塞法，填塞球囊有多种设计，包括 Bakri 填塞球囊、BT-Cath 等（图 11-2）。宫腔填塞后应密切观察出血量、子宫底高度、生命体征变化等，动态监测血红蛋白、凝血功能的状况，避免宫腔积血，水囊或纱条放置 24 ~ 48 h 后取出，要注意预防感染。

5）选择性动脉栓塞（selective arterial embolization）：适用于经保守治疗无效的各种难治性产后出血。该法经股动脉穿刺，通过盆腔动脉造影可以

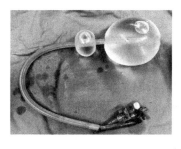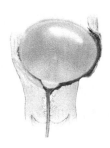

图 11-2 宫腔球囊填塞

发现出血血管，然后将明胶海绵放入血管止血，其优点是可以保留子宫和生育功能。选择性动脉栓塞的并发症发生率较低，包括栓塞后发热、感染、缺血性疼痛、血管穿孔和组织坏死。

6）手术治疗：适用于经保守治疗方法无效者，包括子宫压迫缝合、动脉结扎和子宫切除术。

① 子宫压迫缝合：最常用的是 B-Lynch 缝合，此外还有 Hayman 垂直缝合、Pereira 横向和垂直缝合以及多方形缝合等方式。

② 盆腔血管结扎：包括子宫动脉上行支、子宫卵巢动脉、骨盆漏斗韧带和髂内动脉结扎。子宫血管结扎适用于难治性产后出血，尤其是剖宫产术中子宫收缩乏力、胎盘因素的出血或子宫切口撕裂而局部止血困难者，建议采用循序渐进的方式结扎。髂内动脉结扎术适用于宫颈或盆底渗血、宫颈或阔韧带出血、腹膜后血肿、保守治疗无效的产后出血，但由于髂内动脉结扎对技术要求较高且费时，一般不建议作为一线方法。

③ 子宫切除术：适用于经保守治疗方法无效者，为挽救患者生命进行的手术，一般采取子宫次全切除术，建议先快速钳夹切断宫旁组织和韧带，出血控制之后再一一结扎钳夹的组织。

（2）胎盘因素：胎儿娩出后，应尽量等待胎盘自然娩出。

1）胎盘滞留：若胎盘已剥离但未排出，或膀胱过度膨胀，应导尿排空膀胱，用手按摩使子宫收缩，另一手轻轻牵拉脐带协助胎盘娩出。对胎盘未娩出伴活动性出血者，可立即行人工剥离胎盘术，并加用强效宫缩剂。人工剥离胎盘时，手法要正确

轻柔，勿强行撕拉，防止胎盘残留、子宫损伤或子宫内翻。

2）胎盘、胎膜残留：对可疑胎盘、胎膜残留者，应用手或器械清理，探查方法是用湿纱布把手包裹后进行宫腔探查，如果因产妇体型或疼痛难以进行徒手宫腔探查，可用腹部或阴道超声确定是否存在胎盘组织残留。探查动作要轻柔，避免子宫穿孔，术前可予硝酸甘油 50 ~ 200 μg 静脉注射，使子宫迅速松弛，有助于徒手取出残留的胎盘组织。

3）胎盘植入的处理：徒手剥离胎盘时发现胎盘与宫壁关系紧密，难以剥离，牵拉脐带时子宫壁与胎盘一起内陷，可能为胎盘植入，应立即停止剥离。若为剖宫产，可先采用保守治疗方法，如盆腔血管结扎、子宫局部楔形切除、介入治疗等；若为阴道分娩，应在输液和（或）输血的前提下进行介入治疗或其他保守手术治疗。如果保守治疗方法不能有效止血，则应考虑及时行子宫切除术。

4）凶险性前置胎盘：指附着于子宫下段剖宫产瘢痕处的前置胎盘，常合并胎盘植入，产后出血量往往较大。如果保守治疗措施如局部缝扎或楔形切除、血管结扎、压迫缝合、子宫动脉栓塞等无法有效止血，应早期做出子宫切除的决策，以免发展为失血性休克和多器官功能衰竭而危及产妇生命。对于有条件的医院，亦可采用预防性髂内动脉或腹主动脉球囊阻断技术，以减少术中出血。

（3）软产道裂伤：及时准确地修补、按解剖层次缝合裂伤可有效止血。

1）宫颈裂伤：对于宫颈裂伤，最重要的是找到撕裂的顶点，它常是出血的主要来源。但宫颈裂伤顶端往往难以暴露，可用两把卵圆钳并排钳夹宫颈前唇并向阴道口方向牵拉，顺时针方向逐步移动卵圆钳，直视下观察宫颈情况，可先缝合裂伤近端，利用缝合线牵引以暴露裂伤远端，直到宫颈撕裂的顶点。第一针应超过裂口顶端 0.5 cm。若裂伤累及子宫下段，缝合时应避免损伤膀胱和输尿管，必要时开腹行裂伤修补术。

2）阴道及会阴裂伤：缝合阴道裂伤第一针时

应超过裂伤顶端，按解剖结构缝合各层，缝合时应注意缝至裂伤底部，避免遗留无效腔，更要避免缝线穿过直肠，缝合要达到组织对合好及止血的效果。如果裂伤靠近尿道，植入导尿管有助于修补并保护正常结构。Ⅲ和Ⅳ度裂伤修补后建议直肠指诊以确保直肠的完整性。

3）外阴血肿：手术引流是外阴血肿的主要治疗方法。建议在血肿表面行大切口，血肿清除后，应采用可吸收缝线逐层封闭无效腔，并用无菌敷料进行包扎，常规留置导尿管，待组织水肿消退后去除。

4）阴道血肿：小的局限性血肿可以期待治疗，大的扩张性血肿需要手术治疗。阴道血肿的处理与外阴血肿不同，阴道切口不需要闭合，阴道需要填塞压迫，防止裂伤部位进一步出血。如果持续出血，可考虑选择性动脉栓塞治疗。

5）腹膜后血肿：治疗通常包括剖腹探查、血肿清除和动脉结扎，也可将选择性动脉栓塞作为主要或辅助治疗。

（4）凝血功能障碍：治疗凝血功能障碍的根本是识别和纠正潜在的病因。此外，应快速输注血制品，补充凝血因子。建立两条通畅的静脉通道以便输液和输血。每 4 h 进行 1 次实验室检查，直至凝血功能明显恢复。尽力保持红细胞压积 > 0.21（21%）、血小板计数 > 50×10^9/L（50 000/mm³）、纤维蛋白原水平 > 1 g/L（100 mg/dL）及 PT 和 APTT 小于正常值的 1.5 倍。维持足够的氧供和正常体温。最后，可考虑辅助治疗如维生素 K、重组活化凝血因子Ⅶ、纤维蛋白原、凝血酶原复合物、氨甲环酸及止血剂。

☞ 拓展阅读 11-2
凝血功能异常的辅助治疗

（五）预防

产后出血的预防应从产前保健做起，分娩期的处理尤其是第三产程的积极干预是预防产后出血的关键，产后 2 h 或有高危因素者产后 4 h 是产后出

血发生的高峰，产后观察非常重要。

1. 产前预防

（1）加强孕前及围产期保健工作，产前积极治疗基础疾病，如纠正贫血和凝血功能障碍，对于合并凝血功能障碍等不宜继续妊娠者，应及时在早孕时终止妊娠。

（2）对可能发生产后出血的高危孕妇，如前置胎盘、胎盘植入、多胎妊娠、羊水过多、子宫畸形、子宫手术史、妊娠高血压、妊娠合并血液病及肝脏疾病等，应在有输血和抢救条件的医院分娩。

2. 产时预防

（1）第一产程密切观察产妇情况，消除其紧张情绪，保证充分休息，注意饮食，密切观察产程进展，防止产程延长。

（2）重视第二产程处理，指导产妇适时正确使用腹压，防止胎儿娩出过快，掌握会阴侧切术或正中切开术的适应证及手术时机，接产操作规范，防止软产道损伤。

（3）积极处理第三产程是预防产后出血的关键，能够有效降低产后出血量和发生产后出血的风险。①预防性使用宫缩剂；②钳夹脐带的时机：一般情况下，推荐在胎儿娩出后 1～3 min 钳夹脐带，仅在怀疑胎儿窒息而需及时娩出抢救的情况下才考虑娩出胎儿后立即钳夹并切断脐带；③控制性牵拉脐带以协助胎盘娩出并非预防产后出血的必要手段，仅在接生者熟练掌握牵拉方法且认为确有必要时才选择性使用；④接产者应该在产后常规触摸宫底，以适时了解子宫收缩情况；⑤胎盘娩出后应仔细检查胎盘、胎膜是否完整，检查软产道有无撕裂或血肿。

（4）剖宫产术中尽量待胎盘自行剥离。

3. 产后预防　产后 2 h 或有高危因素者产后 4 h 是发生产后出血的高危时段，应分别在胎盘娩出后 15 min、30 min、60 min、90 min、120 min 密切监测产妇生命体征、神志状态、阴道流血情况、宫缩情况以及会阴切口有无血肿，若发现异常应及时处理。可将缩宫素的使用时间延长到产后

4～8 h。鼓励产妇排空膀胱或直接导尿以减少充盈的膀胱对子宫收缩的干扰。鼓励产妇早期接触新生儿；早吸吮能反射性地诱发子宫收缩，也能从某种

程度上预防产后出血的发生。

（胡　芸　丁依玲）

第二节　羊 水 栓 塞

诊疗路径

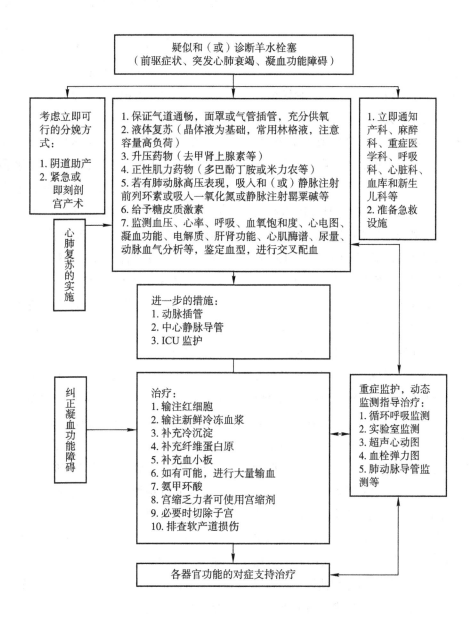

羊水栓塞（amniotic fluid embolism，AFE）是指由于羊水进入母体血液循环后引起的肺动脉高压、低氧血症、循环衰竭、弥散性血管内凝血及多器官功能衰竭等一系列病理生理变化的过程。其

临床特点是起病急骤、病情凶险、预测困难，是可导致母儿残疾甚至死亡等严重不良结局的分娩期并发症。全球范围内 AFE 的发生率和病死率存在很大的差异，根据现有的文献，AFE 的发生率

为（1.9~7.7）/10万，病死率为19%~86%。近年来，由于各医学学科的发展及支持治疗能力的提高，AFE孕产妇的病死率已有明显的下降。

☞ 典型案例（附分析）11-2
孕39^{+1}周，瘢痕子宫

☞ 典型案例（附分析）11-3
孕38^{+7}周，阵腹痛1h

（一）病因

具体病因不明，主要由羊水进入母体血液循环导致，可能与以下情况有关。

1. 胎膜破裂　常见于胎膜自破或人工破膜。羊水从子宫蜕膜或宫颈管破损的小血管进入母体血液循环中。

2. 血窦开放　分娩过程中的各种原因引起宫颈或宫体损伤、血窦破裂，羊水可以通过破损血管或胎盘后血窦进入母体血液循环。例如，人工破膜同时行剥膜术或机械性扩张宫颈，羊水也可从被剥膜处破损的小血管进入母体血液循环；剖宫产时，羊水可能从手术切口边缘的血窦进入；手术助产时，子宫颈受损；羊水穿刺术中可能通过穿刺点处的血管进入母体血液循环形成本病；经产妇多次分娩，宫颈弹力纤维损伤，再次分娩时易引起裂伤；高龄初产妇宫颈坚韧，强烈的宫缩使先露下降引起宫颈裂伤；前置胎盘、胎盘早剥和胎盘边缘血窦破裂，或者中孕钳刮时未流尽羊水即开始钳刮，使胎盘血窦开放，羊水通过胎盘血窦进入母体循环。

3. 羊膜腔内压力过高　宫缩时，尤其是第二产程，如果羊膜腔内的压力超过了静脉压，此时羊水有可能被挤入破损的微血管而进入母体血液循环。因此，宫缩时人工破膜、宫缩剂使用不合理促进了羊水的进入。也可见于未破膜者，可能是由于前羊膜囊未破，但宫缩时前羊膜囊被向下挤压，牵引胎膜，从而使胎盘边缘的胎膜撕裂。

4. 羊水中混有胎便　AFE病情的严重程度与羊水浑浊度密切相关，混有胎粪的羊水混浊、黏稠，如进入母体血液循环，其症状往往较重。中期妊娠并发羊水栓塞的概率较少且病情较轻微，预后也较好，这与中期妊娠羊水清晰、稀薄、有形物质含量少有关。

（二）病理生理

1. 过敏样反应　羊水中的有形物质，作为胎儿的抗原物质进入母血后诱发Ⅰ型变态反应，反应中肥大细胞脱颗粒，异常的花生四烯酸代谢产物包括白三烯、前列腺素、血栓素等进入母体血液循环，出现过敏样反应。而羊水中的大量组胺（胎粪污染时其组胺含量更高）又加重了这种过敏反应。

2. 肺动脉高压　羊水中的有形成分如胎脂、胎粪、毳毛及脱落细胞，经母体静脉系统进入肺循环，这些物质除直接形成栓子外，还具有化学介质性质，能刺激肺组织产生和释放前列腺素 F2α、前列腺素 E2 及 5- 羟色胺等血管活性物质，使肺血管（包括小支气管）发生痉挛。由于肺血管的阻塞和痉挛导致肺动脉高压而引起以下影响。

（1）右心衰竭：肺动脉高压使肺循环阻力急剧增加，右心室血液无法排入肺循环，右心负荷加重，右心室扩大，导致充血性右心衰竭。

（2）急性呼吸衰竭：肺小动脉栓塞使肺动脉高压，且迷走神经兴奋，肺小动脉和支气管痉挛，加重肺动脉高压，肺血流灌注量减少，不能进行有效的气体交换而缺氧。肺缺氧时，血中二氧化碳分压上升而致肺血管内皮损伤，渗出物增多，肺泡毛细血管通透性增加，导致肺水肿、肺出血，进而引起急性呼吸衰竭。

（3）循环衰竭：肺循环受阻，左心房回心血量减少，致左心室排出量也减少，引起周围血液循环衰竭，血压下降而致心、脑、肝、肾等组织供血不足而受到严重损害，甚至衰竭而死亡。

3. 炎症损伤　AFE发生后激活炎性介质系统，引起类似于全身炎症反应综合征（systemic inflammatory response syndrome，SIRS）。

后，这些凝血物质在血管内产生大量微血栓，消耗大量凝血因子，尤其减少纤维蛋白原和血小板。同时，炎性介质和内源性儿茶酚胺大量释放，触发凝血级联反应，导致弥散性血管内凝血。

☞ 拓展阅读 11-3
全身炎症反应综合征

4. 弥散性血管内凝血（disseminated intravascular coagulation，DIC）羊水栓塞是 AFE 的临床特点之一，甚至是唯一的临床表现，也常常是最终的死亡原因。妊娠晚期各种凝血因子升高，如纤维蛋白原含量足月时达未孕时的 1.5 倍，孕妇血液处于高凝状态，这有利于分娩时止血。羊水中含有丰富的凝血物质，类似凝血酶Ⅲ、肺表面活性物质和胎便中含有的胰蛋白酶样物质（胰蛋白酶可使血小板聚集，使凝血酶原转化为凝血酶），当羊水进入母体

5. 多器官功能衰竭 急性呼吸循环衰竭、弥散性血管内凝血等病理变化常使母体多脏器损伤，以休克、急性肾小管坏死、广泛性出血性肝坏死、肺及脾出血最常见。

☞ 拓展阅读 11-4
多脏器功能障碍综合征

AFE 可能的病理生理变化见图 11-3。

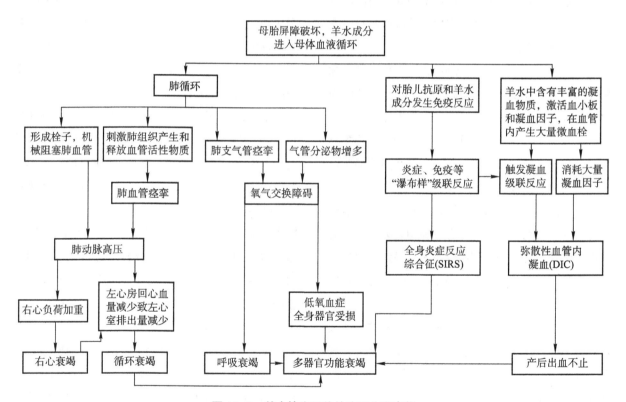

图 11-3 羊水栓塞可能的病理生理变化

（三）临床表现

AFE 通常起病急骤。据报道，羊水栓塞 70% 发生于产程中、胎儿娩出前；11% 发生在经阴道分娩后；19% 发生于剖宫产术中及术后。通常在分娩过程中或产后立即发生，大多发生在胎儿娩出前

2 h 及胎盘娩出后 30 min 内。极少数发生在临产前和产后 32 h 内。也可见于中期妊娠引产、羊膜腔穿刺术中和外伤时。

AFE 的典型临床表现为产时、产后出现突发的低氧血症、低血压和凝血功能障碍。

1. 前驱症状　30%～40%的AFE孕产妇会出现非特异性的前驱症状，主要表现为憋气、呛咳、呼吸急促、心慌、胸痛、寒战、头晕、恶心、呕吐、乏力、麻木、针刺样感觉、焦虑、烦躁、精神状态的改变及濒死感等，临床上需重视这些前驱症状。AFE如在胎儿娩出前发生，胎心电子监护可显示胎心减速、胎心基线变异消失等异常；严重的胎儿心动过缓可为AFE的首发表现。

2. 呼吸循环功能衰竭　孕产妇出现突发呼吸困难和（或）口唇发绀，血氧饱和度下降，肺底部较早出现湿啰音，插管者的呼气末二氧化碳分压测不出；心动过速、低血压休克、抽搐、意识丧失或昏迷，心电图可表现为右心负荷增加等。病情严重者可出现心室颤动、无脉性室性心动过速及心搏骤停，于数分钟内猝死。

3. 凝血功能障碍　大部分AFE孕产妇存在弥散性血管内凝血，发生率高达83%以上，且可为AFE的首发表现。表现为胎儿娩出后无原因的即刻大量产后出血，并且为不凝血，以及全身皮肤黏膜出血、血尿、消化道出血、手术切口及静脉穿刺点出血等弥散性血管内凝血表现。

4. 急性肾衰竭等多器官功能损害　AFE孕产妇的全身器官均可受损，除心、肺功能衰竭及凝血功能障碍外，肾脏和中枢神经系统是最常受损的器官和系统，存活的AFE孕产妇可出现肾衰竭和中枢神经系统功能受损等表现。

由于被累及的器官与系统不同，AFE的临床表现具有多样性和复杂性。有些羊水栓塞的临床表现并不典型，仅出现低血压、心律失常、呼吸短促、抽搐、急性胎儿宫内窘迫、心搏骤停、产后出血、凝血功能障碍或前驱症状。

（四）诊断

AFE应基于临床表现和诱发因素进行诊断，是排除性诊断。目前尚无国际统一的AFE诊断标准和有效的实验室诊断依据，建议的诊断标准如下。

1. 诊断AFE需以下5条全部符合。

（1）急性发生的低血压或心搏骤停。

（2）急性低氧血症：呼吸困难、发绀或呼吸停止。

（3）凝血功能障碍：有血管内凝血因子消耗或纤溶亢进的实验室证据，或临床上表现为严重的出血，但无其他可以解释的原因。

（4）上述症状发生在分娩、剖宫产术、刮宫术或是产后短时间内（多数发生在胎盘娩出后30 min内）。

（5）对于上述出现的症状和体征不能用其他疾病来解释。

2. 当其他原因不能解释的急性孕产妇心、肺功能衰竭伴以下1种或几种情况：低血压、心律失常、呼吸短促、抽搐、急性胎儿窘迫、心搏骤停、凝血功能障碍、孕产妇出血、前驱症状（乏力、麻木、烦躁、针刺感），可考虑为AFE。这不包括产后出血但没有早期凝血功能障碍证据者，或其他原因的心肺功能衰竭者。

AFE的诊断是临床诊断。对符合AFE临床特点的孕产妇，可以做出AFE的诊断，母体血中找到胎儿或羊水成分不是诊断的必须依据。不具备AFE临床特点的病例，仅仅依据实验室检查不能做出AFE的诊断。如孕产妇行尸体解剖，其肺小动脉内见胎儿鳞状上皮或毳毛，可支持AFE的诊断。血常规、凝血功能、血气分析、心电图、心肌酶谱、胸片、超声心动图、血栓弹力图、血流动力学监测等有助于AFE的诊断、病情监测及治疗。

（五）鉴别诊断

AFE的诊断强调为细致、全面的排他性诊断。排除导致心力衰竭、呼吸衰竭、循环衰竭的疾病，包括肺栓塞、心肌梗死、心律失常、围产期心肌病、主动脉夹层、脑血管意外、药物性过敏反应、输血反应、麻醉并发症（全身麻醉或高位硬膜外阻滞）、子宫破裂、胎盘早剥、子痫、脓毒血症等（表11-3）。AFE需特别注意与严重产后出血引起的凝血功能异常相鉴别。一旦产后很快发生阴道流血且为不凝血，或大量阴道流血及与出血量不符的血压下降或氧饱和度下降，应立即进行凝血功能的

表 11-3　羊水栓塞鉴别诊断

疾病	呼吸窘迫	低血压	凝血障碍	抽搐
肺栓塞	+	+		
静脉气栓	+	+		
脓毒性或低血容量性休克		+	+	
心肌梗死		+		
心律失常		+		
主动脉夹层	+			
围产期心肌病	+	+		
心瓣膜病失代偿	+	+		
子宫破裂	+	+		
仰卧位低血压		+		
子痫			+	+
麻醉并发症	+	+		
局麻毒性				+
胎盘早剥		+	+	
脑血管意外	+			+
药物性过敏反应	+	+		
输血反应	+	+		
胃内容物吸入	+			

相关检查，如出现急性凝血功能障碍，特别是有低纤维蛋白原血症时，应高度怀疑 AFE 或者胎盘早剥。

（六）处理

一旦怀疑 AFE，须立即按 AFE 急救。推荐多学科密切协作参与抢救处理，及时、有效的多学科合作对于孕产妇抢救成功及改善其预后至关重要。

AFE 的治疗主要采取生命支持、对症治疗和保护器官功能，高质量的心肺复苏和纠正弥散性血管内凝血非常重要。

1. 呼吸支持治疗　立即保持气道通畅，充分给氧，尽早保持良好的通气状况是成功的关键，包括面罩给氧、气管插管或人工辅助呼吸等。

2. 循环支持治疗　根据血流动力学状态，在 AFE 的初始治疗中使用血管活性药物和正性肌力药物，以保证心输出量和血压稳定，但应避免过度输液。

（1）液体复苏：以晶体液为基础。但一定要注意限制液体入量，避免引发心力衰竭和肺水肿。

（2）维持血流动力学稳定：AFE 初始阶段主要表现为肺动脉高压和右心衰竭。针对低血压，应使用去甲肾上腺素或血管升压素等药物维持血压，如去甲肾上腺素 0.05 ~ 3.30 μg/（kg·min），静脉泵入。多巴酚丁胺、磷酸二酯酶 -3 抑制剂兼具强心和扩张肺动脉的作用，是治疗的首选药物，多巴酚丁胺 2.5 ~ 5.0 μg/（kg·min），静脉泵入；磷酸二酯酶 -3 抑制剂（米力农）0.25 ~ 0.75 μg/（kg·min），静脉泵入。

（3）解除肺动脉高压：使用磷酸二酯酶 -5 抑制剂（西地那非）、前列环素、一氧化氮及内皮素受体拮抗剂等特异性舒张肺血管平滑肌的药物。前列环素即依前列醇（epoprostenol）10 ~ 50 ng/（kg·min），吸入；或伊洛前列素（iloprost）10 ~ 20 μg/次，吸入，每日 6 ~ 9 次；或曲前列尼尔（treprostinil）1 ~ 2 ng/（kg·min）起始剂量，静脉泵入，逐步增加直至达到效果；西地那非口服 20 mg/次，每日 3 次，或通过鼻饲和（或）胃管给药；一氧化氮 5 ~ 40 ppm，吸入。也可给予罂粟碱、阿托品、氨茶碱、酚妥拉明等药物。

急性左心衰竭常用药物推荐剂量见表 11-4。

表 11-4　急性左心衰竭常用药物推荐剂量

药物	剂量
西地那非	20 mg 每日 3 次口服或经鼻胃管 / 经口胃管
多巴酚丁胺	2.5 ~ 5.0 μg/（kg·min）。更大的剂量可能引起心动过速而影响右室填充时间
米力农	每分钟 0.25 ~ 0.75 μg/kg。最常见的不良反应是全身性低血压

续表

药物	剂量
吸入 NO	5 ~ 40 ppm。每 6 h 监测高铁血红蛋白，避免突然中断
吸入前列环素	10 ~ 50 ng/（kg·min）
静脉前列环素	经中心给药，开始每分钟 1 ~ 2 ng/kg，再滴定达到需要的效果。不良反应包括全身性低血压、恶心、呕吐、头痛、下颚疼痛和腹泻
去甲肾上腺素	0.05 ~ 3.3 µg/（kg·min）

（4）当孕产妇出现 AFE 相关的心搏骤停时，应首先、即刻进行标准的基础心脏生命支持和高级心脏生命支持等高质量的心肺复苏。心搏骤停复苏初期不需要明确 AFE 的诊断，最关键的紧急行动是高质量的心肺复苏。对未分娩的孕妇，应左倾 30° 平卧位或子宫左牵防止负重子宫压迫下腔静脉。

（5）应用糖皮质激素　糖皮质激素用于 AFE 的治疗存在争议。基于临床实践的经验，尽早使用大剂量糖皮质激素应作为有益的尝试。氢化可的松 500 ~ 1 000 mg/d，静脉滴注；或甲泼尼龙 80 ~ 160 mg/d，静脉滴注；或地塞米松 20 mg 静脉推注，然后再予 20 mg 静脉滴注。

（6）新的循环支持策略　AFE 发生后，对于血管活性药物无效的顽固性休克孕产妇，进行有创性血流动力学支持可能是有益的。体外膜肺氧合和主动脉内球囊反搏等策略已经在多个病例报道中被证明是有效的。因此，在初步复苏干预无反应的情况下，可考虑上述有创性支持方法。

3. 处理凝血功能障碍　AFE 引发的产后出血、弥散性血管内凝血往往较严重，应积极处理，快速补充红细胞和凝血因子（新鲜冰冻血浆、冷沉淀、纤维蛋白原、血小板等）至关重要，尤其需要注意补充纤维蛋白原。同时进行抗纤溶治疗，如静脉输注氨甲环酸等。如有条件，早期即按大量输血方案进行输血治疗可使抢救更有效；有条件者可使用床旁血栓弹力图指导血液成分的输注。由于 AFE 进展迅速，难以掌握何时是弥散性血管内凝血的高凝阶段，使用肝素治疗弊大于利，因此不常规推荐肝素治疗，除非有早期高凝状态的依据。但如果在补足凝血因子的前提下需要肝素治疗，避免凝血因子进一步消耗。

4. 产科处理　若 AFE 发生在胎儿娩出前，抢救孕妇的同时应及时终止妊娠，行阴道助产或短时间内行剖宫产术。当孕产妇发生心脏骤停，立即进行心肺复苏的同时准备紧急剖宫产术；如孕产妇心肺复苏 5 min 后仍无自主心率，可以考虑行紧急剖宫产术，这不仅可能会拯救胎儿的生命，而且在理论上可以通过去除孕产妇下腔静脉的压力，从而有利于其复苏。但当 AFE 孕产妇发生心脏骤停时，在孕产妇围死亡期做出剖宫产术的决定是比较困难的，须根据抢救现场的具体情况做出决策，并无统一的处理标准。

AFE 常伴有宫缩乏力，需要积极治疗，必要时可使用宫缩剂，例如缩宫素、麦角新碱和前列腺素。经阴道分娩者要注意检查是否存在子宫颈、阴道等产道裂伤。子宫切除不是治疗 AFE 的必要措施，不应实施预防性子宫切除术。若产后出血难以控制，危及产妇生命时，果断、快速地切除子宫是必要的。

5. 迅速、全面的监测　立即进行严密的监护，全面的监测应贯穿于抢救过程的始终，包括血压、心率、呼吸、尿量、凝血功能、电解质、肝肾功能、血氧饱和度、心电图、动脉血气分析、中心静脉压、心输出量等。经孕产妇食管或胸超声心动图和肺动脉导管，可作为监测其血流动力学的有效手段。

6. 器官功能支持与保护　AFE 急救成功后往往会发生急性肾衰竭、急性呼吸窘迫综合征、缺血缺氧性脑损伤等多器官功能衰竭及重症脓毒血症等。心肺复苏后要给予适当的呼吸、循环等对症支持治疗，以继续维持孕产妇的生命体征和内环境稳定，包括神经系统的保护、亚低温治疗、稳定的血流动力学及足够的血氧饱和度、血糖水平的控制、血液透析和（或）滤过的应用、积极防治感染、胃肠功能的维护、微循环的监测与改善、免疫调节与抗氧化治疗等。

（七）预防

正确使用缩宫素，防止宫缩过频。人工破膜在宫缩间歇期进行。产程中避免产伤、子宫破裂、子宫颈裂伤等。

（古 航）

第三节 子宫破裂

诊疗路径

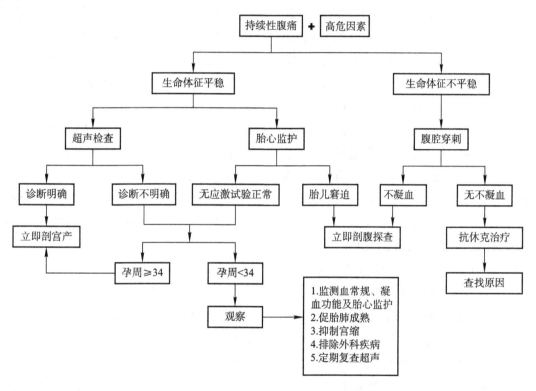

子宫破裂（rupture of uterus）是指妊娠晚期或分娩期子宫体部或子宫下段发生破裂，不包括妊娠早期子宫穿孔或残角子宫妊娠破裂等早期妊娠并发症。国外文献报道的发生率为 0.2%～1.0%，国内文献报道为 0.04%～1.03%，是直接危及产妇及胎儿生命的严重并发症，子宫破裂导致围产期子宫切除的孕妇达 10%，胎儿围产期死亡率可达 13.3%，新生儿窒息发生率为 28%。

⚡ 典型案例（附分析）11-4
停经 33^{+3} 周，下腹胀痛 3 h

⚡ 典型案例（附分析）11-5
停经 32^{+5} 周，持续性腹胀痛 10 天余，自觉胎动消失 2 天

（一）分类与病因

子宫破裂按发生原因分为瘢痕子宫破裂、非瘢痕子宫破裂两种；按发生时间分为妊娠期子宫破裂和分娩期子宫破裂；按破裂程度分为完全性破裂（即子宫肌层及浆膜层全层裂开，子宫腔直接与腹腔相通）和不完全性破裂（即子宫肌层全部或部分裂开，但浆膜层尚保持完整，宫腔与腹腔未相通）；

按发生部位分为子宫体部破裂和子宫下段破裂。

1. 瘢痕子宫破裂　瘢痕子宫是近年来导致子宫破裂的常见原因，约占90%。主要有以下原因：①剖宫产术。再次妊娠破裂多见于临产后，以不完全性子宫破裂常见。与前次剖宫产术式和次数、操作技巧、愈合情况、胎盘位置、妊娠间隔时间有关。美国妇产科医师学会的研究表明，在剖宫产后阴道分娩试产中，前次为子宫经典切口或T形切口者破裂概率为4%~9%，子宫下段纵切口者子宫破裂概率为1%~7%，而子宫下段横切口者子宫破裂概率仅为0.1%~1.5%；既往有两次剖宫产史者的破裂发生率为1.7%，而既往一次剖宫产史的破裂发生率为0.6%；单层缝合破裂的发生率为3.1%，双层缝合破裂的发生率为0.5%；前次手术切口出现延裂，局部血肿及感染致切口愈合不良，再次妊娠时间过短者，临产后发生子宫破裂的风险增高。②子宫肌瘤或子宫腺肌瘤剔除术。近年来，随着腹腔镜技术的广泛推广使用，腹腔镜子宫肌瘤剔除术史是最常见的非剖宫产切口子宫破裂的原因，文献报道此类子宫破裂发生率约为0.93%（0.45%~1.92%），且易于孕36周前发生破裂，完全性子宫破裂常见，母儿预后差。有学者发现当肌瘤直径大于4cm、多发性肌瘤、宫底及后壁正中的肌瘤或术后妊娠间隔小于1年时，再次妊娠易发生子宫破裂，这与术中电凝止血易损伤子宫肌层及腔镜缝合方式相关。但有研究比较腹腔镜肌瘤剔除术与经腹肌瘤挖除术，发现两者对再次妊娠的围产结局没有显著差异。③宫角妊娠或者输卵管手术史，可导致子宫角部肌层薄弱，术后再次妊娠易在角部肌层薄弱处发生破裂且容易并发失血性休克。④其他，包括子宫纵隔切除术、残角子宫切除术、双角子宫融合术、宫腔粘连松解术、子宫穿孔修补后等。其中宫腔镜纵隔切除术后子宫破裂最多见，发生率为1.0%~2.7%，可能与子宫纵隔切除时纵隔切除过度、子宫肌层的穿透、子宫壁穿孔、过度使用烧灼或激光能量有关。

2. 非瘢痕子宫破裂　近年来随着剖宫产增加和引产药物的规范使用，非瘢痕子宫破裂逐年减少，荷兰报道仅为0.08%。主要有以下原因：①阻塞性难产。包括头盆不称、胎位异常、软产道梗阻、巨大胎儿或胎儿畸形、实施外倒转手术等均可导致胎先露部下降受阻，子宫下段过分伸展变薄，发生子宫破裂，破裂以子宫下段为主。②损伤性子宫破裂。宫颈口未开全时行产钳助产，中-高位产钳牵引或臀牵引术等可造成宫颈裂伤延及子宫体部；行毁胎术或穿颅术等可因器械或胎儿骨片损伤子宫，导致破裂；强行剥离植入性胎盘或严重粘连胎盘也可引起子宫破裂。③缩宫药物使用不当。胎儿娩出前缩宫素或其他宫缩剂的剂量、使用方法或应用指征不当，或者是孕妇对药物敏感性的个体差异，导致子宫收缩过强所致。④穿透性胎盘植入。较罕见，发生率为0.02%，与多次人流史等宫腔操作有关，胎盘附着于子宫肌层薄弱部位，导致绒毛侵入子宫肌壁间甚至穿透浆膜层，导致子宫破裂。

（二）临床表现

非瘢痕子宫破裂多发生于分娩期，瘢痕性子宫破裂多发生于妊娠中晚期。按其破裂程度分为先兆子宫破裂和子宫破裂两个阶段，通常是渐进的，多数由先兆子宫破裂进展为子宫破裂。但有时先兆破裂阶段短暂或不明显，因此不易发现，而且由于引起子宫破裂的原因不同，破裂时间、部位，范围、出血量，胎儿和胎盘情况不同，临床表现不尽相同（表11-5）。

1. 先兆子宫破裂　常见于产程长、梗阻性难产、缩宫素使用不当的产妇。子宫呈强直性或痉挛性过强收缩，产妇烦躁不安，呼吸、心率加快，下腹剧痛难忍。腹部检查时子宫体及下段的交界处有明显的环形凹陷，并随宫缩加强而逐渐上升，可达脐平或脐上，形成病理性缩复环，外观腹部形似葫芦状，下段明显压痛。膀胱因过度受压而水肿、充血，出现排尿困难及血尿。由于宫缩过强，胎儿可发生宫内缺氧、窘迫，表现为胎动频繁以及胎心率快慢不均等。研究表明，在子宫破裂前，胎心率与宫缩有明显的异常改变，可作为早期诊断的指标之一。在第一产程中，全程胎心监护能发现严重

表 11-5 先兆子宫破裂与子宫破裂的临床表现

临床表现	先兆子宫破裂	子宫破裂
病史	有头盆不称、分娩梗阻或剖宫产史	肌瘤剔除、多次人流、宫角及异位妊娠手术
腹痛	下腹压痛	全腹压痛
全身症状	血尿	休克表现
子宫	病理性缩复环	缩小的子宫位于侧方
胎心	胎位清楚，胎儿有宫内窘迫	胎心异常或消失
阴道检查	无特殊	胎先露部上升，宫颈口缩小
超声	胎物在子宫内	部分或全部胎物在子宫外

的心动过缓（4%）、心动过速（8%）、变异减少（24%）、宫缩过强（10%）和宫缩消失（22%）；在第二产程中，异常胎心率监护图形显著增多，变异减少发生率为 47.8%；严重的变异减速占 21%，宫缩过强占 22%，宫缩消失占 13%。异常的胎心率监护图形是子宫破裂的先兆，因而在瘢痕子宫再次妊娠的晚期和试产过程中，应加强对胎儿心率和子宫收缩的监护，有胎心率或宫缩异常时需警惕瘢痕子宫破裂的发生。

2. 子宫破裂　分为完全性破裂和不完全性子宫破裂。子宫完全破裂可继发于先兆子宫破裂的症状之后，但子宫体部瘢痕破裂多无先兆破裂的典型症状。常发生于瞬间，产妇突感腹部一阵撕裂样剧痛，子宫破裂后产妇感觉疼痛减轻，宫缩骤然停止，腹痛缓和，后因羊水、血液进入腹腔刺激腹膜，出现全腹持续性疼痛，并伴有低血容量性休克的征象，面色苍白、出冷汗、呼吸表浅、脉搏细数、血压下降。全腹压痛、反跳痛，腹壁下可清楚扪及胎体，缩小的子宫位于侧方，胎心胎动消失。阴道检查可有鲜血流出，胎先露部升高，开大的宫颈口缩小，若破口位置较低，部分产妇可扪及子宫下段裂口。穿透性胎盘植入者发生子宫破裂时，可表现为持续性或间断性腹痛，休克表现常不明显，易误诊为其他急腹症。

不完全破裂常见于子宫下段剖宫产切口瘢痕破裂，常无先兆破裂症状，仅在不全破裂处有压痛，

出血少，体征不明显，胎心率正常，即所谓"静息性子宫破裂"，常在二次剖宫产手术时才发现，亦可以在自然分娩产后常规探查宫腔时发现。超声可见羊膜囊或胎儿肢体突出于子宫破口外，但羊膜囊完整。若破裂口累及两侧子宫血管及子宫侧壁阔韧带，可导致急性大出血或阔韧带内血肿，多伴有胎心率异常。

（三）诊断

典型的子宫破裂根据病史、症状、体征，容易诊断。若子宫剖宫产切口瘢痕破裂，症状体征不明显，应结合前次剖宫产史、子宫下段压痛、胎心异常或异常的胎心率监护图形，胎先露部上升，宫颈口缩小等综合判断，超声检查能协助诊断（图 11-4）。但若子宫体部瘢痕破裂，破口小且位于肌层薄的无血管区，再加上瘢痕表面常覆盖粘连，导致出血不多时常容易误诊，必要时行腹腔穿刺或阴道后穹隆穿刺可明确腹腔内有无出血。对于诊断不明确的孕期腹痛或死胎患者，在医疗条件准许的情况下，MRI 检查有望成为更好的辅助检查手段。同时也要重视静息性子宫破裂的发生，早期鉴别诊断利于及时救治（图 11-5）。

（四）鉴别诊断

子宫内破裂易与下列疾病相混淆，应予以鉴别（表 11-6）。

1. 胎盘早剥　常有妊娠高血压史、慢性肾脏病史或外伤史，有腹痛及阴道出血症状，重症者子

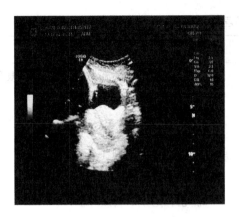

图 11-4　子宫破裂 B 型超声图像

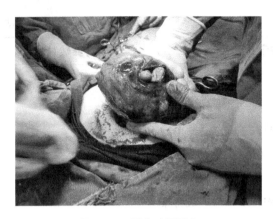

图 11-5　子宫破裂图像

表 11-6　子宫破裂的鉴别诊断

鉴别点	子宫破裂	胎盘早剥	难产合并感染	妊娠合并胰腺炎	妊娠合并阑尾炎	妊娠合并消化道溃疡急性穿孔
病史	子宫手术史或难产史	妊高症或外伤史	胎膜早破或多次阴道检查史	暴饮暴食，高脂血症、胆结石病史	服用不洁或生冷僵硬的食物	溃疡病史
腹痛	全腹痛	剧烈腹痛	腹痛	上腹痛	转移性右下腹痛	腹痛
阴道出血	无或少	少量阴道出血	无	无	无	无
全身症状	休克症状	与阴道出血量不成正比	发热	休克，恶心呕吐，发热	发热	休克，恶心呕吐，发热
实验室检查	Hb 下降	Hb 下降	WBC 及 CRP 升高，Hb 正常	血尿淀粉酶升高，WBC 及 CRP 升高	WBC 及 CRP 升高，Hb 正常	WBC 升高，Hb 下降
子宫	下段压痛，子宫缩小	子宫硬如板状，压痛，可比妊娠月份大	子宫压痛	软	压痛	软
胎心胎位	减弱或消失	胎位不清，胎心弱或消失	胎位正常，胎心快	胎位胎心正常	胎位胎心正常	胎位胎心正常
阴道检查	宫口回缩，胎先露上升	无异常	胎先露部无明显改变、宫颈口无回缩	无异常	无异常	无异常
腹腔或阴道后穹隆穿刺	可抽出不凝血	阴性	阴性	乳糜样液体	阴性	不凝血或胃肠液
超声检查	腹水，胎儿在子宫外	胎盘后血肿或胎盘明显增厚，胎儿在子宫内	胎儿位于子宫内、子宫无缩小	胰腺肿大，胎儿位于子宫内	阑尾周围肿大，胎儿位于子宫内	膈下游离气体，胎儿位于子宫内

宫硬如板状，超声检查提示胎盘后血肿或胎盘明显增厚，胎儿在子宫内。

2. 难产并发感染　常有产程长、多次阴道检查或胎膜早破等病史，患者表现为腹痛及子宫压痛，常伴有体温升高，阴道检查见胎先露部无明显改变、宫颈口无回缩。超声检查提示胎儿位于子宫内，子宫无缩小。

3. 妊娠合并胰腺炎　常有暴饮暴食、高脂血症或有胆结石、胆管炎病史，有上腹痛及刺激性宫缩表现，血尿淀粉酶升高是主要鉴别点，血白细胞、C反应蛋白会有不同程度地升高。超声检查提示胰腺肿大，腹腔穿刺为乳糜样液体。

4. 妊娠合并阑尾炎　因子宫增大，阑尾位置改变，转移性右下腹痛不典型，多有发热，血白细胞、C反应蛋白增高，超声检查提示胎儿位于子宫内、子宫无缩小。

5. 妊娠合并消化性溃疡急性穿孔　常有较典型的溃疡病史，腹痛突然加剧，腹肌紧张，影像学检查可见膈下游离气体。

6. 妊娠合并急性肠梗阻　阵发性腹痛，伴腹胀、呕吐、肠鸣音亢进，无排气，可见肠形。影像学检查可见腹部液气平面。

7. 休克或不明原因的贫血　常有慢性贫血史，无子宫手术史及子宫下段压痛等表现，超声检查提示胎儿位于子宫内、子宫无缩小。

☞ 拓展阅读 11-5
子宫破裂常见误诊原因

（五）治疗

1. 先兆子宫破裂　应立即采取有效措施抑制子宫收缩（肌内注射或静脉注射哌替啶 100 mg），并尽快行剖宫产。

2. 子宫破裂　在抢救休克、防治感染的同时，无论胎儿是否存活均应尽快行剖腹探查。手术原则是简单、迅速，能达到止血目的，10～30 min 内实施手术是降低围生期永久性损伤及胎儿死亡率的主要手段。根据产妇的全身情况、子宫破裂的程度与部位、产妇有无再生育要求、手术距离发生破裂的时间长短以及有无感染来决定采取何种手术方式。子宫破裂口小、边缘整齐、子宫破裂时间短、无明显感染、需保留生育功能者，可行子宫修补术。子宫破裂口较大、边缘不整齐、感染明显或裂伤累及

宫颈者应行全子宫切除术。若止血困难、子宫结构破坏严重、血流动力学不稳定、凝血功能异常，应考虑立即切除子宫。术中应注意探查腹腔及阴道有无继发性损伤，如输尿管、膀胱、宫颈及阴道等损伤应及时行术中修补。手术前后应足量、足疗程使用广谱抗生素控制感染。严重休克者应尽可能就地抢救，若必须转院，应在输血、输液、抗休克后方可转送。

（六）预防

子宫破裂多发生于分娩期或妊娠晚期，严重时会引发孕妇出现严重性出血，导致休克、宫内死胎，甚至子宫切除，因此应采取有效措施，积极预防子宫破裂。

1. 剖宫产、肌瘤剔除、宫角妊娠切除、异位妊娠等手术时注意术中切口位置、缝合方法及术后感染情况，并指导产妇正确把握瘢痕子宫再次妊娠时机。一般术后 2～3 年时瘢痕组织可达到较为稳定的肌肉化程度，因此建议瘢痕子宫再次妊娠时机为上次术后 2～3 年。

2. 做好产前保健和孕期管理，有子宫破裂高危因素患者应提前入院待产，有子宫手术史的患者产检时最好提供前次手术记录。

3. 严格掌握剖宫产后阴道分娩试产指征及宫缩剂应用指征，严密观察产程进展，严防发生宫缩过强，警惕并尽早发现先兆子宫破裂征象并及时处理。

4. 正确掌握产科手术助产指征及操作规范，警惕粗暴操作，阴道助产术后应仔细检查宫颈及宫腔，及时发现损伤并给予修补。

☞ 拓展阅读 11-6
如何避免子宫破裂

（王少帅）

数字课程学习

⤓ 教学PPT　　　✐ 自测题

第十二章

新生儿疾病

关键词

新生儿窒息　　新生儿复苏　　新生儿黄疸　　胆红素代谢

第一节　新生儿窒息

诊疗路径

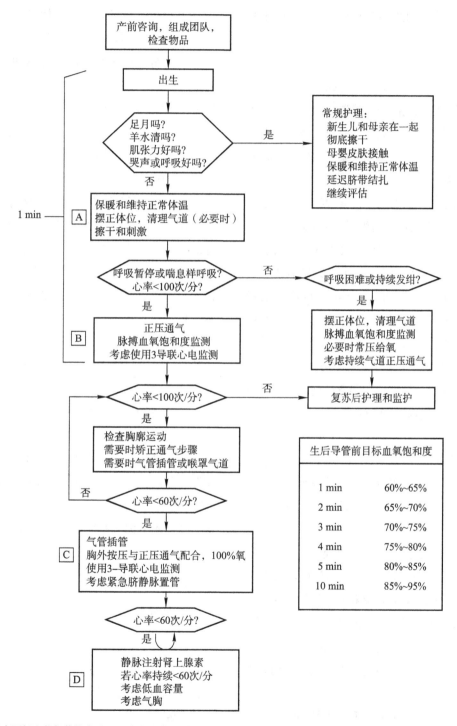

注：引自《中国新生儿复苏指南（2021年北京修订）》

新生儿窒息（neonatal asphyxia）是指由于产前、产时或产后的各种病因使新生儿在出生后不能建立正常呼吸，引起缺氧并导致全身多脏器损害，是导致新生儿死亡和致残的主要原因之一。正确的复苏是降低新生儿窒息死亡率和伤残率的主要手段。

（一）发病机制

新生儿窒息是由于产前、产时或产后的各种病因引起胎儿或新生儿气体交换障碍，使新生儿出生后不能建立正常的自主呼吸。如果缺氧严重且发生在孕期，可导致死胎发生；如果缺氧发生在产时或产后，则导致新生儿窒息。

与新生儿窒息相关的高危因素包括但不局限于以下情况。①妊娠合并症：例如慢性高血压合并妊娠、糖尿病合并妊娠、心脏病合并妊娠、贫血、各种感染性疾病等。②妊娠并发症：例如早产、妊娠高血压、妊娠期糖尿病、妊娠期肝内胆汁淤积症、胎盘疾病引起的产前或产时出血等。③胎儿疾病：例如胎儿生长受限、胎儿畸形。④分娩期并发症或难产：例如羊水栓塞、子宫破裂、脐带脱垂、产时胎心监护异常、器械助产和急诊剖宫产等。早产儿比足月产儿更容易发生新生儿窒息，尤其值得重视。

（二）病理生理

缺氧导致的呼吸暂停分为原发性呼吸暂停和继发性呼吸暂停两个阶段。早期的缺氧产生暂时性的呼吸频率加快，进一步缺氧发生呼吸停止，进入原发性呼吸暂停状态，这个阶段可出现心率下降和肌张力下降的表现，此时若及时给氧及必要的刺激，多能诱发自主呼吸。如果缺氧和窒息继续存在，会出现喘息样深呼吸，进入继发性呼吸暂停的状态，心率进一步下降、血压下降、肌张力消失、新生儿对外界刺激无反应，如果没有机械通气，结局只能是死亡。

临床实际操作中，原发性和继发性的呼吸暂停不易分辨，因此对于所有的新生儿窒息都应按继发性呼吸暂停处理，立即进行复苏。

（三）诊断

新生儿窒息主要依靠临床表现进行诊断。Apgar 评分系统是国际上公认的评价新生儿窒息最简洁实用的方法。Apgar 评分由肤色、心率、呼吸、肌张力和对刺激的反应 5 项体征组成，根据新生儿的状况每一项得 0、1 或 2 分，5 项相加为 Apgar 评分的总分（见表 9-3）。在新生儿生后 1 min 和 5 min 分别进行 Apgar 评分。当 5 minApgar 评分仍 <7 分时，还应在继续复苏的同时，每隔 5 min 评分一次，直到 20 min。一般将 1 minApgar 评分 0～3 分诊断为重度窒息，4～7 分诊断为轻度窒息，8～10 分为正常。

用 Apgar 评分诊断新生儿窒息简单易行，但会受到较多因素影响，因此诊断的特异性较差，有条件的单位可以同时对新生儿进行脐动脉血气分析，作为补充的诊断依据。另外，虽然 Apgar 评分可评价窒息的严重程度和复苏的效果，但不能指导复苏，指导复苏靠快速评价新生儿的两项指标：呼吸和心率。一旦出现心率 <100 次 / 分或者呼吸暂停或喘息样呼吸，就应快速实施复苏措施，而不能继续等待 Apgar 评分。

（四）新生儿复苏技术

及时而正确的复苏是降低新生儿发病率和死亡率的最关键措施。中国新生儿复苏项目专家组结合国际上新的指南和我国的具体实践，制定和修订了《中国新生儿复苏指南》，指导我国的新生儿窒息复苏工作。本节内容根据上述指南和更新实施意见进行简要介绍。

拓展阅读 12-1
中国新生儿复苏指南

在 ABCD 复苏原则下，新生儿窒息复苏可分为 4 个步骤：①快速评估和初步复苏；②正压通气和脉搏血氧饱和度监测；③气管插管正压通气和胸外按压；④药物。

1. 快速评估和初步复苏

（1）快速评估：生后立即快速评估 4 项指标：

足月吗？羊水清吗？有哭声或呼吸吗？肌张力好吗？如4项均为"是"，应快速彻底擦干新生儿皮肤，和母亲皮肤接触，进行常规护理。如4项中有1项为"否"，就需进行初步复苏。

（2）预防热量散失和复苏体位：初步复苏的第一步是预防热量散失，应立即将新生儿放置在预热好的辐射保温台，使新生儿头部处于轻度仰伸位（鼻吸气位）。有条件的医疗单位复苏胎龄<32周的早产儿时，可将其头部以下躯体和四肢放在清洁的塑料袋内，或盖以薄膜置于辐射保暖台上，以更好地预防热量的散失。

（3）吸引：必要时（分泌物量多或有气道梗阻）用吸球或吸管（12F或14F）先口咽、后鼻腔清理分泌物。应避免过度用力吸引，因其可导致喉痉挛，刺激迷走神经，引起心动过缓和自主呼吸延迟出现。

（4）擦干和刺激：快速、彻底地擦干全身皮肤，彻底擦干也是对新生儿的刺激，以诱发自主呼吸。如仍无，应用手轻拍或指弹新生儿足底或摩擦背部2次以诱发自主呼吸。如这些努力均无效，表明新生儿处于继发性呼吸暂停状态，需要正压通气。

2. 正压通气和脉搏血氧饱和度监测

（1）正压通气的指征：对于出现呼吸暂停或喘息样呼吸或者心率<100次/分者，应在"黄金一分钟"内实施有效的正压通气。如果新生儿有呼吸，心率>100次/分，但是存在呼吸困难或持续发绀，应清理气道，监测脉搏血氧，可常压给氧或给予正压通气。

（2）气囊面罩正压通气：选择适合新生儿大小的面罩，连接复苏气囊，以40~60次/分的频率进行正压通气操作。

对于具备空氧混合仪、空气压缩器及脉搏血氧饱和仪的单位，正压通气要在脉搏血氧饱和度仪的监测指导下进行。足月儿开始用空气进行复苏，早产儿以21%~40%浓度的氧气开始复苏，用空氧混合仪根据血氧饱和度调整给氧浓度，使氧饱和度

达到目标值。胸外按压时，给氧浓度要达到100%。对于不具备上述条件的单位，可利用自动充气式气囊复苏，不同的氧浓度也可以满足不同的给氧需要：自动充气式气囊不连接氧源，氧浓度为21%；连接氧源，不加储氧器可得到约40%浓度的氧气；连接氧源，加储氧器可得100%（袋状）、90%（管状）浓度的氧气。

（3）脉搏血氧饱和度的监测和心率监测：脉搏血氧饱和度仪的传感器应放在新生儿动脉导管前位置（即右上肢，通常是手腕或手掌的中间表面），除了显示血氧饱和度，也可以同时监测心率。对于没有监测仪的单位，可触摸新生儿的脐带搏动或用听诊器听诊新生儿心跳，计数6 s，乘以10得出每分钟心率的快速估计值。

（4）评估和处理：有效的正压通气表现为胸廓起伏良好，心率迅速增快。经30 s有效正压通气后，如有自主呼吸且心率≥100次/分，可逐步减少并停止正压通气，根据血氧饱和度值决定是否常压给氧；如心率<60次/分，应气管插管正压通气并开始胸外按压。

3. 气管插管正压通气和胸外按压

（1）喉镜下经口气管插管：根据新生儿出生体重，选择不同型号的气管插管（表12-1）并注意插入不同的深度（表12-2）。

具体操作方法为①插入喉镜和暴露声门：将喉镜柄夹在拇指与前3个手指间，小指靠在新生儿颏部提供稳定性。喉镜片沿着舌面右侧滑入，将舌推至口腔左侧，推进镜片直至其顶端达会厌软骨谷。轻轻抬起镜片，使会厌软骨抬起，暴露声门和声带。上抬时需将整个镜片平行于镜柄方向移动，

表12-1 不同气管导管内径适应的新生儿体重和胎龄

导管内径（mm）	新生儿出生体重（g）	胎龄（w）
2.5	<1 000	<28
3.0	1 000~2 000	28~34
3.5	2 000~3 000	34^{+1}~38
3.5~4.0	>3 000	>38

表12-2　根据胎龄确定气管插管插入深度

胎龄（周）	插入深度（管端至唇距离）（cm）	新生儿体重（g）
23～24	5.5	500～600
25～26	6.0	700～800
27～29	6.5	900～1 000
30～32	7.0	1 100～1 400
33～34	7.5	1 500～1 800
35～37	8.0	1 900～2 400
38～40	8.5	2 500～3 100
41～43	9	3 200～4 200

不可上撬镜片顶端来抬起镜片。②插管：插入有金属管芯的气管导管，将管端置于声门与气管隆凸之间，接近气管中点。③吸引：施行气管内吸引胎粪时，将胎粪吸引管直接连接气管导管，复苏者用右手食指将气管导管固定在新生儿的上腭，左手食指按压胎粪吸引管的手控口，使其产生负压，边退气管导管边吸引，在3～5 s内将气管导管撤出气管外并随手快速吸引一次口腔。

整个气管插管的动作要求在20～30 s内完成。当观察到患儿胸廓起伏对称；听诊双肺呼吸音一致；无胃部扩张；呼气时导管内有雾；心率、血氧饱和度和新生儿反应好转时，即可判断气管插管成功。

当气管插管失败或不可行时，可采用喉罩气道。

（2）胸外按压：当有效正压通气30 s后心率仍<60次/分，就应在正压通气的同时行胸外按压。具体方法：胸外按压的位置为胸骨下1/3（两乳头连线中点下方），避开剑突。按压深度约为胸廓前后径的1/3，产生可触及脉搏的效果。按压和放松的比例为按压时间稍短于放松时间，放松时拇指或其他手指不应离开胸壁。按压的方法有两种。

①拇指法：双手拇指的指端按压胸骨，根据新生儿体型不同，双拇指重叠或并列，双手环抱胸廓支撑背部；②双指法：右手食指和中指2个指尖放在胸骨上进行按压，左手支撑背部。

胸外按压和正压通气应配合进行，胸外按压时，给氧浓度应增加到100%。胸外按压和正压通气比例为3:1，即每分钟90次按压和每分钟30次呼吸。45～60 s后重新估心率，如仍<60次/分，除继续胸外按压外，应考虑使用药物。

4. 药物　新生儿复苏时，很少需要用药。因为患儿的心动过缓通常是由于肺部通气不足或严重缺氧导致的，纠正心动过缓的最重要步骤是充分正压通气。只有当经过45～60 s的正压通气和胸外按压后，心率持续<60次/分，才考虑给予肾上腺素。新生儿复苏应使用1:10 000的肾上腺素。静脉用量0.1～0.3 mL/kg，气管内用量0.5～1 mL/kg；必要时每3～5 min重复1次。

（五）预防和管理

新生儿窒息虽然存在高危因素，但大多数的窒息发生是难以预料的，有效的管理、新生儿复苏培训都可以降低新生儿窒息造成的病率和死亡率。《中国新生儿复苏指南》提出的管理目标和原则包括：

1. 确保每次分娩时至少有1名熟练掌握新生儿复苏技术的医护人员在场。

2. 加强产儿科合作，儿科医师参加高危产妇分娩前讨论，在产床前等待分娩及实施复苏，负责复苏后新生儿的监护和查房等。

3. 在卫生行政部门领导的参与下将新生儿复苏技能培训制度化，以进行不断的培训、复训、定期考核，并配备复苏器械；各级医院须建立由行政管理人员、产科、儿科医师、助产士（师）及麻醉师组成的院内新生儿复苏领导小组。

（李　婷　滕银成）

第二节　新生儿黄疸

诊疗路径

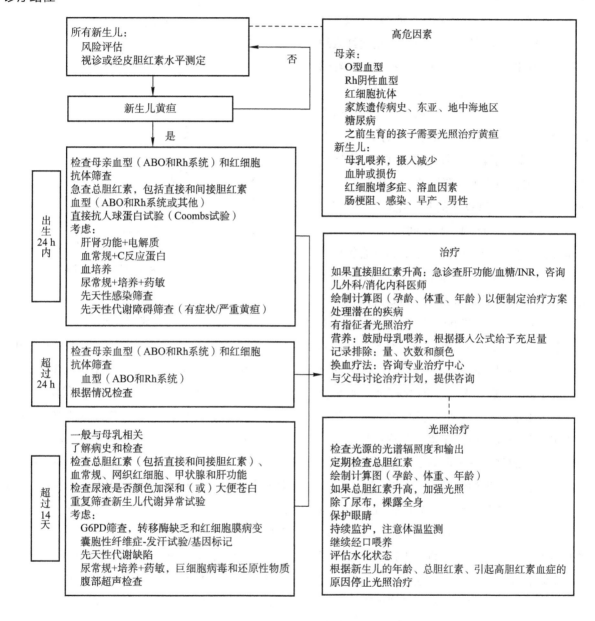

新生儿黄疸（neonatal jaundice）也称为新生儿高胆红素血症（neonatal hyperbilirubinemia），是指在新生儿时期，正常的胆红素代谢和排泄发生改变导致胆红素增高，由于胆红素在体内积聚引起皮肤、黏膜、巩膜或其他器官黄染。新生儿黄疸是新生儿期最常见的临床问题之一。新生儿血清胆红素超过 5 mg/dL 可出现肉眼可见的黄疸。

（一）胎儿和新生儿胆红素代谢的生理

胎儿期，肝脏相对不活跃，胎儿红细胞破坏后所产生的胆红素主要由母亲的肝脏处理。如胎儿红细胞破坏过多，母亲的肝脏不能完全处理所有的胆红素，脐带和羊水可呈黄染。此外，当骨髓和髓外造血不能满足需要时，可出现胎儿贫血。胎儿的肝脏也能处理少量胆红素，但当胎儿溶血而肝脏处理胆红素能力尚未成熟时，新生儿脐血中也可以检测到较高水平的胆红素。

新生儿期，多数胆红素来源于衰老红细胞，红细胞经单核巨噬细胞系统破坏后所产生的血红素约占75%，其他来源的血红素包括肝脏、骨髓中红细胞前体和其他组织中的含血红素蛋白，约占25%。血红素在血红素加氧酶（hemooxygenase）的作用下转变为胆绿素，后者在胆绿素还原酶（biliverdin reductase）的作用下转变成胆红素。在血红素转变至胆绿素的过程中产生内源性的一氧化碳（CO），临床上可通过呼出气CO产量来评估胆红素的产生速率。1 g血红蛋白可产生34 mg间接胆红素。

间接胆红素多数与白蛋白结合，以复合物形式转运至肝。间接胆红素与白蛋白结合后一般是"无毒的"，不易进入中枢神经系统。但是游离状态的间接胆红素呈脂溶性，能够通过血脑屏障，进入中枢神经系统，引起胆红素脑病。某些情况，如低血白蛋白水平、窒息、酸中毒、感染、早产和低血糖等，可显著降低胆红素与白蛋白结合率。游离脂肪酸、静脉用脂肪乳剂和某些药物，如磺胺、头孢类抗生素、利尿剂等也可竞争性影响胆红素与白蛋白的结合。胆红素进入肝后被肝细胞的受体蛋白（Y和Z蛋白，连接蛋白）结合后转运至光面内质网，通过尿苷二磷酸葡萄糖醛酸转移酶（uridine diphosphate glucuronosyl transferase，UDPGT）的催化，形成水溶性的直接胆红素（direct bilirubin），后者经胆汁排泄至肠道。肠道胆红素通过细菌作用被还原为粪胆素原（stercobilinogen）后随粪便排出。部分排入肠道的直接胆红素可被肠道的3-葡萄糖醛酸酐酶水解，或在碱性环境中直接与葡萄糖醛酸分离为间接胆红素，再通过肠壁经门静脉重吸收到肝，形成肠肝循环（enterohepatic circulation）。在早产儿和肠梗阻患儿中，肠肝循环可显著增加血胆红素水平。

新生儿胆红素的代谢见图12-1。

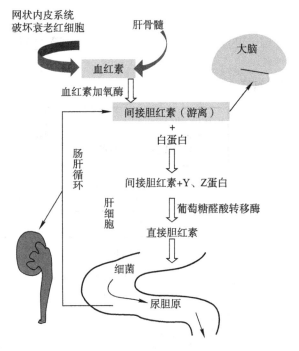

图12-1　新生儿胆红素的代谢

（二）新生儿胆红素代谢特点

1. 胆红素生成过多　新生儿每日生成的胆红素明显高于成人（新生儿8.5 mg/kg，成人3.8 mg/kg），原因是胎儿血氧分压低，红细胞数量代偿性增加，出生后血氧分压升高，过多的红细胞被破坏；新生儿红细胞寿命相对短（早产儿低于70天，足月儿约80天，成人为120天），且血红蛋白的分解速度是成人的2倍；肝脏和其他组织中的血红素及骨髓红细胞前体较多，其比例在足月儿和早产儿分别为20%~25%和30%，而在成人仅占15%。

2. 血浆白蛋白联结胆红素能力不足　刚娩出的新生儿常有不同程度的酸中毒，可减少胆红素与白蛋白联结。早产儿胎龄越小，白蛋白含量越低，联结胆红素的量也越少。

3. 肝细胞处理胆红素能力差　间接胆红素（indirect bilirubin）进入肝细胞后，与Y、Z蛋白结合，而新生儿出生时肝细胞内Y蛋白含量极微（生后5~10天达正常），UDPGT含量也低（生后1周接近正常）且活性差（仅为正常的0~30%），因此，生成直接胆红素的量较少。出生时肝细胞将直接胆红素排泄到肠道的能力暂时低下，早产儿更为明显，可出现暂时性肝内胆汁淤积。

4. 肠肝循环特点　在新生儿，肠蠕动性差和肠道菌群尚未完全建立，而肠腔内 3- 葡萄糖醛酸酐酶活性相对较高，可将直接胆红素转变成间接胆红素，再通过肠道重吸收，导致肠肝循环增加，血胆红素水平增高。此外，胎粪含胆红素较多，如排泄延迟，也可使胆红素重吸收增加。

当饥饿、缺氧、脱水、酸中毒、头颅血肿或颅内出血时，更易使黄疸加重。

（三）新生儿黄疸分类

传统基于单个血清胆红素值而确定的所谓"生理性或病理性黄疸"的观点已受到了挑战。目前较被接受的高胆红素血症风险评估方法是采用日龄或小时龄胆红素值分区曲线（Bhutani 曲线）。根据不同胎龄和生后小时龄及是否存在高危因素（表 12-3），来评估和判断这种胆红素水平是否属于正常或安全，以及是否需要光疗干预。

表 12-3　高胆红素血症的危险因素

主要危险因素	次要危险因素	低危因素
出院前 TSB 或 TcB 高危区	出院前 TSB 或 TcB 高中危区	出院前 TSB 或 TcB 低危区
出生后 24 h 内黄疸	出院前出现黄疸	出院时间 > 72 h
直接 Coombs（＋）的血型不合	胎龄 37 ~ 38 周	胎龄 > 41 周
其他溶血性疾病（G6PD 缺陷）	哥哥或姐姐曾有黄疸	人工喂养
ETCOc ↑	糖尿病母亲巨大儿	黑色人种
胎龄小于 36 周	母亲年龄超过 25 岁	
哥哥或姐姐曾光疗	男性	
头颅血肿		
帽状腱膜下出血		
擦伤或明显瘀斑		
纯母乳喂养，喂哺不足		
体重下降过多		
东亚人种		

注：TSB，血清总胆红素；TcB，经皮胆红素；ETCOc，呼出气一氧化碳。

☞ 拓展阅读 12-2
全国 875 例足月新生儿检测 7 天内胆红素百分位值（μmol/L）

☞ 拓展阅读 12-3
Bhutani 曲线

1. 生理性黄疸（physiologic jaundice）　新生儿生理性黄疸是指单纯因胆红素代谢特点引起的暂时性黄疸，无其他临床症状。因此，60% 的足月儿和 80% 的早产儿出生后第 1 周可出现肉眼可见的黄疸。其为排除性诊断，特点为：一般情况良好；足月儿出生后 2 ~ 3 天出现黄疸，4 ~ 5 天达高峰，5 ~ 7 天消退，最迟不超过 2 周；早产儿多于出生后 3 ~ 5 天出现黄疸，5 ~ 7 天达高峰，7 ~ 9 天消退，最长可延迟到 3 ~ 4 周；每日血清胆红素升高 < 5 mg/dL（85 μmol/L）或每小时血清胆红素升高 < 0.5 mg/dL；血清总胆红素值未超过 Bhutani 曲线的第 95 百分位数，或未达到相应日龄、胎龄及相应危险因素下的光疗干预标准。

☞ 拓展阅读 12-4
胎龄 ≥ 35 周的光疗参考曲线

☞ 拓展阅读 12-5
出生体重小于 2 500 g 的早产儿出生后不同时间光疗和换血血清总胆红素参考标准

2. 病理性黄疸　若生后 24 h 即出现黄疸；每日血清胆红素升高超过 5 mg/dL 或每小时血清胆红素升高 > 0.5 mg/dL，或已达到光疗干预标准，或超过 Bhutani 曲线的第 95 百分位数；血清直接胆红素 > 2 mg/dL（34 μmol/L）；黄疸持续时间长，足月儿 > 2 周、早产儿 > 4 周仍不退，甚至继续加深加重或消退后重复出现，或生后一周至数周内才开始出现黄疸，均为病理性黄疸，又称为非生理性高胆红素血症（non-physiological hyperbilirubinemia），是血清胆红素水平异常增高或胆红素增高性质的改变。重要的是要积极寻找引起其增高的原发病因，及时干预，预防胆红素脑损伤的发生。

☞ 拓展阅读 12-6
新生儿病理性黄疸的发病原因

（四）高胆红素血症的风险评估与管理

过高的胆红素血症可造成神经系统永久性的损害和功能障碍。在诊治过程中要及时发现、治疗有风险的高胆红素血症，但要避免过多的干预。故首先要评估好新生儿是否有高危因素，之后根据小时胆红素风险评估曲线（Bhutani 曲线）干预。该曲线将相应日龄的胆红素水平以第 40、75 和 95 百分位数，划分为低危、低中危、高中危和高危 4 个区域，同时结合是否存在新生儿溶血、头颅血肿、皮下淤血、窒息、缺氧、酸中毒、败血症、高热、低体温、低蛋白血症、低血糖等高危因素分析判断，一般对血清总胆红素超过第 95 百分位数者进行干预。

建议对产科出院前后所有新生儿进行胆红素水平的系统检测和随访。结合出院前胆红素值及所在危险区域，制订合适的随访计划。

产科母婴同室新生儿在 24 h 内进行血清或经皮胆红素测定，如果目测为黄疸或经皮胆红素测定大于第 75 百分位数，则进行血清胆红素测定，根据测定结果进行相应的诊治。对有高危因素的新生儿必要时延迟出院。一般对于生后 48 h 内出院的新生儿，应进行 2 次随访，第一次在 24～72 h，第二次在 72～120 h；生后 72～120 h 内出院的新生儿，应在出院后 2～5 天内随访；对于存在风险因素的新生儿，应多次随访，而无风险因素的新生儿可延长随访时间间隔。

由于新生儿高胆红素血症的峰值在生后 5～7 天，多数健康足月儿此时已从产科出院。因此，住院期间的科学宣教非常重要。产科母婴同室拟出院新生儿应该由所在病房医护人员对家长进行健康教育，并告知需要监测胆红素、体重，注意有无尿色加深和（或）大便颜色变浅，如有异常需及时就医。

（五）临床表现

1. 生理性黄疸　轻者呈浅黄色，局限于面颈部，或波及躯干，巩膜亦可黄染 2～3 日后消退，至第 5～6 日皮色恢复正常；重者黄疸同样先头后足，可遍及全身，呕吐物及脑脊液等也能黄染，时间长达 1 周以上，特别是个别早产儿可持续至 4 周，其粪仍系黄色，尿中无胆红素。

2. 病理性黄疸　黄疸除累及面部、躯干外，还可累及四肢，手及足心均黄染。间接胆红素升高为主时呈橘黄或金黄色，直接胆红素升高为主时呈暗绿或暗黄色。溶血性黄疸多伴有贫血、肝脾大、出血点、水肿、心力衰竭。感染性黄疸多伴发热、感染中毒症状及体征。梗阻性黄疸多伴肝大，大便色发白，尿色黄。重症黄疸时反应差、精神萎靡、厌食、肌张力低，继而易激惹、高声尖叫、呼吸困难、惊厥或角弓反张、肌张力增高等。

3. 实验室及辅助检查

（1）胆红素检测：可采取静脉血或微量血方法测定血清总胆红素（total serum bilirubin, TSB）浓度。经皮测胆红素仪为无创的检测方法，操作便捷，经皮胆红素（transcutaneous bilirubin, TcB）值与微量血胆红素值相关性良好。由于此法受测定部位皮肤厚薄与肤色的影响，可能会误导黄疸情况，可作为筛查用，一旦达到一定的界限值，需检测血清胆红素。

（2）呼出气一氧化碳（end-tidal carbon monoxide，ETCOc）含量的测定：血红素在形成胆红素的过程中会释放出 CO。测定呼出气中 CO 的含量可以反映胆红素生成的速度，因此在溶血症患儿中可用以预测发生重度高胆红素血症的可能。若没有条件测定 ETCOc，检测血液中碳氧血红蛋白水平也可作为胆红素生成情况的参考。

（3）其他辅助检查：红细胞、血红蛋白、网织红细胞、有核红细胞在新生儿黄疸时必须常规检查。血型对可疑新生儿溶血病非常重要，必要时进一步做血清特异型抗体检查以助确诊。怀疑黄疸由溶血引起，但又排除血型不合溶血病，可做红细胞脆性试验。若脆性增高，则考虑遗传性球形红细胞增多症、自身免疫性溶血症等；若脆性降低，则考虑地中海贫血等血红蛋白病。若疑为感染所致黄疸，应做血、尿、脑脊液培养、血清特异性抗体、C 反应蛋白及血沉检查。丙氨酸转氨酶水平是反映肝细胞损害较为敏感的指标，碱性磷酸酶在肝内胆道梗阻或有炎症时均可升高。胆道系统疾病时行腹部 B 超。听、视功能电生理检查早期预测胆红素毒性所致脑损伤，有助于暂时性或亚临床胆红素神经性中毒症的诊断。高铁血红蛋白还原率正常情况下 > 75%，葡萄糖 -6- 磷酸脱氢酶（glucose-6-phosphate dehydrogenase，G6PD）缺陷者此值减低，须进一步测定 G6PD 活性，以明确诊断。

（六）诊断与鉴别诊断

根据临床表现及胆红素、相关实验室检查等可进行诊断。重点在于识别新生儿病理性黄疸，寻找致病原因，并早期识别发生胆红素脑病的危险。应与新生儿溶血症、新生儿败血症、母乳性黄疸、生理性黄疸、G6PD 缺乏、新生儿肝炎、完全性肝内梗阻、胆道闭锁等疾病相鉴别。

（七）并发症

新生儿黄疸的严重并发症为胆红素脑病。当血清胆红素重度升高或同时存在高危因素时，可使间接胆红素透过血脑屏障入脑，导致胆红素脑病。多见于出生后 1 周内，最早可于出生后 1~2 天内出现神经系统症状。溶血性黄疸出现较早，多发生于出生后 3~5 天。早产儿或其他原因所致者大多见于出生后 6~10 天。当存在早产、窒息、呼吸困难或缺氧、严重感染、低白蛋白血症、低血糖、低体温、酸中毒或体重低于 1.5 kg 等高危因素时，血清胆红素低于临界值亦可发生胆红素脑病。头颅 MRI 对胆红素脑病诊断有重要价值。胆红素脑病常在 24 h 内较快进展，临床可分为 4 个阶段。

第一期：表现为嗜睡、反应低下、吮吸无力、拥抱反射减弱、肌张力减低等，偶有尖叫和呕吐。持续 12~24 h。

第二期：出现抽搐、角弓反张和发热（多于抽搐同时发生）。轻者仅有双眼凝视，重者出现肌张力增高、呼吸暂停、双手紧握、双臂伸直内旋，可出现角弓反张。此期持续 12~48 h。

第三期：吃奶及反应好转，抽搐次数减少，角弓反张逐渐消失，肌张力逐渐恢复。此期约持续 2 周。

第四期：出现典型的核黄疸后遗症表现。可有手足徐动、眼球运动障碍、听觉障碍、牙釉质发育不良。此外，也可留有脑瘫、智能落后、抽搐、抬头无力和流涎等后遗症。

（八）治疗

1. 产前治疗

（1）提前分娩：既往有输血、死胎、流产和分娩史的 Rh 阴性孕妇，本次妊娠 Rh 抗体效价逐渐升至 1∶32 或 1∶64 以上，用分光光度计测定羊水胆红素增高，且羊水 L/S > 2 者，提示胎肺已成熟，可考虑提前分娩。

（2）血浆置换：对血 Rh 抗体效价明显增高，但又不宜提前分娩的孕妇，可对孕母进行血浆置换，以换出抗体，减少胎儿溶血，但该治疗临床极少应用。

（3）宫内输血：对胎儿水肿或胎儿血红蛋白

< 80 g/L，而肺尚未成熟者，可直接将与孕妇血清不凝集的浓缩红细胞在 B 超下注入脐血管或胎儿腹腔内，以纠正贫血。但在普遍开展 Rh 抗 D 免疫球蛋白预防的国家和地区，严重宫内溶血已罕见，此项技术已基本不用。

（4）苯巴比妥：孕妇于预产期前 1～2 周口服苯巴比妥，可诱导胎儿 UDPGT 活性增加，以减轻新生儿黄疸。

2. 新生儿期治疗

（1）光照疗法：是降低血清间接胆红素简单而有效的方法。当血清总胆红素水平增高时，根据胎龄、患儿是否存在高危因素及生后日龄，对照光疗干预标准进行。主要有光疗箱、光疗灯、LED 灯和光疗毯等。将新生儿卧于光疗箱中，双眼用黑色眼罩保护，以免损伤视网膜，会阴、肛门部用尿布遮盖，其余均裸露。可采用连续或间歇照射的方法，不良反应出现时需停止光疗。

⤷ 拓展阅读 12-7
新生儿光照疗法

（2）换血疗法：换血能有效地降低胆红素，换出已致敏的红细胞并减轻贫血。但换血需要一定的条件，亦可产生一些不良反应，故应严格掌握指征，一般用于光疗失败时。

⤷ 拓展阅读 12-8
新生儿换血疗法

（3）药物治疗：应用药物可减少胆红素的产生，加速胆红素的清除或抑制胆红素的肠肝循环，包括供应白蛋白、纠正代谢性酸中毒、使用肝酶诱导剂（如苯巴比妥）、静脉使用免疫球蛋白。

（4）支持治疗：主要是积极预防和治疗缺氧、高碳酸血症、寒冷损伤、饥饿、感染以及高渗药物输注等，防止血脑屏障暂时性开放，预防胆红素脑病的发生。

⤷ 典型案例（附分析）12-1
发现皮肤黄染 14 h，逐渐加重

⤷ 典型案例（附分析）12-2
皮肤黄染 20 余天，脐部流脓伴发热半天

（张丽文　古　航）

数字课程学习

⤓ 教学PPT　　　✐ 自测题

第十三章

正常产褥及产褥期并发症

关键词

产褥期	子宫复旧	恶露	晚期产后出血
子宫复旧不良	剖宫产	产褥感染	产褥病率
生殖道	产褥期抑郁症	精神障碍	

第一节 正常产褥

从分娩结束到产妇除乳腺以外的全身器官恢复至正常未孕状态，通常需 6 周时间，称为产褥期。产褥期妇女从生理到心理都会面临急剧的变化，良好的氛围对于产妇的恢复有重要帮助。

一、产褥期母体变化

产褥期母体全身各个系统都将发生变化，以生殖系统变化最为显著。

（一）生殖系统的变化

1. 子宫复旧　在胎盘娩出后子宫逐渐收缩，恢复至未孕状态，通常为 6 周，这个过程称为子宫复旧。在这个过程中，宫体肌纤维缩复使子宫体积逐渐缩小，此外变化还包括子宫内膜的再生、血管变化、子宫下段和宫颈的复原。

（1）子宫体肌纤维缩复：子宫复旧时肌细胞数目并没有变化，而是通过分解肌浆中的蛋白质，其代谢产物通过肾脏排出体外，导致肌细胞体积缩小。子宫体肌纤维不断缩复，子宫的体积及重量逐渐减小。子宫体于产后 1 周缩小至约妊娠 12 周大小，于产后 6 周恢复至妊娠前大小。

（2）子宫内膜再生：胎盘、胎膜娩出后，遗留的表层蜕膜逐渐变性、坏死、脱落，随恶露自阴道排出；紧邻肌层的子宫内膜基底层则再生成新的功能层，约于产后第 3 周，除胎盘附着部位外，宫腔表面均由新生内膜覆盖，胎盘附着部位内膜完成修复需至产后 6 周。

（3）子宫血管变化：胎盘娩出后，胎盘附着面约缩小至原来的一半。开放的子宫螺旋动脉和静脉窦在子宫收缩压力下闭合，数小时后血管内形成血栓，出血量逐渐减少直至停止。在新生内膜修复期间，若胎盘附着面因复旧不良出现血栓脱落，可导致晚期产后出血。

（4）子宫下段及宫颈变化：产后子宫下段同样出现肌纤维缩复，逐渐恢复为非孕时的子宫峡部。

宫颈外口在分娩结束时松弛如袖口，于产后 2～3 日，宫口仍可容纳 2 指，产后 1 周宫颈内口关闭，宫颈管复原。产后 4 周宫颈恢复至非孕期形态。分娩时宫颈外口常发生轻度裂伤，使初产妇的宫颈外口由产前的圆形（未产型）变为产后"一"字形横裂（已产型）。

2. 阴道　分娩后阴道黏膜皱襞因过度伸展而减少甚至消失，致使阴道壁松弛及肌张力低下。阴道壁肌张力于产褥期逐渐恢复，阴道腔逐渐缩小，阴道黏膜皱襞约在产后 3 周重新显现，但阴道至产褥期结束时仍不能完全恢复至未孕时的紧张度。

3. 外阴　分娩过程中常有轻度会阴撕裂或会阴侧切缝合，会阴部血液循环丰富，多于产后 3～4 日内愈合。分娩后外阴呈现轻度水肿，多于产后 2～3 日内逐渐消退。

4. 盆底组织　在分娩过程中，由于胎儿先露部长时间的压迫，使盆底肌肉和筋膜过度伸展致弹性降低，且常伴有盆底肌纤维的部分撕裂，造成盆底松弛。产褥期过早参加重体力劳动，或者分娩次数过多，且间隔时间短，盆底组织难以完全恢复正常，成为导致盆腔器官脱垂的重要原因。

（二）乳房的变化

妊娠期孕妇体内雌激素、孕激素、胎盘催乳素升高，使乳腺体积增大、乳晕加深，为泌乳做好准备。在催乳素作用下，产妇乳汁开始分泌。婴儿吮吸乳头能反射性地引起神经垂体释放缩宫素，促使乳腺腺泡周围的肌上皮收缩，使乳汁从腺泡、小导管进入输乳导管和乳窦而喷出乳汁，此过程称为喷乳反射。在此期间，保证产妇休息充分、睡眠足够、饮食营养并避免精神刺激至关重要。吮吸及不断排空乳房是保持乳腺不断泌乳的重要条件。若乳汁不能正常排空，可出现乳汁淤积，导致乳房胀痛及硬结形成；若乳汁不足，可出现乳房空软。

（三）循环及血液系统的变化

1. 血容量的变化　分娩结束后子宫收缩，大量血液从子宫涌入产妇体循环，加之妊娠期潴留的组织间液回吸收，产后 72 h 内，产妇循环血量增加 15% ~ 25%，应注意预防心衰的发生。循环血量于产后 2 ~ 3 周恢复至未孕状态。

2. 血液成分的变化　产褥早期血液仍为高凝状态，有利于胎盘剥离创面，形成血栓，减少产后出血量。纤维蛋白原、凝血酶、凝血酶原于产后 2 ~ 4 周内恢复至正常。血红蛋白水平于产后 1 周左右回升。白细胞总数于产褥早期较高，可达（15 ~ 30）× 10^9/L，一般 1 ~ 2 周恢复正常。淋巴细胞稍减少，中性粒细胞增多，血小板数量增多，血沉于产后 3 ~ 4 周降至正常。

（四）消化系统的变化

妊娠期因子宫体增大压迫，胃肠蠕动及肌张力均减弱，胃液中盐酸分泌量减少，产后需 1 ~ 2 周逐渐恢复。产后 1 ~ 2 日内产妇常感口渴，喜进流食或半流食。产褥期活动量减少，肠蠕动减弱，加之腹肌及盆底肌松弛，容易出现便秘。

（五）泌尿系统的变化

产后 1 周内尿量增多，将妊娠期体内潴留的多量水分排出。妊娠期发生的肾盂及输尿管扩张于产后 2 ~ 8 周恢复正常。产后 24 h 内容易发生尿潴留，这与膀胱肌张力降低、外阴切口疼痛、产程中会阴受压迫过久、器械助产、区域阻滞麻醉等均有关。

（六）内分泌系统的变化

产后雌激素及孕激素水平急剧下降，至产后 1 周时已降至未孕时水平。胎盘催乳素于产后 6 h 已不能测出。催乳素水平因是否哺乳而异，哺乳产妇的催乳素于产后下降，但仍高于非孕时水平。

未哺乳产妇通常在产后 6 ~ 10 周月经复潮，在产后 10 周左右恢复排卵。哺乳产妇的月经复潮延迟，平均在产后 4 ~ 6 个月恢复排卵，有的在哺乳期间月经一直不来潮。产后较晚月经复潮者首次月经来潮前多有排卵，故哺乳产妇月经虽未复潮，却仍有受孕可能。不适宜短期内再次妊娠者应注意严格避孕。

（七）腹壁的变化

妊娠期出现的下腹正中线色素沉着在产褥期逐渐消退。初产妇腹壁紫红色妊娠纹变成银白色陈旧妊娠纹。腹壁皮肤受增大的妊娠子宫影响，部分弹力纤维断裂，腹直肌出现不同程度的分离，产后腹壁明显松弛，腹壁紧张度需在产后 6 ~ 8 周才能恢复。

二、产褥期临床表现

产妇在产褥期的临床表现属于生理性变化。

（一）生命体征

产后体温可在产后 24 h 内略升高，一般不超过 38℃。产后 3 ~ 4 日出现乳房血管、淋巴管极度充盈，乳房胀大，伴体温升高，称为泌乳热，一般持续 4 ~ 16 h 体温即下降，不属病态，但需排除其他原因尤其是感染引起的发热。产后脉搏在正常范围内。由于产后腹压降低，膈肌下降，妊娠期的胸式呼吸变为胸腹式呼吸，因此产后呼吸深慢，一般为每分钟 14 ~ 16 次。产褥期血压变化不大，如有妊娠高血压者，产后血压升高多可缓解。

（二）子宫复旧

胎盘娩出后，子宫圆而硬，轮廓清楚，宫底在脐下一指。产后第 1 日因宫腔积血略上升至脐平，以后每日下降 1 ~ 2 cm，至产后 1 周在耻骨联合上方可触及，于产后 10 日子宫降至骨盆腔内，腹部检查触不到宫底。

（三）产后宫缩痛

在产褥早期因子宫收缩引起下腹部阵发性剧烈疼痛，称为产后宫缩痛，于产后 1 ~ 2 日出现，持续 2 ~ 3 日自然消失，多见于经产妇。哺乳时反射性缩宫素分泌增多使疼痛加重，不需特殊用药。

（四）恶露

产后随子宫蜕膜脱落，含有血液、坏死蜕膜等组织，经阴道排出，称为恶露。恶露有血腥味，但无臭味，持续 4 ~ 6 周，总量为 250 ~ 500 mL。因其颜色、内容物及时间不同，恶露分为：

1. 血性恶露　因含大量血液得名，色鲜红，量多，有时有小血块。镜下见多量红细胞、坏死蜕膜及少量胎膜。血性恶露持续 3 ~ 4 日。出血逐渐减少，浆液增加，转变为浆液恶露。

2. 浆液恶露　因含多量浆液得名，色淡红。镜下见较多坏死蜕膜组织、宫腔渗出液、宫颈黏液、少量红细胞及白细胞，且有细菌。浆液恶露持续 10 日左右，浆液逐渐减少，白细胞增多，变为白色恶露。

3. 白色恶露　因含大量白细胞，色泽较白得名，质黏稠。镜下见大量白细胞、坏死蜕膜组织、表皮细胞及细菌等。白色恶露约持续 3 周后才干净。

若子宫复旧不全或宫腔内残留部分胎盘、胎膜或合并感染时，恶露增多，血性恶露持续时间延长并有臭味。

（五）褥汗

产后 1 周内皮肤排泄功能旺盛，排出大量汗液，以夜间睡眠和初醒时更明显，不属病态。但要注意补充水分，防止脱水及中暑。

三、产褥期处理及保健

（一）产褥期处理

1. 产后 2 h 内的处理　产后 2 h 内因极易发生严重并发症而需要特别重视，如产后出血、子痫、产后心力衰竭等，需严密观察产妇的生命体征、子宫收缩情况及阴道出血量，并注意宫底高度及膀胱是否充盈等。准确评估阴道出血量，尤其是产后出血的高危孕产妇。若发现子宫收缩乏力，应按摩子宫并及时使用子宫收缩剂。若产妇自觉肛门坠胀，提示有阴道后壁血肿的可能，应进行肛查或阴道－肛门联合检查，确诊后及时给予处理。在此期间还应协助产妇首次哺乳。

2. 饮食　产后可让产妇从流食或清淡半流食逐步过渡至普通饮食。食物应富有营养、足够热量和水分。若哺乳，应多进食蛋白质、热量丰富的食物，并适当补充维生素和铁剂。

3. 排尿与排便　产后 4 h 内应让产妇排尿。若排尿困难，除鼓励产妇起床排尿，解除怕排尿引起疼痛的顾虑外，可选用以下方法：①用热水熏洗外阴，用温开水冲洗尿道外口周围诱导排尿。热敷下腹部，按摩膀胱，刺激膀胱肌收缩。②针刺关元、气海、三阴交、阴陵泉等穴位。③肌内注射甲硫酸新斯的明，兴奋膀胱逼尿肌促其排尿，但注射此药前要排除其用药禁忌。若使用上述方法均无效时应予留置导尿。

产后因卧床休息、食物缺乏纤维素，加之肠蠕动减弱，产褥早期腹肌、盆底肌张力降低，容易发生便秘，应鼓励产妇多吃蔬菜及早日下床活动。若发生便秘，可口服缓泻剂。

4. 观察子宫复旧及恶露　应于每日用手测宫底高度，了解子宫复旧情况。注意恶露量、颜色及气味。若发现子宫复旧不良、红色恶露增多且持续时间延长时，应及早给予子宫收缩剂。若合并感染、恶露有臭味且有子宫压痛，应给予广谱抗生素控制感染。

5. 伤口护理　剖宫产腹部伤口和会阴伤口均应尽量保持清洁及干燥，注意缝合处有无红肿、硬结及分泌物。会阴部有水肿者应局部进行湿热敷，产后 24 h 后可用红外线照射外阴。若发现伤口感染，应提前拆线引流或行扩创处理，并定时换药。

6. 观察情绪变化　经历妊娠及分娩的激动与紧张后，精神疲惫、对哺育新生儿的担心、产褥期的不适等均可造成产妇情绪不稳定，尤其在产后 3～10 日，可表现为轻度抑郁。除帮助产妇减轻身体不适外，更应给予精神关怀、鼓励、安慰，使其恢复自信。抑郁严重者，应尽早诊断及干预。

7. 母乳喂养和乳房护理　鼓励产妇进行母乳喂养，做到早接触、早吸吮、早开奶，指导正确的母乳喂养姿势、频率和时间，按需哺乳，保持乳汁通畅，避免胀乳，防止乳腺炎的发生。

8. 预防产褥中暑　产褥期因高温环境使体内余热不能及时散发，引起中枢性体温调节功能障碍的急性热病，称产褥中暑，表现为高热、水电解质紊乱、循环衰竭和神经系统功能损害等。起病急骤，发展迅速，若处理不当可发生严重后遗症，其至死亡。其常见原因是旧风俗习惯而要求关门闭窗，使身体处于高温、高热状态，导致体温调节中枢功能障碍。临床诊断根据病情程度分为：①中暑先兆，发病前多有短暂的先兆症状，表现为口渴、多汗、心悸、恶心、胸闷、四肢无力，此时体温正常或低热；②轻度中暑，产妇体温逐渐升高达38.5℃以上，随后出现面色潮红、胸闷、脉搏增快、呼吸急促、口渴、痱子满布全身；③重度中暑，产妇体温继续升高达41～42℃，呈稽留热型，可出现面色苍白、呼吸急促、谵妄、抽搐、昏迷。若处理不及时可在数小时内因呼吸、循环衰竭而死亡。幸存者也常遗留中枢神经系统不可逆的后遗症。治疗原则是立即改变高温和不通风环境，迅速降温，及时纠正水、电解质紊乱及酸中毒。其中迅速降低体温是抢救成功的关键。正确识别产褥中暑对及时正确地处理十分重要。

（二）产褥期保健

目的是防止产后出血、感染等并发症发生，促进产后生理功能的恢复。

1. 饮食起居　产妇居室应清洁通风，衣着应宽大透气，注意休息，合理饮食，保持身体清洁。

2. 适当活动及做产后康复锻炼　经阴道自然分娩的产妇在产后6～12 h内即可起床轻微活动，于产后第2日可在室内随意走动；剖宫产分娩的孕妇在术后第1日可起床轻微活动，此后逐渐过渡至正常活动量。产后康复锻炼有利于体力恢复、排尿及排便，避免或减少栓塞性疾病的发生，且能使盆底肌、腹肌张力恢复。盆底康复可进行凯格尔运动、低频电刺激和生物反馈疗法，可减少尿失禁、盆腔脏器脱垂和性功能障碍等盆底功能障碍性疾病的发生。产后康复锻炼的运动量应循序渐进。

3. 计划生育指导　若已恢复性生活，应采取避孕措施，哺乳者应工具避孕为宜，不哺乳者可选用药物避孕。

4. 产后检查　产妇出院后，由社区医疗保健人员在产妇出院后进行产后访视，了解产妇及新生儿健康状况，内容包括：①了解产妇饮食、睡眠等一般状况；②检查乳房，了解哺乳情况；③观察子宫复旧及恶露；④观察会阴切口、剖宫产腹部切口；⑤了解产妇心理状况。若发现异常，应及时给予指导。

产妇应于产后6周至医院常规检查，包括全身检查及妇科检查。前者主要测血压、脉搏，查血、尿常规，了解哺乳情况，若有内外科合并症或产科并发症等，应做相应检查；后者主要观察盆腔内生殖器是否已恢复至非孕状态。同时应对婴儿进行检查。

☞ 典型案例（附分析）13-1
顺产后42天

☞ 拓展阅读 13-1
盆底肌康复训练

第二节　晚期产后出血

诊疗路径

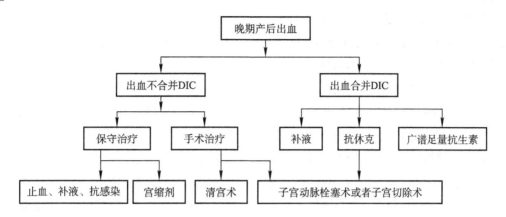

晚期产后出血（late postpartum hemorrhage）是指分娩24 h后，在产褥期内（产后6周内）发生的子宫大量出血，阴道出血多为少量或中等量，可持续亦可间断，偶尔也表现为大量出血，同时有凝血块排出。产后1~2周发病最常见，产妇常伴有寒战、低热，且常因失血过多导致贫血，严重时发生失血性休克。近年来随着剖宫产率的升高，晚期产后出血的发生率有上升趋势。

> ☞ **典型案例（附分析）13-2**
> 顺产后6天，阴道出血4 h

> ☞ **典型案例（附分析）13-3**
> 剖宫产术后10天，阴道出血增多4 h

（一）病因

1. 胎盘、胎膜残留　晚期产后出血最常见的病因，一般发生于产后10天左右，产后黏附在宫腔内的残留胎盘组织会发生变性、坏死、机化，当坏死的组织脱落时，基底部血管暴露，引起大量宫腔出血。

2. 蜕膜残留　蜕膜多在产后7天内脱落，并随恶露排出。若蜕膜剥离不全，长时间滞留，将影响子宫复旧，或继发子宫内膜炎，导致晚期产后出

血。宫腔刮出物病检可见蜕膜坏死样改变，混以纤维素、玻璃样变的蜕膜细胞和红细胞，不见绒毛。

3. 子宫胎盘附着面复旧不全　胎盘娩出后子宫剧烈收缩，其附着面迅速缩小，附着部位血管收缩即有血栓形成，继而发生血栓机化，出现玻璃样变，血管上皮增厚，管腔变窄、堵塞。胎盘附着部边缘有内膜向内生长，底蜕膜深层残留腺体和内膜重新生长，子宫内膜逐渐修复，此过程持续6~8周。胎盘附着面复旧不良可引起血栓异常脱落，血窦重新开放，导致子宫出血。此种情况多发生在产后14天左右，临床表现为突然大量的阴道流血，妇检提示子宫大而软，宫口松弛，阴道及宫口有血凝块。

4. 植入性胎盘　近年来，由于人工流产增多，造成子宫内膜损伤，可引起产后部分胎盘粘连和植入。产后10天左右，当胎盘坏死时，基底部血管暴露可引起子宫大量出血。

5. 感染　以子宫内膜炎多见。感染引起胎盘附着面复旧不良和子宫收缩欠佳，血窦关闭不全导致子宫出血。

6. 剖宫产术后子宫切口愈合不良　多见于子宫下段剖宫产横切口两侧端，切口愈合不良或者感染均可致缝线溶解脱落后血窦重新开放，出现大量

阴道出血，甚至休克，多发生于术后 1～3 周，主要原因如下。

（1）子宫下段横切口两端切断子宫动脉向下斜行分支，造成局部供血不足。术中止血不良，形成局部血肿或局部感染组织坏死，致使切口不愈合或愈合不良。多次剖宫产子宫下段切口处肌层菲薄，瘢痕组织易造成局部供血不足，影响切口愈合。因胎头位置过低，取胎头时造成切口向下延伸撕裂，因伤口对合不好而影响愈合。

（2）横切口选择过低或过高：①横切口过低，由于宫颈侧以结缔组织为主，血供较差，导致组织愈合能力差，且靠近阴道，增加了感染机会；②横切口过高，切口上缘宫体肌组织与切口下缘子宫下段组织厚薄相差较大，缝合时对齐不良，不利于切口愈合。恰当的切口部位应选择子宫体部与子宫下段交界处下方 2 cm 左右。

（3）缝合不当：组织对位不佳；手术操作粗暴造成组织损伤；出血血管缝扎不牢固引起血肿；切口两侧顶端未将回缩的血管缝扎而导致血肿形成；缝扎组织过多过密，切口血液循环供应不良等。

（4）子宫切口憩室形成：子宫下段剖宫产术后由于切口愈合不良导致切口分离而形成憩室，血液积聚在憩室内，切口下缘由于有活瓣样瘢痕结构而阻止了憩室内的血液顺利流出，导致产后出血延长、下腹痛或不适等症状；同时憩室内异位子宫内膜可能与宫腔内膜生长不同步，亦可导致产后不规则阴道出血。

（5）切口感染：因子宫下段横切口与阴道靠近，若术前有多次阴道检查、产程延长、胎膜早破、前置胎盘、术中出血多或贫血等，均易发生切口感染。

7. 子宫动静脉瘘　引发晚期产后出血极为罕见，子宫动静脉瘘可分为先天性和后天性。先天性子宫动静脉瘘是胚胎期原始的血管结构发育异常所致。后天性子宫动静脉瘘主要与创伤、感染以及肿瘤等多种因素有关，其病理改变为创伤的子宫动脉分支与肌层静脉之间连通。基本血流动力学改变、异常的连通使局部血液循环阻力下降，血流速度明显增快，血流量异常增大。动静脉瘘破裂多出现在产后子宫蜕膜剥脱时，异常交通的畸形血管暴露、破裂、出血。

8. 其他　产妇严重贫血、重度营养不良、产后子宫滋养细胞肿瘤、子宫黏膜下肌瘤、宫颈癌等均可引起晚期产后出血。

（二）临床表现及诊断

1. 临床表现　血性恶露持续时间延长，阴道反复出血或突然大量流血。胎盘胎膜残留、蜕膜残留引起的阴道出血多在产后 10 天内发生。胎盘附着部位复旧不良常发生在产后 14 天左右，可以反复阴道出血，也可以突然大量阴道流血。剖宫产子宫切口裂开或愈合不良所致的阴道流血多在术后 2～3 周发生，常为大量出血，可导致失血性休克。

2. 诊断

（1）病史：若为阴道分娩，应注意产程进展及产后恶露变化，了解有无反复或突然阴道出血病史；若为剖宫产，应了解手术指征、术中情况及术后恢复情况。

（2）腹痛和发热：常合并感染，伴发恶露增加、恶臭。

（3）全身症状：全身乏力，继发性贫血，严重者可发生失血性休克危及生命。

（4）体征：妇科检查提示子宫复旧不良，子宫增大、变软，有时可触及残留组织和血块，伴有感染者子宫明显压痛。

（5）辅助检查

1）常规实验室检查：血常规、凝血功能、C 反应蛋白等评估贫血和感染情况；血 β-hCG 测定则有助于对胎盘残留及妊娠滋养细胞疾病的鉴别。

2）影像学检查：超声是首选检查手段，可以了解子宫大小、宫腔有无残留物、子宫切口愈合情况、宫旁及后腹膜有无包块以及盆腹腔有无积液等情况。计算机断层扫描（CT）和磁共振成像（MRI）是二线影像学检查手段。对于评估病灶范围与子宫肌层关系及宫旁浸润更有优势。数字减影血管造影（DSA）用于高度怀疑子宫血管异常者，同时可行血管栓塞术。

3）微生物学检查：怀疑感染者行宫腔分泌物培养，发热时行血培养，有助于确定病原微生物种类及选用敏感抗生素。

4）病理检查：宫腔刮出子宫内容物镜下见有绒毛，无胎盘附着部位的血管病变，诊断为胎盘残留；若无绒毛，仅见蜕膜坏死区混以纤维素、玻璃样变性蜕膜细胞和红细胞等，则可诊断为蜕膜残留；若见蜕膜或子宫肌层内有壁厚、玻璃样变性的血管，管腔扩大且血管内栓塞不完全，无胎盘组织，则可诊断为胎盘附着部位复旧不全。胎盘部位过度反应（exaggerated placental site，EPS）是一种胎盘种植部位中间型滋养细胞非肿瘤性高度增生的良性病变，需要依靠石蜡病理结合免疫组化，与正常胎盘部位反应及其他滋养细胞病变相鉴别。

（三）鉴别诊断

本病主要与产褥感染、子宫内膜炎、胎盘部位滋养细胞肿瘤、宫腔内异物、子宫内膜息肉、子宫黏膜下肌瘤、宫颈炎和宫颈恶性肿瘤等疾病相鉴别。

（四）处理

治疗方案取决于出血原因、严重程度以及产妇未来的生育要求。近年来主张出血量少或中等，除外产道损伤或肿瘤，超声提示无明显组织残留者，可先用宫缩剂及抗生素保守治疗。必要时可用雌激素促进子宫内膜修复。若子宫腔内有妊娠组织残留，可先用抗生素，48～72 h后清宫，术后继续使用抗生素及宫缩剂。

1. 保守治疗 对少量或中等量阴道流血，应给予广谱抗生素、子宫收缩剂，纠正贫血，改善全身状况等对症支持治疗。

2. 手术治疗 对疑有胎盘、胎膜、蜕膜残留者，静脉输液、备血及准备手术的条件下行清宫术，可首选宫腔镜手术。其优势在于"精准"和"彻底"，表现为：①可清楚观察整个宫腔的情况，辨认妊娠残留组织及其定植部位的血管走行，精准

地分离残留组织；②宫腔镜电凝可以点状止血，减少术中、术后出血；③明确残留物是否清除完全，避免盲目清宫造成的损伤和穿孔；④同时可治疗宫腔内异常情况，如宫腔粘连、纵隔子宫、子宫切口憩室等。术后宫腔刮出物应常规送病理检查，明确诊断。

若怀疑剖宫产子宫切口裂开者，即使仅少量阴道出血也应住院，给予广谱抗生素及支持疗法，密切观察病情变化；若阴道出血量多，可行剖腹探查或腹腔镜检查。若切口周围组织坏死范围小、炎症反应轻微，可行清创缝合及髂内动脉、子宫动脉结扎止血；若为切口假性动脉瘤形成，首选髂内动脉或选择性子宫动脉栓塞术；若组织坏死范围大，酌情行次全子宫切除术或全子宫切除术，同时抗炎、输血、纠正休克。对于凝血功能障碍所致晚期产后出血，治疗原则是积极治疗原发病，及时补充凝血因子以改善凝血功能。同时对于妊娠合并抗磷脂综合征、易栓症及心脏手术后长期服药的产妇，应当警惕药物使用过度导致晚期产后出血。若为滋养细胞肿瘤所致晚期产后出血，治疗采取以化疗为主、手术和放疗为辅的综合治疗。对于良性子宫及宫颈肿瘤所致晚期产后出血，应以保守治疗为主，若保守治疗失败，应及时手术去除子宫占位病灶；对于高度怀疑恶性子宫及宫颈肿瘤者，按恶性肿瘤的诊疗原则处理。

（五）预防

做好孕期保健，恰当处理好分娩过程，可明显减少晚期产后出血的发生。有产后出血史、多次人工流产史、胎盘滞留、双胎妊娠、羊水过多、产程延长者应提高警惕，做好产前保健及产时、产后监护。

1. 妊娠相关物残留、子宫复旧不良的预防 分娩后对娩出的胎盘、胎膜仔细检查，如怀疑有残留时，应立即清理宫腔。产后应严密观察子宫的收缩情况，及时应用子宫收缩剂，预防子宫复旧不良。指导产妇及时排尿，如有尿潴留，需积极处理。对有胎膜早破、阴道助产、产后出血等高危因

素的产妇，尽早应用抗生素。对双胎、羊水过多、合并子宫肌瘤的产妇，可产后给予长效宫缩剂。提倡母乳喂养，以促进子宫收缩。

2. 胎盘植入的预防　减少宫腔操作，严格掌握剖宫产指征，可预防胎盘植入的发生。对确诊为植入性胎盘，但出血不多、有保留子宫强烈愿望的年轻患者，可采取保守性手术治疗，但必须具备输血及必要时手术切除子宫的抢救条件。如胎盘植入面积大或植入深度深甚至穿透、短时间内大量出血无法控制者，应果断行子宫切除术。

3. 严格掌握剖宫产指征　随着剖宫产率的上升，剖宫产术后晚期出血这一并发症的发生率也明显增加。剖宫产切口的选择和缝合的要求：①切口大小及位置高低的选择要适当，切开子宫前，要扶正子宫，并尽量做到切口大小适宜，一般为 10 cm 左右。②良好的缝合技术对切口的愈合起着重要的作用。在缝合时应注意以下几点：①不使缝线裸露内膜，线结不宜过多。②正确对合子宫切口，缝合的针距及缝线松紧度要适中。进针部位宜离切口边缘 0.5 ~ 1.0 cm，针距 1.0 ~ 1.5 cm，下缘出针部位要略远一些，这样更有利于切口的对合，使缝合处平整以利其恢复，避免产生继发性子宫憩室。③缝线松紧适中，达有效关闭切缘血窦即可，避免过紧，以免影响血液循环或切割组织造成针眼出血。④止血要彻底，切口端有撕裂出血时，应尽量使退缩的血管显露，并准确钳夹缝扎，不宜将大块组织缝合在内或缝线过多，否则会导致血液循环不良。⑤操作轻柔、准确、迅速。子宫切口创缘不可用有齿钳随意钳夹压挫。手术时间以不超过 1 h 为宜。

4. 子宫血管异常所致出血的预防　子宫动静脉畸形指子宫动静脉之间未经毛细血管网发生的异常交通。子宫动脉假性动脉瘤是指子宫动脉壁破损，血液外渗并被周围组织包绕形成血肿，因瘤壁缺乏血管内皮组织保护，一旦瘤腔内压力增大，即可能破裂，导致大出血。两者均属于子宫局部血管异常，多与子宫血管损伤或感染有关，与其相关产科操作主要包括剖宫产术、刮宫术、产钳助产等。

对于怀疑子宫血管异常所致晚期产后出血者禁忌行刮宫术。血流动力学稳定、未破裂、无明显症状或出血持续但量较小者，可考虑保守治疗。当持续大出血或保守治疗失败时，子宫动脉栓塞术是首选治疗方案，介入性诊断技术在剖宫产术后晚期产后出血方面具有诊断和治疗的双重作用，具有创伤小、止血迅速且持久的优点，其成功率高达 90% 以上。严格掌握剖宫产指征、降低剖宫产率是减少子宫血管异常病变的一个有效途径。

5. 预防感染　讲究产褥期卫生，减少产褥期生殖道感染。产妇生殖道感染多数为细菌混合感染，包括需氧和厌氧菌的混合感染，因此，预防性应用抗生素是必要的，采用联合用药和术前即开始用药至术后继续用药的方案可取得最佳效果。此外，孕期检查时发现阴道炎应及早治疗，以防止胎膜早破及产后逆行感染。

> ☞ 拓展阅读 13-2
> 子宫动脉栓塞术的不良反应及并发症

第三节　产 褥 感 染

产褥感染（puerperal infection）指分娩及产褥期内，生殖道受病原体侵袭而引起局部或全身的感染，其发病率约为 6%。产褥病率（puerperal morbidity）指分娩结束 24 h 以后的 10 日内，每日用口表测量 4 次体温，每次间隔 4 h，其中有 2 次体温≥38℃。产褥病率多由产褥感染引起，亦可由生殖道以外感染，如急性乳腺炎、上呼吸道感染、泌尿系统感染、血栓性静脉炎等原因所致。产褥感染与产科出血、妊娠合并心脏病及严重的妊娠高血压是导致孕产妇死亡的四大原因。

> ☞ 典型案例（附分析）13-4
> 足月顺产 10 天，发热、寒战、腹痛 3 天

（一）病因

1. 诱因　女性生殖道对外界病原体侵入具有

一定的天然防御能力，其对入侵病原体的反应与病原体的种类、毒力、数量及机体的免疫力等因素有关。孕妇阴道有一定的自净作用，同时羊水中也含有一定量的抗菌因子，在妊娠和正常分娩情况下通常不会增加感染的机会，但是机体在免疫力与病原体毒力及数量之间的平衡被打破时，才会增加感染机会，导致产褥感染的发生。产褥感染的诱因包括孕期贫血、孕期卫生不良、体质虚弱、营养不良、合并慢性疾病、胎膜早破、羊膜腔感染、产程延长、过多的宫口探查、产科手术、产前产后出血过多、产后胎盘胎膜残留、产后恶露时间过长等。

2. 病原体种类　正常的女性阴道内寄生着大量的微生物，包括需氧菌、厌氧菌、衣原体、支原体和真菌等，根据是否致病可分为致病微生物和非致病微生物。有些非致病微生物在某些特定条件下可以导致疾病发生，称为条件病原体。致病微生物致病需要满足的条件为达到一定数量和（或）机体免疫力下降。

（1）需氧菌

1）链球菌：以 β- 溶血性链球菌致病性为最强，能产生溶组织酶及致热外毒素，可使病变迅速扩散并导致严重感染。致病的需氧链球菌可以是寄生在阴道中的，也可以通过医源性或机体其他部位的感染进入生殖道。链球菌感染的临床特点为发热较早、体温通常超过38℃、寒战、心率快、子宫复旧不良、子宫或附件区压痛，伴有腹胀，甚至并发脓毒血症表现等。

2）杆菌：以克雷伯菌属、大肠埃希菌、变形杆菌属多见。这些菌常寄生于会阴、阴道、尿道口周围，能产生大量内毒素，是菌血症和感染性休克最常见的病原菌属，在不同环境对抗生素的敏感性存在很大差异。

3）葡萄球菌：主要致病菌是表皮葡萄球菌和金黄色葡萄球菌。前者主要存在于阴道中，引起的感染往往较轻；后者多为外源性感染，容易导致严重的伤口感染，因能产生青霉素酶，故易对青霉素产生耐药。

（2）厌氧菌：感染通常为内源性，来源于宿主自身的菌群，厌氧菌感染的主要特征为化脓，有明显的脓肿形成及组织破坏。

1）革兰氏阳性球菌：以消化链球菌和消化球菌最常见，其存在于正常阴道中。当胎盘残留、产道损伤或局部组织坏死时，细菌可迅速繁殖而致病。若与大肠埃希菌发生混合感染，感染部位可产生异常的恶臭气味。

2）杆菌属：常见的厌氧性杆菌为脆弱类杆菌。这类杆菌多会与厌氧性球菌和需氧菌混合感染，可形成局部脓肿，产生大量脓液，伴有恶臭味。感染还可能引起化脓性血栓性静脉炎，形成感染性血栓，栓子脱落后，致病菌栓随血液循环到达全身各器官，导致广泛脓肿形成。

3）芽孢梭菌：主要是产气荚膜梭菌，产生外毒素，溶解蛋白质而能产气及溶血。产气荚膜梭菌引起感染，轻者出现子宫内膜炎、腹膜炎、脓毒血症，重者还会引起溶血、血红蛋白尿、黄疸、急性肾衰竭、循环衰竭、气性坏疽，严重者导致死亡。

（3）支原体与衣原体：解脲支原体、人型支原体、衣原体均可寄生于女性生殖道内，其感染多无明显症状，临床表现轻。

（4）淋病奈瑟球菌、沙眼衣原体也可以导致产褥感染的发生。

3. 感染途径

（1）外源性感染：外界的病原体进入生殖道所导致的感染。可通过医务人员、被污染衣物、用具、临产前性生活、手术器械等途径侵入机体。

（2）内源性感染：当机体抵抗力降低和（或）病原体数量、毒力增加时，寄生于生殖道内的非致病微生物可转变为致病微生物而引起的感染。近年的研究表明，内源性感染比外源性感染更重要，因孕妇生殖道病原体不仅可导致产褥感染，还能通过胎盘、胎膜、羊水间接感染胎儿，导致流产、胎儿生长受限、胎膜早破、早产、死胎等。

（二）临床表现

产褥感染的三大主要症状包括发热、疼痛、异常恶露。产褥早期发热的最常见原因是脱水，但在2~3日低热后机体突然出现高热，应高度怀疑产褥感染可能。由于感染部位、程度、扩散范围不同，其临床表现也不同。根据发生感染的部位不同分为以下几种炎症表现，有时会合并存在。

1. **急性外阴炎、阴道炎、宫颈炎** 分娩时会阴部损伤或阴道手术助产时导致感染，以大肠埃希菌和葡萄球菌感染为主。会阴侧切伤口或裂伤是会阴感染最常见的部位，临床表现为伤口红肿、硬结、触痛，后期化脓后会有波动感，严重者伤口边缘裂开，或者活动受限，坐立困难。阴道挫伤及裂伤感染者可出现阴道损伤部位疼痛，阴道黏膜表现为充血、水肿、溃疡、坏死、脓性分泌物增多，严重者可有畏寒、发热，感染部位较深时可引起阴道旁结缔组织炎。宫颈裂伤引起的炎症症状多不明显，若深达穹隆部及阔韧带，未能及时发现缝合，病原体可蔓延上行达宫旁组织，引起盆腔结缔组织炎。

2. **子宫感染** 产后子宫感染包括急性子宫内膜炎、子宫肌炎。病原体经胎盘剥离面侵入，先扩散至子宫蜕膜层可引起子宫内膜炎，表现为子宫内膜充血、坏死，阴道内有大量脓性分泌物且有臭味。炎症继续侵入浅肌层、深肌层乃至浆膜层，导致子宫肌炎，表现为腹痛，恶露增多呈脓性，子宫复旧不良，压痛明显，同时可伴发高热、寒战、全身酸痛、白细胞显著增高等全身感染的征象。子宫内膜炎与子宫肌炎常伴发。

3. **急性盆腔结缔组织炎和急性附件炎** 病原体达宫旁组织可引起盆腔结缔组织炎和腹膜炎，若波及输卵管、卵巢，则形成附件炎。感染可继续沿阔韧带扩散，达侧盆壁、髂窝、直肠阴道隔。临床表现为下腹痛，并伴肛门坠胀，可伴高热、脉速、寒战、头痛等全身症状；下腹明显肌紧张、压痛、反跳痛，宫旁组织增厚、压痛和（或）触及包块，严重者盆腔呈"冰冻骨盆"。

4. **急性盆腔腹膜炎、弥漫性腹膜炎** 炎症扩散至子宫浆膜层，会形成盆腔腹膜炎，继而形成弥漫性腹膜炎，表现为高热寒战、恶心呕吐、腹胀腹痛等全身中毒症状，查体下腹肌紧张，明显压痛、反跳痛。腹膜面大量渗出物可引起肠粘连，也可在直肠子宫陷凹形成局限性脓肿。若急性期治疗不彻底，可形成盆腔炎性疾病后遗症而导致不孕、反复盆腔慢性炎性疾病发作等。

5. **血栓性静脉炎** 厌氧性链球菌为常见病原体。病变单侧居多，产后1~2周多见，表现为寒战、高热，可持续数周或反复发作。炎症向上蔓延可引起盆腔内血栓性静脉炎，可侵及子宫静脉、卵巢静脉、髂内静脉、髂总静脉及阴道静脉。盆腔静脉炎向下扩散可形成下肢血栓性静脉炎，病变多在股静脉、腘静脉及大隐静脉，表现为弛张热、下肢静脉性疼痛、局部静脉压痛或触及硬索状，使血液回流受阻，引起下肢水肿、皮肤发白，习惯称为"股白肿"。小腿浅静脉炎症可出现水肿和压痛，小腿深静脉血栓可致腓肠肌和足底部压痛。

6. **脓毒血症** 病原体大量进入血液循环，开始繁殖并释放毒素，形成严重脓毒血症，高热、寒战等全身中毒症状明显，并发感染性休克、多器官功能衰竭，可危及生命。感染性血栓脱落进入血液循环可形成迁徙性脓肿（肺脓肿、肾脓肿）。

（三）诊断

1. **病史** 详细询问病史及分娩的全过程有无异常，对产后发热，合并贫血、营养不良、胎膜早破、产程延长、频繁阴道检查、产伤、胎盘残留等高危因素，应首先考虑为产褥感染，再排除引起产褥病率的其他疾病。

2. **查体** 仔细检查腹部、盆腔及会阴伤口，腹部切口，确定感染部位和程度。

3. **检验检查** 血常规、红细胞沉降率、C反应蛋白、降钙素原、白介素-6等有助于早期诊断感染。肝功能、肾功能、电解质、血气分析等有助于机体内平衡的评估。超声、CT、MRI等检查能够对感染灶做出定位及定性诊断。

4. **确定病原体** 取阴道或宫腔分泌物、脓肿穿刺液、血样本等做微生物培养及药敏试验。必要时取血培养、尿培养及痰培养等排除非生殖道来源的感染。

5. 当出现体温 >38 ℃ 或者 <36 ℃，心率 >90 次/分，呼吸 >20 次/分，血白细胞 >12×10⁹/L 或者 <4×10⁹/L，或者未成熟中性粒细胞数超过 10%，合并肝肾功能不全、脓毒症等时，提示病情严重，应该强调多学科治疗。

（四）鉴别诊断

本病主要与上呼吸道感染、急性乳腺炎、泌尿系统感染等相鉴别。

1. 上呼吸道感染　咽痛、咳嗽、咳痰、鼻塞等，胸片示肺纹理增粗。

2. 急性乳腺炎　病变多为单侧，乳房疼痛，局部红肿、热、压痛、硬结。

3. 泌尿系统感染　尿频、尿急、尿痛，甚至血尿，尿常规示大量白细胞，尿培养出致病菌。

（五）治疗

一旦确诊产褥感染，原则上给予广谱、有效、足量的抗生素治疗，并根据病原学检查结果调整抗生素的种类和剂量。对于形成脓肿或者宫内残留组织感染者，应及时处理感染灶。

1. 支持治疗　加强营养支持，保持水、电解质平衡，增强体抗力、免疫力。贫血者可考虑输血治疗。体位可以为半卧位，利于恶露的排出和盆腔炎症的局限，防止炎症扩散。

2. 药物治疗　原则上应该予以积极的抗感染治疗，必要时予以糖皮质激素缓解机体全身炎症副反应，予以抗凝药物治疗血栓。

（1）抗生素：使用原则为广谱、足量、高效。未能确定病原体时，应根据临床表现及临床经验选用抗生素，通常需覆盖寄居于阴道内的微生物菌群，包括需氧菌和厌氧菌，如大肠埃希菌、金黄色葡萄球菌、溶血性链球菌以及消化球菌、脆弱类杆菌。常用的抗生素如三代头孢类和硝基咪唑类。或者氟喹诺酮联合硝基咪唑类。应用抗生素 48~72 h 后，若症状无明显缓解，应及时重新评估病情，依据细菌培养和药敏试验，调整抗生素。中毒症状严重者可短期加用适量肾上腺皮质激素，提高机体应激反应能力。

（2）抗凝治疗：血栓性静脉炎时，应用大量抗生素的同时可加用肝素钠，即 150 U/（kg·d）肝素加入 5% 葡萄糖溶液 500 mL 静脉滴注，每 6 h 1 次，体温下降后改为每日 2 次，连用 4~7 天；尿激酶 40 万 U 加入 0.9% 氯化钠注射液或 5% 葡萄糖注射液 500 mL，静脉滴注 10 日；另外，可口服双香豆素、阿司匹林等其他抗凝药物，亦可选用中药活血化瘀治疗。

3. 手术治疗

（1）切开引流：经抗感染治疗后，若体温仍持续不降，腹部症状、体征无改善者，应考虑感染扩散或脓肿形成。会阴伤口或腹部切口感染应及时切开引流；疑盆腔脓肿者经腹或后穹隆穿刺引流。

（2）胎盘、胎膜残留处理：若急性感染伴高热，应有效控制感染，同时行宫内感染组织钳夹，待感染彻底控制后再彻底清宫，避免感染扩散。

（3）子宫切除：若子宫严重感染，经积极治疗无效，并发脓毒血症、感染性休克、弥散性血管内凝血时，应及时行全子宫切除术。

（六）预防

1. 积极加强孕期保健及孕期卫生宣传工作。临产前 2 个月内应避免性生活及盆浴，围产期加强营养，积极治疗贫血、外阴阴道宫颈的炎症等。

2. 加强孕晚期 B 族溶血性链球菌（group B streptococcus，GBS）的防治。若之前有过筛查并且 GBS 阳性，则在发生胎膜破裂后立即使用抗生素治疗，若未行 GBS 培养，足月 PROM 破膜时间 ≥12 h 或孕妇体温 ≥38 ℃ 也应考虑抗生素的治疗。对 PPROM 孕妇，有条件者建议行阴道下 1/3 及肛周分泌物的 GBS 培养。GBS 培养阳性者，即使之前已经应用了广谱抗生素，一旦临产，应重新给予抗生素治疗。青霉素为首选药物，如果青霉素过敏，则用头孢菌素类抗生素或红霉素。规范治疗 GBS 可有效降低产褥感染的发生。

3. 减少不必要的阴道检查，认真观察并处理好产程，避免滞产、产道损伤与产后出血。胎膜早破的患者尽量减少阴道检查次数，检查前应严格消毒外阴。消毒产妇用物，接产严格无菌操作。加强孕产妇管理，避免交叉感染。产褥期应保持会阴清洁，每日擦洗 2 次。

4. 对于产程长、阴道操作次数多、胎膜早破、贫血、阴道助产及剖宫产者，应预防性应用抗生素。

5. 降低剖宫产率，减少无绝对医学指征的剖宫产。

☞ 拓展阅读 13-3
治疗 B 组溶血性链球菌感染可有效减低产褥感染

第四节　产褥期抑郁症

产褥期抑郁症指产妇在产褥期出现抑郁症状或典型抑郁发作，是产褥期精神障碍的常见类型。通常在产后 2 周内发病，产后 4～6 周症状明显。主要表现为产褥期持续和严重的情绪低落以及一系列症候，如悲观、失眠、动力减低等，严重者影响对新生儿的照料能力。不同研究者对产褥期的定义各异，发病率报道也不尽相同，国内为 3.8%～16.7%，国外为 3.5%～33.0%。

☞ 典型案例（附分析）13-5
剖宫产后情绪低落 11 天

（一）病因及发病机制

产褥期抑郁症的病因不明，目前认为主要由分娩过程中及分娩后所造成的神经内分泌改变以及社会心理等方面的因素所致。

产后抑郁症患者的应激源有以下 5 类：①经济方面，包括额外的经济需求；②躯体应激，如睡眠剥夺、过度工作、过度负荷；③心理应激，包括感到不安、失去控制感、剥夺权利、孤独、责任感增加；④婚姻方面，包括未婚、丈夫支持不够；⑤社会方面，包括期待成为一个好母亲等。

1. 生物学因素　在妊娠分娩过程中，体内内分泌环境发生巨大变化，特别在产后 24 h 内，体内激素水平变化明显，这是产褥期抑郁症发生的生物学基础。随妊娠孕周增加，母体中雌、孕激素逐渐升高，其水平在孕晚期达到高峰，产后雌、孕激素水平急剧下降，至产后 1 周左右降至正常，哺乳期可低于正常值。产后雌激素撤退过快，导致多巴胺受体出现超敏状态，所带来的神经递质改变可能促发某些个体发生心境障碍；而且孕期雌激素水平增加促使甲状腺结合球蛋白水平增加，从而引起体内游离甲状腺浓度下降；同时孕期逐渐升高的皮质醇浓度在产后迅速下降。这些激素水平的下降均是产褥期抑郁症的发病基础。

另外，有情感障碍家族史，特别是家族抑郁症病史的产妇，其产褥期抑郁症发病率高。产科方面，新生儿畸形、辅助生殖、产程延长、阴道助产等可增加其发病风险。

2. 社会心理因素　社会心理因素与产后抑郁的发生关系密切，产后适应不良、睡眠不足、照顾婴儿过于疲劳等为常见诱因。婚姻不和、婴儿住院中的产妇、新生儿性别与期望不符、社会经济地位低下、缺乏家庭和社会的支持和帮助，是产后抑郁的危险因素。另外，个人的成长经历和心理防御方式、人格特征、精神病史或精神病家族史，特别是有家族抑郁症病史，也是产妇产后抑郁症的易患因素。

（二）临床表现

产褥期抑郁症的主要临床表现是抑郁。主要表现有：①情绪改变，心情压抑沮丧、情感淡漠、不愿意与人交流，甚至焦虑、易怒、恐惧，尤以夜间为重；有时表现为孤独或伤心、流泪。②自我评价降低，自罪感、自暴自弃，对身边的人充满敌意，与丈夫、家人关系不协调。③创造性思维受损，主动性降低。④对家庭、生活缺乏信心，流露出对生活的厌倦，出现睡眠障碍、厌食、易疲倦，食欲、性欲均明显减退。严重者甚至绝望，出现自杀或杀婴儿倾向，有时陷于错乱或昏睡状态。

（三）诊断

本病尚无统一的诊断标准，许多产妇有不同程度的抑郁表现，但大多数可以通过心理疏导缓解。目前应用较多的是根据美国精神病协会在《精神疾病的诊断与统计（第5版）》（2013年）中制定的诊断标准。

A. 至少持续2周每天或几乎每天出现下列5个或以上的症状：（必须包括第一项或第二项症状之一）

1. 情绪抑郁
2. 丧失兴趣或快乐
3. 食欲显著下降或增加
4. 失眠或嗜睡
5. 精神运动性兴奋或迟钝
6. 疲劳或乏力
7. 感觉自己无用或自罪感
8. 思维力减退或注意力不集中
9. 反复出现死亡或自杀的想法

B. 症状不符合其他精神疾病的标准

C. 症状妨碍工作、学习及社会活动的功能

D. 症状不是由物质或一般药物直接引起

E. 在产后4周内发病

（四）筛选

1. 爱丁堡产后抑郁量表（Edinburgh Postnatal Depression Scale，EPDS）是目前多采用的自评量表，该表包括10项内容，于产后6周进行调查，每项内容分4级评分（0~3分），总分相加≥13分者可诊断为产褥期抑郁症，9分或10分也提示可能有抑郁障碍。这一调查问卷易于管理、简便可靠，是目前普遍采用的一种有效的初级保健筛查工具，但不能评估疾病的严重程度。

☞ 拓展阅读13-4
爱丁堡产后抑郁量表

2. Zung抑郁自评量表（Self-Rating Depression Scale，SDS）为短程自评量表，操作方便，容易掌握，不受年龄、经济状况等因素影响，适合综合医院早期发现抑郁患者，衡量抑郁状态的轻重度及治疗中的变化。分界值标准为53分，即将SDS>53分者定为阳性（抑郁症状存在）。

☞ 拓展阅读13-5
Zung抑郁自评量表

3. 贝克抑郁问卷（Beck's Depression Inventory，BDI）也是一种常见抑郁筛查工具，BDI是一个21道题的问卷，包括认知、情感和身体因素，被证实对诊断产褥期抑郁临床患者和非临床患者均具有较好的一致性和重复性。但是BDI问卷中包含了身体状况方面的内容，对于身体处于不适状态的孕产妇来说，BDI问卷结果会比其他方法偏高。

☞ 拓展阅读13-6
贝克抑郁问卷

4. 汉密顿抑郁量表（Hamilton Depression Scale，HAMD）是经典的抑郁评定量表，也是临床上评定抑郁状态时应用得最为普遍的量表。本量表有17项、21项和24项3种版本，简单、准确、便于掌握，但有时与焦虑不易鉴别。

☞ 拓展阅读13-7
汉密顿抑郁量表

5. 症状自评量表（Symptom Checklist 90，SCL90）是当前使用最为广泛的精神障碍和心理疾病门诊检查量表，对于有心理症状（即有可能处于心理障碍或心理障碍边缘）的人有良好的区分能力，适用于检测是否有心理障碍、有何种心理障碍及其严重程度如何。

☞ 拓展阅读13-8
症状自评量表

EPDS是目前多采用的自评量表，被认定为产后最有效的量表评定工具，其比BDI显示出更大的优越性；SDS可用于患者的粗筛、情绪状态评定；HAMD用于测定产后抑郁症与BDI相当，应由经

过培训的两名评定者对患者进行评定，评定方法简便，标准明确，能较好地反映疾病严重程度。

（五）鉴别诊断

与精神病专科医师一起协助诊断与鉴别，诊断过程中需排除器质性精神障碍和精神活性物质或非成瘾物质所致抑郁。

1. 产后心绪不良　指产后数日内发生的一过性易激惹和轻度的心绪不良改变。这一综合征常发生于新母亲，可以表现为哭泣、悲伤、易怒、焦虑及思维混乱，产后4天左右达高峰，一般10～14天内消失。这一短暂的情感障碍并非始终影响妇女的功能。

2. 产褥期精神病　是产后发生的各种精神障碍的总称，临床特征为伴发精神症状的躁狂症或抑郁症、急性幻觉妄想和一时性精神病性障碍、分裂情感性障碍。因为有杀害婴儿和自杀风险，产后精神病是一种需要立即干预的精神病学急症，常在产后头两个星期发病，可有思维极端混乱、行为怪异、不寻常的幻觉（可能是嗅觉、视觉或触觉）和妄想，主要发生于高龄初产妇、多子女、低社会经济阶层妇女。对于上述患者应请精神科医生会诊协助诊治，还应做全身检查和实验室检查，排除和严重躯体及脑部疾病有关的精神障碍。

（六）治疗

治疗主要包括心理治疗和药物治疗。首先要预防和减少产后抑郁症的发生，并做好早检测、早发现，对高危妇女进行早诊断、早治疗。

1. 心理治疗　是产褥期抑郁症非常重要的治疗手段。其关键是：通过心理咨询，增强患者的自信心，提高患者的自我价值意识；根据患者的个性特征、心理状态、发病原因给予个体化心理辅导，解除致病的心理因素（如想生男孩却生女孩、婚姻关系紧张、既往有精神障碍史等）。对产褥期妇女多加关心和无微不至的照顾，尽量调整好家庭关系，指导其养成良好的睡眠习惯。当询问到抑郁妇女有任何伤害自己或其子女的意图时，必须立即转精神科治疗。

2. 药物治疗　选用抗抑郁的药物以不进入乳汁为佳，并在医生指导下用药为宜。所有的抗抑郁药均从母乳中排出，用药期间最好停止母乳喂养，对于继续哺乳母亲应告知风险并且抗抑郁药使用最低有效剂量，逐步递增至足量、足疗程（至少4～6周）。适用于中重度抑郁症患者或者心理治疗无效的患者。常用的药物如下。

（1）5-羟色胺再吸收抑制剂（首选药物）：①氟西汀，选择性地抑制中枢神经系统5-羟色胺再吸收，延长和增加5-羟色胺的作用，从而产生抗抑郁作用，每日20 mg，分1～2次服用，根据病情可增加至每日80 mg。②盐酸帕罗西汀，通过阻止5-羟色胺的再吸收而提高神经突触间隙内5-羟色胺的浓度，从而产生抗抑郁作用。起始量和有效量为20 mg，每日早餐时1次；2～3周后，若疗效不佳且不良反应不明显，可以每日10 mg递增，最大剂量50 mg（体弱者40 mg），每日1次。肝肾功能不全者慎用，注意不宜骤然停药。③盐酸舍瑞林，口服，开始每日50 mg，每日1次，与食物同服，数周后递增至每日100～200 mg。常用剂量为每日50～100 mg，最大剂量为每日150～200 mg（此剂量不得连续应用超过8周）。需要长期用药者使用最低有效量。

（2）三环类抗抑郁药：阿米替林，常用量为一次25 mg，每日2～3次，然后根据病情和耐受情况逐渐增加至每日150～250 mg，每日3次，最高量一日不超过300 mg，维持量每日50～150 mg。此类药物在体内起效慢，代谢存在个体差异，使用时应密切监测血药浓度及对乳汁的影响。

（3）单胺氧化酶类抗抑郁药：此类药物具有非选择性、非可逆性特点，起效快、不良反应大，一般不作为首选。

（4）雌激素治疗：不作为一线用药，预防产褥期抑郁症的效果差，单独给药效果不明确。雌激素存在多种神经调节功能，在特定女性人群中可以发挥共同抗抑郁作用。

（七）预防

产褥期抑郁症的发生受心理因素、社会因素及妊娠因素等影响，故应多给予孕产妇精神关怀，可以利用孕妇学校等多种渠道普及有关妊娠、分娩常识，减轻孕产妇对妊娠、分娩的紧张、恐惧心理，完善自我保健。指导孕产妇丈夫多给予孕产妇陪伴和关爱，减少失落感。同时产科医护人员应运用医学心理学、社会学知识对产妇在分娩过程中多加关心和爱护。产褥期抑郁症早期诊断困难，运用各种问卷调查（如爱丁堡产后抑郁量表）对于早期发现、早期诊断有帮助，对高危人群进行家庭和医院的提前干预。

1. 加强围产期保健　对孕妇及家人进行教育，减轻对妊娠、分娩的紧张、恐惧心理，完善自我保健，促进家庭成员间的相互支持。

2. 密切观察　对于有精神疾病家族史尤其是抑郁症家族史的孕妇，应密切观察，避免一切不良刺激，给予更多关爱指导。

3. 充分关注　对分娩过程给予充分关注，医护人员要充满爱心和耐心，并在生理及心理上全力支持，如开展陪伴分娩及分娩镇痛。

4. 心理咨询及辅导　对于有高危因素（不良分娩史、孕前情绪异常、手术产、滞产等）进行心理干预，及早进行心理咨询及疏导。

5. 产后护理　要求产科护士有扎实的理论基础和娴熟的护理技能，不仅要求护士在平时工作中多加注意产妇情绪，及时发现问题，及时处理，还要求护士能够传授给产妇自我护理和育婴技巧，增加信息支持，减轻产妇心理负担。

（八）预后

产褥期抑郁症预后良好，约70%患者于1年内治愈，极少数患者持续1年以上。但再次妊娠复发率约20%，产褥期抑郁症对母亲本人、新生儿的生长发育及家庭其他成员有潜在不良影响。

☞ 拓展阅读 13-9
产褥期抑郁症的诊治要点

（王少帅）

数字课程学习

⬇ 教学PPT　　　✍ 自测题

第十四章

外阴上皮非瘤样病变

关键词

非瘤样病变　　外阴硬化性苔藓　　外阴慢性单纯性苔藓

诊疗路径

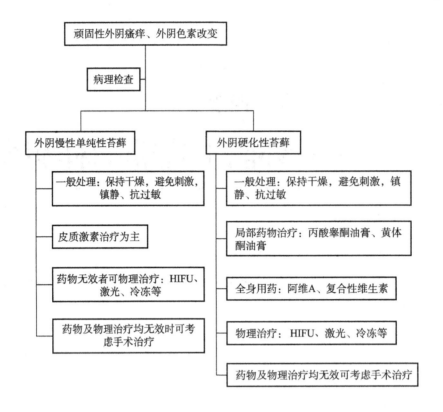

顽固性外阴瘙痒、外阴色素改变

病理检查

外阴慢性单纯性苔藓

一般处理：保持干燥，避免刺激，镇静、抗过敏

皮质激素治疗为主

药物无效者可物理治疗：HIFU、激光、冷冻等

药物及物理治疗均无效时可考虑手术治疗

外阴硬化性苔藓

一般处理：保持干燥，避免刺激，镇静、抗过敏

局部药物治疗：丙酸睾酮油膏、黄体酮油膏

全身用药：阿维A、复合性维生素

物理治疗：HIFU、激光、冷冻等

药物及物理治疗均无效可考虑手术治疗

外阴上皮非瘤样病变是一组发生在外阴皮肤和黏膜组织的一类上皮非肿瘤性病变的统称，临床表现以外阴瘙痒、病变部位发生色素改变及变性为主要特征。其病因复杂，病种多样，是常见的妇科疾病之一。目前主要是按照 2006 年国际外阴阴道疾病研究学会（International Society for the Study of Vulvovaginal Disease，ISSVD）根据组织病理学的分类和 2011 年 ISSVD 基于临床表现的分类进行临床诊治（见表 14-1）。

表 14-1　外阴上皮非瘤样病变分类

2011 年 ISSVD 外阴皮肤疾病临床分类	2006 年 ISSVD 外阴皮肤疾病病理学分类
多彩皮损	棘层细胞水肿型
红色病变：斑和块	棘层细胞增生型
红色病变：丘疹和结节	苔藓样型
白色病变	均质化或硬化
深色病变（棕色、蓝色、灰色、或黑色）	囊状水疱型
水疱	棘层细胞松解型
糜烂和溃疡	肉芽肿型
水肿（弥漫性肿胀）	血管源性

第一节　外阴硬化性苔藓

外阴硬化性苔藓（vulvar lichen sclerosus）为 ISSVD 2006 年分类中的苔藓样型或硬化型亚型之一，以外阴、肛周皮肤变薄、色素减退呈白色病变为主要特征。由于外阴硬化性苔藓患者的外阴皮肤黏膜多呈白色，故过去也称为外阴白色病变。

☞ 典型案例（附分析）14-1
外阴瘙痒伴性交痛 5 个月，逐渐加重 1 个月

（一）发病机制

该病病因及发病机制不明。可能与以下因素有关。

1. 自身免疫异常　约 21% 的患者合并自身免疫性相关性疾病，如糖尿病、甲状腺功能亢进或减退症、白癜风、恶性贫血、斑秃等，也可能与局部免疫失调有关。

2. 感染　伯氏疏螺旋体、抗酸杆菌、人乳头瘤病毒（human papilloma virus，HPV）感染可能都与该病发病有关。

3. 遗传　有报道该病有家族遗传倾向，如家族中母女、姐妹可同时发病，研究认为这和某些特异基因表达异常有关。

4. 性激素缺乏　外阴硬化性苔藓多发生于绝经期妇女或绝经后妇女，国外报道以绝经后妇女多见，亦可发生于卵巢放疗或双侧卵巢切除后的患者，青春期前患者在月经初潮后病变可以缓解，表明卵巢功能改变及雌激素缺乏可能与外阴硬化性苔藓的发病有关；也有研究发现患者血清中二氢睾酮及雄烯二酮低于正常妇女，提示睾酮不足可能为发病原因之一。

5. 细胞增殖和凋亡因素　部分患者存在细胞增殖和凋亡异常，但仍需进一步研究明确其与外阴硬化性苔藓的关系。

6. 局部因素　由于外阴部透气不良、潮湿，致使局部皮肤发生改变。经常的搔抓摩擦形成了对外阴的慢性刺激，也可以导致发病。

（二）病理

1. 大体表现　表皮过度角化，加之黑素细胞

减少，使皮肤外观呈白色。少数病例可伴有急性炎症和溃疡。

2. 镜下表现　表皮变薄、萎缩，常可见到毛囊角质栓，棘层变薄，基底层细胞液化、空泡变性，上皮角变钝或消失；真皮浅层早期水肿，后期胶原呈玻璃样变，形成均质化带，其下方有淋巴细胞及浆细胞浸润。底层细胞水肿，色素细胞减少。

2%～5% 的病例可能恶变为鳞癌，主要为非 HPV 相关鳞癌。

（三）临床表现

1. 症状　主要为病损区瘙痒、外阴烧灼感及性交痛，程度较慢性单纯性苔藓患者轻，但部分患者亦感奇痒难忍，严重者可出现性交困难。有时可因骑车、排便或性交造成阴部皮肤裂开。幼女患者瘙痒症状多不明显，可能在排尿或排便后感外阴或肛周不适，青春期后症状改善。

2. 体征　病损区常位于大阴唇、小阴唇、阴蒂包皮、阴唇后联合和肛周，大多呈对称性，阴道黏膜很少累及。早期病变较轻，皮肤红肿，出现粉红、象牙白色或有光泽的多角形小丘疹，丘疹融合成片后呈紫癜状；若病变进一步发展，可出现外阴萎缩，表现为大、小阴唇变薄、变小，甚至消失，阴蒂萎缩，甚至几乎不可见，而相对包皮过长；皮肤颜色变白、发亮、皱缩、弹性差，常伴有皲裂及脱皮。病变通常对称，若累及会阴及肛周皮肤则呈蝴蝶状。晚期病变皮肤更加菲薄，皱缩，似卷烟纸或羊皮纸状，阴道口挛缩狭窄。由于幼女病变过度角化比成年人相对较轻，检查见局部皮肤呈珠黄色或与色素沉着点相间形成花斑样，若为外阴及肛周病变，可呈现锁孔状或白色病损环。多数幼儿患者的病变在青春期后可自行消失或者明显减轻。

（四）诊断

根据症状及体征，可以做出初步诊断，但确诊需依靠组织学检查。活检应在色素减退区、皲裂、溃疡、硬结、隆起或粗糙处进行，并应选择不同部位进行多点取材。活检前先用1% 甲苯胺蓝涂抹局部皮肤，干燥后用1% 醋酸溶液擦洗脱色，在不脱色区活检，亦可在阴道镜下取材以增加阳性率。

（五）鉴别诊断

硬化性苔藓应与白癜风、白化病、老年外阴生理性萎缩等相鉴别。

1. 白癜风、白化病　若外阴皮肤出现界限分明的发白区，表面光滑润泽，质地正常，无自觉症状，应考虑为白癜风。白癜风患者人身体其他部位也可发现相同病变。白化病是一种全身性遗传性疾病，是由于外阴基底层中含有大量不成熟黑色素细胞，不能合成黑色素所致。白化病无自觉症状，主要表现为全身皮肤色素减退、发白，包括毛发。疾病具有家族史。

2. 老年外阴生理性萎缩　仅见于老年妇女，其外阴皮肤萎缩情况与身体其他部位皮肤相同，表现为外阴皮肤各层组织及皮下组织均萎缩，因而阴唇扁平，小阴唇退化。患者无自觉症状。

3. 外阴上皮内瘤样病变及外阴癌　外阴上皮内瘤样病变及外阴癌无瘙痒症状或者较轻，但硬化性苔藓发生溃破时有时难以和外阴上皮内瘤样病变及外阴癌鉴别，需进行组织学检查加以鉴别。

（六）治疗

治疗原则以保守治疗为主，以减轻症状、改善生活质量为目标。

1. 一般治疗　保持外阴皮肤清洁干燥，禁用刺激性药物或肥皂清洗外阴，忌穿不透气的化纤内裤，不食辛辣和刺激性强的食物。对瘙痒症状明显导致失眠、烦躁、精神状态异常等者，可加用镇静、安眠和抗过敏药物。

2. 局部药物治疗　局部药物治疗是目前主要的治疗手段，主要药物有丙酸睾酮油膏及黄体酮油膏。药物治疗的有效率约为80%，但多数只能改善症状而不能痊愈，且需要长期用药。

（1）丙酸睾酮油膏：丙酸睾酮有促进蛋白合成的作用，从而使萎缩皮肤恢复正常。使用方法为2% 丙酸睾酮油膏（200 mg 丙酸睾酮加入 10 g 凡士林油膏），初始每日 2～4 次，连用 3～4 周后改为每日 1～2 次，连用 3 周，然后以每日 1 次或每 2 日 1 次维持治疗。调整用药主要根据治疗反应及症状持续情况，若瘙痒症状较重，可与 1% 或 2.5% 的氢化可的松软膏混合涂搽，症状缓解后可逐渐减少至停用氢化可的松软膏。丙酸睾酮治疗期间密切观察其不良反应，一旦出现毛发增多或阴蒂增大等男性化表现或疗效欠佳时，应停药，改用其他药物。

（2）黄体酮油膏：3% 黄体酮油膏（10 mg 黄体酮油剂加入 30 g 凡士林油膏），每日 3 次。因黄体酮油膏无男性化影响，患者容易耐受，可持续用药。

（3）糖皮质激素类软膏：1% 或 2.5% 氢化可的松软膏每日 2 次，也可选用 0.05% 氯倍他索软膏，最初 1 个月内每日 2 次，继而每日 1 次，连用 2 个月，最后每周 2 次，连用 3 个月，共计 6 个月。瘙痒顽固、表面用药无效者可用曲安奈德混悬液皮下注射，将 5 mg 曲安奈德混悬液用 2 mL 生理盐水稀释后，采用脊髓麻醉穿刺针在耻骨联合下方注入皮下，经过大阴唇皮下直至会阴，缓慢回抽针头，将混悬液注入皮下组织。

（4）免疫治疗：免疫抑制剂可刺激皮肤局部产生免疫因子达到治疗作用。研究表明他克莫司（一种可替代糖皮质激素的新型局部炎症细胞因子抑制剂）对 T 细胞具有选择性抑制作用，可用于治疗外阴硬化性苔藓。

幼女硬化性苔藓至青春期有可能自愈，一般不采用丙酸睾酮油膏治疗，以免出现男性化。可局部外用 1% 氢化可的松软膏或 0.3% 黄体酮油膏，症状多能缓解，但应注意长期随访。

3. 全身用药　阿维 A 为一种类似维 A 酸的芳香族合成物质，有维持上皮和黏膜正常功能和结构的作用，可以缓解皮肤瘙痒症状，可用于治疗严重的外阴硬化性苔藓。具体用法为 20～30 mg/d 口服。此外，口服多种维生素可以改善全身营养状况；精神紧张、焦虑、瘙痒症状明显，甚至失眠者，可口服镇静、安眠、抗过敏药物。

4. 物理治疗　适用于病情严重或对药物治疗无效者。

（1）高强度聚焦超声治疗（high intensity focus ultrasound，HIFU）：HIFU 组织穿透性强，能量聚集在某一病变区域，形成高能量超声波，并将超声能量转化为热能而发挥作用，通过 HIFU 破坏病变组织，不良反应少，操作简单，但长期疗效有待进一步研究。见拓展阅读 14-2。

（2）CO_2 激光或氦氖激光、波姆光、液氮冷冻：局部物理治疗通过去除局部异常上皮组织和破坏真皮层神经末梢，从而阻断瘙痒和搔抓所引起的恶性循环。激光治疗有手术精确、操作简易、破坏性小、愈合后瘢痕组织较少的优点，但与手术治疗一样，仍有一定的复发率。

5. 手术治疗　对病情严重或药物治疗无效者，可行表浅外阴切除术，但手术切除复发率高，复发病灶不仅在切除边缘，甚至在移植皮肤也可复发。

（七）预防

因本病病因不明，预防更着重于预防疾病进展。怀疑本病后，应行病理活检明确诊断，进行保守治疗，达到减轻症状、改善生活质量的目的。

第二节　外阴慢性单纯性苔藓

外阴慢性单纯性苔藓（lichen simplex chronicus of vulva）为 ISSVD 2006 分类中棘层细胞增生型，以取代 1987 年分类中的外阴鳞状细胞增生（squamous cell hyperplasia）或增生性营养不良，以外阴皮肤瘙痒为主要症状，鳞状上皮细胞良性增生（苔藓样改变）为主的外阴上皮非瘤样病变。

（一）发病机制

病因及发病机制不明。目前可分为原发性（特发性）和继发性（继发于硬化性苔藓、扁平苔藓或其他外阴疾病）。前者无明显高危因素及病因，后者可能与慢性刺激有关（如慢性摩擦和痒 – 抓循环）。近年来研究发现，慢性单纯性苔藓与病变组织局部维 A 酸受体 a 含量减少有关。

（二）病理

1. 大体表现 病损区多见于大阴唇和阴阜，通常为散在分布的红色或白色斑块，或苔藓样，常见鳞屑和抓痕。

2. 镜下表现 组织学形态缺乏特异性，主要表现为鳞状上皮棘层细胞增生，真皮浅层纤维化并伴有含量不一的炎症细胞浸润。

（三）临床表现

1. 症状 主要为外阴瘙痒，较外阴硬化性苔藓重。瘙痒程度多难耐受而搔抓，搔抓进一步加重皮损，形成反复的痒 – 抓循环。

2. 体征 病损主要累及大阴唇、阴唇间沟、阴蒂包皮及阴唇后联合等处。病变可呈孤立性、局灶性，也可多发或对称性。早期皮肤暗红或粉红色，伴随着棘层细胞增生和表层细胞的过度角化，可过渡到白色。疾病后期，随着真皮浅层的纤维化，皮肤增厚、色素沉着、皮肤纹理明显，表现为苔藓样改变。

（四）诊断

根据症状及体征，可做出初步诊断，确诊需进行组织学检查。活检应在色素减退区、皲裂、溃疡、硬结、隆起或粗糙处进行，并应进行不同部位多点取材。活检前先用 1% 甲苯胺蓝涂抹局部皮肤，干燥后用 1% 醋酸溶液擦洗脱色，在不脱色区活检，亦可在阴道镜下取材以增加阳性率。

（五）鉴别诊断

慢性单纯性苔藓应与白癜风、白化病、特异性外阴炎、外阴上皮内瘤变及外阴癌等相鉴别。

1. 白癜风、白化病 见本章第一节。

2. 特异性外阴炎 假丝酵母菌病、滴虫性阴道炎也可能存在外阴皮肤增厚、发白或发红，但多伴有瘙痒且阴道分泌物增多，分泌物中可查见病原体，且炎症治愈后白色区域逐渐消失。外阴皮肤出现对称性发红、增厚，伴有严重瘙痒，但无分泌物增多者，应考虑糖尿病所致外阴炎可能。

3. 外阴癌前病变及外阴癌 慢性单纯性苔藓发生溃破时难以与外阴癌前病变及外阴癌鉴别，需进行组织学检查加以鉴别。

（六）治疗

治疗原则以保守治疗为主，以减轻症状、改善生活质量为目标。

1. 一般治疗 保持外阴皮肤清洁干燥，禁用刺激性的药物或肥皂清洗外阴，忌穿不透气的化纤内裤，不食辛辣和刺激性强的食物。对瘙痒症状明显导致失眠、烦躁、精神状态异常等者，可加用镇静、安眠和抗过敏药物。

2. 局部药物 主要采用糖皮质激素控制瘙痒。可选用 0.025% 氟轻松软膏，或 0.01% 曲安奈德软膏，每日 3～4 次。长期使用糖皮质激素药物可使局部皮肤萎缩，故当瘙痒症状缓解后，应停用高效类固醇药物，改为不良反应轻微的 1%～2% 氢化可的松软膏，每日 1～2 次，维持治疗 6 周。为促进药物吸收，局部用药前可先用温水坐浴，每日 2～3 次，每次 10～15 min，使皮肤软化，并可缓解瘙痒症状。瘙痒症状控制后，增厚的皮肤仍需较长时间才能有明显改善，有些可恢复正常。

3. 物理治疗 适用于病情严重或对药物治疗无效者。

（1）高强度聚焦超声治疗（HIFU）：见本章第一节。

（2）CO_2 激光或氦氖激光、波姆光、液氮冷冻：见本章第一节。

4. 手术治疗 手术治疗仅用于反复药物、物理治疗无效，或局部病损组织出现不典型增生，疑有恶变可能者。由于外阴慢性单纯性苔藓的恶变率很低，且手术治疗仍有远期复发可能，故一般不采用手术治疗。

（七）预防

因本病病因不明，预防更着重于预防疾病进展。怀疑本病后，应行病理活检明确诊断后进行保守治疗，以达到减轻症状、改善生活质量的目的。

☞ 拓展阅读 14-1

外阴活检及注意事项

☞ 拓展阅读 14-2

外阴上皮非瘤样病变的 HIFU 治疗

（赵爱民）

数字课程学习

⬇教学PPT　　✏自测题

第十五章

外阴及阴道炎症

关键词

外阴炎　　　　阴道炎症　　　　阴道微生态　　　　滴虫性阴道炎

外阴阴道假丝酵母菌病　　　　细菌性阴道病　　　　萎缩性阴道炎

第一节　概　　述

外阴及阴道炎症是最常见的妇科疾病，各年龄段均可发病。外阴、阴道与尿道、肛门毗邻，局部潮湿，易受污染；育龄期女性性活动较频繁，且阴道是分娩、性交和宫腔操作的通道，容易受到损伤及外界病原体的感染；绝经后妇女及婴幼儿雌激素水平较低，局部抵抗力弱，也易发生感染。外阴及阴道炎可单独存在，也可同时存在。

一、外阴及阴道的解剖及生理特点

两侧大阴唇自然合拢，遮掩阴道口、尿道口，阴道口闭合，阴道前后壁紧贴，形成女性生殖道的第一道防线。阴道壁由完整的复层鳞状上皮覆盖，鳞状上皮随着生殖内分泌周期的变化发生增殖、增厚和周期性脱落；健康生育期女性阴道上皮含有丰富的糖原，阴道内乳杆菌可分解糖原产生乳酸和过氧化氢等，维持阴道内微环境的稳定；阴道内虽然没有发现内分泌性腺体，但来自外阴腺体、宫颈腺体和子宫内膜等的分泌物，甚至包括黏膜和黏膜下层的渗出物，均包含具有免疫活性的物质；阴道的上述特性构成了生殖道的又一道防线。

二、女性阴道微生态

女性下生殖道为对外开放性通道，是人体重要的微生态区，正常情况下阴道微生态环境是由正常阴道解剖结构、周期性的内分泌变化、阴道局部免疫系统、阴道各种微生物群四大部分组成。

阴道正常微生物群括：①革兰氏阳性需氧菌及兼性厌氧菌，如乳杆菌、棒状杆菌等；②革兰氏阴性需氧菌及兼性厌氧菌，如加德纳菌（此菌革兰氏染色变异，有时呈革兰氏阳性）、大肠埃希菌等；③专性厌氧菌，如消化球菌、消化链球菌等；④支原体及假丝酵母菌等。正常阴道内虽有多种微生物存在，但这些微生物之间形成生态平衡，并不致病。在维持阴道生态平衡中，乳杆菌起着重要作

用。雌激素使阴道上皮增生变厚，细胞内糖原含量增加，阴道乳杆菌分解糖原产生乳酸，维持阴道正常的酸性环境（pH 3.8～4.5），调节和制约其他病原体生长，称为阴道自净作用。正常阴道微生物群中，以乳杆菌为优势菌，乳杆菌除维持阴道的酸性环境外，其产生的过氧化氢、细菌素等抗微生物因子可抑制致病微生物生长，同时通过竞争排斥机制阻止致病微生物黏附于阴道上皮细胞，维持阴道微生态平衡。

宿主与菌群之间及菌群与菌群之间相互制约、相互作用、相互依赖，或是共生关系，或是拮抗关系，保持着一种协调、平衡的状态。这种平衡维持着人体阴道的正常生理功能。无论哪种微生物生长过度、功能过强，均可造成局部环境的功能紊乱，导致阴道的炎症发生。此外，雌激素的变化、月经来潮、性生活、局部用药、各种因素造成局部 pH 值的变化、妊娠或年龄等因素，也会使阴道微生态发生一系列的改变。它们在生理范围内的波动有利于菌群的更迭和宿主适应环境，一旦超出其承受范围，就可造成炎症的发生。

第二节　非特异性外阴炎

诊疗路径

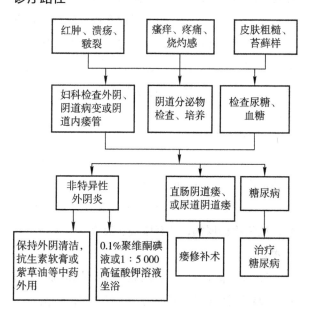

☞典型案例（附分析）15-1
外阴瘙痒、疼痛2年，伴阴道分泌物粪臭味

非特异性外阴炎（non-specific vulvitis）是由物理、化学因素而非病原体直接所致的外阴皮肤或黏膜的炎症。

（一）病因

外阴与尿道、肛门邻近，经常受到经血、阴道分泌物、尿液、粪便的刺激，若不注意皮肤清洁，易引起外阴炎（vulvitis）；其次糖尿病患者糖尿的刺激、粪瘘患者粪便的刺激以及尿瘘患者尿液的长期浸渍等，更易引起外阴炎症。此外，穿紧身化纤内裤，导致局部通透性差，局部潮湿以及经期使用卫生巾的刺激，也可引起非特异性外阴炎。

（二）临床表现

1. 症状 外阴皮肤黏膜的瘙痒、疼痛、烧灼感在活动、性交、排尿、排便时加重。

2. 体征 外阴局部充血、肿胀、糜烂，常有抓痕，严重者形成湿疹，更严重者可形成脓疱或溃疡。慢性外阴炎症可使皮肤、黏膜增厚、粗糙、皲裂，甚至发生苔藓样变。

（三）诊断

主要通过症状和体征进行诊断，并可通过阴道分泌物的病原学检查，排除滴虫、假丝酵母菌等感染所致的特异性炎症，必要时取宫颈分泌物检查衣原体、淋病奈瑟球菌，排除衣原体感染及淋病等性传播疾病。外阴部溃疡必要时行活组织检查，以排除恶性病变。糖尿病高危患者必要时检查尿糖及血糖。

（四）治疗

1. 一般治疗 注意个人卫生，经常换内裤，穿纯棉内裤，保持外阴清洁、干燥。

2. 病因治疗 积极寻找病因，若发现糖尿病，应治疗糖尿病；若有尿瘘、粪瘘，应及时行修补术。

3. 局部治疗 可用0.1%聚维酮碘液或1:5 000高锰酸钾溶液坐浴，每日2次，每次15~

30 min，或选择其他具有抗菌消炎作用的药物外用。坐浴后局部涂抹抗生素软膏或紫草油。此外可选用中药水煎熏洗外阴部，每日1~2次。急性期可用微波或者红外线局部物理治疗。

第三节 前庭大腺炎

诊疗路径

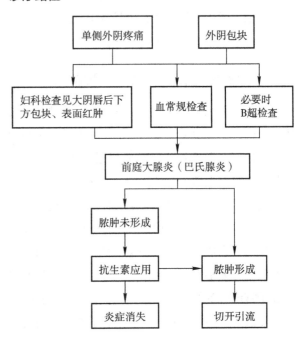

☞典型案例（附分析）15-2
外阴疼痛3天，加重1天，流出脓血性分泌物1 h

前庭大腺又名巴氏腺，病原体侵入前庭大腺引起的炎症称为前庭大腺炎（bartholinitis）。

（一）病因

前庭大腺位于两侧大阴唇下1/3深部，腺管开口于处女膜与小阴唇之间。因解剖部位的特点，在性交、分娩及其他情况污染外阴部时，病原体容易侵入腺管和腺体而引起前庭大腺炎。此病以育龄期女性多见，幼女及绝经后女性少见。主要病原体为葡萄球菌、大肠杆菌、链球菌和肠球菌，随着性传播疾病发病率的增加，淋病奈瑟球菌及沙眼衣原体也已成为常见的病原体。急性炎症发作时，病原体首先侵犯腺管，腺管呈急性化脓性炎症，腺管开口往往因肿胀或渗出物凝聚而阻塞，脓液不能外流，造成积聚而形成脓肿，称前庭大腺脓肿（abscess of bartholin gland）。

（二）临床表现

1. 症状　炎症多发生于单侧。初起时局部肿胀、疼痛、灼热感，行走不便，有时导致大小便困难。部分患者可出现发热等全身症状。

2. 体征　可见局部皮肤红肿、皮温增高、压痛明显。当脓肿形成时，疼痛加剧，局部可触及波动感，部分患者腹股沟淋巴结可呈不同程度增大。当脓肿内压力增大时，表面皮肤变薄，脓肿可自行破溃，若破孔大，脓液可自行引流，炎症较快消退而痊愈；若破孔小，引流不畅，则炎症持续不消退，并可出现反复急性发作。

（三）诊断

因位于大阴唇下 1/3 的特定部位，结合临床表现易于诊断。

（四）治疗

1. 急性炎症发作时，需卧床休息，局部保持清洁。

2. 可取前庭大腺开口处分泌物做细菌培养，确定病原体。根据病原体选用敏感抗生素。在获得培养结果前，可选用广谱抗生素。此外，可选用清热、解毒中药局部热敷或坐浴。

3. 脓肿形成后可切开引流并做造口术，放置引流条，尽量避免切口闭合后形成囊肿或反复感染。

第四节　前庭大腺囊肿

诊疗路径

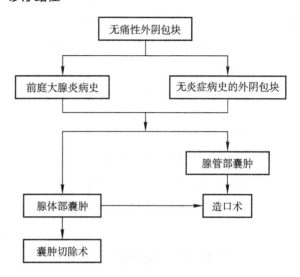

☞ **典型案例（附分析）15-3**
发现外阴部肿块 2 月，明显增大 1 周

前庭大腺囊肿（Bartholin cyst）系因慢性炎症、先天性腺管狭窄、损伤等致前庭大腺管开口部阻塞，分泌物积聚于腺腔而形成。

（一）病因

前庭大腺管阻塞的常见原因如下：

1. 前庭大腺脓肿消退后腺管阻塞，脓液吸收后被黏液分泌物所代替而形成囊肿。

2. 先天性腺管狭窄或腺腔内的黏液浓稠，分泌物排出不畅，导致囊肿形成。

3. 前庭大腺管损伤，如分娩时会阴与阴道裂伤后瘢痕阻塞腺管口，或会阴侧切损伤腺管。前庭大腺囊肿可继发感染，形成脓肿，反复发作。

（二）临床表现

1. 症状　前庭大腺囊肿常由小而逐渐增大，多为单侧，也可为双侧。若囊肿小且无感染，患者可无自觉症状，往往于妇科检查时方被发现；若囊肿大，患者可感到外阴有坠胀感或有性交不适。

2. 体征　查体扪诊可发现囊肿位于大阴唇中

下 1/3 深部，呈椭圆形，大小不等，边界较清晰，呈囊性感，多无压痛。可向大阴唇外侧突起。

（三）诊断

前庭大腺囊肿囊性感明显，囊肿内容物多为清澈透明黏液，有时也较浓稠。当混有血液时可呈红棕色，易被误为子宫内膜异位囊肿，但该囊肿大小和局部疼痛程度不随月经周期而改变，进而可以鉴别；可行局部穿刺与阴道壁内血肿、前庭大腺脓肿、淋巴水肿相鉴别。

（四）治疗

建议行前庭大腺囊肿造口术，造口术方法简单，损伤小，术后还能保留腺体功能。手术方法除采用冷刀外，可采用 CO_2 激光或微波做造口。

第五节　滴虫性阴道炎

诊疗路径

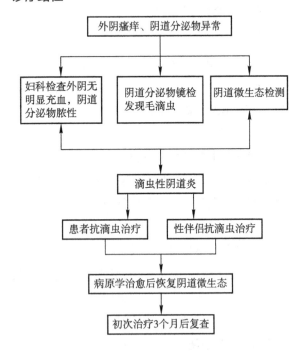

🖝 **典型案例（附分析）15-4**
外阴瘙痒，伴脓性白带增多 3 天

滴虫性阴道炎（trichomonas vaginitis，TV）又叫阴道毛滴虫病，由阴道毛滴虫引起，是常见的阴道炎症之一。阴道毛滴虫感染是最常见的非病毒性传播感染。滴虫性阴道炎与许多妇科并发症（如衣原体、淋病奈瑟球菌感染、盆腔炎、宫颈不典型增生和艾滋病感染与传播、不孕不育等）和围生期并发症（如早产、胎膜早破、低体重儿）存在相关性。

（一）病因

阴道毛滴虫适合生长的环境为 25 ~ 40℃、pH 为 5.2 ~ 6.6 的潮湿环境，pH 为 5.0 以下或 7.5 以上的环境中则不生长。滴虫的生活史简单，只有滋养体而无包囊期，滋养体生活力较强。月经前、后阴道 pH 发生变化，经后接近中性，故隐藏在腺体及阴道皱襞中的滴虫得以繁殖，引起炎症发作。它能消耗或吞噬阴道上皮细胞内的糖原，并可吞噬乳杆菌，阻碍乳酸生成，使阴道 pH 升高。滴虫性阴道炎患者的阴道 pH 一般在 5 ~ 6.5。滴虫不仅寄生于阴道，还常侵入尿道或尿道旁腺，甚至膀胱、肾盂及男方的包皮皱褶、尿道或前列腺中。并且滴虫能耗氧，使阴道成为厌氧环境，从而致厌氧菌迅速繁殖，加剧阴道炎症。

（二）传染方式

1. 经性交直接传播　性交是主要的传播途径。与女患者经过 1 次无保护性交后，约 70% 的男性会发生感染，且男性感染滴虫后常无症状，易成为感染源。

2. 间接传播　经公共浴池、浴盆、浴巾、游泳池、坐式便器、衣物、污染的器械及敷料传播。

（三）临床表现

潜伏期一般为 4 ~ 28 日。25% ~ 50% 的患者在感染初期无症状，其中 1/3 将在 6 个月内出现症状，其轻重取决于局部免疫因素、滴虫数量多少以及毒力强弱。而带虫者的阴道黏膜常无异常改变。

1. 症状　主要症状是阴道分泌物增多及外阴瘙痒，常有外阴烧灼感。瘙痒部位主要为阴道口及外阴，可伴有性交疼痛。部分患者可有尿频、尿痛、排尿困难等症状，有时可见血尿。

2. 体征　部分患者可见外阴潮红、水肿、抓痕。阴道黏膜充血，严重者有散在出血点，宫颈甚至有出血斑点，形成"草莓样"宫颈，后穹隆有大量白带，呈灰黄色、黄白色稀薄液体或黄绿色脓性分泌物，常呈泡沫状，有臭味。

（四）诊断

典型病例容易诊断，但需要与其他下生殖道炎症相鉴别，若在阴道分泌物中找到滴虫即可确诊。取分泌物前 24 ~ 48 h 避免性交、阴道灌洗或局部用药，取分泌物前不做双合诊，窥器不涂润滑剂。分泌物取出后应及时送检并注意保暖，否则滴虫活动力减弱，易造成辨认困难，影响检查结果。

实验室检查：

1. 阴道分泌物 pH > 4.5，清洁度Ⅲ度。

2. 悬滴法镜检在阴道分泌物中找到阴道毛滴虫，但其敏感性仅 60% ~ 70%，且需立即检查涂片以获得最佳效果；涂片革兰氏染色可见滴虫呈梨形，核偏心，另一端可见鞭毛。

3. 滴虫培养是最为敏感及特异的诊断方法，但一般实验条件不足，且不能迅速出结果，主要针对临床可疑而悬滴法为阴性的女性，准确率达98%。

4. 聚合酶链反应（polymerase chain reaction，PCR）敏感性和特异性分别为 80.95% 和 97.21%，在美国尚无通过 FDA 认证的 PCR 方法可用于检测阴道滴虫，但在实验室研究中可用该法检测。

（五）治疗

因滴虫性阴道炎可同时有尿道、尿道旁腺、前庭大腺滴虫感染，故推荐全身用药。治疗药物主要是硝基咪唑类药物，其为 FDA 批准用于治疗滴虫病的唯一药物种类。

1. 推荐用药　全身用药。甲硝唑方案治愈率为 90% ~ 95%，替硝唑方案治愈率为 86% ~ 100%，随机试验比较两种方案，替硝唑效果相当于或者优于甲硝唑。用法：甲硝唑 2 g，单次顿服，或替硝唑 2 g，单次顿服。

2. 替代方案

（1）全身用药：甲硝唑 400 mg，每日 2 次，共 7 日。

（2）局部用药：不能耐受口服药物或不宜全身用药者可选择阴道局部给药，甲硝唑阴道泡腾片 200 mg，每晚 1 次，共 7 日，仅作为特殊情况下的用药方案。

3. 治疗期禁酒　患者服用甲硝唑 24 h 内或服用替硝唑 72 h 内应禁酒。

4. 顽固性或复发性滴虫性阴道炎　常为性伴侣间传播及再次感染或耐药。应全身用药，性伴侣同治，治疗期间禁止性生活或性生活过程中使用避孕套。

5. 妊娠期　尽管滴虫性阴道炎与早产、胎膜早破、低体重儿存在相关性，但尚未有足够数据表明对其进行治疗可以降低上述并发症的发生。对妊娠期滴虫性阴道炎进行治疗，可以缓解阴道分泌物增多的症状，防止新生儿呼吸道及生殖道感染，阻止阴道毛滴虫进一步传播，但临床中需充分告知患者并进行知情选择。治疗方案：甲硝唑 400 mg，每日 2 次，共 7 日，或甲硝唑 2 g，单次顿服（甲硝唑属于妊娠 B 类药物）。替硝唑属于妊娠 C 类药物，不推荐使用。

6. 哺乳期　硝基咪唑类药物在乳汁中浓度较高，故患者服用甲硝唑 24 h 内或服用替硝唑 72 h 内应避免哺乳，以减少药物对婴儿的影响。

7. 性伴侣处理　对目前性伴侣及症状出现前 4 周内的性伴侣均应进行治疗，并告知治愈前需避免无保护性交。

8. 随访　治疗后无症状患者及初始无症状者不需要随访。由于再次感染概率高，建议初次治疗后 3 个月内重新筛查。没有足够证据支持时需要对男性复查。

第六节　外阴阴道假丝酵母菌病

诊疗路径

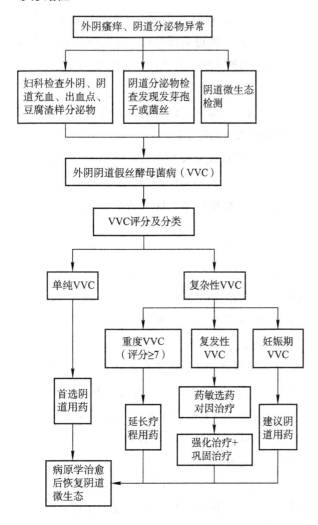

> ☞ 典型案例（附分析）15-5
> **外阴瘙痒伴灼烧样痛2天，伴尿急、尿频、尿痛**

外阴阴道假丝酵母菌病（vulvovaginal candidiasis，VVC）曾称念珠菌阴道炎，是由假丝酵母菌引起的常见外阴阴道炎症。国外资料显示，约75%妇女一生中至少患过1次VVC，45%妇女经历过2次或2次以上的发病。

（一）病原体及诱发因素

80%~90%的病原体为白色假丝酵母菌，10%~20%为光滑假丝酵母菌、近平滑假丝酵母菌、热带假丝酵母菌等。假丝酵母菌适宜在pH<4.5的酸性环境中生长，对热的抵抗力不强，加热至60℃后1 h内即死亡；但对干燥、日光、紫外线及化学制剂等因素的抵抗力较强。白色假丝酵母菌为双相菌，有酵母相和菌丝相。酵母相为孢子，在无症状寄居及传播中起作用，菌丝相为孢子伸长形成假菌丝，具有侵袭组织的能力。10%~20%的非孕妇女及30%的孕妇阴道中可有假丝酵母菌黏附寄生，但菌量极少，呈酵母相，并不引起炎症反应；在宿主全身及阴道局部免疫能力下降时，假丝酵母菌转化为菌丝相，大量繁殖并侵袭组织，引起炎症反应。发病的常见诱因有：长期应用广谱抗生素、妊娠、糖尿病、大量应用免疫抑制剂以及接受大量雌激素治疗等，胃肠道假丝酵母菌感染者的粪便污染阴道、穿紧身化纤内裤及肥胖使外阴局部的温度与湿度增加，也是发病的影响因素。

（二）传染途径

1. 主要为内源性感染，假丝酵母菌作为机会致病菌，除阴道外，也可寄生于人的口腔、肠道，这3个部位的假丝酵母菌可互相自身传染。

2. 部分通过性交直接传染。

3. 少部分患者可通过接触感染的衣物间接传染。

（三）临床表现

1. 症状　主要表现为外阴阴道瘙痒、阴道分泌物增多。外阴、阴道瘙痒症状明显，持续时间长，严重者坐立不安，夜晚更加明显。部分患者有外阴部灼热痛、性交痛以及排尿痛，尿痛是排尿时尿液刺激水肿的外阴所致。阴道分泌物的特征为白色、稠厚，呈凝乳状及豆腐渣样。

2. 体征　妇科查体可见外阴红斑、水肿，可伴有抓痕，严重者可见皮肤皲裂、表皮脱落。阴道黏膜红肿，小阴唇内侧及阴道黏膜附有白色块状物，擦除后露出红肿黏膜面，急性期还可见糜烂及浅表溃疡。典型白带为白色、凝块状和豆渣样。根据疾病的体征，可以进行严重程度评分，评分标准见表15-1。

表 15-1　外阴阴道假丝酵母菌病评分标准

项目	评分		
	1分	2分	3分
瘙痒	偶有发作、可被忽略	能引起重视	持续发作、坐立不安
疼痛	轻度	中度	重度
充血水肿	<1/3 的阴道壁充血	1/3～2/3 的阴道壁充血	>2/3 的阴道壁充血
外阴抓痕、皲裂糜烂	/	/	有
分泌物	较正常稍多	量多、无溢出	量多、溢出

注：≥7分为重度VVC。

（四）诊断

典型 VVC 不难诊断，但易与其他外阴病变相混淆，需做病原检查以确诊。对有阴道炎症症状或有体征的妇女，若在阴道分泌物中找到假丝酵母菌的芽生孢子或假菌丝即可确诊。pH 测定具有重要鉴别意义，若 pH 小于 4.5，可能为单纯假丝酵母菌感染；若 pH 大于 4.5，可能存在混合感染，尤其是合并细菌性阴道病的混合感染。

1. 采用 10% 氢氧化钾悬滴法在显微镜下找芽生孢子或假菌丝，阳性率可达 60%。

2. 采用革兰氏染色法，菌丝阳性率可达 80%。

3. 采用培养法阳性率更高，同时可行药物敏感试验，但需一段时间才能确诊，可用于难治性外阴阴道假丝酵母菌病或复发性外阴阴道假丝酵母菌病。

（五）治疗

1. 治疗原则

（1）积极去除 VVC 病因。

（2）规范化应用抗真菌药物，首次发作或首次就诊是规范化治疗的关键时期。

（3）性伴侣无须常规治疗，但复发性外阴阴道假丝酵母菌病患者性伴侣应同时检查，必要时进行治疗。

（4）不主张阴道冲洗。

（5）VVC 急性期间避免性生活。

（6）同时治疗其他性传播疾病。

（7）强调治疗的个体化。

（8）长期口服抗真菌药物应注意监测肝、肾功能及其他有关不良反应。

2. 治疗方案

（1）单纯性 VVC：首选阴道用药，下列具体方案任选一种。

1）阴道用药：咪康唑栓 400 mg 每晚 1 次，共 3 日；咪康唑栓 200 mg 每晚 1 次，共 7 日；克霉唑栓 500 mg，单次用药；克霉唑栓 100 mg，每晚 1 次，共 7 日；制霉菌素泡腾片 10 万 U，每晚 1 次，共 14 日；制霉菌素片 50 万 U，每晚 1 次，共 14 日。

2）口服用药：伊曲康唑 200 mg，每日 2 次，共 1 日；氟康唑 150 mg，顿服，共 1 次。

（2）复杂性 VVC：首选口服用药，症状严重者局部应用低浓度糖皮质激素软膏或唑类霜剂。由于 VVC 容易在月经前复发，故治疗后应在月经前复查阴道分泌物。若患者经治疗后临床症状及体征消失，真菌学检查阴性后又出现真菌学证实的症状，则称为复发；若 1 年内发作 4 次或以上，则称复发性外阴阴道假丝酵母菌病（recurrent vulvovaginal candidiasis，RVVC）。VVC 经治疗后约有 5% 的患者会复发，部分复发病例有诱发因素，但大部分患者复发机制不明。抗真菌治疗分为强化治疗及巩固治疗，在强化治疗达到真菌学阴性后，给予巩固治疗至半年。

☞ 拓展阅读 15-1
复发性外阴阴道假丝酵母菌病

强化治疗具体方案如下。

1）阴道用药：咪康唑栓或软胶囊 400 mg 每晚 1 次，共 6 日；咪康唑栓 1 200 mg，第 1、4、7 日应用；克霉唑栓或片 500 mg，第 1、4、7 日应用。

2）口服用药：氟康唑 150 mg，第 1、4、7 日应用。巩固治疗可选用氟康唑 100 mg、150 mg 或 200 mg，口服，每周 1 次，疗程常规为 6 个月，如果氟康唑方案不可行，可考虑局部药物巩固治疗。

（3）妊娠合并 VVC：妊娠期由于机体免疫力下降，阴道组织内糖原增加，雌激素增高，利于假丝酵母菌生长，故妊娠期更易发生 VVC，且临床表现重，治疗效果差，复发率高。新生儿通过产道还可发生新生儿鹅口疮。妊娠合并 VVC 治疗时禁忌口服唑类药物，仅推荐 7 天的唑类药物局部涂抹或纳阴治疗。

（4）重度 VVC：对短疗程局部治疗及口服治疗的效果差，推荐局部用药 7 ~ 14 天或口服氟康唑 150 mg 给药 2 次治疗，两次给药间隔 72 h。

（5）非白色假丝酵母菌所致 VVC：约 50% 的非白色假丝酵母菌培养阳性 VVC 患者症状轻微或无症状，治疗也很困难，所以对于这类患者，临床医师应排除其他可能引起阴道症状的病因。该类 VVC 最佳治疗方案仍然未知。应用非氟康唑类抗真菌药物口服或局部长疗程（7 ~ 14 天）治疗作为一线治疗。如果复发，选择阴道硼酸胶囊 600 mg，每疗程常为 2 周，这种治疗的真菌根除率约为 70%。

（6）免疫受损患者：糖尿病或者应用皮质类固醇激素治疗等有基础疾病的患者对短疗程方案治疗反应差。应尽量改善免疫受损状况，且需要延长治疗疗程（达 7 ~ 14 天）。

（7）人类免疫缺陷病毒（HIV）感染者 VVC：感染 HIV 患者阴道假丝酵母菌定植率高于一般女性，且定植率与免疫抑制程度有关。HIV 患者复杂性 VVC 和非复杂性 VVC 治疗均同非 HIV 患者。长期预防性使用氟康唑每周 200 mg 进行治疗，可减少假丝酵母菌定植和缓解症状，但只适用于复杂性假丝酵母菌病。治疗 VVC 对 HIV 获得和传播有无影响仍然未知。

3. 随访　重视治疗后随访，对 VVC 在治疗结束后 7 ~ 14 天和下次月经后进行随访，两次阴道分泌物真菌学检查阴性为治愈。对 RVVC 治疗结束后 7 ~ 14 天、1 个月、3 个月、6 个月各随访 1 次。

☞ 拓展阅读 15-2
孕期真菌性阴道炎治疗

第七节　细菌性阴道病

诊疗路径

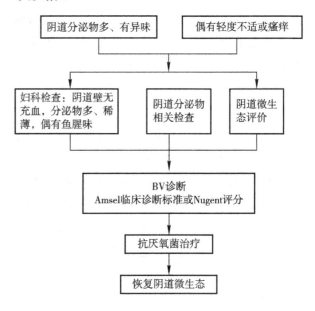

☞ 典型案例（附分析）15-6
白带增多，有时有轻度鱼腥味 1 月余

细菌性阴道病（bacterial vaginosis，BV）是阴道微生态平衡失调所致的以带有鱼腥臭味的稀薄阴道分泌物增多为主要表现的混合性阴道感染。

（一）病因

正常阴道菌群以乳杆菌占优势。若产生过氧化氢的乳杆菌减少，阴道 pH 升高，阴道微生态失衡，其他微生物大量繁殖，主要有加德纳菌，还有其他厌氧菌，如动弯杆菌、普雷沃菌、紫单胞菌、类杆菌、消化链球菌等，以及人型支原体感染，导致细菌性阴道病。促使阴道菌群发生变化的原因仍不清楚，可能与频繁性交、反复阴道灌洗等因素有关。

（二）临床表现

1. 症状　带有鱼腥臭味的稀薄阴道分泌物增多是其临床特点，可伴有轻度外阴瘙痒或烧灼感，性交后症状加重。分泌物呈鱼腥臭味，是厌氧菌产生的胺类物质（尸胺、腐胺、三甲胺）所致。10%~40%的患者无临床症状。

2. 体征　检查阴道黏膜无明显充血等炎症表现。分泌物呈灰白色、均匀一致、稀薄状，常黏附于阴道壁，但容易从阴道壁拭去。

（三）诊断

主要采用 Amsel 临床诊断标准，下列 4 条诊断标准中有 3 条符合即可临床诊断为细菌性阴道病，多数认为线索细胞阳性为必备条件。

1. 线索细胞（clue cell）阳性　取少许分泌物放在玻片上，加 1 滴 0.9% 氯化钠溶液混合，置于高倍显微镜下寻找线索细胞。镜下线索细胞数量占鳞状上皮细胞的比例大于 20%，可以诊断为细菌性阴道病。线索细胞即为表面黏附了大量细小颗粒的阴道脱落鳞状上皮细胞，这些细小颗粒为加德纳菌及其他厌氧菌，使得高倍显微镜下所见的鳞状上皮细胞表面毛糙、模糊、边界不清，边缘呈锯齿状。

2. 匀质、稀薄、灰白色阴道分泌物，常黏附于阴道壁。

3. 阴道口 pH > 4.5。

4. 胺试验（whiff test）阳性　取阴道分泌物少许放在玻片上，加入 10% 氢氧化钾溶液 1~2 滴，产生烂鱼肉样腥臭气味。

除上述临床诊断标准外，还可应用 Nugent 革兰氏染色评分，根据阴道分泌物的各种细菌相对浓度进行诊断（表 15-2）。目前有研究显示，厌氧菌预成酶的检测有助于细菌性阴道病的辅助诊断，大部分患者唾液酸苷酶阳性。细菌性阴道病由阴道微生物菌群失调造成，因此细菌培养在诊断中意义不大。本病应与其他常见的阴道炎相鉴别。

表 15-2　细菌性阴道病（BV）的 Nugent 评分

每个油镜视野		分值		
菌体数	定量	乳杆菌	加德纳菌/普雷沃菌	动弯杆菌
> 30	4+	0	4	4
6~30	3+	1	3	3
1~5	2+	2	2	2
< 1	1+	3	1	1
0	0	4	0	0

根据评分诊断标准：0~3 分，BV（-），说明没有细菌性阴道病；4~6 分，BV（中间型），说明阴道的优势菌为革兰氏阴性小杆菌或革兰氏阴性弧菌；≥ 7 分，结合唾液酸苷酶（+），诊断 BV。

（四）治疗

选用抗厌氧菌药物，主要有甲硝唑、替硝唑、克林霉素。甲硝唑可抑制厌氧菌生长而不影响乳杆菌生长，是较理想的治疗药物。

1. 全身用药　首选为甲硝唑 400 mg，口服，每日 2 次，共 7 日；其次为替硝唑 2 g，口服，每日 1 次，连服 3 日；或替硝唑 1 g，口服，每日 1 次，连服 5 日；或克林霉素 300 mg，口服，每日 2 次，连服 7 日。不推荐使用甲硝唑 2 g 顿服。

2. 阴道用药　甲硝唑制剂 200 mg，每晚 1 次，连用 7 日；或 2% 克林霉素软膏阴道涂抹，每次 5 g，每晚 1 次，连用 7 日。哺乳期以选择局部用药为宜。

第八节　萎缩性阴道炎

诊疗路径

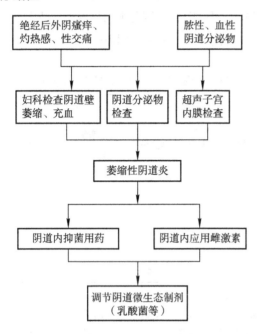

☞ **典型案例（附分析）15-7**
绝经 6 年，阴道有脓血性分泌物 3 天，伴阴
道灼烧感和性交疼痛

萎缩性阴道炎（atrophic vaginitis）是因体内雌激素水平降低，阴道黏膜萎缩，乳杆菌不再为优势菌，其他病原菌过度繁殖或入侵而引起的阴道炎症。

（一）病因

萎缩性阴道炎常见于自然绝经或人工绝经后的妇女，也可见于产后闭经或药物假绝经治疗的妇女。常见病原体为需氧菌、厌氧菌或两者的混合感染。

（二）临床表现

1. 症状　主要症状为阴道分泌物增多及外阴灼热感、瘙痒，因阴道黏膜萎缩，可伴有性交痛。阴道分泌物稀薄，呈淡黄色，感染严重者的阴道分泌物呈脓血性。

2. 体征　可见阴道呈萎缩性改变，阴道皱襞消失、萎缩、菲薄。阴道黏膜充血，有小出血点或点状出血斑，有时见浅表溃疡。溃疡面可与对侧粘连，严重时可造成阴道狭窄甚至闭锁，炎症分泌物引流不畅可形成阴道积脓或宫腔积脓。

（三）诊断

根据病史及临床表现，诊断一般不难，但应排除其他疾病才能明确。通常取阴道分泌物检查，显微镜下见大量基底层细胞及白细胞而未见滴虫、假丝酵母菌等致病菌。萎缩性阴道炎患者因受雌激素水平低落的影响，阴道上皮脱落细胞量少且多为基底层细胞。对有血性分泌物者，应与生殖道恶性肿瘤相鉴别。对出现阴道壁肉芽组织及溃疡者，需行局部活组织检查，与阴道癌相鉴别。

（四）治疗

1. 治疗原则　补充雌激素，增加阴道抵抗力；使用抗生素抑制细菌的生长。

2. 治疗方案

（1）补充雌激素：补充雌激素主要是针对病因的治疗，以增强阴道抵抗力。雌激素制剂可局部给药，也可全身给药。局部涂抹雌三醇软膏，每日 1～2 次，连用 14 日。口服替勃龙 2.5 mg，每日 1 次，也可选用其他雌孕激素制剂连续联合用药。

（2）抑制细菌生长：阴道局部应用抗生素抑制细菌生长。对阴道局部干涩明显者，可应用润滑剂。

☞ **拓展阅读 15-3**
老年性阴道炎激素用药的意义

第九节　婴幼儿外阴阴道炎

诊疗路径

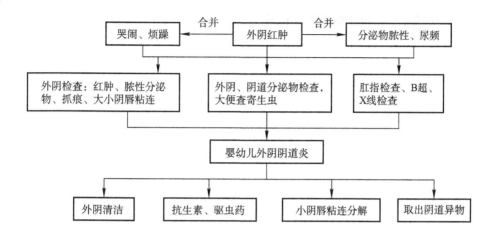

患儿外阴部充血，有脓性分泌物和异味2天

婴幼儿外阴阴道炎（infantile vulvovaginitis）是因婴幼儿外阴皮肤黏膜薄、雌激素水平低及阴道内异物等所致的外阴、阴道继发感染。常见于5岁以下幼女，多与外阴炎并存。

（一）病因

由于婴幼儿的解剖、生理特点，其外阴、阴道容易发生炎症。常见病原体有大肠埃希菌及葡萄球菌、链球菌等。淋病奈瑟球菌、阴道毛滴虫、白色假丝酵母菌也成为常见病原体。病原体常通过患病成人的手、衣物、毛巾、浴盆等间接传播。

1. 婴幼儿外阴尚未完全发育好，不能遮盖尿道口及阴道前庭，细菌容易侵入。

2. 婴幼儿阴道环境与成人不同，新生儿出生后2~3周，母体来源的雌激素水平下降，自身雌激素水平低，阴道上皮薄，糖原少，pH上升至6.0~8.0，乳杆菌没有成为优势菌，阴道抵抗力差，易受其他细菌感染。

3. 婴幼儿卫生习惯不良、外阴不洁、尿液及粪便污染、外阴损伤或蛲虫污染，均可引起炎症。

4. 阴道内误入异物，造成继发感染。

（二）临床表现

1. **症状**　主要症状为阴道分泌物增加，呈脓性。临床上多由监护人发现婴幼儿内裤有脓性分泌物而就诊。大量分泌物刺激引起外阴痛痒，患儿哭闹、烦躁不安或用手搔抓外阴，部分患儿伴有下泌尿道感染，出现尿频、尿急、尿痛。若伴有小阴唇粘连，排尿时尿流变细、分道或尿不成线。

2. **体征**　检查可见外阴、阴蒂、尿道口、阴道口黏膜充血、水肿，有时可见脓性分泌物自阴道口流出。病变严重者的外阴表面可见溃疡，小阴唇可发生粘连。粘连的小阴唇有时遮盖阴道口及尿道口，粘连的上、下方可各有一缝隙，尿自裂缝排出。

（三）诊断

婴幼儿语言表达能力差，采集病史时常需详细询问患者监护人。结合症状及查体所见，通常可做出初步诊断。可用细棉拭子或吸管取阴道分泌物做病原学检查，以明确病原体；可做细菌及真菌培养。必要时还应做肛诊排除阴道异物和肿瘤。对有小阴唇粘连者，应注意与外生殖器畸形相鉴别。

（四）治疗原则

1. 保持外阴清洁、干燥，减少摩擦。

2. 针对病原体选择相应口服抗生素治疗，或用吸管将抗生素溶液滴入阴道。

3. 对症处理　有蛲虫者，给予驱虫治疗；对阴道有异物者，及时取出；小阴唇粘连者外涂雌激素软膏后多可松解，严重者应分离粘连，并涂抹抗生素软膏。

（刘建华）

数字课程学习

⬇ 教学PPT　　　　✍ 自测题

第十六章

宫颈炎

关键词

急性宫颈炎 慢性宫颈炎 黏液脓性宫颈炎

宫颈黏膜外移 宫颈息肉 宫颈肥大

宫颈管黏膜炎

宫颈炎症是常见的女性下生殖道炎症，好发于 20～40 岁的育龄期女性。正常情况下，宫颈具有多种防御功能，包括黏膜免疫、体液免疫及细胞免疫，是阻止下生殖道病原体进入上生殖道的重要防线，但宫颈也容易受性交、分娩及宫腔操作的损伤，且宫颈管单层柱状上皮的抗感染能力较差，容易发生感染。随着对病理生理学的不断探讨，宫颈炎症的定义和诊疗发生一系列变化，从最初的急、慢性宫颈炎到黏液脓性宫颈炎，直到现在的宫颈炎及相关疾病，国内对于宫颈炎症的诊疗尚缺乏统一的认识。

第一节　急性宫颈炎

诊疗路径

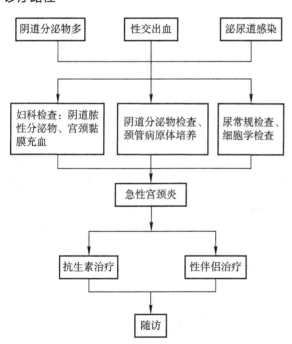

🖝 典型案例（附分析）16-1

阴道分泌物增多 1 周，伴有外阴烧灼感及瘙痒 3 天

急性宫颈炎（acute cervicitis）主要见于感染性流产、产褥期感染、宫颈损伤和阴道异物并发感染。急性宫颈管黏膜炎以柱状上皮感染为主，包括

宫颈管内的柱状上皮以及外移到或外翻到宫颈阴道部的柱状上皮。临床最常见的急性宫颈炎为黏液脓性宫颈炎（mucopurulent cervicitis，MPC），该术语由 Brunham 等 1984 年在《新英格兰杂志》中首次提出，其两大特征性体征是：于宫颈管或宫颈管棉拭子标本上肉眼见到脓性或黏液脓性分泌物；用棉拭子擦拭宫颈管时容易诱发宫颈管内出血。

（一）病因

急性宫颈炎的病原体如下。

1. **性传播疾病病原体**　淋病奈瑟球菌、沙眼衣原体、单纯疱疹病毒、巨细胞病毒和生殖支原体，主要见于性传播疾病高危人群。

2. **内源性病原体**　需氧菌、厌氧菌，尤其是引起细菌性阴道病的病原体。部分患者的病原体不清。

急性宫颈炎最常见的病原体为淋病奈瑟球菌、沙眼衣原体。淋病奈瑟球菌及沙眼衣原体均可感染宫颈管柱状上皮，沿黏膜面扩散引起浅层感染，病变以宫颈管明显。除宫颈管柱状上皮外，淋病奈瑟球菌还可侵袭尿道移行上皮、尿道旁腺及前庭大腺。葡萄球菌、链球菌等内源性病原体更易累及宫颈淋巴管，侵入宫颈间质深部。

（二）临床表现

1. **症状**　大部分患者无症状。有症状者主要表现为阴道分泌物增多，呈黏液脓性，阴道分泌物的刺激可引起外阴瘙痒及灼热感，也可出现经间期出血、性交后出血等症状，并且常伴泌尿生殖道症状，如尿频、尿急、尿痛。

2. **体征**　妇科检查见宫颈充血、水肿、黏膜外翻，有脓性分泌物从宫颈管流出，宫颈触痛，质脆，触之易出血。若为淋病奈瑟球菌感染，因尿道旁腺、前庭大腺受累，可见尿道口、阴道口黏膜充血、水肿以及多量脓性分泌物。

（三）诊断

根据美国疾病预防与控制中心关于炎症的诊治规范，出现如下两个特征性体征之一，并且显微镜检查提示宫颈或阴道分泌物白细胞增多时，可做出急性宫颈炎的初步诊断，进而行淋病奈瑟球菌和沙眼衣原体等病原学检查，并注意是否同时存在上生殖道感染。

1. 特征性体征

（1）在宫颈管或其棉拭子标本上，肉眼见到脓性或黏液脓性分泌物。

（2）棉拭子擦拭宫颈管口的黏膜时，由于黏膜质脆，易诱发出血。

2. 白细胞检测　可检测宫颈管分泌物或阴道分泌物中的白细胞，后者需排除相关阴道炎症。

（1）宫颈管脓性分泌物涂片做革兰氏染色，高倍视野下中性粒细胞 >30 个。

（2）阴道分泌物湿片检查，高倍视野下白细胞 >10 个。

（3）病原学检测：淋病奈瑟球菌、沙眼衣原体、细菌性阴道病、滴虫阴道炎的相关检测。

（四）治疗

1. 抗生素药物治疗

（1）经验性抗生素治疗：对于有性传播疾病高危因素（年龄 <25 岁，多个性伴侣或新性伴侣且无保护性交）患者。在获得病原学检测结果之前，采用针对沙眼衣原体的经验性抗生素治疗，方案为：多西环素 100 mg，口服，每日 2 次，共 7 天；或者阿奇霉素 1 g，单次顿服。

（2）针对病原体选用抗生素治疗：对淋病奈瑟球菌所致的单纯性宫颈炎症可选用头孢曲松、头孢噻肟或大观霉素治疗；对沙眼衣原体所致的宫颈炎症可应用多西环素或阿奇霉素，或米诺环素、四环素、克拉霉素，或氧氟沙星、左氧氟沙星、莫西沙星。

（3）合并细菌性阴道病或滴虫性阴道炎者，需同时治疗，否则炎症易持续存在。

（4）若宫颈炎症患者病原学检查提示淋病奈瑟球菌或沙眼衣原体感染，对其性伴侣需行相应检查及治疗。

2. 随访　美国疾病预防与控制中心相关指南建议宫颈炎治疗后进行随访，在治疗后 6 个月内淋病奈瑟球菌和沙眼衣原体重复感染多见，对于症状持续存在者需再次评估。

第二节　慢性宫颈炎

诊疗路径

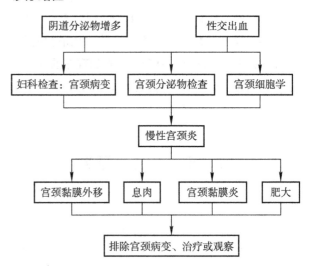

> ☞ 典型案例（附分析）16-2
> 白带增多 1 月余，性交后出血 3 天

慢性宫颈炎（chronic cervicitis）多由急性宫颈炎未治疗或治疗不彻底转变而来，也可因病原体持续感染所致。病理表现为宫颈间质内有大量淋巴细胞、浆细胞等慢性炎细胞浸润，可伴有宫颈腺上皮及间质的增生和鳞状上皮化生。病原体与急性宫颈炎相似，部分患者无急性宫颈炎病史，直接表现为慢性宫颈炎。

（一）病理分型

1. 宫颈管黏膜外移伴感染　宫颈管外移的单层柱状上皮或化生上皮长期暴露在阴道内，由于柱状上皮抵抗力低，病原体易侵入并导致炎症。在炎症初期，单层柱状上皮覆盖面表面平坦，称单纯型；随后由于腺上皮过度增生，宫颈柱状上皮覆盖面凹凸不平，呈颗粒状，为颗粒型；当间质增生显著，表面不平现象更加明显，呈乳突状，称为乳突型。

临床上可根据内膜外移的范围分为Ⅰ、Ⅱ、Ⅲ度，Ⅰ度<1/3宫颈面积，Ⅱ度为1/3~2/3宫颈面积，Ⅲ度>2/3宫颈面积。临床诊断时可用下列形式表达：宫颈炎Ⅰ（Ⅱ/Ⅲ）度，单纯型；宫颈炎Ⅰ（Ⅱ/Ⅲ）度，颗粒型；或宫颈炎Ⅰ（Ⅱ/Ⅲ）度，乳突型。

2. 宫颈息肉（cervical polyp） 慢性炎症长期刺激等因素可能使宫颈管黏膜增生，形成局部突起病灶，息肉为一个或多个不等，色红，质软而脆，易出血。根部多附着于宫颈外口，少数在宫颈管壁，光镜下见息肉中心为结缔组织，常伴充血、水肿及炎性细胞浸润，表面覆盖单层高柱状上皮，与宫颈管上皮相同。由于炎症存在，除去息肉后仍可复发，宫颈息肉恶变率<1%。

3. 宫颈管黏膜炎（endocervicitis） 病变局限于宫颈管黏膜及黏膜下组织，宫颈阴道部外观光滑，宫颈外口可见脓性分泌物，有时宫颈管黏膜增生向外突出，可见宫颈口充血。由于宫颈管黏膜及黏膜下组织充血水肿、炎症细胞浸润和结缔组织增生，可引起宫颈肥大。

4. 宫颈肥大（cervical hypertrophy） 由于慢性炎症的长期刺激，宫颈组织充血水肿，腺体和间质增生，还可能在腺体深部有黏液潴留形成囊肿，使宫颈呈不同程度的肥大，硬度增加，但表面多光滑，有时可见到宫颈腺囊肿突起。

（二）临床表现

1. 症状 主要是阴道分泌物增多，分泌物呈乳白色黏液状，有时呈淡黄色脓性，伴息肉形成时可有血性白带或性交后出血。当炎症涉及膀胱下结缔组织时，可出现尿频、尿急。若炎症沿宫骶韧带扩散到盆腔，可有腰骶部疼痛、下腹坠胀等。宫颈黏稠脓性分泌物不利于精子穿过，可造成不孕。

2. 体征 妇科检查时可见宫颈有不同程度的内膜外移、肥大、充血、水肿，有时质地较硬，有时可见息肉、裂伤、外翻及宫颈腺囊肿。

（三）诊断

根据临床表现做出慢性宫颈炎的诊断并不困难，但明确病原体有一定难度。

1. 对有性传播疾病高危因素的女性，应做淋病奈瑟球菌及沙眼衣原体的相关检查。

2. 对宫颈组织行细胞病理学检查是最直接简便的方法，目前最常用的是液基薄层细胞检测（thin-prep cytology test，TCT）；必要时还需行宫颈人乳头瘤病毒检测，乃至阴道镜检查及活组织检查，以明确诊断。

3. 超声检查有益于诊断深部的宫颈腺囊肿。

（四）治疗

1. 根据病变特点，采用不同的治疗方法

（1）宫颈管黏膜外移伴感染：物理治疗是目前最常用的有效治疗方法，其原理是以各种物理方法将宫颈内膜外移面单层柱状上皮破坏，使其坏死脱落后被新生的复层鳞状上皮覆盖。临床常用的方法有激光治疗、冷冻治疗、红外线凝结疗法、微波疗法及宫颈环形电切术等。而聚焦超声治疗是近年来的新疗法，具有术后排液和出血少、局部感染概率低、恢复快的优点。

（2）宫颈息肉：行息肉摘除术，术后将切除息肉送病理组织学检查，宫腔镜下宫颈管内病变电切术是近年来治疗宫颈病变的新方法，能有效避免复发。

（3）宫颈管黏膜炎：该处炎症局部用药疗效差，需行全身治疗，根据宫颈管分泌物培养及药敏试验结果，采用相应抗感染药物；并同时查找淋病奈瑟球菌和沙眼衣原体。

📖 拓展阅读 16-1
支原体、衣原体感染与宫颈炎

（4）宫颈肥大和宫颈腺囊肿：多无临床症状，且绝经后随宫颈萎缩变小，囊肿消失，故除腺囊肿过大或出现下腹和腰骶部疼痛等不适外，一般不需治疗。若囊肿大，或合并感染，可用微波治疗，或采用激光照射治疗。

☞ 拓展阅读 16-2

宫颈腺囊肿会自己消失吗?

2. 预防　积极治疗急性宫颈炎,定期做妇科检

查,若发现宫颈炎症则予以积极治疗,避免分娩时或器械损伤宫颈,产后发现宫颈裂伤应及时缝合。

（刘建华）

数字课程学习

⬇ 教学PPT　　　　✎ 自测题

第十七章

盆腔炎性疾病及
生殖器结核

关键词

盆腔炎性疾病　　生殖器结核　　子宫内膜炎　　输卵管炎

盆腔腹膜炎　　子宫内膜结核　　抗结核药物

第一节　概　述

盆腔炎性疾病和生殖器官结核都是上生殖道的炎症,包括子宫、输卵管、卵巢、盆腔腹膜各自发生或几个部位同时发生的炎症。盆腔炎性疾病的病原体比较复杂,多为生殖道内的条件致病病原体,或其他部位来源的病原体;而生殖器结核的病原体就是结核杆菌,多来源于其他部位的结核病灶。虽然两者同是内生殖器官的炎症,但是各自的发病机制、临床表现有着明显的不同。然而,不管哪种生殖道炎症的发生,均是由于机体免疫力及生殖器官自然防御机制遭到损伤,同时出现自身的条件致病病原体或外来病原体侵犯生殖系统而发生炎症。

一、女性生殖道的自然防御功能

女性生殖道的解剖特点、生理生化及免疫学特征均呈现出较为完善的自然防御功能,增强其对感染的防御能力,在健康女性的阴道内虽有某些病原体存在,但并不能引起炎症。女性生殖道的自然防御机制包括如下方面:

1. 两侧大阴唇自然合拢,遮掩阴道口、尿道口。

2. 由于盆底肌的作用,阴道口闭合,阴道前后壁紧贴,可防止外界污染,阴道正常菌群尤其是乳杆菌可抑制其他微生物生长。此外,阴道分泌物可维持巨噬细胞的活性,防止细菌侵入阴道黏膜。

3. 宫颈内口紧闭,宫颈管黏膜为分泌黏液的高柱状上皮所覆盖,黏膜形成皱褶、嵴突或陷窝,从而增加黏膜表面积;宫颈管分泌大量黏液、形成胶冻状碱性黏液栓,成为上生殖道感染的机械屏障;黏液栓内含乳铁蛋白、溶菌酶,可抑制病原体侵入子宫内膜。

4. 育龄妇女子宫内膜周期性剥脱落,也是消除宫腔感染的有利条件。此外,子宫内膜分泌液也含有乳铁蛋白、溶菌酶,可清除少量进入宫腔

的病原体。

5. 输卵管黏膜上皮细胞的纤毛向宫腔方向摆动以及输卵管的蠕动,均有利于阻止病原体的侵入。输卵管液与子宫内膜分泌液一样,含有乳铁蛋白、溶菌酶,可清除偶然进入上生殖道的病原体。

6. 生殖道黏膜聚集了不同数量的淋巴组织及散在的淋巴细胞,包括 T 细胞、B 细胞,并且中性粒细胞、巨噬细胞、补体及一些细胞因子均在局部有重要的免疫功能,发挥抗感染作用。

当自然防御功能遭到破坏或机体免疫功能下降时,内分泌发生变化或外源性致病菌侵入均可导致炎症发生。

二、病原体及其致病特点

1. 内源性病原体　来自寄居于阴道内的微生物,包括需氧菌及厌氧菌。主要的需氧菌及兼性厌氧菌有金黄色葡萄球菌、溶血性链球菌、大肠埃希菌;厌氧菌有类杆菌、消化球菌、消化链球菌。厌氧菌感染的特点是容易形成盆腔脓肿、感染性血栓静脉炎。据文献报道,70%～80%的盆腔脓肿可培养出厌氧菌。

2. 外源性病原体　主要为性传播疾病的病原体,如衣原体、淋病奈瑟球菌及支原体,其他有铜绿假单胞菌、结核杆菌等。据国外研究,盆腔炎性疾病的主要病原体是沙眼衣原体、淋病奈瑟球菌,在美国,40%～50%的盆腔炎性疾病由淋病奈瑟球菌引起,10%～40%的盆腔炎性疾病可分离出沙眼衣原体;在我国,淋病奈瑟球菌、沙眼衣原体引起的盆腔炎性疾病在明显增加,但目前尚缺乏相关流行病学资料。有研究表明,2%～20%的输卵管炎脓液中可分离出支原体,但支原体是否可单独引起生殖道炎症仍有争论。生殖道结核的病原体绝大多数是机体其他部位结核病灶的结核杆菌经血行传播、直接蔓延或淋巴传播到达盆腔及输卵管等内生殖器官。

第二节　盆腔炎性疾病

诊疗路径

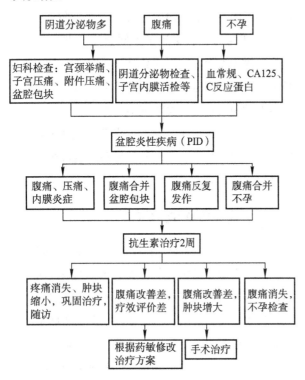

📖典型案例（附分析）17-1
下腹痛2周，加重2天

盆腔炎性疾病（pelvic inflammatory disease, PID）指女性上生殖道及其周围组织的炎症，主要包括子宫内膜炎、输卵管炎、输卵管卵巢脓肿、盆腔腹膜炎，炎症可局限于一个部位，也可同时累及几个部位，最常见的是输卵管炎。盆腔炎性疾病大多发生在性活跃期、有月经的女性，初潮时、绝经后或未婚女性较少发生盆腔炎性疾病，即使发生盆腔炎性疾病也往往是邻近器官炎症，如阑尾炎的扩散。急性盆腔炎性疾病的发展可引起弥漫性腹膜炎、败血症、感染性休克，严重者可危及生命。若在急性期未能得到彻底治愈，并反复发作，可导致不孕、输卵管妊娠、慢性盆腔痛等后遗症，严重影响女性健康，增加家庭与社会经济负担。

（一）高危因素

1. **宫腔内手术操作**　如刮宫术、输卵管通液术、子宫输卵管造影术、宫腔镜检查、人工流产、放置宫内节育器等，由于手术消毒不严格或术前适应证选择不当，导致下生殖道内源性病原体上行感染。生殖器原有慢性炎症经手术干扰也可引起急性炎症反复发作。

2. **下生殖道感染**　下生殖道的性传播疾病，如淋病奈瑟球菌性宫颈炎、衣原体性宫颈炎以及细菌性阴道病，均与盆腔炎症发生密切相关。

3. **性活动**　盆腔炎症性疾病多发生在性活跃期妇女，尤其是性交过早、有多个性伴侣、性交过频者。据美国资料表明，性伴侣有性传播疾病者的盆腔炎高发年龄在15~20岁，年轻者易发可能与频繁的性活动、宫颈柱状上皮生理性移位、宫颈黏液的机械防御功能较差有关。

4. **性卫生不良**　使用不洁的月经垫、经期性交等均可使病原体侵入而引起炎症。此外，低收入群体不注意性卫生保健者盆腔炎的发生率高。

5. **邻近器官炎症直接蔓延**　例如阑尾炎、腹膜炎等蔓延至盆腔，病原体以大肠埃希菌为主。

6. **盆腔炎性疾病**　再次急性发作。

（二）感染途径

1. **沿生殖道黏膜上行蔓延**　病原体侵入外阴、阴道，或阴道内的病原体沿宫颈黏膜、子宫内膜、输卵管黏膜蔓延至卵巢及腹腔，是非妊娠期、非产褥期盆腔炎性疾病的主要感染途径。

2. **经淋巴系统蔓延**　病原体经外阴、阴道、宫颈、宫体创伤处的淋巴管侵入盆腔结缔组织及内生殖器其他部分，是产褥感染、流产后感染的主要途径。

3. **经血液循环传播**　病原体先侵入人体其他系统，再经血液循环感染生殖器，成为生殖器结核的主要感染途径。

4. **直接蔓延**　腹腔其他脏器感染后，直接蔓延至内生殖器，如阑尾炎可引起右侧输卵管炎。

（三）病理及发病机制

1. **子宫内膜炎及子宫肌炎**　多见于流产分娩后。

2. **输卵管炎、输卵管积脓、输卵管卵巢脓肿**　急性输卵管炎主要由化脓菌引起，轻者输卵管仅有轻度充血、肿胀、略增粗，重者输卵管明显增粗、弯曲，纤维素性脓性渗出液增多，造成与周围组织粘连，急性输卵管炎因传播途径不同而有不同的病变特点。

（1）炎症经子宫内膜向上蔓延，首先引起输卵管黏膜炎，输卵管黏膜肿胀、间质水肿、充血及大量中性粒细胞浸润，重者输卵管上皮发生退行性变或成片脱落，引起输卵管黏膜粘连，导致输卵管管腔及伞端闭锁，若有脓液积聚于管腔内，则形成输卵管积脓。淋病奈瑟球菌、大肠埃希菌、类杆菌以及普雷沃菌除直接引起输卵管上皮损伤外，其细胞壁脂多糖等内毒素还可引起输卵管纤毛大量脱落，最后使输卵管的运输功能减退、丧失。因衣原体的热休克蛋白与输卵管热休克蛋白有相似性，感染后引起的交叉免疫反应可损伤输卵管，导致严重输卵管黏膜结构及功能破坏，并引起盆腔广泛粘连。

（2）病原菌首先侵及输卵管浆膜层，发生输卵管周围炎，然后累及肌层，而输卵管黏膜层可不受累或受累极轻。病变以输卵管间质炎为主，其管腔常可因肌壁增厚受压变窄，但仍能保持通畅。卵巢很少单独发生炎症，白膜是很好的防御屏障，卵巢常与发炎的输卵管伞端粘连，而发生卵巢周围炎，称输卵管卵巢炎。炎症可通过卵巢排卵的破孔侵入卵巢实质而形成卵巢脓肿，脓肿壁与输卵管积脓粘连并穿通，形成输卵管卵巢脓肿（tubo-ovarian abscess, TOA）。TOA 可为一侧或双侧病变，约半数是在明显的急性盆腔炎性疾病初次发病后形成，另一部分是在盆腔炎性疾病屡次急性发作或重复感染后形成，脓肿多位于子宫后方或子宫阔韧带后叶及肠管间粘连处，可破入直肠或阴道，若进入腹腔则形成弥漫性腹膜炎。

3. **盆腔腹膜炎**　盆腔内器官发生严重感染时，往往蔓延到盆腔腹膜，发炎的腹膜充血、水肿并有少量含纤维素的渗出液，形成盆腔脏器粘连。当有大量脓性渗出液积聚于粘连的间隙内，可形成散在小脓肿；积聚于直肠子宫陷凹处则形成盆腔脓肿，较多见。脓肿的前面为子宫，后方为直肠，顶部为粘连的肠管及大网膜，脓肿可破入直肠，而使症状突然减轻，破入腹腔则引起弥漫性腹膜炎。

4. **盆腔结缔组织炎**　内生殖器急性炎症时，或阴道宫颈有创伤时，病原体经淋巴管进入盆腔结缔组织而引起结缔组织充血、水肿及中性粒细胞浸润。宫旁结缔组织炎最常见，开始局部增厚，质地较软，边界不清，以后向两侧盆壁呈扇形浸润，若组织化脓则形成盆腔腹膜外脓肿，可自发破入直肠或阴道。

5. **败血症及脓毒血症**　当病原体毒性强、数量多、患者抵抗力降低时，常发生败血症，多见于严重的产褥感染、感染性流产及播散性淋病。近年有报道放置宫内节育器、人工流产及输卵管绝育术损伤脏器引起败血症，若不及时控制，往往很快出现感染性休克，甚至死亡。发生感染后，若身体其他部位发现多处炎症病灶或脓肿，应考虑有脓毒血症存在，但需经血培养证实。

6. **Fitz-Hugh-Curtis 综合征**　指肝包膜炎症而无肝实质损害的肝周围炎，淋病奈瑟球菌及支原体感染均可引起。由于肝包膜水肿，吸气时右上腹疼痛。肝包膜上有脓性或纤维渗出物，早期在肝包膜与前腹壁腹膜之间形成松软粘连，晚期形成琴弦样粘连。5%～10% 的输卵管炎可出现此综合征，临床表现为继下腹痛后出现右上腹痛，或下腹痛与右上腹痛同时出现。

（四）临床表现

1. **症状**　依据炎症轻重及范围大小而有不同的临床表现。轻者无症状或症状轻微。常见症状为下腹痛、发热、阴道分泌物增多。腹痛为持续性，活动或性交后加重，若病情严重，可有寒战、高热、头痛、食欲不振。若有腹膜炎，则出现消化系统症状，如恶心、呕吐、腹胀、腹泻等。月经期发病可出现经量增多、经期延长。若有脓肿形成，可有下腹包块及局部压迫刺激症状，包块位于子宫前方可出现膀胱刺激症状，如排尿困难、尿频，若引起膀胱肌炎，还可有尿痛等；包块位于子宫后方可有直肠刺激症状，若在腹膜外，可致腹泻、里急后重感和排便困难。若有输卵管炎的症状及体征，并同时有右上腹疼痛者，应怀疑有肝周围炎。

由于感染的病原体不同，临床表现也有差异。淋病奈瑟球菌感染以年轻妇女多见，多于月经经期或经后 7 日内发病，起病急，可有高热，体温在 38℃ 以上，常引起输卵管积脓，出现腹膜刺激征及阴道脓性分泌物。非淋病奈瑟球菌性盆腔炎起病较缓慢，高热及腹膜刺激征不如淋病奈瑟球菌感染明显。若为厌氧菌感染，患者的年龄偏大，容易有多次复发，常伴有脓肿形成。衣原体感染病程较长，高热不明显，长期持续低热，主要表现为轻微下腹痛，并久治不愈。

2. 体征

（1）一般检查：患者体征差异较大，轻者常无明显异常，典型体征呈急性病容，体温升高，心率加快，下腹部有压痛、反跳痛及肌紧张，若病情严重可出现腹胀，肠鸣音减弱或消失

（2）盆腔检查：阴道可有充血，并有大量的脓性臭味分泌物；宫颈充血、水肿，将宫颈表面分泌物拭净，若见脓性分泌物从宫颈口流出，说明宫颈管黏膜或宫腔有急性炎症。穹隆触痛明显，须注意是否饱满；宫颈举痛；宫体稍大，有压痛，活动受限；子宫两侧压痛明显，若为单纯输卵管炎，可触及增粗的输卵管，压痛明显；若为输卵管积脓或输卵管卵巢脓肿，则可触及包块且压痛明显，不活动；宫旁结缔组织炎时，可扪及宫旁一侧或两侧片状增厚，或两侧宫底韧带高度水肿、增粗、压痛明显；若有盆腔脓肿形成且位置较低时，可扪及后穹隆或侧穹隆有肿块且有波动感。三合诊常能协助诊断进一步了解盆腔情况。

（五）诊断

依据临床症状、体征和实验室检查综合诊断。

1. PID 诊断最低标准　性活跃期女性及其他存在性传播疾病风险者，如排除其他病因且满足以下条件之一，应诊断 PID 并给予经验性治疗：宫颈举痛；子宫压痛；附件压痛。下腹痛同时伴有下生殖道感染征象时，诊断 PID 可能性增加。

2. PID 诊断附加标准

（1）口腔温度 ≥38.3℃。

（2）子宫颈或阴道内见黏液脓性分泌物。

（3）阴道分泌物显微镜检查有大量白细胞。

（4）红细胞沉降率（ESR）升高。

（5）血 C 反应蛋白水平升高。

（6）实验室检查证实有子宫颈淋病奈瑟球菌或衣原体感染。

大多数 PID 患者有子宫颈脓性分泌物或阴道分泌物，镜检有白细胞增多。如果子宫颈分泌物外观正常，并且阴道分泌物镜检无白细胞，则诊断 PID 可能性不大，就要考虑其他可引起下腹痛的病因。若条件允许，应积极寻找致病微生物，尤其是与性传播疾病相关的病原微生物。

3. PID 诊断特异性标准

（1）子宫内膜活检显示子宫内膜炎的组织病理学证据。

（2）经阴道超声检查或 MRI 检查显示输卵管管壁增厚、管腔积液，可伴有盆腔游离液体或输卵管卵巢包块。

（3）腹腔镜检查见输卵管表面明显充血、输卵管水肿、输卵管伞端或浆膜层有脓性渗出物等。

（六）治疗

1. 治疗原则　对病情较重或反复发作的患者，根据具体情况要收入院治疗；对于重症患者（盆腔腹膜炎、TOA 等）应进行密切观察和监护，预防感染性休克的发生。治疗以抗菌药物治疗为主，必要时手术治疗。根据经验选择广谱抗菌药物，覆盖可能的病原体，也包括淋病奈瑟球菌、沙眼衣原体、支原体、厌氧菌和需氧菌等。

（1）所有的治疗方案均需对淋病奈瑟球菌和沙眼衣原体有效，子宫内膜和子宫颈的微生物检查无

阳性发现，并不能排除这两种病原体所致的上生殖道感染。

（2）推荐的治疗方案中抗菌谱应覆盖厌氧菌。

（3）诊断后应立即开始治疗，及时合理地应用抗菌药物与远期预后直接相关。

（4）选择治疗方案时，应综合考虑安全性、有效性、经济性以及患者依从性等因素。

（5）给药方法根据疾病的严重程度决定是否静脉给药及是否需要住院治疗。

2. 抗菌药物治疗

（1）静脉药物治疗方案

A方案：

1）单药治疗：二代头孢菌素或三代头孢菌素类抗菌药物静脉滴注，根据具体药物半衰期决定给药间隔时间，如头孢替坦 2 g/12 h，静脉滴注；或头孢西丁 2 g/6 h，静脉滴注；或头孢曲松 1 g/24 h，静脉滴注。

2）联合用药：如所选药物不覆盖厌氧菌，需加用硝基咪唑类药物，如甲硝唑 0.5 g/12 h，静脉滴注。为求覆盖非典型病原微生物，可加用多西环素 0.1 g/12 h，口服，共 14 天；或米诺环素 0.1 g/12 h，口服，共 14 天；或阿奇霉素 0.5 g/d，静脉滴注或口服，1～2 天后改口服 0.25 g/d，共 5～7 天。

B方案：氧氟沙星 0.4 g/12 h，静脉滴注；或左氧氟沙星 0.5 g/d，静脉滴注。为覆盖厌氧菌感染，可加用硝基咪唑类药物，如甲硝唑 0.5 g/12 h，静脉滴注。

C方案：氨苄西林钠舒巴坦钠，3 g/6 h，静脉滴注；或阿莫西林克拉维酸钾 1.2 g/（6～8）h，静脉滴注。为覆盖厌氧菌，可加用硝基咪唑类药物，如甲硝唑 0.5 g/12 h，静脉滴注。为覆盖非典型病原微生物，可加用多西环素 0.1 g/12 h，口服，共 14 天；或米诺环素 0.1 g/12 h，口服，共 14 天；或阿奇霉素 0.5 g/d，静脉滴注或口服，1～2 天后改口服 0.25 g/d，共 5～7 天。

D方案：林可霉素剂量 0.9 g/8 h，静脉滴注，加用硫酸庆大霉素，首次负荷剂量为 2 mg/（kg·8 h），静脉滴注或肌内注射，维持剂量 1.5 mg/（kg·8 h）；两种药物均可采用每日 1 次给药。

（2）非静脉药物治疗方案

A方案：头孢曲松 250 mg，肌内注射，单次给药；或头孢西丁 2 g，肌内注射，单次给药。单次肌内给药后改为其他二代或三代头孢菌素类药物，例如头孢唑肟、头孢噻肟等，口服给药，共 14 天。如所选药物不覆盖厌氧菌，需加用硝基咪唑类药物，甲硝唑 0.4 g/12 h，口服；为治疗非典型病原微生物，可加用多西环素 0.1 g/12 h，口服（或米诺环素 0.1 g/12 h，口服）；或阿奇霉素 0.5 g/d，口服，1～2 天后改口服 0.25 g/d，共 5～7 天。

B方案：氧氟沙星 0.4 g/12 h，口服；或左氧氟沙星 0.5 g/d，口服；为覆盖厌氧菌，可加用甲硝唑 0.4 g/12 h，口服，共 14 天。

（3）给药注意事项

1）静脉给药者应在临床症状改善后继续静脉治疗至少 24 h，然后转为口服药物治疗，共持续 14 天。

2）如确诊为淋病奈瑟球菌感染，首选静脉给药 A 方案或非静脉给药 A 方案，对于选择非三代头孢菌素类药物，则应加用针对淋病奈瑟球菌的药物。选择静脉给药 D 方案者应密切注意药物的耳、肾毒性，此外，有报道发现林可霉素和庆大霉素联合应用，偶尔会出现严重神经系统不良事件。药物治疗持续 72 h 症状无明显改善者，应重新确认诊断并调整治疗方案。

3. 手术治疗

（1）手术指征

1）药物治疗无效。输卵管、卵巢脓肿或盆腔脓肿经药物治疗 48～72 h，体温持续不降，感染中毒症状未改善或包块增大者，应及时手术。

2）肿块持续存在。经药物治疗 2 周以上，肿块持续存在或增大，应手术治疗。

3）脓肿破裂。腹痛突然加剧，寒战、高热、恶心、呕吐、腹胀。检查腹部拒按或有感染性休克征象，应疑诊脓肿破裂。若脓肿破裂，未及时诊治，患者病死率高，因此，一旦疑诊脓肿破裂，需立即在抗菌药物治疗的同时行手术探查。

（2）手术方式：手术可根据情况选择经腹手术或腹腔镜手术。手术范围应根据病变范围、患者年龄、一般情况等全面考虑。原则应以切除病灶为主。年轻女性应尽量保留卵巢；对年龄较大、双侧附件受累或附件脓肿屡次发作者可行子宫全切＋双附件切除术；对极度衰弱或危重患者，需按具体情况决定手术范围。若盆腔脓肿位置低、突向阴道后穹隆，可经阴道手术。

4. 中医中药及物理治疗　在 PID 治疗中具有一定作用。在抗菌药物治疗的基础上辅以康妇消炎栓、桂枝茯苓胶囊、红花如意丸等中药治疗，可以减少慢性盆腔痛后遗症的发生。

5. 妊娠期盆腔炎性疾病治疗　由于妊娠期盆腔炎性疾病会增加孕产妇死亡、死胎、早产的风险，建议 PID 的妊娠女性住院接受静脉抗菌药物治疗。妊娠期和哺乳期女性禁用四环素类及喹诺酮类药物。

6. 性伴侣治疗　PID 患者出现症状前 60 天内接触过的性伴侣很可能感染淋病奈瑟球菌及沙眼衣原体，应进行检查及相应治疗。如 PID 患者检测出性传播疾病相关病原微生物，性伴侣需要同时接受治疗。在女性盆腔炎性疾病患者治疗期间，必须避免无保护性交。

7. 随访　对于药物治疗的 PID 患者，应在 72 h 内随诊，明确有无临床情况的改善，如退热、腹部压痛或反跳痛减轻、子宫及附件压痛减轻、宫颈举痛减轻等。如未见好转，则建议进一步检查并调整治疗方案。

对于淋病奈瑟球菌和沙眼衣原体感染的 PID 患者，应在治疗结束后 4~6 周重新检查上述病原体。

（七）PID 后遗症

1. 病理改变　若 PID 未得到及时、合理的诊断和治疗，可能会发生 PID 后遗症，主要病理改变为组织破坏、广泛粘连及瘢痕形成，可有如下表现。

（1）慢性输卵管炎：可导致输卵管阻塞、输卵管增粗。

（2）输卵管卵巢粘连形成输卵管、卵巢肿块。

（3）输卵管积水或输卵管、卵巢囊肿：输卵管伞端闭锁，浆液性渗出物聚集，形成输卵管积水或者 TOA，被浆液性渗出物代替，形成输卵管积水或输卵管卵巢囊肿。

（4）盆腔结缔组织炎：可表现为主、骶韧带增生、变厚，若病变广泛，可导致子宫活动度受限。

2. 临床表现

（1）不孕：输卵管粘连、阻塞可致不孕，PID 后不孕发生率为 20%~30%。

（2）异位妊娠：PID 后异位妊娠发生率是正常女性的 8~10 倍。

（3）慢性盆腔痛（chronic pelvic pain, CPP）：引起 CPP 的脏器中，生殖系统占 20%，盆腔炎症形成的粘连、瘢痕以及盆腔充血，常引起下腹坠胀、疼痛及腰骶部酸痛，常在劳累、性交及月经前后加剧。文献报道，约 20% 的急性炎症发作后遗留 CPP，常发生在 PID 急性发作后 4~8 周。

☞ 拓展阅读 17-1
慢性盆腔痛

（4）PID 反复发作：造成输卵管组织结构破坏，局部防御功能减退。若患者仍有同样的高危因素，可造成 PID 反复发作，有 PID 病史者，25% 会再次发作。

☞ 拓展阅读 17-2
盆腔炎复发

（5）妇科检查：若为输卵管病变，可在子宫一侧或双侧触及条索状增粗的输卵管，并有轻度压痛；若为输卵管积水或输卵管卵巢囊肿，可在子宫一侧或双侧触及囊性肿物，活动多受限；若为盆腔结缔组织病变，子宫常呈后倾后屈位，活动受限或粘连固定，子宫一侧或者双侧有片状增厚、压痛，宫骶韧带常增粗、变硬、有压痛。

3. 诊断与鉴别诊断　根据病史及症状体征，盆腔炎性疾病后遗症诊断多无困难，必要时可行腹腔镜检查明确。需与子宫内膜异位症、卵巢囊肿、卵巢恶性肿瘤等相鉴别，超声及其他影像学检查有助于鉴别诊断。

4. 治疗　根据不同情况选择相应治疗方案。不孕者多需辅助生殖技术辅助受孕。CPP 者多予以对症处理，辅以中药、理疗等综合治疗。PID 反复发作则在抗菌药物治疗基础上，必要时手术治疗。输卵管积水可行手术治疗。

5. 预防

（1）经期、孕期及产褥期的卫生宣传。

（2）严格掌握妇产科手术指征，做好术前准备；术时注意无菌操作；术后做好护理，预防感染。

（3）治疗急性盆腔炎性疾病应及时、彻底，防止迁延不愈、引起 PID 后遗症。

（4）注意性生活卫生，减少性传播疾病，经期禁止性交。

（5）对性传播疾病高危女性的子宫颈分泌物进行淋病奈瑟球菌和沙眼衣原体感染筛查。

第三节　生殖器结核

诊疗路径

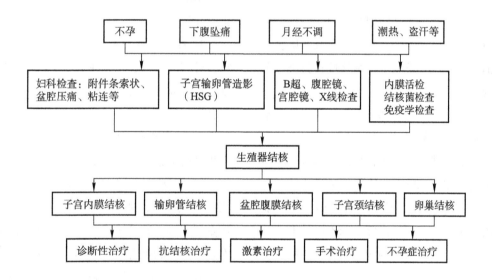

☞典型案例（附分析）17-2

婚后不孕 3 年，月经减少半年

由结核分枝杆菌引起的女性生殖器炎症，称为女性生殖器结核（female genital tuberculosis，FGT），又称为结核性盆腔炎，多见于 20～40 岁女性，也可见于绝经后的老年妇女。近年来，因耐药结核病、艾滋病发病率增加等因素，全身各器官的结核病，包括生殖器结核病的发病率有升高趋势。

（一）传播途径

生殖器结核是全身结核的表现之一，常继发于身体其他部位的结核，如肺结核、肠结核、腹膜结核等，约 10% 的肺结核患者伴有生殖器结核。生殖器结核潜伏期长，可达 1～10 年，多数患者在发现生殖器结核时，原发病灶已痊愈。

1. 血行传播　是生殖器结核最主要的传播途径。青春期正值生殖器发育阶段，血供丰富，结核杆菌易通过血行传播。结核杆菌感染肺部后，大约 1 年内可感染内生殖器，由于输卵管黏膜有利于结核杆菌的潜伏感染，其首先侵犯输卵管，然后依次扩散到子宫内膜、卵巢，但侵犯宫颈、阴道、外阴则较少。

2. 直接蔓延 腹膜结核、肠结核可直接蔓延到内生殖器。

3. 淋巴传播 较少见。消化道结核可通过淋巴管传播感染内生殖器。

4. 性交传播 较罕见，男性患泌尿系结核偶可通过性交传播到女性生殖道，发生上行性感染。

（二）病变部位

1. 输卵管结核 几乎所有的女性生殖器结核（85%~95%）均累及输卵管，并以双侧居多，但双侧的病变程度可不同。输卵管增粗肥大，其伞端外翻如烟斗嘴状是输卵管结核的特有表现；也可表现为伞端闭锁，管腔内充满干酪样物质；有的输卵管增粗，管壁内有结核结节；有的输卵管僵直变粗，峡部有多个结节隆起。输卵管浆膜面可见多个粟粒样结节，有时盆腔腹膜、肠管表面及卵巢表面也布满类似结节，或并发腹水型结核性腹膜炎。在输卵管管腔内见到干酪样物质，有助于同非结核性炎症相鉴别。输卵管常与其邻近器官，如卵巢、子宫、肠管等发生广泛粘连。

2. 子宫内膜结核 常由输卵管结核蔓延而来，输卵管结核患者约半数同时有子宫内膜结核。早期病变出现在两侧宫角，子宫大小、形状无明显变化，随着病情进展，子宫内膜受到不同程度的结核病变破坏，最后代以瘢痕组织，可使宫腔粘连变形、缩小。

3. 卵巢结核 主要由输卵管结核蔓延而来，卵巢因为有白膜包被，所以通常仅有卵巢表面及周围结核病变，侵犯卵巢深层的较少见。但是有少部分卵巢结核由血液循环传播而致，可在卵巢深部形成结节及干酪样坏死性脓肿。

4. 宫颈结核 常由子宫内膜结核蔓延而来或经淋巴或血液循环传播，少见。病变可表现为乳头状增生或溃疡，外观易与宫颈癌混淆。

5. 盆腔腹膜结核 盆腔腹膜结核多合并输卵管结核，根据病变特征不同分为渗出型和粘连型。渗出型以渗出为主，特点为腹膜及盆腔脏器浆膜面布满无数大小不等的散在灰黄色结节，渗出物为浆液性草黄色澄清液体，积聚于盆腔，有时因粘连形成多个包裹性囊肿；粘连型以粘连为主，特点为腹膜增厚，与邻近脏器之间发生紧密粘连，粘连的组织常发生干酪样坏死，易形成瘘管。

（三）临床表现

依据病情轻重、病程长短而表现不同。有的患者无任何症状，有的患者则症状较重。

1. 不孕 多数生殖器结核患者因不孕而就诊。在原发性不孕患者中，生殖器结核为常见原因之一，由于输卵管黏膜破坏与粘连，常使管腔阻塞；或因输卵管周围粘连，有时管腔上保持部分通畅，但黏膜纤毛被破坏，输卵管僵硬、蠕动受限，丧失运输功能；子宫内膜结核妨碍受精卵的着床与发育也可导致不孕。

2. 月经失调 患者早期因子宫内膜充血及溃疡，可有月经量过多；晚期因子宫内膜受到不同程度破坏，而表现为月经稀少或闭经。多数患者就诊时已为晚期。

3. 下腹坠痛 由于盆腔炎症和粘连，可有不同程度的下腹坠痛，经期加重。

4. 全身症状 若为疾病的活动期，可有结核病的一般症状，如潮热、盗汗、乏力、食欲不振、体重减轻等。轻者全身症状不明显，有时仅有经期发热，但症状重者可有高热等全身中毒症状。

5. 全身检查及妇科检查 由于病变程度与范围不同而有较大差异，较多患者因不孕行诊断性刮宫、子宫输卵管碘油造影及腹腔镜检查才发现患有生殖器官结核，而无明显体征和其他自觉症状。严重的盆腔结核常合并腹膜结核，腹部检查时有柔韧感或腹水征；形成包裹性积液时，可触及囊性包块，边界不清，不活动，表面因有肠管粘连，叩诊呈明显鼓音。

盆腔检查时，子宫往往因周围有粘连而活动受限；若附件区受累，在子宫两侧可触及条索状的输卵管或输卵管与卵巢等粘连形成大小不等及形状不规则的肿块，质硬、表面不平、呈结节状突起或可触及钙化结节。

（四）诊断

多数患者缺乏明显症状，阳性体征不多，故诊断时易被忽略。为提高确诊率，应详细询问结核病史及结核家族史，尤其当患者有原发不孕、月经稀少或闭经时；未婚女青年有低热、盗汗、下腹不适或腹水时；慢性盆腔炎性疾病久治不愈，既往有结核病接触史或本人曾患肺结核、胸膜炎、肠结核时，均应考虑有生殖器结核的可能。

下列辅助检查方法可协助诊断，若能找到病原学或组织学证据即可确诊。常用的辅助诊断方法如下。

1. 子宫内膜活检 为诊断子宫内膜结核最可靠的依据。由于经前子宫内膜较厚，若有结核菌，此时阳性率高，故应选择在经前 1 周或月经来潮 6 h 内行诊断性刮宫术。术前 3 日及术后 4 日应每日应用抗结核药物，如异烟肼、利福平等，以预防刮宫引起结核病灶扩散。由于子宫内膜结核多由输卵管蔓延而来，故刮宫时应注意刮取子宫角部内膜，并将刮出物送病理检查，在病理切片上找到典型结核结节即可确诊，但阴性结果并不能排除结核的可能。若有条件，应将部分刮出物或分泌物做结核菌培养。遇有宫腔小而坚硬，无组织物刮出，结合临床病史及症状，也应考虑为子宫内膜结核，并做进一步检查。若宫颈可疑结核，应做活检确诊。宫腔镜检查取内膜活检可提高诊断率。

2. 超声检查 国内报道，女性盆腔结核超声表现较复杂，无明显特异性表现。彩色超声检查中，女性盆腔结核可分为积液型、包块型和囊实包块型等，包块血流信号不明显。

3. X 线检查

（1）胸部 X 线检查：必要时行消化道或泌尿系统 X 线检查，以便发现原发病灶。

（2）盆腔 X 线检查：发现孤立钙化点，提示曾有盆腔淋巴结结核病灶。

（3）子宫输卵管碘油造影：可显示子宫内膜、输卵管及盆腔内结核的一些特征。子宫内膜结核表现为宫腔狭窄、粘连、边缘呈锯齿状；输卵管结核呈现输卵管不同程度的阻塞、狭窄、迂曲变细；盆腔结核可见盆腔内钙化灶。

4. 腹腔镜检查或剖腹探查 对于诊断困难或者要进行充分的鉴别诊断时，可应用腹腔镜检查或剖腹探查，能直接观察子宫输卵管浆膜面有无粟粒样结节，并可取腹腔液行结核菌培养，或在病变处做活组织检查。做此项检查时应注意避免肠道损伤。

5. 结核菌检查 取月经血或宫腔刮出物或腹腔液做结核菌检查，常用方法如下。

（1）涂片抗酸染色：查找结核菌。

（2）结核菌培养：此法准确，结核菌生长缓慢，通常 1~2 个月后才能得到结果。

（3）生物学方法：如聚合酶链反应、连接酶链反应、DNA 序列测定、基因芯片技术等。

（4）结核病体液免疫检测：常用酶联免疫吸附法。

6. 结核菌素试验 结核菌素试验阳性说明体内曾有结核分枝杆菌感染，若为强阳性，说明目前仍有活动性病灶，但不能说明病灶部位；若为阴性，一般情况下表示未有过结核分枝杆菌感染。

7. 鉴别诊断 生殖器结核应与非特异性慢性盆腔炎、子宫内膜异位症、卵巢恶性肿瘤鉴别。诊断困难时可做腹腔镜检查或剖腹检查确诊。

☞ 拓展阅读 17-3
盆腔结核误诊原因

（五）治疗

采用抗结核药物治疗为主、休息营养为辅的治疗原则。

急性期患者至少应休息 3 个月，并进行规范的抗结核治疗。慢性患者可以从事部分工作和学习，但要注意劳逸结合，加强营养，适当参加体育锻炼，增强体质。

1. 诊断性治疗 对临床高度怀疑为生殖器结核而实验室检查及诊断性刮宫均未获得证据者，可考虑做诊断性抗结核治疗。当包块型盆腔结核与卵巢肿瘤难以区分，若诊断性治疗1个月无效，应进行剖腹探查以免延误病情。

2. 抗结核药物治疗　对95%的女性生殖器结核有效，药物治疗应遵循早期、联合、规律、适量、全程的原则。治疗方案与肺结核相同，美国胸科协会推荐使用标准短程化疗方案：异烟肼、利福平6个月，前两个月加用吡嗪酰胺（2HRZ/4HR）。

3. 激素治疗　疾病初期发生剧烈的变态反应，病理反应以炎症渗出为主。在强有力的抗结核基础上早期应用糖皮质激素，可减少炎症渗出并促进炎症和积液的吸收，防止或减少腹腔脏器粘连、增厚。泼尼松每日30 mg，分3次服用，逐渐减量至5 mg/d，维持1周后停药，疗程4～6周。

4. 手术治疗　手术指征：盆腔包块经药物治疗后缩小但不能完全消退，治疗后复发或治疗无效；存在较大的包裹性积液；伴有部分或完全性肠梗阻；子宫内膜病变严重、破坏广泛，药物治疗无效。手术切除范围应根据患者全身情况、局部病灶范围、粘连情况决定。

子宫、卵巢、输卵管是女性生殖器官，术中应考虑患者的具体情况，尽量保留。目前不主张单纯为解除输卵管梗阻进行手术，因为其对改善不孕的疗效甚微。

5. 生殖器结核所致不孕症治疗　建议生殖器结核患者首先完成抗结核治疗，再进行辅助生育治疗。抗结核治疗结束后使用雌激素3～6个月，做好子宫内膜准备；然后行腹腔镜和宫腔镜检查、评估或治疗，腹腔镜可以用作采卵，宫腔镜评价宫内情况和松解粘连，以尽量提高体外受精 – 胚胎移植的成功率。

6. 其他治疗　如中医中药疗法和介入治疗等。

（刘建华）

数字课程学习

📥 教学PPT　　📝 自测题

第十八章

子宫内膜异位症和
子宫腺肌病

关键词

子宫内膜异位症　　子宫腺肌病　　痛经　　巧克力囊肿

子宫内膜异位症和子宫腺肌病均为妇产科常见疾病。过去认为两者是同一种疾病的不同表现形式，现已明确，二者除均存在异位子宫内膜这一共同特点外，在发病机制和组织发生学上是不同的，临床表现亦有差异，属于两种明显不同的疾病，临床上常可并存。

第一节 子宫内膜异位症

诊疗路径

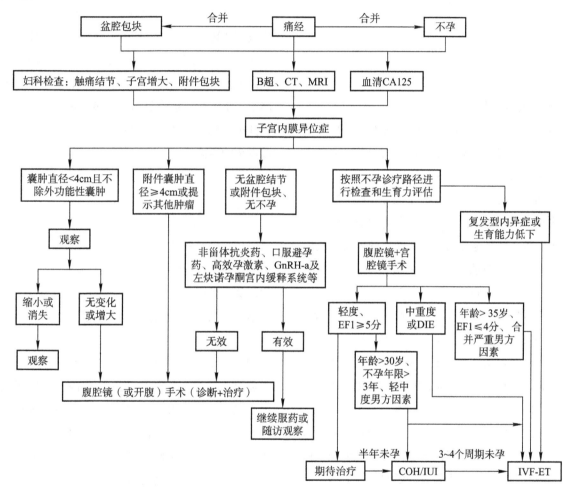

注：内异症，子宫内膜异位症；GnRH-a，促性腺激素释放激素激动剂；EFI，内异症生育指数；DIE，深部浸润型子宫内膜异位症；COH，超促排卵；IUI，宫腔内人工授精；IVF-ET，体外受精－胚胎移植

具有生长功能的子宫内膜组织（腺体和间质）出现在子宫腔被覆内膜及宫体肌层以外的其他部位时，称之为子宫内膜异位症（endometriosis，简称内异症）。子宫内膜异位症可侵犯全身任何部位，绝大多数内异症位于盆腔脏器和壁层腹膜，以卵巢、宫骶韧带及子宫直肠凹陷最常见（图18-1）。

☞ **典型案例（附分析）18-1**
继发性渐进性痛经4年，婚后3年未孕

☞ **典型案例（附分析）18-2**
剖宫产术后6年，腹痛伴腹壁包块增大3年

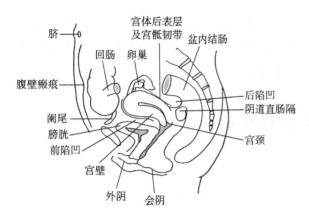

图 18-1　子宫内膜异位症的好发部位

（一）发病机制

1860 年，Von Rokitansky 首先描述了子宫内膜异位症，但确切发病机制至今尚未阐明。目前关于内异症的来源主要有以下 3 种学说。

1. 种植学说　经血逆流，内膜种植。月经期，经血从宫口、阴道排出人体外是顺流而下，但是有小部分经血或因其他原因夹杂着脱落的子宫内膜碎片，由输卵管流进腹腔，种植在盆腔脏器的表层，形成子宫内膜异位病灶。

2. 体腔上皮化生学说　浆膜上皮化生内膜。人体在胚胎发育时期，卵巢表面上皮、腹膜、阴道直肠隔、脐部均由体腔上皮化生而来，这些组织在性腺激素、炎症、机械因素的刺激下转化形成另一种组织，同样可以化生为子宫内膜。

3. 诱导学说　种植的内膜释放某种未知物质，诱导未分化的间充质，形成子宫内膜异位组织。该学说实际是体腔上皮化生学说的延伸。

子宫内膜发生异位后，能否形成异位症可能还与遗传因素、免疫因素、炎症因素以及在位内膜的特性等因素有关。

（二）病理

子宫内膜异位症的主要病理变化为异位种植的子宫内膜随卵巢激素的变化而发生周期性出血，病灶局部反复出血和缓慢吸收致周围纤维组织增生、粘连，出现紫褐色斑点，最后发展为大小不等的实质性瘢痕结节或囊肿。

1. 巨检　根据病变发生部位不同，主要有以下几种病理类型。

（1）腹膜子宫内膜异位症（peritoneal endometriosis）：指盆腔腹膜的各种内异症种植病灶，以宫骶韧带、子宫直肠陷凹和子宫后壁下段浆膜最为常见。这些部位处于盆腔较低或最低处，与经血中的内膜碎片接触机会最多，故好发。主要包括红色病变（早期病变）、棕色病变（典型病变）以及白色病变（陈旧性病变）。在病变早期，病灶局部有散在紫褐色出血点或颗粒状散在结节。随病变发展，子宫后壁与直肠前壁粘连，直肠子宫陷凹变浅甚至完全消失。输卵管常与病变周围组织粘连而影响其正常蠕动，严重者可致管腔不通，是内异症导致不孕的原因之一。

📱 图 18-1
腹膜子宫内膜异位症

（2）卵巢子宫内膜异位症（ovarian endometriosis）：约 80% 的患者病变累及一侧卵巢，半数患者的双侧卵巢同时受累。卵巢异位内膜病灶分为两种类型。①微小病变型：位于卵巢浅表层，呈棕色或蓝紫色斑点或小囊，大小约数毫米，常致卵巢与周围组织粘连，刺破后可见黏稠咖啡色液体流出。②典型病变型：即囊肿型，异位内膜在卵巢皮质内生长、周期性出血，形成单个或数个囊肿，即卵巢子宫内膜异位囊肿。典型情况下，陈旧性血液积聚在囊内，形成咖啡色黏稠液体，似巧克力样，故俗称卵巢"巧克力囊肿"。囊肿大小不一，直径多在 6 cm 以下，表面呈蓝灰色。囊肿张力大，反复破裂后囊内容物刺激局部腹膜及卵巢呈炎性反应，并与周围组织粘连，多发生在子宫后方、阔韧带后叶及侧盆壁，致卵巢固定在盆腔内，活动受限。

📱 图 18-2
卵巢子宫内膜异位症

微视频 18-1
右卵巢子宫内膜异位囊肿

（3）深部浸润型内异症（deep infiltrating endometriosis，DIE）：指病灶浸润深度≥5 mm，包括位于宫骶韧带、直肠子宫陷凹、阴道穹隆、阴道直肠隔、直肠或者结肠壁的内异症病灶，也可侵犯至膀胱壁和输尿管。

（4）其他部位的内异症 包括瘢痕内异症（腹壁切口或会阴切口），以及其他少见的远处内异症，如肺、胸膜等部位。

图 18-3
腹壁切口内异症结节

2. 镜检 异位内膜组织在显微镜下可见到4种成分，即子宫内膜腺体、子宫内膜间质、纤维素和红细胞含铁血黄素。病理学要求腺体和间质同时存在，并伴有月经周期的证据（存在组织出血或富含含铁血黄素的巨噬细胞）方可确诊。典型的组织结构可因异位内膜反复出血被破坏而难以发现，故临床上常出现临床所见与病理报告不一致的现象。

图 18-4
子宫内膜异位症镜检

（三）临床表现

1. 症状 常见有痛经、慢性盆腔痛、性交痛、异常子宫出血和不孕。25%的患者无任何症状。

（1）疼痛：70%～80%的内异症患者有不同程度的盆腔疼痛，与病变程度不完全平行，包括痛经（典型者为继发性痛经，并呈渐进性加重）、非经期腹痛（慢性盆腔痛、性交痛及排便痛等）。卵巢内异症囊肿破裂可引起急性腹痛。

（2）不孕：40%～50%的内异症患者合并不孕。其原因包括内异症引起的盆腔解剖结构异常、盆腔内微环境改变、免疫功能异常及卵巢功能异常等。

（3）异常子宫出血：表现为月经过多或者周期紊乱。异常子宫出血多数与子宫内膜异位症影响卵巢功能有关。子宫内膜异位症患者可以发生卵巢功能失调，如排卵异常等。

（4）特殊部位的内异症：表现为各种症状并常伴有周期性变化，也可合并盆腔内异症的临床表现。

1）消化道内异症：表现为大便次数增多或便秘、便血、排便痛等。

2）泌尿道内异症：表现为尿频、尿痛、血尿及腰痛，甚至造成泌尿系统梗阻及肾功能障碍。

3）呼吸道内异症：表现为经期咯血及气胸。

4）瘢痕内异症：表现为会阴切口或剖宫产等手术后腹壁切口瘢痕处结节，在经期增大，疼痛加重。

2. 体征 较大的卵巢子宫内膜异位囊肿在腹部可扪及囊性包块，腹壁瘢痕内异症病灶可在瘢痕内触及结节状肿块，质偏硬。盆腔检查可发现子宫多后倾固定，直肠子宫凹陷、宫骶韧带或子宫后壁下段等部位可扪及触痛性结节，在子宫的一侧或双侧附件区扪及与子宫或阔韧带粘连的囊性包块，活动度差，可伴有轻压痛。若病变累积直肠阴道隔，可在阴道后穹隆扪及隆起的小结节或包块，甚至有时可直接看到局部隆起的紫蓝色斑点或结节。

（四）诊断

根据本病的特点，凡育龄期妇女有进行性加剧的痛经或伴不孕史，妇科检查扪及盆腔内有不活动包块或触痛性结节者，一般应高度怀疑盆腔子宫内膜异位症。确诊需组织病理学检查。

1. 病史 育龄妇女有继发性痛经进行性加重和（或）不孕史。

2. 妇科检查 盆腔检查时扪及盆腔内有触痛性结节或子宫旁有不活动的囊性包块。

3. 其他辅助检查 B超可提示盆腔内子宫内膜异位囊肿，确定囊肿的位置、大小、形状及发现妇科检查时未触及的包块（图18-2）。CA125可升高，尤其是中、重度内异症患者，但多轻度升高，其特异性及敏感性均有限，不可单独作为诊断或鉴别诊断的依据。抗子宫内膜抗体可呈阳性。

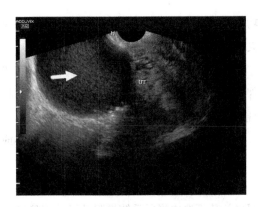

图 18-2　子宫内膜异位囊肿 B 型超声图像

4. 腹腔镜检查　是目前诊断内异症的最佳方法。借助腹腔镜直接窥视盆腔，见到异位病灶或对可见病灶进行活检确定诊断，并可根据镜检的情况决定盆腔子宫内膜异位症的临床分期及确定治疗方案。在腹腔镜下应注意观察子宫、输卵管、卵巢、宫骶韧带、盆腔腹膜等部位有无内膜异位病灶。

（五）临床分期

内异症的分期方法很多，我国目前多采用美国生殖医学学会（American Society for Reproductive Medicine，ASRM）分期，即 1997 年第 3 次修订的美国生育学会修订的内异症分期（表 18-1）。ASRM 分期需在腹腔镜下或剖腹探查手术时进行，要求详细观察并对异位内膜的部位、数目、大小、粘连程度等进行记录，最后进行评分。该分期法有利于评估疾病严重程度，正确选择治疗方案，准确比较和评价各种治疗方法的疗效，并有助于判断患者的预后。其主要缺陷是对患者的妊娠结局、疼痛症状、复发无很好的预测性。

（六）鉴别诊断

子宫内膜异位症易与下列疾病相混淆，应予以鉴别。

1. 卵巢恶性肿瘤　早期无症状，有症状时多呈持续性腹痛、腹胀，病情发展快，一般情况差，B超图像显示包块为混合性或实性，血清 CA125 值多显著升高，一般大于 100 IU/ml。凡诊断不明确时，应及早剖腹探查。

2. 盆腔炎性包块　多有急性或反复发作的盆腔感染史，疼痛无周期性，平时亦有下腹部隐痛，可伴发热和白细胞增高等，抗生素治疗有效。

3. 子宫腺肌病　痛经症状与内异症相似，但多位于下腹正中且更剧烈，子宫多呈均匀性增大，质硬。经期检查时，子宫触痛明显，此病常与内异症并存。

☞拓展阅读 18-1
子宫内膜异位症常见误诊原因

（七）子宫内膜异位症生育指数

子宫内膜异位症生育指数（endometriosis fertility index，EFI）主要用于预测内异症合并不孕症患者腹腔镜手术分期后的自然妊娠状况，评分越高，自然妊娠概率越高（表 18-2）。预测妊娠结局的前提是男方精液基本正常，女方卵巢储备功能良好且不合并子宫腺肌病。

（八）治疗

子宫内膜异位症总的治疗目的：减灭和消除病灶，减轻和消除疼痛，改善和促进生育，减少和避免复发。具体的治疗方案则需要根据患者的年龄、生育要求、症状的严重性、既往治疗史、病变范围、患者意愿等进行个体化制订。治疗方法包括手术治疗、药物治疗、介入治疗、中药治疗及辅助治疗（如辅助生殖技术治疗）等。

1. 药物治疗　目的是抑制卵巢功能，阻止内异症发展，减少内异症病灶活性，减少粘连形成。目前尚无标准化的药物治疗方案，选择药物时应考虑药物的不良反应、患者的意愿及经济能力，且宜用于基本确诊的病例，不主张长期"试验性治疗"。

药物主要分为非甾体抗炎药（nonsteroidal anti-inflammatory drug，NSAID）、口服避孕药、高效孕激素、雄激素衍生物以及促性腺激素释放激素激动剂（gonadotropin-releasing hormone agonist，GnRH-a）五大类。

（1）NSAID：用于缓解慢性盆腔疼痛和痛经，但不能延缓疾病进展。按需使用，间隔一般不少于 6 h。

表 18-1　ASRM 修正子宫内膜异位症分期法（1997 年）

患者姓名＿＿＿＿＿＿　日期＿＿＿＿＿＿

Ⅰ期（微型）：1～5 分腹腔镜＿＿＿＿＿＿　剖腹手术＿＿＿＿＿＿　病理＿＿＿＿＿＿

Ⅱ期（轻型）：6～15 分推荐治疗＿＿＿＿＿＿＿＿＿＿＿＿＿＿＿＿＿＿＿＿＿＿＿＿

Ⅲ期（中型）：16～40 分＿＿＿＿＿＿＿＿＿＿＿＿＿＿＿＿＿＿＿＿＿＿＿＿＿＿＿＿

Ⅳ期（重型）：＞40 分

总分＿＿＿＿＿＿＿＿　预后＿＿＿＿＿＿＿＿＿＿＿＿＿＿＿＿＿＿＿＿＿＿＿＿＿＿

异位病灶		病灶大小				粘连范围		
		＜1 cm	1～3 cm	＞3 cm		＜1/3 包裹	1/3～2/3 包裹	＞2/3 包裹
腹膜	浅	1	2	4				
	深	2	4	6				
卵巢	右浅	1	2	4	薄膜	1	2	4
	右深	4	16	20	致密	4	8	16
	左浅	1	2	4	薄膜	1	2	4
	左深	4	16	20	致密	4	8	16
输卵管	右				薄膜	1	2	4
					致密	4	8	16
	左				薄膜	1	2	4
					致密	4	8	16
直肠子宫陷凹部分消失			4		完全消失		40	

注：若输卵管全部被包裹，应为 16 分

其他子宫内膜异位灶：＿＿＿＿＿＿＿＿＿＿＿＿＿＿＿＿　相关病理：＿＿＿＿＿＿＿＿＿＿＿＿＿＿＿＿

表 18-2　子宫内膜异位症生育指数（EFI）

类别	评分	类别	评分
病史因素		手术因素	
年龄≤35 岁	2	LF 评分 7～8 分	3
年龄 36～39 岁	1	LF 评分 4～6 分	2
年龄≥40 岁	0	LF 评分 0～3 分	0
不孕年限≤3 年	2	ASRM 评分（异位病灶评分之和）＜16 分	1
不孕年限＞3 年	0	ASRM 评分（异位病灶评分之和）≥16 分	0
原发性不孕	0	ASRM 总分＜71 分	1
继发性不孕	1	ASRM 总分≥71 分	0

注：高，9～10 分；中，5～8 分；低，≤4 分

（2）口服避孕药：可抑制排卵，并直接作用于子宫内膜和异位内膜，致内膜萎缩。可连续或周期用药，长期连续服用可造成类似妊娠的闭经现象，称假孕疗法。此法适用于轻度内异症患者，使用时应警惕血栓形成风险。

（3）高效孕激素：合成的高效孕激素可引起子宫内膜蜕膜样改变，最终导致子宫内膜萎缩，同时可负反馈抑制下丘脑-垂体-卵巢轴。一般连用6个月。

（4）雄激素衍生物：代表药物为孕三烯酮，有抗雌、孕激素和抗性腺效应，使异位内膜萎缩吸收。治疗期间超过半数患者出现闭经症状。不良反应主要为雄激素样作用、脂蛋白代谢异常及肝损伤。

（5）GnRH-a：可下调垂体功能，造成体内低雌激素状态，出现暂时性闭经，故此疗法又称假绝经疗法。皮下或肌内注射，每28天1次，共使用3~6个月或更长时间。不良反应主要是低雌激素血症引起的围绝经期症状，如潮热、阴道干燥、性欲下降、失眠及抑郁等。长期应用则有骨质丢失可能。停药后大部分症状可在短期内消失，并恢复排卵。但骨质丢失需要一年甚至更长时间方可恢复，因此，建议应用GnRH-a 3个月时应给予反添加治疗（add-back therapy）。

反添加治疗的理论基础为"雌激素窗口剂量理论"学说，将体内雌激素的水平维持在不刺激异位内膜生长而又不引起围绝经期症状及骨质丢失的范围（E_2水平在146~183 pmol/L）。具体方案包括：①雌孕激素方案，雌孕激素连续联合用药。戊酸雌二醇0.5~1.5 mg/d，或雌二醇皮贴、雌二醇凝胶经皮涂抹等；孕激素多采用地屈孕酮、微粒化黄体酮或醋酸甲羟孕酮。②连续应用替勃龙，推荐1.25~2.5 mg/d。

2. 手术治疗

（1）保留生育功能手术：切净或破坏所有可见的异位内膜病灶，分离粘连，恢复正常的解剖结构，但保留子宫及一侧或双侧卵巢，至少保留部分卵巢组织。适用于药物治疗无效、年轻和有生育要求的患者。术后复发率约40%，因此术后应尽早妊娠或使用药物以避免复发。一般以腹腔镜作为首选。

（2）保留卵巢功能手术：切除子宫及盆腔内病灶，保留至少一侧或部分卵巢。适用于Ⅲ、Ⅳ期患者、症状明显且无生育要求的45岁以下患者。术后复发率约5%。

（3）根治性手术：将子宫、双附件及盆腔内所有异位内膜病灶予以切除和清除，适用于45岁以上重症患者。术后不用雌激素补充治疗者极少复发。双侧卵巢切除后，即使盆腔内残留部分异位内膜病灶，也能逐渐萎缩退化直至消失。

（4）神经阻断手术：如宫骶韧带切除术、骶前神经切除术。由于治疗效果欠佳以及手术本身的风险，现已不作为治疗内异症相关疼痛的主要术式。

3. 内异症合并附件囊肿的处理　如附件囊肿直径<4 cm且影像学检查不能明确其性质，因不排除卵巢非赘生性囊肿，故建议短期随访或者口服短效避孕药3个月，若复查囊肿未缩小，则建议腹腔镜手术。如附件囊肿直径≥4 cm，则建议首选腹腔镜手术治疗，以清除异位内膜病灶及囊肿，分解粘连及恢复正常解剖结构，并缓解疼痛，治疗不孕。

4. 内异症合并不孕症的处理　首先按照不孕症的诊疗路径进行全面检查，排除其他不孕因素。单纯药物治疗对自然妊娠无效，而腹腔镜是首选的手术治疗方式，能够评估内异症病变的严重程度及预后，提高术后妊娠率。年轻、轻中度内异症、EFI评分高者，术后可期待自然妊娠6个月，并给予生育指导；EFI评分低、有高危因素者（年龄>35岁、不孕>3年，重度内异症、盆腔粘连、输卵管不通者），应积极行辅助生殖技术助孕。助孕前应使用GnRH-a预处理，通常应用3~6个月。

📖 图18-5
内异症合并不孕症的诊治流程图

☞拓展阅读18-2
深部浸润型内异症的治疗

☞拓展阅读18-3
子宫内膜异位症复发和治疗失败

（九）内异症恶变

内异症恶变率为0.7%～2.5%，主要恶变部位在卵巢，其他部位如阴道直肠隔、腹壁或会阴切口内异症恶变较少。常见类型为卵巢上皮性癌，如卵巢子宫内膜样癌和透明细胞癌。

☞拓展阅读18-4
内异症恶变

（十）内异症治疗后的生殖状态

内异症术后第1年妊娠率最高，术后2年仍未孕者则之后的妊娠的概率明显降低。因此，对于不孕的治疗要积极，一般来讲，35岁以上女性的卵巢功能明显下降。对于Ⅰ期、Ⅱ期轻症内异症患者，术后可以有一个短期（半年左右）期待自然受孕的过程，如未受孕，应尽快至辅助生殖中心就诊。对于Ⅲ期、Ⅳ期重症内异症术后要求生育患者，应在术后尽早积极进行辅助生殖治疗。

（十一）预防

由于内异症病因不清，组织学发生复杂，尚不能完全预防。可从以下几方面降低疾病发生。

1. 防止经血逆流　及时发现并治疗引起经血逆流的疾病，如先天性生殖道畸形、闭锁、狭窄和继发性宫颈粘连、阴道狭窄等。

2. 口服避孕药　避孕药可抑制排卵，促使子宫内膜萎缩。

3. 防止医源性异位内膜种植　经期避免妇科检查。妇科或计划生育手术时尽量避免宫腔内容物、内膜碎片溢入腹腔或腹壁切口，同时避免造成宫腔或宫颈损伤而导致宫腔或宫颈粘连。

（狄　文）

第二节　子宫腺肌病

子宫腺肌病（adenomyosis）是子宫内膜腺体和间质侵入子宫肌层引起的病变，伴随周围肌层细胞的代偿性肥大，是妇科常见病。子宫腺肌病过去多发生于40岁以上的经产妇，但近些年呈逐渐年轻化趋势，这可能与剖宫产、人工流产等手术的增多相关。本病的治疗手段较多，临床决策需结合患者的年龄、症状及生育要求进行个体化选择。并且常常结合手术、药物等综合性治疗方案。

☞典型案例（附分析）18-3
痛经10年伴经量增多1年

（一）发病机制

病因至今不明。由于子宫缺乏黏膜下层，当子宫内膜受到损伤，基底层内膜可直接侵入子宫肌层内生长，并伴以周围的肌层细胞代偿性肥大增生，从而形成了病变。一般认为妊娠、刮宫术、人工流产手术及分娩可能是损伤子宫内膜基底层的主要原因。其他包括血管淋巴管播散、上皮化生、雌激素、孕激素和催乳素也参与了发病过程。

（二）病理

1. 巨检　异位内膜在子宫肌层多呈弥漫性生长，累及后壁居多，故子宫呈均匀性增大，前后径增大明显，呈球形，一般不超过12周妊娠子宫大小。剖面见子宫肌壁显著增厚且硬，无旋涡状结构，于肌壁中见粗厚肌纤维带和微囊腔，腔内偶有陈旧血液。少数腺肌病病灶呈局限性生长，形成结节或团块，似肌壁间肌瘤，称为子宫腺肌瘤（adenomyoma），因局部反复出血导致病灶周围纤维组织增生，故与周围肌层无明显界限。

2. 镜检　肌层内有呈岛状分布的异位内膜腺体及间质，特征性的小岛由典型的子宫内膜腺体与间质组成，且为不成熟的内膜，属基底层内膜，对雌激素有反应性改变，但对孕激素无反应或不敏感，故异位腺体常呈增生期改变，偶尔见到局部区域有分泌期改变。

🌐 图 18-6
子宫腺肌病（巨检）

🌐 图 18-7
子宫腺肌病镜下病理表现

（三）临床表现

1. 经量过多、经期延长　子宫腺肌病患者中月经过多发生率为 40%～50%，表现为连续数个月经周期中经量多，一般大于 80 mL，并影响女性身体、心理健康以及社会和经济等方面的生活质量。月经过多主要与子宫内膜面积增加、子宫肌层纤维增生使子宫肌层收缩不良、子宫内膜增生等因素有关。

2. 逐渐加重的进行性痛经　发生率为 15%～30%。疼痛位于下腹正中，常于经前 1 周开始，直至月经结束。

3. 妇科检查　子宫呈均匀增大或有局限性结节隆起，质硬且有压痛，经期压痛更甚。

（四）诊断

根据本病的特点，凡妇女出现月经量增多、经期延长以及逐渐加剧的进行性痛经，妇科检查提示子宫呈均匀增大或有局限性结节隆起，质硬而有压痛，经期压痛尤为明显者，一般应高度怀疑子宫腺肌病。确诊需组织病理学检查。

1. 病史　痛经呈进行性加重，月经期出血量可进行性增多。既往曾行剖宫产或进入宫腔内的经腹手术。此外，子宫腺肌病多发生于经产妇，多次分娩患者发病率增高。

2. 妇科检查　主要体征为子宫增大，可以是弥漫性增大，也可有局限性突出，但很少超过 12 周妊娠子宫大小。病灶有时有触痛，经期压痛尤为显著。

3. 辅助检查

（1）实验室检查：子宫腺肌病患者血 CA125 可升高。子宫腺肌病患者常伴有月经量增多，血常规检查有时可提示贫血。

（2）特殊检查：B 超检查是诊断子宫腺肌病的主要辅助检查方法。其中阴道 B 超较腹部 B 超准确率高。MRI 检查可在术前客观地了解病变的位置及范围，对决定处理方法有较大帮助。因价格较贵，临床较少应用。

🌐 图 18-8
子宫腺肌病 B 型超声下表现

（五）鉴别诊断

子宫腺肌病主要与子宫肌瘤鉴别（表 18-3）。子宫肌瘤有局限性、质硬的结节状突起，无继发性、进行性痛经表现，可鉴别。然而，当子宫腺肌病与子宫肌瘤同时存在时，鉴别较为困难。

表 18-3　子宫腺肌病与子宫肌瘤的鉴别诊断

	子宫腺肌病	子宫肌瘤
继发性痛经	常见	少见
子宫形态	多均匀增大	多结节性增大
与月经关系	随月经改变	不随月经改变
B 超	子宫壁增厚，内部有点状或索条状暗影，异于正常组织	子宫肌壁内无回声或低回声结节
血 CA125	部分升高	正常

👉 拓展阅读 18-5
子宫腺肌病常见的误诊原因

（六）治疗

需结合患者年龄、症状及生育要求进行个体化选择。

1. 期待疗法　用于无症状、无生育要求者。

2. 药物治疗　对于症状较轻，仅要求缓解痛经症状，尤其是近绝经期的患者，可以选择在痛经时予以 NSAID 对症处理。对于年轻、有生育要求且拒绝手术治疗的患者，可选择口服避孕药、GnRH-a 或左炔诺孕酮宫内节育系统。

3. 手术治疗　年轻要求保留生育功能者可进行病灶切除术，也可合并使用子宫动脉阻断术；无生育要求伴月经量增多者可行子宫内膜去除术；痛经明显者可以考虑子宫动脉栓塞术；对无生育要求、年龄较大而症状严重者可考虑行子宫切除术，是否保留卵巢取决于卵巢有无病变和患者年龄。

📧 微视频 18-2
子宫腺肌瘤挖除术

（狄　文）

数字课程学习

⬆️ 教学PPT　　　✍️ 自测题

第十九章

女性生殖器官发育异常

关键词

女性生殖器官发育异常　　MRKH 综合征　　Turner 综合征

诊疗路径

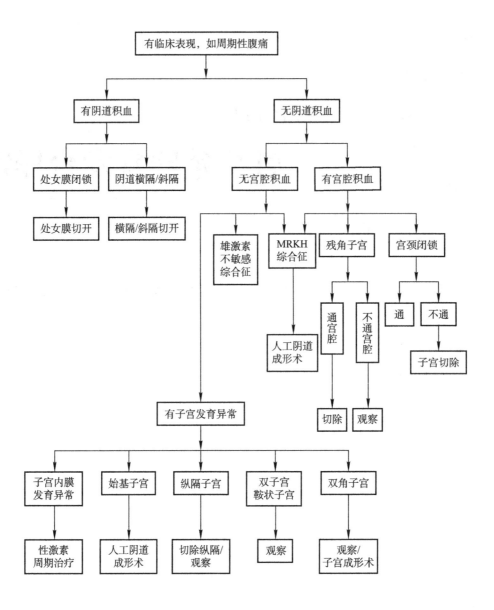

女性生殖器官发育起源于副中肾管、泌尿生殖窦及阴道板。在胚胎发育的前5周内，男女均存在中肾管（Wolffian 管）和副中肾管（Müllerian 管），在其形成、分化过程中，由于某些内源性因素（染色体数目及核型异常等）或外源性因素（激素药物使用等）的影响，原始性腺的发育、内生殖器始基的融合、管道腔化以及外生殖器的衍变可发生改变，导致各种发育异常。

常见的生殖器官发育异常有：①泌尿生殖窦腔化异常致管道形成受阻所致异常，包括处女膜闭锁、阴道闭锁和宫颈闭锁等；②副中肾衍生物发育不全所致异常，包括无子宫、无阴道、始基子宫、幼稚子宫、单角子宫和输卵管发育异常等；③副中肾管衍生物融合障碍所致异常，包括阴道横隔、阴道纵隔、双子宫、双角子宫、弓形子宫和纵隔子宫等发育异常。

由于女性生殖器官与泌尿器官在起源上相同，故泌尿器官的发育可以影响生殖器官的发育，约10%泌尿器官发育异常的新生儿伴有生殖器官异常。因此，在诊断生殖器官异常的同时，要考虑是否伴有泌尿器官的异常。此外，还需考虑到外源性激素的影响，应询问患者相关家族史及妊娠期用药史。

女性生殖器官发育异常分类众多，故统一推荐采纳中华医学会妇产科学分会提出的《关于女性生殖器官畸形统一命名和定义的中国专家共识》。有关女性生殖器官发育异常的分类系统，临床传统应用的是1988年美国生育协会（American Fertility Society，AFS）分类系统（简称"AFS分类"），其以解剖学为基础，将外生殖器、阴道、宫颈、子宫畸形分门别类，但AFS系统无法就子宫、阴道和（或）宫颈的组合畸形进行分类。为弥补AFS分类缺陷，欧洲人类生殖与胚胎学会（European Society of Human Reproduction and Embryology，ESHRE）和欧洲妇科内镜协会（European Society for Gynecological Endoscopy，ESGE）于2013年6月发布了新的女性生殖器官发育异常分类系统（简称"ESHRE/ESGE

分类"），从解剖学上进一步细化各个器官的发育异常，是否有更强的临床实用性，尚待更多的临床经验积累与应用反馈。

第一节 外生殖器发育异常

一、发病机制

女性外生殖器的阴蒂、小阴唇、大阴唇、前庭及处女膜分别由生殖结节、尿道褶（urethral fold）、生殖隆突（genital swelling）、尿道沟（urethral groove）以及泌尿生殖窦的窦阴道球发育而来，如上述外生殖器衍变或正常管道形成过程受阻，则可导致外生殖器发育异常，包括处女膜闭锁与外生殖器男性化，前者更为多见，后者与雄激素不敏感或染色体异常相关，另见相应章节叙述。

二、常见外生殖器发育异常

（一）处女膜闭锁

处女膜闭锁（imperforate hymen）又称无孔处女膜（图19-1）。少数患者的处女膜闭锁不完全，留有小孔，称"筛孔处女膜"；或有的处女膜表现为纵隔处女膜。处女膜闭锁系女性青春期发育过程中阴道末端的泌尿生殖窦组织未腔化所致。由于处

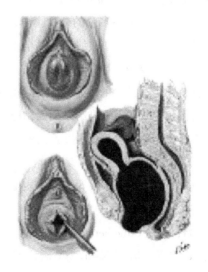

图 19-1 处女膜闭锁

女膜无孔，故阴道分泌物或经血排出受阻，积聚在阴道内；甚至经血经输卵管逆流至腹腔，引起不同程度的周期性下腹坠胀痛。若诊断不及时，反复多次月经来潮使阴道内积血增多，发展为子宫腔、输卵管和盆腔积血，甚至引起盆腔子宫内膜异位症。而对于"筛孔处女膜"或纵隔处女膜患者，由于经血有小的流出道，其症状较处女膜闭锁更轻微，就诊更晚。

1. 临床表现　绝大多数患者为青春期发病，表现为周期性下腹或肛门坠痛，呈进行性加剧。严重者可引起尿频、慢性盆腔痛等症状。检查可见处女膜膨出，开口不明显，表面呈紫蓝色；肛诊可扪及盆腔张力高的囊性包块。偶有幼女因大量黏液潴留在阴道内，引起下腹坠痛而就诊。盆腔或经肛门超声检查可见阴道内有积血或积液。

2. 诊断及鉴别诊断　根据患者病史、体检，结合其超声检查结果，一般可明确诊断。有时由于阴道积血黏稠，超声检查中对处女膜厚度辨识困难，为与阴道闭锁鉴别，可辅助盆腔磁共振检查精确测量闭锁的膜厚度，有助于鉴别。而阴道穿刺抽出陈旧积血，可与阴道囊肿鉴别。

3. 治疗　一经诊断，即可手术治疗。手术最佳时机为周期性腹痛发作的时期，此时处女膜膨隆最明显，便于手术操作。可在局麻下先用粗针穿刺处女膜中部最膨隆处，抽出陈旧积血后再行"X"形切开处女膜，并切除多余的处女膜瓣，再用3-0可吸收缝线间断缝合切口边缘数针以止血。因暴露充分，可常规探查阴道与宫颈发育情况。术后注意宣教，保持阴道清洁卫生，连续观察两次月经来潮情况，若偶尔由于局部感染继发创面粘连，引起经血排出不畅，需要再次扩张处女膜孔隙。

（二）外生殖器男性化

以真两性畸形、先天性肾上腺皮质增生及外源激素药物使用多见。

真两性畸形（true hermaphroditism）染色体核型多为46，XX、46，XX/46，XY嵌合体，46，XY少见。患者体内性腺同时存在睾丸和卵巢两种组织，又称卵睾（ovotestis）；也可能是一侧卵巢，另一侧睾丸。真两性畸形患者外生殖器形态很不一致，以胚胎期占优势的性腺组织决定外生殖器的外观形态，多数为阴蒂肥大或阴茎偏小。

先天性肾上腺皮质增生（congenital adrenal cortical hyperplasia，CAH）核型为46，XX，性腺为卵巢，内生殖器为子宫、输卵管、阴道，为常染色体隐性遗传性疾病。系胎儿肾上腺皮质合成皮质醇或皮质醇的酶（如21-羟化酶、11β-羟化酶与3β-羟类固醇脱氢酶）缺乏，不能将17α-羟孕酮羟化为皮质醇或不能将孕酮转化为皮质醇，因此其前体积聚，并向雄激素转化，产生大量雄激素。

外源激素类药物如雄激素和有雄激素作用的合成孕激素，对泌尿生殖窦最敏感，可使女性外生殖器男性化。妊娠早期服用雄激素类药物，可发生女性胎儿阴道下段发育不全、阴蒂肥大及阴唇融合等发育异常；妊娠晚期服用雄激素可致使阴蒂肥大。

1. 临床表现　阴蒂肥大，有时显著增大似男性阴茎。严重者伴有阴唇融合，两侧大阴唇肥厚有皱褶，并有不同程度的融合，类似阴囊，会阴体距离增加。检查时应了解阴蒂大小，尿道口与阴道口的位置，有无阴道和子宫。同时检查腹股沟与大阴唇，了解有无异位睾丸。

2. 诊断及鉴别诊断　根据患者阴蒂肥大、两侧大阴唇肥厚多皱褶等典型症状，可以做出诊断。疑为真两性畸形或先天性肾上腺皮质增生时，应检查染色体核型。前者染色体核型多样，后者则为46，XX，血雄激素呈高值，并伴有血清17α-羟孕酮升高和尿17-酮类固醇及17-羟皮质炎固醇含量增加。必要时可通过性腺活检，确诊是否为真两性畸形。

3. 治疗　一经诊断，择期手术治疗。建议青春期或婚前半年手术，按女性生活意愿安排手术，切除肥大的阴蒂部分，注意保留局部血管与神经，同时手术矫正外阴部其他畸形，使阴蒂及大、小阴唇恢复正常女性外阴形态。

若为真两性畸形，建议将不必要的性腺切除，保留与外生殖器相适应的性腺，并以此性别养育。若为先天性肾上腺皮质增生，应先给予肾上腺皮质激素治疗，减少血清睾酮含量至接近正常水平，再做阴蒂整形术和其他畸形的相应矫正手术。

第二节　阴道发育异常

一、发病机制

阴道由副中肾管（Müllerian 管）和泌尿生殖窦发育而来。胚胎第 6 周，在中肾管（Wolffian 管）外侧，体腔上皮向外壁中胚叶凹陷成沟，形成副中肾管。双侧副中肾管融合形成子宫和部分阴道。胚胎第 6~7 周，原始泄殖腔被尿直肠隔分隔为泌尿生殖窦。胚胎第 9 周，双侧副中肾管下段融合，其间的纵行间隔消失，形成子宫阴道管。泌尿生殖窦上端细胞增生，形成实质性的窦阴道球，并进一步增殖形成阴道板。自胚胎 11 周起，阴道板开始腔化，形成阴道。其间任何因素引起副中肾管的形成与融合异常及泌尿生殖窦的分化，都会导致阴道的发育异常。副中肾管发育不良可导致无阴道或阴道完全闭锁。泌尿道生殖窦发育不良导致阴道下段闭锁。副中肾管融合异常又分为垂直融合异常和侧面融合异常，垂直融合异常表现为阴道横隔，侧面融合异常表现为阴道纵隔和阴道斜隔综合征。

二、分类

阴道发育异常分类存在 AFS 分类与 ESHRE/ESGE 分类（表 19-1），两者从解剖学描述看大同小异，只是前者更侧重于从组织胚胎学起源分类，而后者则直观描述解剖学异常。临床应用中采用解剖学异常的分类更为便捷可行。

表 19-1　阴道发育异常的国际分类比较

分类系统	类型	描述
AFS	副中肾管发育不良	无阴道／阴道完全闭锁
	泌尿生殖窦发育不良	阴道下段闭锁
	副中肾管垂直融合异常	阴道横隔
	副中肾管侧面融合异常	阴道纵隔
	副中肾管垂直-侧面融合异常	阴道斜隔
ESHRE/ESGE	V0	正常阴道
	V1	非梗阻性阴道纵隔
	V2	梗阻性阴道纵隔
	V3	阴道横隔和（或）处女膜闭锁
	V4	阴道发育不良

注：AFS，美国生育协会；ESHRE，欧洲人类生殖与胚胎学会；ESGE，欧洲妇科内镜协会。

三、常见阴道发育异常

（一）MRKH 综合征

MRKH 综合征（Mayer-Rokitansky-Küster-Hauser syndrome）俗称"先天性无阴道（congenital absence of vagina）"。发生率为 1/5 000~1/4 000，染色体核型为 46，XX，血清睾酮为女性水平。患者先天性无阴道几乎均合并无子宫或仅有始基子宫，卵巢功能多为正常。MRKH 综合征可分两型：Ⅰ型，单纯子宫阴道发育不良；Ⅱ型多发畸形，除子宫阴道发育不良外，还合并肾脏畸形，或卵巢功能障碍，或骨骼畸形，或心脏畸形。临床上以Ⅱ型为多见。

1. 临床表现　患者多以原发性闭经及性生活困难为主诉。检查可见患者体格、第二性征以及外阴发育正常，但无阴道口，或仅在前庭后部见一浅凹。偶见短浅阴道盲端。大约 25% 的 MRKH 综合征有泌尿系异常，如单侧肾缺如、盆腔异位肾或马蹄肾，10%~15% 的病例伴有脊柱、肋骨和四肢的骨骼异常，如脊柱侧凸、椎体融合、楔形椎骨、高肩胛畸形等。其他少见的异常包括肺动脉瓣狭窄、法洛四联症等先天性心脏病、手畸形、耳聋、腭裂、腹股沟疝或股疝。

2. 诊断及鉴别诊断　该病的诊断依据如下：①原发性闭经；②第二性征以及外阴发育正常；③无阴道，双侧始基子宫；④内分泌测定显示卵巢功能正常；⑤染色体 46，XX；⑥可合并其他泌尿系统或骨骼系统畸形。需与处女膜闭锁、阴道闭锁、阴道横隔、雄激素不敏感综合征、Turner 综合征、睾丸退化症、5-α 还原酶缺乏、先天性肾上腺皮质增生等相鉴别。

3. 治疗　针对无阴道的患者，可采用阴道模具渐进式顶入的方法，适于前庭窝弹性好且阴道盲端深度超过 2 cm 者，每天顶压 1～2 次，每次 5～10 min，压力缓慢增加，以患者能忍受为度，避免局部黏膜损伤，待阴道深度超过 4 cm 时可以尝试性生活。规律的性生活（每周 2～4 次）有助于阴道保持柔软润滑，需强调注意性生活卫生，避免局部感染而引起过多渗液，以及发热、继发阴道粘连或闭锁等。手术方式包括：皮瓣及黏膜组织移植法、新鲜羊膜移植法、盆腔壁腹膜代阴道术、乙状结肠移植、Vecchietti 牵引术以及生物网片代阴道法。目前的生物网片选自脱细胞猪小肠黏膜下基质，生物相容性好，韧性大，手术操作简单安全，术后恢复更快，但费用昂贵。针对无子宫 / 始基子宫的患者，可行子宫移植，为 MRKH 综合征患者带来生育希望。

（二）阴道闭锁

阴道闭锁（atresia of vagina）为泌尿生殖窦未参与形成阴道下段所致。根据阴道闭锁的解剖学特点可分为两型：Ⅰ型（阴道下段闭锁，而阴道上端、子宫颈与子宫发育正常）和Ⅱ型（阴道完全闭锁，多合并子宫颈发育异常、子宫发育不良，但子宫内膜有功能）。

1. 临床表现　绝大多数患者至青春期发生周期性下腹坠痛，呈进行性加剧，严重者可引起肛门

或阴道部胀痛和尿频等症状。症状与处女膜闭锁相似，无阴道开口，但闭锁处黏膜表面色泽正常，亦不向外隆起。肛诊可扪及凸向直肠包块，位置较处女膜闭锁高。

2. 诊断及鉴别诊断　根据典型的周期性进行性下腹坠胀痛的症状，结合体检所见，可基本明确诊断。阴道闭锁的程度可以通过超声或磁共振检查进一步评估。需与处女膜闭锁、阴道横隔、阴道斜隔综合征等相鉴别。

3. 治疗　一经诊断，应尽早手术治疗，推荐在周期性腹痛发作期进行手术。Ⅰ型阴道闭锁者可先用粗针穿刺阴道黏膜，抽出积血后切开闭锁段阴道，排出积血，常规检查宫颈是否正常，切除多余闭锁的纤维结缔组织，利用已游离的阴道黏膜覆盖创面，术后定期扩张阴道以防挛缩。Ⅱ型阴道闭锁者需评估子宫颈与子宫体发育情况，判断是否适宜保留子宫；若需切除发育明显畸形的子宫，则术中同时行阴道成形术（参考 MRKH 综合征的治疗方案）；若保留子宫，由于患者闭锁段阴道往往距外阴较远，应该在术前充分考虑以何种材料进行部分阴道黏膜组织的替代，如患者大腿外侧皮肤、生物网片等，并考虑好"上下贯通"的方案，将子宫颈 - 阴道贯通成形。

（三）阴道横隔

阴道横隔（transverse vaginal septum）可位于阴道内任何部位（图 19-2），但以上、中段交界处为多见，其厚度约为 1 cm。可分为两种类型：完全性横隔（无孔型，横隔多位于阴道下部）和不全性横隔（隔上有小孔，多位于阴道上端）。

1. 临床表现　不全性横隔位于上部者多无症状，位置偏低者可影响性生活。阴道分娩时影响胎先露部下降。妇科检查见阴道较短或仅见盲端，横隔中部可见小孔。肛诊时可扪及宫颈及宫体。完全性横隔有原发性闭经伴周期性腹痛，并呈进行性加剧。完全性横隔由于经血潴留，可在相当于横隔上方部位触及块物。

2. 诊断及鉴别诊断　根据典型的周期性进行

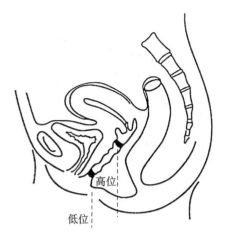

图 19-2 阴道横隔

性下腹坠胀痛的症状，结合体检所见，可基本明确诊断。需与处女膜闭锁及其他类型阴道发育不全相鉴别。

3. 治疗 一经诊断，建议手术治疗。切除横隔，缝合止血。可先用粗针穿刺定位，抽出积血后再行切开术。切除横隔后，也可将横隔上方的阴道黏膜部分分离后拉向下方，覆盖横隔的创面，与隔下方的阴道黏膜缝合。术后定期扩张阴道，防止粘连。分娩时，横隔薄者可于胎先露部下降压迫横隔时切开横隔，胎儿娩出后再切除横隔；横隔厚者应行剖宫产术。

（四）阴道纵隔

根据纵隔长度是否达到处女膜缘，阴道纵隔（longitudinal vaginal septum）可分为完全纵隔和不全纵隔两种类型。

1. 临床表现 阴道完全纵隔者无症状，性生活和阴道分娩无影响。阴道不全纵隔者可有性生活困难或不适，分娩时胎先露下降可能受阻。阴道检查可见阴道被一纵行黏膜壁分为两条纵行通道，黏膜壁上端近宫颈，完全纵隔下端达阴道口，不全纵隔未达阴道口。阴道完全纵隔常合并双子宫。

2. 诊断及鉴别诊断 根据体检及超声检查，可基本明确诊断，必要时需辅助磁共振检查。需与其他类型阴道发育不全相鉴别。

3. 治疗 阴道完全纵隔：如不影响性生活与分娩，无须治疗。阴道不全纵隔：有症状者应手术治疗，切除纵隔，创面缝合以防粘连。若阴道分娩时发现阴道纵隔，可当先露下降压迫纵隔时先切断纵隔的中部，待胎儿娩出后再切除纵隔。

（五）阴道斜隔

阴道斜隔可分为 3 个类型。

Ⅰ 型——无孔斜隔型：斜隔后的子宫与外界及另侧子宫完全隔离，宫腔积血积聚在隔后腔。

Ⅱ 型——有孔斜隔型：斜隔上有一直径数毫米的小孔，隔后子宫与另侧子宫隔绝，经血通过小孔滴出，但引流不畅。

Ⅲ 型——无孔斜隔合并子宫颈瘘管型：在两侧子宫颈间或隔后腔与对侧子宫颈之间有小瘘管，有隔一侧的经血可通过另一侧子宫颈排出，但引流亦不通畅（图 19-3）。

1. 临床表现 发病年龄较轻，月经周期正常，三型均有痛经。Ⅰ 型患者疼痛程度较重，除痛经外，平时也有一侧下腹痛，但由于无孔，不增加感染机会，故阴道分泌物无特殊异味。Ⅱ 型患者月经间期阴道少量褐色分泌物或陈旧血淋漓不净，由于经血引流不畅，常常继发感染，使得阴道分泌物呈脓性，有臭味。Ⅲ 型患者经期延长，有少量血，也可有脓性分泌物。妇科检查时一侧穹隆或阴道壁可触及囊性肿物。Ⅰ 型肿物较硬，宫腔积血时触及增大的子宫。Ⅱ、Ⅲ 型囊性肿物张力较小，压迫时有陈旧血流出。

2. 诊断与鉴别诊断 根据患者典型的症状与体征，可以明确诊断。辅助超声检查可见一侧宫腔积血，阴道旁囊肿，同侧肾缺如。子宫碘油造影检查可显示Ⅲ 型患者子宫颈间的瘘管。必要时应做泌尿系造影检查。需与 MRKH 综合征及其他类型的阴道发育异常相鉴别。

3. 治疗 一经诊断，建议手术治疗。由囊壁小孔或穿刺定位，上下剪开斜隔，暴露宫颈。沿斜隔附着处做菱形切除，边缘电凝止血并以薇乔线连续扣锁缝合，注意完全切除斜隔组织，但又避免损伤基底部的阴道壁，术后一般无须放置阴道模型。

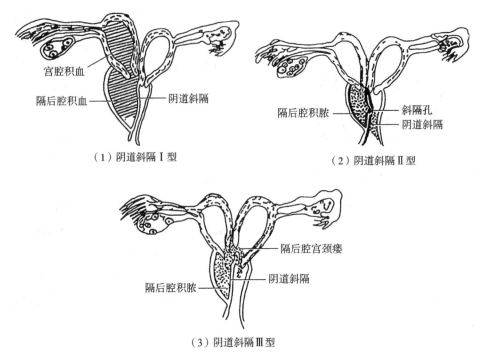

（1）阴道斜隔 I 型　　　　　　　　　　　（2）阴道斜隔 II 型

（3）阴道斜隔 III 型

图 19-3　阴道斜隔

第三节　先天性宫颈发育异常

（一）发病机制

宫颈形成约在胚胎发育第 14 周，副中肾管尾端发育不全或发育停滞可导致宫颈发育异常，主要包括宫颈缺如、宫颈闭锁、先天性宫颈管狭窄、宫颈角度异常、先天性宫颈延长症伴宫颈管狭窄、双宫颈等，临床较为罕见。

（二）分类

宫颈发育异常分类存在 AFS 分类与 ESHRE/ESGE 分类（表 19-2）。

（三）临床表现

若患者子宫内膜有功能，则青春期后可因宫腔积血而出现周期性腹痛，经血还可经输卵管逆流入腹腔，引起盆腔子宫内膜异位症。

（四）诊断

体格检查、磁共振显像和超声检查（尤其是三维和四维超声检查）有助诊断。

表 19-2　宫颈发育异常的国际分类比较

分类系统	类型	描述
AFS	副中肾管发育不良	宫颈发育不良
	副中肾管垂直融合异常	宫颈发育不良或未发育
ESHRE/ESGE	C0	正常宫颈
	C1	纵隔宫颈
	C2	双宫颈
	C3	单侧宫颈发育不全
	C4	宫颈发育不全

注：AFS，美国生育协会；ESHRE，欧洲人类生殖与胚胎学会；ESGE，欧洲妇科内镜协会。

（五）治疗

可手术穿通宫颈，建立人工子宫阴道通道，但成功率低，故有人建议直接进行子宫切除术。

第四节　子宫发育异常

一、发病机制

子宫发育异常多因形成子宫段的副中肾管发育及融合异常所致（图19-4）。

二、分类

宫颈发育异常分类存在 AFS 分类与 ESHRE/ESGE 分类（表19-3）。

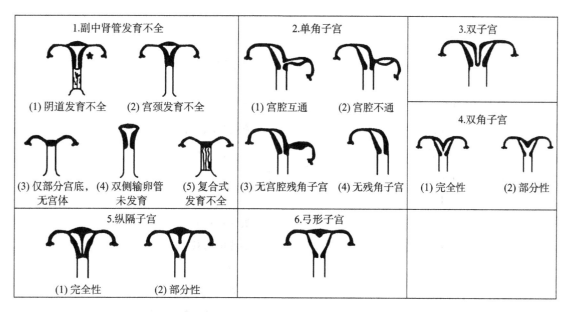

图 19-4　副中肾管发育异常

表 19-3　子宫发育异常的国际分类比较

分类系统	类型	描述
AFS	副中肾管发育不良	子宫底部发育不全
	副中肾管侧面融合异常	非对称阻塞性子宫异常
		单角子宫伴非交通性残角
		双子宫单侧宫腔阻塞
		双子宫单侧阴道阻塞
		对称非阻塞性子宫异常
		双子宫
		纵隔子宫
		完全性
		部分性
		双角子宫
		完全性
		部分性
		T 型子宫

续表

分类系统	类型	描述
		单角子宫
		有残角
		无残角
ESHRE/ESGE	U0	正常子宫
	U1	异形子宫
	U1a	T型子宫
	U1b	幼稚型子宫
	U1c	其他类型异形子宫
	U2	纵隔子宫
	U2a	部分性纵隔子宫
	U2b	完全性纵隔子宫
	U3	双子宫
	U3a	部分性双子宫
	U3b	完全性双子宫
	U3c	有纵隔的双子宫
	U4	单角子宫
	U4a	有功能性残腔的单角子宫
	U4b	无功能性残腔的单角子宫
	U5	发育不全子宫
	U5a	有功能性残腔发育不全子宫
	U5b	无功能性残腔发育不全子宫
	U6	未能归为上述分类的其他女性生殖道发育异常

注：AFS，美国生育协会；ESHRE，欧洲人类生殖与胚胎学会；ESGE，欧洲妇科内镜协会。

三、常见子宫发育异常

（一）子宫未发育或发育不良

子宫未发育或发育不良包括：①先天性无子宫（congenital uterus absence），因双侧副中肾管形成子宫段未融合、退化所致，常合并无阴道。②始基子宫（primordial uterus），因双侧副中肾管融合后不久即停止发育，子宫极小，多数无宫腔或为一实体肌性子宫，无宫腔内膜。③幼稚子宫，双侧副中肾管融合形成子宫后发育停止所致，可有宫腔和内膜。以上三者卵巢发育正常。

1. 临床表现　先天性无子宫或实体性的始基子宫无症状，常因青春期后无月经就诊。具有宫腔和内膜的幼稚子宫但宫颈发育不良或无阴道者，可因月经血潴留或经血倒流出现周期性腹痛。幼稚子宫月经稀少或初潮延迟，常伴痛经。

2. 诊断　结合患者病史、体格检查及超声检查可确诊。检查可见子宫体小，宫颈相对较长。

3. 治疗　先天性无子宫、实体性始基子宫可不予处理。幼稚子宫有周期性腹痛或宫腔积血者需手术切除。无症状的幼稚子宫，如有强烈的月经来潮意愿，可以尝试雌激素加孕激素序贯周期治疗。

（二）单角子宫或残角子宫

单角子宫（unicornous uterus）为仅一侧副中肾管正常发育形成单角子宫，同侧卵巢功能正常。另侧副中肾管完全未发育或未形成管道，未发育侧卵巢、输卵管和肾脏亦往往同时缺如。

残角子宫（rudimentary horn of uterus）系一侧副中肾管发育，另一侧副中肾管中下段发育缺陷，形成残角子宫。有正常输卵管和卵巢，常伴有同侧泌尿器官发育畸形。

根据残角子宫与单角子宫解剖上的关系，分为3个类型：①Ⅰ型——残角子宫有宫腔，并与单角子宫腔相通；②Ⅱ型——残角子宫有宫腔，但与单角子宫腔不相通；③Ⅲ型——无宫腔实体残角子宫，仅以纤维带与单角子宫相连。

1. 临床表现　单角子宫常无症状。残角子宫内膜有功能，但其宫腔与单角子宫腔不相通者，常因月经血逆流或宫腔积血出现痛经，也可发生子宫内膜异位症。

2. 诊断　子宫输卵管碘油造影、超声检查和磁共振显像有助于正确诊断。检查可见单角子宫偏小、梭形、偏离中线。伴有残角子宫者可在子宫一侧扪及较子宫小的硬块。若残角子宫腔积血，可扪及肿块，有触痛。

3. 治疗　单角子宫及无内膜的残角子宫不予处理。残角子宫患者有疼痛症状，且确诊有内膜存在时，应切除残角子宫及同侧输卵管，避免输卵管妊娠的发生。对于妊娠的残角子宫，若在妊娠早、中期时发现，应及时切除，避免子宫破裂。若在妊娠晚期时发现，则应在剖宫产分娩后切除残角子宫。

（三）双子宫

双子宫（didelphic uterus）为两侧副中肾管未融合，各自发育形成两个子宫和两个宫颈，也可为一侧子宫颈发育不良、缺如。双子宫可伴有阴道纵隔或斜隔。

1. 临床表现　患者多无自觉症状。伴有阴道纵隔者可有性生活不适。

2. 诊断　检查可扪及子宫呈分叉状。宫腔探查或子宫输卵管碘油造影可见两个宫腔。

3. 治疗　一般不处理。当有反复流产，应除外染色体、黄体功能以及免疫等因素行矫形手术，即双子宫融合术。

（四）双角子宫

双角子宫（bicornuate uterus）为双侧副中肾管融合不良所致。根据宫角在宫底水平融合不全的程度分为完全双角子宫和不全双角子宫。

1. 临床表现　一般无症状。有时双角子宫月经量较多并伴有程度不等的痛经。

2. 诊断　体格检查时可扪及宫底部有凹陷。超声检查、磁共振显像和子宫输卵管碘油造影有助于诊断。

3. 治疗　一般不予处理。若双角子宫反复流产时，可行子宫整形术，即双角子宫融合术。

（五）纵隔子宫

纵隔子宫（septate uterus）为双侧副中肾管融合后，纵隔吸收受阻所致，是最常见的子宫畸形。分两类。①完全纵隔子宫：纵隔末端到达或超过宫颈内口者，外观似双宫颈。②不全纵隔子宫：纵隔末端终止在内口以上水平。大多数纵隔子宫为不全纵隔。

1. 临床表现　一般无症状。临床上主要表现为影响生育期妇女的妊娠结局，包括反复流产、早产、胎膜早破等表现，其中以反复流产最常见。

2. 诊断　经阴道超声检查是目前最常用的诊断方法，表现为两个内膜回声区域，子宫底部无明显凹陷切迹。子宫输卵管碘油造影有助于了解宫腔形态，评估双侧输卵管通畅程度。宫腹腔镜联合检查是诊断纵隔子宫的"金标准"。

3. 治疗　纵隔子宫影响生育时，应予手术治疗。目前最主要的手术治疗方法为腹腔镜监视下通过宫腔镜切除纵隔。通常手术后3个月即可妊娠，妊娠结局良好。

（六）弓形子宫

弓形子宫（arcuate uterus）为宫底部发育不良，

宫底中间有一轻微凹陷。宫底凹陷程度在弓形子宫上尚有争议。

1. 临床表现　一般无症状。

2. 诊断　检查可扪及宫底部有凹陷。超声和磁共振显像及子宫输卵管碘油造影有助于诊断。

3. 治疗　一般不处理。若出现反复流产时，应行子宫整形术。

第五节　输卵管发育异常

输卵管发育异常罕见，是副中肾管头端发育受阻所致，常与子宫发育异常同时存在。几乎均在因其他病因手术时偶然发现。常见的类型有：①输卵管缺失或输卵管痕迹（rudimentary fallopian tube）；②输卵管发育不全；③副输卵管；④单侧或双侧双输卵管。

若不影响妊娠，无须处理。

第六节　卵巢发育异常

卵巢发育异常由原始生殖细胞迁移受阻或性腺形成移位异常所致。常见的类型有：①卵巢未发育或发育不良，其中卵巢发育不良又称为条索状卵巢（streak ovary）；②异位卵巢，卵巢形成后仍停留在原生殖嵴部位，未下降至盆腔内；③副卵巢（supernumerary ovary）。

第七节　女性性分化与发育异常

女性性分化与发育异常（disorders of sex development，DSD）包括一大组疾病，这组疾病的患者在性染色体、性腺、外生殖器或性征方面存在一种或多种先天性异常或不一致。

一、分类

DSD 的分类较为复杂，目前倾向于根据染色体核型分成三大类，即染色体异常型 DSD、46，XX

型 DSD 和 46，XY 型 DSD（表 19-4）。

表 19-4　性发育异常的分类

分类	常见疾病
46，XX 型 DSD	性腺发育异常
	卵睾型 DSD
	睾丸型 DSD
	雄激素过多
	21- 羟化酶缺陷
	11β- 羟化酶缺陷
	3β- 脱氢酶缺陷
	外源性雄激素
	其他
	17α- 羟化酶缺陷
	先天性低促性腺激素性性腺功能低下
	米勒管发育异常
	尿生殖窦发育异常
46，XY 型 DSD	性腺发育异常（完全型或部分型）
	卵睾型 DSD
	睾丸退化
	雄激素合成异常
	5α- 还原酶缺陷
	StAR 缺陷
	CYP11A1 缺陷
	3β-HSD 缺陷
	CYP17 缺陷
	17βHSD 缺陷
	雄激素作用异常：雄激素不敏感综合征（完全型和部分型）
	其他：米勒管永存综合征
	先天性低促性腺激素性性腺功能低下
	环境因素
染色体异常型 DSD	特纳综合征
	Klinefelter 综合征
	45，X/46，XY 综合征
	染色体为 46，XX/46，XY 的卵睾型 DSD

二、常见性分化与发育异常

根据染色体核型分类，简要介绍部分性分化与发育异常的常见疾病。

（一）染色体异常型性分化与发育异常

1. 特纳综合征（Turner syndrome）　最为常见的性发育异常，其染色体核型异常包括 45，XO、45，XO 的嵌合型、X 断臂和长臂缺失、47，XXX等。其主要病变为卵巢不发育伴有体格发育异常。临床表现为：面容呆板、两眼间距宽、身材矮小（不足 150 mm）、蹼颈、盾状胸、肘外翻；第二性征不发育、子宫发育不良及原发性闭经。特纳综合征的治疗原则为促进身高、刺激乳房与生殖器官发育及预防骨质疏松。

2. 真两性畸形　参考外生殖器男性化相关内容。

（二）46，XX 性分化与发育异常

此类病变的性染色体为 XX 型，第二性征发育、卵巢多属正常，但内生殖器发育异常，如 MRKH 综合征、先天性肾上腺皮质增生、外源激素类药物使用。

（三）46，XY 性分化与发育异常

1. 46，XY 单纯性腺发育不全　又称 Swyer 综合征。染色体核型为 46，XY。因原始性腺未能分化为睾丸，其既不分泌副中肾管抑制因子，也不产生雄激素。副中肾管虽不退化，但也不发育。两侧性腺呈条索状，合成雌激素能力低下。患者主要表现为第二性征发育不全与原发性闭经。妇科检查可见发育不良的子宫、输卵管；性腺为条索状或发育不良的睾丸。因条索状性腺易发生肿瘤，应尽早切除性腺。外阴性别模糊者可予以整形，使其成为女性外阴。术后应用雌孕激素替代治疗可使月经来潮。

2. 雄激素不敏感综合征（androgen insensitivity syndrome）　表现为原发性闭经，为 X 连锁隐形遗传病，缺乏雄激素受体，分完全型与不完全型两种情况。其中完全型为男性假两性畸形，染色体核型46，XY，极少数核型为 46，XX，性腺为睾丸，可以隐藏在腹股沟疝囊内。患者呈现女性表型，乳房发育体积大，但腺体组织不丰富，乳头小、乳晕淡，多数手臂长、手掌大、脚掌大，无子宫，阴道为盲端，阴毛、腋毛稀少，内分泌检查多为女性水平，睾酮水平正常或略高，黄体生成素水平高。不完全型者有部分雄激素效应，表现为阴蒂增大，甚至有阴茎，除乳房发育外还有阴毛和腋毛生长，性腺仍为睾丸。必要时可手术探查性腺加以鉴别诊断。

☞ 典型案例（附分析）19-1
乳房不发育，无月经来潮

☞ 典型案例（附分析）19-2
无月经来潮，伴性生活困难

☞ 拓展阅读 19-1
46，XX 男性可能的遗传学机制

☞ 拓展阅读 19-2
改善性功能的子宫畸形整复治疗进展

（徐丛剑）

数字课程学习

⬆ 教学PPT　　　📝 自测题

第二十章

盆底功能障碍及生殖器官损伤疾病

关键词

盆底功能障碍　　　盆腔器官脱垂　　　压力性尿失禁

生殖道瘘　　　　　尿瘘　　　　　　　粪瘘

女性生殖器官由于退化、产伤等因素，使得盆底支持组织薄弱，因而生殖器官与其相邻的脏器发生移位和功能异常，称为盆底功能障碍（pelvic floor dysfunction，PFD），或称盆底缺陷（pelvic floor defect），或盆底支持组织松弛（relaxation of pelvic supports）。临床上表现为子宫脱垂、阴道前后壁脱垂等。如损伤导致女性生殖器官与相邻的泌尿道、肠道有异常通道，临床上表现为尿瘘和粪瘘。一旦发生，将严重影响女性的生活质量。

成，尿道、阴道和直肠则经此贯穿而出。盆底组织承托并保持子宫、膀胱和直肠等盆腔脏器于正常位置。

盆底结构的解剖学特点是在垂直方向上将盆底分为前、中、后3个腔室，前腔室包括阴道前壁、膀胱、尿道；中腔室包括阴道顶部、子宫；后腔室包括阴道后壁、直肠。在水平方向上盆底分为3个水平：水平1为主韧带-宫骶韧带复合体；水平2为肛提肌群及膀胱、直肠阴道筋膜；水平3为会阴体及括约肌（图20-1）。

第一节 女性盆底组织解剖及功能

女性盆底由封闭骨盆出口的多层肌肉和筋膜组

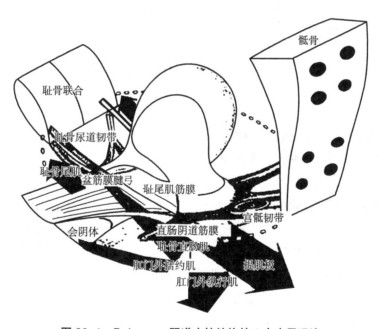

图 20-1 DeLancey 阴道支持结构的 3 个水平理论

第二节　盆腔器官脱垂

诊疗路径

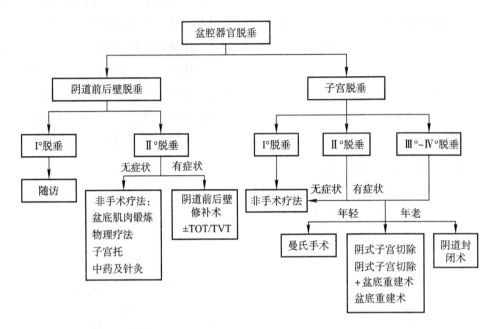

注：TOT/TVT，无张力尿道中段悬吊带术

盆腔器官脱垂（pelvic organ prolapse，POP）是指盆腔各器官自阴道内或阴道外脱出。美国国立卫生研究院在 2001 年提出：盆腔器官脱垂指任何阴道节段的前缘达到或超过处女膜缘外 1 cm。POP 可单独发生，但大多是联合发生。

阴道前壁脱出又称为阴道前壁膨出，其中阴道内 2/3 膀胱区域脱出称为膀胱膨出（cystocele）（图 20-2）。若尿道紧连的阴道前壁下 1/3 以尿道口为支点向下膨出，称尿道膨出（urethrocele），支持尿道的膀胱宫颈筋膜受损严重为主要原因。阴道后壁脱出又称为直肠膨出（rectocele）（图 20-3），阴道后壁脱垂常伴随子宫直肠陷凹疝，如内容为肠管，称之为肠疝（图 20-4）。子宫自正常位置沿阴道下降，宫颈外口水平达坐骨棘以下，甚至子宫全部脱出于阴道口外，称子宫脱垂（uterine prolapse）（图 20-5）。全子宫切除术后如果阴道顶段支持结构有缺损，则会发生阴道穹隆脱垂（vault prolapse）（图 20-6）。

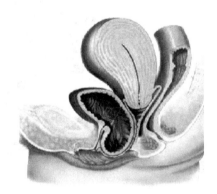

图 20-2　阴道前壁脱垂，膀胱膨出

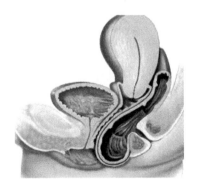

图 20-3　阴道后壁脱垂，直肠膨出

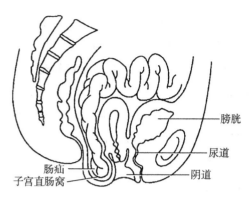

图 20-4 肠疝

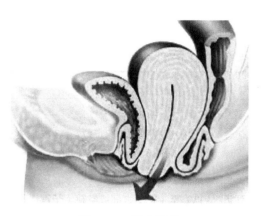

图 20-5 子宫脱垂

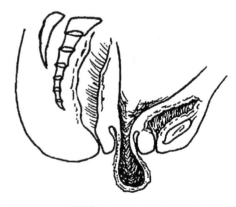

图 20-6 阴道穹隆脱垂（全子宫切除术后）

☞ 典型案例（附分析）20-1
阴道脱出物 6 年，逐渐加重 3 年

☞ 典型案例（附分析）20-2
阴道脱出物 4 个月

（一）病因

1. **妊娠与分娩** 经阴道分娩导致的盆底肌群结构及功能受影响，尤其是产钳或胎吸下困难的阴道分娩时，盆底筋膜、韧带和肌肉可能因过度牵拉而削弱其支撑力量。另外，产后过早参加重体力劳动，会影响盆底组织张力的恢复，从而发生盆腔器官脱垂。

2. **衰老** 老年女性雌激素水平降低，盆底支持结构萎缩和松弛，从而出现盆腔脏器脱垂。

3. **腹压增加** 各种原因引起的长期腹压增加可导致盆腔脏器脱垂，如慢性咳嗽、腹水、肥胖、持续负重或便秘等。

4. **医源性原因** 包括没有充分纠正手术时所造成的盆腔支持结构缺损。

（二）临床表现

1. **症状** 脱垂较轻的患者一般无症状。重度脱垂时常出现腰骶部酸痛或下坠感，在劳累及长时间站立后症状加重，卧床休息可减轻症状。阴道前壁脱垂可伴有排尿异常，出现尿频、排尿困难，部分可发生漏尿，但随着阴道前壁膨出的加重，漏尿等症状可消失，但排尿困难加重，甚至需要压迫阴道前壁帮助才能排尿，由于残余尿增加，易并发尿路感染。便秘和排便困难是阴道后壁膨出患者的常见症状。轻症患者外阴肿物脱出后经卧床休息能自行回纳，重者则不能回纳。脱出的宫颈和阴道黏膜与衣裤摩擦，可导致感染、溃疡而出血。年轻女性发生子宫脱垂后，无论轻重，一般对月经没有影响，轻症者可以正常受孕、妊娠和分娩。

2. **体征** 可见阴道前壁、后壁组织及子宫颈和宫体不同程度地脱出于阴道口外。暴露在外的黏膜可出现增厚角化、溃疡或出血。对阴道后壁膨出者行肛门检查时，可扪及局部直肠呈盲袋状向阴道明显凸出。阴道后穹隆部的球形突出是肠膨出，双合诊可触及疝囊内的小肠。部分患者可伴有宫颈延长和肥大。随着子宫脱垂下移，膀胱、输尿管随之下移，与尿道开口成正三角区（图 20-7）。

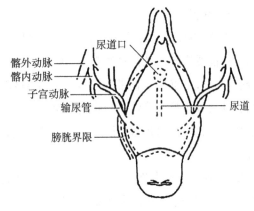

图 20-7　输尿管移位

（三）临床分度

临床分度有几种方法，国际上应用最多的是 Bump 教授提出的盆腔器官脱垂定量分期法（pelvic organ prolapse quantitation，POP-Q）（表 20-1、表 20-2）。临床诊疗中并不绝对强调某一种分期法，只要手术治疗前后采用同一种即可。程度评价均以患者平卧最大用力向下屏气（Vasalva 动作）时的程度为准。

POP-Q 分期系统分别利用阴道前壁、阴道顶端、阴道后壁上的 2 个解剖指示点与处女膜的关

表 20-1　盆腔器官脱垂评估指示点（POP-Q 分期）

指示点	内容描述	范围
Aa	阴道前壁中线距处女膜 3 cm 处，相当于尿道膀胱沟处	−3 至 +3 之间
Ba	阴道顶端或前穹隆到 Aa 点之间阴道前壁上段中的最远点	在无阴道脱垂时，此点位于 −3 cm，在子宫切除术后阴道完全外翻时，此点将为 + TVL
C	宫颈或子宫切除后阴道顶端所处的最远端	−TVL 至 + TVL 之间
D	有宫颈时的后穹隆位置，它提示了子宫骶骨韧带附着到近端宫颈后壁的水平	−TVL 至 + TVL 之间或空缺（子宫切除后）
Ap	阴道后壁中线距处女膜 3 cm 处，Ap 与 Aa 点相对应	−3 cm 至 + 3 cm 之间
Bp	阴道顶端或后穹隆到 Ap 点之间阴道后壁上段中的最远点，Bp 与 Ba 点相对应	在无阴道脱垂时，此点位于 −3 cm，在子宫切除术后阴道完全外翻时，此点将为 + TVL

注：POP-Q 分期应在向下用力屏气，脱垂最大限度出现时的最远端部位距离处女膜的正负值计算。POP-Q 通过 3×3 格表记录以上各测量值，客观地反映盆腔器官脱垂变化的具体数值（图 20-8）。

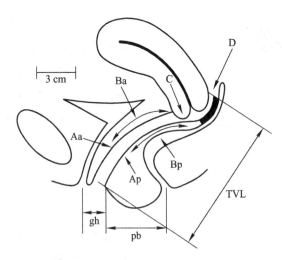

图 20-8　POP-Q 盆腔器官脱垂分期图解

阴裂的长度（gh）为尿道外口中线到处女膜后缘的中线距离；会阴体的长度（pb）为阴裂的后端边缘到肛门中点的距离；阴道总长度（TVL）为总阴道长度

表20-2　盆腔器官脱垂分期（POP-Q分期法）

分度	内容
0	无脱垂，Aa、Ap、Ba、Bp均在−3 cm处，C、D两点在阴道总长度和阴道总长度−2 cm之间，即C或D点量化值 < (TVL−2) cm
Ⅰ	脱垂最远端在处女膜平面上 > 1 cm，即量化值 < −1 cm
Ⅱ	脱垂最远端在处女膜平面上 < 1 cm，即量化值 > −1 cm，但 < +1 cm
Ⅲ	脱垂最远端超过处女膜平面 > 1 cm，但 < (阴道总长度−2) cm，即量化值 > +1 cm，但 < (TVL−2) cm
Ⅳ	下生殖道呈全长外翻，脱垂最远端即宫颈或阴道残端脱垂超过阴道总长度−2 cm，即量化值 > (TVL−2) cm

注：POP-Q分期应在向下用力屏气，以脱垂完全呈现出来时的最远端部位计算。应针对每个个体先用3×3表格量化描述，再进行分期。为了补偿阴道的伸展性及内在测量上的误差，在0和Ⅳ度的TVL值允许有2 cm的误差。

系来界定盆腔器官的脱垂程度。与处女膜平行以0表示，位于处女膜以上用负数表示，处女膜以下则用正数表示。阴道前壁上的2个点分别为Aa和Ba点；阴道顶端的2个点分别为C和D点；阴道后壁的Ap、Bp两点与阴道前壁Aa、Ba点是对应的。另外还包括阴裂（gh）的长度，会阴体（pb）的长度，以及阴道总长度（TVL）。测量值均用厘米表示。

盆腔脏器脱垂除以上解剖学分期外，还需评估一系列功能症状，包括手术前后泌尿系症状、肠道症状、性生活情况等。推荐应用两个问卷：盆底功能影响问卷简表（Pelvic Floor Impact Questionnaire-Short Form，PFIQ-7）和盆腔器官脱垂及尿失禁性生活问卷（Pelvic Organ Prolapse/Urinary Incontinence Sexual Questionnaire，PISQ-12），来有效描述盆腔脏器脱垂引起功能症状的程度分级，评估上述症状的严重程度及对生活质量的影响，精确评价盆腔器官的功能及手术效果。

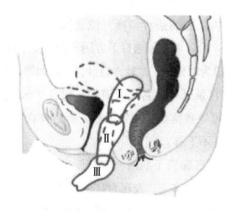

图20-9　子宫脱垂分度
Ⅰ度　轻型：宫颈外口距处女膜缘 < 4 cm，未达处女膜
　　　重型：宫颈已达处女膜缘，阴道口可见宫颈
Ⅱ度　轻型：宫颈脱出阴道口，宫体仍在阴道内
　　　重型：部分宫体脱出阴道口
Ⅲ度　宫颈及宫体全部脱出阴道口外

☞ 拓展阅读20-1
问卷 PFIQ-7、PISQ-12

中国沿用的盆腔脏器脱垂传统分度是根据我国在1981年部分省、自治区、直辖市"两病"科研协作组的意见，将子宫脱垂分为3度（图20-9）。

阴道前壁膨出中国传统分度为3度。

Ⅰ度：阴道前壁形成球状物，向下突出，达处女膜缘，但仍在阴道内；

Ⅱ度：阴道壁展平或消失，部分阴道前壁突出于阴道口外；

Ⅲ度：阴道前壁全部突出于阴道口外。

阴道后壁膨出中国传统分度为3度。

Ⅰ度：阴道后壁达处女膜缘，但仍在阴道内；

Ⅱ度：阴道后壁部分脱出阴道口；

Ⅲ度：阴道后壁全部脱出阴道口外。

（四）诊断

根据病史及检查所见容易确诊。妇科检查前，应嘱咐患者向下屏气，判断脱垂的最重程度，并予以分度。同时注意有无溃疡存在，及其部位、大小、深浅、有无感染等。嘱患者在膀胱充盈时咳嗽，观察有无溢尿情况（即压力性尿失禁情况）。注意子宫颈的长短，同时做宫颈细胞学检查。如为重度子宫脱垂，可触摸子宫大小，将脱出的子宫还纳，做双合诊检查子宫两侧有无肿块。应用单叶窥器可辅助阴道全面检查，压住阴道前壁时叫患者向下用力，可显示肠疝和直肠膨出。妇科检查时还应注意盆底肌肉组织的检查，主要了解肛提肌的肌力和生殖裂隙宽度。如有大便失禁，还应肛门指诊，注意肛门括约肌的功能。

（五）鉴别诊断

1. 阴道壁肿物　应与膀胱膨出鉴别。前者于阴道壁内，肿物边界清晰，位置固定，可偏于阴道一侧；后者可见尿道口下方阴道前壁呈半球形膨出，一般为对称性，柔软，囊性，可以回纳进阴道。

2. 宫颈延长　宫颈阴道部一般长 2 cm，宫颈延长者可导致宫颈口位置外移，但宫体在盆腔内，屏气时并不下移。

3. 子宫黏膜下肌瘤　应与脱出于宫颈外口至阴道内的肌瘤鉴别，表现为红色质硬肿块，其旁或一侧可查及被扩张变薄的宫颈边缘。可有月经过多病史。

4. 慢性子宫内翻　阴道内见异常肿物，为翻出的宫体被覆暗红色绒样子宫内膜，两侧角可见输卵管开口，妇科检查发现盆腔内无宫体。罕见于多次分娩患者。

（六）治疗

1. 非手术疗法　为盆腔器官脱垂的一线治疗方法。治疗目标为缓解症状，预防脱垂加重。

（1）盆底肌肉锻炼和物理疗法：盆底肌肉（肛提肌）锻炼（Kegel 运动）可提高盆底肌肉群的张力，改善盆底功能。适用于轻度或 POP-Q 分期Ⅰ度和Ⅱ度的患者，也可作为重度患者手术前后的辅助治疗。

☞拓展阅读 20-2
Kegel 运动

（2）子宫托：放置于阴道内支撑子宫和阴道

壁，起到固定作用。该工具有支撑型和填充型两种（图 20-10、图 20-11）。尤其适用于年龄大、全身状况不能耐受手术者以及妊娠期和产后患者。

子宫托应间断性地取出、清洗并重新放置，长期留置可因局部压迫而导致溃疡，甚至可能出现嵌顿、出血、感染和阴道瘘等严重后果。一般嘱咐患者睡前取出清洗，清晨放置。

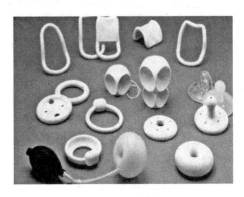

图 20-10　子宫托 1

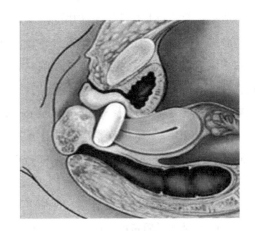

图 20-11　子宫托 2

（3）中药和针灸：补中益气汤（丸）等有促进盆底肌张力恢复、缓解局部症状的作用。

2. 手术治疗　适用于子宫、阴道脱垂超出处女膜且有临床症状的患者。手术的主要目的是缓解症状，恢复正常解剖位置和盆腔脏器功能，同时有满意的性功能。应根据患者年龄、生育要求及全身健康状况制订个体化的手术方案。可以选择以下常用的手术方法，合并压力性尿失禁的患者先行评估尿流动力学检查，必要时可同时行尿道中段悬吊带术。

（1）曼氏手术（Manchester 手术）：包括阴道前后壁修补、主韧带缩短及宫颈部分切除术。适用于年龄较轻、宫颈延长的子宫脱垂患者。

☞ 拓展阅读 20-3
曼氏手术

（2）经阴道子宫全切除及阴道前后壁修补术：多用于年龄较大、无生育要求的患者，但重度子宫脱垂患者术后可能出现阴道脱垂复发。

（3）阴道封闭术：分阴道半封闭术（又称LeFort 手术）和阴道全封闭术。该手术将阴道前后壁分别剥离长方形黏膜面，然后将阴道前后壁剥离创面相对缝合以部分或完全封闭阴道。术后失去性交功能，故仅适用于年老体弱不能耐受较大手术者。

（4）阴道前后壁修补术：无症状阴道前后壁膨出的患者不需要手术治疗。重度有症状的患者应行阴道前后壁修补术，或加用医用合成网片或生物补片来达到加强局部修复、减少复发的作用。合并压力性尿失禁者应同时行膀胱颈悬吊手术或阴道无张力尿道中段悬吊手术。但是网片、吊带和生物补片等可能引起排异反应，术后出现严重疼痛或性交痛时补片取出困难。

（5）盆底重建手术：重建主要针对中盆腔的建设，通过吊带、网片和缝线把阴道穹隆、宫颈或宫骶韧带悬吊固定于骶骨前、骶棘韧带。子宫可以切除或保留，可以经阴道或经腹腔镜或开腹完成。目前应用较多的是子宫/阴道骶前固定术、骶棘韧带固定术、高位骶韧带悬吊术和经阴道植入网片盆底重建手术。

🔘 微视频 20-1
阴道骶骨固定术

（七）预防

避免腹压增加的疾病和劳作。有子宫脱垂者在行子宫切除的同时应顶端重建，以免术后发生穹隆膨出和肠膨出。

第三节　压力性尿失禁

诊疗路径

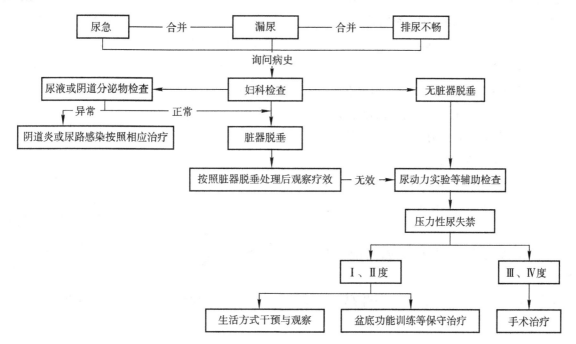

压力性尿失禁（stress urinary incontinence，SUI）是指腹压的突然增加（喷嚏、咳嗽、大笑或运动）导致尿液不自主流出，不是由逼尿肌收缩压或膀胱壁对尿液的张力压引起。其特点是正常状态下无漏尿，而腹压突然增高或快步走时出现尿液自动流出，也称张力性尿失禁。

☞ 典型案例（附分析）20-3
腹压加剧尿液流出 3 年余

（一）病因

压力性尿失禁分为两型：解剖型和尿道内括约肌障碍型。

解剖型占 90% 左右。主要由妊娠与阴道分娩损伤以及绝经后雌激素减低引起的盆底支持结构缺损造成，而非尿道括约肌松弛。膀胱颈及近端尿道位于盆底支撑组织之外。腹腔内压力增高时，压力不能被平均地传递到膀胱和近端的尿道，增加的膀胱内压力大于尿道内压力时会出现漏尿。

尿道内括约肌障碍型占 10% 左右，多为先天性发育异常所致。

（二）分型

根据病因，尿失禁可分为六大类：压力性尿失禁、急迫性尿失禁、混合性尿失禁、充盈性尿失禁、功能性尿失禁和解剖异常导致的分流尿失禁。压力性尿失禁是最常见的类型。

（三）临床表现

临床表现主要为腹压增加情况下出现不自主溢尿，尿频、尿急、急迫性尿失禁和尿潴留亦是常见的临床表现。约 80% 的压力性尿失禁患者伴有膀胱膨出，严重时可有尿潴留。

（四）分度

压力性尿失禁的临床分度采用 Gullen 分度标准。

Ⅰ度：咳嗽等腹压突然增加时，偶然出现尿失禁；

Ⅱ度：每次咳嗽、屏气或用力时均出现尿失禁；

Ⅲ度：行走、站立时即有尿失禁；

Ⅳ度：卧床时也有尿失禁。

（五）诊断

以患者的症状为主要依据，需完成仔细问诊、妇科检查等，还需进行相关压力试验、指压试验、尿动力学检查等辅助检查，排除神经系统病变引起的尿失禁及感染等。

国际上建议使用以患者为主导的调查问卷客观评价尿失禁对生活质量的影响。尿失禁对生活质量的影响建议使用经中文验证的尿失禁对患者生活质量影响问卷调查表简版（incontinence impact questionnaire-7，IIQ-7）。尿失禁对患者性生活的影响建议使用盆腔器官脱垂及尿失禁对性生活质量影响问卷调查表简版（PISQ-12）。

☞ 拓展阅读 20-4
SUI 病史询问要点

1. 压力试验（stress test）　患者膀胱充盈时，取截石位。嘱患者咳嗽，如果患者每次咳嗽时伴随着尿液的不自主溢出，则提示 SUI；延迟溢尿或有大量的尿液溢出则提示非抑制性的膀胱收缩。

2. 指压试验（Bomiey test）　检查者把中指及示指放在阴道前壁的尿道两侧，指尖位于膀胱与尿道交接处，向前上抬高刺激膀胱颈，再行压力试验，如压力性尿失禁现象消失，则为阳性（图 20-12）。

3. 尿动力学检查（urodynamics）　包括膀胱内压力测定和尿流速率测定，主要观察逼尿肌的反射能力以及患者控制这种反射的能力，可以了解膀胱的排尿速度和排空能力。

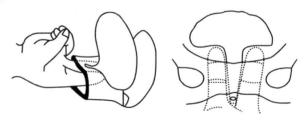

图 20-12　指压试验示意图

拓展阅读 20-5

尿流动力学报告示例

4. 尿道膀胱镜检查（cystoscopy）　必要时辅助诊断，可以帮助诊断膀胱结石、肿瘤、憩室或以前手术的缝合情况。

5. 超声检查　利用患者在休息状态和 Valsalva 动作时进行即时超声检查，可获得关于尿道角度、膀胱基底部和尿道膀胱连接处的运动和漏斗状形成的信息。

（六）鉴别诊断

与压力性尿失禁症状和体征最易混淆的是急迫性尿失禁，可通过尿动力学检查来鉴别并明确诊断。

拓展阅读 20-6

SUI 误诊原因

（七）治疗

原则上Ⅰ、Ⅱ度压力性尿失禁可先行非手术治疗，无效后再行手术治疗，而Ⅲ、Ⅳ度压力性尿失禁则应行手术治疗。

1. 非手术治疗　非手术治疗主要是生活方式的改变，包含减轻体重、戒烟、治疗慢性咳嗽和便秘等慢性腹压增高疾病等。盆底康复锻炼，包含生物反馈刺激、子宫托、盆底电刺激、收缩膀胱及收缩肛门运动和局部雌激素治疗。采用非手术治疗可以改善症状，治疗轻度的压力性尿失禁。

拓展阅读 20-7

常用的 SUI 非手术治疗方法选择

2. 手术治疗　目前可采用耻骨后膀胱尿道悬吊术和阴道无张力尿道中段悬吊带术。

（1）耻骨后膀胱尿道悬吊术：主要通过缝合膀胱颈旁阴道或周围相对结实的支撑组织，最常见的是缝合至髂耻韧带，称 Burch 手术。Burch 手术适用于解剖型压力性尿失禁，其短期治愈率高，复发率也较高。

（2）阴道无张力尿道中段悬吊带术：尿道内括约肌障碍型压力性尿失禁和混合性尿失禁目前均可采用悬吊带手术。不可吸收材料悬吊带得到广泛使用，术后一年治愈率在 90% 左右。

拓展阅读 20-8

常用 SUI 手术中英文缩写对照

微视频 20-2

阴道无张力尿道中段悬吊带术

（八）预防

同盆腔器官脱垂。

第四节　生殖道瘘

由于各种原因导致生殖器官与其毗邻器官之间形成异常通道称为生殖道瘘。临床上以尿瘘（urinary fistula）［又称泌尿生殖瘘（urogenital fistula）］最常见，其次为粪瘘（fecal fistula），若两者同时存在，则称为混合性瘘（combined fistula）（图 20-13）。

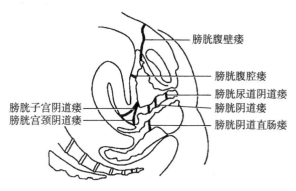

图 20-13　生殖道瘘

一、尿瘘

诊疗路径

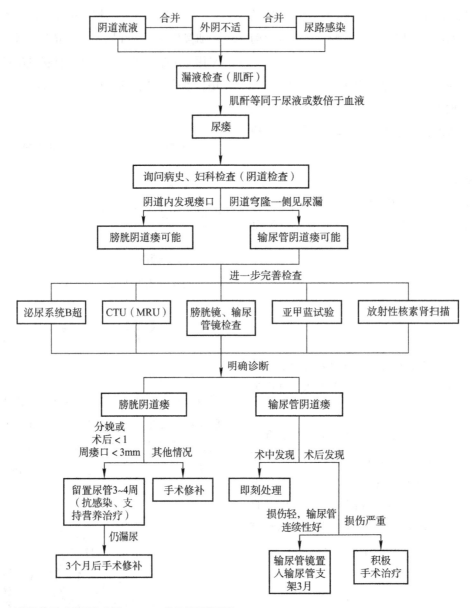

注：CTU，计算机体层成像尿路造影；MRU，磁共振尿路造影

生殖道与泌尿道之间的任何部位形成异常通道就构成了尿瘘，尿液自阴道排出，不能控制。尿瘘可发生在生殖道与泌尿道之间的任何部位，根据解剖位置分为膀胱阴道瘘（vesico-vaginal fistula）、尿道阴道瘘（urethro-vaginal fistula）、膀胱尿道阴道瘘（vesico-urethro-vaginal fistula）、膀胱宫颈瘘（vesico-cervical fistula）、膀胱宫颈阴道瘘（vesico-cervical-vaginal fistula）、输尿管阴道瘘（uretero-vaginal fistula，UVF）及膀胱子宫瘘（vesico-uterine fistula）。其中临床以膀胱阴道瘘和输尿管阴道瘘最为常见。输尿管阴道瘘的发病率为 0.5% ~ 2.2%。

（一）病因

常见病因为产伤和盆腔手术损伤。

1. 产伤 多发生在经济、医疗条件落后的地区。分为：①坏死型尿瘘：由骨盆狭窄、胎儿过大或胎位异常所致头盆不称，产程延长，特别是第二产程延长者，膀胱、尿道被挤压在胎头和耻骨联合之间，导致局部组织缺血坏死，形成尿瘘。②创伤型尿瘘：产科助产手术直接损伤。

2. 妇科手术损伤 粘连、肿瘤侵犯而手术伤及输尿管、膀胱或尿道，造成尿瘘。

3. 其他病因 外伤、放射治疗后、膀胱结核、晚期生殖泌尿道肿瘤、子宫托安放不当、局部药物注射治疗等均能导致尿瘘。

根据病变程度可分为简单尿瘘、复杂尿瘘和极复杂尿瘘。简单尿瘘指膀胱阴道瘘瘘口直径＜3 cm，尿道阴道瘘瘘口直径＜1 cm。复杂尿瘘指膀胱阴道瘘瘘口直径≥3 cm 或瘘口边缘距输尿管开口＜0.5 cm，尿道阴道瘘瘘口直径≥1 cm。其他少见的尿瘘均归类为极复杂尿瘘。

☞ 典型案例（附分析）20-4
宫颈鳞癌ⅡA1 期术后 2 周，阴道流液 1 天

✑ 微视频 20-3
膀胱阴道瘘－膀胱镜检查

☞ 典型案例（附分析）20-5
取卵术后 9 天，腰痛 1 周

（二）临床表现

1. 漏尿 阴道不自主漏尿为膀胱阴道瘘、输尿管阴道瘘的主要症状，漏尿量的多少因瘘口的部位、大小和患者体位而异。

（1）膀胱阴道瘘：对于损伤范围未累及尿道内括约肌者，膀胱仍能保留一定量的尿液，能自控排尿。瘘口大者完全失去自控性排尿；瘘口小或瘘管弯曲者不但漏尿量少，且平卧时不漏尿，站立后才漏尿。压迫性坏死型尿瘘多在产后及手术后 10 日左右组织脱落后开始漏尿；手术直接损伤者术后即开始漏尿；放射损伤所致漏尿发生时间晚且常合并粪瘘。

（2）输尿管阴道瘘：漏尿一般发生在术后 1～3 周，患者平躺、坐位及行走时均会发生漏尿。

2. 外阴不适 局部刺激、组织炎症增生及感染和尿液刺激及浸渍，可引起外阴部痒和烧灼痛，外阴呈湿疹、丘疹样皮炎改变，阴道周围增生，如伴有阴道瘢痕狭窄，则可导致阴道结石形成、性交困难等，甚至影响夫妻感情，以致因精神抑郁而发生继发性闭经。

3. 尿路感染 合并尿路感染者有尿频、尿急、尿痛等症状。早期输尿管阴道瘘在漏尿症状之前，患者常有发热、腹痛、腰痛等症状，且患侧肾区叩痛阳性。

4. 其他症状 如发生腹膜外尿液囊肿，可形成包块并可通过查体发现，但在漏尿后包块即可消失。部分患者因输尿管梗阻可出现恶心、呕吐等消化道症状。

（三）诊断

应仔细询问病史、手术史、漏尿发生时间和漏尿表现。首先检测漏液的肌酐和尿素氮：可以通过生化检查来比较漏出液与尿液、血液中的电解质和肌酐并明确。尿液中的电解质和肌酐水平为血液中的数倍，如果漏出液的电解质和肌酐水平接近尿液，则提示有尿瘘的存在。

妇科检查也有助于诊断，大瘘口极易发现，小瘘口则通过触摸瘘口边缘的瘢痕组织也可协助明确诊断。如患者系盆腔手术后，检查未发现瘘口，仅见尿液自阴道穹隆一侧流出，多为输尿管阴道瘘。检查暴露不满意时，患者可取膝胸卧位，用单叶拉钩将阴道后壁上提，可查见位于耻骨后或较高位置的瘘口。较难确诊时，行下列辅助检查。

1. 泌尿系统 B 超 膀胱阴道瘘患者肾和输尿管正常，瘘口较大时膀胱充盈不满意；输尿管阴道瘘患者可提示患侧有肾盂积水，狭窄段以上输尿管扩张，膀胱充盈良好。

2. 静脉肾盂造影（intravenous pyelography, IVP）或泌尿系统增强 CT 及 CT 尿路造影（computed tomography urography, CTU）　膀胱阴道瘘、输尿管阴道瘘的影像学诊断首选。造影剂的外泄或输尿管膀胱连续性中断有助于明确诊断。

3. 磁共振尿路造影（magnetic resonance urography, MRU）　为无创伤性尿路检查方法，适用于肾功能较差、高龄或伴有其他内科疾病不能耐受 IVP、CTU 或膀胱镜检查的患者。

4. 膀胱镜、输尿管镜检查　在诊断及鉴别诊断中起关键作用，可了解膀胱容积、黏膜情况，明确膀胱内有无瘘口及输尿管开口喷尿情况，进一步明确瘘口的位置、大小、数目及瘘口与输卵管开口的距离、瘘口周围组织的条件等。结合亚甲蓝试验有助于膀胱阴道瘘的鉴别诊断。从膀胱向输尿管插入输尿管导管或行输尿管镜检查，可以明确输尿管受阻的部位。

5. 亚甲蓝注水试验　有助于膀胱阴道瘘的诊断。将 3 个棉球逐一放在阴道顶端、中 1/3 处和远端。用稀释的亚甲蓝溶液 200 mL 充盈膀胱，在注水试验中需注意牵拉尿管，避免亚甲蓝从尿道口溢出导致假阳性。嘱患者走动 30 min，然后逐一取出棉球。蓝染提示膀胱阴道瘘，染色液经阴道壁小孔流出为膀胱阴道瘘，染色液自宫颈口流出为膀胱宫颈瘘或膀胱子宫瘘。根据蓝染棉球是在阴道上、中、下段估计瘘口的位置。棉球无色或黄染提示可能输尿管阴道瘘。

6. 放射性核素肾扫描　用以了解患侧肾功能的损伤程度，为进一步处理提供依据。

7. 阴道镜检查　了解阴道内瘘口位置、大小及阴道内组织情况，观察是否有阴道结石、阴道狭窄等，有助于治疗方案的制订。

（四）治疗

手术修补为主要治疗方法。

1. 保守治疗

（1）仅限于分娩或手术后 1 周内发生的、瘘口 <3 mm 的单纯性膀胱阴道瘘，留置导尿管 3~4

周。若留置尿管后仍有阴道漏尿，建议行手术修补。

（2）术后发现的输尿管阴道瘘，如输尿管损伤较轻，输尿管连续性较好，可通过输尿管镜置入输尿管支架，并留置 3 个月。

（3）引流期间需经常对患者病情进行评估。积极处理蜂窝织炎，确保患者营养和液体的摄入，促进瘘口愈合。要注意治疗外阴皮炎和泌尿系感染，改善患者的社会生活质量。绝经后妇女可以给予雌激素，促进阴道上皮增生，有利于伤口愈合。15%~20% 的患者、部分瘘口较小的患者可通过留置导尿、输尿管支架引流后完全自愈。对于瘘管已经成熟并且上皮化者，非手术治疗则通常失败。

2. 手术治疗

（1）膀胱阴道瘘手术治疗的最终目的是确切修补，防止术后复发，达到解剖和功能上的恢复。膀胱阴道瘘和尿道阴道瘘手术修补首选经阴道手术，不能经阴道手术或复杂尿瘘者可选择经腹、经膀胱或经腹 – 阴道联合手术，有条件的可考虑采用腹腔镜或机器人辅助腹腔镜进行修补。复杂型膀胱阴道瘘修补失败或局部条件差难以进行修补的情况下可选择行尿流改道处理。

手术成功与否取决于手术本身、术前准备及术后护理。术前需排除尿路感染，治疗外阴阴道炎症；绝经后患者在围手术期加用雌激素治疗，可促进阴道上皮增生以利于切口愈合；术前 1 日应用抗生素预防感染；术后留置尿管 10~14 日，保持导尿管引流通畅；放置输尿管导管者术后留置至少 1 个月。

（2）输尿管阴道瘘的治疗原则是恢复输尿管的连续性，保护患者的肾功能，引流外渗尿液。手术需考虑输尿管损伤的部位、时间、程度、盆腔周围组织情况及患者一般状况、原发病情、相关后续治疗等因素。对于全身情况较好、局部炎症不明显的患者，一经诊断应积极行手术治疗，手术方式包括输尿管端端吻合术，输尿管膀胱再植术、膀胱壁肌瓣输尿管吻合术、回肠代输尿管术及输尿管皮肤永久造口术等。但对于全身情况较差，或局部组织炎症严重、组织广泛坏死的患者，优先处理原则是通过经皮肾穿刺引流术引流尿液，控制炎症，改善肾功能，待患者全身情况改善、稳定后再行二期手术。对于恶性肿瘤术后患者，考虑其全身状况及可能接受放化疗，易导致输尿管阴道瘘复发或病情迁延不愈等情况的发生，建议行输尿管皮肤永久造口等尿流改道手术。

（3）关于女性尿瘘的修补时机问题，仍存在早期紧急手术和延迟手术的不同主张。手术中发现的膀胱、阴道、输尿管损伤建议立即修复，其他医源性损伤产生的瘘一般需等待3～6个月，待局部炎症情况好转、手术瘢痕软化、损伤界线固定及确定没有自愈可能后，再考虑手术。瘘修补失败后至少应等待3个月后再次手术。但对于延迟发生的输尿管阴道瘘的处理时机，建议越早越好，早期处理可降低输尿管狭窄致肾功能损害的可能性，缩短患者治疗时间，减少住院费用，同时也积极地消除了尿瘘给患者带来的身体和精神上的伤害。

（五）预防

绝大多数尿瘘可以预防，提高产科质量、规范操作、预防产科因素所致的尿瘘是关键。应熟悉盆腹腔解剖结构，术中防止过多的电凝止血，严格掌握手术指征，盆腔粘连严重、恶性肿瘤广泛浸润时，术前可放置输尿管导管，以起到保护作用；术中发现膀胱输尿管损伤时须及时修补；术中疑有膀胱损伤者应留置尿管10天，使膀胱空虚以利于受损部位血液循环的恢复。

二、粪瘘

诊疗路径

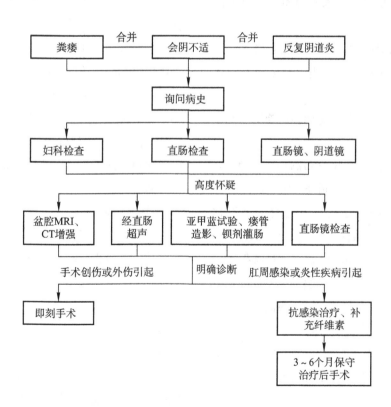

粪瘘是指肠道与生殖道之间的异常通道，最常见的是直肠阴道瘘（recto-vaginal fistula）。可以根据瘘口在阴道的位置，将其分为低位、中位和高位瘘。还可根据解剖结构进行分类：来源齿状线之下、与阴道交通的瘘口称肛门阴道瘘；位于肠和阴道间的瘘口称直肠阴道瘘；直肠之上的称结肠阴道瘘；小肠与阴道间的交通称小肠阴道瘘。

（一）病因

直肠阴道瘘的病因繁多，产道损伤是最常见的病因，肛周感染性疾病、手术和非手术的创伤也能导致直肠阴道瘘。直肠阴道瘘病因复杂，分为先天性和后天性两种。先天性非常罕见，多合并肛门、尿道或膀胱等畸形；后天性又分医源性和非医源性，临床上以后天性占绝大多数。

> ☞ 典型案例（附分析）20-6
> 直肠恶性肿瘤术后1月，阴道不规则排液2周余

1. 医源性

（1）产伤：与尿瘘相同，可因胎头在阴道内停滞过久、直肠受压坏死而形成粪瘘。难产手术操作导致Ⅲ度会阴撕裂，修补后直肠未愈合及会阴撕裂缝线穿过直肠黏膜但术中未发现而导致直肠阴道瘘。

（2）盆腔手术损伤：粘连严重和恶性肿瘤手术易损伤肠道，或使用吻合器不当等原因均可导致粪瘘。

（3）放射性损伤：生殖器恶性肿瘤晚期浸润或放疗，均可导致粪瘘。

直肠阴道瘘一般分为低位和高位两种类型，低位：位于直肠下1/3和阴道下1/2；高位：位于直肠中1/3、阴道上1/2及阴道后穹隆。根据瘘口直径大小分为3类：小瘘<0.5 cm；中瘘0.5～2.5 cm；大瘘>2.5 cm。根据治疗难易程度分为简单和复杂两种类型：低位、直径<2.5 cm及既往无手术史者一般认为是简单瘘；相对高位、直径>2.5 cm、存在两个或者以上瘘管、既往有修补手术或者局部放射治疗史，以及由隐窝腺疾病、克罗恩病或肿瘤侵犯引起者被认为是复杂瘘。

2. 非医源性

（1）炎症性肠病：克罗恩病和溃疡性结肠炎是引起直肠阴道瘘的另一重要原因。

（2）直肠生殖道恶性肿瘤。

（3）肛周和会阴区脓肿，如肛周脓肿未及时切开，或前庭大腺脓肿扩大蔓延，向深筋膜进展侵犯。

（4）其他：机械性外力直接穿通伤、长期安放子宫托不取等。

（二）临床表现

阴道内排出粪便为主要症状。气体、脓液、粪便从阴道内排出。瘘口大者，成形粪便可经阴道排出，稀便时呈持续外流。瘘口小者，阴道内可无粪便污染，但肠内气体可自瘘口经阴道排出，稀便时则从阴道流出。长期反复阴道内感染，伴有会阴处刺痒、疼痛，常致患者性生活障碍，造成沉重心理负担，严重影响患者的生活质量。

（三）诊断

根据病史，包括致病原因、既往治疗和手术方式、每次发病前后的时间间隔，以及临床症状和妇科检查可做出初步诊断。全面的解剖学评估应该包括以下重要信息：①瘘口距肛缘和阴道口的距离；②瘘管的数目；③瘘口的直径大小；④是否合并直肠阴道隔和会阴体的活动性炎性反应或脓肿；⑤直肠的顺应性及邻近直肠黏膜的健康情况；⑥肛周结构的完整性和肛门括约肌的功能。体格检查可初步评估会阴体的厚度及有无瘢痕，阴道直肠双合诊可触摸窦道、凹陷、周围组织的顺应性以及估计肛门括约肌张力。

（四）辅助检查

1. 直肠镜、阴道镜或阴道窥器阴道检查、直肠指检　低位直肠阴道瘘可看到直肠阴道隔有窦道形成，并可明确瘘口大小、高低，甚至取活检病理定性。大的粪瘘显而易见，小的粪瘘在阴道后壁可见瘘口处有鲜红的肉芽组织，用示指行直肠指诊，可以触及瘘口，如瘘口极小，用一探针从阴道肉芽样处向直肠方向探查，直肠内手指可以触及探针；也可经直肠内灌注亚甲蓝，保留15～20 min，预置在阴道内的纱布敷料蓝染即可得到验证；可辅助"瘘胎试验"，向肛门内打气后，阴道瘘口侧会出现气泡，帮助明确是否有瘘口存在。

2. 盆腔 MRI、CT 增强、经直肠或阴道内超声、腹腔镜检查　尤其是高位、复杂直肠阴道瘘患者。

3. 钡剂灌肠摄片造影　为无创性检查，尤其对有肠镜检查禁忌证的患者，可作为一种辅助检查手段。

（五）治疗

直肠阴道瘘极少自行愈合，手术修补为主要治疗方法。瘘复发是最常见的术后并发症。围手术期的管理对于提高手术成功率、降低复发率同样至关重要。手术方式为经阴道、经直肠或经腹进行直视手术或借助腹腔镜、内镜或多镜联合操作。需术前仔细全面评估全身和局部情况，通过多学科讨论，审慎制订相对合理的个体化治疗方案。

1. 手术时机的选择　先天性直肠阴道瘘的患儿常合并泌尿生殖系统和直肠肛门的畸形，如合并先天性肛门闭锁，需在婴幼儿期手术；若出生后无明显排便障碍，应注意加强护理，积极预防泌尿生殖系统感染，待患儿 3~5 岁时再行手术治疗。新鲜的手术创伤或外伤所引起的直肠阴道瘘原则上应立即进行修补。对于肛周感染或炎性疾病引起的直肠阴道瘘，应改善患者的肠功能，同时积极控制炎性反应，一般通过 3~6 个月的保守治疗后再进行修补。

2. 近端结肠造口术　对于瘘口直径较大、位置较高、多次修补失败和炎性反应不易控制的直肠阴道瘘，或者一般状况差的肿瘤晚期、放疗、克罗恩病导致的直肠阴道瘘患者，建议行近端结肠造口术。在控制感染和营养支持的基础上再施行确定性的修补手术。

3. 术前肠道准备　术前 1 天无渣饮食，同时口服肠道抗生素、缓泻剂。

4. 术后管理　保持卧床，留置导尿，保持会阴清洁，避免增加手术区牵拉，维持无渣饮食 1 周左右。术后 3 个月内避免便秘发生和性生活。

（六）预防

原则上与尿瘘的预防相同。分娩时注意保护会阴，防止会阴Ⅲ度裂伤的发生。会阴缝合后常规进行肛门指诊，若发现有缝线穿直肠黏膜，应立即拆除重缝。应熟悉盆腹腔解剖结构，严格掌握手术指征，术中若发现损伤应及时修补。

由于各种原因导致女性生殖器官与相邻的泌尿道、肠道有异常通道，临床上表现为尿瘘和粪瘘。产伤、妇科手术损伤是目前尿瘘和粪瘘的主要原因。尿瘘和粪瘘的诊断和定位取决于患者病史、体检及各种辅助检查，手术是主要的治疗方法。

（冯炜炜　龙雯晴　朱　岚　蔡　蕾）

数字课程学习

⬇ 教学PPT　　✍ 自测题

第二十一章

外阴肿瘤

关键词

外阴肿瘤　　纤维瘤　　鳞状细胞癌　　基底细胞癌

诊疗路径

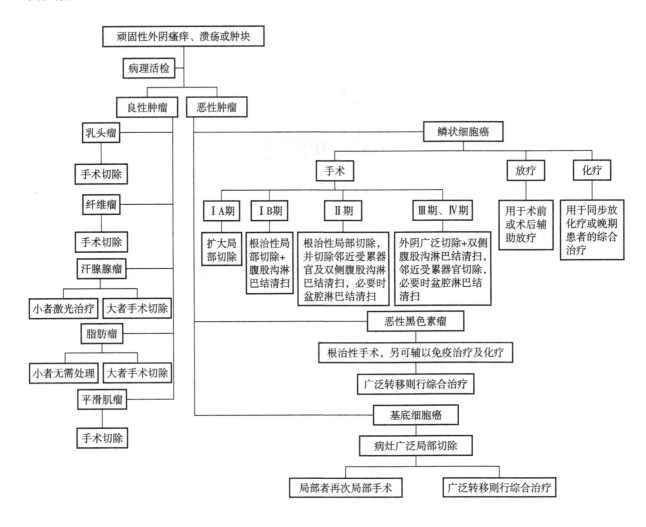

外阴肿瘤是指发生在外阴部位的肿瘤，包括良性肿瘤和恶性肿瘤，前者少见，后者多见于 60 岁以上妇女。

第一节 外阴良性肿瘤

外阴良性肿瘤发病率较低，主要有上皮性来源的外阴乳头瘤和汗腺瘤，中胚叶来源的纤维瘤、脂肪瘤、平滑肌瘤和神经纤维瘤，罕见的有血管瘤及淋巴管瘤。

1. 乳头瘤　与局部炎症刺激有关。常见于围绝经期和绝经后妇女，多为发生于大阴唇或阴阜的单个肿块，偶有多发。表面有细而密的乳头，以上皮增生为主，基底宽或带有短蒂，镜下可见典型者为复层鳞状上皮，有时呈现棘细胞层增生肥厚。病变生长缓慢、无症状，可有外阴痛痒史。需与疣状乳头状瘤、外阴湿疣、外阴癌等鉴别。其恶变率为 2% ~ 3%，故明确诊断后需局部切除，切除范围应稍广，以免复发。

2. 汗腺腺瘤　是一种表皮内的汗腺肿瘤，由汗腺上皮增生而成，少见。常见于青春期，与性激素有关。多发生于大阴唇及会阴汗腺，可伴有下眼睑及颧骨部位病灶。由于小阴唇缺乏腺体，很少发生。呈多发小的淡黄色丘疹样隆起，缓慢生长，大多无症状，发生溃破时可有出血、瘙痒及疼痛等不适。确诊需活检。小的病灶可行激光治疗，大的病灶可行手术切除。

3. 纤维瘤　病因不明。多见于育龄期妇女，是发生于外阴纤维组织的肿瘤，由成纤维细胞增生而成，多位于大阴唇，初起为皮下硬结，继而可增大，形成有蒂的实质性肿块，大小不一，表面可有溃疡和坏死。切面为致密、灰白色的纤维结构。如肿瘤表面有较多皱襞，需通过病理与外阴乳头状瘤相鉴别。纤维瘤恶变少见。治疗原则为沿肿瘤根部切除。

4. 脂肪瘤　脂肪瘤与脂代谢紊乱有关。来自大阴唇或阴阜脂肪组织，生长缓慢，质软，位于皮下组织内，呈分叶状，大小不等，也可形成带蒂肿物。镜下见成熟的脂肪细胞间有纤维组织混杂。大多无症状，体积较大者可影响行走及性生活。诊断需通过病理活检。小脂肪瘤无须处理，但肿瘤增大后则需手术治疗，以局部切除为主。

5. 平滑肌瘤　来源于外阴平滑肌、毛囊立毛肌或血管平滑肌。多见于育龄期女性，常位于大阴唇、阴蒂及小阴唇。质硬，表面光滑，突出皮肤表面。大多无症状，体积较大者可影响行走及性生活。诊断需通过活检行病理检查。治疗原则为手术切除。

第二节 外阴恶性肿瘤

☞ 典型案例（附分析）21-1
外阴癌 4 年，增大 1 月

外阴恶性肿瘤占女性生殖道原发肿瘤的 3% ~ 5%，以鳞状细胞癌最常见，约占外阴癌的 90%。其他包括恶性黑色素瘤、基底细胞癌、前庭大腺癌等，本节介绍鳞状细胞癌。

（一）发病机制

病因及发病机制目前尚不清楚，可能与以下因素有关。

1. 人乳头瘤病毒（HPV）感染　40% ~ 60% 的外阴癌及 90% 的外阴癌前病变均与高危型 HPV 感染有关，尤其是年轻女性，以 HPV16、18、33、6、31 型等感染较为多见，高危型 HPV 感染引起外阴癌风险较高，其中 HPV16 感染超过 60%，HPV6 一般仅引起癌前病变；单纯性疱疹病毒 Ⅱ 型和巨细胞病毒感染等亦可能与外阴癌的发生有关。

2. 慢性外阴上皮非瘤样病变　外阴硬化性苔藓、鳞状上皮增生等外阴上皮非瘤样病变多年迁延不愈，发展为外阴癌的风险为 5% ~ 10%，二者间存在一定相关性。

3. 性传播疾病　尖锐湿疣、淋病、梅毒等性传播疾病及性卫生不良也可能与外阴癌发病相关。

4. 其他慢性刺激　外阴受慢性长期刺激如乳头瘤、尖锐湿疣、慢性溃疡等也可发生癌变。

（二）病理

1. 大体　癌灶可为表浅溃疡或硬结节，可伴感染、坏死、出血，周围皮肤可增厚及色素改变。浸润癌多为单发，呈乳头状、菜花状肿物，晚期时为不规则肿块，常伴有溃疡，一侧或双侧腹股沟淋巴结肿大。

2. 镜下　多数外阴鳞状细胞癌分化较好，有角化珠和细胞间桥。前庭和阴蒂部位的病灶倾向于分化差或未分化，常有淋巴管和神经周围的侵犯。如不能明确病理类型，可行电镜或免疫组织化学染色以确定组织学来源，排除其他病理类型的外阴恶性肿瘤，如疣状鳞状细胞癌、肉瘤、基底细胞癌、腺癌等。

3. 微灶浸润癌　国际外阴病研究协会将外阴癌病变 < 2 cm、浸润间质深度 < 1 mm 的极早期浸润癌定义为微灶浸润癌。

（三）临床表现

1. 症状　最常见的症状是外阴瘙痒、局部肿块或溃疡，体积较大者有行走不适及性生活困难，转移至肠道或者泌尿系统则有便血及血尿等转移灶症状，合并感染或较晚期癌可出现疼痛、渗液和出血等临床表现，最后患者可出现恶病质症状。

2. 体征　癌灶以大阴唇最为多见，其次为小阴唇、阴蒂、会阴、尿道口、肛门周围等。早期呈局部丘疹、结节或小溃疡；晚期可呈不规则肿块，伴破溃或呈乳头样肿物。若癌灶已转移至腹股沟淋巴结，可扪及增大、质硬、固定的淋巴结，转移至直肠可通过肛门指检扪及肿块。

（四）转移途径

外阴癌主要通过直接浸润和淋巴结转移，晚期也可经血行转移。

1. 直接浸润　当癌灶逐渐增大，可沿着皮肤、黏膜浸润至阴道、尿道、肛门等邻近器官，晚期可浸润至膀胱、直肠等。

2. 淋巴转移　外阴淋巴管丰富，两侧交通形成淋巴网，癌细胞通常沿着淋巴管扩散，汇入腹股沟浅淋巴结，再至腹股沟深淋巴结，然后进入髂外、闭孔和髂内淋巴结，最终转移至腹主动脉旁淋巴结和左锁骨下淋巴结。一般肿瘤仅向同侧淋巴结转移，但阴蒂部位癌灶常可向两侧转移并可跳过腹股沟浅淋巴结直接转移至腹股沟深淋巴结，外阴后部及阴道下段癌可避开腹股沟浅淋巴结而直接转移至盆腔淋巴结。肿瘤晚期累及尿道、阴道、直肠、膀胱时，肿瘤可直接转移至盆腔淋巴结。

3. 血行转移　外阴癌晚期可经血行转移至全身，主要是肺和骨组织。

（五）诊断

外阴鳞状细胞癌位于体表，据病史、症状和体征诊断并不困难，但最终需依据病理检查确诊。

1. 病史及症状　早期可无任何症状。有外阴慢性单纯性苔藓、外阴硬化性苔藓等病史，最常见的症状是外阴瘙痒、局部肿块或溃疡，可伴有疼痛、出血。肿瘤增大后，有行走不适及性生活困难。晚期邻近部位器官受累可出现相应症状，如大小便异常、接触性出血等，晚期还可出现恶病质症状。

2. 妇科检查　早期可为外阴结节或小溃疡，伴有色素改变，晚期可累及全外阴伴溃破、出血、感染。应注意病灶部位、大小、质地、活动度、色素改变，与邻近器官关系（尿道、阴道、肛门、直肠有无受累），以及双侧腹股沟区是否有淋巴结肿大，同时应仔细检查阴道、宫颈以排除有无肿瘤。疾病终末期有恶病质全身体征。

3. 辅助检查

（1）细胞学检查：可行细胞学涂片或印片进行初筛，但其阳性率仅为 50% 左右。

（2）组织学检查：是确诊外阴癌的唯一方法。对所有外阴赘生物和可疑病灶均需尽早行活体组织病理检查，对合并坏死的病灶取材应有足够的深度，建议包括部分邻近的正常皮肤和皮下组织。可在阴道镜观察及荧光诊断仪放大观察下协助在可疑病灶部位活检，以提高阳性率。

拓展阅读 21-1

外阴癌的活检方法

（3）其他：超声、CT、MRI、膀胱镜、直肠镜可协助诊断。腹股沟区 CT 或 MRI 检查有助于判断淋巴结的状态。PET-CT 协助判断有无全身远处转移。

（六）临床分期

目前主要采用 2009 年国际妇产科联盟（International Federation of Gynecology and Obstetrics，FIGO）的分期（表 21-1）。

表 21-1 外阴癌 FIGO 分期（2009）

FIGO	癌肿累及范围
Ⅰ 期	肿瘤局限于外阴和（或）会阴，淋巴结无转移
Ⅰ A 期	肿瘤最大直径 ≤2 cm 且间质浸润 ≤1.0 mm
Ⅰ B 期	肿瘤最大直径 >2 cm 或间质浸润 >1.0 mm
Ⅱ 期	肿瘤侵犯下列任何部位：下 1/3 尿道、下 1/3 阴道、肛门，淋巴结无转移
Ⅲ 期	肿瘤有或无侵犯下列任何部位：下 1/3 尿道、下 1/3 阴道、肛门，有腹股沟–股淋巴结转移
Ⅲ A 期	① 1 个淋巴结转移（ ≥5 mm），或② 1~2 个淋巴结转移（ <5 mm）
Ⅲ B 期	① ≥2 个淋巴结转移（ ≥5 mm），或② ≥3 个淋巴结转移（ <5 mm）
Ⅲ C 期	淋巴结阳性伴淋巴结囊外扩散
Ⅳ 期	肿瘤侵犯其他区域（上 2/3 尿道，上 2/3 阴道）或远处转移
Ⅳ A 期	肿瘤侵犯下列任何部位：①上尿道和（或）阴道黏膜、膀胱黏膜、直肠黏膜、或固定在骨盆壁，或②腹股沟–股淋巴结出现固定或溃疡形成
Ⅳ B 期	包括盆腔淋巴结的任何部位远处转移

注：浸润深度指肿瘤邻近最表浅真皮乳头的表皮–间质连接处至浸润最深点。

外阴癌的分期是手术病理分期，腹股沟淋巴结状态与预后密切相关，准确的分期手术后的病理报告应包括：肿瘤浸润深度、组织学分级、脉管是否受累，以及转移淋巴结的数量、大小，是否有囊外扩散。

（七）鉴别诊断

外阴癌早期病灶常与一些慢性的良性疾病、外阴上皮非瘤样病变、外阴上皮内瘤变同时存在，未破溃时与外阴良性肿瘤也难以区分，有时浸润癌灶可能不明显，故也容易混淆。唯一鉴别的手段是活检病理，凡是有长期外阴瘙痒及所有外阴赘生物均需与外阴癌鉴别，尽早行活体组织病理检查，进行鉴别诊断。

（八）治疗

无论是 FIGO 还是美国国家综合癌症网络（National Comprehensive Cancer Network，NCCN）指南的治疗原则，都是早期以手术治疗为主，晚期以综合治疗为主，手术治疗辅以放射治疗及化学药物治疗。

随着手术方式及技巧的不断发展，早期患者的治愈率逐年提高。因外阴鳞状细胞癌进展较慢，手术应最大限度保留外阴的生理结构，减少手术后并发症。早期外阴癌在不影响预后的前提下，尽量缩小手术范围，手术切除范围应包括癌灶周围 1 cm 的外观正常的组织；对于晚期患者应重视与放疗、化疗相结合的综合治疗，虽然与直接手术相比并不改善预后，但术前的新辅助化疗或者同步放化疗能缩小部分患者的病灶，增加保留肛门的机会及减少尿道改道风险，最大限度改善患者的生活质量。故对于晚期患者仍需要不断研究更为优化的治疗方案。

1. 手术治疗

ⅠA 期：外阴扩大局部切除术，手术切缘距离肿瘤边缘 1 cm，深度至少 1 cm，需深达皮下组织。

☞ 拓展阅读 21-2
外阴癌手术切缘

ⅠB 期：外阴根治性局部切除。手术切缘应至少超过病变边缘 1 cm，深度应达尿生殖膈下筋膜，即位于阔筋膜水平面且覆盖耻骨联合的筋膜层；如果癌灶在阴蒂部位或其附近，则应切除阴蒂。IB 期需行病灶同侧或双侧腹股沟淋巴结清扫术。

Ⅱ 期：除了外阴根治性局部切除，需切除受累的尿道、阴道、肛门皮肤，同时行双侧腹股沟淋巴结清扫术，必要时行盆腔淋巴结清扫术。

Ⅲ 期、Ⅳ 期：行外阴广泛切除 + 双侧腹股沟淋巴结清扫术，必要时行盆腔淋巴结清扫术；有膀胱、尿道或直肠受累的情况需行相应器官切除（如前盆腔 / 后盆腔或全盆腔廓清手术）。这种传统手术方式的手术死亡率近乎 10%，5 年存活率 50%。近年来，FIGO 妇癌报告提出对这些患者的多学科综合治疗：首先应了解腹股沟淋巴结的状态（如前哨淋巴结活检），原发外阴病灶的处理应在腹股沟淋巴结切除后进行；其次需要判断手术切除原发肿瘤是否可以达到切缘阴性，且不会损伤括约肌而失禁，如果能达到这些要求则值得手术，如手术需以人工肛门或尿道改道为代价，则建议先行新辅助化疗或同步放化疗缩小病灶后再行手术治疗。

2. 放射治疗　鳞癌对放射治疗较敏感，但外阴皮肤对放射线耐受性极差，极易发生放射性皮肤损伤（肿胀、糜烂、剧痛等），难以达到放射根治剂量，故很难单纯依靠放疗进行治疗，放射治疗仅可作为辅助治疗手段之一。外阴癌放射治疗常用于：①术前局部照射，缩小癌灶；②转移淋巴结区域照射；③手术切缘阳性或接近切缘、脉管有癌栓或复发癌的治疗。

3. 化学治疗　多用于新辅助化疗、与放疗的同步化疗及晚期癌或复发癌的综合治疗。常用化疗药物有铂类、博来霉素、氟尿嘧啶、阿霉素等，但尚未形成统一的治疗方案及推荐剂量，仍需进一步研究以期尽早建立一套标准化的化疗方案，目前认为新辅助化疗以顺铂联合氟尿嘧啶效果较好。常采用静脉注射或局部动脉灌注的方法。

（九）预防

外阴癌无特殊预防措施。主要是保持良好的卫生习惯，避免 HPV 感染。定期体格检查，如感觉外阴不适或有疑似病变，应及时就医，做到早发现、早诊断、早治疗。

（赵爱民）

数字课程学习

⬇ 教学PPT　　　📝 自测题

第二十二章

宫颈肿瘤

关键词

宫颈癌　　宫颈鳞状上皮内病变　　人乳头瘤病毒

宫颈肿瘤筛查流程

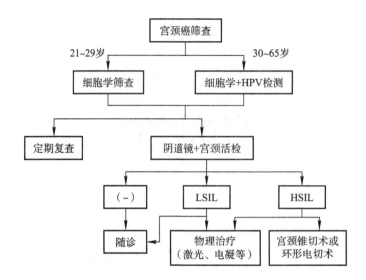

宫颈癌诊疗流程

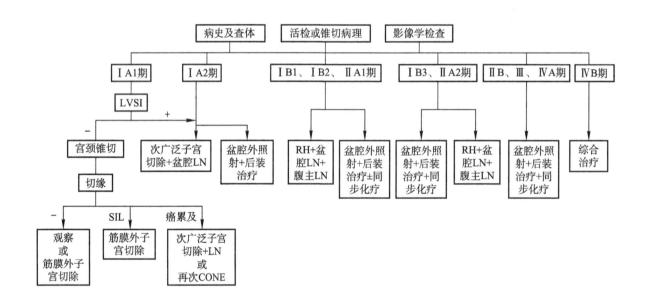

子宫颈位于子宫的最下面，约占整个子宫的1/3，长 2.5 ~ 3 cm。宫颈管黏膜为高柱状上皮，宫颈阴道部为复层鳞状上皮，鳞、柱状上皮交界处为移行带，生育年龄妇女的移行带通常位于宫颈外口处，受到宫颈黏液的保护，是肿瘤的易发部位。

子宫颈肿瘤包括良性肿瘤和恶性肿瘤。子宫颈癌是最常见的妇科恶性肿瘤，起源于子宫颈上皮内瘤变，两者均与高危型 HPV 的感染相关，在本章中进行介绍。

第一节　宫颈鳞状上皮内病变

宫颈鳞状上皮内病变（cervical squamous intraepithelial lesion，SIL）是与子宫颈浸润癌密切相关的一组子宫颈病变，常发生于 25 ~ 35 岁女性。大部分低级别鳞状上皮内病变（low-grade squamous intraepithelial lesion，LSIL）可自然消退，但高级别鳞状上皮内病变（high-grade squamous intraepithelial lesion，HSIL）具有癌变潜能。SIL 反映了宫颈癌发生发展中的连续过程，通过筛查发现 SIL，及时治疗高级别病变，是预防子宫颈浸润癌行之有效的措施。

（一）发病机制

致病因素明确，宫颈癌的发生发展与高危型 HPV 的持续感染密切相关。

1. HPV 的作用　HPV 是宫颈肿瘤形成的关键，超过 90% 的宫颈癌中可检出 HPV。在已发现的 40 多种生殖道黏膜 HPV 类型中，已知约 15 种具有致癌性。HPV 主要与鳞状细胞癌和腺癌相关。

低危型 HPV：主要包括 6、11 型，通常不整合到宿主基因中，主要导致 LSIL 和良性的生殖道尖锐湿疣。

高危型 HPV：包括 16、18、31、33、45、52和 58 型等。主要导致 HSIL，其持续存在进一步促进病变发展为宫颈癌，也与部分 LSIL 相关。LSIL中，10% 由于 6 型和 11 型感染，25% 由于 16 或18 型感染。在 70% 以上的宫颈癌病例中发现存在 HPV16 亚型和 18 亚型。

并不是每个感染 HPV 的妇女最终都会发展成宫颈癌，多数 HPV 感染是一过性的，50% 的 HPV感染在 6 ~ 18 个月被清除，病毒本身不足以导致宫颈肿瘤形成。发展为 HSIL 和宫颈癌的两个主要因素是 HPV 的持续感染（HPV 持续存在至少 6 ~ 12个月）和特定的 HPV 亚型。环境因素和免疫的影响也很重要。HPV 持续存在的危险因素如下。

（1）年龄：随年龄增加，HPV 清除的能力下降。50% 的 HPV 持续感染发生在 55 岁以上女性中，而 25 岁以下者中只有 20%。

（2）感染持续时间：感染持续的时间越长，其被清除的可能性越小。

（3）病毒类型：如 HPV16 亚型更容易持续感染且不易被自身清除。

HPV 通过性交传播。性行为开始过早、多个性伴侣、高危性伴侣均会增加 HPV 感染的风险。

当持续存在 HPV 感染时，从最初感染发展为高级别宫颈鳞状上皮内病变并最终进展至浸润性宫颈癌平均需 15 年，但目前已有进展更迅速的病例报道。

HPV 是亲上皮细胞的病毒。一旦上皮细胞被感染，病毒可以持续存在于细胞质中或整合到宿主基因组中。当 HPV 保持游离而非整合状态时，导致 LSIL；当病毒整合到宿主基因组时，发生 HSIL，甚至是宫颈癌。病毒整合到宿主基因组后，会出现 E6 和 E7 癌蛋白的过度表达和转录调节的丧失。HPV E6 蛋白与 p53 结合并诱导 p53 蛋白快速降解，导致细胞周期失控；E7 与视网膜母细胞瘤（retinoblastoma，Rb）蛋白相互作用，从而导致转录因子 E2F 解离，促进细胞周期进展。p53 和 Rb这两种主要肿瘤抑制基因的失活被认为是 HPV 诱导宿主细胞转化和永生化的核心。细胞外 E7 的存在也激活了宫颈内皮细胞，导致白细胞介素 6 和 8的过量产生，这两种细胞因子与超过 80% 的 HSIL进展为宫颈癌有关。

2. 其他影响及协同致病因素

（1）免疫抑制：如人类免疫缺陷病毒感染。

（2）吸烟：吸烟在 HPV 感染导致 SIL 和宫颈癌中有协同作用。

（3）其他性传播疾病：单纯疱疹病毒感染、衣原体感染和其他性传播疾病并不导致 HPV 感染，但常常提示合并 HPV 感染；这些感染的存在会影响体内免疫系统，促进 HPV 感染的持续存在。

（4）口服避孕药：研究显示，在长期口服避孕药的女性中，宫颈癌的发病率明显增加。口服避孕药可能是 HPV 感染的一个共存因素而非诱因。

（5）其他：如初产年龄较早（小于20岁）和产次多（足月产3次或以上）也与宫颈癌的风险增加有关，社会经济状况低下也与宫颈癌的风险增加有关。

（二）病理

1. 宫颈组织学特点　胎儿期的宫颈中有两种类型的上皮共存：柱状上皮，来源于苗勒管上皮；鳞状上皮，来自阴道板上皮。他们在宫颈外口或者宫颈管的固定位置相连接，这个连接点被称为原始鳞柱交界。这两种上皮出现在整个胎儿期，被称为原始柱状上皮和原始鳞状上皮。

在某些胎儿或者女性其他时期（如青春期、妊娠期），原始柱状和鳞状上皮之间的区域被原始化生上皮所取代。化生过程受阴道 pH 改变的刺激，酸性环境是化生转换的刺激因素，受化生转化过程诱导的上皮叫作化生上皮。

雌激素分泌的增加会影响青春期宫颈的变化，可能导致宫颈体积扩增，宫颈管柱状上皮发生外翻而暴露于宫颈阴道部酸性微环境中。在酸性环境的作用下，外翻的柱状上皮被鳞状上皮替代，形成新的鳞柱交界部，称为生理性鳞柱交界部。

移行带（transformation zone）是宫颈鳞柱交界在女性一生中动态变化的区域，内侧附着生理性鳞柱交界，而外部则为原始鳞柱交界。移行带被认为是致癌 HPV 感染导致 SIL 和宫颈癌的发生部位。

2. 病理分级　SIL 既往称为"子宫颈上皮内瘤变"（cervical intraepithelial neoplasia，CIN），分为3级。WHO 女性生殖器肿瘤分类（2014）建议采用与细胞学分类相同的二级分类法（即 LSIL 和 HSIL），LSIL 包括 CIN1、轻度不典型增生、扁平湿疣等，大部分可以自然消退；HSIL 包括部分 CIN2、CIN3、原位癌。CIN2 在诊断中的重复性较差，根据其 P16 染色将其分类，P16 阴性者分入 LSIL 中（图22-1），P16 阳性者分入 HSIL（图22-2）。

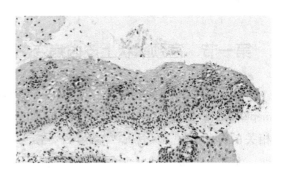

图22-1　LSIL

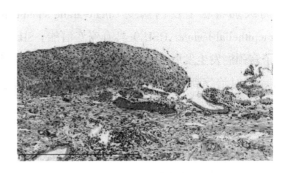

图22-2　HSIL 与正常柱状上皮移行

（三）临床表现

SIL 可以没有任何症状。偶见症状为接触性阴道出血，异常白带如血性白带、白带增多，不规则阴道出血或绝经后阴道出血。查体可以无特异性表现，宫颈可以为光滑，也可以为局部红斑或糜烂样病变。

（四）诊断

1. 宫颈细胞学涂片检查及 HPV 检测　现阶段宫颈细胞学检查和 HPV 检测是发现早期宫颈癌及 SIL 的初筛手段，特别是对临床体征不明显的早期病变诊断。

细胞学检查主要采用宫颈液基薄层细胞学检查（thin-prep cytology test，TCT）。液基细胞采集方法的一大好处是通过单次采集标本就可以完成细胞学、HPV、淋病奈瑟球菌和支原体检测，其结果易于解释，可过滤杂质和血液成分，标本不满意率更低。国内宫颈细胞学检查的报告形式采用两种分类法：传统的巴氏5级分类与 the Bethesda System 分类（简称 TBS 分类）。巴氏分类法虽然简单，但其各级之间的区别无严格的客观标准，不能很好地反映癌前病变，并受检查者主观因素影响较大，假阴性率高（＞20%）。为使细胞学、组织病理与临床处理较好地结合，1988年美国制订了 TBS 命名系统，此后已经过了3次修订。

☞ 扩展阅读 22-1
2014年 Bethesda 宫颈细胞学报告系统

FDA 已经批准了若干种检测宫颈 HPV 的方法。这些方法评估宫颈脱落细胞是否含有 15～18 种可能致癌的高危型 HPV。大多数检测方法可检测 13～14 种最常见的高危型亚型。HPV 检测的指征如下：确定细胞学结果为未明确意义的不典型鳞状细胞（atypical squamous cells of undetermined significance，ASC-US），病例是否需要阴道镜检查；30～65岁及以上女性宫颈癌细胞学筛查的附加检测（"联合测试"）；2014年 FDA 批准了高危型 HPV 检测用于25岁及以上年龄女性的初始宫颈癌筛查。和细胞学相比，HPV 检测更灵敏，但是特异性较差。对于 HPV16 及 18 型阳性的患者，即使细胞学结果正常，也建议直接转诊阴道镜检查，进行组织学活检。

☞ 扩展阅读 22-2
异常筛查结果的管理

2. 阴道镜检查　主要观察宫颈阴道病变上皮血管及组织变化，如果细胞学检测为 ASC-US 且高危 HPV 检测阳性，或者 LSIL 以上者，应行阴道镜检查。如果 TCT 正常，但 HPV16、18 型阳性，也

应进行阴道镜检查。可通过阴道镜协助发现宫颈鳞-柱交界部位有无异型上皮变化，并根据检查结果进行定位活检，以提高宫颈活检的准确率。满意的阴道镜检查和高质量的病理检查对于宫颈癌前病变的准确诊断及正确治疗至关重要。

3. 组织学检查　是确诊 SIL 的可靠方法。肉眼可见病灶处需要单点或者多点活检，如病变部位肉眼观察不明显，可用碘试验、涂抹3%或5%醋酸溶液后肉眼观察或在阴道镜下提示活检部位。宫颈活检应注意在靠近宫颈鳞柱交界的区域和（或）未成熟化生的鳞状上皮区取活检，可减少失误，因为这常常是病变最好发的区域。取活检的数量取决于病变面积的大小和严重程度，所谓多点活检通常需要2～4个活检标本。一般宫颈活检仅需2～3mm深，约绿豆大小，当怀疑浸润癌时，活检应更深些。同时应注意对患者进行宫颈管搔刮术。宫颈表面活检阴性、宫颈细胞学涂片检查反复阳性或临床不能排除宫颈癌者，或发现癌但不能确定有无浸润和浸润深度而临床上需要确诊者，可行宫颈锥形切除送病理检查。

（五）治疗

治疗 SIL 女性的目的是预防向浸润癌进展的可能性，同时避免对很可能消退的病变过度治疗。治疗方法包括物理治疗（如激光或者冷冻）、环形电切术（loop electrosurgical excision procedure，LEEP）、宫颈锥切术等。物理治疗时，病变治疗的深度较浅，损伤相对小，但缺点是没有病理标本，适用于 LSIL 的患者。LEEP 比宫颈锥形切除的深度要浅。

1. LSIL　约60%会自然消退，其处理可参考之前的细胞学结果。结合美国阴道镜和子宫颈病理学会等相关指南的建议如下。

（1）之前的细胞学报告为 ASC-US、LSIL，或是存在 HPV16 或 HPV18 但细胞学检查正常，而阴道镜检查是满意的（阴道镜检查满意是指可以看到完整的转化区）：如果有生育计划，推荐观察1年，在1年时再次进行细胞学和 HPV 的联合检查，3

年后为阴性者以后按照正常人群的筛查程序进行；如果3年内任意1次出现超过或等于ASC-US，或者任意1次HPV阳性，则行阴道镜检查及宫颈活检，如果仍然为LSIL，且持续性LSIL至少两年，考虑进行治疗。治疗方法：阴道镜满意者行宫颈物理治疗，如激光、电灼等；而对于阴道镜不满意或宫颈管搔刮术考虑宫颈管有病变，或者以前曾经治疗过的患者，建议锥切术或LEEP等。

（2）之前的细胞学检查结果为HSIL或者具有不能排除HSIL的不典型鳞状细胞（atypical squamous cells, cannot exclude high-grade squamous intraepithelial lesion, ASC-H）：如果阴道镜满意且没有宫颈管病变，可以在1年及2年时再次进行细胞学检查和HPV检查；如果期间任意一次出现HSIL，则进行宫颈锥切或者LEEP手术；如果阴道镜检查不满意，则应该直接进行宫颈锥切或者LEEP手术。

以上对于随诊的建议，主要是针对30岁以下女性，青年女性80%在1年内可以依靠自身免疫力清除病毒，而对于30岁以上者，处理应当更积极一些。

2. HSIL　对于大部分阴道镜检查满意的HSIL者，可以行手术切除术（LEEP或者冷刀宫颈锥切）或者物理治疗。对于阴道镜检查不满意的HSIL、复发性HSIL或宫颈内取样结果示HSIL的女性，则推荐进行切除性治疗。

不宜将全子宫切除术作为HSIL的初始治疗方法。

（六）随访

多数治疗失败发生在2年内，但也有长达20年后才复发的病例。这些女性中浸润性宫颈癌的风险仍高于一般女性人群，经过切除手术后，HSIL女性应当做如下随访：在12个月和24个月时进行HPV和宫颈细胞学联合检查。如果两次联合检查都为阴性，应在3年时重复联合检查。如果联合检查仍为阴性，则该患者可恢复常规筛查。如果在随访期间发现细胞学结果异常或HPV试验阳性，应

行阴道镜检查及宫颈内取样。

（七）预防

1. HPV疫苗　研究显示，50%的妇女在HPV感染后仅产生微量的抗体反应，不能保护再感染。HPV预防性疫苗主要以具有天然空间结构的合成L1晚期蛋白病毒样颗粒作为靶抗原，诱发机体产生高滴度的血清中和性抗体，以中和病毒，并协助肿瘤特异性杀伤T淋巴细胞清除病毒感染。目前上市的HPV疫苗有3种，二价疫苗能够预防HPV16和18两型，四价疫苗能预防HPV6、11、16、18四型，九价疫苗针对HPV 6、11、16、18、31、33、45、52、58九型。国内尚无HPV接种指南。美国癌症协会2016年对HPV疫苗的推荐中有如下内容：①对于11~12岁的儿童常规推荐注射HPV疫苗，接种的最早年龄是9岁，不分性别。②女性推荐使用二价、四价或九价疫苗，男性推荐使用四价或者九价疫苗。③未在规定年龄完成接种者，包括没有完成3次疫苗接种者，对于13~26岁的女性和13~21岁的男性，都推荐接种疫苗。④22~26岁的男性可接种疫苗。⑤对于大于26岁的男性同性恋和因为移植物或者HIV感染免疫功能不全的人群，也推荐HPV疫苗预防接种。HPV疫苗分3针，共需5个月左右的时间完成。一般是0、2、6或者0、1、6个月各打一针。不推荐在怀孕期注射HPV疫苗。

2. 宫颈癌前病变的筛查　疫苗不能替代筛查。有性生活的女性不管是否接种过HPV疫苗，应当进行宫颈癌筛查。目前建议开始筛查的时间是21岁，除非没有性生活。2014年的美国阴道镜和子宫颈病理学会过渡期指南曾提出，25岁以上女性可以使用高危型HPV检查进行初筛，不过，目前的筛查策略（不适用于已患宫颈癌、HIV感染伴免疫抑制和宫内曾暴露于乙烯雌酚者）建议：21~29岁的女性应该仅采用细胞学单独筛查，每3年筛查一次；30岁以下的人群不建议进行联合筛查；30~65岁的女性最好每5年行一次细胞学和HPV联合检测，每3年一次细胞学单独筛查也可接受。

液基或传统宫颈细胞学采集方法都可用于筛查。既往有足够的阴性筛查结果（过去 10 年里连续 3 次细胞学阴性或连续 2 次联合筛查阴性，且最近一次筛查在 5 年内）且没有 HSIL 及以上病变者，65 岁后应该停止任何方式的筛查。既往有 HSIL 或原位腺癌的女性，哪怕筛查年限会超过 65 岁，也应该在病变自发消退或适当治疗后继续筛查满 20 年。

（八）妊娠合并宫颈鳞状上皮内病变

妊娠合并宫颈癌前病变的发生率占总妊娠数的 0.08%～5%。妊娠期的阴道镜检查比较困难，宫颈及阴道受雌、孕激素的影响，宫颈及移行带增大、宫颈黏液增多，并且活检导致出血的并发症风险增加。妊娠期阴道镜检查的目的是除外浸润性肿瘤。妊娠期间经组织学诊断为宫颈癌前病变或妊娠前即有宫颈癌前病变者，妊娠后的处理原则如下。

1. 组织学诊断为 LSIL 者只随访，不治疗。

2. 若组织学诊断为 HSIL，并除外浸润癌或在妊娠晚期，采用不超过 12 周为间隔的细胞学检查和阴道镜评价。只有呈现更严重的病变或细胞学提示浸润癌，才推荐进行重复宫颈活检，否则宜推迟至产后 6 周重新评估。只有在怀疑浸润癌时才推荐诊断性锥切；除非确诊为浸润癌，否则不采取进一步的治疗措施。

第二节 宫 颈 癌

宫颈癌（cervical cancer）是在全球女性中发病率仅次于乳腺癌的妇科恶性肿瘤，主要发生于发展中国家。根据世界卫生组织（World Health Organization，WHO）的数据，每年新增病例 53 万，约 25 万女性死于宫颈癌。我国每年的新发病例约为 14 万，并呈现出宫颈癌患病的"年轻化"趋势，每年死亡约 3.7 万人。

（一）发病机制

宫颈癌的发生、发展与高危型 HPV 的持续感染密切相关。发病相关因素同宫颈鳞状上皮内病变（见第一节）。若宫颈鳞状上皮内病变继续发展，突破上皮下基底膜，浸润间质，则形成宫颈浸润癌。

（二）病理

根据肿瘤的组织学来源，宫颈癌主要的病理类型包括鳞状细胞癌、腺癌和其他类型。鳞状细胞癌最常见，占 70% 左右，腺癌次之。

1. **鳞状细胞癌** 病理诊断要点包括具有鳞状上皮分化（即角化），有细胞间桥，而无腺体分化或黏液分化（图 22-3）。根据组织学形态，分化程度分为三级。①高分化鳞癌（鳞状细胞癌 I 级）：大细胞，有明显的角化珠形成，可见细胞间桥，癌细胞异型性较轻，核分裂较少，无不正常核分裂。②中分化鳞癌（鳞状细胞癌 Ⅱ 级）：大细胞，细胞异型性明显，核深染，不规则，核质比例高，核分裂较多见，细胞间桥不明显，有少量或无角化珠，有单个角化不良细胞。③低分化鳞癌（鳞状细胞癌 Ⅲ 级）：大细胞或小细胞，无角化珠形成，亦无细胞间桥，偶尔可找到散在的单个角化不良细胞，细胞异型性和核分裂多见，此型癌不易确诊为鳞癌，但可利用免疫组织化学以及电镜来鉴别。有些低分化鳞癌经黏液染色证实为腺癌或腺鳞癌。癌巢周围间质可有不等量的淋巴细胞、浆细胞或嗜酸性粒细胞浸润。从组织学角度分析，有大量淋巴细胞或嗜酸性粒细胞浸润者预后较好。

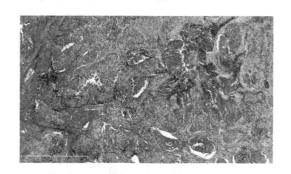

图 22-3 宫颈浸润性鳞癌 HE 切片

宫颈鳞癌的生长方式和形态（图 22-4）：微小浸润癌肉眼观察无明显异常，或类似子宫颈柱状上皮异位。随病变发展，可形成 3 种类型。

（1）外生型：最常见，癌瘤像菜花样向阴道侧

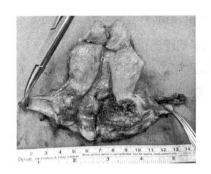

图 22-4　宫颈鳞癌手术标本

生长，瘤体较大，血管丰富，质地较脆，接触出血明显。

（2）内生型：癌瘤向宫颈管及子宫峡部和子宫腔内呈侵蚀性生长，子宫颈表面可呈光滑或糜烂样，子宫颈肥大变硬呈桶状。常累及宫旁组织。

（3）溃疡型：上述两型继续发展，形成溃疡和空洞，可使整个子宫颈及阴道穹隆组织溃烂而完全消失，边缘不规则。

2. 腺癌　占宫颈癌的 25%，是一组异质性很强的肿瘤，其中约 15% 的宫颈腺癌与 HPV 感染不相关。根据 2018 年发布的国际宫颈腺癌标准和分类（International Endocervical Adenocarcinoma Criteria and Classification，IECC）和 WHO（第 5 版，2020）女性生殖系统病理分类，宫颈腺癌分两大类：HPV 相关腺癌（HPV-associated adenocarcinoma，HPVA）和非 HPV 相关腺癌（non-HPV-associated adenocarcinoma，NHPVA）。HPVA 中的亚型包括普通型（图 22-5）、绒毛管型、黏液非特指型、黏液肠型、黏液印戒细胞型、浸润性复层

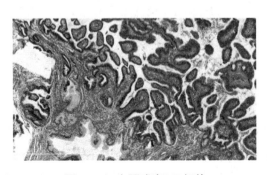

图 22-5　宫颈腺癌 HE 切片

产生黏液的癌（invasive stratified mucin-producing carcinoma，iSMILE）。非 HPV 相关腺癌包括子宫内膜样腺癌、胃型腺癌、透明细胞癌、中肾管癌、浆液性癌。根据 WHO 和 IECC 的标准不能分类的腺癌归为非特指型浸润。

3. 其他病理类型　包括其他上皮性肿瘤（如腺鳞癌）、神经内分泌肿瘤和间叶性肿瘤、黑色素细胞肿瘤等。

☞扩展阅读 22-3
宫颈肿瘤组织学分类及编码

（三）转移途径

转移途径主要是直接蔓延和淋巴转移，血行转移较少见，但是晚期病例可以几种情况同时存在。

1. 直接蔓延　最常见的扩散方式。癌组织自宫颈向下浸润，阴道穹隆最容易受累，进而可迅速向阴道扩散。向上蔓延可以侵犯宫体，这种情况通常出现相对较晚。由宫颈两侧可以沿宫旁组织和主韧带蔓延，向后沿宫骶韧带蔓延，以条索样、结节状形成转移灶。癌灶压迫或侵及输尿管时，可引起输尿管阻塞及肾积水。晚期可以向前、后蔓延侵及膀胱或直肠。

2. 淋巴转移　癌瘤沿宫旁组织中的小淋巴管扩散，通常认为是有序进行的，首先侵犯闭孔区，经髂内、髂外再到髂总淋巴结，经盆腔淋巴结达腹主动脉旁淋巴结，甚至上行至锁骨上淋巴结或逆行至腹股沟深、浅淋巴结。近年的研究也发现任何盆腔淋巴结都有可能成为最先引流的部位。盆腔淋巴结转移的风险随浸润深度的增加而增加，腹主动脉旁淋巴结受累的风险随局部病变范围的扩大而增加。

3. 血行转移　很少见，多为晚期及复发患者。一旦血行转移，常形成远处转移病灶，常见转移部位是肺、肝、骨骼和脑。

（四）临床表现

患病的高峰年龄在 50 岁左右，近 10 年来，30～40 岁的妇女患病率明显增加。临床症状的轻重

与病情早晚相关。早期患者常无明显症状和体征，随病情进展和肿瘤生长方式不同，症状逐渐出现。

1. 临床症状

（1）不规则阴道流血：可以是接触性出血，也可为不规则阴道流血、经期延长、经量增多。老年患者常为绝经后不规则阴道流血。一般外生型肿瘤出血较早，量多；内生型肿瘤出血较晚。

（2）阴道分泌物增多：可有白色或血性、稀薄如水样或米泔状阴道排液。癌组织继发感染、坏死时，分泌物增多，并带有特殊恶臭味。

（3）晚期症状：疼痛是晚期宫颈癌的常见症状，肿瘤侵犯骨盆壁时可压迫周围神经，出现坐骨神经痛或一侧骶、髂部位持续疼痛。肿瘤压迫输尿管时导致肾盂积水，出现腰痛，进一步发展为肾衰竭。晚期会有贫血、恶病质等全身衰竭症状。

2. 临床检查及辅助检查

（1）全面询问病史及全身查体：注意有无全身浅表淋巴结肿大。

（2）盆腔检查：包括双合诊和三合诊。临床分期主要依靠三合诊检查了解肿瘤对宫骶韧带、主韧带和阴道的浸润。窥阴器检查注意宫颈外形、肿瘤部位、大小、生长方式、浸润情况。

（3）辅助检查：有助于确定病变的范围、选择恰当的治疗方法，对提高治愈率、判断预后是很有必要的。

辅助检查包括宫颈脱落细胞学检查、阴道镜检查及活体组织检查，必要时行宫腔镜、膀胱镜、直肠镜、静脉肾盂造影以辅助临床诊断。

在评估病情扩散程度时，可以行放射性核素肾图、骨扫描、胸部和骨骼 X 线检查、肿瘤标志物、盆 / 腹腔 CT 和 MRI、PET-CT 检查等。

肿瘤标志物异常升高可以协助诊断，评价疗效，监测病情和治疗后的随访，尤其在随访监测中具有重要作用。鳞状细胞癌抗原是宫颈鳞状细胞癌的重要标志物，血清鳞状细胞癌抗原水平超过 1.5 ng/ml 被视为异常。因宫颈癌以鳞状细胞癌最为常见，所以鳞状细胞癌抗原是宫颈癌诊治过程中最常被检测的血清学肿瘤标志物。宫颈腺癌可以有癌胚抗原、糖类抗原 125 或糖类抗原 199 的升高。

（五）诊断与鉴别诊断

常规盆腔检查，结合子宫颈细胞学检查和（或）高危型 HPV DNA 检测，并在阴道镜下行子宫颈活组织检查，确诊依据为组织学诊断。

活体组织检查是诊断宫颈癌的金标准。对于肉眼可见病变者，疑似宫颈癌的诊断时必须通过病变活检来确诊。对于没有肉眼可见病变者，如果宫颈细胞学检查结果异常，也应在阴道镜指导下进行活检。如果怀疑恶性肿瘤，但活检未发现恶性肿瘤时，必要时可以进行宫颈锥形切除术。在存在或可疑微浸润癌的情况下，也需进行宫颈锥形切除术，以确定临床病理分期并指导治疗方式的选择。

宫颈癌的鉴别诊断包括导致阴道不规则或大量出血、阴道排液或宫颈可见病变的其他疾病。性交后出血是宫颈癌最具特征性的表现，但也可能是由宫颈炎所致。可能与宫颈癌表现类似的良性肿瘤样病变包括：宫颈腺体囊肿、中肾管囊肿、宫颈柱状上皮外翻、性传播感染相关的溃疡、炎症导致的反应性腺样改变和子宫内膜异位症等。

（六）临床分期

宫颈癌分期一直沿用国际妇产科联盟（International Federation of Gynecology and Obstetrics，FIGO）的临床分期系统。该系统主要依据病史、临床盆腔体格检查结果以及相关影像学检查进行临床分期，一旦分期就不能更改。2018 年 10 月，FIGO 修改并颁布了新的宫颈癌分期标准（表 22-1），该分期系统较之前的不同在于，在分期中引入了影像学和手术病理结果。影像学检查方法包括彩超、CT、MRI 及 PET-CT。影像学的结果以及手术后的病理结果有可能对临床分期进行修正。

对于该分期的几点说明：①ⅠA 期需经 LEEP、锥切、宫颈或全宫切除标本诊断。锥切切缘阳性归为ⅠB1 期。脉管间质浸润不改变分期但仍影响治疗决策。②增加病灶直径 2 cm 的新临界点。③淋

巴结转移归为ⅢC期，注明R（影像学）和P（病理学），如影像学显示盆腔淋巴结转移，分期为

ⅢC1r，经病理证实为ⅢC1p。须注明采用的影像学类型或病理技术。

表 22-1　宫颈癌 FIGO 2018 临床分期

分期			描述
Ⅰ			局限于宫颈
	ⅠA		显微镜诊断的微小浸润癌（所有肉眼可见病变，即使是表面浸润也是ⅠB）肿瘤浸润深度小于 5.0 mm
		ⅠA1	间质浸润深度不超过 3.0 mm
		ⅠA2	间质浸润深度在 3.0 ~ 5.0 mm
	ⅠB		显微镜下病变大于ⅠA（间质浸润深度大于 5.0 mm），肉眼可见病变局限于宫颈
		ⅠB1	临床可见病变最大直径不超过 2 cm
		ⅠB2	临床可见病变最大直径 2 ~ 4 cm
		ⅠB3	临床可见病变最大直径超过 4 cm
Ⅱ			肿瘤浸润超出子宫但未达盆壁或阴道下 1/3
	ⅡA		无宫旁浸润
		ⅡA1	临床可见病变最大直径不超过 4 cm
		ⅡA2	临床可见病变最大直径超过 4 cm
	ⅡB		宫旁浸润但未达盆壁
Ⅲ			肿瘤扩展至盆壁和（或）阴道下 1/3 和（或）肾积水或无功能肾
	ⅢA		肿瘤扩展至阴道下 1/3，未扩展至盆壁
	ⅢB		肿瘤扩展至盆壁和（或）肾积水或无功能肾
	ⅢC		盆腔和（或）腹主动脉旁淋巴结受累
		ⅢC1	仅盆腔淋巴结转移
		ⅢC2	腹主动脉旁淋巴结转移
Ⅳ			肿瘤超出盆腔或侵及膀胱或直肠黏膜
	ⅣA		肿瘤侵及膀胱或直肠黏膜
	ⅣB		远处转移

（七）治疗

治疗主要有手术治疗和放射治疗，化学治疗也已经成为常用辅助治疗，尤其在晚期和复发患者中。治疗的选择依据患者的年龄、一般状况、临床分期、生育要求、医疗技术水平及设备条件等综合考虑后制订，不是几种方法的盲目叠加。原则上早

期宫颈癌以手术治疗为主，中晚期宫颈癌以放疗为主、化疗为辅。

1. 手术治疗　适用于 FIGO ⅠA ~ ⅡA 期的患者。根据不同期别，手术范围有所区别。

ⅠA1 期：无淋巴脉管间质浸润者可行宫颈锥切术或者筋膜外全子宫切除术，有淋巴脉管间质浸

润者按 I A2 期处理。

I A2 期：次广泛性子宫切除术及盆腔淋巴结切除术。

I B1 期、I B2 期、II A1 期：广泛性子宫切除术及盆腔淋巴结切除术和（或）腹主动脉淋巴结取样。

以上患者如果有保留生育功能的要求，I A1 期没有脉管间质浸润者可行子宫颈锥形切除术，I A2 ~ I B2 期（肿瘤直径小于 2 cm）可以考虑选择广泛性子宫颈切除术及盆腔淋巴结切除术。

手术入路可选择开腹、腹腔镜、机器人或经阴道联合腹腔镜等，根据术者对方法的熟悉程度和患者具体情况综合考虑。

对于 I B3 期和 II A2 期的患者，目前指南中的原则是可以直接进行广泛性子宫切除及腹膜后淋巴结清扫，或者直接选择同步放化疗。

☞ 扩展阅读 22-4
宫颈癌广泛性子宫切除术的手术范围分类

2. 放射治疗 适用于所有期别的患者。早期宫颈癌根治性手术与根治性放射治疗疗效相当。放射治疗包括近距离放疗照射及远距离体外照射。体外照射可采用等中心前后对穿野照射及盆腔四野照射、三维适形放疗、调强放疗等。近距离放疗多采用后装治疗机，目前常用放射源高剂量率铱（^{192}Ir），也有铯（^{137}Cs）及钴（^{60}Co）等。

（1）根治性放疗：适用于所有期别的患者，是中晚期宫颈癌的首选治疗。治疗需要个体化，取决于患者的肿瘤扩展、正常组织解剖位置、治疗期间肿瘤对治疗的反应等，外照射和内照射要合理结合。外照射需要包括宫颈原发肿瘤和局部侵犯的部位，需要包括宫旁、宫骶韧带、部分阴道、局部和区域淋巴引流区，以及已知的淋巴结受累区域。一般采用常规分割 1.8 ~ 2.0 Gy，每天 1 次，每周 5 次，总剂量 45 ~ 50 Gy，如果病理或影像证实淋巴结转移，转移淋巴结可以考虑通过调强放疗给予同步加量或后程推量至 55 Gy 以上（一般小于

70 Gy）。总的治疗时间在 8 周之内。近距离治疗是宫颈癌治疗的关键技术，对取得局部控制和改进存活率是关键，近距离治疗可以通过腔内和组织间技术实施，当腔内放疗不能给予靶体积很好的剂量分布时，可以考虑给予组织间插植治疗，应用高剂量率近距离放疗的剂量方案是：A 点或 HR-CTV 5 ~ 7 Gy/ 次，根据临床分期和治疗后肿瘤残存情况给予 4 ~ 6 次，A 点或 HR-CTV 总剂量 24 ~ 42 Gy。体外放疗联合近距离放疗总剂量：A 点或 HR-CTV $D_{90} \geq 87$ Gy，其上限剂量低于危及器官最大耐受剂量。

（2）术前放疗：目前一般不采用。术前放疗多采用腔内放疗，通过术前放射治疗，降低癌细胞活力或减少种植和扩散的概率；缩小肿瘤范围，提高手术切除率，但对盆腔淋巴转移无显著改善。一般给予消瘤剂量，肿瘤表面下 0.5 cm 20 ~ 30 Gy，低于全量放疗。目的为缩小局部病灶，提高手术切除率。

（3）术后放疗：FIGO 及 NCCN 临床实践指南中明确提出，宫颈癌术后病理发现高危因素者术后需要补充同步放化疗。高危因素包括：淋巴结转移、切缘阳性或子宫旁受侵者。中危因素（肿瘤大小、间质浸润、淋巴脉管间隙浸润）按 Sedlis 标准补充盆腔外照射 ± 含铂同期化疗（表 22-2）。术后辅助放疗一般采用体外放疗，常规分割 1.8 ~ 2.0 Gy，每天 1 次，每周 5 次，总剂量 45 ~ 50 Gy，如果术后有残存淋巴结转移，针对残存的

表 22-2 中危因素 Sedlis 标准（根治术后淋巴结、切缘和宫旁阴性者辅助放疗）

淋巴脉管间隙浸润	宫颈间质浸润	肿瘤直径（取决于临床触诊）
+	深 1/3	任何大小
+	中 1/3	≥2 cm
+	浅 1/3	≥5 cm
−	中或深 1/3	≥4 cm

转移淋巴结通过调强放疗技术给予同步加量或后程推量至 55 Gy 以上（一般小于 70 Gy）。如果阴道切缘阳性或切缘距肿瘤小于 1 cm，需要辅助腔内放疗。术后放疗可降低局部复发风险，但是预防或推迟远处转移的作用甚微。

3. 化学治疗　对局部晚期宫颈癌患者，可在术前应用辅助化疗后选择手术治疗。化疗配合放疗是晚期和复发患者的主要治疗手段。

放疗同步化疗最常用的方案是顺铂 40 mg/m^2，外照射期间每周 1 次。新辅助化疗常见化疗方案为以顺铂为基础的单药或者联合化疗方案。常见联合用药包括：博莱霉素、长春碱类、甲氨蝶呤、异环磷酰胺、紫杉醇等。常用方案包括 TP（顺铂与紫杉醇）、FP（顺铂与氟尿嘧啶）、BVP（博来霉素、长春新碱与顺铂）、BP（博来霉素与顺铂）等。目前还没有充分证据证实某种方案优于其他。

（八）随访

宫颈癌患者治疗后应定期随访监测。治疗结束第 1 年每 3 个月随访 1 次，第 2 年每 4 个月随访 1 次，第 3～5 年每 6 个月 1 次，然后每年复查 1 次。每次复查包括妇科盆腔检查、腹部检查、宫颈或阴道细胞学检查，患者治疗后 3～6 个月复查时应进行全身 MRI 或 CT 检查，评估盆腔肿瘤控制情况，必要时行 PET-CT 检查。连续随诊 5 年后根据患者情况继续随诊。

放疗后规律阴道冲洗，必要时使用阴道扩张器，尽早恢复性生活，均有利于减少阴道粘连的发生。

（九）妊娠合并宫颈癌

宫颈癌是妊娠合并肿瘤最常见的恶性肿瘤之一。在分期相同的情况下，妊娠期宫颈癌患者的病程和预后与非妊娠期相似。治疗应个体化，方案的选择基于临床分期、妊娠孕周、患者继续妊娠的意愿，以及在妊娠期改变治疗方式或者延迟治疗后的风险评估。

对于不要求继续妊娠患者，处理与非妊娠患者类似。

对于有继续妊娠意愿者，要结合孕周、分期等情况而定。对于胎龄较小者（文献报道早于孕 22～25 周），如果是锥切确诊的 ⅠA1 期可以延迟治疗，切缘阴性者可以延迟到产后治疗，不影响产妇的预后。对于 ⅠA2 期及小于 2 cm 的 ⅠB1 期，需要采取较大的锥切术或者广泛性宫颈切除术，但是需要交代流产的风险增加。对于胎龄较大者（晚于孕 22～25 周），如肿瘤直径小于 2 cm 者可以延迟至产后治疗，如肿瘤直径大于 2 cm 时，可给予新辅助化疗（紫杉醇 + 顺铂），延迟至胎儿可以存活时再行剖宫产终止妊娠，同时进行根治性手术。无论采用何种保守性治疗方式，均需要充分知情同意并告知肿瘤进展与复发的风险。

ⅠA1 期患者可以经阴道分娩，但应尽量避免会阴切开。ⅠA2 期以上者应避免阴道分娩。根治性手术可以和剖宫产同时进行，或者产后进行二次手术或者根治性放疗。

☞ 典型案例（附分析）22-1
同房出血 6 个月，发现宫颈病变 2 月余

（向　阳　蒋　芳）

数字课程学习

⬇ 教学PPT　　　✍ 自测题

第二十三章

子宫肿瘤

关键词

子宫肌瘤　　　子宫内膜癌　　　子宫肉瘤　　　子宫平滑肌肉瘤

子宫内膜间质肉瘤　　　　腺肉瘤　　　癌肉瘤

子宫肿瘤分良性和恶性，常见的良性肿瘤为子宫平滑肌瘤，恶性肿瘤为子宫内膜癌和子宫肉瘤。

第一节 子宫肌瘤

诊疗路径

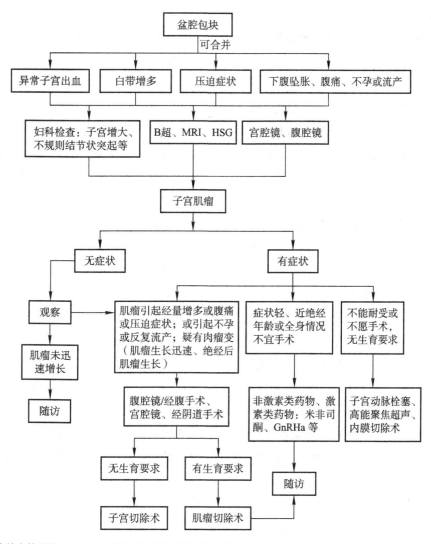

注：HSG，子宫输卵管造影；GnRHa，促性腺激素释放激素类似物

子宫肌瘤（uterine myoma）是女性生殖器最常见的良性肿瘤。多见于生育期女性，以30～50岁为主，少见于20岁以下年龄段。子宫肌瘤是女性最常见的手术指征之一。在美国，子宫切除术大约有三分之一的原因是子宫肌瘤。但是由于大多肌瘤无明显临床症状，所以常常不需要治疗，并且临床统计的发病率也因此远低于实际发病率。

（一）发病机制

确切发病机制并不清楚。分子生物学研究提示，单发子宫肌瘤是由单克隆平滑肌细胞增殖而成，而多发性子宫肌瘤的不同瘤体则由不同克隆来源的平滑肌细胞增殖而成。正常的肌细胞首先转化为异常的肌细胞，然后进一步增殖为肿瘤。因肌瘤在青春期前少见，常见于生育期年龄，并且绝经后妇女肌瘤往往会萎缩甚至消退，所以研究人员推测肌瘤的发生可能和女性激素水平相关。研究证实肌瘤内的雌激素受体水平显著高于周边组织，提示雌激素对肌瘤组织的作用可能高于正常子宫肌组织，从而促进肌瘤生长。肌瘤的生长还同时受到孕激素的调节。此外，研究还提示肌瘤的发生和生长可能与遗传、类固醇激素、生长因子和血管生成等相关。

（二）分类

同一子宫上若有多个子宫肌瘤，称为多发性子宫肌瘤，临床上较单个子宫肌瘤更常见。子宫肌瘤可根据不同的生长部位进一步分为以下类型，这些不同类型的肌瘤均可出现在同一子宫上（图23-1）。

1. 按生长部位分 分为子宫体肌瘤和子宫颈肌瘤，前者更常见，约占90%，而后者较少见且不易被发现，约占10%。

2. 按肌瘤与子宫肌壁关系分

（1）肌壁间肌瘤（intramural myoma）：最常见，占60%~70%。肌瘤位于子宫肌层内，四周均有子宫肌层包围，可突起于子宫表面，也可在肌层深处，子宫表面肉眼无法观察到。

（2）浆膜下肌瘤（subserous myoma）：肌瘤突出于子宫表面，且瘤体一侧仅由子宫浆膜层覆盖，并向浆膜面生长，占子宫肌瘤的20%。若瘤体继

续向浆膜面生长，形成一蒂与子宫相连，则称为带蒂浆膜下肌瘤，营养由蒂部血管供应。有时难以与卵巢实性肿瘤鉴别。若血供不足，浆膜下肌瘤可变性坏死。若蒂扭转断裂，肌瘤脱落形成游离性肌瘤，该肌瘤可能会附着在盆腔腹膜或者大网膜上，并获得血供从而形成寄生子宫肌瘤。若肌瘤位于子宫体侧壁，向宫旁生长，突出于阔韧带两叶之间，称为阔韧带肌瘤。

（3）黏膜下肌瘤（submucous myoma）：肌瘤位于子宫深处，子宫表面通常无法看到或扪及，肌瘤表面仅由子宫内膜覆盖，向宫腔方向生长，突出于宫腔内，占子宫肌瘤的10%~15%。常常引起月经过多或者经期延长。黏膜下肌瘤易形成蒂完全突出于宫腔内（0型），但也有些肌瘤可有不足50%的瘤体位于子宫肌层内，称1型，甚至有些肌瘤大部分（大于等于50%）瘤体位于子宫肌层内，称2型。随着肌瘤逐渐长大，在宫腔内常引起子宫收缩，带蒂肌瘤可被挤出宫颈外口而突入阴道，甚至有些可以突出于外。

（三）病理

1. 巨检 单个肌瘤通常为实质性球形包块，表面尚光滑，若肌瘤长大或多个相融合时，可呈不规则形状。肌瘤的尺寸大小不一，可以小至显微镜下方可见，大至足月妊娠子宫大小。由于肌瘤含有纤维结缔组织，所以质地较子宫肌层硬，具体硬度与纤维结缔组织多少有关。肌瘤可压迫周围肌壁纤维形成假包膜，假包膜上血管和淋巴管稀少。肌瘤与假包膜间有一层疏松网状间隙，故易剥出。肌瘤切面呈灰白色，可见漩涡状或编织状结构，颜色与纤维结缔组织多少有关。

2. 镜检 肌瘤主要由梭形平滑肌细胞和不等量纤维结缔组织构成（图23-2）。肌细胞大小均匀，排列成漩涡状或棚状，核为杆状。极少情况下尚有一些特殊的组织学类型，如富细胞性、奇异型、核分裂活跃、上皮样平滑肌瘤及静脉内和播散性腹膜平滑肌瘤等，这些特殊类型平滑肌瘤的性质及恶性潜能尚有待确定。

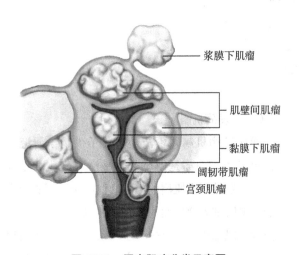

浆膜下肌瘤

肌壁间肌瘤

黏膜下肌瘤

阔韧带肌瘤

宫颈肌瘤

图 23-1 子宫肌瘤分类示意图

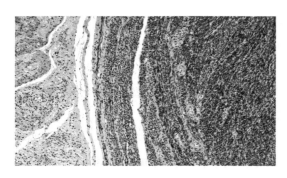

图 23-2 子宫肌瘤镜下标本示意图

（四）肌瘤变性

肌瘤变性是指肌瘤失去原有的典型结构。常见的变性如下。

1. 玻璃样变（hyaline degeneration） 又称透明变性，最常见。肌瘤剖面漩涡状结构消失，由均匀透明样物质取代。镜下见病变区肌细胞消失，为均匀透明无结构区。无须特殊处理。

2. 囊性变（cystic degeneration） 子宫肌瘤玻璃样变进一步发展，肌细胞坏死液化即可发生囊性变，无须特殊处理。囊性变子宫肌瘤变软，肌瘤内出现大小不等的囊腔，其间有结缔组织相隔，数个囊腔也可融合成大囊腔，囊腔内含清亮无色液体，也可凝固成胶冻状，较难与妊娠子宫或卵巢囊肿区别。镜下见囊腔为玻璃样变的肌瘤组织构成，内壁无上皮覆盖。

3. 红色变性（red degeneration） 多见于妊娠期或产褥期，患者可有剧烈腹痛伴恶心、呕吐、发热，白细胞计数升高，检查发现肌瘤增大、压痛。肌瘤剖面为暗红色，如半熟的牛肉，质软，漩涡状结构消失。镜检见组织高度水肿，假包膜内大静脉及瘤体内小静脉血栓形成，广泛出血伴溶血，肌细胞减少，细胞核常溶解消失，并有较多脂肪小球沉积。需要对症治疗。为肌瘤的一种特殊类型坏死，发生机制不清，可能与肌瘤内小血管退行性变引起血栓及溶血、血红蛋白渗入肌纤维间有关。

4. 肉瘤样变（sarcomatous change） 较少见，仅为 0.4%～0.8%，多见于绝经后子宫肌瘤伴疼痛和出血的患者。没有证据表明绝经前快速增长的肌瘤有肉瘤变的可能，但若绝经后妇女肌瘤仍增大，应警惕恶变可能。肌瘤恶变后，组织变软且脆，切面呈灰黄色，似生鱼肉状，与周围组织界限不清。镜下见平滑肌细胞增生活跃，排列紊乱，漩涡状结构消失，细胞有异型性，核分裂象易见（＞10 个/10 个高倍视野），并可出现肿瘤细胞凝固性坏死。

5. 钙化（degeneration with calcification） 多见于蒂部细小、血供不足的浆膜下肌瘤以及绝经后妇女的肌瘤。常在脂肪变性后进一步分解成甘油三酯，再与钙盐结合，沉积在肌瘤内。X 线摄片可清楚看到钙化阴影。镜下可见钙化区为层状沉积，呈圆形，有深蓝色微细颗粒。

（五）临床表现

1. 症状 50%～65% 的肌瘤无明显症状，仅在体检时发现。症状与肌瘤部位、大小和有无变性相关，而与肌瘤数目关系不大。常见症状如下。

（1）异常子宫出血：最常见。主要表现为经量增多及经期延长，多见于大的肌壁间肌瘤及黏膜下肌瘤，肌瘤使宫腔增大，子宫内膜面积增加并影响子宫收缩。此外，肌瘤可压迫附近的静脉，导致子宫内膜静脉丛充血与扩张，从而引起经量增多、经期延长。但也可表现为性交后出血，月经间期出血，或不规则月经过多。黏膜下肌瘤伴有坏死感染时，可有不规则阴道流血或脓血性流液。长期经量增多可导致慢性缺铁性贫血，出现乏力、心悸和疲劳等症状。

（2）下腹包块：肌瘤较小时在腹部摸不到肿块，当肌瘤逐渐增大使子宫体积大于妊娠 3 个月时，腹部可扪及。较大的黏膜下肌瘤可脱出于阴道外，患者可因外阴脱出肿物就诊。

（3）白带增多：肌壁间肌瘤使宫腔面积增大，内膜腺体分泌增多，导致分泌物增多；黏膜下肌瘤发生感染可有大量脓性白带，若肌瘤进一步溃烂、坏死、出血时，可有血性或脓血性、伴有恶臭的阴道流液。

（4）压迫症状：取决于子宫肌瘤的数量、大小和位置。子宫前壁下段肌瘤可压迫膀胱引起尿频；

子宫颈肌瘤可引起排尿困难、尿潴留；子宫后壁肌瘤可引起便秘等。阔韧带肌瘤或宫颈巨大肌瘤向侧方发展，嵌入盆腔内压迫输尿管，可致输尿管扩张甚至肾盂积水。

（5）其他：包括下腹坠胀、腰酸背痛等。盆腔痛通常少见，当肌瘤红色变性时可有急性下腹痛，伴呕吐、发热及肿瘤局部压痛；浆膜下肌瘤蒂扭转可有急性腹痛；子宫黏膜下肌瘤由宫腔向外排出时也可引起腹痛。虽然大多数子宫肌瘤并不影响妇女受孕，但黏膜下肌瘤和引起宫腔变形的肌壁间肌瘤可影响胚胎着床、胎盘形成和妊娠的发展，导致不孕或流产、早产、胎位异常，甚至需要剖宫产。合并子宫肌瘤的妇女发生产前和产时并发症的概率为10%~40%。

2. **体征** 与肌瘤大小、位置、数目及有无变性相关。较大肌瘤可在下腹部扪及实质性肿块。妇科检查扪及子宫增大，表面不规则单个或多个结节状突起，通常无压痛，质地偏硬。若肌瘤变性可有压痛。浆膜下肌瘤可扪及单个实质性球状肿块与子宫有蒂相连。黏膜下肌瘤位于宫腔内者子宫均匀增大，对于脱出于宫颈外口者，窥器检查即可看到宫颈口处有肿物，粉红色，表面光滑，肿物和宫颈外口边界清楚，若伴感染时可有坏死、出血及脓性分泌物。

（六）诊断

由于子宫肌瘤大多无症状，因此很多时候都是偶然发现的。生育期年龄妇女发现下腹包块或异常子宫出血者，需要考虑本病可能。根据病史、妇科检查和辅助检查诊断多无困难。常选择以下辅助检查协助诊断。

1. **影像学检查** 超声检查是最常用、最重要的一项辅助检查。无变性的肌瘤超声图像通常表现为在正常肌层中边界清晰的低回声区，若发生变性，则表现为肌瘤内部回声不均，或呈高回声。超声对诊断肌瘤的准确性较高，能精确定位，准确区分不同类型的子宫肌瘤，并和其他盆腔肿块进行鉴别。子宫超声造影可以进一步帮助定位和测量肌瘤

尺寸，以及与子宫内膜息肉进行鉴别。磁共振检查可准确判断肿瘤性质、大小、数目和位置。

2. **宫腔镜检查** 可以用于黏膜下肌瘤和部分影响宫腔形态的肌壁间肌瘤的评估和鉴别诊断，也可同时进行手术治疗。

3. **腹腔镜检查** 可以用于评估浆膜下肌瘤和部分肌壁间肌瘤，也可同时进行手术治疗。

4. **子宫输卵管造影**（hysterosalpingogram，HSG） 可发现影响宫腔形态的肌瘤。

（七）鉴别诊断

根据患者的临床症状不同，子宫肌瘤需要与多种疾病进行鉴别诊断（表23-1），主要应与下列疾病鉴别。

1. **妊娠子宫** 妊娠时子宫随停经月份增大变软，而肌瘤囊性变时肿块质地也较软，故应注意鉴别。但妊娠时有停经史及早孕反应，可借助尿或血hCG测定、超声检查等确诊。

2. **卵巢肿瘤** 多无月经改变，肿块多呈囊性，位于子宫一侧。应注意实质性卵巢肿瘤与带蒂浆膜下肌瘤鉴别，囊性卵巢肿瘤与肌瘤囊性变鉴别。通过肿块与子宫的关系判断，可借助超声检查协助诊断，必要时腹腔镜检查可明确诊断。

3. **子宫腺肌病** 可有子宫增大、月经增多等表现。局限型子宫腺肌病类似子宫肌壁间肌瘤，质硬。但子宫腺肌病大多有进行性加重的继发性痛经，子宫多呈均匀增大，较少超过妊娠3个月子宫大小。超声检查及外周血糖类抗原125检测有助于鉴别。但有时两者可以并存。

4. **子宫恶性肿瘤**

（1）子宫肉瘤：好发于老年妇女，生长迅速，多有腹痛、腹部包块及不规则阴道流血，超声及磁共振检查有助于鉴别，但通常术前较难明确诊断。

（2）子宫内膜癌：以绝经后阴道流血为主要症状，好发于老年女性，子宫呈均匀增大或正常。应注意围绝经期妇女肌瘤可合并子宫内膜癌。诊刮或宫腔镜检查有助于鉴别。

（3）宫颈癌：有不规则阴道流血及白带增多或

表 23-1 子宫肌瘤的鉴别诊断

症状和病因	疾 病
异常阴道流血	
结构性	子宫腺肌病、子宫内膜息肉、子宫内膜不典型增生、癌：子宫内膜癌、宫颈癌、阴道癌
内分泌疾病	甲状腺疾病、高泌乳素血症、多囊卵巢综合征、库欣病
排卵障碍或稀发排卵	原发性、压力、运动、肥胖、体重快速变化、多囊卵巢综合征或内分泌疾病
感染	子宫内膜炎、宫颈炎、阴道炎
药物	激素避孕药、孕激素、抗凝剂、皮质类固醇、精神类药物、抗惊厥药、洋地黄、化疗药
凝血障碍	血小板减少症（由特发性血小板减少性紫癜、脾功能亢进、慢性肾衰竭引起）、血管性血友病、急性白血病、肝病晚期
外伤	性交、性侵犯、异物、骨盆外伤
盆腔包块或子宫增大	
生殖系统	妊娠、子宫腺肌病、卵巢囊肿、卵巢肿瘤、输卵管 - 卵巢脓肿、平滑肌肉瘤、子宫内膜癌、异位妊娠、输卵管积水
腹部	腹膜囊肿、异位（腹腔）妊娠、主动脉瘤
胃肠道	阑尾破裂引起的蜂窝织炎、憩室破裂、肠道恶性肿瘤、胰腺蜂窝织炎
泌尿系统	尿道囊肿、肾肿瘤（包括盆腔肾）
以上任何情况都可与肌瘤同时存在	

不正常阴道排液等症状，外生型较易鉴别，内生型宫颈癌应与宫颈黏膜下肌瘤鉴别。可借助于超声检查、宫颈脱落细胞学检查、宫颈管搔刮、子宫颈活检等鉴别。

5. 其他 盆腔炎性包块、子宫畸形、卵巢子宫内膜异位囊肿等可根据病史、体征及超声等检查鉴别。

（八）治疗

治疗应根据患者年龄、症状、妊娠状态、生育要求，以及肌瘤位置、大小、数目全面考虑。通常患者无症状时无须治疗，但必须排除其他占位性疾病。当患者出现严重疼痛、异常子宫出血、不孕或压迫症状时，需要考虑治疗。

1. 观察 无症状肌瘤一般不需要治疗。每 3~6 个月随访一次，观察肌瘤的尺寸和生长速度，若出现症状可考虑进一步治疗。绝经后肌瘤多可萎缩，若绝经后妇女肌瘤仍增大，建议手术。

2. 药物治疗 适用于症状轻、近绝经年龄或全身情况不宜手术者。

（1）非激素类药物：包括非类固醇类抗炎药和抗纤溶药物。对于肌瘤引起的异常子宫出血有一定的治疗效果。

（2）促性腺激素释放激素类似物（gonadotropin-releasing hormone analogue，GnRHa）：采用大剂量连续或长期非脉冲式给药抑制 FSH 和 LH 分泌，降低血液循环中雌激素水平，诱发停经以控制症状，并抑制肌瘤生长使其萎缩。用药 1 个月后可引起绝经综合征，长期使用可引起骨质疏松等不良反应，且停药后肌瘤又将逐渐增大，故不推荐长期用药。使用指征为①缩小肌瘤以利于妊娠；②术前用药控制症状，纠正贫血；③术前用药缩小肌瘤，降低手术难度，使经阴道或腹腔镜手术成为可能；④对近绝经妇女，提前过渡到自然绝经，避免手术。一般应用长效制剂，每月 1 次。

（3）米非司酮（mifepristone）：每日 10 mg 或 12.5 mg 口服，可作为术前或提前绝经用药使用。

但因其拮抗孕激素后，子宫内膜长期受雌激素刺激，增加子宫内膜病变的风险，不宜长期使用。

（4）其他药物：口服避孕药、孕激素或者雄激素等也可用于治疗子宫肌瘤引起的异常子宫出血。值得注意的是，口服避孕药可能刺激原有肌瘤的生长。

3. 手术治疗　手术适应证　①肌瘤引起经量增多，致继发贫血；②肌瘤引起的腹痛，如性交痛、浆膜下肌瘤蒂扭转引起的急性腹痛或继发性痛经；③肌瘤压迫引起相应症状；④肌瘤引起不孕或反复流产；⑤疑有肉瘤变（如肌瘤生长迅速或绝经后肌瘤仍生长）。

手术方式包括肌瘤切除术和子宫切除术，途径包括开腹、腹腔镜或宫腔镜、经阴道。若选择腹腔镜手术行肌瘤剔除或子宫次全切除，需要使用粉碎器取出切除的肌瘤或子宫体，因此，术前应尽可能排除子宫肉瘤或子宫内膜癌，并向患者及家属说明其风险。术前还应行宫颈细胞学检查，排除宫颈鳞状上皮内病变或宫颈癌。

（1）肌瘤切除术（myomectomy）：适用于希望保留生育功能的患者。但手术本身可能进一步导致粘连和不孕。浆膜下或肌壁间肌瘤可开腹或腹腔镜下切除；黏膜下肌瘤和突向宫腔的肌壁间肌瘤可经宫腔镜下切除；突入阴道的黏膜下肌瘤可经阴道内摘除。术后有残留或复发可能，5 年内 60% 的妇女可能会发生复发。

（2）子宫切除术（hysterectomy）：不要求保留生育功能或疑有恶变者，可行子宫切除术，包括全子宫切除和次全子宫切除。必要时可于术中行冰冻切片组织学检查。

4. 其他治疗　为非传统治疗方法，主要适用于不能耐受或不愿手术，且无生育要求的有症状子宫肌瘤患者。

（1）子宫动脉栓塞术（uterine artery embolization, UAE）：一种非侵入性的治疗有症状子宫肌瘤的方法。通过阻断子宫动脉及其分支，减少肌瘤血供，从而延缓肌瘤的生长，缓解症状。但该方法可能引起卵巢功能减退，并存在增加潜在妊娠并发症的风险，一般不建议用于有生育要求的妇女，也不建议用于带蒂大子宫肌瘤。

（2）高能聚焦超声（high-intensity focused ultrasound, HIFU）：通过物理能量使肌瘤组织坏死，逐渐吸收或瘢痕化，但存在肌瘤残留、复发，并需要除外恶性病变。类似治疗方法还有微波消融等。一般用于已完成生育的妇女。

（3）子宫内膜切除术（transcervical resection of endometrium, TCRE）：采用宫腔镜切除子宫内膜以减少月经量甚至造成闭经。

（九）子宫肌瘤合并妊娠

肌瘤合并妊娠占肌瘤患者的 0.5% ~ 1%，占妊娠的 0.3% ~ 0.5%，肌瘤小且无症状者常被忽略，因此实际发病率高于报道。

肌瘤对妊娠及分娩的影响主要与肌瘤的类型及大小有关。黏膜下肌瘤可影响受精卵着床，导致早期流产；肌壁间肌瘤过大可使宫腔变形或因肌瘤压迫导致内膜供血不足，也可引起流产。生长位置较低的肌瘤可妨碍胎先露下降，使妊娠后期及分娩时胎位异常、产道梗阻等；若胎盘着床于肌瘤部位，易发生胎盘早剥；胎儿娩出后易因胎盘附着面大、排出困难或子宫收缩不良等导致产后出血。妊娠期及产褥期肌瘤易发生红色变性，通常采用保守治疗即可缓解症状。妊娠合并子宫肌瘤多能自然分娩，但应积极预防产后出血。若肌瘤阻碍胎儿下降，应行剖宫产术，术中是否同时切除肌瘤，需根据肌瘤大小、类型和患者病情决定。

☞典型案例（附分析）23-1
发现盆腔包块 5 年，经量增多 1 年，加重 3 个月

☞典型案例（附分析）23-2
月经量增多伴经期延长 8 个月，加重 3 个月

第二节　子宫内膜癌

诊疗路径

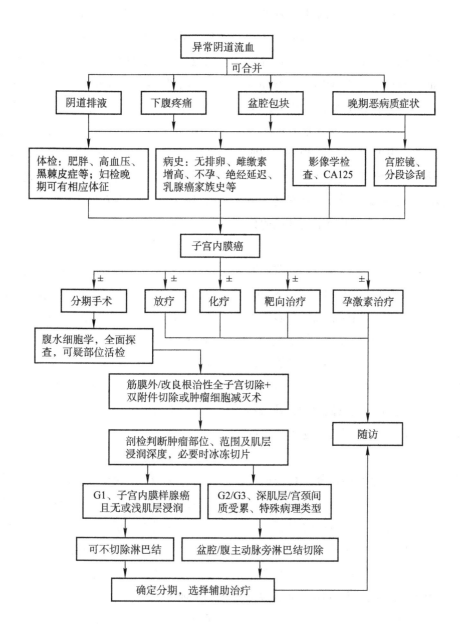

　　子宫内膜癌（endometrial carcinoma）是发生于子宫内膜的一组上皮性恶性肿瘤，其中以子宫内膜腺体来源的腺癌最常见。为女性生殖道三大恶性肿瘤之一，占女性全身恶性肿瘤的7%，占女性生殖道恶性肿瘤的20%～30%。近年来，子宫内膜癌的发病率在世界范围内呈上升趋势，在美国，子宫内膜癌为第四大恶性肿瘤和最常见的妇科恶性肿瘤，仅次于乳腺癌、肠癌和肺癌。平均发病年龄为60岁，其中25%发生在绝经前，75%发生在绝经后，5%～10%的内膜癌诊断时年龄小于40岁。由于通常能早期发现，72%的患者诊断时为Ⅰ期，因此子宫内膜癌的总体预后较其他妇科恶性肿瘤好。

（一）发病机制

　　尚未完全阐明。根据现有的可能发病机制，通常将子宫内膜癌分为Ⅰ型和Ⅱ型两种类型。

Ⅰ型子宫内膜癌常见，占80%。通常是由于长期雌激素作用，而无孕激素拮抗，导致子宫内膜增生、不典型增生，进而癌变，因此称为雌激素依赖型肿瘤（estrogen-dependent neoplasm）。子宫内膜增生主要分为两类：不伴有不典型的增生（hyperplasia without atypia）和不典型增生（atypical hyperplasia，AH），前者为良性病变，包括单纯型和复杂性增生，后者为癌前病变，有可能发展成为子宫内膜癌。这类子宫内膜癌通常先出现不典型增生，而后进展为癌。组织学类型均为子宫内膜样癌，肿瘤分化较好，雌、孕激素受体阳性率高，预后好。*PTEN*基因失活和微卫星不稳定是常见的分子改变。

Ⅱ型子宫内膜癌少见，占20%，发病与雌激素无明确关系，因此称为非雌激素依赖型（estrogen-independent）肿瘤。这类子宫内膜癌临床上多见于老年体瘦的妇女，肿瘤恶性程度高。组织学类型较少见，如子宫内膜浆液性癌、透明细胞癌等，镜下可见癌灶周围是萎缩的子宫内膜或息肉，肿瘤分化差，雌、孕激素受体多呈阴性或低表达，预后不良。*p53*基因突变和*HER2*基因过度表达为常见的分子改变。

子宫内膜癌的二元论分型存在分子特征的交叉，部分病例的分子改变与病理特征并不完全一致。近年研究通过基因组序列分析的分子特征，将子宫内膜癌分为4种亚型：POLE突变型、微卫星不稳定型、低拷贝型和高拷贝型。该分子分型对子宫内膜的预后有较高的预测价值，POLE突变型预后较好，而高拷贝型预后最差。

（二）发病高危因素和保护因素

Ⅰ型子宫内膜癌的发病高危因素包括：长期服用单一雌激素而无孕激素对抗、肥胖、未孕、不孕或不育、绝经延迟、伴有无排卵性疾病（如多囊卵巢）或服用他莫昔芬等病史。其他危险因素还包括：糖尿病、高血压、乳腺癌或卵巢癌或结肠癌病史以及子宫内膜癌家族史、分泌雌激素的功能性卵巢肿瘤。研究发现无孕激素对抗的单一雌激素替代治疗的有子宫妇女，20%~25%可以在1年内发展为子宫内膜癌。他莫昔芬，一种非固醇类选择性的雌激素受体调节剂，同时会产生类弱激素样作用，刺激子宫内膜增生。而肥胖的女性则可能由于脂肪细胞具有将雄激素转化为雌激素的作用，而导致循环中的雌激素水平偏高，并且这类患者往往同时会伴有无排卵性疾病。另外，子宫内膜增生也是子宫内膜癌的发病高危因素。不伴有不典型的单纯性增生大约有1%的风险癌变，而不典型增生发生癌变的比例高达29%，并且不典型增生有17%~52%的风险已经同时存在癌变。

大多数子宫内膜癌为散发性，但约有5%与遗传有关，其中关系最密切的遗传综合征是林奇综合征（Lynch syndrome），也称遗传性非息肉结直肠癌综合征（hereditary non-polyposis colorectal cancer syndrome，HNPCC），是一种由错配修复基因突变引起的常染色体显性遗传病，与年轻女性的子宫内膜癌发病有关。子宫内膜癌患者的一级亲属（如母亲、姐妹或女儿）、有乳腺癌病史的妇女发病风险也会增加。

Ⅰ型子宫内膜癌的保护因素包括：口服避孕药、含孕激素的药物或器械、雌孕激素联合替代治疗等。另外，多产、妊娠、体育锻炼和良好的生活方式也有助于减少子宫内膜癌的发生。但遗憾的是，目前尚未发现Ⅱ型子宫内膜癌的高危因素。

（三）病理及分子分型

1. 巨检 不同组织学类型子宫内膜癌的大体观无明显区别。大体可分为以下两型。①弥散型：子宫内膜大部或全部为癌组织侵犯，并突向宫腔，常伴有出血、坏死；癌灶较少浸润肌层，但晚期也可浸润深肌层或宫颈，若阻塞宫颈管可引起宫腔积脓。②局灶型：多见于宫腔底部或宫角部，癌灶小，呈息肉或菜花状，易浸润肌层。肌层是否侵犯是分期和评估预后的重要因素，肌层侵犯超过1/2是预后不良的指征。

2. 镜检及病理类型 子宫内膜癌的组织学分

级是最重要的预后因素。根据实性成分所占比例分为 G1（≤5%），G2（6%～50%），G3（≥50%）三级，G3 恶性程度最高，预后最差。子宫内膜样癌根据不同分级分为两类，G1 和 G2 被合称为低级别子宫内膜样癌，G3 被称为高级别子宫内膜样癌。浆液性癌、透明细胞癌、混合性癌、未分化癌、癌肉瘤、中肾样癌和胃肠型黏液性癌也被视为 G3。不同的组织学类型也有不同的预后，其中子宫内膜样腺癌最常见，预后相对较好，而其他类型相对少见，预后更差。

（1）内膜样腺癌（endometrioid adenocarcinoma）：占 75%～80%，通常来源于子宫内膜的腺细胞异常增减。镜下见内膜腺体高度异常增生，上皮复层，并形成筛孔状结构。癌细胞异型明显，核大、不规则、深染，核分裂活跃，分化差的内膜样腺癌腺体少，腺结构消失，成实性癌块（图 23-3）。

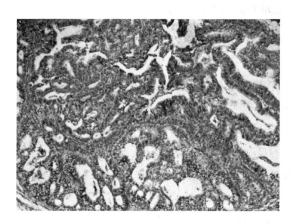

图 23-3　子宫内膜样腺癌镜下病理示意图

（2）透明细胞癌（clear cell carcinoma）：约占 5%，多呈实性片状、腺管样或乳头状排列，细胞质丰富、透亮，核异型，或由靴钉状细胞组成。恶性程度高，易早期转移。

（3）浆液性癌（serous carcinoma）：占 4%。癌细胞异型性明显，多为不规则复层排列，呈乳头状、腺样及实性片状生长，1/3 可伴砂粒体。恶性程度高，易发生深肌层浸润和腹腔播散、淋巴结及远处转移，预后差。无明显肌层浸润时也可能发生腹腔播散。

（4）癌肉瘤（carcinosarcoma）：较少见，是一种由恶性上皮和恶性间叶成分混合组成的子宫恶性肿瘤，也称恶性米勒混合瘤（malignant mixed Müllerian tumor，MMMT），现认为它是上皮来源的恶性肿瘤向间叶转化。常见于绝经后妇女。肿瘤体积可以很大，并侵犯子宫肌层，伴出血坏死。镜下所见恶性上皮成分通常为米勒管型上皮，间叶成分分为同源性和异源性，后者常见恶性软骨、横纹肌成分，恶性程度高。

3. 分子分型　2013 年，癌症基因组图谱（the cancer genome atlas，TCGA）首次通过全基因组和转录组结合微阵列、二代测序及 DNA 甲基化等方法将子宫内膜癌分为 POLE 突变型、微卫星不稳定型、低拷贝型和高拷贝型 4 种分子类型。随后，子宫内膜癌的分子分型方法不断改进和变迁，目前多采用 TransPORTEC 分型，根据一代或二代测序结果，并结合免疫组化，将内膜癌分为以下 4 种类型：① POLE 超突变型（POLEmut）；②微卫星不稳定型（MSI-H 型）或错配修复系统缺陷（mismatch repair-deficient，MMRd）型；③微卫星稳定（microsatellite stability，MSS）型或无特异性分子谱（no-specific molecular profile，NSMP）型或低拷贝型；④ p53 突变型或高拷贝型（p53abn）。研究发现 POLE 超突变型预后良好，MSI-H 型和 MSS 型预后中等，p53 突变型预后最差。分子分型有助于提示不同肿瘤亚型的预后及选择相应的针对性治疗策略。

（四）转移途径

子宫内膜癌有 4 种转移途径。最常见的是直接蔓延，其次为淋巴转移和经输卵管转移，血行转移最少见。多数子宫内膜癌生长缓慢，局限于内膜或在宫腔内时间较长，部分特殊病理类型（浆液性癌、透明细胞癌、癌肉瘤）和高级别（G3）内膜样癌可发展很快，短期内出现转移。

1. 直接蔓延　癌灶初期沿子宫内膜蔓延生长，向上可沿子宫角波及输卵管，向下可累及宫颈管及阴道。若癌瘤向肌壁浸润，可穿透子宫肌层，累及子宫浆膜层，种植于盆腹腔腹膜、直肠子宫陷凹及大网膜等部位。

2. **淋巴转移** 为子宫内膜癌的主要转移途径。当肿瘤浸润子宫深肌层、宫颈间质或分化程度为低分化时，易发生淋巴转移。转移途径与癌灶生长部位有关：宫底部癌灶常沿阔韧带上部淋巴管网，经骨盆漏斗韧带转移至卵巢，向上至腹主动脉旁淋巴结；子宫角或前壁上部病灶沿圆韧带淋巴管转移至腹股沟淋巴结；子宫下段或已累及子宫颈管癌灶的淋巴转移途径与子宫颈癌相同，可累及宫旁、闭孔、髂内、髂外及髂总淋巴结；子宫后壁癌灶可沿宫骶韧带转移至直肠旁淋巴结。约10%的子宫内膜癌可经淋巴管逆行引流累及阴道前壁。

3. **输卵管转移** 宫腔内脱落的细胞可以经输卵管腔转移至卵巢、腹膜和大网膜。

4. **血行转移** 晚期患者经血行转移至全身各器官，常见部位为肺、肝、骨等。

（五）分期

子宫内膜癌分期为手术病理分期，主要根据病理确诊的疾病程度来分期，目前采用国际妇产科联盟（FIGO，2023年）修订的分期系统（表23-2）。对于有分子分型结果的 I 期和 II 期子宫内膜癌，需要在 FIGO 分期基础上附上分子分型结果，不管肌层浸润情况、淋巴脉管间隙浸润（lymphovascular space involvement，LVSI）程度和组织学类型，有无累及宫颈等，POLEmut 均归类为 Stage I AmPOLEmut，而 p53abn 均归类为 Stage II Cmp53abn。对于 III 期和 IV 期子宫内膜癌，分期不进行修正而仅附上分子分型的结果。

表23-2 子宫内膜癌手术病理分期（FIGO，2023年）

分期			特征
I 期			肿瘤局限于子宫和卵巢
	I A		肿瘤局限于子宫内膜，或非侵袭性组织学类型侵犯肌层 <1/2，无或局灶性 LVSI，或预后良好疾病
		I A1	非侵袭性组织学类型肿瘤局限于子宫内膜息肉，或局限于子宫内膜
		I A2	非侵袭性组织学类型肿瘤侵犯肌层 <1/2，无或局灶性 LVSI
		I A3	同时存在局限于子宫和卵巢的低级别（G1、G2）子宫内膜样癌
	I B		非侵袭性组织学类型肿瘤侵犯肌层 ≥ 1/2，无或局灶性 LVSI
	I C		侵袭性组织学类型肿瘤局限于子宫内膜息肉，或局限于子宫内膜
II 期			肿瘤侵犯子宫颈间质但无子宫体外扩散，或广泛 LVSI，或侵袭性组织学类型肿瘤侵犯子宫肌层
	II A		宫颈间质受累的非侵袭性组织学类型
	II B		广泛 LVSI 的非侵袭性组织学类型
	II C		任意子宫肌层受累的侵袭性组织学类型
III 期			任何组织类型肿瘤局部或区域性扩散
	III A		肿瘤直接扩散或转移子宫浆膜面和（或）附件
		III A1	肿瘤扩散到卵巢或输卵管，符合 I A3 期标准除外
		III A2	肿瘤侵犯子宫浆膜或通过子宫浆膜向外扩散
	III B		瘤转移或直接蔓延到阴道和（或）至宫旁，或盆腔腹膜
		III B1	肿瘤转移或直接蔓延到阴道和（或）至宫旁

续表

分期		特征
	ⅢB2	肿瘤转移到盆腔腹膜
ⅢC		肿瘤转移至盆腔和/或腹主动脉旁淋巴结
	ⅢC1	转移到盆腔淋巴结
	ⅢC1i：微转移（转移淋巴结直径 0.2～2.0 mm）	
	ⅢC1ii：宏转移（转移淋巴结直径 >2.0 mm）	
	ⅢC2	转移至肾血管水平下腹主动脉旁淋巴结，有或无盆腔淋巴结转移
	ⅢC2i：微转移（转移淋巴结直径 0.2～2.0 mm）	
	ⅢC2ii：宏转移（转移淋巴结直径 >2.0 mm）	
Ⅳ期		肿瘤侵犯膀胱和（或）直肠黏膜和（或）远处转移
ⅣA		肿瘤侵犯膀胱和（或）直肠/肠黏膜，或同时存在
ⅣB		盆腔外腹膜转移
ⅣC		远处转移，包括转移至任何腹腔外淋巴结或肾血管水平以上的腹腔内淋巴结，肺、肝、或骨转移

（六）临床表现

1. 症状

（1）阴道流血：约90％的患者早期即可出现绝经后阴道流血或异常子宫出血，绝经后阴道流血量一般不多，未绝经者可表现为经量增多、经间期出血或月经紊乱等。

（2）阴道排液：约10％的患者早期会出现异常阴道排液。合并感染则有脓血性排液，恶臭。

（3）下腹疼痛：多见于疾病晚期。若肿瘤累及宫颈内口阻塞宫颈管，可引起宫腔积脓，出现下腹胀痛及痉挛样疼痛。肿瘤浸润子宫周围组织或压迫神经可引起下腹及腰骶部疼痛。

（4）其他：晚期还可扪及盆腔包块，出现贫血、消瘦及恶病质等相应症状。

2. 体征　体格检查可以发现肥胖、高血压和黑棘皮症体征。早期患者妇科检查通常无异常发现。晚期可有子宫增大，合并宫腔积脓时子宫可有明显压痛，宫颈管内偶有癌组织脱出，触之易出血。癌灶浸润周围组织时，子宫固定或在宫旁扪及不规则结节状物。可伴有胸腔积液、腹水、肝脾大、腹部包块等。

（七）诊断

1. 临床表现　由于90％的患者会出现绝经后阴道流血或者各种不同形式的异常子宫出血，如月经过多、经间期出血及月经紊乱等，因此，一旦有异常子宫出血或者绝经后阴道流血症状，均应排除子宫内膜癌后再按良性疾病处理。如果发现有以下情况的异常阴道流血妇女要警惕子宫内膜癌：①有无排卵性疾病史，如多囊卵巢综合征、长期应用雌激素、他莫昔芬或雌激素增高疾病史者；②有不孕病史、绝经延迟者；③体检发现肥胖、高血压、黑棘皮症者；④有乳腺癌、子宫内膜癌家族史者。

2. 影像学检查　经阴道超声检查可了解子宫大小、宫腔形态、宫腔内有无赘生物、子宫内膜厚度、肌层有无浸润及深度，从而对异常阴道流血的原因做出初步判断，并为进一步检查的选择提供参考。典型子宫内膜癌的超声图像有宫腔内不均回声区，或宫腔线消失、肌层内有不均回声区。彩色多普勒可显示丰富的血流信号。其他影像学检查主要用于治疗前评估，磁共振成像能对肌层浸润深度和有无宫颈间质浸润做出较准确的判断，肺和腹部

CT 可协助判断有无子宫外转移，PET-CT、骨扫描及 MRI 可协助判断有无骨转移。

3. 诊断性刮宫（diagnostic curettage） 是最常用、最有价值的诊断方法。组织学检查是子宫内膜癌的确诊依据。对于持续或反复异常阴道流血者或者有子宫内膜癌高危因素者，即便影像学提示正常，也应考虑采用，最常使用分段诊刮（fractional curettage），以同时了解宫腔和宫颈的情况。但若病灶较小时，诊断性刮宫可能会发生漏诊。

4. 宫腔镜检查 可直接观察宫腔及宫颈管内有无病灶存在、病灶大小及部位，并可进一步直视下活检，对局灶型子宫内膜癌的诊断和评估宫颈是否受累更为准确。关于宫腔镜检查是否会增加子宫内膜癌患者腹水细胞学阳性率及促进癌细胞的扩散，一直有争议。

5. 其他

（1）子宫内膜活检或细胞学检查：采用一次性刮匙或者吸管等，无须麻醉及扩张宫颈，操作方法简便，可以直接在诊室内操作。国外文献报道诊断的准确性与诊断性刮宫相当，但国内尚未广泛开展。

（2）宫颈细胞学检查：30%~40% 的子宫内膜癌妇女可有异常。若在大于等于 40 岁以上妇女的宫颈细胞学检查中见到不典型腺细胞，应注意进一步检查排除子宫内膜癌。

（3）血清糖类抗原 125 测定：若异常升高，常提示有子宫外转移或浆液性癌，因此术前检测可作为协助判断病变范围的指标。也可术后随访时检测，作为疗效观察的指标。

（4）其他检查：对于出血时间长或者出血量多的患者，应评估有无贫血及程度。异常子宫出血的妇女还应进行 TSH、PRL、FSH 及雌激素的测定以明确妇女的内分泌状态。对于林奇综合征患者，由于有 50% 的机会发生子宫内膜癌或卵巢癌，因此需要在 35 岁后每年行内膜活检或诊刮。

（八）鉴别诊断

大多数子宫内膜癌患者有异常子宫出血的症状，因此需要与引起阴道流血的各种疾病相鉴别。绝经后阴道流血最常见的原因为萎缩性阴道炎（60%~80%），而子宫内膜癌的比例为 10%~15%。而绝经前需要鉴别的疾病包括子宫肌瘤、子宫内膜息肉、子宫腺肌病、子宫内膜不典型增生、卵巢囊肿及甲状腺功能异常等。

1. 萎缩性阴道炎 为绝经后妇女阴道流血的主要原因，常表现为血性白带。检查时可见阴道黏膜变薄、充血或有出血点、分泌物增多等表现。超声检查显示宫腔内无异常发现。必要时可先试验性治疗萎缩性阴道炎，治疗后症状可好转则为本病，若治疗后仍有阴道流血，则应再做诊断性刮宫。

2. 子宫黏膜下肌瘤或内膜息肉 可表现为月经过多、经期延长或不规则阴道流血，行超声检查可以发现宫腔内异常回声。通过宫腔镜检查或者诊断性刮宫以明确诊断。

3. 内生型宫颈癌、子宫肉瘤及输卵管癌 可有阴道排液增多或不规则阴道流血。内生型宫颈癌因癌灶位于宫颈管内，宫颈管变粗、硬或呈桶状，而子宫体通常正常。子宫肉瘤可有子宫明显增大、质软。输卵管癌以阴道流血、下腹隐痛、间歇性阴道排液为主要症状，可有附件包块。宫颈细胞学检查、分段诊刮及影像学检查可协助鉴别，确诊依赖组织学检查。

（九）治疗

原发肿瘤的治疗原则是以手术为主，放疗、化疗和激素治疗为辅的综合治疗。根据肿瘤分期及组织学类型，结合患者年龄及全身情况制订适宜的治疗方案。除了局限于子宫内膜的 G1 年轻子宫内膜样腺癌患者或经评估无法耐受手术的患者外，均需要接受手术治疗。通常早期患者（Ⅰ和Ⅱ期）以手术为主，术后根据高危因素选择合适的辅助治疗；而晚期患者采用手术、放疗、药物等综合治疗。复发性子宫内膜癌的治疗主要包括放疗、化疗或大剂量孕激素治疗。

1. 手术治疗 为首选的治疗方法。手术目的主要是进行全面的手术病理分期，确定病变范围及预后相关因素，并切除肉眼可见的所有病灶。手术可经腹或腹腔镜途径进行，若经腹腔镜途径，所切除标本要求能完整取出。浆液性癌、未分化癌和癌肉瘤因大网膜镜下转移风险高，还要求同时切除大网膜。切除的标本应常规进行病理学检查，癌组织还应行雌、孕激素受体检测，作为术后选用辅助治疗的依据。分期手术（surgical staging）步骤包括：

（1）吸取腹水或腹腔冲洗液，行细胞学检查。

（2）全面探查盆腹腔，对可疑病变取样并送病理检查。

（3）切除子宫及双侧附件，术中常规剖检子宫标本，判断肿瘤部位、范围及肌层浸润深度，必要时行冷冻切片检查。关于子宫切除的范围，病灶局限于子宫体者行筋膜外全子宫切除术，病变侵犯宫颈间质者行改良广泛性子宫切除术。病变超出子宫者实施肿瘤细胞减灭术，以尽可能切除所有肉眼可见病灶为目的。对年轻、无高危因素者，可考虑保留卵巢。

（4）切除盆腔及腹主动脉旁淋巴结，这是手术分期的一个重要步骤。尽管分期手术要求行淋巴结切除术，但是是否切除及具体切除范围仍有争议。一般建议子宫内膜样腺癌 G1 且无肌层或浅肌层浸润者，因淋巴转移概率极低，可不行淋巴结切除或取样术；也可以考虑前哨淋巴结绘图（sentinel lymph node mapping），以避免系统淋巴结切除引起的并发症。

☞ 拓展阅读 23-1
子宫内膜癌行淋巴结切除术的指征

2. 放疗 是治疗子宫内膜癌的有效方法之一，分腔内近距离照射及体外照射两种。近距离照射多用后装治疗机，放射源多为 ^{192}Ir、^{60}Co 或 ^{137}Cs。体外照射以三维适形放疗及调强放疗为主，常用直线加速器或 ^{60}Co 治疗机。可单独或联合手术应用。

（1）单纯放疗：仅用于有手术禁忌证如有严重内科疾病、高龄的患者或无法手术切除的晚期患者。除对 I 期高分化者选用单纯腔内近距离照射外，其他各期均应采用腔内联合体外照射治疗。

（2）放疗联合手术：分术前放疗和术后放疗。术前放疗主要为了缩小病灶，创造手术条件或缩小手术范围。术后放疗为重要的辅助治疗，主要用于 II 期、IIIC 期和术后同时有两个及以上预后高危因素（如深肌层浸润、G3）的 I 期患者，或作为手术范围不足的补充治疗，可降低局部复发，改善无瘤生存期。对 III 期和 IV 期病例，通过手术、放疗和化疗联合应用，可提高疗效。

3. 化疗 可用于晚期或复发子宫内膜癌，也可用于术后有复发高危因素患者（主要包括特殊病理类型和淋巴脉管间隙浸润等）的治疗，为全身治疗，可以减少盆腔外的远处转移。可与手术、放疗或孕激素合并应用，如子宫浆液性癌术后应常规化疗，方案和卵巢上皮性癌相同。常用化疗药物有顺铂、多柔比星、紫杉醇等。

4. 激素治疗

（1）孕激素：对于影像学评估病灶局限于子宫内膜的高分化年轻子宫内膜样腺癌患者，可考虑采用孕激素治疗为主的保留生育功能治疗，以大剂量高效药物、长期应用为宜，至少应用 12 周方可评定疗效。常用药物为醋酸甲羟孕酮 250～500 mg/d 口服；甲地孕酮 160～320 mg/d 口服；己酸孕酮 500 mg 肌内注射，每周 2 次。长期使用可有水钠潴留、体重增加或药物性肝损伤等不良反应，停药后可恢复。可增加栓塞风险，有血栓性疾病史者慎用。也可作为晚期或复发子宫内膜癌患者的综合治疗方法之一。

☞ 拓展阅读 23-2
子宫内膜癌保留生育功能

（2）抗雌激素药物：他莫昔芬（三苯氧胺）具有抗雌激素作用，可使孕激素受体水平上升，从而有利于孕激素治疗。常用剂量为 20～40 mg/d，可同时或先于孕激素 2～3 周治疗。芳香化酶抑制剂，又称选择性雌激素受体调节剂，如雷洛昔芬，有效率为28%。

5. 靶向治疗　在子宫内膜癌的治疗中也取得了一定的疗效，特别对于晚期和复发病例。目前贝伐珠单抗、酪氨酸激酶抑制剂等用于子宫内膜癌的临床试验正在开展。

（十）预后

总体预后好，五年生存率约65%。其中 I 期的五年生存率高达87%，而IV期仅18%。影响预后的因素主要有：①患者全身状况差；②肿瘤存在以下任一种情况，组织学类型为非子宫内膜样腺癌（子宫浆液性癌和透明细胞癌）、低分化腺癌（G3）、肌层浸润超过1/2、淋巴脉管间隙浸润、肿瘤直径大于2 cm、病灶浸润超过子宫体范围（如宫颈间质浸润、淋巴转移及子宫外转移）等。

（十一）随访

治疗后应定期随访，75%～95%复发在术后2～3年内。随访内容应包括详细询问病史、盆腔检查、阴道细胞学检查、胸部 X 线摄片、腹盆腔超声、血清糖类抗原125检测等，必要时可做CT及磁共振检查。一般术后2～3年内每3个月随访1次，3年后每6个月1次，5年后如果无复发征象，则可每年1次。

（十二）预防

预防措施包括：①加强对月经紊乱妇女的诊治，重视绝经后妇女的阴道流血；②有指征地正确使用雌激素；③对有发病高危因素的人群应加强宣教并密切随访；④加强对特殊人群如林奇综合征妇女的监测，可开展基因突变检测，并建议存在林奇综合征相关突变的妇女可在35岁后开展每年1次的妇科检查、经阴道超声和内膜活检，甚至可考虑完成生育后预防性切除子宫和双侧附件。

☞典型案例（附分析）23-3
绝经7年，不规则阴道流血半年

（谢 幸 李 晓）

第三节 子宫肉瘤

诊疗路径

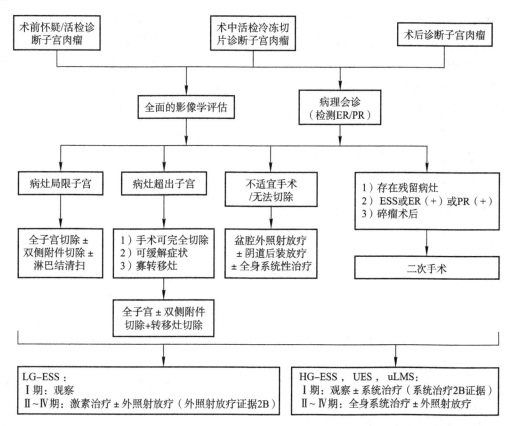

注：① ESS，子宫内膜间质肉瘤；LG-ESS，低级别子宫内膜间质肉瘤；HG-ESS，高级别子宫内膜间质肉瘤；UES，未分化子宫内膜肉瘤；uLMS，子宫平滑肌肉瘤；ER，雌激素受体；PR，孕激素受体；②子宫癌肉瘤请参考高度恶性内膜癌手术治疗，不适宜此表

子宫肉瘤（uterine sarcoma）是子宫间叶组织起源的恶性肿瘤的总称，可来源于子宫肌层、肌层内结缔组织和内膜间质，也可继发于子宫平滑肌瘤。子宫肉瘤少见，恶性程度高，占子宫恶性肿瘤的 3%~9%，占女性生殖道恶性肿瘤的 1%。其恶性程度高，具有早期远处转移的倾向，预后差。好发于围绝经期妇女，多见于 40~60 岁以上妇女。

☞典型案例（附分析）23-4
下腹痛伴发热 10 天

☞典型案例（附分析）23-5
月经量增多，经期延长 2 月

（一）病因及危险因素

子宫肉瘤病因不明，从组织发生学上认为与胚胎细胞残留和间质细胞化生有关，盆腔放疗史、雌激素的长期刺激和遗传疾病可能是发病的危险因素。关于雌激素的长期刺激，有研究发现乳腺癌术后长期使用他莫昔芬会增加子宫肉瘤的风险。关于子宫肉瘤遗传的资料很少，遗传性平滑肌病和肾细胞癌（hereditary leiomyomatosis and renal cell carcinoma，HLRCC）综合征和儿童期视网膜母细胞瘤的患者子宫肉瘤风险增加。

（二）组织发生及病理

基于肿瘤细胞的分化/生长模式及其推测的

细胞起源，主要有以下几类（参考 2014 年 WHO 分类）。

1. 子宫平滑肌肉瘤（uterine leiomyosarcoma，uLMS） 起源于子宫壁平滑肌，是最常见的子宫肉瘤，约占 40%，易发生盆腔血管、淋巴结及肺转移。一般认为其起源于子宫未分化的间叶细胞（原发性），很少由平滑肌瘤恶变而来（继发性）。子宫平滑肌肉瘤是一种无论就诊时疾病分期如何，复发和死亡风险均较高的侵袭性肿瘤。大体检查：原发性子宫平滑肌肉瘤呈弥漫性生长，与子宫肌层无明显界限，无包膜。而对于继发性平滑肌肉瘤，肌瘤恶变常从中心开始向周围扩展直至整个肌瘤，切面为均匀一致的黄色或红色结构，呈鱼肉状或豆渣样，漩涡样结构消失。镜下可见：①细胞异常增生，排列紊乱，漩涡状排列消失；②细胞核异型性明显；③核分裂象 > 5 个 /10 个高倍视野；④凝固性坏死（图 23-4）。

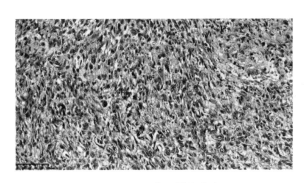

图 23-4 子宫平滑肌肉瘤

两种罕见变异类型（上皮样和黏液样平滑肌肉瘤）：缺乏梭形细胞的镜下特征，核异型较轻微，核分裂 < 3 个 /10 个高倍视野。上皮样平滑肌肉瘤可能无坏死灶，黏液性平滑肌肉瘤细胞数目减少，包膜受侵是这两种肉瘤的主要诊断依据。

2. 子宫内膜间质肉瘤（endometrial stromal sarcoma，ESS） 起源于子宫内膜间质细胞，约占子宫肉瘤的 15%。由类似正常内膜间质的细胞组成，浸润肌层或血管，根据核分裂数、血管浸润及预后情况分为三类：

（1）低级别子宫内膜间质肉瘤：既往称低度恶性子宫内膜间质肉瘤或淋巴管内间质异位症。有宫旁组织转移倾向，较少发生淋巴结及肺转移。大体见子宫球状增大，有颗粒或小团块状突起，质如橡皮，富有弹性。切面见肿瘤呈息肉状或结节状，自子宫内膜突向宫腔或浸润肌层，呈结节状或弥漫性生长。瘤组织呈鱼肉状，均匀一致，呈黄色。镜下瘤细胞常见特征性的指状突起侵入子宫肌层、静脉和淋巴管，细胞形态致密均一，胞质少，核分裂象少（< 10 个 /10 个高倍视野）（图 23-5）。

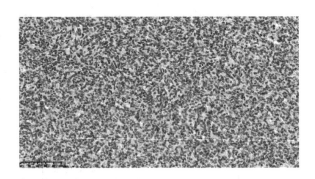

图 23-5 子宫低级别内膜间质肉瘤

（2）高级别子宫内膜间质肉瘤：恶性度较高，预后差。大体见肿瘤多发生在子宫底部的内膜，呈息肉状向宫腔突起，质软而脆，常伴有出血坏死。切面呈灰黄色，鱼肉状。当侵入肌层时，肌壁则呈局限性或弥漫性增厚。镜下肿瘤细胞分化程度差，核深染，异型性明显，核分裂象多（> 10 个 /10 个高倍视野）（图 23-6）。

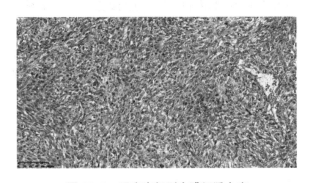

图 23-6 子宫高级别内膜间质肉瘤

（3）未分化子宫内膜肉瘤（undifferentiated endometrial sarcoma，UES）：罕见，发病人群多为绝经后妇女（平均60岁）。未分化的子宫内膜间质肉瘤没有正常子宫内膜分化的特征，常发生出血和坏死，没有子宫内膜间质肉瘤的特征性侵袭性指状突起，而是表现为破坏性子宫肌层侵袭。镜下特征是显著的细胞异型性，核多形性，高有丝分裂活性和广泛侵袭性（图23-7）。

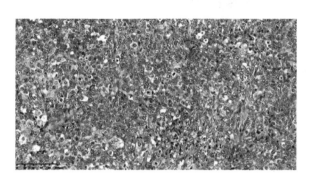

图23-7　未分化子宫内膜肉瘤

3. 上皮和间质混合肿瘤　指肿瘤中具有上皮和间叶两种成分组成的恶性肿瘤，根据其中上皮成分的良恶性，又分为腺肉瘤和癌肉瘤。

（1）腺肉瘤（adenosarcoma）：是含有良性或不典型增生的腺上皮成分及恶性间叶成分的肿瘤。外观为息肉样肿瘤，肿瘤占据宫腔并使宫腔膨大。镜下可见被间质挤压呈裂隙状的腺上皮成分，周围间叶细胞排列紧密，细胞轻度异型，核分裂象大于4个/10个高倍视野。

（2）癌肉瘤（carcinosarcoma）：是一种恶性上皮和恶性间叶成分混合组成的子宫恶性肿瘤，占子宫肉瘤的40%~50%。肿瘤的恶性程度很高，多见于绝经后妇女。大体见肿瘤呈息肉状生长，突向宫腔，常为多发性或分叶状。晚期可侵入肌层和周围组织。肿瘤质软，表面光滑，切面灰白色，有出血坏死。镜下见恶性上皮成分，通常为米勒管型上皮，间叶成分分为同源性和异源性，后者常见恶性软骨及横纹肌成分，恶性程度高（图23-8）。

过去把子宫癌肉瘤归类为子宫肉瘤，称为恶性米勒混合瘤或混合性中胚层肉瘤。然而，2019—2023年NCCN分类中未把癌肉瘤归为子宫肉瘤的范畴。因为近来有研究认为"癌肉瘤"来源于单克隆肿瘤细胞，癌肉瘤的肉瘤是癌成分去分化而致。该细胞有更多的上皮肿瘤特征而不是间质肿瘤的特征，而且与癌肉瘤相关的流行病学、危险因素和临床行为也表明其与子宫内膜癌的关系更为密切。因此，目前认为癌肉瘤是分化差、伴肉瘤化生、预后极差的内膜癌。

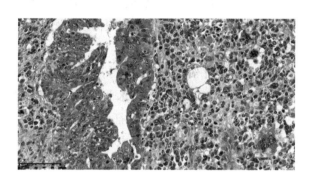

图23-8　子宫癌肉瘤

总之，临床上重视分类，可以反映肉瘤的本质，以便对治疗的规范化及个体化有所帮助，并有利于预测患者的预后。

🔗拓展阅读23-3
子宫肉瘤的分子标记及基因突变

（三）临床表现

1. 症状　早期症状不明显，因肉瘤的生长部位和大小不同而表现不同，随着病情的发展可出现下列表现。

（1）阴道不规则出血：最常见，表现为月经异常或绝经后阴道出血。

（2）腹痛：肉瘤生长过快，子宫迅速增大、瘤内出血、坏死或子宫肌壁破裂引起腹胀或隐痛。

（3）腹部包块：患者常诉下腹部包块迅速增大。

（4）压迫症状：肿块增大压迫邻近器官（膀胱或直肠）出现尿频、尿急、尿潴留、排尿困难、大便困难等症状。

（5）晚期患者全身消瘦，贫血，低热或出现肺、脑转移等相应症状。

2. **体征**　子宫肉瘤较大时可在腹部扪及实性包块。妇科检查可发现子宫明显增大，外形不规则，很难与子宫肌瘤相区别，质地可软可硬。如果肉瘤从子宫腔脱出宫颈口或阴道内，可见紫红色肿块，合并感染时可见大量恶臭分泌物。晚期肉瘤可累及骨盆侧壁，子宫固定不动，也可转移至肠管腹腔，但腹水少见。如怀疑转移性病变，应检查肺和可能的淋巴结扩散部位。尽管腹股沟或锁骨上淋巴结很少受累，也应当检查。

3. **实验室评估**　有研究报道，子宫肉瘤的糖类抗原125和乳酸脱氢酶亚型水平升高。然而，将这些标志物用作子宫肉瘤的指征尚处于研究阶段。因此，子宫肉瘤诊断的生物标志物目前尚未知，有待进一步研究。

4. **影像学**　术前进行影像学检查，以显示子宫肿块的特征并评估淋巴结受累或其他转移瘤的情况。有研究报道，多达33%的新诊断子宫平滑肌肉瘤患者存在远处转移病灶（Ⅳ期）。因此，所有患者在怀疑或者病理确诊后都应该行影像学检查以排除转移病灶。B超下，子宫肉瘤多表现为不均质回声，内部可伴有形态不规则的囊性区域，病变通常不伴有声影和钙化，同时实性部分血流信号较丰富，但这些特征也见于良性子宫肌瘤。目前，没有可靠区分子宫肉瘤与其他子宫检查结果的盆腔影像学技术。关于影像学检查方法最佳选择的资料很少，盆腔B超、MRI、CT或PET-CT都是合理选择。

（四）诊断

确诊依据为组织病理学检查。因子宫肉瘤临床表现与子宫肌瘤及其他恶性肿瘤相似，术前诊断较为困难，常需术中冰冻切片及术后病理才能明确诊断。对于绝经后妇女或幼女的宫颈赘生物、迅速增大伴疼痛的子宫肌瘤要考虑有无肉瘤可能。诊断需要检查肿块的多个部位，肿块切面的颜色、质地和花斑有助于指导取材和显微镜检查。

诊断子宫肉瘤的3个最重要的组织学标准为有丝分裂指数、细胞异型性和凝固性坏死。

（五）鉴别诊断

子宫肉瘤的临床表现与子宫肌瘤及其他恶性肿瘤相似，需与子宫肌瘤、子宫内膜癌、子宫内膜息肉、静脉内平滑肌瘤病、恶性潜能未定型平滑肌瘤、转移性肿瘤、子宫积血、妊娠等鉴别，最终依靠石蜡病理检查进行鉴别。

（六）临床分期

癌症的分期对临床决策、规范治疗、学术交流、疗效提高及预后预测等起到促进作用。2009年前子宫肉瘤一直没有独立的分期标准，2009年国际妇产科联盟（FIGO）才制定了子宫肉瘤的手术病理分期，并沿用至今。

1. **子宫平滑肌肉瘤和内膜间质肉瘤的FIGO分期**

Ⅰ期　肿瘤局限于子宫。

ⅠA　肿瘤最大直径≤5 cm。

ⅠB　肿瘤最大直径>5 cm。

Ⅱ期　超出子宫但仍局限于盆腔内。

ⅡA　附件受累。

ⅡB　侵犯其他盆腔组织。

Ⅲ期　肿瘤扩散到腹腔。

ⅢA　一个病灶。

ⅢB　多个病灶。

ⅢC　远隔转移。

Ⅳ期　膀胱和（或）直肠转移，和（或）远隔转移。

ⅣA　膀胱和（或）直肠转移。

ⅣB　远隔转移。

2. **腺肉瘤FIGO分期**

Ⅰ期　肿瘤局限于子宫。

ⅠA　肿瘤局限于内膜或宫颈管，无肌层浸润。

ⅠB　≤1/2肌层浸润。

ⅠC　>1/2肌层浸润。

Ⅱ期、Ⅲ期、Ⅳ期　同平滑肌肉瘤和内膜间质肉瘤。

3. 癌肉瘤的 FIGO 分期按照子宫内膜癌分期。

注意：Ⅲ期是指肿瘤病灶浸润腹腔内组织，而不仅是子宫底突向腹腔。

（七）转移途径

转称途径主要有血行播散、直接浸润及淋巴转移 3 种。

1. 血行播散　是平滑肌肉瘤的主要转移途径，多达 33% 的新诊断子宫平滑肌肉瘤患者存在远处转移病灶，最常累及肝脏、肺部或上腹部。低度恶性子宫内膜间质肉瘤的宫旁血管内瘤栓较为多见。

2. 直接浸润　可直接蔓延到子宫肌层和浆膜层。高度恶性子宫内膜间质肉瘤局部侵袭性强，常有肌层浸润及破坏性生长。子宫癌肉瘤可发生盆、腹腔脏器转移，常侵犯大网膜、腹膜、肠管表面、直肠和膀胱，类似于子宫内膜浆液性乳头状腺癌。

3. 淋巴转移　子宫癌肉瘤和高度恶性子宫内膜间质肉瘤较易发生淋巴转移。

（八）治疗

治疗原则以手术为主，内分泌治疗、化疗或（和）放疗为辅。根据 2019 年 NCCN 指南推荐如下。

1. 初始治疗　子宫肉瘤通常在术后才被诊断，但在极少数情况下，也可能在术前通过子宫内膜取样或者术中冰冻切片病理诊断。因子宫肉瘤易远处转移，无论是怀疑或诊断子宫肉瘤，均需进行全面的影像学评估，了解是否存在转移病灶，对后续处理至关重要。同时，初次诊断后需病理专家会诊，再次评估病灶情况及雌激素受体、孕激素受体表达情况。

（1）病灶局限子宫：建议行全子宫切除术 ± 双侧附件切除术 ± 淋巴结清扫术。卵巢是否需切除存在争议。一般而言，认为早期子宫平滑肌肉瘤患者卵巢转移率低，对于年轻、早期、雌激素受体和孕激素受体阴性患者可考虑保留卵巢，但内膜间质肉瘤受卵巢分泌激素影响，不推荐保留卵巢。淋巴结是否需切除也存在争议。一般认为，高级别或未分化子宫内膜间质肉瘤恶性程度高，淋巴结转移

影响预后，常规推荐淋巴切除术，而早期子宫平滑肌肉瘤因淋巴结转移率低，是否行淋巴结切除尚存争议。

（2）病灶超出子宫外：对子宫外病变患者，手术作用尚存在争议。应根据患者是否适合手术和是否能够完全切除病灶、改善症状去判断。若评估病灶可完全切除，可达到满意瘤体减灭术，则建议手术，否则手术无益。残留病灶与不良预后相关，同时手术治疗可能使全身治疗推迟。但是，若手术可缓解症状（疼痛或阴道出血），或仅存在子宫外远处转移灶时也可以考虑手术治疗。

（3）术后诊断的肉瘤：是否需行二次手术。首先需病理专家会诊，行全面的影像学评估。对于曾行碎瘤术或存在残留宫颈或考虑残留病灶的患者，需考虑再次手术。若残留输卵管或卵巢，建议手术切除，特别是低级别子宫内膜间质肉瘤患者或雌激素受体、孕激素受体阳性患者。

（4）保留生育功能的问题：对于有生育要求者，目前没有高级别证据支持子宫肉瘤患者可实施保留生育功能手术的安全性，仅见于一些个例报道。

（5）不能手术者：若患者不适宜手术治疗，则行盆腔外照射放疗 ± 阴道后置放疗和（或）全身系统性治疗。

2. 辅助治疗或系统治疗

（1）低级别子宫内膜间质肉瘤：含雌、孕激素受体，对孕激素治疗有一定的效果。Ⅰ期可选择观察或激素治疗（激素治疗证据 2B）；Ⅱ～Ⅳ期建议行激素治疗 ± 外照射放疗（外照射放疗证据 2B）。常用激素治疗的药物有醋酸甲羟孕酮、甲地孕酮、芳香化酶抑制剂、GnRH 拮抗剂。

（2）高级别子宫内膜间质肉瘤、未分化子宫内膜肉瘤或子宫平滑肌肉瘤：Ⅰ期可选择观察或考虑化学治疗，Ⅱ～Ⅳ期可选择化学治疗和（或）外照射放疗。化疗药物可单用或联合，推荐联合化疗方案包括吉西他滨＋多西紫杉醇，多柔比星＋异环磷酰胺等，单药多以多柔比星疗效最佳。

（3）强烈建议所有子宫肉瘤患者入组参与临床试验。

3. 癌肉瘤的治疗　根据 NCCN 指南，考虑癌肉瘤与内膜癌关系更密切，被认为是恶性程度极高的内膜癌，故癌肉瘤的手术治疗方式类似于高级别浆液性乳头内膜癌、低级别内膜癌，手术方式参考卵巢癌，需行全面分期手术或减瘤手术，包括：全子宫 + 双侧附件切除术 + 盆腔淋巴结清扫术 + 大网膜切除术，术中留取腹水送病理。

☞ 拓展阅读 23-4
子宫肉瘤手术治疗时卵巢保留与否的研究进展

☞ 拓展阅读 23-5
子宫肉瘤手术治疗时淋巴结是否切除的研究进展

☞ 拓展阅读 23-6
子宫肉瘤的靶向及免疫治疗研究进展

（九）治疗后随访

子宫肉瘤恶性程度高，易复发，术后随访十分重要。建议患者每 3 ~ 4 个月进行 1 次体格检查，如下时间进行影像学检查：前期每 3 ~ 4 个月 1 次胸部、腹部和盆腔检查，持续 2 ~ 3 年，之后 2 年每 6 ~ 12 个月检查 1 次。

对于癌肉瘤患者，如果术前糖类抗原 125 升高，则在完成初始治疗后，建议定期随访时行糖类抗原 125 监测。

（十）预后

1. 子宫平滑肌肉瘤是一种无论就诊时疾病分期如何，复发和死亡风险均较高的侵袭性肿瘤，预后均不佳。FIGO 和 AJCC 分期系统都不能充分提供子宫平滑肌肉瘤患者的预后信息。目前有研究开发了一个以患者年龄、肿瘤大小、分级、局部蔓延、远处转移和有丝分裂速度为主要变量的列线图，在预测 5 年总生存率方面优于 FIGO 和 AJCC 系统。继发性子宫平滑肌肉瘤患者的预后比原发性患者好。

2. 低级别子宫内膜间质肉瘤的 10 年总生存率为 65% ~ 76%，远期复发率为 14% ~ 60%。复发迟，平均初始治疗后 5 年复发，即使复发，仍常见长期存活者。无论分期如何，子宫内膜间质肉瘤患者的预后都优于未分化子宫内膜肉瘤患者，未分化子宫内膜肉瘤预后差。

3. 分期一致被认为是子宫癌肉瘤患者最常见的预后因素。其他与预后相关的因素包括：肌层浸润深度、淋巴脉管间隙浸润、年龄、绝经发生较晚、单身未婚及存在肉眼可见的残留病灶。

（十一）预防

对于盆腔的良性病变，应避免不加选择地采用放射治疗，过多接触放射线有可能导致肉瘤的发生。对绝经期前后的妇女，最好每半年做 1 次盆腔检查及其他辅助检查。任何年龄的妇女特别是老年妇女，如有阴道不规则出血或下腹不适，宜及时诊治。

（徐丛剑）

数字课程学习

⬇ 教学PPT　　　✐ 自测题

第二十四章

卵巢肿瘤与输卵管肿瘤

关键词

卵巢肿瘤　　输卵管肿瘤　　原发性腹膜癌　　卵巢上皮性肿瘤

卵巢非上皮性肿瘤

诊疗路径

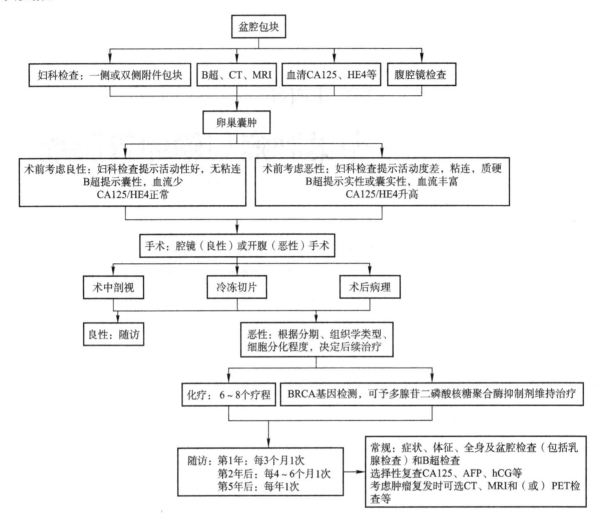

卵巢肿瘤是常见的妇科肿瘤，可发生于任何年龄。其中恶性肿瘤早期病变不易发现，晚期病例缺乏有效的治疗手段，致死率居妇科恶性肿瘤首位。近年来的组织学、分子遗传学证据表明，曾被归类于卵巢癌或原发性腹膜癌的肿瘤中 40%～60% 可能起源于输卵管，将卵巢、输卵管和原发腹膜肿瘤归于一类疾病更为合理。对于能确认原发部位者，按原发部位命名，而对于无法确认者，归类为"未确定部位肿瘤"。

第一节　卵巢肿瘤概述

卵巢肿瘤组织成分非常复杂，是全身各脏器原发肿瘤类型最多的器官，不同类型的组织学结构和生物学行为均存在很大差异。

（一）组织学分类

根据世界卫生组织（WHO）制定的女性生殖器肿瘤组织学分类（2014 版），卵巢肿瘤分为 14 个大类，其中主要组织学类型为上皮性肿瘤、生殖细胞肿瘤、性索 - 间质肿瘤及转移性肿瘤。

1. 上皮性肿瘤　是最常见的组织学类型，占 50%～70%。可分为浆液性、黏液性、子宫内膜样、透明细胞、移行细胞（Brenner 瘤）和浆黏液性肿瘤 5 类，各类别依据生物学行为进一步分类，即良性肿瘤、交界性肿瘤（不典型增生肿瘤）和癌。

2. 生殖细胞肿瘤　为来源于生殖细胞的一组肿瘤，占 20%～40%，可分为畸胎瘤、无性细胞瘤、卵黄囊瘤、胚胎性癌、非妊娠性绒癌、混合性生殖细胞肿瘤等。

3. 性索 - 间质肿瘤　来源于原始性腺中的性索及间叶组织，占 5%～8%。可分为纯型间质肿瘤、纯型性索肿瘤和混合型性索 - 间质肿瘤。

4. 转移性肿瘤　为继发于胃肠道、生殖道、乳腺等部位的原发性癌转移至卵巢形成的肿瘤。

（二）恶性肿瘤的转移途径

直接蔓延、腹腔种植和淋巴转移是卵巢恶性肿瘤的主要转移途径。其转移特点是盆、腹腔内广泛转移灶，包括横膈、大网膜、腹腔脏器表面、壁腹膜等，以及腹膜后淋巴结转移。即使原发部位外观为局限的肿瘤，也可发生广泛转移，其中以上皮性癌最为典型。血行转移少见，晚期可转移到肺、胸膜及肝实质。

（三）恶性肿瘤分期

卵巢癌、输卵管癌、原发性腹膜癌采用国际妇产科联盟（FIGO）2014 年的手术病理分期。

Ⅰ期　病变局限于卵巢或输卵管。

ⅠA　肿瘤局限于单侧卵巢（包膜完整）或输卵管，卵巢和输卵管表面无肿瘤；腹水或腹腔冲洗液未找到癌细胞。

ⅠB　肿瘤局限于双侧卵巢（包膜完整）或输卵管，卵巢和输卵管表面无肿瘤；腹水或腹腔冲洗液未找到癌细胞。

ⅠC　肿瘤局限于单侧或双侧卵巢或输卵管，并伴有如下任何一项：

ⅠC1　手术导致肿瘤破裂。

ⅠC2　手术前包膜已破裂或卵巢、输卵管表面有肿瘤。

ⅠC3　腹水或腹腔冲洗液发现癌细胞。

Ⅱ期　肿瘤累及单侧或双侧卵巢并有盆腔内扩散（在骨盆入口平面以下）或原发性腹膜癌。

ⅡA　肿瘤蔓延或种植到子宫和（或）输卵管和（或）卵巢。

ⅡB　肿瘤蔓延至其他盆腔内组织。

Ⅲ期　肿瘤累及单侧或双侧卵巢、输卵管或原发性腹膜癌，伴有细胞学或组织学证实的盆腔外腹膜转移或证实存在腹膜后淋巴结转移。

ⅢA1　仅有腹膜后淋巴结转移（细胞学或组织学证实）。

ⅢA1（i）　淋巴结转移最大直径 ≤10 mm。

ⅢA1（ii）　淋巴结转移最大直径 >10 mm。

ⅢA2　显微镜下盆腔外腹膜受累，伴或不伴腹膜后淋巴结转移。

ⅢB　肉眼盆腔外腹膜转移，病灶最大直径

≤2 cm，伴或不伴腹膜后淋巴结转移。

ⅢC　肉眼盆腔外腹膜转移，病灶最大直径>2 cm，伴或不伴腹膜后淋巴结转移（包括肿瘤蔓延至肝包膜和脾，但未转移到脏器实质）。

Ⅳ期　超出腹腔外的远处转移。

ⅣA　胸腔积液细胞学阳性。

ⅣB　腹膜外器官实质转移（包括肝实质转移和腹股沟淋巴结和腹腔外淋巴结转移）。

（四）临床表现

1. 良性肿瘤　肿瘤较小时多无症状，常在妇科检查时偶然发现。肿瘤增大时，感腹胀或腹部扪及肿块。肿瘤长大占满盆、腹腔时，可出现尿频、便秘、气急、心悸等压迫症状。检查见腹部膨隆，叩诊实音，无移动性浊音。双合诊和三合诊检查可在子宫一侧或双侧触及圆形或类圆形肿块，多为囊性，表面光滑，活动，与子宫无粘连。

2. 恶性肿瘤　早期常无症状。晚期主要症状为腹胀、腹部肿块、腹水及其他消化道症状；部分患者可有消瘦、贫血等恶病质表现；功能性肿瘤可出现不规则阴道流血或绝经后出血。妇科检查可扪及肿块多为双侧，实性或囊实性，表面凹凸不平，活动差，常伴有腹水。三合诊检查可在直肠子宫陷凹处触及质硬结节或肿块。有时可扪及上腹部肿块及腹股沟、腋下或锁骨上肿大的淋巴结。

（五）并发症

1. 蒂扭转　为常见的妇科急腹症，约10% 卵巢肿瘤可发生蒂扭转。好发于瘤蒂较长、中等大、活动度良好、重心偏于一侧的肿瘤，如成熟畸胎瘤。常在体位突然改变，或妊娠期、产褥期子宫大小、位置改变时发生蒂扭转（图24-1）。卵巢肿瘤扭转的蒂由骨盆漏斗韧带、卵巢固有韧带和输卵管组成。发生急性扭转后，因静脉回流受阻，瘤内充血或血管破裂致瘤内出血，瘤体迅速增大。若动脉血流受阻，肿瘤可发生坏死、破裂和继发感染。蒂扭转的典型症状是体位改变后突然发生一侧下腹剧痛，常伴恶心、呕吐甚至休克。双合诊检查可扪及压痛的肿块，以蒂部最明显。有时不全扭转可自然

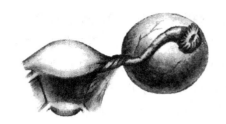

图 24-1　卵巢肿瘤蒂扭转

复位，腹痛随之缓解。治疗原则是一经确诊，尽快行手术。

2. 破裂　约3% 卵巢肿瘤会发生破裂。有自发性破裂和外伤性破裂。自发性破裂常由肿瘤浸润性生长穿破囊壁所致。外伤性破裂则在腹部受重击、分娩、性交、盆腔检查及穿刺后引起。症状轻重取决于破裂口大小、流入腹腔囊液的量和性质。小的囊肿或单纯浆液性囊腺瘤破裂时，患者仅有轻度腹痛，大囊肿或畸胎瘤破裂后，患者常有剧烈腹痛伴恶心、呕吐。破裂也可导致腹腔内出血、腹膜炎及休克。体征有腹部压痛、腹肌紧张，可有腹水体征，盆腔原存在的肿块消失或缩小。诊断肿瘤破裂后应立即手术，术中尽量吸净囊液，并涂片行细胞学检查；彻底清洗盆、腹腔。切除的标本送病理学检查。

3. 感染　较少见。多继发于蒂扭转或破裂，也可来自邻近器官感染灶（如阑尾脓肿）的扩散。患者可有发热、腹痛、腹部压痛及反跳痛、腹肌紧张、腹部肿块及白细胞升高等。治疗原则是抗感染后手术切除肿瘤。

4. 恶变　肿瘤迅速生长，尤其是双侧性肿瘤，应考虑有恶变可能，并应尽早手术。

（六）诊断

结合病史和体征，辅以必要的辅助检查确定：①肿块来源是否为卵巢；②肿块是否为肿瘤；③肿块是良性还是恶性；④可能的组织学类型；⑤恶性肿瘤的转移范围。

常用的辅助检查如下。

1. 影像学检查

（1）超声检查：可根据肿块的囊性或实性、

囊内有无乳头等来判断肿块性质，诊断符合率＞90%。彩色多普勒超声扫描可测定肿块血流变化，有助于诊断。

（2）MRI、CT、PET检查：MRI可较好地判断肿块性质及其与周围器官的关系，有利于病灶定位及病灶与相邻结构关系的确定；CT可判断周围侵犯、淋巴结转移及远处转移情况；PET或PET-CT一般不推荐为初次诊断。

2. 肿瘤标志物

（1）血清糖类抗原125：80%患者的血清糖类抗原125水平升高，但近半数的早期病例并不升高，不单独用于早期诊断，更多用于病情监测和疗效评估。

（2）血清AFP：对卵巢卵黄囊瘤有特异性诊断价值。卵巢未成熟畸胎瘤、混合性无性细胞瘤中含卵黄囊成分者，AFP也可升高。

（3）血清hCG：对非妊娠性绒癌有特异性。

（4）性激素：卵巢颗粒细胞瘤、卵泡膜细胞瘤可产生较高水平雌激素，而浆液性、黏液性囊腺瘤或Brenner瘤有时也可分泌一定量雌激素。

（5）血清人附睾蛋白4：与糖类抗原125联合应用来判断盆腔肿块的良、恶性。

3. 腹腔镜检查　可直接观察肿块外观和盆腔、腹腔及横膈等部位，在可疑部位进行多点活检，抽取腹水行细胞学检查。

4. 细胞学检查　抽取腹水或腹腔冲洗液和胸腔积液，查找癌细胞。

（七）鉴别诊断

1. 良性肿瘤与恶性肿瘤的鉴别　见表24-1。

2. 卵巢良性肿瘤的鉴别诊断

（1）卵巢瘤样病变：滤泡囊肿和黄体囊肿是育龄期妇女最常见的卵巢瘤样病变。多为单侧，壁薄，直径≤8 cm。观察或口服避孕药2~3个月，可自行消失；若肿块持续存在或增大，卵巢肿瘤的可能性较大。

（2）输卵管卵巢囊肿：为炎性积液，常有盆腔炎性疾病史。两侧附件区有不规则条形囊性包块，边界较清，活动受限。

（3）子宫肌瘤：浆膜下肌瘤或肌瘤囊性变容易与卵巢肿瘤混淆。肌瘤常为多发性，与子宫相连，检查时随宫体及宫颈移动。B型超声检查可协助鉴别。

（4）腹水：常有肝、心、肾病史，平卧时腹部两侧突出如蛙腹，叩诊腹部中间呈鼓音，两侧呈浊音，移动性浊音阳性；B型超声检查见不规则液性暗区，液平面随体位改变，其间有肠曲光团浮动，无占位性病变。而巨大卵巢囊肿平卧时腹部中间隆起，叩诊浊音，腹部两侧鼓音，无移动性浊音，边界清楚；B型超声检查见圆球形液性暗区，边界整齐光滑，液平面不随体位移动。但恶性卵巢肿瘤常伴有腹水。

3. 卵巢恶性肿瘤的鉴别诊断

（1）子宫内膜异位症：可有粘连性肿块及直肠子宫陷凹结节，有时与卵巢恶性肿瘤很难鉴别。内异症常有进行性痛经、经量过多、不规则阴道流血等症状。B型超声检查、腹腔镜检查有助于鉴别。

（2）结核性腹膜炎：常有肺结核史，合并腹水和盆腹腔内的粘连性块物。多发生于年轻、不孕妇女，伴月经稀少或闭经。有消瘦、乏力、低热、盗汗、食欲缺乏等全身症状。肿块位置较高，形状不规则，界限不清，不活动。叩诊时鼓音和浊音分界不清。胸部X线摄片、B型超声检查多可协助诊断，

表24-1　良性肿瘤与恶性肿瘤的鉴别

鉴别内容	良性肿瘤	恶性肿瘤
病史	病程长，逐渐增大	病程短，迅速增大
体征	多为单侧，活动，囊性，表面光滑，常无腹水	多为双侧，固定；实性或囊实性，表面不平，结节状；常有腹水，多为血性，可查到癌细胞
一般情况	良好	恶病质
超声	为液性暗区，可有间隔光带，边缘清晰	液性暗区内有杂乱光团、光点，肿块边界不清

必要时行剖腹探查或腹腔镜检查取活检确诊。

（3）生殖道以外的肿瘤：卵巢肿瘤需与腹膜后肿瘤、直肠癌、乙状结肠癌等鉴别。腹膜后肿瘤固定不动，位置低者可使子宫、直肠或输尿管移位。肠癌多有消化道症状。B 型超声检查、钡剂灌肠、乙状结肠镜检等有助于鉴别。

（八）治疗

卵巢肿瘤一经发现，应行手术。手术目的：①明确诊断；②切除肿瘤；③恶性肿瘤进行手术病理分期；④解除并发症。术中应剖检肿瘤，必要时做冰冻切片组织学检查以明确诊断。卵巢良性肿瘤可在腹腔镜下手术，而恶性肿瘤一般采用经腹手术。卵巢恶性肿瘤患者术后应根据其组织学类型、细胞分化程度、手术病理分期和残余灶大小决定是否接受辅助性治疗，化疗是主要的辅助治疗。

（九）恶性肿瘤预后

预后与分期、病理类型及分级、年龄等有关。最重要的预后因素是肿瘤期别和初次手术后残存灶的大小。

（十）恶性肿瘤随访与监测

卵巢恶性肿瘤易复发，应长期随访和监测。一般在治疗后第 1 年，每 3 个月随访 1 次；第 2 年后每 4～6 个月 1 次；第 5 年后每年随访 1 次。随访内容包括症状、体征、全身及盆腔检查（包括乳腺检查）和 B 型超声检查。血清糖类抗原 125、AFP、hCG 等肿瘤标志物测定根据组织学类型选择。临床检查或肿瘤标志物检查提示肿瘤复发时可选择 CT、MRI 和（或）PET 检查等。

（十一）预防

1. 筛查　应用血清糖类抗原 125 检测联合盆腔 B 型超声检查。目前还缺乏有循证医学依据的卵巢癌筛查方案。

2. 遗传咨询和相关基因检测　对高风险人群的卵巢癌预防有一定意义。建议有卵巢癌、输卵管癌、腹膜癌或乳腺癌家族史的妇女，需遗传咨询、接受 BRCA 基因检测，对确定有基因突变者，在完成生育后可实施降低卵巢癌风险的预防性双附件切除。对有非息肉结直肠癌、子宫内膜癌或卵巢癌家族史的妇女行林奇综合征 Ⅱ 型相关的错配修复基因检测，有突变的妇女进行严密监测。

3. 预防性输卵管切除　在实施保留卵巢的子宫切除术时，建议可同时切除双侧输卵管，以降低卵巢癌的风险。

（十二）妊娠合并卵巢肿瘤

妊娠合并卵巢肿瘤较常见，但合并恶性肿瘤较少。妊娠合并良性肿瘤以成熟囊性畸胎瘤及浆液性囊腺瘤居多，占妊娠合并卵巢肿瘤的 90%，合并恶性肿瘤者以无性细胞瘤及浆液性囊腺癌居多。妊娠合并卵巢肿瘤若无并发症，一般无明显症状。中期妊娠时易并发肿瘤蒂扭转，晚期妊娠时肿瘤可引起胎位异常。分娩时肿瘤位置低者可阻塞产道导致难产，甚至可破裂。妊娠时因盆腔充血，可使肿瘤迅速增大，并促使恶性肿瘤扩散。合并良性卵巢肿瘤的处理原则是：早期妊娠发现肿瘤者可等待至妊娠 12 周后手术，以免引起流产；妊娠晚期发现者可等待至妊娠足月行剖宫产，同时切除肿瘤。诊断或考虑为卵巢恶性肿瘤，应尽早手术，处理原则同非孕期。

第二节　卵巢上皮性肿瘤

卵巢上皮性肿瘤为最常见的卵巢肿瘤，占原发性卵巢肿瘤的 50%～70%，占卵巢恶性肿瘤的 85%～90%。多见于中老年妇女，很少发生在青春期前和婴幼儿。

目前认为，卵巢上皮性癌的组织学起源具有多样性：卵巢高级别浆液性癌可能为输卵管上皮内癌形成并脱落种植于卵巢表面后发生，卵巢和腹膜高级别浆液性癌中同时发生输卵管癌的比例高达 35%～78%，其中半数以上为输卵管伞端的原位癌，支持"输卵管起源学说"。低级别浆液性癌也可能由正常输卵管上皮脱落至卵巢表面、内陷形成包涵囊肿后再发生癌变，子宫内膜异位则可能是卵巢透明细胞癌、子宫内膜样癌、浆黏液性癌的组织学来源。然而，卵巢上皮性癌多途径起源的学说还有待更多证据的证实。

根据组织学和生物学行为特征，卵巢上皮性肿瘤分为良性、交界性和恶性。交界性肿瘤的镜下特征为上皮细胞增生活跃、无明显间质浸润，临床特征为生长缓慢、复发迟。近年倾向于将"交界性肿瘤"改称为"不典型增生肿瘤"，因为没有证据显示部分交界性肿瘤（如黏液性肿瘤）有恶性行为。

☞ 典型案例（附分析）24-1
B超发现双附件肿块1月

☞ 典型案例（附分析）24-2
下腹胀2月余

（一）发病相关因素

病因尚不清楚。根据临床病理和分子遗传学特征，卵巢上皮性癌可分成Ⅰ型和Ⅱ型两类。Ⅰ型肿瘤生长缓慢，临床上多为Ⅰ期，预后较好；组织学类型包括低级别浆液性癌、低级别子宫内膜样癌、黏液性癌及透明细胞癌等；Ⅱ型肿瘤生长迅速，临床上多表现为进展期，预后不良；组织学类型主要为高级别浆液性癌和高级别子宫内膜样癌。有10%～15%的卵巢癌患者可检测到 *BRCA1* 或 *BRCA2* 基因的胚系突变，而高级别浆液性癌患者携带的突变比例更高，被称为遗传性乳腺癌-卵巢癌综合征。

（二）病理

卵巢上皮性肿瘤组织学类型主要有以下几种。

1. 浆液性肿瘤

（1）浆液性囊腺瘤：占卵巢良性肿瘤的25%，多为单侧，囊性，直径>1 cm，表面光滑，壁薄，囊内充满淡黄色清亮液体。镜下见囊壁为纤维结缔组织，内衬浆液性单层柱状上皮。当肿瘤上皮间质成分占优势时，称为腺纤维瘤。

（2）交界性浆液性肿瘤：双侧多见，多为囊性，直径常>1 cm，囊内壁至少局部呈乳头状生长，少许病例可为卵巢表面乳头。镜下见逐级分支的乳头，浆液性上皮复层化，细胞核有异型，核分裂少见。预后良好。但若在镜下见到以细长无分支的乳头为特征的微乳头变异，则预后较差，与低级别浆液性癌相似。

（3）浆液性癌：占卵巢癌的75%，多为双侧，体积常较大，可为囊性、多房、囊实性或实性。实性区切面灰白色，质脆，多有出血、坏死。囊内充满质脆乳头，内液清亮、浑浊或为血性液体。根据细胞核分级以及核分裂计数，可分为高级别和低级别浆液性癌两类。高级别癌为最常见的组织学类型，约占卵巢癌的70%，预后极差。低级别浆液性癌约为高级别浆液性癌的5%，预后远好于高级别癌。

2. 黏液性肿瘤

（1）黏液性囊腺瘤：占卵巢良性肿瘤的20%、黏液性肿瘤的80%。多为单侧，圆形或卵圆形，体积较大，表面光滑，灰白色。切面常为多房，囊腔内充满胶冻样黏液，囊内很少有乳头生长。

（2）黏液性交界性肿瘤：一般较大，几乎均为单侧，瘤体较大，通常直径>10 cm，表面光滑，切面常为多房或海绵状，囊壁增厚，可有细小、质软乳头形成。

（3）黏液性癌：绝大多数为转移性癌，卵巢原发性黏液癌不常见，占卵巢癌的3%～4%。瘤体巨大（中位18～22 cm），单侧，表面光滑，切面多房或实性，可有出血、坏死。

（4）腹膜假黏液瘤：几乎均继发于低级别阑尾黏液肿瘤或高分化黏液癌，继发于其他胃肠道肿瘤或卵巢黏液性肿瘤者极为罕见。以盆腔和（或）腹腔内见丰富的胶冻样黏液团块为特征。多限于腹膜表面生长，一般不浸润脏器实质。

3. 子宫内膜样肿瘤 良性肿瘤，较少见，多为单房，表面光滑，囊壁衬以单层柱状上皮，似正常子宫内膜，间质内可有含铁血黄素的吞噬细胞。交界性肿瘤也很少见。子宫内膜样癌占卵巢癌的10%～15%。肿瘤多为单侧，较大（平均直径

15 cm），切面囊性或实性，有乳头生长，囊液多为血性。

（三）治疗

1. 卵巢良性肿瘤　根据患者年龄、生育要求及对侧卵巢情况，决定手术范围。年轻、单侧肿瘤可行患侧卵巢肿瘤剔除或卵巢切除术，双侧肿瘤应行肿瘤剔除术，绝经后妇女可行子宫及双侧附件切除术。术中应剖检肿瘤，必要时做冰冻切片组织学检查。术中尽可能防止肿瘤破裂，避免瘤细胞种植。

2. 卵巢癌　初次治疗原则是手术为主，辅以化疗、放疗等综合治疗。

（1）手术治疗：是治疗卵巢癌的主要手段。初次手术的彻底性与预后密切相关。早期患者应行全面手术分期，包括：经腹手术应有足够大的腹部正中直切口；腹水或腹腔冲洗液细胞学检查；全面探查腹膜和腹腔脏器表面，活检和（或）切除任何可疑病灶；正常腹膜随机盲检，如右结肠旁沟、子宫直肠陷凹等部位；全子宫和双附件切除；结肠下网膜切除；选择性盆腔淋巴结切除及腹主动脉旁淋巴结取样；黏液性肿瘤者应行阑尾切除。

对于年轻、希望保留生育功能的早期患者需考虑其生育问题，主要适用于肿瘤局限于单侧卵巢的Ⅰ期患者。手术方式为全面手术分期的基础上行患侧附件切除（适用于ⅠA和ⅠC期患者）或双侧附件切除（适用ⅠB期患者）。术前应充分知情同意。

晚期患者行肿瘤细胞减灭术，也称减瘤术，手术的目的是尽可能切除所有原发灶和转移灶，使残余肿瘤病灶达到最小，必要时可切除部分肠管、膀胱、脾脏等脏器。若最大残余灶直径小于1 cm，则称为满意或理想的肿瘤细胞减灭。对于经评估无法达到满意肿瘤细胞减灭术的ⅢC、Ⅳ期患者，在获得明确的细胞学或组织学诊断后可先行最多3个疗程的新辅助化疗，再行中间型减瘤术，手术后继续化疗。

（2）化学药物治疗：上皮性癌对化疗敏感，即使已有广泛转移，也能取得一定疗效。除经过全面分期手术的ⅠA和ⅠB期、黏液性癌以及低级别浆液性癌和子宫内膜样癌不需化疗外，其他患者均需化疗。化疗主要用于：①初次手术后辅助化疗，以杀灭残余癌灶，控制复发，缓解症状，延长生存期；②新辅助化疗使肿瘤缩小，为达到满意手术创造条件；③不能耐受手术者的主要治疗方法，但较少应用。

常用化疗药物有顺铂、卡铂、紫杉醇、环磷酰胺等。多采用以铂类为基础的联合化疗（表24-2），其中铂类联合紫杉醇为"金标准"一线化疗方案。一般采用静脉化疗，对于初次手术达到满意的患者也可采用静脉、腹腔联合化疗。早期患者3～6个疗程，晚期患者6～8个疗程。疗程间隔一般为3周，紫杉醇可采用间隔1周给药。

表24-2　卵巢上皮性癌常用化疗方案

方案	用法
静脉化疗方案	紫杉醇175 mg/m²，＞3 h静滴；卡铂（AUC 6），＞1 h静滴，疗程间隔3周
	紫杉醇135 mg/m²，＞24 h静滴；顺铂75 mg/m²，＞6 h静滴，疗程间隔3周
	多西紫杉醇75 mg/m²，＞1 h静滴；卡铂（AUC 5～6），＞1 h静滴，疗程间隔3周
	顺铂70 mg/m²，静滴，环磷酰胺700 mg/m²，静滴，疗程间隔3～4周
	紫杉醇80 mg/m²，＞3 h静滴，间隔1周（第1、8、15日）；卡铂（AUC 6），＞1 h静滴，疗程间隔3周
静脉腹腔联合化疗方案	紫杉醇135 mg/m²，＞24 h静滴，第1日；顺铂75～100 mg/m²，第2日腹腔注射，紫杉醇60 mg/m²；第8日腹腔注射。疗程间隔3周

注：AUC（area under the curve）指曲线下面积，根据患者的肌酐清除率计算卡铂剂量。

（3）靶向药物与维持治疗：FIGO Ⅱ期及以上的高级别浆液性/高级别子宫内膜样卵巢癌和携带*BRCA*突变的其他病理学类型卵巢癌患者均需要考虑在初始治疗结束且获得临床缓解后，开始维持治疗，以期最大程度地延长无疾病进展期、提高临床治愈率。目前，用于初始卵巢癌患者维持治疗的靶向药物主要有贝伐珠单抗与多腺苷二磷酸核糖聚合酶（poly ADP-ribose polymerase，PARP）抑制剂。

（4）放射治疗：其治疗价值有限。对于复发患者可选用姑息性局部放疗。

3. 交界性肿瘤　主要采用手术治疗。对于无生育要求的患者，手术方法基本参照卵巢癌，但临床 I 期的患者经仔细探查后可不行后腹膜淋巴结切除术。交界性肿瘤预后较好，即使有卵巢外肿瘤种植，也可行保留生育功能手术。术后一般不选择辅助性化疗，只有对卵巢外浸润性种植者才考虑化疗。

☞ 拓展阅读 24-1
复发性上皮性卵巢癌的治疗

第三节　卵巢非上皮性肿瘤

常见的卵巢非上皮性肿瘤为生殖细胞肿瘤和性索-间质肿瘤。卵巢生殖细胞肿瘤（ovarian germ cell tumor）为来源于原始生殖细胞的一组肿瘤，占卵巢肿瘤的 20%～40%，多发于年轻妇女及幼女，青春期前患者占 60%～90%。卵巢性索-间质肿瘤（ovarian sex cord stromal tumor）来源于原始性腺中的性索及间质组织，占卵巢肿瘤的 4.3%～6%。性索向上皮分化形成颗粒细胞瘤或支持细胞瘤，向间质分化形成卵泡膜细胞瘤或间质细胞瘤，此类瘤常有内分泌功能，故又称卵巢功能性肿瘤。

一、卵巢生殖细胞肿瘤

（一）病理

1. 畸胎瘤（teratoma）　多胚层，肿瘤的良恶性取决于组织分化程度。

（1）成熟畸胎瘤（mature teratoma）：又称皮样囊肿，良性，占卵巢肿瘤的 10%～20%、生殖细胞肿瘤的 85%～97%、畸胎瘤的 95% 以上。好发于 20～40 岁，多单侧、单房，腔内充满油脂和毛发，有时可见牙齿和骨质，囊壁内常见小丘样隆起称"头节"。

（2）未成熟畸胎瘤（immature teratoma）：恶性，多实性，由分化程度不同的未成熟胚胎组织构成，其恶性程度取决于未成熟组织所占比例、分化程度及神经上皮含量。复发及转移率均高。

2. 卵黄囊瘤（yolk sac tumor）　又名"内胚窦瘤"，常见于儿童及年轻妇女，肿瘤来源于胚外结构卵黄囊，产生 AFP，故患者血清 AFP 升高，是诊断及病情监测的重要指标。恶性度高，预后差。

3. 无性细胞瘤（dysgerminoma）　中度恶性，对放疗敏感。

（二）治疗

1. 良性生殖细胞肿瘤　单侧肿瘤应行卵巢肿瘤剔除术或患侧附件切除术，双侧肿瘤者应行双侧卵巢肿瘤剔除术。绝经后妇女可考虑行全子宫及双侧附件切除术。

2. 恶性生殖细胞肿瘤

（1）手术治疗：对于无生育要求的患者，建议行全面分期手术。对年轻并希望保留生育功能者，无论期别早晚，均可行保留生育功能手术。若患者为儿童或青春期少女，可不进行全面分期手术。对复发者仍主张积极手术。

（2）化学药物治疗：除 I 期无性细胞瘤和 I 期 G1 的未成熟畸胎瘤外，其他患者均需化疗。常用的化疗方案见表 24-3。

（3）放疗：无性细胞瘤对放疗敏感，但放疗会破坏患者卵巢功能，故已极少应用，仅用于治疗复发的无性细胞瘤。

二、卵巢性索-间质肿瘤

（一）病理

1. 颗粒细胞-间质细胞瘤（granulosa-stromal cell tumor）　由性索的颗粒细胞及间质的衍生成分如成纤维细胞及卵泡膜细胞组成。

（1）颗粒细胞瘤（granular cell tumor）：分为成

表24-3　卵巢恶性生殖细胞肿瘤常用化疗方案

方案	用法
BEP方案	依托泊苷 100 mg/（m² · d），静滴，第1～5日，间隔3周；顺铂 20 mg/（m² · d），静滴，第1～5日，间隔3周；博来霉素 30 000 IU/d，静滴或肌内注射，分别在1、8、15日，共12周；低危患者共3个周期，中、高危患者共4个周期
EP方案	卡铂 400 mg/m²，第1日；依托泊苷 120 mg/m²，静滴，第1、2、3日；每4周1次，共3～4个周期

人型和幼年型两种病理类型。

成人型颗粒细胞瘤占卵巢肿瘤的1%，占颗粒细胞瘤的95%，为低度恶性肿瘤，可发生于任何年龄，高峰为45～55岁。肿瘤能分泌雌激素，青春期前患者可出现性早熟，生育年龄患者出现月经紊乱，绝经后患者则有不规则阴道流血，常合并子宫内膜增生，甚至子宫内膜癌。肿瘤多为单侧，圆形或椭圆形，呈分叶状，表面光滑，实性或部分囊性；切面组织脆而软，伴出血坏死灶。镜下见颗粒细胞环绕成小圆形囊腔，菊花样排列，中心含嗜伊红物质及核碎片。瘤细胞呈小多边形，偶呈圆形或圆柱形，胞质嗜淡伊红或中性，细胞膜界限不清，核圆，核膜清楚。预后较好，5年生存率达80%以上，但有晚期复发倾向。

幼年型颗粒细胞瘤罕见，仅占颗粒细胞瘤的5%。主要发生在青少年，98%为单侧。多数患者在初诊时为早期，肿瘤局限于一侧卵巢，故预后良好。若肿瘤破裂、腹水细胞学阳性或肿瘤生长突破卵巢，则术后复发风险较高。镜下见肿瘤呈卵泡样结构、结节或弥散状生长，肿瘤细胞胞质丰富，缺乏核纵沟，核分裂常见，明显的核异型占10%～15%。

（2）卵泡膜细胞瘤（theca cell tumor）：常与颗粒细胞瘤同时存在，但也可单一成分，多为良性。良性多为单侧，圆形、卵圆形或分叶状，表面被覆薄的、有光泽的纤维包膜。切面为实性、灰白色。镜下见瘤细胞呈短梭形，胞质富含脂质，细胞交错排列呈旋涡状，瘤细胞团被结缔组织分隔。常合并子宫内膜增生甚至子宫内膜癌。恶性少见，预后比卵巢上皮性癌好。

（3）纤维瘤（fibroma）：占卵巢肿瘤的2%～5%，多见于中年妇女，单侧居多，中等大小，实性、坚硬，表面光滑或结节状，切面灰白色。镜下见由梭形瘤细胞组成，排列呈编织状。纤维瘤伴有腹水和（或）胸腔积液者，称为梅格斯综合征（Meige syndrome），手术切除肿瘤后，胸腔积液、腹水自行消失。

2. 支持细胞 – 间质细胞瘤（Sertoli-Leydig cell tumor）　又称为睾丸母细胞瘤（orchioblastoma），罕见，多发生在40岁以下妇女。单侧居多，通常较小，可局限在卵巢门区或皮质区，实性，表面光滑，有时呈分叶状，切面灰白色伴囊性变，囊内壁光滑，含血性浆液或黏液。镜下见不同分化程度的支持细胞及间质细胞。高分化者属良性，中低分化为恶性，占10%。可具有男性化作用，少数无内分泌功能者雌激素水平升高，5年生存率为70%～90%。

（二）治疗

1. 良性性索 – 间质肿瘤　单侧肿瘤应行卵巢肿瘤剔除术或患侧附件切除术，双侧肿瘤者应行双侧卵巢肿瘤剔除术。绝经后妇女可考虑行全子宫及双侧附件切除术。

2. 恶性性索 – 间质肿瘤

（1）手术治疗：参照卵巢上皮性癌。IA、IC期有生育要求的患者，可实施保留生育能力的手术，推荐全面分期手术；但对肉眼观察肿瘤局限于卵巢者，可考虑不进行淋巴结切除术。复发患者也可考虑手术。

（2）术后辅助治疗：I期低危者术后随访，不需辅助治疗；I期高危患者（肿瘤破裂、G3、肿瘤直径超过 10 cm）术后可选择随访，也可选择化疗。II～IV期患者术后应给予化疗，方案为铂类为基础的联合化疗，首选BEP或紫杉醇/卡铂方案。对局限型病灶可进行放疗。

☞拓展阅读 24-2
卵巢转移性肿瘤

（狄　文）

数字课程学习

⬇教学PPT　　✍自测题

第二十五章

妊娠滋养细胞疾病

关键词

妊娠滋养细胞疾病　　葡萄胎　　侵蚀性葡萄胎　　绒毛膜癌

诊疗路径

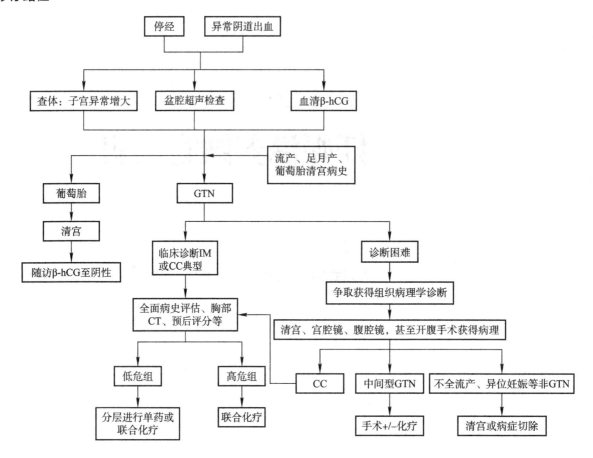

妊娠滋养细胞疾病（gestational trophoblastic disease，GTD）是一组来源于胎盘滋养细胞的疾病。组织学上，包括葡萄胎、侵蚀性葡萄胎、绒毛膜癌、胎盘部位滋养细胞肿瘤和上皮样滋养细胞肿瘤。其中后四种统称为妊娠滋养细胞肿瘤（gestational trophoblastic neoplasia，GTN）。而 ETT 和 PSTT 又称为中间型滋养细胞肿瘤，其临床表现、治疗与其他 GTN 明显不同。

滋养细胞肿瘤绝大多数继发于妊娠之后，极少数来源于卵巢或睾丸生殖细胞，称为非妊娠性绒癌，不属于本章讨论范围。

第一节 葡 萄 胎

葡萄胎（hydatidiform mole，HM）是滋养细胞疾病中最常见的类型。葡萄胎为良性疾病，病变局限于子宫腔内，但部分可以进一步发展为妊娠滋养细胞肿瘤。其特征是胚胎外胚层的滋养细胞增生，间质水肿，形成大小不一的水泡，水泡间借蒂相连成串，外观如葡萄状，因此又称为水泡状胎块。葡萄胎分为完全性葡萄胎（complete hydatidiform mole，CHM）和部分性葡萄胎（partial hydatidiform mole，PHM）。完全性葡萄胎的恶变率为 10%～30% 不等，部分性葡萄胎的恶变率为 0.5%～5.6%。

葡萄胎的发病率在世界范围内大约为 1/1 000 次妊娠，在发达国家，完全性葡萄胎及部分性葡萄胎的发生率分别为 1～3/1 000 次妊娠及 3/1 000 次妊娠。在我国，葡萄胎妊娠发生率以千次妊娠计算为 0.81‰，如以多次妊娠中一次葡萄胎计算为 1∶1 238。

（一）发病相关因素

葡萄胎的病因尚不十分清楚，迄今有细胞遗传异常、营养不良、病毒感染、卵巢功能失调及免疫机制失调等学说。高危因素包括：①营养状况与社会经济因素。叶酸及组氨酸的摄入不足以及饮食中胡萝卜素及动物脂肪的缺乏将导致葡萄胎的发生率增加。②年龄因素。在小于 15 岁及大于 45 岁者中，发生率更高。在 35 岁以上者中发生的风险增加，在大于 45 岁后，发生风险增加 5～10 倍。③既往葡萄胎史。单次葡萄胎后的复发风险较低，为 0.6%～2%，而有 2 次葡萄胎妊娠的患者发生第三次葡萄胎妊娠的机会则可达 28%。④遗传因素。细胞遗传学研究显示，在葡萄胎的发生中，染色体异常起主要作用，其中较为公认的是双精子受精学说和空卵受精学说。绝大多数葡萄胎的根本性遗传学缺陷在于父源性基因组过多。

1. 完全性葡萄胎　绝大多数完全性葡萄胎为 46，XX（75%～85%），少数为 46，XY，也有稀发的多倍体和非整倍体报道。通常认为完全性葡萄胎的发生机制是空卵单精子受精（diandric diploidy）（75% 以上），后核内 DNA 自身复制，或者两个单倍体精子使无核卵细胞受精（diandric dispermy）。也有罕见的双亲二倍体、双雄双精三倍体，或孤雌、非整倍体的报道。

2. 部分性葡萄胎　约占所有葡萄胎的 20%。其核型一般为三倍体，多为 69，XXX，69，XXY 或 69，XYY，其来源为双精子受精（diandric triploidy）或称之为雄异配性三倍体，为父系二倍体，母系单倍体。

（二）病理

1. 完全性葡萄胎

（1）大体所见（图 25-1）：宫腔内全部被大小不等的水泡填充，大小自直径数毫米至数厘米不等，水泡间有纤细的纤维素相连，外观如葡萄样。胎儿及其附属物缺如。

（2）镜下所见（图 25-2）：①可确认的胚胎或胎儿组织缺失；②绒毛呈不同程度的水肿扩张；③间质血管稀少或消失；④滋养细胞呈不同程度的增生。增生的滋养细胞以合体细胞为主，呈岛状、片状或环绕在水肿的绒毛表面，其分布特点与正常绒毛不同。这些典型形态多见于妊娠中期（14 周左右），而早期妊娠（8～12 周）的葡萄胎形态常不典型，易被忽略或与部分性葡萄胎混淆。绒毛体

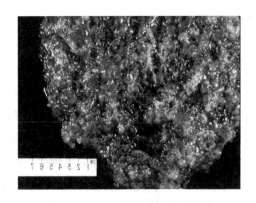

图 25-1　完全性葡萄胎大体标本

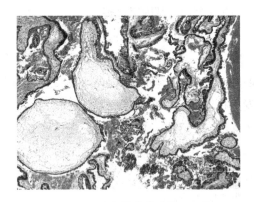

图 25-2　完全性葡萄胎镜下所见

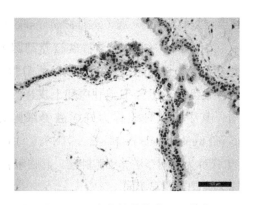

图 25-3　完全性葡萄胎 p57 染色

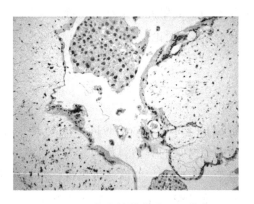

图 25-4　部分性葡萄胎 p57 染色

积增大，轮廓规则，滋养细胞增生，间质水肿和间质内胎源性血管消失。

2. 部分性葡萄胎

（1）大体所见：除不等量的水泡之外，可见正常绒毛，此外尚可见胚胎组织，如脐带、羊膜囊等。

（2）镜下所见：①可见胎囊、胚胎组织及绒毛间质的有核红细胞；②局限性滋养细胞增生；③绒毛大小及水肿程度明显不一；④水肿绒毛的轮廓不规则，呈扇贝样轮廓，间质常可见内陷的滋养细胞。

免疫组化 p57 可用于完全性葡萄胎（图 25-3）与部分性葡萄胎（图 25-4）的鉴别。免疫组化 p57 染色在完全性葡萄胎时，绒毛的间质细胞和细胞滋养细胞的细胞核阴性或基本阴性，此时，周围的蜕膜和绒毛外滋养细胞阳性可以用作染色的内参照。仅极少数携带保留的母系染色体的完全性葡萄胎 p57 阳性。

完全性葡萄胎和部分性葡萄胎的临床病理特征鉴别要点见表 25-1。

（三）临床表现

典型的葡萄胎表现为孕期阴道异常出血、子宫明显大于孕周。随着孕早期 B 超诊断的进步，很多葡萄胎在早期得以诊断，因而很多并发症（如妊娠剧吐、子痫前期、甲亢）已经不常见。

1. 停经和阴道流血　是葡萄胎最早和最常见的症状。一般在 8～12 周开始出现不规则阴道出血。流血量开始时为少量，逐渐增多，时出时止或连绵不断。当葡萄胎快要自然排出时（常在妊娠第 4 个月左右）可发生大量出血，处理不及时可因大量失血而致患者休克甚至死亡。少数在人工流产时意外发现者无阴道流血史。

2. 子宫异常增大　见于 38%～51% 的完全性葡萄胎患者，其子宫体积会大于停经月份，质地变软，是由宫腔内积血以及葡萄胎生长迅速、绒毛水肿造成的，通常也与明显升高的 β-hCG 水平相关。

表25-1　完全性葡萄胎和部分性葡萄胎的临床病理特征

临床病理特征	完全性葡萄胎	部分性葡萄胎
细胞遗传学	二倍体，父系（XX 或 XY）	三倍体，父：母系，2：1（XXY 或 XXX）
β-hCG > 100 000 IU/L	+++	+
子宫增大	++	+
黄素囊肿	++	-
胎儿或胎膜	无	有
显微镜检	绒毛普遍水肿肿胀，滋养细胞增生、间变，无胎儿血管	绒毛局限性水肿肿胀，局灶性滋养细胞增生，存在胎儿血管、绒毛扇状皱褶及滋养层包涵体
免疫组化染色（p57KIP2）	-	+
持续性妊娠滋养细胞疾病%	10%~30%	0.5%~5.6%

部分性葡萄胎患者除子宫增大外，检查时还可发现子宫即使已有妊娠4~5个月大小，仍不能触到胎体感，听不到胎心或胎动。

3. 妊娠剧吐　出现时间一般较正常妊娠早而且严重，持续时间长。常发生于高 hCG 水平及子宫异常增大的患者。既往报道，需要治疗的妊娠剧吐在葡萄胎患者中的发生率为 20%~26%。近年已降至 8%。

4. 腹痛　在葡萄胎中，腹痛并不常见，但如子宫增大过速，则患者可有下腹异常不适、发胀或隐痛。当葡萄胎将自行排出时，可因子宫收缩而有阵发性疼痛，此时常伴有出血增多现象。

5. 卵巢黄素化囊肿　由于大量 hCG 刺激卵巢，卵泡内膜细胞发生黄素化而形成囊肿，称卵巢黄素化囊肿（theca-lutein ovarian cyst）。发生率各家报道不一，多为双侧、多房，内含琥珀色或淡血性液体，直径通常为6~12 cm，也有可超过20 cm者。黄素化囊肿一般无症状，多由超声检查做出诊断。常在水泡状胎块清除后2~4个月自行消退。

6. 妊娠高血压　既往报道，在完全性葡萄胎中，其发生率为 12%~27%，且大部分出现在高β-hCG 水平以及子宫异常增大的患者中，子痫的发生罕见。随着葡萄胎诊断时间的提前，目前其发生率明显降低。在妊娠早期或中期出现妊娠期高血压者应考虑葡萄胎的可能。

7. 甲状腺功能亢进　约7% 的患者可出现轻度甲状腺功能亢进的表现，如心动过速、皮肤潮湿和震颤，但突眼少见。在一些未治疗的甲亢患者中，麻醉诱导、清宫等也可能引发甲亢危象。

8. 广泛肺栓塞和急性心力衰竭　这是葡萄胎中最危险的两种并发症。这种情况常发生在葡萄胎尚未排出，子宫受外界压力（如妇科检查、手术切除子宫等，但更多的是用缩宫素引产），将葡萄胎组织挤入子宫壁血窦，从而随血运侵入肺动脉，形成瘤栓。如侵入量较大，有较多的瘤栓在肺动脉内形成，加上周围血管的痉挛，则导致肺循环受阻，患者可以出现急性右心扩大和急性右心衰竭的症状，严重的可致患者死亡。

（四）诊断

典型的葡萄胎诊断往往无困难。由于B超及血清β-hCG测定的广泛应用，大多数葡萄胎在早期妊娠阶段即被诊断。部分性葡萄胎往往被误诊为稽留流产或不全流产，需病理学诊断来确诊。下列辅助检查有助于明确诊断。

1. 超声检查　B型超声是诊断葡萄胎的重要辅助检查之一（图25-5）。近年来，阴道探头的应用可使葡萄胎的诊断提早到妊娠8周左右。在典型的完全性葡萄胎超声影像中，子宫明显大于相应孕

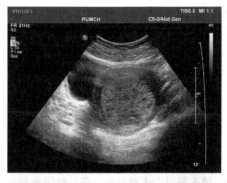
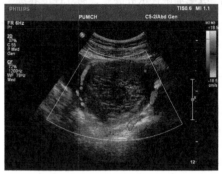

图 25-5　葡萄胎的 B 超影像

周，无妊娠囊或胎心搏动，宫腔内充满无数小的低回声及无回声区，形如雪花纷飞，呈"落雪状"，若水泡较大而形成大小不等的回声区，则呈"蜂窝状"。常可测到两侧或一侧卵巢囊肿。彩色多普勒超声检查可见子宫动脉血流丰富，但子宫肌层内无血流或仅稀疏"星点状"血流信号。

部分性葡萄胎宫腔内可见由水泡状胎块所引起的超声图像改变及胎儿或羊膜腔。部分性葡萄胎在声像图上可出现胎盘内灶性囊性改变以及妊娠囊的横切面直径和前后径比例失调（大于 1.5），当超声声像上两者都存在时，对于部分性葡萄胎诊断的准确率可达 90%。

2. 人绒毛膜促性腺激素（hCG）　正常妊娠时，血清 hCG 测定呈双峰曲线，妊娠 70～80 天达到高峰，中位数多在 10 万 IU/L 以下，最高值可达 20 万 IU/L。达高峰后迅速下降，34 周时又略上升呈小高峰，至分娩后 3 周转为正常。葡萄胎时，血清中 hCG 常远高于相应孕周的正常妊娠值，而且在停经 8～10 周以后仍持续上升。但也有少数葡萄胎，尤其是部分性葡萄胎因绒毛退行性变，hCG 升高不明显。常用的 hCG 测定方法是放射免疫测定和酶联免疫吸附试验。为避免抗 hCG 抗体与其他多肽激素发生交叉反应，临床上也用抗 hCG-β 链单克隆抗体检测。

3. 母源表达印记基因检查　p57^{KIP2}蛋白是 *CDKN1C* 基因的表达产物，是一种循环依赖性激酶抑制剂（cyclin-dependent kinase inhibitor），*CDKN1C* 基因位于人类染色体 11p15.5，是一个由母源表达的印迹基因。*CDKN1C* 基因突变时，p57^{KIP2} 蛋白的表达缺失，使胚胎及其附属物出现过度生长现象。完全性葡萄胎无母源染色体，不表达该类基因，由此可区分于部分性葡萄胎。

4. 其他检查　如 X 线胸片、全血细胞计数、肝肾功能检测等。

（五）鉴别诊断

1. 流产　先兆流产有停经、阴道流血及腹痛等症状，妊娠试验阳性，B 型超声可见胎囊甚至胎心搏动。但葡萄胎时多数子宫大于相应孕周的正常妊娠，hCG 水平持续高值，B 型超声检查显示葡萄胎的特点。

2. 双胎妊娠　子宫大于相应孕周的正常单胎妊娠，hCG 水平也略高于正常，容易与葡萄胎相混淆，但双胎妊娠无阴道流血，B 型超声检查可以确诊。

（六）治疗

1. 清宫　葡萄胎一经确诊，应及时清宫。

（1）术前准备：清宫前首先应仔细做全身检查，注意有无休克、子痫前期、甲状腺功能亢进症、水电解质紊乱及贫血等。必要时先对症处理，稳定病情。

（2）术中操作：清宫术应当在手术室进行。由有经验的医生操作。充分扩张宫颈管，尽量选用大号吸管，以免组织物堵塞吸管而影响操作，如遇葡萄胎组织堵塞吸管，可迅速用卵圆钳钳夹。等葡萄胎组织大部分被吸出、子宫明显缩小后，再用刮匙轻柔刮宫。为减少出血和预防子宫穿孔，在清宫过程中可应用缩宫素静脉滴注，并维持至术后几个小时。一般推荐在充分扩张宫颈管和开始吸宫后使用。如果术后没有持续的阴道流血，通常不需要第二次清宫。在清宫过程中，有极少数患者因大量滋养细胞进入子宫血窦，并随血流进入肺动脉，发生肺栓塞，出现急性呼吸窘迫，甚至急性右心衰竭。应及时给予心血管及呼吸功能支持治疗。

（3）术后处理：仔细检查清出物的数量、出血量、葡萄粒的大小，葡萄胎每次刮宫的刮出物均应送组织学检查，取材应注意选择近宫壁种植部位新鲜、无坏死的组织送检。观察术后阴道出血情况。

2. 卵巢黄素化囊肿的处理　葡萄胎清除后，大多数黄素化囊肿能自然消退，无须处理。恢复时间一般为 2～3 个月，也可长达 6～7 个月。如果囊肿巨大引起呼吸困难或者盆腔压迫症状，可通过超声引导下穿刺来减少囊内液；如发生卵巢黄素化囊肿扭转，则需及时手术探查。根据扭转时间和卵巢血运的变化决定手术方式是缩小囊肿、复位卵巢或患侧卵巢切除术。

3. 预防性化疗　不作常规推荐，一般认为适用于有恶变高危因素且随访困难的葡萄胎患者。恶性变相关高危因素有：① hCG > 500 000 IU/L；②子宫明显大于停经孕周；③卵巢黄素化囊肿直径 > 6 cm。另外，年龄 > 40 岁和重复性葡萄胎也被视为恶性变的高危因素。一般选用甲氨蝶呤或放线菌素 –D 单一药物，化疗至 hCG 降至正常。部分性葡萄胎一般不作预防性化疗。

（七）随访

葡萄胎清除后，血清 β-hCG 滴度呈对数下降，首次降至阴性的时间平均为 9 周，一般不超过 14 周。葡萄胎排出后，患者应每周进行血清 β-hCG 的定量监测，直至获得 3～4 次的正常滴度，以后应每月监测 1 次血 β-hCG，至少 6 个月，然后每半年 1 次，持续至少 2 年，如出现任何异常，应及时复查。

葡萄胎随访期间应避孕 1 年，避孕方法推荐避孕套和口服避孕药，一般不选用宫内节育器，以免穿孔或混淆子宫出血的原因。在 hCG 正常后 6 个月可以再次妊娠。葡萄胎后妇女妊娠和分娩的机会并无很大改变。早产、胎死宫内、先天畸形及胎儿发育异常等发生率亦无明显增高。

☞ 典型案例（附分析）25-1
停经 2 个月，阴道淋漓出血 1 个月

☞ 拓展阅读 25-1
葡萄胎的分子分型及发生机制的研究

☞ 拓展阅读 25-2
葡萄胎恶变的高危因素

第二节　侵蚀性葡萄胎及绒毛膜癌

侵蚀性葡萄胎（invasive mole，IM）又称恶性葡萄胎，继发于葡萄胎妊娠，其病变侵入肌层或转移至近处或远处器官。绒毛膜癌（choriocarcinoma，CC）简称绒癌，是一种高度恶性的肿瘤，半数以上的妊娠性绒癌发生于完全性葡萄胎之后，另一些病例发生于流产、正常妊娠或异位妊娠之后。绒癌的发生率在欧洲和北美约为 1/40 000 次妊娠，在南亚约为 9.2/40 000 次妊娠，在日本则约为 3.3/40 000 次妊娠。侵蚀性葡萄胎理论上均应继发于良性葡萄胎，但临床上亦可因病史不详或流产标本未做详细检查，而未发现葡萄胎。

（一）病理

1. 侵蚀性葡萄胎　大体表现为葡萄胎组织不同程度地侵蚀子宫肌层或其他部位。宫腔内可有或没有原发病灶，葡萄胎组织的肌层侵蚀可以深浅不一，当侵蚀病灶接近子宫浆膜层时，子宫表面可见紫蓝色结节；可穿透子宫浆膜层导致穿孔或累及韧带和附件。侵蚀性葡萄胎可累及子宫外器官，以阴道、外阴和肺最为常见。当绒毛和滋养细胞造成子宫肌层和子宫外组织器官的破坏性侵犯时，侵蚀性葡萄胎的组织病理学诊断即可成立。镜检（图25-6）可见侵入肌层的水泡状组织形态与葡萄胎相似，绒毛结构及滋养细胞增生和分化不良。但绒毛结构也可退化，仅见绒毛阴影。

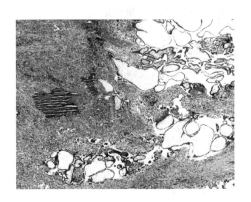

图 25-6　侵蚀性葡萄胎病理图片

2. 绒毛膜癌　绒癌大体标本（图25-7）中，肿瘤常见于子宫不同部位，有极少数可原发于输卵管、宫颈、阔韧带及胎盘等部位。肿瘤多位于子宫肌层内，也可突向宫腔或穿破浆膜，单个或多个，大小不一，无固定形态，质地软而脆，海绵样，暗红色，伴出血坏死，结节的界限清楚或不清，无包膜。位于胎盘的绒癌病灶常常很小，位于母体面，可为多发性，外观似普通的梗死灶，很容易在取材时被忽略而漏诊。显微镜下，肿瘤由不同比例的合体滋养细胞、细胞滋养细胞和中间型滋养细胞混合构成，常见血管内癌栓，但不形成绒毛或水

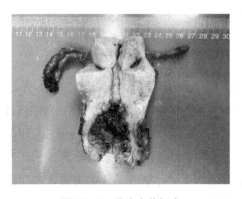

图 25-7　绒癌大体标本

泡状结构，成片高度增生，排列紊乱，并广泛侵入子宫肌层并破坏血管，形成出血坏死（图25-8、图25-9）。肿瘤中不含间质和自身血管，瘤细胞靠侵蚀母体血管而获取营养物质。

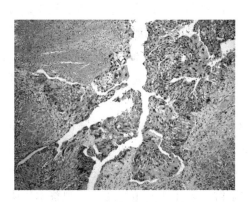

图 25-8　子宫绒癌病理图片

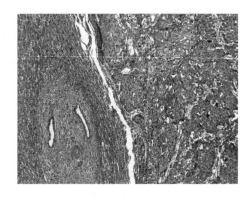

图 25-9　转移性绒癌病理图片

（二）临床表现

侵蚀性葡萄胎继发于葡萄胎后。绒癌患者的末次妊娠性质约一半为完全性葡萄胎，其他可以继发于非葡萄胎性流产，甚至于足月妊娠之后，偶见绒癌继发于部分性葡萄胎者。两者根据受累程度不同，可以表现为阴道不规则出血，或子宫外转移的相关综合征。

1. 不规则阴道流血　为最常见的症状。表现为葡萄胎、流产（包括异位妊娠、人工流产、自然流产、稽留流产），或足月产后阴道持续不规则流血，量多少不定。可以在葡萄胎排出后持续不断，或断续出现，亦有病例可以先有几次正常月经，然后出现闭经，再发生阴道流血。长期阴道流血者可

继发贫血。大出血时可使患者发生休克。如绒癌和妊娠同时存在，则亦可表现为妊娠中反复出血，因而常被误诊为先兆流产（早期妊娠）或前置胎盘（晚期妊娠）。

2. 子宫复旧不全或不均匀性增大　通常在葡萄胎排空后 4～6 周子宫恢复到正常大小。子宫大小常和肌层内病灶大小有关，但也有子宫内病灶不大而子宫却明显增大的，这可能是大量雌激素刺激肌层增厚所致。子宫内病灶如已接近子宫浆膜面，则检查时可感到该处子宫向外突出且质软，并有明显压痛。

3. 卵巢黄素化囊肿　由于 hCG 的持续作用，在葡萄胎排空、流产或足月产后，两侧或一侧卵巢黄素化囊肿可持续存在。

4. 腹痛　一般无腹痛，当病变穿破子宫浆膜层，可引起腹腔内出血，患者可感觉腹痛，若子宫病灶坏死继发感染，也可引起腹痛及脓性白带。侵蚀性葡萄胎合并黄素化囊肿的占 20.8%，若囊肿发生扭转或破裂，则可以引起急性腹痛。

5. 假孕症状　由于肿瘤分泌的 hCG 及雌、孕激素的作用，患者出现乳房增大、乳头及乳晕着色，甚至有初乳样分泌，外阴、阴道、宫颈着色，生殖道质地变软。

6. 转移性滋养细胞肿瘤　滋养细胞肿瘤主要经血行播散，转移发生得早且广泛。最常见的转移部位是肺（80%），其次是阴道（30%），以及盆腔（20%）、肝（10%）和脑（10%）等。转移性滋养细胞肿瘤可以同时出现原发灶和继发灶症状，但也有不少患者原发灶消失而转移灶发展，仅表现为转移灶症状，容易误诊。

（1）肺转移：转移瘤较大或者广泛时可表现为胸痛、咳嗽、咯血及呼吸困难。这些症状常呈急性发作，也可呈慢性持续状态达数月之久。少数情况下，可因肺动脉滋养细胞瘤栓形成造成急性肺梗死，出现肺动脉高压和急性肺衰竭。很多患者没有症状，仅靠 X 线胸片或 CT 做出诊断，影像学显示为浅淡小圆形阴影，分布在肺外带，个数

不等。胸部 CT 对于肺转移的诊断准确性高于传统 X 线胸片。

（2）阴道转移：转移灶常位于阴道前壁下段，呈紫蓝色结节，破溃时引起不规则阴道流血，甚至大出血。一般认为系宫旁静脉逆行性转移所致。

（3）脑转移：预后凶险，是晚期患者最常见的致死原因。一般同时伴有肺转移。脑转移的形成可分为 3 个时期：①瘤栓期，表现为一过性脑缺血症状，如猝然跌倒、暂时性失语、失明等。②脑瘤期，瘤组织增生，侵入脑组织形成脑瘤，出现头痛、喷射样呕吐、偏瘫、抽搐直至昏迷。③脑疝期，因脑瘤增大及周围组织出血、水肿，造成颅内压进一步升高，脑疝形成，压迫生命中枢，最终死亡。

（4）肝转移：为不良预后因素之一，多同时伴有肺转移，表现为上腹部或肝区疼痛，若病灶穿破肝包膜，可出现腹腔内出血，导致死亡。

（5）其他转移：包括脾、肾、膀胱、消化道、骨等，其症状视转移部位而异。

（三）诊断

根据葡萄胎排空后出现不规则阴道流血和（或）转移灶及其相应症状和体征，应考虑侵蚀性葡萄胎的可能，结合 hCG 测定及相应的影像学等检查，常可做出相应的临床诊断。在足月产、流产和异位妊娠后 4 周以上，血 hCG 仍持续高水平，或一度下降后又上升，已排除妊娠物残留或再次妊娠，就应想到绒癌的可能。

不同滋养细胞肿瘤的诊断标准如下。

1. 葡萄胎后的滋养细胞肿瘤的诊断标准　FIGO 2018 年的诊断标准为符合以下三条之一即可以诊断：①葡萄胎排空后 4 次测定血清 hCG 呈平台，至少维持 3 周（即第 1、7、14、21 天）；②葡萄胎排空后连续 3 次血清 hCG 上升，并维持 2 周或 2 周以上（即第 1、7、14 天）；③有组织病理学诊断。

2. 非葡萄胎后的滋养细胞肿瘤诊断标准　符合下列之一即可诊断：①流产、足月产、异位妊娠

终止 4 周以后，血 β-hCG 水平持续在高水平，或曾一度下降后又上升，已排除妊娠物残留或排除再次妊娠；②组织病理学诊断。

虽然滋养细胞肿瘤依靠的是临床诊断，组织学证据并不是必需的，但是如果有组织学标本的话，病理诊断仍是金标准。在子宫肌层或其他切除的器官中见有大片坏死和出血，在其周围可见大片生长活跃的滋养细胞，有的可侵入血管，并且肉眼及镜下均找不到绒毛结构，以此作为鉴别绒毛膜癌与侵蚀性葡萄胎的标准。

3. 辅助检查

（1）超声检查：侵蚀性葡萄胎具有亲血管性特点，一旦病灶侵蚀子宫肌层，超声检查常可发现广泛的肌层内肿瘤血管浸润及低阻性血流频谱。故虽然葡萄胎清宫术后未到 2 个月，而超声检查已出现特征性子宫肌层病变时，有助于恶变的早期诊断，但这些超声征象并不十分特异。

（2）X 线胸片或胸部 CT 检查：X 线胸片是诊断肺转移的重要检查方法，肺转移最初的 X 线征象表现为肺纹理增粗，后发展为片状或小结节阴影，典型表现为棉球状或团块状阴影，转移灶以右侧肺及中下部较为多见。对于 X 线胸片未发现转移灶者，一般建议行胸部 CT 检查（图 25-10）。若影像学检查提示肺部转移瘤较大或有多发转移，则建议进一步行脑、肝等部位 CT 或 MRI 检查。CT 对发现肺部较小病灶和脑、肝等部位的转移灶有较高的

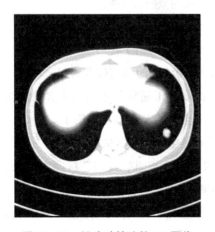

图 25-10　绒癌肺转移的 CT 图像

诊断价值，而 MRI 主要用于脑和盆腔病灶的诊断。

（四）临床分期与预后评分系统

目前国内外普遍采用 FIGO 妇科肿瘤委员会于 2000 年审定并于 2002 年颁布的滋养细胞肿瘤临床分期与预后评分系统。该分期包括解剖学分期（表 25-2）和预后评分系统（表 25-3）两部分，是治疗方案制订和预后评估的重要依据。其中规定预后评分总分≤6 分为低危，≥7 分为高危。超高危患者指预后评分≥13 分，常同时存在肝、脑等远处转移的患者，预后明显变差。临床诊断时应结合解剖分期与预后评分，如一患者为绒癌脑转移，预后评分为 16 分，则诊断时应标注为绒癌Ⅳ：16。

（五）鉴别诊断

由于滋养细胞肿瘤是目前唯一可以没有组织病理学证据就进行临床诊断的一种妇科恶性肿瘤，容易导致临床误诊，临床上应强调诊断的规范化。

1. 不全流产及不典型异位妊娠　妊娠及妊娠终止后的阴道异常流血更常见于不全流产、异位妊娠，其处理原则同滋养细胞肿瘤截然不同。另外，滋养细胞肿瘤、不全流产和不典型的异位妊娠（如宫角、残角、子宫瘢痕妊娠）三者之间血清 β-hCG 水平有重叠，超声检查的征象不十分特异，临床上三者之间进行鉴别有时会有困难。尽管刮宫对于妊娠或妊娠终止后阴道异常流血的诊断很重要，但位于特殊部位的妊娠残留物如宫角、残角、子宫瘢痕妊娠或异位妊娠却难以刮到，从而导致误诊。因此，对于难以确诊的患者，必要时需通过腹

表 25-2　滋养细胞肿瘤解剖学分期标准

（FIGO，2000 年）

期别	定义
Ⅰ	病变局限于子宫
Ⅱ	病变超出子宫但局限于生殖器官（宫旁、附件及阴道）
Ⅲ	病变转移至肺，伴或不伴有生殖道转移
Ⅳ	病变转移至脑、肝、肠、肾等其他器官

表 25-3　滋养细胞肿瘤预后评分标准（FIGO，2000 年）

预后因素	计分			
	0	1	2	4
年龄（岁）	< 40	≥40		
末次妊娠	葡萄胎	流产	足月产	
妊娠终止至化疗开始的间隔（月）	< 4	4 ~ 6	7 ~ 12	≥13
hCG（IU/L）	$< 10^3$	$10^3 ~ 10^4$	$10^4 ~ 10^5$	$≥10^5$
肿瘤最大直径（cm）		3 ~ 4.9	≥5	
转移部位		脾、肾	胃肠道	脑、肝
转移瘤数目 *		1 ~ 4	5 ~ 8	>8
先前化疗失败			单药化疗	多药化疗
总计分		0 ~ 6 分低危；≥ 7 分高危		

* 肺内转移瘤数目以胸片所见计数或者胸部 CT 超过 3 cm 者予以计数。

腔镜、宫腔镜检查或者甚至需开腹手术，取得组织标本，获得病理诊断后才能明确诊断。

2. 侵蚀性葡萄胎与绒毛膜癌的鉴别诊断　对子宫或者其他转移器官的标本进行病理学检查，把侵蚀性葡萄胎和绒毛膜癌各自所具有的相应病理学特征作为两者相互鉴别诊断的病理学标准。但在得不到相应标本时，可以将葡萄胎排出后 1 年之内的患者诊断为侵蚀性葡萄胎，超过 1 年者均诊断为绒毛膜癌。

（六）滋养细胞肿瘤的治疗

治疗原则为采用以化疗为主、手术和放疗为辅的综合治疗。在制订治疗方案以前，应做出正确的临床分期及预后评分，并评估治疗耐受性，以达到分层和个体化治疗的目标。

1. 化疗

（1）化疗方案

1）低危患者：根据最新的 FIGO 关于滋养细胞肿瘤的治疗指南，对于部分低危患者，可以采用单药化疗。选择指标包括预后评分 0 ~ 4 分、末次妊娠为葡萄胎、病理诊断为非绒癌。

常用的单药化疗方案及剂量见表 25-4，其中常用方案为放线菌素 -D 冲击方案及甲氨蝶呤 + 四

表 25-4　滋养细胞肿瘤常用单药化疗药物及其用法

药物	剂量、给药途径、疗程天数	疗程间隔 *
MTX + CF	MTX：1 mg/（kg·d）或者 50 mg 肌内注射，第 1、3、5、7 天 CF：0.1 mg/（kg·d）肌内注射，第 2、4、6、8 天	2 周
Act-D 冲击方案	1.25 mg/m² 静脉点滴（最大剂量 2 mg），第 1 天	2 周
MTX 周疗	0.4 mg/（kg·d）静脉或肌内注射（最大剂量 25 mg/d），连续 5 天	2 周
MTX 冲击方案	100 mg/m² 静脉推注，第 1 天 200 mg/m²，静脉点滴，12 h，第 1 天 CF15 mg，肌注 ×4 次，MTX 用药后 24 h 开始	2 周
Act-D 5 天方案	500 μg［10 ~ 12 μg/（kg·d）］静脉点滴，连续 5 天	2 周

* 疗程间隔指上一疗程结束至下一疗程开始。MTX，甲氨蝶呤；CF，四氢叶酸；Act-D，放线菌素 -D。

氢叶酸方案。

对于预后评分 5～6 分的患者，或者病理诊断为绒癌的低危患者，一线单药化疗失败的风险明显增高，可以按照预后评分高危患者的方案选择联合化疗。

2）高危患者：对于高危患者，化疗方案首推

5- 氟尿嘧啶或氟脲苷为主的联合化疗方案 FAV 或 FAEV，或 EMA-CO 方案（表 25-5）。其他化疗方案包括 EMA/EP、MEA（甲氨蝶呤 + 依托泊苷+放线菌素-D）和 TE/TP（紫杉醇 + 顺铂 / 紫杉醇 + 依托泊苷）等方案。

表 25-5　滋养细胞肿瘤常用联合化疗方案及其用法

方　　案	剂量、给药途径、疗程天数	疗程间隔
1）FAV（VCR + 5-Fu + Act-D）		
VCR	2.0 mg，静脉注射，第 1 天	3 周
5-Fu 或 FUDR	24～26 mg/（kg·d），静脉点滴 6～8 天	
Act-D	5～6 μg/（kg·d），静脉点滴 6～8 天	
2）EMA/CO		
第一部分 EMA	第 1 天　VP16 100 mg/m² 静脉点滴 Act-D 0.5 mg 静脉点滴 MTX 100 mg/m² 静脉推注 MTX 200 mg/m² 静脉点滴 12 h 第 2 天　VP16 100 mg/m² 静脉点滴 Act-D 0.5 mg 静脉点滴 CF 15 mg，肌内注射（从 MTX 推注开始算起 24 h 后给药，每 12 h 1 次，共 4 次）	
第二部分 CO	第 8 天　VCR 2.0 mg，静脉注射 CTX 600 mg/m²，静脉点滴 第 15 天重复下一疗程	

注：MTX，甲氨蝶呤；5-Fu，5- 氟尿嘧啶；Act-D，放线菌素 -D；FUDR，氟脲苷；CTX，环磷酰胺；VCR，长春新碱；VP-16，依托泊苷；CF，四氢叶酸。

（2）疗效评估：在每一疗程结束后，应每周 1 次测定血 hCG，结合妇科检查、超声、X 线胸片、CT 等检查来评价疗效。在每疗程化疗结束至下一疗程开始前，血 hCG 下降至少 1 个对数或下降 > 50% 称为有效。

（3）不良反应防治：化疗主要的不良反应为骨髓抑制，其次为消化道反应、肝功能损害、肾功能损害及脱发等。用药期间严密观察，注意防治。

（4）停药指征：国际妇科肿瘤协会（International Society of Gynecologic Cancer，ISGC）和 FIGO 推荐

的滋养细胞肿瘤化疗的停药指征如下。①对于低危滋养细胞肿瘤患者，hCG 正常后给予 2～3 个疗程的巩固化疗；②对于高危滋养细胞肿瘤患者，hCG 正常后继续化疗 3～4 个疗程，且第一个巩固疗程必须为联合化疗。

2. 手术　主要作为辅助治疗。对控制大出血等各种并发症、消除耐药病灶、减少肿瘤负荷和缩短化疗疗程等方面有一定作用，在一些特定的情况下应用。手术方式有子宫切除、病灶切除、肺叶切除术以及急诊开颅手术等。手术适应证包括：①当

原发病灶或转移瘤大出血（如子宫穿孔、肝脾转移瘤破裂出血、脑转移瘤出血等），如其他措施无效，常需立即手术，切除出血器官或开颅减压，以挽救患者生命；②对年龄较大且无生育要求的患者，为缩短治疗时间，经几个疗程化疗，病情稳定后，可考虑进行子宫切除术；③对于子宫或肺部病灶较大，经多疗程化疗后，血 hCG 已正常，而病变消退不满意者，亦可考虑手术切除；④对于一些耐药病灶，如果病灶局限（如局限于子宫或局限于一叶肺内），亦可考虑在化疗的同时辅以手术切除。

3. **放射治疗** 在滋养细胞肿瘤的治疗中，放射治疗的作用有限。在脑转移的治疗中有一定作用，尽管其作用与鞘内注射 MTX 相比仍有争议。有文献报道，对脑转移患者，采用全脑照射，约有 50% 的患者可获痊愈。

4. **选择性动脉栓塞** 可用于治疗滋养细胞肿瘤导致的腹腔内出血或子宫出血。动脉造影能很快明确出血部位，选择性动脉栓塞术可准确地阻断出血部位血供，达到止血目的，术后同时联合全身化疗。此外，对于肝脾转移瘤破裂导致大出血的患者，动脉栓塞术也是一种有效的应急措施，使某些无法承受手术的患者可能获得治疗机会。

5. **免疫治疗** 最近报道的文献显示，免疫检查点抑制剂治疗，例如帕博利珠单抗会对某些耐药患者有效。

（七）随访

治疗结束后应严密随访血 hCG，第 1 次在出院后 1 个月，然后每 3 个月随访 1 次至治疗结束后 1 年，每 3 个月随访 1 次至治疗结束后 2 年，每 6 个月随访 1 次至治疗结束后 3 年，此后每年随访 1 次直至治疗结束后 5 年，然后可每 2 年随访 1 次。对于有妊娠要求者，一般于化疗停止 1 年后可妊娠。侵蚀性葡萄胎恶性程度一般不高，预后较绒毛膜癌好。

☞ 典型案例（附分析）25-2
葡萄胎清宫术后 1 年余，hCG 异常增高

第三节 中间型滋养细胞肿瘤

中间型滋养细胞肿瘤包括胎盘部位滋养细胞肿瘤（placental site trophoblastic tumor，PSTT）和上皮样滋养细胞肿瘤（epithelioid trophoblastic tumor，ETT），均为少见的滋养细胞肿瘤类型。PSTT 是指起源于胎盘种植部位的一种特殊类型的滋养细胞肿瘤，其发生率占全部妊娠滋养细胞疾病的 2.3‰～20‰不等，占滋养细胞肿瘤的比例不到 2%；多数预后良好，少数可发生转移，预后不良。ETT 占整个妊娠滋养细胞疾病的 1.39%～2%。PSTT 大多局限于子宫，预后相对良好，ETT 虽然生长缓慢，但相比 PSTT 而言其恶性程度明显升高，具有较强的侵袭性及致命性的临床结局，一旦出现转移或者复发，常常治疗效果不好。

（一）发病因素

发生的原因不清。胚胎发育中，中间型滋养细胞进一步分化为胎盘种植部位的中间滋养细胞和绒毛膜型中间滋养细胞。当胎盘部位的中间型滋养细胞发生恶性转化并大量增生，且向子宫深肌层侵犯，甚至发生子宫外转移时，则形成 PSTT。绒毛膜型的中间型滋养细胞恶变形成 ETT。

（二）病理

1. **胎盘部位滋养细胞肿瘤** 肿瘤可为突向宫腔的息肉样组织，或局限于子宫肌层内（图 25-

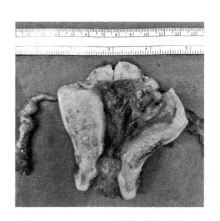

图 25-11 PSTT 化疗后的大体标本

11）；病变可以与子宫肌层界限清楚或不清楚，呈弥漫性浸润至深肌层，甚至达浆膜层或向子宫外扩散。肿瘤切面呈黄褐色或黄色，有时见局限性出血和坏死。显微镜下见肿瘤几乎完全由中间型滋养细胞组成，无绒毛结构。见不到典型的细胞滋养细胞和合体滋养细胞，可见少量的双核或多核细胞。肿瘤细胞呈单一或片状侵入子宫肌纤维之间，仅有灶性坏死和出血。免疫组化染色见肿瘤细胞对人胎盘催乳素（hPL）有强烈而广泛的反应，呈强阳性；对 hCG 只有局灶性反应，显示 hCG 弱阳性到中等阳性；Ki67 指数较低。

2. 上皮样滋养细胞肿瘤　病灶呈分散或孤立的膨胀性结节，位于子宫肌层内层、子宫下段或子宫颈管，甚至可转移至阴道，形成孤立的、出血性、囊实性结节状病灶。肿瘤切面为实性、囊性或囊实性相兼，典型地呈浅或深棕色，颜色的深浅与出血量和坏死量的多少有关。镜下检查（图 25-12）见肿瘤境界清楚，但周围组织中可有灶性瘤细胞浸润。瘤细胞由单核的中间型滋养细胞组成，形态相对一致，呈结节状或膨胀性生长及巢、索或片块状分布，有不同程度的出血坏死或钙化；没有绒癌的双向混杂结构和 PSTT 的散在浸润性生长方式，也很少有血管浸润，而且肿瘤与周围肌壁的关系相对清楚。

在鉴别 PSTT 和 ETT 时，p63 的结果有显著作用，在 ETT 中 p63 呈弥漫阳性（图 25-13），在 PSTT 中 p63 均阴性。

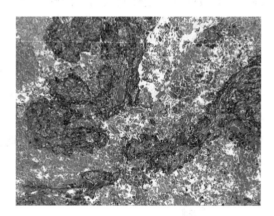

图 25-12　ETT 的病理图片

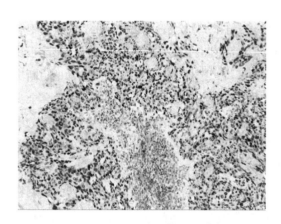

图 25-13　ETT 病理的 p63 染色

（三）临床特点

常发生于生育年龄，也有绝经后的病例报道。可以继发于各种妊娠，例如足月分娩、葡萄胎妊娠、自然流产和异位妊娠，或继发于前次滋养细胞肿瘤。症状出现距前次妊娠的时间长短不一。PSTT 生长缓慢，长时间局限于子宫内，较少发生转移。相比 PSTT 而言，ETT 的其恶性程度明显升高，具有较强的侵袭性及致命性的临床结局，一旦出现转移或者复发，常常治疗效果不好。

最常见的症状是停经和异常阴道出血，一些 PSTT 患者可有子宫增大，当肿瘤弥漫性浸润子宫壁时，子宫均匀性增大，而局限性肿块常导致子宫不规则性增大。

主要转移方式是血行转移或淋巴转移，并可有相应转移灶的症状。最常见的转移部位为肺，其他包括肝脏和阴道，也可转移到脑、肾脏、脾、卵巢、膀胱、胰腺、胃、肠等部位。

（四）诊断

PSTT 和 ETT 的确诊需要依靠组织病理学检查。

辅助检查包括：①血 β-hCG 测定可为阳性，但大多处于低水平，PSTT 患者通常低于 1 000 IU/L，少数患者甚至为阴性。ETT 患者诊断时血清 β-hCG

水平一般 < 2 500 IU/L，个别可出现阴性和高于 20 000 IU/L。② B 超。PSTT 在超声下可分为两种，一种是富于血管型，表现为含有多个囊性或血管区域的肿块；另一种是相对乏血管型，表现为不含囊的实性肿块或未见明显异常。ETT 的超声图像表现为子宫和（或）颈管肌壁内单发高度异质性回声结节，可凸向宫腔，多普勒血流信号值较低，与 PSTT 不同的是，ETT 肿块边界清楚，不呈浸润性生长。③ MRI。PSTT 患者 MRI 最常表现为宫腔内或肌层内强度不均的肿物，其中绝大部分都显示有囊性区域和显著扩张的血管，少数为境界清楚的实性肿物。ETT 为实性占位，强 T2WI 信号（长 T2 等 T1，DWI 增强），根据病灶大小不同可有出血、坏死、钙化等表现。

PSTT 需要与早期绒癌等其他类型滋养细胞肿瘤、静止期滋养细胞疾病或可以分泌少量 hCG 的非滋养细胞肿瘤鉴别。ETT 的鉴别诊断主要包括 PSTT、胎盘部位结节、绒毛膜癌、上皮性平滑肌肿瘤和子宫颈的角化型鳞状细胞癌等。

（五）临床分期

FIGO 2002 年颁布的滋养细胞肿瘤临床分期可用于 PSTT 和 ETT 的分期，但其预后评分系统并不适用。

（六）治疗

PSTT 和 ETT 对化疗敏感性差，手术是主要治疗手段。

1. 手术治疗　对于 PSTT 病灶局限于子宫的患者，多数可以通过手术治疗达到完全缓解。ETT 患者中，对局限于子宫的病灶，可以进行全子宫或广泛性全子宫切除，对于有转移的患者，手术切除所有病灶（原发灶及转移灶）。PSTT 的患者可以考虑保留生育功能的治疗，在符合下列指征时可以结合患者意愿慎重选择：患者有强烈的希望保留生育功能意愿，病灶局限于子宫，并且为边界清楚的肿块型、息肉型病灶。肿瘤为弥漫型的患者不宜保留子宫。ETT 尚不推荐进行保留生育功能的手术。

2. 化疗　FIGO Ⅰ 期行全子宫切除术的 PSTT 和 ETT 患者，不推荐应用联合化疗。对于有不良预后因素者，可以考虑术后化疗，包括：存在子宫外转移病灶（即 FIGO Ⅱ ~ Ⅳ期），FIGO Ⅰ 期但合并有其他不良预后因素（如发病与前次妊娠终止间隔时间长、脉管浸润、深肌层受累、高核分裂相等），手术后血清 β-hCG 仍持续上升的患者。对于 Ⅱ ~ Ⅳ期的 ETT 患者，结合术后 β-hCG 可联合化疗。化疗方案有 EMA-CO（放线菌素 -D、依托泊苷、甲氨蝶呤、环磷酰胺、长春新碱）、EMA-EP（放线菌素 -D、依托泊苷、甲氨蝶呤、顺铂）以及 FEAV（长春新碱、氟尿嘧啶、放线菌素 -D、依托泊苷）、PEB（顺铂、博来霉素、依托泊苷）、MICE（异环磷酰胺、卡铂、依托泊苷）等。

（七）随访

患者应终身随访。需要随访患者的月经恢复情况、血清 β-hCG 水平，必要时行影像学检查。对于 PSTT 保留生育功能的患者，终止化疗 1 年以上可再次妊娠。

（向　阳　蒋　芳）

数字课程学习

📥 教学PPT　　　📝 自测题

第二十六章

生殖内分泌疾病

关键词

第一节 异常子宫出血

诊疗路径

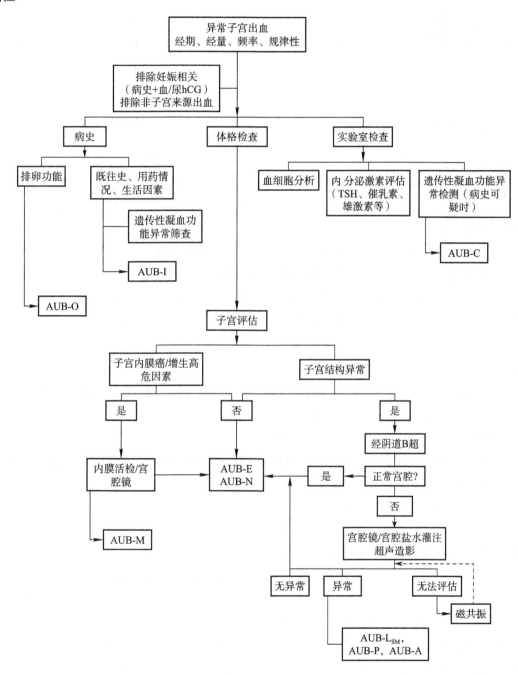

正常月经为周期性出血，月经周期一般为21~35天，每次持续2~7天，一次月经出血量为20~60 mL（即对月经的描述应包括4个要素：①周期的间隔时间；②周期的规律性；③经期出血的天数；④经期出血量）。异常子宫出血（abnormal uterine bleeding，AUB）指与正常月经四要素不同的源自子宫腔的异常出血。AUB是妇科门诊常见的病症。依据FIGO月经异常工作组的建议，AUB

病因可以分为结构性改变以及无结构性改变，区别在于是否可采用影像学和（或）病理方法检查确认病因。诊断 AUB 的关键在于判别其原因，需要进行全面的检查和分析。首先要确认出血是来自子宫，即要排除来自宫颈、阴道、外阴、泌尿道、直肠、肛门的出血，还要排除妊娠相关疾病导致的异常出血。

☞ 拓展阅读 26-1
异常子宫出血相关术语

☞ 典型案例（附分析）26-1
月经不调 3 年，阴道出血 10 余天

（一）病因和分类

异常子宫出血是对一种症状或体征的描述，指非妊娠或妊娠妇女源自子宫腔的出血。在排除了妊娠相关疾病后，引起 AUB 的病因分为 9 个基本类型，按照英语首字母缩写为 PALM-COEIN，即息肉（polyp）、子宫腺肌病（adenomyosis）、子宫平滑肌瘤（leiomyoma）、恶性肿瘤和不典型增生（malignancy and atypical hyperplasia）、全身凝血相关疾病（coagulopathy）、排卵障碍（ovulatory dysfunction）、子宫内膜局部异常（endometrial）、医源性（iatrogenic）和其他（not otherwise classified）。"PALM"存在结构改变，可采用影像学技术和（或）采用组织病理方法观察检查；而"COEIN"无结构性改变，不能采用影像学或者组织病理方法确认。需要注意的是导致 AUB 的原因，可能是单一因素，也可能是多因素共同的结果。

（二）病理

上述病因中有关息肉、子宫腺肌病、子宫肌瘤、恶性肿瘤等的病理详见有关章节。子宫内膜增生的分类在国内外尚不统一。中国过去一直采用的是 2003 年修正版的 WHO 分类，该分类将内膜增生按严重程度分为 4 个等级：①增生内膜；②简单增生；③复杂增生；④不典型增生。由于循证医学证据表明，在子宫内膜增生病例中，存在不典型增生者与无不典型增生者，两者的治疗、预后有着很大的差异，因此 2014 年 WHO 又对内膜增生的分类方法进行了修订。修订版的 WHO 分类根据是否存在细胞不典型性将子宫内膜增生分为两类：①子宫内膜增生不伴不典型增生（endometrial hyperplasia without atypia，EH）；②子宫内膜不典型增生（atypical hyperplasia，AH）。

☞ 拓展阅读 26-2
子宫内膜增生症分类系统

（三）临床表现

AUB 的临床表现包括不同的异常出血模式，又由于不同的病因而有相对应的表现。

1. AUB 的出血模式

（1）月经频发、月经过多、经期延长、不规律月经：月经周期 <21 天考虑为月经频发；月经过多的判断主要依据患者自我感觉，影响到生活质量即可诊断；经期 >7 天考虑为经期延长；近 1 年的周期之间月经的变化范围 ≥7 天考虑为不规律月经。

（2）月经过少：依据患者主观判断，自我感觉经量较前减少，呈点滴状。

（3）月经稀发：月经周期 >35 天。

（4）经间期出血（intermenstrual bleeding，IMB）：IMB 指有规律、在可预期的月经之间发生的出血，包括随机出现和每个周期固定时间出现的出血。按出血时间可分为卵泡期出血、围排卵期出血、黄体期出血。

2. AUB 9 类病因的临床表现

（1）AUB- 子宫内膜息肉（AUB-P）：占 AUB 的 21%～39%，子宫内膜息肉可单发或多发。息肉可见于所有年龄女性，青春期少见。病因尚不明确，可能与多种因素有关，如遗传、生化和激素变化等。围绝经期、肥胖、高血压、应用他莫昔芬的妇女更容易出现。临床上 70%～90% 的子宫内膜息肉有 AUB，表现为 IMB、月经过多、不规则出血、不孕。不典型增生或恶变的患病率为

0.5%~3%；恶变的危险因素包括：AUB、年龄增加、雌激素水平升高、肥胖、糖尿病、高血压、应用他莫西芬、林奇综合征（遗传性非息肉病性结直肠癌）等。

（2）AUB-子宫腺肌病（AUB-A）：子宫腺肌病可分为弥漫型及局限型（即为子宫腺肌瘤），主要表现为月经过多、经期延长和痛经，部分患者可有IMB、慢性盆腔痛、不孕等。

（3）AUB-子宫平滑肌瘤（AUB-L）：根据生长部位，子宫平滑肌瘤可分为影响宫腔形态的黏膜下肌瘤与其他肌瘤，前者最可能引起AUB。子宫肌瘤的临床症状与肌瘤的位置、大小、生长速度及肌瘤是否变性有密切关系。子宫肌瘤导致的AUB常表现为经量增多、经期延长、IMB等。最容易引起AUB的是黏膜下子宫肌瘤（0~3型）。

☞拓展阅读26-3
子宫肌瘤亚分类系统

（4）AUB-恶变和不典型增生（AUB-M）：子宫内膜不典型增生和恶变是AUB少见而重要的原因。子宫内膜不典型增生是癌前病变，进展为子宫内膜癌的风险高达25%~33%。常见于多囊卵巢综合征、肥胖、使用他莫西芬的患者，偶见于有排卵而黄体功能不足者。临床主要表现为不规则子宫出血，可与月经稀发交替发生，少数为IMB，患者常有不孕。约5%的子宫内膜癌患者是遗传性子宫内膜癌，如林奇综合征，有林奇综合征家族史的女性一生中患子宫内膜癌的风险高达60%。

（5）AUB-全身凝血相关疾病（AUB-C）：包括再生障碍性贫血、各类型白血病、各种凝血因子异常、各种原因造成的血小板减少等全身性凝血机制异常。月经过多的妇女中约13%有全身性凝血异常。凝血功能异常除表现为月经过多外，也可有IMB和经期延长等表现。

（6）AUB-排卵障碍（AUB-O）：排卵障碍包括稀发排卵、无排卵及黄体功能不足，主要由下丘脑-垂体-卵巢轴功能异常引起，常见于青春期、

绝经过渡期，生育期也可因多囊卵巢综合征、肥胖、高催乳素血症、甲状腺疾病等引起。常表现为不规律的月经，经量、经期长度、周期频率、规律性均可异常，有时会引起大出血和重度贫血。

（7）AUB-子宫内膜局部异常（AUB-E）：当AUB发生在有规律且有排卵的周期，特别是经排查未发现其他原因可解释时，可能是原发于子宫内膜的局部异常所致。主要临床症状是月经过多，也可表现为IMB或经期延长。可能为调节子宫内膜局部凝血纤溶功能的机制异常，或子宫内膜修复的分子机制异常所致，包括子宫内膜炎症、感染和子宫内膜血管生成异常等。

（8）AUB-医源性因素（AUB-I）：指所有与医疗操作、用药相关的AUB，包括应用性激素、放置宫内节育器或抗凝药物使用等。突破性出血（breakthrough bleeding，BTB）指激素治疗过程中非预期的子宫出血，是AUB-I的主要表现形式。引起BTB的原因可能与所用的雌、孕激素比例不当有关。避孕药的漏服则引起撤退性出血。放置宫内节育器引起经期延长可能与局部前列腺素生成过多或纤溶亢进有关；首次应用左炔诺孕酮宫内缓释系统（levonorgestrel-releasing intrauterine system，LNG-IUS）或皮下埋置剂的妇女在6个月内也常会发生BTB。同时也包括了非激素类药物导致排卵障碍，如吩噻嗪类、三环抗抑郁药等，而采用抗凝药物所致的AUB也归为此类。利福平、抗惊厥药及抗生素等也易导致AUB-I的发生。

（9）AUB-其他（AUB-N）：AUB的个别患者可能与其他罕见的因素有关，如动静脉畸形、剖宫产术后子宫瘢痕缺损、子宫肌层肥大等，但目前尚缺乏完善的检查手段作为诊断依据；也可能存在某些尚未阐明的因素。目前暂将这些因素归于"其他（AUB-N）"。动静脉畸形所致AUB的病因有先天性或获得性（子宫创伤、剖宫产术后等），多表现为突然出现的大量子宫出血。剖宫产术后子宫瘢痕缺损所致AUB的高危因素包括剖宫产切口位置不当、剖宫产手术及手术操作不当等致子宫下段形成憩

室，常表现为经期延长。

（四）诊断

对 AUB 患者首先要通过详细询问月经改变的历史，确认其特异的出血模式，明确患者就诊的主要问题。应注意询问性生活情况和避孕措施，除外妊娠或产褥期相关的出血（必要时测定血 hCG 水平），并以近 3 次的出血具体日期进行核对。

初诊时全身检查及妇科检查不可或缺，及时发现相关体征，如性征、身高、泌乳、体重、体毛、腹部包块等，有助于确定出血来源，排除子宫颈、阴道病变，发现子宫结构的异常；结合必要的辅助检查，明确 AUB 病因。

1. 根据 AUB 出血模式诊断　确定 AUB 的出血模式。各种出血模式的诊治流程图，见图 26-1。

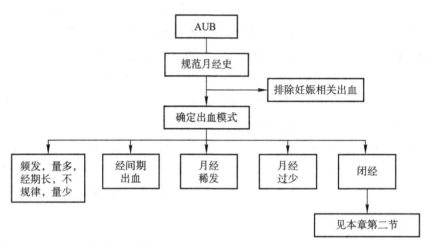

图 26-1　确定 AUB 的出血模式

结合不同出血模式，可进一步依据病史、查体、辅助检查等寻找 AUB 病因。

2. AUB 9 类病因的诊断

（1）AUB-P：子宫内膜息肉通常可经盆腔 B 超检查发现，最佳检查时间为月经周期第 10 天之前；如果超声评价子宫内膜疾病不充分，可考虑应用宫腔镜或超声下宫腔生理盐水造影检查进一步诊断。确诊需在宫腔镜下摘除行病理检查。

（2）AUB-A：子宫腺肌病确诊需病理检查，临床上可根据典型症状及体征、血清糖类抗原 125 水平增高做出初步诊断。盆腔超声检查可辅助诊断，有条件者可行 MRI 检查。

⤷拓展阅读 26-4
子宫腺肌病超声诊断标准

（3）AUB-L：子宫肌瘤通常可经盆腔 B 超、宫腔镜检查发现，确诊可通过术后病理检查。

（4）AUB-M：内膜病变确诊需行子宫内膜活检病理检查。对年龄≥45 岁、长期不规律子宫出血、有子宫内膜癌高危因素（如高血压、肥胖、糖尿病、林奇综合征家族史等）、B 超提示子宫内膜过度增厚、回声不均匀、药物治疗效果不显著者，应行诊断性刮宫并行病理检查，有条件的首选宫腔镜直视下定点活检。如疑有林奇综合征，必要时可进行基因检测和适宜的肿瘤筛查。

（5）AUB-C：包括再生障碍性贫血、各类型白血病、各种凝血因子异常、各种原因造成的血小板减少等全身性凝血机制异常。因此对于月经过多患者应常规行血常规、凝血常规等检查，须筛查潜在的凝血异常线索，询问病史。以下 3 项中任何 1 项阳性的患者提示可能存在凝血异常，应咨询血液病专家，包括：①初潮起月经过多；②具备下述病史中的 1 条，既往有产后、外科手术后或牙科操作相关的出血；③下述症状中具备两条或以上，每月 1~2 次瘀伤、每月 1~2 次鼻出血、经常牙龈出血、有出血倾向家族史。

（6）AUB-O：排卵障碍包括稀发排卵、无排卵及黄体功能不足。诊断无排卵最常用的手段是基础体温测定、估计下次月经前5~9天（相当于黄体中期）血孕酮水平测定。同时应在早卵泡期测定血LH、FSH、催乳素（PRL）、雌二醇（E₂）、孕酮（P）、睾酮（T）、促甲状腺激素（TSH）水平，以了解无排卵的病因。

（7）AUB-E：原发于子宫内膜局部异常所致。目前尚无特异方法诊断子宫内膜局部异常。子宫内膜炎可能导致局部的炎性反应异常或内膜血管发生异常，引起AUB，多见于既往有宫内节育器、黏膜下肌瘤、息肉、妊娠产物残留、多次宫腔操作史或存在其他潜在感染风险的患者中。子宫内膜菌群失调也可出现炎性反应，可结合宫腔镜、常规组织病理及免疫组织化学CD138检测，提高子宫内膜炎诊断准确性。

（8）AUB-I：临床诊断需要通过仔细询问用药历史、分析服药与出血时间的关系后确定。必要时应用宫腔镜检查，排除其他病因。有关口服避孕药引起的出血，首先应排除漏服，强调规律服用。

（9）AUB-N：目前尚缺乏完善的检查手段作为诊断依据，也可能存在某些尚未阐明的因素。诊断动静脉畸形首选经阴道多普勒超声检查，子宫血管造影检查可确诊，其他辅助诊断方法有盆腔CT及MRI检查。剖宫产瘢痕缺损所致AUB推荐的诊断方法为经阴道超声检查或宫腔镜检查。

需注意的是AUB患者可能存在1个或多个引起AUB或与AUB有关的病因，对其进行诊断时应采用如下表达方法。

单病因：例如异常子宫出血-子宫肌瘤（黏膜下）（AUB-L_{SM}）。

多病因：例如异常子宫出血-子宫肌瘤，排卵障碍（AUB-L；-O）。

另一方面已发现的疾病，如浆膜下子宫肌瘤不是目前AUB的原因，则需并列诊断，表达为：异常子宫出血-排卵障碍（AUB-O）；子宫肌瘤（浆膜下）。

（五）治疗

AUB的治疗主要是基于病因诊断明确基础上的相应治疗。

1. AUB-P　直径小于1 cm的息肉若无症状，1年内自然消失率约为27%，恶变率低，可观察随诊。对体积较大、有症状的息肉推荐宫腔镜指引下息肉摘除及刮宫，盲刮容易遗漏。对已完成生育或近期不愿生育者可考虑复方口服避孕药（combined oral contraceptive，COC）或放置左炔诺孕酮宫内缓释系统（LNG-IUS）减少复发风险；对无生育要求、多次复发者，可建议子宫内膜切除术。对无生育要求且伴有非典型增生或恶变者可行子宫切除术。

2. AUB-A　治疗方案依据患者年龄、症状和有无生育要求决定，分为药物治疗和手术治疗。一线治疗方案包括口服孕激素、COC和LNG-IUS。促性腺激素释放激素激动剂（GnRH-a）或促性腺激素释放激素拮抗剂为二线治疗药物。近期无生育要求、子宫小于孕8周大小者也可放置LNG-IUS。对子宫大于孕8周的子宫腺肌病可予GnRH-a，使子宫缩小后再放置LNG-IUS。年轻、有生育要求者可用GnRH-a治疗3~6个月之后酌情助孕。手术治疗是药物治疗无效的三线方案。对于有生育要求的局限性子宫腺肌病，根据情况可选择子宫腺肌病病灶切除。对于无生育要求的患者，可行子宫内膜消融、高强度聚焦超声消融或射频消融术、子宫动脉栓塞或子宫切除术。

3. AUB-L　治疗方案取决于患者年龄、症状严重程度、肌瘤大小及数目、位置和有无生育要求等，主要包括药物治疗和手术治疗。对月经过多、无生育需求的妇女，可选择COC、止血药、非甾体抗炎药、LNG-IUS缓解症状。有生育要求的妇女可采用GnRH-a、米非司酮治疗3~6个月，待肌瘤缩小和出血症状改善后自然妊娠或助孕治疗。对于月经量过多、有AUB导致贫血的，合并其他手术指征或怀疑肌瘤恶变的患者，通常建议手术治疗。有生育要求、期望保留子宫的患者行肌瘤剔除术，但治疗后肌瘤可能再次复发；完成生育后视症状、肌瘤大小、生长速度等因素酌情考虑其他治疗方式。

4. AUB-M　对于子宫内膜不典型增生的处理，需根据内膜病变轻重、患者年龄及有无生育要求选择不同的治疗方案。无生育要求的患者首选子宫切除术。对年轻、要求保留生育功能的患者，经全面评估和充分咨询后可采用全周期连续高效合成孕激素内膜萎缩治疗，如甲羟孕酮、甲地孕酮等，也可应用 GnRH-a 和 LNG-IUS。3~6 个月后行诊断性刮宫或宫腔镜下定点活检。如内膜未逆转，应考虑增加剂量或换药，继续用药 3~6 个月后再复查。如果内膜不典型增生消失，建议继续孕激素治疗，3 月后复查仍为阴性，则可停止大剂量孕激素治疗。有生育要求的积极助孕，必要时辅助生殖；期间月经后半期使用生理剂量孕激素（如地屈孕酮每天 20 mg，12~14 天）以达到保护子宫内膜的作用，同时不影响排卵与妊娠。暂时没有生育要求的患者需采用长效管理措施，预防子宫内膜不典型增生复发，可考虑放置 LNG-IUS，或定期使用孕激素保护子宫内膜。在使用孕激素治疗子宫内膜不典型增生的同时，应治疗和管理内膜增生的高危因素，如肥胖、胰岛素抵抗等。若治疗 9~12 个月，子宫内膜不典型增生没有逆转或有进展，应重新评估，必要时考虑全子宫切除。推荐林奇综合征高危患者在 35~45 岁或完成生育后实施降风险手术（全子宫和双侧输卵管 - 卵巢切除术）或采取降风险措施干预。

5. AUB-C　治疗应与血液科和其他相关科室协商，原则上应以血液科治疗措施为主，妇科协助控制月经出血。妇科首选药物治疗，主要措施为大剂量高效合成孕激素内膜萎缩法，有时加用丙酸睾酮减轻盆腔器官充血。氨甲环酸、短效口服避孕药也可能有帮助。药物治疗失败或原发病无治愈可能时，可考虑在血液科控制病情、改善周身状态后行手术治疗。手术治疗包括子宫内膜切除术和全子宫切除术。

6. AUB-O　治疗原则是出血期止血并纠正贫血，血止后调整周期，预防子宫内膜增生和 AUB 复发，有生育要求者促排卵治疗。止血的方法包括孕激素内膜脱落法、短效避孕药或高效合成孕激素内膜萎缩法和诊断性刮宫。辅助止血的药物还有氨甲环酸等。调整周期的方法主要是后半期孕激素治疗。青春期及生育年龄患者宜选用天然孕激素或地屈孕酮等，有利于卵巢轴功能的建立或恢复。短效口服避孕药主要适合于有避孕要求、痛经、月经量多、有高雄激素症状的妇女。对已完成生育或近 1 年无生育计划者可放置 LNG-IUS，减少无排卵患者的出血量，预防子宫内膜增生。已完成生育、药物治疗无效或有禁忌证的患者可考虑子宫内膜切除或切除子宫。促生育治疗适用于无排卵、要求生育的患者，可同时纠正 AUB，具体方法取决于无排卵的病因。对围绝经期 AUB 患者，可启动绝经激素治疗，调整月经周期，同时防治雌激素缺乏相关症状。

☞拓展阅读 26-5
子宫内膜去除术

7. AUB-E　对此类非器质性疾病引起的月经过多，建议先行药物治疗，推荐的药物治疗顺序为：① LNG-IUS，适合于 1 年以上无生育要求者；②氨甲环酸抗纤溶治疗或非甾体抗炎药，可用于不愿或不能使用激素治疗或想尽快怀孕者；③短效口服避孕药；④孕激素内膜萎缩治疗，如炔诺酮 5 mg 每日 3 次，或地屈孕酮每日 20 mg，从周期第 5 天开始，连续服用 20~21 天。刮宫术仅用于紧急止血与病理检查。对于无生育要求者，可以考虑保守性手术，如子宫内膜切除术。子宫内膜炎治疗临床常用广谱抗生素如多西环素每日 0.2 g；如明确致病菌为革兰氏阴性菌，常用环丙沙星或氧氟沙星每日 0.5 g；致病菌为革兰氏阳性菌，常用阿莫西林克拉维酸盐的组合（每日 2 g），合并厌氧菌可联合甲硝唑或替硝唑每日 0.5 g，治疗时长 7~14 天；必要时联合应用益生菌。

8. AUB-I 有关口服避孕药引起的出血，首先应排除漏服，强调规律服用；若无漏服，可通过增加炔雌醇剂量改善出血。因放置宫内节育器所致，治疗首选抗纤溶药物。应用 LNG-IUS 引起的出血可对症处理或期待治疗，做好放置前咨询。应用抗抑郁药或抗凝药引起的出血可对症处理，必要时咨询专科医生。

9. AUB-N 对动静脉畸形所致 AUB，有生育要求的患者若出血量不多，可采用口服避孕药或期待疗法；对出血严重的患者，首先维持生命体征平稳，尽早采用选择性子宫动脉血管栓塞术，但术后易导致严重的宫腔粘连，妊娠率较低。无生育要求者可采用子宫切除术。

对剖宫产术后子宫瘢痕憩室所致 AUB，无生

育要求者使用口服短效避孕药治疗，可缩短出血时间，停药后易复发；若药物治疗效果不佳，可考虑手术治疗。对于有生育要求者，孕前应充分告知有妊娠期子宫破裂的风险。手术治疗包括宫腔镜、宫腹腔镜结合、开腹或经阴道行剖宫产切口憩室修补术及周围瘢痕切除修补术或瘢痕折叠加固缝合术。

☞ 拓展阅读 26-6
排卵障碍性异常子宫出血诊治指南 2018

☞ 拓展阅读 26-7
异常子宫出血诊断与治疗指南

（黄 佳 杨冬梓）

第二节 闭 经

原发性闭经的诊断步骤

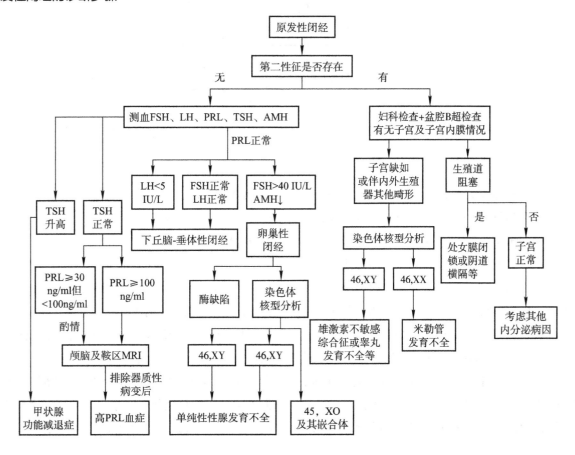

继发性闭经的诊断步骤

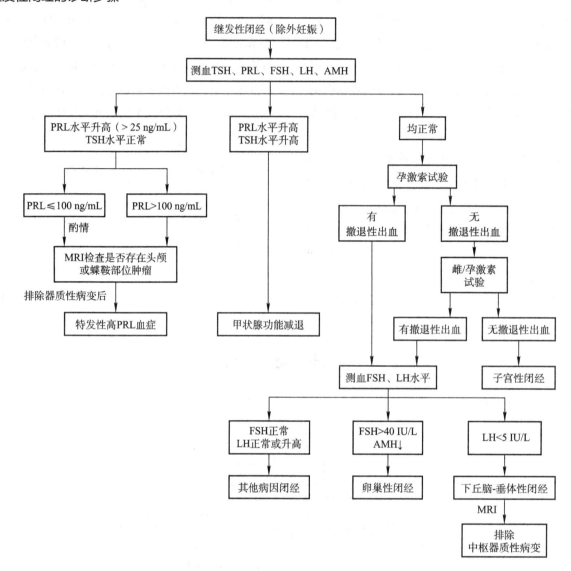

闭经（amenorrhea）是妇科常见的临床症状，表现为无周期性阴道出血，也就是无月经，是下丘脑、垂体、卵巢、子宫或阴道功能异常导致的一过性、间歇性或持续性状态。生理性闭经可见于青春期前、妊娠状态、哺乳期及绝经后。病理性闭经根据既往有无月经来潮，可分为原发性闭经和继发性闭经。原发性闭经较继发性闭经少见。

原发性闭经（primary amenorrhea）是指14周岁时没有月经来潮，并且完全缺乏第二性征出现，如乳房发育、阴毛/腋毛分布等，或生长发育和第二性征正常的女性到16周岁仍没有初潮。另外，

如16周岁前已经出现第二性征，并出现闭经和周期性盆腔痛，可能有生殖道阻塞，应尽早进行彻底检查评估。

继发性闭经（secondary amenorrhea）是指有规律月经来潮，但以后因某种原因而月经停止6个月以上，或按自身原有月经周期计算停止3个周期以上。月经稀发是指每年月经来潮少于9次或月经周期长于35天，不属于闭经。

根据生殖轴病变或功能失调发生的部位，可分为五类：下丘脑性闭经、垂体性闭经、卵巢性闭经、子宫性闭经及下生殖道发育异常所致的闭经。

世界卫生组织（WHO）将闭经分为三型：Ⅰ型为促性腺激素水平低下，无内源性雌激素产生；Ⅱ型为促性腺激素水平正常，有内源性雌激素产生；Ⅲ型为促性腺激素水平升高，即卵巢功能衰竭。

☞ **典型案例（附分析）26-2**
17岁，月经未来潮

☞ **典型案例（附分析）26-3**
人流术后1年，月经进行性减少半年，停经3个月

（一）病因

1. **原发性闭经** 一般是由染色体异常或先天性发育缺陷、解剖学异常造成，大约30%的患者伴有生殖道畸形。原发性闭经最常见的原因如下。

（1）染色体异常导致性腺发育不全：约占50%。

1）46，XY，雄激素不敏感综合征：又称睾丸女性化综合征，由于X染色体上的雄激素受体基因缺陷，靶细胞上的睾酮受体缺陷，虽然睾酮水平正常，但不能发挥雄激素生物作用，转化为雌激素后产生女性表型，表现为青春期乳房隆起、丰满，但乳头发育不良、乳晕苍白，阴毛、腋毛稀少，阴道为盲端或短浅，子宫附件缺如。

2）45，XO或者嵌合体：又称特纳综合征（Turner syndrome），表现为原发性闭经，卵巢发育不全，身材矮小，第二性征发育不良，体格检查可发现蹼颈、盾胸、后发际低、颚高耳低、鱼样嘴、肘外翻等，可伴主动脉缩窄及肾脏畸形、骨骼畸形、自身免疫性甲状腺炎、高血压及听力下降等。

（2）低促性腺激素型性腺功能减退症：包括功能性下丘脑性闭经，约占20%。因下丘脑促性腺激素释放激素（GnRH）分泌不足或垂体促性腺激素分泌不足，导致原发性闭经。最常见为体质性青春期发育延迟，其次为性幼稚嗅觉丧失综合征（Kallmann syndrome）。表现为原发性闭经，伴嗅觉减退或缺失，第二性征不发育，但内生殖器官分化正常。

（3）子宫、宫颈和（或）阴道缺如、米勒管未发育：约占15%，也称苗勒管发育不全综合征或MRKH综合征，可能由基因突变所致，和半乳糖代谢异常相关，染色体检查正常为女性核型，促性腺激素分泌正常，有排卵，有正常第二性征，卵巢、输卵管和外阴正常发育，但由于苗勒管不发育或发育不全，表现为先天性阴道缺如、无子宫、始基子宫。约40%伴有双套肾脏尿液集合系统，15%患者伴有肾脏发育异常（肾缺如、盆腔肾或马蹄肾），5%~12%伴有骨骼畸形。

（4）阴道横隔或处女膜闭锁：约占5%。表现为闭经伴周期性腹痛。

（5）垂体疾病：约5%，实体瘤压迫或高催乳素血症，导致不排卵、无月经。

（6）其余5%病例的病因涉及多种疾病，如雄激素受体基因突变导致的雄激素不敏感、先天性肾上腺皮质增生症和多囊卵巢综合征等。

2. **继发性闭经** 最常见的生理性原因是妊娠，其他病因如下。

（1）下丘脑性闭经：占35%。功能性下丘脑性闭经的危险因素包括体重减轻、运动量过大（跑步、芭蕾舞等运动相关性闭经）、营养缺乏、应激等，机体生殖功能下降或暂停。应激状态时，如突然或长期精神压抑、紧张、焦虑、情感剧烈变化、过度劳累或者寒冷等，下丘脑分泌的促肾上腺皮质激素释放激素增加，垂体分泌促肾上腺皮质激素增加，导致肾上腺皮质激素增加，刺激内源性阿片肽和多巴胺分泌，进而抑制下丘脑分泌GnRH，导致垂体促性腺激素分泌减少、卵巢卵泡不发育、雌孕激素分泌减少，从而出现闭经。当全身性疾病，如1型糖尿病及乳糜泻，严重到导致下丘脑GnRH分泌下降和（或）营养缺乏时，也会出现闭经。

（2）垂体性闭经：17%（其中13%为高催乳素血症、1.5%为空蝶鞍综合征、1.5%为希恩综合征、1%为库欣综合征）。

1）高催乳素血症：由于各种原因引起的催乳

素水平增高，反馈抑制垂体分泌促性腺激素，从而导致卵巢功能暂停，出现闭经。

2）垂体梗死：常见的为希恩综合征。由于产后大出血，出现缺血性休克，妊娠期增大的垂体尤其是腺垂体缺血坏死，引起腺垂体功能低下，促性腺激素、催乳素、促肾上腺激素、促甲状腺激素水平低下。表现为产后泌乳减少或无乳汁，月经减少或闭经、性欲减退、阴道干燥、交媾困难，阴毛、腋毛脱落，头发、眉毛稀疏，乳房、生殖器萎缩，精神淡漠、嗜睡、不喜活动、反应迟钝、畏寒、无汗、皮肤干燥粗糙、食欲缺乏、便秘、体温偏低、脉搏缓慢、血压降低、面色苍白、贫血。多数有水肿、体重下降，少数有消瘦恶病质。

（3）卵巢性闭经：约占40%，其中30%为多囊卵巢综合征、10%为早发性卵巢功能不全（premature ovarian insufficiency，POI）。

（4）子宫性闭经：约占7%，大多数是由宫腔粘连导致，也要注意子宫结核造成的子宫内膜破坏。人工流产或者因异常子宫出血等行宫腔刮宫手术时，损伤子宫内膜基底层，术后或产后继发感染，进一步加重损伤。宫颈锥切手术有时可导致宫颈内口粘连、狭窄，也可导致闭经，常伴周期性腹痛。

（5）其他原因：约占1%，如21-羟化酶缺乏、甲状腺功能减退症、卵巢及肾上腺肿瘤等。

（二）诊断

闭经是患者就诊的主要症状，依据主诉并询问病程即可诊断，但病变部位及病因的寻找是主要诊疗目的，也是治疗的关键。

1. 询问病史　详细询问月经史：初潮年龄、月经周期天数、经期持续天数、月经量有无变化、伴随症状及闭经持续的时间、有无治疗史及效果等。发病前有无诱因，如生活环境改变、精神刺激、饮食习惯改变、剧烈运动、体重增减变化、各种疾病及用药情况，工作环境有无接触特殊物理化学物质，学生的学习成绩、有无学业压力等。青少年需了解生长发育史，有无先天畸形或其他疾病、家族史。育龄女性需详细询问生育史，有无反复流产刮宫手术史、感染史，有无产时、产后大出血及治疗情况等。

2. 体格检查　重点在了解第二性征发育及发现有无畸形方面。

（1）全身情况：精神状态、智力发育及营养状况，测量身高、体重、计算体重指数（BMI），四肢与躯干比例、五官特征、有无发育畸形，皮肤色泽、毛发分布；有无痤疮、黑棘皮症，甲状腺有无肿大，乳房发育情况、有无溢乳，腹股沟区有无可疑包块，性征幼稚者需进一步检查有无嗅觉缺失。

（2）妇科检查：外阴发育、阴毛分布情况，分开小阴唇检查阴道口有无处女膜闭锁、双阴道开口、阴道未发育（注意米勒管未发育或MRKH综合征，指先天性阴道缺如伴不同程度的子宫发育）等畸形，对于有性生活者，可用窥器检查阴道，注意观察有无双阴道、阴道横隔、纵隔、双宫颈畸形等。双合诊或者直肠-腹部诊初步检查有无子宫畸形等。

通过仔细的病史询问和体格检查，通常可以发现大多数畸形等发育异常及解剖异常。

3. 辅助检查　育龄期患者首先需排除妊娠，在询问病史和体格检查的基础上，有选择地进行辅助检查，帮助明确病变部位和原因。

（1）激素测定

1）血甾体激素测定：选择月经第2~4天检查基础性激素；选择合适时间检查相应的激素。雌激素水平降低，提示无卵泡发育、卵巢功能低下或衰竭，反之提示有卵泡发育；孕酮水平升高，提示有过排卵，反之提示未排卵；睾酮水平升高，提示可能为多囊卵巢综合征或分泌雄激素的肿瘤等。

2）血垂体激素测定：常用4种为卵泡刺激素（FSH）、黄体生成素（LH）、催乳素（PRL）和促甲状腺激素（TSH）测定。FSH及LH水平低于正常值，提示垂体或下丘脑功能低下；二者均高于正常值，提示卵巢功能减退或衰竭；LH/FSH≥2，提示多囊卵巢综合征；FSH/LH≥2，提示卵巢功能减退。FSH > 25 U/L、间隔 1 个月复查至少 2 次升高，可确诊早发性卵巢功能不全。高催乳素血症主要见于垂体肿瘤，长期哺乳、精神刺激、用药（如氯丙嗪、利血平等）、原发性甲状腺功能减退症、多囊卵巢综合征等也可出现催乳素升高。TSH 的测量有助于初步诊断是否合并甲状腺功能异常。

3）糖代谢及皮质激素测定：怀疑多囊卵巢综合征者，除了检查甾体激素外，可检查空腹血糖、空腹胰岛素、口服葡萄糖耐量试验及胰岛素释放试验等来协助诊断是否伴随代谢障碍。怀疑库欣综合征者，可检查 24 h 尿游离皮质醇或通过 1 mg 地塞米松抑制试验来排除。

（2）影像学检查

1）盆腔超声检查：可发现有无子宫发育及畸形，子宫大小、形态，内膜形态及厚度、有无可疑宫腔粘连；卵巢大小、形态、卵泡数目及大小等。二维超声检查是基础，必要时行三维超声或者宫腔生理盐水造影来进一步检查。超声具有实时、价格低廉、可重复对比检查等优点，是临床常用检查。

2）子宫输卵管造影：对于合并不孕史的患者，可用于了解有无宫腔病变及宫腔粘连，同时评估输卵管通畅度等。最常用的是 X 线下的碘剂造影，近年来开展的四维超声子宫输卵管显影对部分患者有无辐射的优点。

3）CT 或 MRI 检查：怀疑垂体或其他中枢神经系统病变，以及生殖道畸形、肿瘤等情况时，进行相应部位检查，可发现下丘脑病变、垂体肿瘤、空蝶鞍、卵巢肿瘤、生殖道畸形等。

4）静脉肾盂造影：怀疑米勒管发育异常时，可明确有无合并泌尿系统畸形。

（3）功能试验

1）孕激素撤退试验：可按照各类药物的用法服用一定时间和剂量的孕激素药物，停药后如出现出血（阳性反应），提示体内存在一定水平的雌激素；如无停药后出血（阴性反应），需进一步进行雌孕激素序贯试验。

2）雌孕激素序贯试验：连续服用雌激素制剂

21 天，后 10 天加用孕激素制剂，两种药物一同停用后，有出血即为阳性反应，提示子宫内膜功能正常，可排除子宫性闭经；无出血为阴性反应，需重复一次试验，停药仍无出血，可诊断子宫性闭经，提示子宫内膜功能有缺陷或被破坏。

3）垂体兴奋试验：有 GnRH 刺激试验、氯米芬试验等，用于鉴别青春期延迟、下丘脑或垂体功能减退、卵巢功能衰退等。

（4）宫腔镜检查：怀疑宫腔粘连或者内膜病变者，宫腔镜检查进行诊断的同时可做部分治疗。

（5）腹腔镜检查：对于合并不孕症或者生殖道畸形需要明确诊断并手术治疗者，可行腹腔镜检查。

（6）染色体检查：为行原发性闭经的病因诊断及寻找性腺发育不全的病因，可进行染色体检查。

（7）其他检查：基础体温测定，简便并经济实用，可了解卵巢功能，但需要患者正确测量并坚持测量。若怀疑结核病等，可进行内膜活检、诊断性刮宫等。

4. 闭经的诊断步骤　对于闭经为主诉的患者，首先区分是原发还是继发，诊断步骤详见本节首。

（三）治疗

闭经为主诉就诊的患者，治疗前必须先找到闭经的原因。治疗原则为寻找病因；建立规律性的月经；部分患者合并不孕、尚有生育需求，应对因治疗，并提供生育咨询，帮助有生育意愿的女性实现生育愿望，以及防止疾病过程中可能出现的并发症。

1. 全身治疗　包括心理咨询和积极治疗全身疾病，提高机体体质，提供足够的营养，保持标准体重。运动性闭经者应适当减少运动量。对于应激或精神因素所致闭经，应进行耐心的心理疏导和治疗，消除紧张和焦虑。对于肿瘤、多囊卵巢综合征等引起的闭经，应对因治疗。对于有米勒管发育障碍的患者，通常会延迟施行阴道成形术，直到女性心理成熟并且准备好参与术后护理以维持阴道通畅。对于早发性卵巢功能不全女性，应提供激素替代治疗及其利与弊的咨询。功能性下丘脑性闭经一般可通过增加体重、降低运动强度和（或）缓解疾病或情绪压力而逆转。对于想继续运动或不能改善营养状态的女性，如无生育需求，可给予雌、孕激素替代疗法，可改善骨密度，保持月经规律。

2. 激素治疗　在明确病变环节及病因后，给予相应的激素治疗，以补充相应的激素不足或拮抗其过多，达到规律来月经的目的。

（1）性激素补充治疗：目的是维持女性全身健康及生殖健康，包括对心血管系统、骨骼及骨代谢、神经系统等的保护作用；促进和维持第二性征和月经。主要治疗方法如下。

1）雌激素补充治疗：适用于无子宫者。戊酸雌二醇每天 1 mg、结合雌激素每天 0.625 mg，或微粒化 17β- 雌二醇每天 1 mg，连用 21 天，停药 1 周后重复给药。

2）雌孕激素序贯人工周期疗法：适用于有子宫者。在雌激素疗法 21 天的基础上，后 10 天加用孕激素，如甲羟孕酮每天 6 ~ 10 mg，或地屈孕酮每天 10 ~ 20 mg，至 21 天时两种药物一起停药，会出现撤药性出血。

3）孕激素疗法：适用于体内有一定内源性雌激素水平的 Ⅰ 度闭经患者。于月经周期后半周期（或撤药性出血的第 16 ~ 25 天）服用孕激素，用法同上。

（2）促排卵：适用于有生育要求的患者。对于低促性腺激素水平闭经患者，在采用雌激素治疗促进生殖器发育到正常，子宫内膜已获得对雌孕激素的反应后，可采用尿促性素联合 hCG 促进卵泡发育及诱导排卵。由于可能导致卵巢过度刺激综合征（ovarian hyperstimulation syndrome，OHSS），严重者可危及生命，因此使用促性腺激素促排卵，必须由有经验的医师在有超声和激素水平检测的条件下用药。对于 FSH 和 PRL 正常的闭经患者，由于体内有一定水平的内源性雌激素，可首选氯米芬作为促排卵药物。对于 FSH 升高的闭经患者，由于卵巢功能减退甚至衰竭，不建议采用促排卵药物治疗。

促排药物的使用可参照辅助生殖技术相关章节。

（3）溴隐亭：是多巴胺受体激动剂，服用后可与垂体多巴胺受体结合，直接抑制垂体 PRL 分泌，恢复排卵；还可直接抑制垂体肿瘤细胞生长，抑制其分泌 PRL。对于单纯高催乳素血症，每天可用 2.5 ~ 5 mg，一般在用药的第 5 ~ 6 周能恢复月经。垂体催乳素肿瘤患者每天服用 5 ~ 7.5 mg，敏感患者在服药 3 个月后肿瘤明显缩小，较少采用手术治疗。

（4）其他激素的应用

1）肾上腺皮质激素：适用于先天性肾上腺皮质增生所致的闭经。一般用泼尼松或地塞米松治疗。

2）甲状腺素：适用于甲状腺功能减退。

3. 辅助生殖技术　对于有生育要求、诱导排卵后仍未取得妊娠，或合并输卵管因素或男性因素的不孕症患者，可采用相应的辅助生殖技术助孕。

4. 手术治疗　针对器质性病因，有手术指征者采用相应的治疗手术。

（1）生殖器畸形：如处女膜闭锁、阴道横隔或闭锁，均可通过手术切开或成型，使经血能顺利流出。宫颈发育不良者若无法手术矫正，则应行子宫切除术。

（2）Asherman 综合征：多采用宫腔镜直视下分离粘连，术后加用大剂量雌激素和放置宫腔内支撑的治疗方法。术后宫腔内支撑放置 7 ~ 10 天，每日口服戊酸雌二醇 4 mg，第 21 天开始加用孕激素 7 天，共同停药，观察撤药性出血量。可重复这种药物方案 3 ~ 6 月。对于宫颈粘连或狭窄，通过宫颈扩张治疗即可。

（3）肿瘤：卵巢恶性肿瘤一经确诊，应予手术治疗。垂体肿瘤患者应根据肿瘤部位、大小及性质确定治疗方案。高催乳素血症患者一般需先服用一定时间溴隐亭，部分患者用药后瘤体明显缩小，再评估是否需要手术切除腺瘤。含 Y 染色质的高促性激素闭经患者性腺易发生恶性肿瘤，应行性腺切除术以预防性腺肿瘤形成。

☞拓展阅读26-8
女运动员三联征

☞拓展阅读26-9
原发性闭经评估与治疗的注意点

（赵勇锋 千日成）

第三节 多囊卵巢综合征

诊疗路径

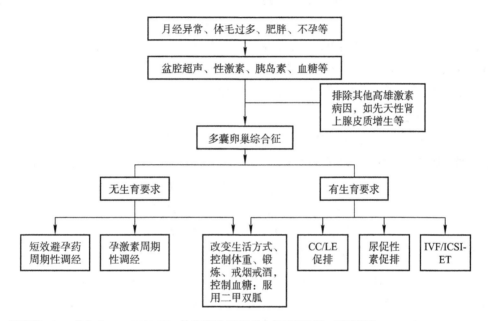

注：CC，氯米芬；LE，来曲唑；IVF/ICSI-ET，体外受精/卵胞质内单精子注射-胚胎移植

多囊卵巢综合征（polycystic ovary syndrome，PCOS）的主要特征为雄激素过高引起的月经失调、卵巢多囊样改变、肥胖、多毛、不孕等临床表现。患者常出现胰岛素抵抗和糖脂代谢异常。其临床症状多样，严重影响患者的生活质量和远期健康。本病为育龄期女性常见的妇科内分泌代谢疾病，并且多起病于青春期。

（一）发病机制

1935年，Stein和Leventhal首先描述了多囊卵巢综合征的临床表现，故又称Stein-Leventhal综合征。其明确的发病机制至今尚未阐明。普遍接受的理论为由某些基因和环境因素相互作用导致。PCOS常表现为家族聚集，被推测为一种多基因病。

生活环境及生活方式等外在因素也可能是PCOS的致病因素。

1. 遗传因素 近年来，基因芯片、高通量测序等遗传学研究技术的发展促进了PCOS的遗传学相关性研究。家系研究表明PCOS呈家族聚集现象；细胞遗传学研究提示PCOS的发生可能与染色体异常相关，但不是其主要遗传学因素；分子遗传学研究显示多个候选基因或关联基因与PCOS相关，有望为PCOS诊断与检测提供新的方法。

2. 环境因素 研究表明，子代PCOS的发病可能与胎儿期宫内环境有关。青春期女性饮食习惯也可能导致PCOS，如暴饮暴食等。也有部分学者认为社会心理因素与PCOS的发生和远期并发症相关，如长期社会压力导致神经内分泌障碍及排卵异常等，可能与 PCOS 发生相关，但目前仍需研究证实。

3. 蛋白质组学 很多疾病的发生可能并非基因水平，而是在蛋白质水平。近年来，蛋白质芯片技术为 PCOS 病因学提供了新的科学依据。

（二）病理

1. 巨检

（1）卵巢变化：卵巢呈双侧均匀性增大，可达正常卵巢的 3 倍以上。卵巢颜色为灰白色，包膜增厚、质地坚韧。卵巢白膜亦均匀性增粗，为正常厚度的 2~4 倍。白膜下可见多于 12 个大小不等、不同不成熟阶段囊性扩张的卵泡，直径为 2~9 mm。无成熟卵泡生成及排卵迹象。

（2）子宫内膜变化：因持续性无排卵，子宫内膜长时间受雌激素影响，呈现不同程度增生，厚度可达 20 mm。

2. 镜检 镜下可见卵巢白膜增厚、皮质表层纤维化，少量细胞。镜下子宫内膜多呈增生型改变，如单纯型增生、复杂型增生，甚至呈不典型增生。长时间无排卵可增加子宫内膜癌变的概率。

（三）内分泌改变及机制

内分泌改变包括雄激素增多、雌酮增多、黄体生成素/卵泡刺激素（LH/FSH）比值增大、胰岛素增多。产生这些变化的可能机制涉及以下几个方面。

1. 下丘脑 - 垂体 - 卵巢轴调节功能异常 PCOS 患者的下丘脑促性腺激素释放激素（GnRH）脉冲频率增加，垂体反应增强，GnRH 可刺激分泌过多 LH，引起卵巢产生大量雄激素。高水平雄激素抑制卵泡成熟，导致无优势卵泡产生。卵巢中过多的不同阶段不成熟小卵泡可分泌雌二醇（E_2）；外周组织芳香化酶作用可使雄烯二酮转化为雌酮（E_1），最终导致高雌酮血症。体内高水平雌激素正反馈作用，使 LH 分泌增加。LH 分泌表现为无周期性持续高水平，无 LH 峰形成，故致无排卵。高水平雌激素又负反馈作用于垂体前叶，使 FSH 分泌减少，LH/FSH 比值增大。过量的 LH 又促进雄激素分泌，从而形成高雄激素、长期无排卵的恶性循环。

2. 胰岛素抵抗和高胰岛素血症 胰岛素抵抗（insulin resistance）即胰岛素的生物学效能降低，表现为组织对胰岛素敏感性降低，体内糖代谢降低。患者无论是否肥胖均可能存在一定程度的胰岛素抵抗和高胰岛素血症。

3. 肾上腺分泌功能异常 部分患者存在肾上腺功能亢进，表现为脱氢表雄酮及脱氢表雄酮硫酸盐升高，可能与肾上腺细胞对促肾上腺皮质激素敏感性增加、肾上腺皮质网状带 P450c17α 酶活性增加等有关。脱氢表雄酮硫酸盐升高提示肾上腺网状带雄激素增加。

（四）临床表现

1. 症状及体征 常见有月经稀发、高雄激素血症、不孕、肥胖等，多发病于青春期。

（1）月经异常：最常见的临床症状，以闭经、月经稀发为主。部分患者可出现月经频发或不规则子宫出血。

（2）高雄激素血症表现：多毛、痤疮是最常见的表现。出现不同程度的多毛，好发于上唇、下颌、乳晕周围、下腹正中线等部位。毛发多浓密且粗硬。目前临床上采用 Ferriman-Gallwey 评分评估多毛症状（图 26-2）。痤疮特点为复发性痤疮，油脂性皮肤亦常见，与体内雄激素过量刺激皮脂腺、皮脂腺分泌旺盛有关。多发生于额、双颊、鼻及下颌等部位。

（3）不孕：患者的生育困难多由排卵障碍导致。

（4）肥胖 大部分患者出现肥胖，且常呈腹部肥胖型。体重指数（BMI）≥24 kg/m^2 为超重，体重指数（BMI）≥28 kg/m^2 为肥胖。中心性肥胖的诊断标准：①腰臀比（waist-to-hip ratio，WHR）表示中心性肥胖的切点，男性≥0.9，女性≥0.8；②腰围表示中心性肥胖的切点，男性≥85 cm，女性≥80 cm。肥胖是 PCOS 的高危因素，影响其临床症状的严重性。肥胖和胰岛素抵抗、代谢异常、

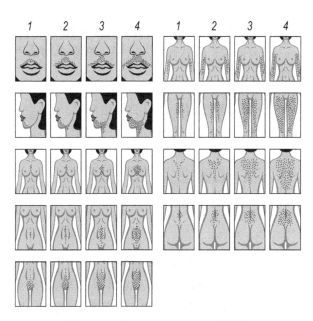

图 26-2　Ferriman-Gallwey 评分图

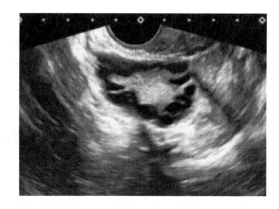

图 26-3　PCOS 的超声图像

雄激素过量及瘦素抵抗等有关。

（5）糖脂代谢异常：部分患者，尤其肥胖型患者可出现糖尿病。亦有部分患者表现为糖耐量受损，空腹血糖正常，但进行口服葡萄糖耐量试验后，2 h 血糖水平常发生异常。高密度脂蛋白、胆固醇、甘油三酯、低密度脂蛋白等异常在 PCOS 患者中普遍存在，应注重患者的血糖、血脂、肝功能筛查。

（6）黑棘皮症：皮肤皱褶部位出现对称性的灰褐色色素沉着，皮肤增厚，质地柔软，多位于阴唇、颈背部、腋下、乳房下和腹股沟等处，是胰岛素抵抗的特征性体征。

2. 辅助检查

（1）超声检查：卵巢增大，体积多大于 10 mL，轮廓清晰；一侧或两侧卵巢有 ≥12 个直径为 2～9 mm 无回声区，即所谓卵巢多囊样改变（图 26-3）。如若患者在未用促排卵药物时行连续排卵监测，看不到优势卵泡发育及排卵迹象。

（2）内分泌激素测定

1）血清 FSH、LH：血清 LH 升高，但没有排卵前 LH 峰值。FSH 正常或稍偏低。LH/FSH 比值 ≥2。这种血清结果多出现于非肥胖型患者。对于肥胖患者，LH/FSH 比值多在正常范围内。

2）血清雄激素：多数 PCOS 患者血睾酮水平轻度升高，一般不超过 1.5 ng/ml。雄烯二酮常升高，脱氢表雄酮硫酸盐、脱氢表雄酮正常或轻度升高。血性激素结合球蛋白减少。

3）血清雌激素：雌酮（E_1）分泌增加，雌二醇（E_2）分泌正常或稍升高。雌激素水平保持在早卵泡期水平，$E_1/E_2 > 1$，比值大于正常周期。

4）尿 17- 酮类固醇：正常或轻度升高。升高时提示存在肾上腺功能亢进可能。

5）血清催乳素（PRL）：部分患者存在血清 PRL 轻度升高。

6）抗米勒管激素（anti-Müllerian hormone, AMH）：血清 AMH 多升高，为正常人的 2～4 倍。

7）血糖及胰岛素：中心性肥胖患者可能存在空腹血糖和空腹胰岛素升高及口服葡萄糖耐量试验、胰岛素释放试验异常。

8）血脂：PCOS 患者尤其肥胖型存在血脂代谢异常，甘油三酯、低密度脂蛋白升高，高密度脂蛋白降低。注意早期对 PCOS 患者的糖脂代谢筛查，有助于早期干预。

（3）基础体温测定：呈单相型基础体温曲线。

（4）诊断性刮宫：患者需在月经前几日或月经来潮 6 h 内进行，刮出的子宫内膜病理提示不同程度增殖改变，无分泌期变化。对于超声提示内膜增厚的患者，诊断性刮宫亦可排除子宫内膜癌等病变。

（五）诊断

目前临床采用的诊断标准是鹿特丹标准，由美国生殖医学会和欧洲生殖和胚胎医学会在 2003 年提出。

1. 稀发排卵或无排卵。

2. 高雄激素的临床表现和（或）高雄激素血症。

3. 卵巢多囊改变，超声提示一侧或双侧卵巢直径 2～9 mm 的卵泡≥12 个，和（或）卵巢体积≥10 mL。

4. 3 项中符合 2 项并排除其他高雄激素病因，如先天性肾上腺皮质增生、库欣综合征、分泌雄激素的肿瘤等。

（六）鉴别诊断

1. 伴有高雄激素血症的疾病

（1）肾上腺皮质增生：基础状态及 ACTH 兴奋后 17-α 羟孕酮测定，小于基础值就可排除。大于基础值的 2.5 倍，就可诊断肾上腺皮质增生，无须进一步检测。当大于基础值或小于基础值的 2.5 倍时，需做 ACTH 兴奋试验，肾上腺增生患者出现反应亢进。

（2）分泌雄激素的肾上腺肿瘤：肾上腺肿瘤患者血脱氢表雄酮硫酸盐大于 800 μg/dL。如若尿 17-α 羟孕酮正常，地塞米松抑制后血清皮质醇小于 3.3 μg/dL，不考虑肿瘤。

（3）分泌雄激素的卵巢肿瘤：卵巢门细胞瘤、卵巢支持细胞-间质细胞肿瘤等均可产生大量雄激素，总睾酮浓度大于正常值的 2.5 倍。多为单侧、实性肿瘤。影像学检查如 CT 或 MRI 可协助诊断。

（4）卵泡膜细胞增殖症：临床表现及激素检测与 PCOS 类似，但更严重，血睾酮高值，LH/FSH 比值可正常。卵巢活组织检查可见卵巢皮质黄素化的卵泡膜细胞群，皮质下无多囊样的多个小卵泡。

2. 排卵障碍的鉴别诊断

（1）高催乳素血症：血清 PRL 水平明显升高，同时应排除垂体催乳激素腺瘤可能。

（2）功能性下丘脑性闭经：通常出现在有社会压力、精神心理应激、体重急剧改变的情况下。

（3）其他：甲状腺疾病、早发性卵巢功能不全等。

☞典型案例（附分析）26-4
结婚 3 年未避孕未孕

☞典型案例（附分析）26-5
初潮后月经不规则

（七）治疗

根据患者需求设定治疗目标：①对于无生育要求的患者，调节月经周期、控制体重、抗雄激素治疗。②对于有生育要求的患者，控制临床症状，同时恢复患者正常排卵，指导同房受孕。

1. 健康管理　告知患者调整生活方式，控制饮食及体重、戒烟戒酒和加强运动，预防远期并发症。

（1）降低体重和缩小腰围是肥胖型 PCOS 患者的首选治疗方案。因为降低体脂可提高胰岛素敏感性，降低体内胰岛素和睾酮水平，从而恢复正常排卵及生育能力。半年内体重能减轻 5%～10%，多半患者可恢复正常排卵及月经。

（2）减重可以降低代谢综合征的发病率，如糖尿病、高脂血症、高血压和心血管疾病等。

（3）个体化的锻炼方案，保证适量的耗能训练（每周至少 150 min）。

（4）饮食管理：控制摄入热量，并多选择蔬菜及低糖、低脂、低热量食物，少食多餐，长期坚持。

（5）预防远期并发症：针对患者制订长期生活方式干预策略，不能仅限于恢复月经周期及生育能力。定期随访患者代谢相关检查，对出现异常的患者尽早干预。

2. 药物治疗

（1）调节月经周期

1）短效复方口服避孕药：抑制垂体 LH 分泌，减少雄激素产生，抑制子宫内膜过度增生。雌激素可促进肝脏产生性激素结合球蛋白，减少游离睾酮。用药方法为于月经周期第 5 天或孕激素撤血第 5 天起服用，每日 1 片，共服 21 天；停药撤血的第 5 天或停药第 8 天起重复。也可用现有的屈螺酮炔雌醇片（Ⅱ）治疗，为 28 天用药，无须间断，持续周期性用药即可。疗程一般为 3 ~ 6 个月。能有效抑制毛发生长和治疗痤疮。停药症状复发者可再用药，用药时需注意药物的禁忌证。

2）孕激素后半周期疗法：可调节月经并保护子宫内膜，对 LH 过高分泌同样有抑制作用，有助于恢复正常排卵，对机体代谢影响较小，但对高雄激素血症引起的症状无明显治疗效果。是青春期 PCOS 患者的首选，也可用于有妊娠计划的 PCOS 患者。

（2）降低血雄激素水平

1）环丙孕酮（cyproterone）：为 17-α 羟孕酮类衍生物，具有很强的抗雄激素作用，能有效抑制垂体促性腺激素的分泌，降低体内睾酮浓度。与炔雌醇组成口服避孕药，对降低高雄激素血症和治疗高雄激素体征有效。

2）螺内酯（spironolactone）：是醛固酮受体的竞争性抑制剂，抗雄激素机制是抑制卵巢和肾上腺合成雄激素，增强雄激素分解，并有在毛囊竞争雄激素受体的作用。剂量为每日 40 ~ 200 mg，治疗多毛需用药 6 ~ 9 个月。若出现月经不规则，可与口服避孕药联合应用。对于近期有妊娠计划的患者不建议使用，药物代谢较慢，可能有胚胎致畸作用。

（3）控制血糖

1）二甲双胍（metformin）：胰岛素增敏剂，肥胖或有胰岛素抵抗的患者常用。作用机制为增强周围组织对葡萄糖的摄入，抑制肝脏合成葡萄糖，增加外周组织对胰岛素的敏感性；同时，降低雄激素生成、降低血脂水平等。常用剂量为每次口服 500 mg，每日 2 ~ 3 次，随餐服用。每 3 ~ 6 个月随诊 1 次，了解月经周期改变。因其对肝功能有影响，故患者应定期监测肝肾功能。有肝功能受损的患者应慎用。

2）吡格列酮：噻唑烷二酮类胰岛素增敏剂，提高胰岛素敏感性，同时能改善血脂代谢，保护心血管。常作为二甲双胍疗效不佳时的联合用药选择。

3）阿卡波糖：一种新型口服降糖药，适用于 PCOS 伴有糖尿病的患者。能有效降低血清葡萄糖水平，减少糖的吸收。一般于三餐第一口饭嚼服，可明显控制患者餐后血糖。

（4）诱发排卵：对有生育要求者在生活方式调整、抗雄激素和改善胰岛素抵抗等基础治疗后，进行促排卵治疗。首选促排卵药物为氯米芬，常用方法为月经 3 ~ 5 天根据患者体重选择剂量，连用 5 天后，停药监测排卵。来曲唑为第 3 代芳香化酶抑制剂，可抑制雄激素向雌激素的转化，解除雌激素对下丘脑 - 垂体 - 卵巢轴的负反馈抑制作用，促使内源性促性腺激素分泌增多，刺激卵泡发育。适应证和用法与氯米芬相同，也可用于氯米芬促排反复失败者。对于氯米芬及来曲唑抵抗患者可给予促性腺激素等二线促排卵药物。三线治疗为控制性超促排卵 + 辅助生殖技术。PCOS 患者诱发排卵时易发生卵巢过度刺激综合征（OHSS），需严密监测，加强预防措施。

3. 手术治疗

（1）腹腔镜下卵巢打孔术（laparoscopic ovarian drilling，LOD）：机制为破坏卵巢间质，间接调节垂体 - 卵巢轴，降低血清 LH 及睾酮水平，增加妊娠机会。操作方法为在腹腔镜下对卵巢应用电针或激光打孔，每侧卵巢打 4 个孔为宜，并且注意打孔深度和避开卵巢门。LOD 可能出现的问题有治疗无效、盆腔粘连及卵巢功能低下。目前临床上较少使用。

4. PCOS 妊娠管理

（1）PCOS 流产的防治：体重控制、改变不良生活习惯、增加胰岛素敏感性、预防妊娠期糖尿病发生、口服避孕药预处理、黄体支持等。

（2）多胎妊娠防治：控制促排卵药物剂量，防止多卵泡发育。减胎手术可作为补救措施。

（3）早产防治：早产可能由妊娠合并糖尿病或多胎妊娠等并发症引起，需对因性防治。

☞拓展阅读 26-10
多囊卵巢综合征生酮饮食干预

（曹云霞　蒋欢欢）

第四节　绝经综合征

诊疗路径

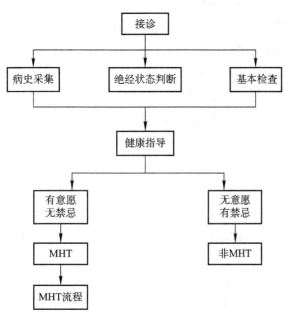

注：MHT，绝对激素治疗

　　绝经是指月经永久性停止，40岁以上女性末次月经后 12 个月仍未出现月经，排除妊娠后可诊断为绝经。依据"生殖衰老研讨会分期＋10（stages of reproductive aging workshop＋10，STRAW＋10）"将生殖衰老过程分为 3 个阶段：生育期、绝经过渡期和绝经后期。"围绝经期"是指卵巢功能开始衰退至绝经后 1 年内，包括了"STRAW＋10"中的绝经过渡期及绝经后期早期。绝经综合征是妇女自绝经过渡期开始至绝经后出现性激素水平波动或减少所致的一系列躯体及精神心理症状。

☞拓展阅读 26-11
STRAW+10 分期

　　大多数女性从 40～45 岁进入绝经过渡期，伴随着卵巢功能衰退，出现包括临床特征、内分泌学及生物学的绝经趋势。绝经过渡期为 10～15 年，也可短至 1～2 年，之后进入绝经后期。随着女性寿命的延长，绝经过渡期和绝经后期占据妇女一生中 1/3 以上的时间。伴随卵巢功能的衰退，女性出现多种绝经相关症状、组织萎缩退化和代谢功能紊乱，导致一系列身心健康问题。加强绝经过渡期妇女的健康监测，为绝经过渡期和绝经后妇女提供良好的健康咨询，减少女性与绝经相关疾病的发病率，是绝经过渡期和绝经后女性健康管理的重要内容。

☞典型案例（附分析）26-6
月经不调 2 年多，伴失眠、烦躁和性欲下降半年

（一）发病机制

　　绝经意味着卵巢功能衰竭，在预示生殖能力终止的同时，性激素水平的变化亦对全身其他器官系统造成影响，产生相应的临床表现。

　　血管舒缩症状（如潮热、盗汗）发生的确切机制尚不清楚，可能与体温调节中枢的改变有关。核心体温的轻微升高会引发过度的体温调节反应，通过外周血管舒张和出汗促进散热。围绝经期女性体温调节功能的失调涉及去甲肾上腺素、5- 羟色胺、多巴胺等多种神经递质的作用，同时也与 KNDy 神经元过度活跃、下丘脑 - 垂体 - 肾上腺轴激活等密切相关。

　　雌激素可调节神经递质（如 5- 羟色胺、多巴胺、乙酰胆碱）和神经肽（β 内啡肽、神经类固醇等）的合成、释放、代谢等过程，也能影响神经突触的电兴奋性、功能及形态结构等。围绝经期雌激素水平的波动会导致认知功能的受损，也可引发抑郁症、焦虑等。雌激素戒断假说可能是女性偏头痛的发生机制。大脑中雌激素水平的变化可能会引起神经源性炎症，其特征为血管舒张、促炎介质释放和血浆外渗，表现为搏动性疼痛。

绝经后妇女出现代谢紊乱，肥胖患病率高于绝经前，其与缺乏运动、能量消耗减少、肌肉萎缩和基础代谢率降低等相关。全身脂肪增加，并从外周向躯干重新分布，导致腹型肥胖。腹型肥胖和雌激素水平的降低与胰岛素抵抗，2 型糖尿病，血脂异常（甘油三酯、低密度脂蛋白升高、高密度脂蛋白降低）等相关。

雌激素还具有血管活性，可促进血管重塑和弹性，调节反应性扩张和局部炎症活性等。雌激素缺乏会激活肾素 - 血管紧张素系统，上调内皮素，减少心脏保护性一氧化氮释放等。同时合并前述代谢紊乱，加速了围绝经期妇女的动脉粥样硬化过程，增加了缺血性心脏病和心血管疾病的易感性。

骨骼在整个生命过程中经历不断的重塑。这个过程由破骨细胞介导骨吸收开始。破骨细胞产生的腔隙由成骨细胞合成的非矿化骨填充，随后矿化为成熟的骨组织。雌激素刺激成骨细胞增殖和分化，从而促进骨基质的沉积和矿化，并且还可以诱导破骨细胞凋亡。绝经后雌激素水平降低时，每个骨重建周期中骨吸收超过骨形成，导致骨量净损失。与年龄相关的肠道钙吸收下降、维生素 D 缺乏和肾脏对活性 1,25- 二羟基维生素 D_3 的合成受损导致继发性甲状旁腺功能亢进症，进一步促进骨吸收。绝经年龄越早，晚年患骨质疏松症的风险就越高。雌激素不足可能会影响软骨、关节周围骨、滑膜内衬、韧带和关节囊。女性出现关节异常和疼痛增加、骨关节炎等。

生殖器官与泌尿器官在起源上相同，上皮细胞均具有丰富的雌激素受体，在雌激素作用下上皮细胞代谢及增殖更新活跃，维持局部的防御能力。雌激素水平降低后生殖泌尿道胶原蛋白含量减少，透明变性，弹性蛋白含量减少，上皮变薄，平滑肌细胞的形态和功能改变，结缔组织密度增加，血管数量减少。阴道血流量减少，阴道的润滑和弹性减少，导致阴道缩短和狭窄，从而导致性交困难和阴道壁损伤。

绝经过渡期皮肤的厚度、弹性、水合作用降低；真皮层产生胶原蛋白的成纤维细胞数量减少，弹力纤维和保水量减少；毛发分布也发生变化，常表现为头发分散稀疏。

（二）临床表现

1. 月经紊乱　是绝经过渡期常见症状，表现为月经周期不规则、经期持续时间长及经量增多或减少等。症状取决于卵巢功能的波动性变化。STRAW + 10 分期基于月经周期的变化，将 40 岁以上女性 10 个月经周期中有 2 次或以上发生相邻月经周期长度变化≥7 天作为妇女进入绝经过渡期的标志。

2. 血管舒缩症状　主要表现为潮热、潮红及出汗。典型表现为自胸部向颈及面部扩散的红热，同时上述部位皮肤有弥散性或片状发红，伴有出汗，出汗后皮肤蒸发热量又有畏寒。夜间潮热伴出汗常被称为夜汗。血管舒缩症状持续时间有很大差异，大部分妇女持续 1～5 年，平均为 4 年，随着停经时间延长，症状可减轻或自然消失，有 10%～15% 的妇女症状持续 10 年以上。潮热发作的频率及严重程度个体差异大，影响情绪、工作和睡眠。

3. 神经精神症状　神经症状主要为各种自主神经系统功能不稳定症状，如心悸、恶心、眩晕、失眠、乏力、皮肤感觉异常等，常伴随潮热症状，少数妇女无潮热发作，只表现此类症状的一种或数种。

精神症状常表现为注意力不易集中，记忆力减退，情绪波动大，激动易怒、焦虑不安或情绪低落、抑郁、不能自我控制等情绪症状。抑郁症是绝经过渡期及绝经后妇女中最常见的精神症状之一，特征是情绪低落、精力缺乏和持续性疲乏，并持续 2 周以上。患者的许多功能受限，日常生活受到明显影响，难以承担家庭和工作的责任，并且增加了对其他疾病的易感性，最严重的后果是在没有治疗或治疗不当时导致自杀。

4. 绝经泌尿生殖综合征（genitourinary syndrome of menopause，GSM）　是绝经过渡期及绝经后期妇

女因雌激素和其他性激素降低引起的生殖道、泌尿道萎缩及性功能障碍等症状和体征的集合，取代了既往应用的"萎缩性阴道炎、外阴阴道萎缩"等术语。与随时间推移而改善的潮热、盗汗等不同，泌尿生殖道萎缩症状在整个绝经后期持续存在，并可能对性健康和生活质量产生严重影响。其临床表现如下。

外阴、阴道萎缩症状：外阴阴道萎缩、干涩、烧灼、刺激、瘙痒、性交后出血或裂伤、阴道分泌物异常等。

泌尿道萎缩症状：尿频、尿急、排尿困难、反复的下尿路感染以及合并尿失禁等。

性生活质量改变：性欲减低、性交痛、性交困难等。

5. 骨质疏松症　最常见于绝经后妇女。50 岁以上女性约半数以上存在该疾病，最常发生在椎体。这是一种以低骨量为特征的骨骼疾病，与骨强度降低和骨折风险增加有关。

6. 骨关节及肌肉症状　绝经后妇女的骨关节肌肉症状常表现为关节疼痛、僵直、活动受限、活动时弹响、关节渗液及关节畸形等。好发于手、足、膝和踝关节。关节疼痛症状与病变严重程度或 X 线片表现并不一致。随着疾病进展，疼痛节律消失，可出现夜间休息时疼痛，甚至在睡眠中痛醒。

7. 心血管疾病　绝经后女性代谢异常、低雌激素等不利因素增加了心血管疾病的发生风险。绝经后不久女性会出现血压升高以及亚临床血管疾病，包括颈动脉和股动脉内膜 – 中层厚度增加、冠状动脉钙化评分和动脉僵硬度增加，以及血流介导的扩张受损等。心血管疾病通常在女性较男性发生迟，缺血性心脏病在女性发病较男性晚 10 年。然而绝经后女性发生卒中的风险会迅速增高，并超过男性。

8. 其他　皮肤弹性消失、变薄、干燥，出现瘙痒或烧灼感，皱纹增多。皮脂腺分泌减少，头发脱落、变细。内脏脂肪增加，腰围增加，体型变化明显。绝经后期发生阿尔茨海默病的风险增加等。

（三）诊断

根据年龄、月经变化、临床表现可初步诊断绝经综合征。结合查体、辅助检查可对女性绝经状态及进行医学处理前的健康基本状态有较为准确的评估。

1. 采集病史　询问症状：详细月经史；是否出现绝经相关症状（潮热、盗汗、睡眠障碍、疲倦、情绪障碍）；是否存在外阴、阴道、泌尿道萎缩症状；性生活质量是否改变；有无骨关节、心血管等症状。以及用药、既往疾病史等。

针对患者绝经症状可采用量化评分体系评估其严重程度，相关评价量表包括改良 Kupermann 评分表、Greene 评价量表、Zung 抑郁评分量表、绝经后女性生活质量评分表、冠脉系统风险评估表等。

☞ 拓展阅读 26-12
绝经症状量化评分体系

2. 体格检查

（1）全身情况：评估健康基础状态，包括精神状态、营养状况；测量身高、体重、计算体重指数、腰围、臀围、血压；皮肤色泽、毛发分布、甲状腺有无肿大；心肺听诊、腹部触诊、乳腺查体等。

（2）妇科检查：明确有无外阴皮肤及阴道尿道黏膜萎缩性改变并由此引起的相关症状。外阴皮肤黏膜及尿道黏膜萎缩的表现：阴毛稀少；外阴弹性和饱满性减弱；外阴皮肤苍白、弹性降低；小阴唇融合；尿道口外突；尿道黏膜外翻、脱垂或萎缩；尿道肉阜或息肉。阴道黏膜萎缩的表现：组织脆性增加、裂痕、瘀点；阴道口缩窄；处女膜痕消失；阴道褶皱消失；阴道黏膜苍白或点状、片状充血；阴道分泌物减少、润滑度差或弹性降低。子宫颈及子宫呈相应萎缩性改变，可能合并子宫颈萎缩或穹隆消失。

3. 辅助检查

（1）卵巢储备功能评估：血清 FSH、雌二醇、AMH 等的测定有助于评估卵巢功能。

（2）超声检测：通过经阴道超声评估窦卵泡计数、卵巢体积等可提供有关卵巢功能衰退的信息。

骨质疏松症筛查：目前常用的骨密度测量方法包括双能 X 线吸收法（dual-energy X-ray absorptiometry，DXA）、四肢 DXA（peripheral DXA，pDXA）和定量 CT（quantitative computed tomography，QCT）等。

☞ 拓展阅读 26-13
卵巢储备功能检测

（四）鉴别诊断

需要注意的是大多数绝经相关症状及体征是非特异性的，需要与下述疾病相鉴别，或明确是否同时合并有器质性疾病。

1. 甲状腺功能亢进症　月经紊乱、出汗、情绪变化都是甲状腺功能亢进的潜在临床表现。其可发生于任何年龄，而高龄患者症状常不典型，例如无甲状腺肿大，无食欲亢进，无心率增快，呈现非兴奋状态而表现抑郁、淡漠、多疑、焦虑等。可测定甲状腺功能指标，以期进行鉴别。

2. 其他导致低雌激素的状况　当患者由于各种因素使用芳香化酶抑制剂、选择性雌激素受体调节剂、GnRH 激动剂 / 拮抗剂等时也会出现类似绝经综合征的表现，应通过详细病史询问，特别是用药史询问进行鉴别。

3. 原发性高血压或嗜铬细胞瘤　当头痛、血压波动幅度大或持续高血压时应考虑。鉴别方法是反复测量血压并进行嗜铬细胞瘤的有关检查，如腹部有无包块，挤压包块时血压是否升高，有无头痛、心慌、出汗等症状，血儿茶酚胺测定，泌尿系统影像学检查。

4. 精神疾病　以精神症状为主要表现时，须转诊给精神科医生进行鉴别诊断。

5. 类癌综合征　功能性神经内分泌肿瘤分泌激素可导致面色潮红、心悸、毛细血管扩张和腹痛等症状。可结合生化、影像学等指标进行鉴别。

6. 其他　以阴道炎症为主要表现时，需排除确切致病菌所致阴道感染。以尿频、尿急及尿痛为主要表现时，需排除泌尿系感染。

（五）治疗

绝经综合征相关症状可严重影响女性的个人和社会生活，因此医务工作者应指导患者度过这一过渡期，提高其生活质量。需对此阶段女性进行全面的生活方式指导和健康管理，包括饮食、运动、控烟、限酒等，并指导适宜人群开展绝经激素治疗，或对非适宜人群采用非激素治疗。

1. 绝经健康管理策略　需对绝经女性开展全面的健康管理，包括每年健康体检、合理饮食、增加社交及脑力活动、健康锻炼。结合各地饮食习惯，建议全谷物纤维、足量蔬菜和水果、每周 2 次鱼类食品、控糖（≤50 g/d）、少油（25～30 g/d）、限盐（≤6 g/d）、限酒（乙醇量≤15 g/d）、戒烟、足量饮水（1 500～1 700 mL/d），每天规律有氧运动，每周累计 150 min，另加 2～3 次抗阻运动，以增加肌肉量和肌力。

2. 绝经激素治疗（menopause hormone therapy，MHT）　通过外源性补充激素能够弥补卵巢功能衰竭所导致的相关症状。但需要重视的是进行 MHT 需要女性有适应证、无禁忌证，并且其本人有通过 MHT 改善生活质量的主观意愿，符合这些前提条件下应尽早开始。MHT 的风险收益比与女性的年龄和绝经状态有关，对年龄＜60 岁或绝经 10 年内、无禁忌证的女性，MHT 用于缓解血管舒缩症状、缓解骨质丢失和预防骨折的风险收益比最高。有子宫的女性在补充雌激素时，应加用足量、足疗程孕激素保护子宫内膜，已切除子宫的女性不必加用孕激素。MHT 必须个体化。根据治疗症状的需求、风险收益比的评估、相关检查结果、个人偏好和治疗期望等因素，选择性激素的种类、剂量、配伍、用药途径、使用时间。使用 MHT 的女性每年应至少接受 1 次全面的获益风险评估。不推荐乳腺癌术后患者使用 MHT。仅为改善绝经生殖泌尿综合征（GSM）时建议首选阴道局部雌激素治疗；合并全身症状的 GSM 患者，应进行系统 MHT 治疗；

若局部症状缓解不明显，可同时加用局部雌激素治疗。雌激素治疗可减少绝经后腹部脂肪堆积，减少总体脂肪量，改善胰岛素敏感度，降低 2 型糖尿病的发病率。

对于早发性卵巢功能不全患者（POI），雌激素水平下降更早出现，低雌激素相关问题风险更大。POI 患者使用 MHT 获益更多，风险更小。只要无禁忌证，应给予激素补充治疗至普通女性自然绝经的平均年龄，之后按照 MHT 原则进行。POI 患者年轻时需要相对较大剂量的雌激素，推荐剂量为 17β- 雌二醇每日 2 mg、结合雌激素每日 1.25 mg 或经皮雌二醇每日 75 ~ 100 μg。

👉 拓展阅读 26-14
MHT 规范诊疗流程

👉 拓展阅读 26-15
绝经相关 HRT 接诊流程

👉 拓展阅读 26-16
绝经相关 MHT 适应证、禁忌证和慎用情况

👉 拓展阅读 26-17
绝经相关 MHT 方案的选择

👉 拓展阅读 26-18
MHT 常用方案

👉 拓展阅读 26-19
MHT 与激素依赖性肿瘤的关系

使用 MHT 应注重其长期获益与风险。既往研究提示 MHT 与肿瘤的发生，主要是激素依赖性肿瘤存在一定的相关性。因此强调 MHT 的规范使用，严格掌握适应证和禁忌证，个体化选择治疗方案和做好随访，使患者获益最大而风险最小。

3. 非 MHT 药物　对有 MHT 禁忌证和对 MHT 有顾虑不愿意使用者，针对患者的主要症状可使用如下药物：

对缓解潮热等血管舒缩症状可选用选择性 5- 羟色胺再摄取抑制剂、选择性 5- 羟色胺和去甲肾上腺双重再摄取抑制剂、可乐定，植物类药如黑升麻等。

对 GSM 患者也可采用阴道保湿剂和润滑剂、激光治疗等。

4. 中医疗法　某些中成药、针灸等对绝经症状有改善作用。

5. 预防治疗骨质疏松症的用药　如钙和维生素 D、双膦酸盐类、降钙素等。

6. 围绝经期避孕　没有具体针对年龄的避孕方法禁忌证。复方口服避孕药（COC）可同时缓解绝经相关症状，缓解阴道干涩；但高龄女性使用 COC 的潜在血栓风险高于年轻女性，选择屏障法避孕更安全。左炔诺孕酮宫内缓释系统（LNG-IUS）长效、可逆，可提供围绝经期的高效避孕（失败率 < 1%），还可提供子宫内膜保护的作用。不推荐绝经后女性使用 COC 代替 MHT，COC 更高的雌激素活性可能导致心血管不良事件的风险增加，且对骨骼的保护作用不及 MHT。

总而言之，卵巢功能衰退将给女性带来长期的健康危害，严重影响其生命质量。因此，围绝经期和绝经后管理应成为妇产科专业工作者的必然使命。针对不同的需求和不同的基础健康状态，采用最适宜于患者的措施以改善相关症状，减轻由于雌激素缺乏带来的长期不良影响，以让绝经过渡期和绝经后期的女性更好地生活。

（黄　佳　杨冬梓）

数字课程学习

⬇教学PPT　　✍自测题

第二十七章

不孕症与辅助生殖技术

关键词

不孕症　　辅助生殖技术　　宫腔内人工授精　　体外授精

不孕症是一组由多种原因导致的生育障碍状态。世界卫生组织已经将不孕症归为疾病，不孕症患者夫妇不仅承受生理和心理压力，也有来自家庭和社会的压力。辅助生殖技术的出现和发展给无数不孕夫妇带来了福音。

第一节 不 孕 症

诊疗路径

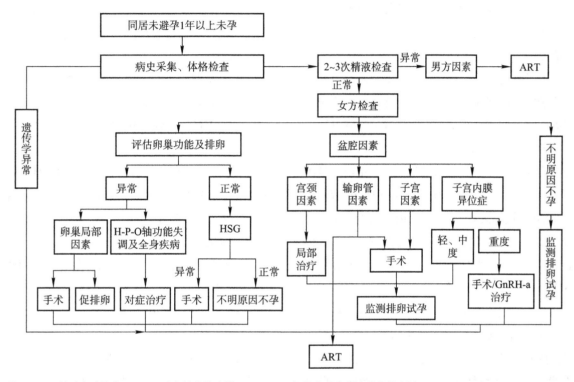

注：ART，辅助生殖技术；HSG，子宫输卵管造影；GnRH-a，促性腺激素释放激素激动剂

育龄夫妇有正常性生活，未避孕 1 年未孕称为不孕症。其中从未有过妊娠史者为原发不孕，曾有过妊娠史者为继发不孕。由男方因素导致的称之为不育。不孕症的发病率因国家、地区、人种不同而有差异，调查显示世界范围内不育夫妇占已婚育龄夫妇的 10%～15%，中国数据显示为 10%～15%。

（一）病因

不孕症病因复杂，多项流行病学调查显示，不孕夫妇中女方因素占 40%～50%，男方因素占 25%～40%，双方因素占 20%～30%，不明原因占 10%～20%。

1. 女方因素

（1）排卵异常：占女性不孕的 25%～35%。正常的排卵需要完整的下丘脑 - 垂体 - 卵巢轴（H-P-O 轴）的正常功能，导致排卵异常的原因如下。①下丘脑、垂体病变，如低促性腺激素性排卵障碍，病变在下丘脑或垂体，占排卵异常不孕的 10%，主要表现为内源性低雌激素，卵泡刺激素、黄体生成素水平低。主要原因是下丘脑或垂体器质性病变，如垂体肿瘤、垂体坏死、空蝶鞍综合征等导致垂体功能正常或亢进；功能性病变，如应激、过度精神紧张等。②卵巢病变，如先天性卵巢发育不良、多囊卵巢综合征、早发性卵巢功能不全等。

③其他内分泌腺功能异常，高催乳素血症、甲状腺功能异常、肾上腺功能异常均可以导致垂体促性腺激素分泌异常，抑制排卵。

（2）输卵管因素：占女性不孕的40%。输卵管参与精子、卵子的运送、受精，受精卵早期发育后被运送到宫腔种植，任何一个环节受损均可引起不孕。常见病因有炎症导致的输卵管病变、输卵管周围病变，异位妊娠术后、输卵管结扎以及输卵管发育不良等情况导致的输卵管阻塞、周围粘连、积水和功能受损。

（3）子宫内膜异位症：占女性不孕的10%。目前对于子宫内膜异位症（简称内异症）引起不孕的机制尚不完全明确，主要是：①内异症导致盆腔解剖结构改变，干扰输卵管功能；②腹腔功能改变，表现为腹腔液增多且其中的前列腺素、蛋白酶及细胞因子增多，这些炎性改变可能引起卵子、精子、胚胎及输卵管功能改变；③子宫内膜功能异常，可能与免疫机制紊乱有关；④内分泌及排卵异常，内异症患者可能会有黄体功能不足；⑤卵子及胚胎质量下降。

（4）子宫因素：①子宫发育异常，包括纵隔子宫、双角子宫、双子宫、鞍形子宫、残角子宫等。②子宫内膜异常。子宫内膜的炎症、结核可破坏子宫内膜，造成宫腔粘连、瘢痕，从而影响胚胎植入；多次刮宫或人工流产引起内膜基底层破坏或瘢痕形成；子宫内膜息肉及内膜增生异常也可导致不孕。③子宫肌瘤。黏膜下肌瘤影响胚胎着床；巨大肌瘤压迫输卵管开口处，影响胚胎运输或者影响内膜血供。

（5）宫颈因素：宫颈炎症、宫颈发育异常、宫颈肿物、宫颈黏液功能异常均可以影响精子上游。

（6）外阴、阴道因素：阴道闭锁、阴道横隔阻碍精子进入宫颈；阴道毛滴虫能吞噬精子，并能影响精子存活。

2. 男方因素

（1）精液异常：①精子发生和成熟障碍是男性不育的最常见原因，由先天或后天的原因导致精子形态异常、运动异常、数量降低甚至无精；单纯性精浆异常。②输精障碍的主要表现为输精管阻塞或缺如，原因包括先天性的、遗传缺陷和手术瘢痕等。

（2）男性性功能异常：包括外生殖器的发育不良；器质性或心理性原因导致的勃起障碍、早泄、不射精或逆行射精；性唤起障碍导致的性交频率过少等。

（3）免疫因素：目前尚无明确的临床诊断标准，男性生殖道免疫屏障破坏导致自身抗精子抗体的产生，精子凝集，不能顺利通过宫颈黏液。

3. 不明原因不孕　目前临床检测方法均未查出与双方存在不孕有关的明确因素，但双方因素均不能完全排除，占不孕因素的10%～20%。不明原因不孕也可以描述为一种生育力低下状态。不明原因不孕是一种排除性诊断，可能的病因包括潜在的精子或卵母细胞异常、输卵管功能异常、受精障碍、免疫因素、遗传缺陷等。

（二）诊断

不孕症通常是男女双方多种因素共同影响的结果，因此诊断的关键在于找到不孕的原因，对男女双方进行系统而全面的检查。

1. 男方检查

（1）病史：不育年限、性生活情况包括性生活频率、有无勃起和（或）射精障碍；既往史，包括有无泌尿系统疾病、慢性病、幼年腮腺炎、结核等病史；手术史；输精管结扎术；个人史，包括职业和环境暴露史、有毒物质接触史；吸烟、酗酒、吸毒等不良生活史，药物使用史，放化疗史及其他理化因素接触史等；家族史，包括家族疾病史，直系亲属有无近亲结婚等。

（2）体格检查：包括专科检查和全身检查。主要是检查外生殖器有无异常，包括畸形、感染、病变。

（3）精液分析：是初诊不孕夫妇的第一步检查。因为精液的各项指标受多种因素的影响，如劳累、疾病、射精时间等影响，为了更好地判断精液质量，因此需要进行2～3次精液检查，主要检查精子浓度、数量、活动力、畸形率等。精液分析正常值标准按照 WHO 最新版规定。

（4）其他：必要时进行超声检查睾丸、附睾、精索静脉，检测内分泌功能和染色体检查；原因不明的无精子症患者可以行睾丸穿刺术/附睾穿刺术以及睾丸活检术以进行病理学的诊断分类，同时寻找精子用于下一步的助孕。

2. 女方检查

（1）病史采集

1）现病史：不孕年限、性生活情况、避孕方式、盆腔炎性疾病史、不孕诊疗情况、相关辅助检查及诊断结果、治疗经过。近期有无情绪、环境、进食、运动、生活方式的变化，有无多毛、痤疮、体重改变等。

2）月经史：初潮年龄、月经周期、月经量、有无痛经及痛经程度、是否伴发经前紧张综合征。

3）婚育史：婚姻状况、既往孕产史及其并发症。

4）既往史：有无慢性病、自身免疫性疾病、性传播疾病及结核等病史及相关治疗情况；有无精神类药物长期服用史。

5）手术史：人工流产、清宫等宫腔操作史、盆腹腔手术史，如异位妊娠手术史、卵巢囊肿手术史，有无甲状腺、垂体等手术史。

6）个人史：职业和环境暴露史、有毒物质接触史；吸烟、酗酒、吸毒、药物成瘾等不良生活史。

7）家族史：家族中有无近亲结婚、遗传性疾病、反复流产、出生缺陷、不孕不育史等。

（2）体格检查

1）全身检查：全身发育及营养情况，包括身高、体重、脂肪分布情况，第二性征发育情况，有无多毛、痤疮、黑棘皮症，甲状腺病变情况。

2）妇科检查：检查外阴发育、阴毛发育；阴道、宫颈有无异常；子宫位置、大小、质地、活动度；附件有无增厚、包块、压痛；子宫直肠陷凹有无触痛性结节；盆腔和腹壁有无压痛和反跳痛。

（3）相关辅助检查

1）超声检查：一般首选经阴道超声检查，检查项目包括子宫大小、肌层回声、内膜厚度和分型；双侧卵巢大小、窦卵泡计数、有无异常回声和优势卵泡发育情况；有无输卵管积水和异常盆腔包块；经阴道超声可以进行排卵检测，可以监测卵泡发育速度、是否有优势卵泡、是否有卵泡破裂，以及黄体形成情况。三维经阴道超声可以较好地评估子宫形态和有无畸形。

2）激素检测：一般在月经周期第 2～4 天检测血清基础性激素，包括卵泡刺激素（FSH）、黄体生成素（LH）、雌二醇（E_2）、睾酮（T）、催乳素（PRL）；排卵期检测血清 LH 有助于预测排卵；黄体中期检测孕酮（P），以了解有无排卵及黄体功能情况；甲状腺激素及其他内分泌指标。

3）输卵管通畅性检查：首选子宫输卵管造影检查，包括子宫输卵管 X 线造影、子宫输卵管超声造影，可以在观察输卵管通畅度的同时评估宫腔病变。一般在月经干净后 3～7 天无禁忌证时进行。

4）宫腔镜检查：超声检查提示疑为宫腔病变时，宫腔镜检查是诊断的金标准，直视下观察子宫形态，有无畸形、黏膜下肌瘤，内膜状况包括有无息肉、宫腔粘连等，并可以做出相应处理，宫腔镜下切除子宫内膜息肉，分解粘连等。

5）腹腔镜检查：直视下发现盆腔解剖结构异常、子宫内膜异位症病灶，同时可以对粘连进行分离，异位病灶切除或电灼、剥除卵巢子宫内膜异位囊肿；也可以进行输卵管通液，常用美兰液体。

6）生殖免疫学检查：抗磷脂综合征患者可表现为病理妊娠，狼疮抗凝物、抗心磷脂抗体与临床关系较为密切。

7）其他：基础体温测定可以提示排卵可能，正常排卵者为双相体温，即排卵后基础体温上升 0.3～0.5℃，持续 11～14 天。排卵期检测尿 LH 有助于预测排卵，尿 LH 大于 25 IU/L 或者大于基础 LH 值 3 倍提示有排卵峰值的出现。

（三）治疗

不孕症的有效治疗前提是明确病因，同时也要考虑年龄对女性生育力的影响，因此制定治疗方案之前必须充分有效地评估卵巢功能。现在推荐尽量使用简单、温和、自然、安全的方案治疗不孕症。对于不良生活习惯要纠正，控制体重；宣教排卵生理知识，使双方了解排卵规律，适时性交，增加妊娠率；基础疾病要积极治疗，如甲减、贫血等。

1. 排卵障碍的治疗　目前常用的是药物诱导排卵，常用的药物有氯米芬、来曲唑、尿促性素（hMG）、人绒毛膜促性腺激素（hCG）。①氯米芬：诱导排卵的首选药物，作用机制是抗内源性雌激素，直接作用于垂体雌激素受体，造成低雌激素状态，通过负反馈刺激垂体分泌促性腺激素，达到促进卵泡发育。适应证是 H-P-O 轴反馈机制正常，体内有一定水平的雌激素者。用法为月经或者药物撤退性出血第 2 ~ 5 天开始，50 ~ 150 mg/d，共 5 天。配合经阴道超声监测卵泡发育，必要时可以联用 hMG 和 hCG 诱发排卵。排卵后予以黄体酮注射液或地屈孕酮等口服以支持黄体功能。氯米芬诱发排卵率为 70% ~ 80%，每周期妊娠率为 20% ~ 30%。②来曲唑：第 3 代芳香化酶抑制剂，抑制雄激素向雌激素的转化，解除雌激素对 H-P-O 轴的负反馈抑制作用，促使内源性促性腺激素分泌增多，刺激卵泡发育。适应证和用法与氯米芬相同，也可用于氯米芬促排反复失败者。用法为月经或者药物撤退性出血第 2 ~ 3 天开始，每日 2.5 ~ 5.0 mg，共 5 天。监测卵泡发育方法同氯米芬。③hMG：绝经期妇女尿液中含有大量的 FSH 和 LH，hMG 即是从绝经妇女尿液中提取的。理论上 75 U hMG 含有 75 U FSH、75 U LH。用法为月经或者药物撤退性出血第 2 ~ 3 天开始，每日或隔日肌内注射 hMG 75 ~ 150 U，联合经阴道超声监测卵泡发育和血清雌激素，卵泡成熟时予以 hCG 促进排卵，排卵后予以黄体支持。④hCG：因其结构与 LH 相似，卵泡成熟时大剂量（6 000 ~ 10 000 U）应用 hCG 可以模拟内源性 LH 峰，诱发排卵；也可以用于支持黄体功能，一般是 2 000 U，隔 3 日肌注。

2. 盆腔器质性病变的治疗

（1）输卵管病变：对于不孕年限 < 3 年的年轻夫妇，女方卵巢功能良好、男方精液正常，仅输卵管造影提示输卵管大致通畅时可以考虑期待治疗或 B 超监测卵泡 + 指导性生活。对于输卵管阻塞、周围粘连或积水（轻度）者可行腹腔镜下输卵管成形术，包括输卵管整形、吻合术、造口术、粘连分解术，以达到恢复输卵管正常解剖结构的目的。对于中重度输卵管积水，主张行输卵管远端造口近端结扎术或切除，行辅助生殖技术（assisted reproductive technology，ART）治疗。

（2）卵巢肿瘤：根据卵巢肿瘤的性质、位置、大小决定不同的处理方式，良性卵巢肿瘤或非赘生性卵巢囊肿有手术指征者予以手术切除，术中注意保护卵巢组织。对于性质不明的卵巢包块，若不能明确诊断，建议行手术探查，根据术中病理决定手术范围。对于有生育要求的卵巢交界性肿瘤或恶性肿瘤患者，可以在手术的同时留取正常卵巢组织冷冻保存。

（3）子宫病变：对于影响宫腔环境、干扰胚胎着床的子宫病变要积极处理，如子宫黏膜下肌瘤、纵隔子宫、子宫内膜息肉、宫腔粘连等，可以行宫腔镜下切除、粘连分解等。较大的肌壁间子宫肌瘤可行手术切除。子宫腺肌病患者若子宫明显增大，可用 GnRH-a 缩小子宫体积及瘤体大小后，再行助孕治疗。

（4）子宫内膜异位症：子宫内膜异位症合并不孕者首先需要排除内异症以外的其他不孕因素。内异症诊断的金标准是腹腔镜，合并不孕者可以腹腔镜下诊断和切除异位病灶。腹腔镜手术可以有效评估内异症的严重程度，提高内异症合并不孕患者的妊娠率，术中要评估分期及生育指数（EFI），并予以相应的生育指导。腹腔镜手术时特别是切除卵巢子宫内膜异位囊肿时要注意保护正常卵巢组织。EFI 评分高、年轻、轻中度内异症患者术后一般积极备孕 6 个月，期待自然妊娠；EFI 评分低、中重度内异症、合并不孕症高危因素、术后积极备孕 6 个月未孕者建议行 ART 助孕。如内异症术后复发或卵巢储备功能下降，首选 ART。在 ART 治疗前使用 3~6 个月的 GnRH-a 有利于提高妊娠率。

3. 不明原因不孕的治疗　应根据不同的病情行个体化治疗。治疗方案的选择与患者的年龄、不孕年限相关。一般期待治疗 3 个周期（药物诱导排卵）后未孕，可以选择宫腔内人工授精（自然周期或药物诱导排卵），3 次以上人工授精后未孕，可以选择行体外受精 – 胚胎移植助孕。

第二节　辅助生殖技术

辅助生殖技术（ART）指对配子、胚胎采用体内外操作而获得新生命的技术，包括人工授精（artificial insemination，AI）、体外受精 – 胚胎移植（in vitro fertilization–embryo transfer，IVF–ET）及其衍生技术两大类。不孕症已成为全球性问题，且呈现逐年上升的趋势，ART 应用已趋于全球化。ART 不仅可以治疗不孕症，也可预防遗传疾病的发生。

一、人工授精

人工授精是指用人工而非性交的方法将精子置入女性生殖道内，以实现生育的方法。根据精子的来源不同可以分为夫精人工授精（artificial insemination by husband，AIH）和供精人工授精（artificial insemination by doner，AID）。按照国家法律规定，AID 精子必须由国家卫生健康委员会认定的人类精子库提供。根据授精部位，AI 可以分为阴道内授精、宫颈内人工授精、宫腔内人工授精、直接腹腔内人工授精和经输卵管人工授精。常用的为宫腔内人工授精（intrauterine insemination，IUI）和宫颈内人工授精（intracervical insemination，ICI）。

人工授精的前提：女方具备正常发育的卵泡（自然周期或药物促排周期）、输卵管通畅（至少一条通畅）。AIH 适应证：性交困难、宫颈因素、男方轻度少弱精子症、不明原因不孕、免疫性不孕。男方患有无精子或死精子症、严重的遗传性疾病、输精管堵塞、夫妻间特殊的血型不相容等可以选择AID 助孕。

宫腔人工授精的常规流程：人工授精可在自然周期或药物促排卵周期进行，在经阴道超声下监测卵泡发育情况。为了降低多胎妊娠率，促排卵周期如果优势卵泡多于 2 个，建议取消周期。精液洗涤后去除精浆、死精子、白细胞后，取 0.3~0.5 mL 精子悬浮液（含形态正常活力好的精子），在女方排卵期间通过导管注入宫腔。排卵后可予以黄体支持，常用药物为黄体酮注射液、地屈孕酮。排卵后 14 天行血 hCG 检测，确认是否妊娠。

二、体外受精 – 胚胎移植

体外受精 – 胚胎移植（IVF-ET）是指分别将卵子和精子取出后，在体外完成受精并培养 3~5 日，再将发育成卵裂期或囊胚期的胚胎移植到宫腔内，胚胎着床后发育成胎儿的全过程，俗称"试管婴儿"。世界首例"试管婴儿"于 1978 年在英国诞生，1988 年我国第一例"试管婴儿"诞生于北京。

1. 适应证　双侧输卵管梗阻导致不孕症的患者首选治疗手段是 IVF-ET。①输卵管性不孕症：包括输卵管梗阻、粘连、输卵管切除术后、输卵管整形术后不孕等。②排卵障碍：如多囊卵巢综合征、未破裂卵泡黄素化综合征，经多次药物促排治疗后或宫腔内人工授精后未妊娠。③不明原因不孕症：原因不明，且宫腔内人工授精后仍未孕，IVF-ET 治疗过程中可能有诊断作用。④子宫内膜异位症：药物保守治疗或手术后复发，卵巢储备功能减退者，在通过其他常规治疗无效后须积极行IVF-ET 助孕。⑤男方因素：包括轻中重度少、弱、畸精子症，药物治疗后、AIH 后未孕。

2. 禁忌证　男女双方一方处于泌尿系统或生殖系统急性炎症期，接触致畸药物、放射线且处于作用期；任一方有酗酒、药物成瘾、吸毒；女方有基础疾病不能承受妊娠及分娩者等。

3. 术前准备　有适应证的已婚夫妇实施 IVF-ET 助孕前需要行一系列术前检查，包括血常规、肝肾功能、凝血常规、血型、心电图、胸片等；传染病检查、甲状腺功能、性激素检查、超声检查、染色体检查等。男方需要检查精液常规、血型、感染性疾病等。向患者夫妇宣教及签署相关知情同意书。

4. IVF-ET 步骤　①控制性超促排卵：药物在可控制的范围内诱导多卵泡同时发育，经阴道超声联合血清性激素测定监测卵泡发育（图 27-1），根据卵泡发育情况调整药物用量，卵泡接近成熟时予以 hCG 促进卵子的最后发育和成熟。临床根据患者的不孕原因、不孕年限、卵巢储备功能、既往用药史、治疗目的等综合考虑制订个体化超促排卵方案。②取卵：一般于 hCG 注射后 34～36 h 在超声引导下取卵，一般通过穿刺针经阴道穿刺卵泡，吸出含有卵子的卵泡液。③体外受精和胚胎培养：取出的卵子一般在培养液中培养数小时，进一步成熟后加入处理后的精子使其完成受精、胚胎培养，发育正常的胚胎一般在受精第 3 天形成卵裂球期胚胎，第 5 天形成囊胚。优质胚胎是"试管婴儿"成功的关键。④黄体支持：取卵后由于卵泡颗粒细胞的丢失，有必要进行黄体支持，已有大量文献证实 IVF-ET 后行黄体支持可以提高妊娠率。一般选择黄体酮注射液肌内注射、地屈孕酮口服、黄体酮阴道缓释凝胶纳入阴道。⑤胚胎移植：指取卵后第 3～5 天，将体外培养形成的胚胎（卵裂期胚胎或囊胚期胚胎）通过移植管置入宫腔内的过程。⑥胚胎冷冻：移植后多余的胚胎可行超低温冷冻保存，以待解冻后再移植。⑦移植后 14 天测定血 hCG 以确定是否妊娠，移植后 30 天超声检查了解

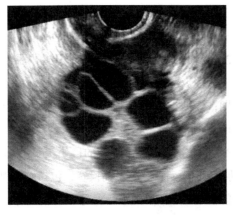

图 27-1　控制性超促排卵卵泡监测图像

胚胎发育情况。

📹 微视频 27-1
经阴道超声阴道取卵术

5. 并发症

（1）卵巢过度刺激综合征（OHSS）：是一种医源性疾病，病因为卵巢对诱导排卵药物反应过度，出现双侧卵巢多卵泡发育、雌激素水平过高及颗粒细胞黄素化。OHSS 的典型病理生理改变是血管内皮损伤，毛细血管通透性增加，体液渗出至腹腔甚至胸腔。根据临床症状和实验室检查结果可将 OHSS 分为轻、中、重度。轻度 OHSS 发生率为 20%～30%，中重度 OHSS 为 3%～8%。

临床表现：恶心、呕吐、腹胀，重度者可出现腹水、胸腔积液，血液浓缩，甚至形成血栓、卵巢扭转、肝肾功能受损、电解质紊乱，严重者可引起死亡。

OHSS 治疗：轻度 OHSS 具有自限性，只需严密观察。中重度 OHSS 的治疗策略为扩容以增加胶体渗透压，联合对症支持治疗；对于胸腔积液、腹水较多的患者在支持治疗同时，可在超声引导下行穿刺，以缓解临床症状。

预防：早期鉴别 OHSS 的潜在发生风险，并进行临床干预，如采用个体化促排卵方案控制卵泡数量，降低血雌激素水平等，可以显著降低 OHSS 的发生率，改善预后。

（2）多胎妊娠：随着辅助生殖技术的开展和促排卵药物的使用，多胎妊娠发生率增加。多胎妊娠属于高危妊娠，增加母婴并发症，多胎妊娠的自然流产、贫血、妊娠期相关并发症、早产、产后出血风险均增高；围生儿患病率和死亡率均明显增加。目前我国国家卫生健康委员会发布的《人类辅助生殖技术应用规划指导原则（2021 版）》限制移植胚胎数目在 2～3 个以内。现在许多生殖中心开始开展选择性单胚胎移植，减少多胎妊娠的发生。若发生多胎妊娠，可在孕早期或孕中期行选择性减胎术。

（3）其他：异位妊娠、取卵后出血和感染、卵

巢扭转、取卵术后脏器损伤。治疗同其他原因导致的上述异常。

三、卵胞质内单精子注射

卵胞质内单精子注射（intracytoplasmic sperm injection，ICSI）技术，俗称"第二代试管婴儿"，是借助显微操作系统将单个精子注入卵母细胞质内使其正常受精。1992 年世界第一例不育夫妇采用 ICSI 技术获得健康后代后，ICSI 技术迅速普及，对男性不育的治疗具有重要的意义。ICSI 适应证：严重少、弱、畸精子症，前次常规受精失败，不可逆梗阻性无精子症，圆头精子或完全不活动精子症等。主要步骤：控制性超促排卵同 IVF，经阴道穿刺取卵获得的卵子去除卵丘颗粒细胞后培养，通过显微操作系统将单个精子直接注射到卵母细胞质内，完成受精，胚胎体外培养、胚胎移植、黄体支持同 IVF。

微视频 27-2
ICSI 操作

四、显微镜下睾丸切开取精术

男性无精子症根据患者睾丸内生精功能一般可分为非梗阻性无精子症和梗阻性无精子症。梗阻性无精子症通常是由于输精道梗阻造成精子无法排出，部分患者可通过输精道复通手术恢复生育能力，也可以通过睾丸穿刺取出精子用于"试管婴儿"。而非梗阻性无精子症患者的睾丸本身存在生精功能障碍，常规睾丸穿刺活检一般很难找到精子。以前的观点认为，除低促性腺激素综合征患者药物治疗效果较好以外，一般需要通过供精才有生育的可能。然而随着男科技术的发展，部分非梗阻性无精子症患者可能通过显微睾丸取精找到睾丸内的"生精灶"，获取精子进行"试管婴儿"。

显微睾丸取精主要过程：通过手术方式打开非梗阻性无精子症患者的睾丸，利用可放大 20 余倍的手术显微镜，对患者的睾丸组织进行显微镜下辨别，分离有可能存在精子的生精小管，研磨后找到精子，配合胚胎实验室技术，进行 ICSI-ET，帮助患者夫妇生育自己遗传学上的后代。

五、胚胎植入前遗传学检测

胚胎植入前遗传学检测（preimplantation genetic testing，PGT），俗称"第三代试管婴儿"。包括胚胎植入前非整倍体遗传学检测（PGT for aneuploidy，PGT-A）、胚胎植入前单基因病遗传学检测（PGT for monogenic defects，PGT-M）以及胚胎植入前染色体结构变异遗传学检测（PGT for structural rearrangements，PGT-Sr）。相比于传统产前诊断，PGT 是另一种形式的产前诊断，即将遗传学诊断提前到着床前的胚胎期，对具有遗传病风险患者的胚胎进行活检和遗传学分析，避免母亲因不良妊娠经历流产、引产的痛苦以及减少出生缺陷带来的家庭和社会负担。目前已经广泛应用于性连锁遗传疾病、单基因遗传疾病、染色体结构异常、染色体数目异常、一些迟发性遗传疾病的基因预测等。PGT 的检测技术包括：聚合酶链反应、荧光原位杂交技术、实时荧光定量聚合酶链反应、基因芯片技术以及高通量测序技术等。

PGT-A 技术适应证：高龄女性、不明原因反复自然流产、不明原因反复种植失败以及曾有非整倍体胚胎流产病史的患者。应用 PGT 方法选择染色体整倍体胚胎进行移植。

PGT-M/PGT-Sr 技术适应证：夫妇任一方或双方携带染色体结构异常、单基因遗传病、具有遗传易感性的严重疾病；HLA 配型。

PGT 禁忌证：患有目前基因诊断或基因定位不明的遗传性疾病；非遗传性疾病以外的基因诊断和性别选择；其他不适宜 ART 的情况。

PGT 主要过程：与患者夫妇进行充分的遗传宣教，告知 PGT 治疗相关事宜。常规体外受精或 ICSI 后受精卵体外培养，从第 3 天卵裂期胚胎取 1~2 个卵裂球或第 5 天囊胚取 5~10 个滋养层细胞，通过分子生物学方法进行遗传学检测，检出带致病基因和染色体拷贝数异常的胚胎，选择正常的胚胎移植，以得到健康子代。随着微阵列技术如 arrayCGH、SNP array 技术和高通量测序技术在临床的应用，目前可以检测数百种单基因病和染色体异常，为优生优育做出巨大贡献。

六、未成熟卵体外培养技术

未成熟卵体外培养技术（in-vitro maturation, IVM）是将未成熟卵母细胞取出，并在体外培养成熟，使其具有受精、发育成胚胎能力的技术（图 27-2）。自 2002 年起，国内即启动人未成熟卵母细胞 IVM 技术的研究，尝试向基础培养基 TCM199（添加了 FSH、HCG、E_2、双抗及丙酮酸）中添加卵泡液配制 IVM 培养基，培养人未成熟卵母细胞。

随后又自主创新了以脐带血或自体血清为添加物的 IVM 培养基，用于人未成熟卵母细胞体外成熟培养的技术体系，该技术使 IVM 临床妊娠率提升到 35% 以上。2010 年，国内生殖医学同行又创造性地将自体血清 –IVM 技术应用于 ICSI 周期中人未成熟卵母细胞的再利用研究，研究结果显示 ICSI 周期中的人未成熟卵母细胞通过自体血清 –IVM 技术可以发育成优质囊胚，证实 IVF 和 ICSI 周期中的未成熟卵子具有相当高的再利用价值，颠覆了此前普遍认为此类未成熟卵不具有任何可利用价值的观点。自体血清 –IVM 技术的建立，一方面可以大大提高超排卵周期中卵子的利用率，达到增加优质胚胎数、提高累积妊娠率的目的，另一方面也为 ICSI 联合 IVM 技术的临床应用提供了理论和技术保障。

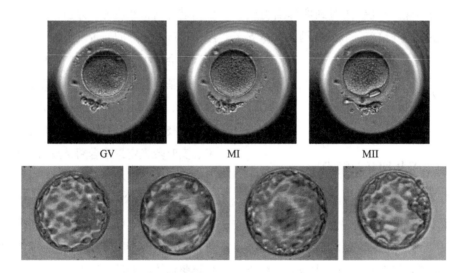

GV　　　　　MI　　　　　MII

图 27-2　未成熟卵（人）IVM 及胚胎发育图

与常规 IVF-ET 相比，IVM 有简化流程、减少花费，减少 OHSS 的发生率及促排卵药物不良反应的优点。适应证为多囊卵巢综合征患者、在药物超促排过程中卵泡发育欠佳、停滞或卵巢对促排卵药物不敏感的患者。另外，IVM 也可用于肿瘤患者的生育力保存。需注意的是，目前无法在体外完全模拟卵母细胞体内成熟所需要的条件，IVM 技术作为 ART 的一种衍生技术，其安全性仍需要长期、大样本量的观察和研究。

七、配子及胚胎冷冻

1. 卵子冷冻技术　自 1986 年诞生首例应用人类冷冻卵母细胞的 IVF-ET "试管婴儿"后，人类卵母细胞冷冻逐渐成为生殖医学领域的研究热点。一个有效的人类卵母细胞冷冻技术体系将大大拓宽人类辅助生育技术在临床的应用范围，如一些年轻妇女因药物治疗或手术治疗损害卵巢功能而丧失生育能力的情况。如果在其手术之前的某段时间实施卵母细胞冷冻保存，会在一定程度上为其生育力的保存提供一项临床选择。有效的卵母细胞冷冻保存技术也将为人类卵母细胞库的建立提供技术保障。另外，在卵母细胞冷冻保存过程中可以检测捐卵者是否携带传播疾病以确保每枚捐赠卵母细胞的安全性。因此，有效的卵母细胞冷冻保存技术体系的建立，一方面会给更多的女性捐献自己的卵母细胞提供信心，另一方面也会在一定程度上缓解捐赠卵卵源稀缺的局面。

随着卵子冷冻技术发展，生殖学家不断探索和总结了一系列冷冻方法，从之前的慢速冷冻技术到后来发展的玻璃化冷冻。冷冻技术不断提升，有赖于冷冻保护剂的不断研发及更新。2010 年，国内生殖医学专家率先开展以海藻糖为新型冷冻保护剂玻璃化冷冻人类卵子的研究，自主创新了以海藻糖为冷冻保护剂的卵子玻璃化冷冻及解冻液，应用于临床，取得了良好效果。

2. 精子冷冻技术　是指利用超低温冷冻技术将精子保存。1953 年报道了首例使用冷冻精子复苏行人工授精成功受孕的病例。精子冷冻技术相对较安全、可靠，这主要归功于使用液氮超低温冷冻（-196℃）和冷冻保护剂（如甘油和二甲基亚砜）的使用。随着 ICSI 技术的成功运用，精子冷冻保存已经从正常精液的冷冻发展到严重少弱精子症、隐匿精子症患者的微量精子冷冻，甚至是无精子症患者通过手术获取的睾丸或附睾精子的冷冻保存，已经广泛用于男性生育力的保存和男性不育症的治疗。

根据精子冷冻的目的及相关规定，精子冷冻技术适用于以下人群：

（1）接受辅助生殖技术时，有合理的医疗要求，如取精困难者和严重少弱精子症患者。

（2）无精子症患者手术获取的附睾、睾丸精子。

（3）男性在其接受致畸剂量的射线、药品、有毒物质及行绝育手术之前。

（4）从事高风险职业，需保存精子以备将来生育者。

3. 胚胎冷冻技术　是辅助生殖的核心技术之一，完善的冷冻技术可以为患者保存多余的胚胎，提高 IVF 的累积成功率；减少胚胎移植的数量，降低多胎妊娠的发生率；选择合适的移植时机，预防卵巢过度刺激（OHSS）或其他一些未知因素导致的取消周期。进行冷冻保存的胚胎要想保存原有的生物学活性和发育潜能，必须具备过硬的冷冻和复苏技术。

八、冷冻胚胎移植

1983 年，世界首例冷冻胚胎移植后获得活产，目前冷冻胚胎移植被广泛应用。主要过程是经 IVF/ICSI-ET 后获得的卵裂期胚胎或囊胚期胚胎经玻璃化冷冻技术冻存。待到患者身体恢复或者有意愿移植胚胎时需要内膜准备。一般内膜厚度须达到 8 ~ 12 mm，移植胚胎成功率较高。内膜准备方法包括：①自然周期，经阴道超声监测卵泡，随着卵泡发育，内膜逐渐增厚，待排卵后第 3 天或第 5 天行胚胎解冻移植；②刺激周期，与自然周期不同的是使用了促排卵药物如来曲唑、hMG 诱导卵泡发育；③激素替代周期，一般月经第 3 天开始应用大剂量雌激素促进内膜生长，待内膜厚度超过 8 mm 后，根据个体情况予以孕激素，孕激素应用第 3 天或第 5 天后胚胎解冻移植，常规予以黄体支持。

> ☞ 典型案例（附分析）27-1
> 结婚 2 年未避孕未孕

> ☞ 拓展阅读 27-1
> PGT 在单基因病中的应用

（曹云霞　蒋欢欢）

数字课程学习

⬇ 教学PPT　　📝 自测题

第二十八章

计划生育

关键词

宫内节育器　　甾体激素避孕药　　人工流产　　中期妊娠引产

避孕节育、计划生育是保护妇女生殖健康的一个永恒主题，如防止意外妊娠、避免人工流产、保护妇女的生殖健康等工作仍需持续下去。做好避孕方法的知情选择是计划生育优质服务的主要内容。本章主要介绍女性避孕节育的各种方法以及避孕失败后的补救措施。

第一节 避 孕

避孕是计划生育的重要组成部分，是采用科学的手段使女性暂时不受孕，达到计划生育的目的。避孕主要在 3 个层面上控制生殖过程：①抑制精子和卵子的产生；②阻止精子和卵子的结合；③阻止受精卵的着床和发育。我国是避孕、绝育方法最多国家之一，避孕方式各种各样，可以满足不同人群的需要。避孕方法应该提倡个体化服务，如年轻暂时不想生育的妇女可以采取安全可靠、简便易行的避孕方法，当然也可选择长效可逆的避孕方法；已经完成生育的妇女，可以采取长久的避孕方式，如宫内节育器、皮下埋植，甚至可以实施男性或女性的绝育手术，一劳永逸。

一、宫内节育器具

宫内避孕（intrauterine contraception，IUC）是一种安全、有效、简便、经济的可逆性节育方法。包括：宫内节育器（intrauterine device，IUD，图 28-1）和宫内节育缓释系统（intrauterine system，IUS）。宫内避孕的种类从最初的由惰性材料制成的宫内节育器（IUD）发展到了含铜的活性宫内节育器（Cu-IUD）及含类固醇激素的宫内节育缓释器具（IUS），不断提高避孕效果，降低相应不良反应。

（一）常见类型

1. 惰性宫内节育器　以不锈钢丝或塑料、硅胶制成，如金属单环、麻花环及不锈钢宫形环等。

2. 活性宫内节育器　能缓慢释放活性物质（铜、药物等）的宫内节育器。

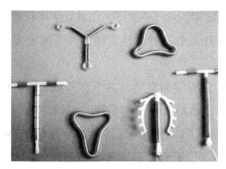

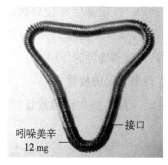

吲哚美辛 12 mg —— 接口

图 28-1　宫内节育器

（1）带铜宫内节育器：是使用最广泛的一类活性宫内节育器，利用铜对精子或受精卵的杀伤作用来增强避孕效果。

（2）释放孕激素的宫内节育器：将载于宫内节育器的孕激素缓慢、恒定地释放到子宫腔内，提高了避孕效果，并可明显减少出血。

（3）释放止血药物的宫内节育器：可有效控制宫内节育器放置后月经量的增加。

（二）避孕机制

宫内节育器在宫腔内的机械和（或）释放药物作用影响受精卵着床。经子宫内膜组织学、组织化学及生物化学检查，节育器可使宫腔内微环境发生变化，各类酶局部活力增加，从而影响受精卵的生长、发育和着床。

IUC 的种类和避孕效果：我国现行使用的 IUC 以 Cu-IUD 为主，还有既含铜又含药的 IUD；另一类为含有孕激素的宫内节育系统。

1. Cu-IUD　主要作用机制是通过铜离子杀伤精子或受精卵及影响子宫内膜细胞代谢、干扰受精卵着床而发挥避孕作用。

2. 含铜含药 IUD　在含铜 IUD 中加载前列腺

素合成酶抑制剂吲哚美辛，已被证实可以有效控制放置 IUD 而引起的月经量增多并可减轻疼痛的不良反应。

3. 含有孕激素的宫内节育系统　国内使用的含有孕激素的宫内节育系统为左炔诺孕酮宫内缓释系统（LNG-IUS），与其他 IUD 相比，LNG-IUS 的避孕效果更好，使用第 1 年的比尔指数为 0.5/（100 妇女·年），并能降低异位妊娠的发生风险。LNG-IUS 能有效减少月经量，用于治疗特发性月经过多，而且有缓解痛经的作用。

（三）宫内节育器的放置

1. 适应证　育龄妇女自愿放置宫内节育器而无禁忌证者。

2. 禁忌证　①妊娠或可疑妊娠者。②生殖道炎症：如阴道炎、急性或亚急性宫颈炎、急慢性盆腔炎、性传播性疾病等，未经治疗或未治愈者。③3 个月内有月经过多、过频，或不规则阴道出血者。④子宫颈内口过松，重度撕裂（铜固定式宫内节育器除外）及重度狭窄者，子宫脱垂Ⅱ度者。⑤子宫腔大小：宫腔 >9 cm 或 <5.5 cm 者（人工流产时，剖宫产后，正常产后和有剖宫产史者放置铜固定式宫内节育器例外）。⑥有各种较严重的全身性疾患：如患有严重的心、肺、肝、肾及血液系统疾病者，如心力衰竭、重度贫血或各种疾患的急性阶段。⑦生殖器畸形：如双角子宫、纵隔子宫、双子宫等。⑧人工流产后子宫收缩不良，出血多，有妊娠组织物残留或感染可能者。⑨术前测体温两次在 37.5℃以上者。⑩有铜过敏史者，不能放置载铜节育器。

3. 放置时间　①月经期第 3 天起至月经干净后 7 天内均可放置。②月经延期或哺乳期闭经者，应先排除妊娠后放置。③人工流产负压吸宫术和钳刮术后，中期妊娠引产流产后 24 h 内清宫术后可即时放置节育器。④产后 42 天恶露已净，会阴伤口已愈合，子宫恢复正常者。⑤剖宫产半年后，根据检查情况考虑放置；若剖宫产时无感染，当时即可放置。⑥自然流产正常转经后，药物流产两次月

经后放置节育器。⑦用于紧急避孕，在无保护性交后 5 天内放置。

4. 放置方法　①排尿后，取膀胱截石位。清洁外阴、阴道，常规消毒铺巾。②做双合诊检查，核实子宫位置、大小及附件情况。③窥器暴露宫颈，宫颈及宫颈管常规消毒。用宫颈钳夹持宫颈前唇，若宫颈口紧，需扩张者，用黑格氏扩张器从 4 号开始扩张，按半号顺序增加，逐号扩张宫颈至 5～6 号。④持探针测宫腔方向、深度及宫底宽度。⑤用放置器将节育器轻轻向宫底推送，以保证节育器放在宫腔底部，然后取出套管及套芯。若有尾丝，则在距宫口 2 cm 处剪断尾丝。⑥观察无出血后取出宫颈钳及窥器。

5. 注意事项　①放置 IUC 后两周内避免性生活及盆浴，以免引起盆腔感染。术后休息 2 天，1 周内避免重体力劳动。②转经后第一次随访，其后 3～6 个月内、12 个月各复查 1 次，以后每年复查 1 次。复查时了解有无不良反应，并检视尾丝。若不见尾丝，应做透视或超声检查明确节育器是否脱落或异位。③不锈钢节育器可放置 20 年左右，建议在绝经后半年到 1 年内取出。带铜节育器可放置 5～8 年。带孕激素的宫内节育器可放置 5 年。

⊜ 微视频 28-1

IUD 放置

（四）宫内节育器的取出

1. 适应证　放置节育器的妇女由于某种原因要求取出。①宫内节育器的年限到期者；②计划再生育者；③放置后因不良反应重，经治疗无效者；④发现有并发症，如感染、节育器异位或嵌顿者；⑤绝经后半年到一年内无须避孕者；⑥改换其他方法避孕者。

2. 禁忌证　各种疾病的急性期暂不取出，待病情好转后再取。

3. 取器时间　①经净后 3～7 天为宜。②如因并发症或不良反应经处理不见好转者，可随时取出。③带器妊娠者，可在人工流产时取出。

4. 取器方法 ①尾丝牵出法：用阴道窥器暴露子宫颈口，消毒子宫颈和穹隆部，看清尾丝，用长血管钳夹住尾丝轻轻向外牵出宫内节育器，若遇阻力不可强拉。②取环钩钩取法：排空膀胱，外阴、阴道常规消毒，用宫颈钳固定宫颈等步骤与放置术相同。用子宫探针伸入宫腔，探明宫腔大小、位置并利用探针感测节育器的位置。一般不需扩张宫颈口，如遇困难，可酌情用宫颈扩张器将子宫颈管扩大到 5~6 号。将取环钩沿子宫方向，伸入宫腔底部，触及节育环。钩住环下缘，轻轻向外牵出。③钳取法：如尾丝断裂或钩取困难，可将宫颈扩大到 7 号，用取环钳将节育器取出，必要时在 B 超窥视或宫腔镜下取出。

5. 注意事项 ①查清子宫位置。②操作轻巧、准确。术前必须清楚探到宫腔内有无异物感。如有可疑，应先做进一步的检查如 B 超、宫腔镜检查，明确环存在与否及其位置，再行钩取。忌盲目反复操作，以免造成损伤。如取出过程遇到困难，可将宫颈口扩大到一定程度（6 号）后再行钩取，如仍有困难，需进一步查清原因，不可操之过急，以免发生损伤。③在取出过程中发现环丝断裂，取出后应核对。如疑有残存，应进一步检查后再取，或暂行观察。

微视频 28-2
IUD 取出

（五）放置宫内节育器的并发症

1. 子宫穿孔 放置或取出 IUC 时，其子宫穿孔发生率低，为 1:2 500~1:350。与子宫本身存在高危因素及手术者技术不熟练、术前未查清子宫位置和大小或未按常规操作及操作粗暴有关。

2. 术时出血 放、取 IUC 术时出血与组织损伤及感染有关。

3. 术后感染 放、取 IUC 术后感染常见原因：原有生殖道炎症未经治愈；无菌操作不严格；手术时合并子宫穿孔、邻近脏器损伤；因人流不全持续出血而继发感染；术后过早有性生活或未能保持外阴部清洁卫生等。

4. 宫内节育器异常 IUC 异常包括：IUC 异位、变形、断裂、脱结、部分残留及尾丝消失等。

5. 带器妊娠 多见于节育器下移、脱落或异位。一经确诊，行人工流产的同时取出宫内节育器。

6. 损伤其他脏器 少数情况下，宫内节育器造成子宫穿孔后会进入腹腔，从而造成节育器的异位。节育器可能异位于膀胱内、盆腔、肠系膜上。

7. 异位妊娠 宫内节育器的避孕原理是改变子宫内的环境从而造成流产，只在子宫内起局部作用，所以只能防止子宫内的正常怀孕，而不能避免异位妊娠。

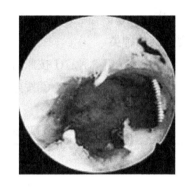
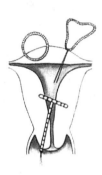

宫内节育器异位

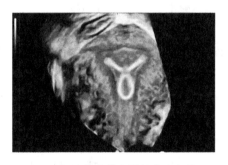

图 28-2 宫内节育器并发症图片

拓展阅读 28-1
避孕环亦可治疗妇科病

二、女用甾体激素避孕药具

类固醇避孕药所含成分主要是合成的雌激素和孕激素两类。它是一种高效避孕药。

（一）甾体激素避孕药的作用机制

1. 抑制排卵　避孕药中的雌、孕激素负反馈抑制下丘脑，从而抑制垂体分泌 FSH 和 LH，同时影响垂体对 GnRH 的反应，不出现排卵前 LH 峰，排卵受到抑制。

2. 改变宫颈黏液形状　孕激素使宫颈黏液量少而黏稠，不利于精子活动和精子获能。

3. 改变子宫内膜形态与功能　避孕药物使子宫内膜发育不良，功能层薄，使子宫内膜与胚胎发育不同步，不利于着床。

4. 改变输卵管的功能　在雌、孕激素的作用下，输卵管上皮纤毛功能与肌肉节段性运动和输卵管液体分泌受到影响，改变受精卵在输卵管内的正常运动，干扰受精卵着床。

（二）甾体激素避孕药的种类

甾体激素避孕药的分类方法有 3 种：①按照药物组成可分为雌孕激素复方和单孕激素类。②按照药物作用时间可分为短效、长效、速效和缓释类。③按照给药途径可分为口服、注射、经皮肤、经阴道和经宫腔类。

现有的产品为：复方短效口服避孕药、复方长效口服避孕药、探亲避孕药、紧急避孕药、注射避孕针、皮下埋植剂、宫内缓释系统、阴道药环和皮肤贴片。

1. 复方短效口服避孕药　复方短效口服避孕药（combined oral contraceptive，COC）是最经典的甾体避孕药。它含有低剂量的雌激素和孕激素，实际上是一个连续联合方案的人工周期配方。因此，在高效避孕的同时，它也可以用于妇科疾病的预防和治疗。至今，全世界已有几亿妇女服用过复方短效口服避孕药，据世界卫生组织估计，目前有 1 亿妇女正在使用，但是，在我国仅有不足 3% 的育龄妇女使用。

（1）常用药物：见表 28-1。

表 28-1　复方短效口服避孕药的常用药物

化学名	商品名	成分	备注
屈螺酮炔雌醇片	优思明	每片含屈螺酮 3 mg + 炔雌醇 0.03 mg	每盒 21 片
屈螺酮炔雌醇片	优思悦	24 片每片含屈螺酮 3 mg + 炔雌醇 0.02 mg，4 片空白片不含激素	每盒 28 片
去氧孕烯炔雌醇片	妈富隆	每片含地索高诺酮（去氧孕烯）0.15 mg + 炔雌醇 0.03 mg	每盒 21 片
去氧孕烯炔雌醇片	欣妈富隆，曾用商品名美欣乐	每片含地索高诺酮（去氧孕烯）0.15 mg + 炔雌醇 0.02 mg	每盒 21 片
复方炔诺酮片	口服避孕药 1 号	每片含炔诺酮 0.625 mg + 炔雌醇 0.035 mg	白色糖衣片
复方甲地孕酮片	口服避孕片 2 号	每片含甲地孕酮 1 mg + 炔雌醇 0.035 mg	黄色糖衣片
0 号口服避孕片	口服避孕片 0 号	每片含炔诺酮 0.3 mg + 甲地孕酮 0.5 mg + 炔雌醇 0.035 mg	天蓝色糖衣片
复方 18 甲基炔诺酮短效片		每片含 18 甲基炔诺酮 0.3 mg + 炔雌醇 0.03 mg	

（2）适用人群：健康育龄妇女均可选用。

（3）绝对禁忌证：①母乳喂养女性产后 6 周内；②年龄≥35 岁，吸烟≥15 支 / 日；③存在多种动脉心血管疾病的危险因素（如年龄大、吸烟、糖尿病、高血压和已知的高血脂）；④深静脉血栓 / 肺栓塞；⑤已知与凝血相关的病变；缺血性心脏病；脑血管意外史；⑥任何年龄有局灶性神经症状的偏头痛；⑦系统性红斑狼疮抗磷脂抗体阳性或未知；⑧患糖尿病 20 年以上，或者糖尿病合并肾脏、视网膜、神经病变、其他血管病变；⑨现患乳腺癌；⑩急性或爆发性病毒性肝炎开始使用 COC；重度失代偿性肝硬化；肝细胞性腺瘤，恶性肝脏肿瘤。

（4）避孕以外的用途：①异常子宫出血。大量出血时，如出血量为每日需用卫生巾 8～10 片者，每次 1 片，每日 3 次，血止后减量为每日 2 次，3 日后减为维持量每日 1 次，21 日停药。停药 7 日后再按周期用药。②多囊卵巢综合征。降低雄激素，调整月经周期。③子宫内膜异位症。除了治疗作用外，复方短效口服避孕药可以降低子宫内膜异位症的发生率，具有预防作用。④治疗月经过多。用药方法为按周期服药。⑤经前综合征。用药方法为按周期服药。⑥围绝经期激素治疗。可以预防更年期功血，预防子宫内膜增生过长，降低子宫内膜癌和卵巢癌风险，但围绝经期妇女血栓风险增加，因此要慎重使用。

2. 长效口服避孕药　长效口服避孕药是雌孕激素复方制剂，以长效雌激素（炔雌醚）为主药，与各种孕激素配伍，有效率 98% 以上。特点是服用方便，每月服 1 片可避孕 1 个月。由于是一次口服大剂量药物，故不良反应较明显，安全性也不如短效口服避孕药，而且停药后不能立即受孕，现在一般不推荐使用。

3. 长效避孕针　女性注射避孕针主要为孕激素类药物，有单孕激素与复方雌孕激素两种制剂。经过酯化的孕激素衍生物经肌内注射后在局部沉积储存，缓慢释放和吸收，从而发挥长效作用。特点是长效；单孕激素制剂可用于哺乳期。但是，停药后生育力恢复有所延迟。

（1）常用药物：见表 28-2。

（2）适用人群：其适用人群同复方短效口服避孕药，尤其适用于对口服避孕药有明显胃肠道反应者。单孕激素制剂可用于哺乳期妇女。

（3）禁忌证：基本同复方短效口服避孕药。

表 28-2　长效避孕针的常用药物

种类	配方
醋酸甲羟孕酮（DMPA）	醋酸甲羟孕酮 150 mg
庚酸炔诺酮（NET-EN）	庚酸炔诺酮 200 mg
复方己酸孕酮（避孕 1 号）	己酸孕酮 250 mg + 戊酸雌二醇 5 mg
复方庚酸炔诺酮	庚酸炔诺酮 50 mg + 戊酸雌二醇 5 mg
复方甲地孕酮（美尔伊）	甲地孕酮 25 mg + 雌二醇 3.5 mg

4. 探亲避孕药

（1）探亲避孕药属速效避孕药，采用大剂量单方甾体激素，随时服即可取得避孕效果，适用于分居两地的夫妇临时短期探亲时避孕。服用时不受周期限制，在月经周期的任何一天开始服用都能发挥避孕效果。有效率达 99% 以上。因不良反应较大，现已很少使用。

（2）常用药物

1）醋酸甲地孕酮片（探亲避孕片 1 号）：每片含甲地孕酮 2 mg。

2）左炔诺孕酮片：每片含左炔诺孕酮 1.5 mg。

3）双炔失碳酯（53 号抗孕片）：每片含双炔失碳酯 7.5 mg。

（3）适用人群：短期探亲夫妇。

（4）禁忌证：基本同短效口服避孕药。

5. 皮下埋植避孕　皮下埋植避孕剂是埋植于皮下的甾体避孕药，它以硅橡胶为载体，使孕激素以恒定的释放速率释放于皮下组织，达到长期避孕的目的（图 28-3）。它兼有低剂量和长期的优点，而且非口服给药，血药浓度低，无肝脏首过效应，安全性好。皮下埋植避孕尤其适用于存在产褥感染、子宫畸形、宫腔变形、IUD 频繁脱落及对做绝育手术有顾虑的妇女。取出埋植物后可迅速恢复排卵。使用年限的长短不影响生育力的恢复。

（1）常用药物

1）左炔诺孕酮皮下埋植剂：皮下埋植剂Ⅰ型

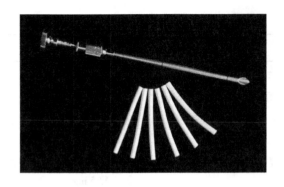

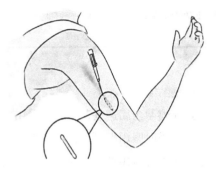

图 28-3　皮下埋植剂图片

由 6 支硅橡胶囊组成，每支囊内装有左炔诺孕酮 36 mg，共计 216 mg。Ⅱ型由 2 支硅橡胶棒组成，每支含左炔诺孕酮 75 mg，共计 150 mg。避孕有效性 5 年。

2）依托孕烯植入剂：单支型皮埋剂，直径 2 mm，长 4 cm，避孕有效性 3 年。

（2）适用人群同短效口服避孕药，但是吸烟不影响使用。特别适用于需要长期避孕而对绝育术有顾虑的妇女；不适宜和不能够放置宫内节育器者（如生殖道畸形、对铜过敏、易脱落或带器妊娠者）；不能坚持使用口服避孕药或避孕针者；有剖宫产史者；反复人工流产者；服用含雌激素避孕药有不良反应或对雌激素有禁忌者，如哺乳期妇女。

（3）禁忌证：基本同短效口服避孕药。

6. 阴道避孕药环　有单孕激素和雌孕激素复方制剂，均以硅橡胶作为载体，制成环状，药物可透过管壁，以较恒定的速率释放，经阴道黏膜吸收，达到避孕效果。复方阴道环目前国内尚无应用。

（1）常用药物：甲硅环（甲地孕酮硅橡胶环），硅橡胶圆环，外径 40 mm，环截面直径 4 mm，砖红色。每日释放甲地孕酮 150 μg，可持续使用 1 年。

（2）适用人群：健康育龄妇女均可以选用。但是有子宫脱垂、阴道前后壁膨出、患慢性咳嗽等腹内压增高者较容易脱落。

（3）禁忌证：同单孕激素避孕药物。

7. 药物避孕的安全性

（1）对生育的影响：甾体避孕药对生育的影响是可逆的，即服药期间不孕，停用后可迅速恢复生理周期。而且避孕药本身无致畸作用，停药后妊娠无须任何顾虑。并且，使用甾体药物避孕期间对生育力有保护作用。因此，短效的和缓释的甾体避孕药对生育的影响完全是正面的，停药后生育功能恢复也快，选用时不必顾虑。长效的甾体避孕药生育功能恢复可能延迟，尤其是出现闭经者，停药后必须耐心等待，如果短期内有生育要求者不宜选用长效制剂。

（2）口服避孕药与静脉血栓的关系：深静脉血栓与种族、遗传、基因突变有关。欧洲发病较高，亚洲人较少见。静脉血栓栓塞主要与雌激素剂量有关。有血栓栓塞性疾病史是使用复方避孕药的禁忌证。

（3）何时停用激素避孕才安全？围绝经期避孕依然很重要。如果使用激素避孕的围绝经期年龄组女性想要停止激素避孕，合理的方法是选择在绝经中位年龄（51 岁），并转换至使用非激素避孕措施。

三、绝育术

输卵管绝育术（tubal sterilization operation）是一种永久性避孕方法，是主要的节育措施之一，也称为女性绝育术。采用人工方法使育龄妇女达到永久性避孕的目的，称为绝育。目前有手术绝育与药物绝育两种方法。手术绝育法是将输卵管的某一部分切除并予结扎，使精子与卵子不能相遇，达到不孕的目的。药物绝育是在输卵管内注入药液，引起化学性炎症变化，破坏管腔内黏膜，使管壁组织肉芽增生，形成纤维瘢痕组织，最终将输卵管管腔堵塞而达到绝育目的（图28-4）。

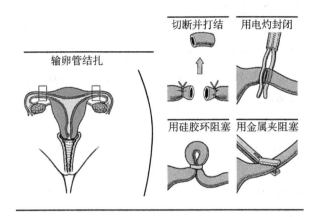

图28-4 输卵管绝育术

1. 适应证 ①要求接受绝育手术且无禁忌证者，已婚夫妇者要求双方签署知情同意；②患有某种疾病如心脏病、肾脏疾病、严重遗传病等不宜生育者。

2. 经腹输卵管绝育术禁忌证 ①各种疾病的急性期；②有感染情况，如腹部皮肤感染、产时产后感染、盆腔炎等；③全身情况不佳，如产后出血、贫血、休克、心力衰竭、血液病等不能耐受手术者；④24 h内测体温2次，间隔4 h以上，均在37.5℃以上者应暂缓手术；⑤严重神经官能症患者。

3. 腹腔镜输卵管绝育术绝对禁忌证 ①多次腹腔手术或腹腔广泛粘连；②心肺功能不全；③有血液病或出血倾向；④各部位疝气病史；⑤急性盆腔炎或全腹膜炎；⑥过度肠胀气、肠梗阻；⑦严重神经官能症；⑧过度肥胖。

4. 腹腔镜输卵管绝育术相对禁忌证 ①既往有腹部手术史，估计无严重腹腔粘连；②有局限性腹膜炎史；③妊娠≥3月或腹部存在巨大肿块者。

5. 并发症

（1）术中并发症：①膀胱损伤，一般在手术进腹时被误伤；②肠道损伤，可发生在切开腹膜时，或肠壁与腹膜粘连分离不仔细而直接损伤肠管，也有在寻找输卵管时，所用器械不光滑或器械使用不当造成肠管挫伤、压榨伤，甚至肠管穿孔或肠系膜血管损伤而出血过多；③输卵管断裂或输卵管系膜血管损伤出血。

（2）术后近期并发症：①感染，包括腹壁切口感染、盆腔感染等；②切口部位血肿。

（3）术后特有的远期并发症：①盆腔静脉淤血症；②输卵管绝育术后失败，则可发生非意愿宫内妊娠或异位妊娠。

四、避孕节育措施的选择

避孕方法知情选择是计划生育优质服务的重要内容，指通过广泛深入的宣传、教育、培训和咨询，育龄期妇女根据自身特点（包括家庭、身体、婚姻状况等），选择合适、安全、有效的避孕方法。以下介绍生育年龄各期避孕方法的选择。

1. 新婚期 新婚夫妇年轻，尚未生育，应选择使用方便、不影响生育的避孕方法。复方短效口服避孕药使用方便，避孕效果好，不影响性生活，列为首选。男用阴茎套也是较理想的避孕方法，还可以选用外用避孕栓、避孕薄膜等。

2. 哺乳期 要求不影响乳汁质量及婴儿健康。阴茎套是哺乳期选用的最佳避孕方式，也可以选用单孕激素制剂长效避孕针或皮下埋植剂。哺乳期不宜使用雌、孕激素复合避孕药或避孕针以及安全期避孕。

3. 生育后期 选择长效、可逆、安全、可靠的避孕方法，以减少非意愿妊娠后手术带来的痛苦及并发症。各种避孕方法（宫内节育器、皮下埋植剂、复方口服避孕药、避孕针、阴茎套等）均适用，根据个人身体状况进行选择。

4. 绝经过渡期 此期仍有排卵可能，应坚持避孕，选择以外用避孕为主的避孕方法。不宜选用复方避孕药及安全期避孕。

☞拓展阅读28-2
紧急避孕的方法

第二节　避孕失败的补救措施

一、早期人工流产

妊娠 14 周内采用人工或药物方法终止妊娠称为早期妊娠终止，也可称为人工流产。用来作为避孕失败、意外妊娠的补救措施，也用于因疾病不宜继续妊娠、为预防先天性畸形或遗传性疾病而需终止妊娠者。人工流产可分为手术流产和药物流产两种方法。常用的方法有药物流产术、负压吸引人工流产术和钳刮人工流产术。

（一）药物流产

药物流产（medical abortion, medical termination）是人工流产的非手术方法，应在具备急救条件（如急诊刮宫、输液、输血）的医疗单位或计划生育服务机构进行。目前常用的抗早孕药物为米非司酮配伍前列腺素，前者使子宫蜕膜变性坏死、宫颈软化，后者使子宫兴奋、子宫收缩，促使胚胎排出。很少数应用天花粉和其他。

1. 适应证　①停经在 49 日以内，确定为宫内妊娠的，年龄在 40 岁以下而自愿要求结束妊娠的健康妇女。②没有慢性疾病或过敏性哮喘病史。③经过 B 超检查和尿妊娠试验确诊为阳性者。④在近 3 个月内没有接受过糖皮质激素治疗的女性。

2. 禁忌证　①米非司酮药物禁忌：内分泌疾病（如肾上腺疾病、糖尿病、甲状腺疾病等）、肝或肾功能异常、各种器官的良性或恶性肿瘤、血液病或血栓性疾病、高血压等。②前列腺素药物禁忌：心脏病、青光眼、哮喘、胃肠功能紊乱和过敏体质者。③带宫内节育器妊娠者。④可疑异位妊娠者。

3. 用药方法　米非司酮分顿服和分服。顿服法为 200 mg 单次口服，服药后第 3 日给予前列腺素 0.6 mg 口服，服药前后至少空腹 1 h。亦可 150 mg 分次服用，首剂 50 mg，8～12 h 后再服 25 mg，第三日末次服药后加用前列腺素。

4. 并发症　①流产失败。②失血过多，特别是大出血不止，如果不及时清宫、输血，失去了抢救机会，会危及生命。③药流不良反应：服药过程中除可出现恶心、呕吐、腹痛、腹泻等胃肠道反应外，出血时间长、出血多是药物流产的主要不良反应，用药物治疗效果差，必要时需清宫。药物流产必须在有正规抢救条件的医疗机构进行。

5. 注意事项

（1）药物流产前：①药流前做 B 超检查，排除异位妊娠，了解胚囊大小、位置，以帮助确定是否适合做药流。②药流必须是停经 49 天之内的受孕者，年龄在 40 岁以下。③身体状况良好，无禁忌证。④要到有急诊处理、刮宫条件和输血、输液条件的医院进行药流，多加观察，以防不测。

（2）药物流产后：①药物流产后的卫生与避孕要更加精心。②药物流产后注意局部卫生，洗澡应以淋浴为宜，不要洗盆浴。1 个月内禁止性生活。③药物流产后要休息 1～2 周，逐渐增加活动量。④观察出血情况，若药流术后阴道流血超过 1 周，甚至伴有下腹痛、发热、白带混浊有臭味等异常表现，就应及时到医院诊治。

（二）负压吸宫术

应用负压吸引的原理进行人工流产手术，称为负压吸宫术或称负压吸引（vacuum aspiration）人工流产术。

1. 适应证　①妊娠在 10 周以内，要求终止妊娠而无禁忌证者。②因某种疾病不宜继续妊娠者。

2. 禁忌证　①生殖器官急性炎症，如盆腔炎、滴虫性阴道炎、真菌性阴道炎、宫颈急性炎症（治疗后方可手术）。②各期急性传染病或慢性传染病急性发作期，或严重的全身性疾病如心力衰竭、血液病等（需治疗好转后住院手术）。③妊娠剧吐酸中毒需治疗后手术。④术前相隔 4 h 两次体温在 37.5℃以上者。

3. 人工流产术并发症　①术时出血：因未能迅速、完整地吸出胚囊、子宫收缩不良等，需迅速清除宫腔内妊娠物或加强宫缩。②人工流产综合征：指在施行人工流产手术中，有少数妇女出现恶心、呕吐、头晕、胸闷、气喘、面色苍白、大汗淋漓、四肢厥冷、血压下降、心律不齐等，严重者还可能出现晕厥、抽搐、休克等一系列症状。人流术中，由于子宫颈被牵拉、扩张以及负压、刮匙对宫壁的刺激，反射性引起迷走神经兴奋，使体内释放出大量的乙酰胆碱，促使冠状动脉痉挛，心肌收缩力减弱，心排血量减少，从而出现了上述一系列的表现。治疗时使患者取平卧位、吸氧，严密观察血压、脉搏变化，静脉或皮下注射阿托品，必要时静推 50% 葡萄糖 60 ~ 100 mL，可开放静脉补液。③人工流产不全是较常见的并发症，可引起术后持续性阴道出血、阴道排出胚胎或附属物，常需再次清宫达到完全流产。④宫腔积血：多见于钳刮术后，由于子宫过度屈曲、子宫收缩乏力、凝血功能障碍、宫颈内口粘连致血液淤积于宫腔内。⑤宫颈、宫腔粘连：严重宫腔粘连者行宫腔镜分解粘连，术后应用雌孕激素 3 个月左右或术后放置宫内节育器。⑥人工流产漏吸：宫腔内妊娠，在人流手术中未吸到胚囊或主要的胎盘组织，需再次手术终止妊娠。⑦感染：人工流产术后感染多表现为急性子宫内膜炎，其次为输卵管炎、急性盆腔炎等。⑧子宫穿孔及脏器损伤：单纯性子宫穿孔可行保守治疗，子宫损伤面积大或多处损伤、肌壁间血肿并发腹腔内出血、脏器损伤者应尽早进行腹腔镜或开腹探查术，根据子宫损伤部位、程度、有无腹腔感染及宫腔内容物是否清除而采取不同术式。⑨人工流产空吸：将非妊娠疾病或非宫内妊娠误诊为宫内妊娠而行人工流产称为人工流产空吸，确诊为非妊娠疾病应对症处理或观察，可疑滋养细胞疾病应密切随访，尽早确诊处理。

微视频 28-3
负压吸宫术

（三）钳刮术

1. 适应证　①妊娠 10 ~ 14 周间自愿要求终止妊娠而无禁忌证者。妊娠 12 周以上者必须住院。②因某种疾病（包括遗传性疾病）不宜继续妊娠者。③流产方法失败者。

2. 禁忌证　①生殖器有急性炎症，如盆腔炎、滴虫性阴道炎、真菌性阴道炎、宫颈急性炎症。②各期急性传染病或慢性传染病急性发作期，或严重的全身性疾病如心力衰竭、血液病等。③在妊娠期间有反复阴道流血者或最近有阴道流血史，术前也不宜放置导尿管等做扩张子宫颈的准备。④术前两次测体温在 37.5℃ 以上者。

3. 并发症同上。

二、中期妊娠引产术

中期妊娠引产术是指在妊娠 14 ~ 27 周，孕妇因全身性疾病不适于继续妊娠或因胎儿先天性畸形、遗传性疾病等原因而进行的引产术。在整个妊娠期间，中期妊娠子宫的兴奋性处于较稳定的阶段，子宫肌层对缩宫素的敏感性较低。子宫颈亦较硬，不易扩张，需通过机械的刺激或药物的作用引起子宫收缩及宫颈扩张或利用药物的毒性作用于胎儿、胎盘引起流产。常用的有水囊引产、药物引产和剖宫取胎术。此类手术较早期人工流产术困难，必须具备一定的设备及手术条件，在保证患者安全的情况下才能施行。

（一）利凡诺羊膜腔内注射引产

羊膜腔内注射药物引产是通过腹壁穿刺将药物注入羊膜腔内，通过药物本身引起子宫肌兴奋，增加子宫肌肉收缩的频率及紧张度（图 28-5）。引产的胎儿大多已死亡，主要是药物的毒性作用于胎儿而引起流产。药物直接作用于胎儿而减轻了母体的毒性反应。羊膜腔内注射药物操作简单，成功率高，感染率低，优于羊膜腔外注射药物引产法。利凡诺（Rivanol）是一种消毒剂，对子宫肌层也有明显的兴奋作用，用量为 50 ~ 100 mg，可溶于 5 ~ 10 mL 注射用水内做羊膜腔内注射。

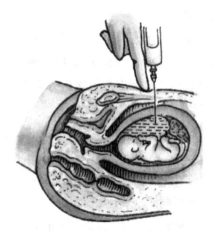

图 28-5　利凡诺羊膜腔引产

1. 适应证　①妊娠在 16～27 周要求终止妊娠者。②妊娠 16 周以上因某种疾病不宜继续妊娠者。③生殖道炎症、妊娠期有反复阴道出血或近期内有阴道出血，为防止上行感染，不宜经阴道操作引产者，可做羊膜腔内注射药物。

2. 禁忌证　①各种全身性疾病的急性期。②术前 24 h 内，2 次体温在 37.5℃ 以上者。③肝、肾疾病。④哮喘、高血压、癫痫、子宫颈坚硬或有瘢痕等禁用前列腺素类药物。

3. 术后处理　①羊膜腔内注射药物，如第一次不成功，须等待 72 h 后再注射第 2 次。②详细观察注射药后反应。一般注药 24 h 内即可出现宫缩，要注意宫缩的强度及宫颈扩张情况。当胎儿、胎盘排出后应仔细检查胎盘、胎膜是否完整，如不完整应及时用卵圆钳取出或用钝刮匙做刮宫术。

（二）水囊引产

利用压力的机械刺激引起宫缩、扩张宫口而达到引产目的。成功率达 90% 左右。感染是水囊引产最常见和最危险的并发症，故术后应给予抗生素预防感染。现临床大多联合药物使用。国内有报道小水囊联合利凡诺、米索前列醇用于中孕引产成功率高，可缩短胎儿排出时间，缩短疼痛时间，减少产后出血量。

1. 适应证　①妊娠在 14～27 周要求终止妊娠；因患某种疾病，不宜继续妊娠者。②3 天内无

性生活；体温不超过 37.5℃；无生殖器官炎症。由于无药物不良反应，可适用于肝、肾疾病孕妇。

2. 禁忌证　①各种全身性疾病的急性期；慢性炎症急性发作期，如阴道炎、盆腔炎。②妊娠期间反复有阴道出血或 B 超提示有前置胎盘者；瘢痕子宫。③死胎或过期流产。

（三）米非司酮配伍米索前列醇引产

1. 适应证　①妊娠在 8～16 周要求终止而无禁忌证者。②因患某种疾病，不宜继续妊娠者。③胎膜早破，其他引产方法失败。④体温不超过 37.5℃。

2. 禁忌证　①各种全身性疾病的急性期。②生殖器官炎症或慢性炎症急性发作期，如阴道炎、盆腔炎；孕妇肝、肾疾病。③哮喘、高血压、心脏病、癫痫、青光眼、血小板减少及严重贫血。④子宫畸形，子宫颈坚硬或有瘢痕等；胃肠功能异常或电解质紊乱。⑤孕妇有肾上腺疾病、糖尿病、肝功能异常及与激素有关的肿瘤，如明显子宫肌瘤、乳腺癌、卵巢癌等情况下禁忌用米非司酮。

3. 用药方法

（1）米非司酮：有两种服药方法。①顿服法。米非司酮 200 mg 或 150 mg 一次性口服。②分次服法。米非司酮 100 mg 或 75 mg，每天 1 次口服，连用 2 天。

（2）米索前列醇：有两种给药方式。米非司酮首次给药间隔 36～48 h 后口服米索前列醇。4 mg 或阴道后穹隆给予米索前列醇 0.6 mg。口服米索前列醇 3～4 h 后可重复一次。阴道后穹隆给予米索前列醇则间隔 12 h 给药一次，一般给药 3 次为 1 个疗程。

（四）剖宫取胎术

临床应用剖宫取胎术指用手术方式直接打开宫腔终止妊娠，因其创伤大、操作复杂，仅用于不能使用其他引产方法或需尽快终止妊娠的病例（如病理产科或先兆子宫破裂者）。

1. 适应证　①妊娠 14～27 周因全身性疾病需

终止妊娠，而孕妇本身情况又不适于做其他任何一种中期妊娠引产术者。②经水囊引产或其他方法引产失败者。

2. 禁忌证 孕妇全身情况极度衰弱不能胜任手术及腹壁有感染病灶或严重皮肤病者。

（许 泓 何晓英）

数字课程学习

⬇ 教学PPT　　　✎ 自测题

第二十九章
性与性功能障碍

关键词

性　　性功能　　性功能障碍

一、性及相关概念

性（sexuality）和性行为（sexual behavior）是动物的本能之一，是生存和繁衍的基础。

人类的性是性别认同、性行为及人与人之间性关系的总和，是一种自然现象和生理现象，也是生命健康和幸福的基本要素之一。

性欲（sexual desire, libido）是一种欲望，是在一定生理心理基础上，由性刺激激发，希望释放性张力的欲望。性刺激可以来自客观感官刺激，如触觉、视觉、听觉、嗅觉及味觉，也可以是建立在思维活动上的刺激，如性幻想、性意识、性知识、性经验等。性欲可分为接触欲和胀满释放欲。女性表现为要求抚摸和阴道容纳的欲望。人类的性欲持续整个一生，但在青春期前不明显，青春期后逐渐增强并成熟，女性绝经后也逐渐减弱。

性行为是指为满足性欲和获得性快感而出现的动作和活动，其功能是繁衍后代、获得愉悦和维护健康，决定于性别认同、性取向，并受生理、遗传及社会因素的影响。狭义的性行为专指性交（sexual intercourse），是指男性阴茎和女性阴道交媾的性行为，具有生殖意义。广义的性行为指接触、拥抱、爱抚、手淫、口交、肛交及自慰等各种有性刺激的行为，受社会习俗、道德规范和法律的约束。正常的性行为符合时代社会道德规范，有益于身心健康，反之则属于异常性行为。

性生活（sexual life）是性行为的连续过程，这一过程包括双方性信号的传递、性交前爱抚、性交及性交后爱抚等过程。性欲是性生活的驱动力，性生活是性张力释放的载体。

性反应（sexual response）指人体受性刺激后，身体出现可感觉、观察并能测量到的变化，不仅发生在生殖器，也发生在身体其他部位。

性反应周期（sexual response cycle）指性刺激唤起了性欲，进而出现性兴奋，蓄积到一定程度出现性高潮，从而释放性张力和性能量，同时出现行为、生理及心理的阶段性和周期性变化规律。女性性反应周期分为4个阶段：性欲、性唤起、性高潮和性消退。

1. 性欲期（sexual desire phase）　渴望发生性行为，包括对性的想法、想象和意愿，只有心理变化，无明显生理变化。女性的性欲通常呈反应性，一般由情感因素、接触到性爱图像或与性伴侣身体亲近所触发。

2. 性兴奋期（sexual arousal phase）　性被唤起后，心理上出现兴奋、主观的性愉悦感并伴有生理改变，包括生殖器血管充血、阴道湿润、乳房肿胀、乳头勃起、心率和呼吸频率加快、血压升高和肌肉紧张。

3. 性高潮期（sexual orgasm phase）　性愉悦达到顶峰，发生身心极度快感，通过强烈的肌肉痉挛，使性紧张迅速得到释放，心理上感受到极大的愉悦和快感。会阴、阴道肌肉、肛门括约肌发生不随意的节律性收缩，内生殖器官的节律性收缩，伴有面部扭曲、全身痉挛、呻吟、出汗及短暂神志迷惘。心率和呼吸进一步加快，血压进一步升高。一般只持续数秒至数十秒。女性不存在性消退后的不应期，如有持续的性刺激，能连续出现性高潮。女性获得性高潮所需刺激的强度、类型和持续时间因人而异。多数女性需一定程度的阴蒂刺激才可出现性高潮。在多数女性中，通过阴道性交间接刺激阴蒂可能足以触发性高潮，而其他女性对直接阴蒂刺激可能更容易且更可靠地产生反应。刺激其他性敏感区域（如刺激乳房或乳头）也可能触发性高潮。某些完全性脊髓损伤的女性仍保留通过阴道–宫颈刺激出现性高潮的能力，该过程似乎是通过迷走神经介导的。例如，女性可在睡眠中出现性高潮，有个案报道女性仅通过幻想也可出现性高潮。不能达到这一点并不是一种障碍，而是性反应的一种典型变化形式。

4. 性消退期（sexual resolution phase）　肌肉松弛和感受到性活动带来的总体幸福感，逐步恢复到性唤起前。生理上，乳房肿胀消退，生殖器官的充血肿胀消退，全身肌张力恢复正常，心率、呼吸、血压恢复正常。心理上感觉舒畅和满足。

女性的性唤起除了生物学基础外，更多地依赖于社会心理基础。女性主观性唤起与生殖道性唤起可以不一致，部分主诉性唤起障碍的女性，性刺激时生殖道充血、阴道湿润、润滑并无异常。女性性行为的目的并不是都要达到高潮，有些妇女虽然未出现性高潮，也可以感受到愉悦，这也是完整和正常的性反应周期。

二、女性性功能障碍

女性性功能障碍（sexual dysfunction）也是妇产科临床中经常遇见的问题，是指女性性反应周期的一个或几个环节发生障碍，或出现与性交有关的疼痛。据报道，世界范围内约有40%的女性诉有性问题，约12%的女性伴有精神痛苦的性问题。伴有心理痛苦是诊断女性性功能障碍的必备条件。

（一）女性性功能障碍相关因素

1. 社会心理因素　情感，如羞怯、忧郁、焦虑、畏惧、紧张、憎恨、悲痛等，均可抑制性欲和性唤起。既往不愉快的性经历、性关系不和、过度压力、担心妊娠和性病等，也可以造成个人心理反应。

2. 年龄和绝经因素　年龄增加、卵巢功能减退、雌激素分泌减少，尤其绝经后出现生殖道萎缩、阴道干燥、盆底肌张力降低，均可减少女性生殖道的性反应。

3. 手术因素　双侧卵巢切除可导致雌激素下降，从而影响正常的性反应。外阴、阴道、子宫的手术，改变了解剖结构，破坏了盆腔神经传导，从而也影响了正常的性反应。乳腺癌根治术可因敏感性区域或体型破坏，也伴有心理因素，共同影响性反应和性功能。

4. 放疗后　盆腔放疗损伤卵巢功能，甚至造成阴道粘连和顺应性及生理功能改变，也会影响性功能。

5. 神经性因素　中枢和外周神经系统疾病和损伤，如脊髓损伤或退变、癫痫、糖尿病性神经病变等，均可引起性功能障碍。

6. 血管性因素　高血压病、糖尿病、动脉粥样硬化、心脏病等血管病变影响阴道充血和阴蒂勃起不足。

7. 妊娠和产后　孕期担心性交影响胎儿，产后因会阴疼痛、阴道分泌减少等因素，均可导致女性性功能障碍。

8. 妇科和泌尿系统疾病　11%~45%的女性在性交过程中出现尿失禁，也会引起性交中断。盆腔器官脱垂也与女性性问题相关。间质性膀胱炎/膀胱疼痛综合征女性通常也有性交疼痛。子宫内膜异位症的主要症状是深部性交痛。子宫肌瘤也可能会发生深部性交痛。

9. 药物性因素　能改变精神状态、神经传导、生殖系统血流、血管舒缩功能及性激素水平的药物，也能影响性功能。尼古丁可能会抑制女性的性唤起。长期酗酒可导致促性腺激素水平低下，从而损害性功能。药物和物质滥用常还会导致精神和身体健康状况不佳、伴侣关系破裂、社会地位低下和财务状况不稳定，这些都会对性功能产生负面影响。

10. 性知识和性技巧　粗暴、盲目、不合时宜的性行为，会引起女方反感，影响其性功能。

（二）分类和临床表现

女性性功能障碍是根据性反应周期中的一个或多个阶段来确定的。在2013年美国精神病协会（American Psychiatric Association，APA）发表的诊断标准中，主要分类和临床表现如下。

1. 女性性兴趣/唤起障碍　性兴趣/唤起缺乏或显著降低，以下6项中至少有3项表现：①对性行为缺乏兴趣或兴趣降低；②性想法或性幻想缺乏或减少；③主动发起性行为的次数减少或没有，通常不接受伴侣的性行为要求；④性兴奋/性快感消失或减少；⑤对于任何内在或外在的性刺激（如书面、言语、视觉刺激），性兴趣/性唤起缺乏或减少；⑥性行为期间生殖器或非生殖器感觉缺失/减弱。

2. 女性性高潮障碍　存在以下 3 种症状中的任意一种。①性高潮显著延迟、显著减少或缺乏；②性高潮的感觉强度明显降低；③生殖道盆腔疼痛 / 插入障碍（包括以往分类中的性交痛和阴道痉挛），反复或持续发生以下一种或多种困难：a. 性交时插入阴道困难；b. 尝试插入阴道时出现明显的外阴阴道或盆腔疼痛；c. 在插入阴道之前、插入过程中或插入之后，女性对外阴、阴道或盆腔疼痛产生明显的畏惧或焦虑情绪；d. 尝试插入阴道时，盆底肌肉明显紧张或紧缩。

3. 物质 / 药物诱发性功能障碍　主要的临床特征是出现临床上明显的性功能障碍。通过病史、体格检查或以下实验室检查结果可证明存在物质 / 药物诱发的性功能障碍：①症状发生于物质中毒、戒断期间或不久后，或发生于某种药物暴露后；②涉及的药物 / 物质能够产生这些症状；③该障碍不能由非物质 / 药物诱发的性功能障碍更好地解释；④性功能障碍不是只发生于谵妄病程中。

4. 其他特定的性功能障碍　是指性功能障碍的典型症状引起临床上明显的心理痛苦，但是不符合性功能障碍诊断类型中任何障碍的全部标准，如性厌恶。

5. 待分类的性功能障碍　是指性功能障碍的典型症状引起临床上明显的心理痛苦，但不符合性功能障碍诊断类型中任何障碍的全部标准。

女性很少自发产生性欲（除非是在新的性伴侣关系中），因此自发性欲的缺乏不一定是一种异常。女性在主诉中通常没有区分性欲与性唤起。性唤起可能与女性的思想和情感或生理唤起（包括生殖器血管充血和润滑）有关。

以上这些症状的分类，应持续至少 6 个月，不能用性以外的精神疾病、与性伙伴关系不睦或其他应激来解释，也不能归咎于物质、药物或其他疾病的影响。每种性功能障碍均可分为终生性（原发性）和获得性（继发性），完全性和境遇性，器质性和功能性。

三、诊断

临床上诊断女性性功能障碍主要根据病史、性功能评估和体格检查。没有关于性生活频率多少或者性功能障碍严重程度的标准，诊断时要考虑到患者的文化程度、宗教信仰、社会习俗等背景情况，也要注意性功能障碍导致患者心理痛苦的严重程度及其对性伴侣之间关系的影响程度。同时也应询问患者性伴侣是否存在性问题。

1. 病史询问　应采集完整的病史及用药史，注意问诊环境的舒适性和私密性。内容包括年龄、文化程度、职业、宗教信仰、性别认同、性取向、既往性经历、月经生育史、精神病及全身其他疾病史、手术外伤史、化放疗史、药物应用史、有无吸毒等，以识别可能会影响性方面的器质性、心理性、药物性和物质相关的问题（如抑郁、糖尿病等）。如果怀疑患者有未诊断出的躯体或精神疾病，应转诊至相关专科。应采集患者全面的性生活史，包括性行为过程、发生问题的环节、性伴侣的性别或数量等。

2. 性功能评估　常采用女性性功能积分表或调查问卷来评估性功能障碍，内容主要包括既往 4 周内的性交次数、性欲强度、性高潮次数与强度、性交不适感等。

3. 情感及相关问题评价　对婚姻的满意度，与性伴侣情感关系，性活动时对自我形体的自信度，有性需求时与性伴侣交流能力的评价。

4. 盆腔及全身检查　可了解生殖器发育状况及有无器质性疾病，有无盆腔触痛、器官脱垂、盆底张力过强或外阴 / 阴道萎缩、分泌物异常或出血。全身检查包括心血管、呼吸、运动、神经、直肠及泌尿系检查。

5. 实验室评估　包括经阴道盆腔超声检查、宫颈分泌物培养以检查有无淋病和衣原体感染、全血细胞计数，测定促甲状腺激素或催乳素水平。不推荐进行雌雄激素的测定，因其与性功能障碍并无明确关系。

四、治疗

女性性功能障碍的治疗必须充分考虑女性性反应的复杂性和主观感受，而不是单纯依靠客观的生理指标。

1. 心理治疗　多数性功能障碍是功能性的，由心理因素造成，而器质性的也多伴有心理因素，因此心理咨询很重要。在全面掌握病情特点及障碍类型及程度的基础上，进行综合分析，结合其个性特征、文化程度、宗教信仰等背景，制订有针对性的治疗方案。

2. 一般治疗　包括提供有关性的基本知识和技巧，鼓励阅读介绍性知识的相关书籍，性生活前双方相互沟通，商量改变性生活时间、地点、性交姿势，尝试性幻想，使用背景音乐、影像资料，推荐使用润滑剂。

3. 行为疗法　纠正不正确的行为，常用的行为疗法如下。

（1）性感集中训练：即训练自己的主观感受。可分 3 个阶段。第一阶段的重点是指导女方集中精力体验由男方爱抚身体所激发的感觉，但不触及乳房和生殖器；第二阶段的重点是生殖器刺激，但避免性交；第三阶段又称无需求性交阶段，在前两个阶段的基础上开始性交，重点是不追求性高潮，调整愉悦为定向的性体验。

（2）自我刺激训练：指导患者通过手淫或借助振荡器的方法获得性高潮。成功的性高潮体验，有助于患者增强性欲和树立自信心。自我刺激成功后，让性伴侣加入，帮助患者体验与伴侣在一起的性高潮。

（3）盆底肌肉训练：训练患者交替收缩和舒张盆底肌肉，如凯格尔运动，以提高盆底肌张力和性

交时阴道感觉的敏感性。

（4）脱敏疗法：也称阴道扩张法，针对阴道痉挛、插入障碍，利用一系列大小不等的阴道扩张器、从小到大地扩张阴道，也可以指导患者自己或性伴侣用手指做类似的练习。

4. 药物治疗

（1）外周作用药物：可松弛血管平滑肌、促进局部血流，促进生殖器充血和阴道湿润。如磷酸二酯酶 -5 抑制剂、前列腺素 E_1 激动剂、L- 精氨酸等。需要注意的是，这些药物对女性的作用不及男性。

（2）中枢作用药物：因女性的性体验更多地依赖于主观的性唤起，因此中枢作用的药物可能比男性应用更有效。如黑皮质素受体激动剂、多巴胺受体激动剂等。

（3）性激素：可全身或局部应用。如雌激素和雌激素受体调节剂。虽然雄激素的测定对性功能障碍没有诊断价值，但雄激素制剂可明显改善女性患者的性欲和性生活满意度。需注意，长期应用性激素有男性化及心血管疾病等潜在不良反应。

（4）抗抑郁药：通过增强多巴胺和抑制 5- 羟色胺、催乳素等作用，可以提高性欲，如丁胺苯丙酮、曲唑酮、氟西汀等。

5. 原发病治疗　积极治疗原发病有助于消除相应的性功能障碍，如内异症的治疗可缓解性交痛。

☞拓展阅读 29-1
女性性交痛

（赵勇锋　千日成）

数字课程学习

⤓教学PPT　　✏自测题

第三十章

妇女保健

关键词

妇女保健　青春期女性保健

妇女是社会的重要人力资源，是家庭的监护者，也是社会中的脆弱人群，因此，保护妇女健康对社会的发展有重要的意义。妇女保健（health care for women）旨在维护和促进妇女的健康，其范畴从青春期开始，直至更年期。妇女保健是公共卫生的重要组成部分，也是社会进步的重要标志。按照不同时期来分，妇女保健可分为五期：青春期保健、婚前保健、围生期保健、围绝经期保健和老年期保健。

随着各级妇女保健机构的增加以及整体治疗保健水平的提高，我国妇女保健的水平在不断提高。然而仍有很多困扰妇女健康的因素还没有得到解决，如一些贫困区域的孕产妇死亡率偏高、青春期保健未得到重视、各种妇科疾病的威胁等，如何改善这些问题是妇女保健工作未来面临的挑战。

本章对各个年龄段的妇女保健工作进行简要介绍，对现阶段妇女保健工作所面临的问题及对策进行简述。

一、不同时期的妇女保健

1. 青春期保健　青春期（adolescence）是由儿童发育到成人的过渡时期，世界卫生组织（WHO）将青春期的年龄界定为 10～19 岁。青春发育期的整个跨度大约要经历 10 年。青春期是决定个体体格、体质、心理和智力发展水平的关键时期。处在这个阶段的青少年，机体内分泌系统的变化不仅促使骨骼、肌肉和内脏迅速发育，而且也促使性腺、性器官以及第二性征快速发育，同时伴随青春期女孩心理和行为的巨大变化。青春期保健应针对青少年的生理和心理特点，重视健康与行为方面的问题，以加强一级预防为重点。

在生理方面，月经初潮前出现生长发育突增，伴随性器官和第二性征开始发育。青春中期以生殖器官和第二性征明显发育为特征，女性出现月经来潮；青春晚期体格发育逐渐停止，骨骼倾向完全愈合，性腺发育接近成熟，性器官和第二性征发育成熟，具有生殖能力，进入成人期。在心理方面，伴

随着青春期身体外形的变化和器官功能的迅速发育成熟，青少年的心理也随之发生巨大的变化。性意识全面觉醒，成人感的形成和独立意识的日益增强，出现闭锁性与开放性、成就感与挫折感等各种矛盾。

青春期保健包括：帮助青少年培养自我保健意识、提高自我保健能力；给予青少年正确的营养指导，如饮食规律，三餐有度，不可偏食、挑食，切忌暴饮暴食，预防营养不良和营养过剩；性卫生保健，包括注意外阴卫生、经期卫生、乳房发育保健、进行乳房自我检查；给予心理卫生指导，关注青春期心理卫生问题，如青春期性行为、少女怀孕、吸毒、酗酒、自杀、家庭暴力、出走和犯罪等；进行青春期性健康教育，主要包括性知识、性心理、性道德教育、性角色认知和性安全教育等。

2. 婚前保健（premarital health care）是对准备结婚的男女双方在结婚登记前所进行的卫生指导、医学检查等保健服务，婚前保健可以降低初生儿缺陷发生的可能性，是保障家庭幸福、提高出生人口素质的基础保健工作，也是生殖保健的重要组成部分，事关千家万户的幸福和社会经济的可持续发展。

按照我国《母婴保健法》第 7 条规定：婚前保健技术服务的内容包括婚前医学检查、婚前卫生指导和婚前卫生咨询。通过以上三项服务，将有利于男女双方和下一代的健康；有利于提高出生人口素质；有利于促进夫妻生活的和谐；有利于有效地实现计划生育，保障妇女的生殖健康。

婚前的医学检查包含了各种各样的疾病，其中有严重的遗传性疾病、艾滋病淋病等指定的传染病，精神分裂症等有关的精神病，以及影响结婚和生育的重要器官疾病。婚前卫生指导内容包括：①有关性保健教育；②新婚避孕知识及计划生育指导；③受孕前的准备、环境和疾病对后代影响等孕前保健知识；④遗传病的基本知识；⑤影响婚育的有关疾病的基本知识；⑥其他生殖健康知识。婚前卫生咨询是主检医师根据医学检查的结果、服务对

象提出的具体问题进行解答和提供信息，帮助服务对象在知情的基础上做出适宜的决定。主要针对遗传优生、新婚避孕、孕期保健等内容提供咨询。

3. 围生期保健　围产期是指产前、产时和产后的一段时期。围产期的定义有4种：①围产期Ⅰ：从妊娠满28周至产后1周；②围产期Ⅱ：从妊娠满20周至产后4周；③围产期Ⅲ：从妊娠满28周至产后4周；④围产期Ⅳ：从胚胎形成至产后1周。国内采用围产期Ⅰ计算围产期相关统计指标。围生期保健（perinatal care）是在近代围生医学（perinatal medicine）发展的基础上建立起来的新兴学科。围生期保健是指一次妊娠从妊娠前、妊娠期、分娩期、产褥期（哺乳期）到新生儿期，为孕母和胎婴儿的健康所进行的一系列保健措施。

对于孕前期保健，最关键的是创造、选择最佳的受孕时机。通过孕前期保健能减少许多危险因素和高危妊娠。在这一时期，要戒除烟酒，避免接触有毒物质和放射线，同时，如果有疾病应该积极治疗，尤其是病毒性肝炎、高血压、肺结核等对妊娠有影响的疾病。

孕期应注意防病防畸，登记孕早期保健卡；进行孕中期产前诊断，预防晚孕期并发症，做好高危妊娠的各项筛查工作，注意营养补充及胎儿生长发育监测；孕晚期应加强胎儿监护，及时发现并纠正胎儿宫内缺氧，做好分娩前的心理准备，选择适当的分娩方式和分娩时机。

产时保健是指分娩时的保健，这段时间虽是分娩的一瞬间，却是整个妊娠安全的关键。提倡住院分娩，高危孕妇应提前入院。要抓好"五防一加强"，即防出血、防感染、防滞产、防产伤、防窒息和加强产时监护和产程处理。

产褥期保健应认真观察产妇子宫复旧情况、手术伤口情况、有无乳腺感染及生殖道感染等。产前有并发症者尽量争取在产褥期内治愈。注意心理护理，关心产妇的休养环境，饮食营养丰富，注意外阴清洁，产褥期间产妇应哺育婴儿。哺乳期的关键则是保护、促进和支持母乳喂养。

4. 围绝经期保健　围绝经期（perimenopausal period）的起点是从临床特征、内分泌学及生物学上开始出现绝经趋势（如月经周期紊乱等），终点为最后1次月经后1年。围绝经期是女性卵巢功能从旺盛走向衰退的生理时期，在此期间，妇女的生理和心理将经历重大变化，保健的重点就在于帮助妇女实现平稳过渡，降低疾病的风险。

妇女围绝经期的生理变化，都与卵巢的衰老密切相关。卵巢的衰老主要表现在两个方面：①卵泡的减少，卵巢形态老化，体积缩小；②卵巢功能衰退。这使妇女在生理上发生一系列变化。表现为阵发性潮热、面红，生殖器官萎缩，阴道分泌物减少，腰背及四肢酸痛，还会出现血脂异常、高血压、冠心病等疾病。另外，妇女发生恶性肿瘤的机会增多，常见的有乳腺癌、宫颈癌、卵巢癌等。

在精神心理方面，神经系统和内分泌系统密切相关，相互影响，由于脑垂体与卵巢间的内分泌平衡失调，神经系统出现不稳定现象，使围绝经期妇女心理上发生一些变化。通常表现为情绪不稳定、记忆力明显减退、易怒多疑等情况。最大变化是感到自己从此衰老了，尤其是在这阶段常有生活和工作环境的改变，对思维、情绪的影响很大。可能产生悲观、忧郁、烦躁、失眠与神经质等表现，甚至出现情绪低落、性格及行为的改变。

围绝经期保健应以促进围绝经期妇女身心健康为目标，使她们能顺利地度过这一"多事"的过渡时期。围绝经期保健的工作内容要针对围绝经期妇女的生理、心理、社会特点和围绝经期常见的健康问题，采取有效的防治措施和排除不良的社会、环境因素的干扰。主要是通过健康教育和咨询服务提高这一特殊人群的自我保健能力，包括建立健康的生活方式，定期监测自身健康状况和学会自我查病。正确、科学地使用激素治疗，不仅有利于缓解围绝经期各种症状，还能预防低雌激素相关疾病，也是围绝经期保健的主要内容之一。围绝经期心理保健包括要正确认知，围绝经期的到来是不可避免的，要保持良好的心态泰然应对；还要调整饮食结构，增加活动量，以此来促进骨骼生长，防止骨质疏松；另外，还要保持外阴清洁，预防老年性阴道炎的发生，重视不规则的阴道出血，防范肿瘤疾病。

5. 老年期保健　随着年龄的不断增大，卵巢功能不断消退并最终完全消失，这时便进入了老年期。按照国际老年学会的规定，60 岁开始妇女即进入老年前期。根据 2010 年第六次人口普查数据显示，我国 60 岁及以上的老年女性人口规模已达到 9 055 万人。做好老年期保健是预防老年性疾病和提高生命质量的关键和基础，对个人、家庭和社会都有着十分重要的意义。

老年人除了生殖系统外，泌尿系统、心血管系统、骨骼系统功能也开始发生衰退，生理方面的变化也会带来心理上的巨大变化，因此老年期妇女更易患各种身心疾病。这个时期，妇女应该定期进行身体检查，加强身体锻炼，对各种疾病采取积极的治疗，此外，雌激素治疗可以纠正代谢紊乱，是一种很好的治疗方法。

二、妇女保健面临的问题

1. 青少年性健康问题　青少年性健康已成为目前妇女保健面临的主要问题之一，包括少女未婚先孕、未婚人流、性暴力等。少女怀孕是指 19 岁及以下处在青春发育期的女孩子怀孕。少女月经来潮后，在生理上已经具备了怀孕的能力，但其生殖器官并未发育成熟，此时怀孕和生育引发近期和远期并发症的危险显著高于成年妇女，尤其易并发子痫、难产和缺铁性贫血，新生儿极易并发早产、低体重儿和死亡。部分少女由于本身月经不规律，未能及时发现早期妊娠或异位妊娠，或由于恐惧和羞愧延误了早期终止妊娠的时间，但随着怀孕时间延长，并发症和死亡率明显增加。一些少女怀孕后为了不让成人知道，再加上没有经济来源，会选择卫生条件差、技术不规范的地下诊所去寻求不安全的流产。而不安全流产可以引起严重的并发症如大出血、严重感染导致败血症、生殖道损伤，甚至死亡。

我国目前在青少年性健康和生殖健康问题上的重视程度还存在很大的不足。在中学教育中很少涉及性教育的内容，即使教材中有一部分，教师在上课的时候很多也都是一带而过，不会做详细讨论，尤其是在广大农村地区，青少年更是很少接触到相关内容。在大学中开展性教育也刚处于试验阶段，很难快速取得成效。另一方面，关于全国范围的未婚青少年婚前性行为发生率和生殖健康疾病的研究和调查还未开展，尤其是性暴力带来的严重后果尚未得到社会的广泛重视，因此，这方面的研究和重视程度亟待加强。

医疗服务机构应本着"救死扶伤"的人道主义精神，把流产对少女的伤害降低到最小。营造温馨友好的氛围，尊重和保护少女的隐私；可以通过无痛手术或减痛手术，再辅以耐心、细致的解释和安慰，专人陪伴手术过程，都可以明显减少她们对疼痛的恐惧和焦虑；适当减少或免除医疗费用；流产后咨询，避免重复流产；流产后心理的康复治疗服务，可以为她们及时解除内心的恐慌和无助，为她们树立自信。

为了预防少女意外怀孕，应普及青春期性教育，根据不同的年龄段设计相应的青春期性健康教育课程，建议吸纳具备医学背景的专业人员参与，在青少年成长的过程中实施全程教育；建立健全"青少年生殖健康友好服务"网络。由于青少年生殖健康需求与成年人不同，因此必须建立全国性面向青少年的生殖健康服务网络，适应她们的需求，提供信息、咨询和连续、高质量的生殖健康服务。

2. 孕产妇和婴儿死亡问题　近年来，国家在孕产妇问题上做了很大的努力，孕产妇死亡率明显下降，从 2000 年的 53/10 万，已经下降到了 2010 年的 30/10 万。然而，这一数据与发达国家相比仍有不小的差距，与联合国制定的千年发展目标也有相当大的距离。

由于我国人口众多，并且地区发展极不平衡，在西部地区以及广大农村贫困地区，降低孕产妇死亡率的任务还十分艰巨。在贫困落后地区，医疗卫生服务设施以及医务人员能力均很难达到要求，孕产妇缺乏相关的卫生保健知识。医疗设施的稀缺以及经济因素导致孕产妇无法接受正规的孕期保健服务，孕产妇多在家或者个体诊所分娩，当出现紧急情况时，无法做出正确的医务处理，由此导致孕产妇死亡的人数增多。根据检测数据显示，产科出血、羊水栓塞、妊娠高血压是孕妇死亡最主要的原因。要降低死亡率，一方面必须着力加强农村和广大落后地区的基层医疗建设，提高保健服务质量；另一方面要广泛进行健康教育，减轻孕妇住院负担，提高住院分娩率。

3. 妇科疾病及性病问题　妇女常见疾病最主要是生殖道感染和性传播疾病，全国抽样调查显示，城市妇女患病率达 40% 左右，这一比例在农村妇女中应该更高。感染这类疾病的孕妇还会对后代产生影响，直接关系到下一代的生存质量。性传播疾病主要由于不洁的性行为或强迫的性行为导致。妇科疾病与性传播疾病不仅与生物医学因素有关，还与社会、文化、心理等因素有密切关系。

乳腺癌和宫颈癌这两种威胁妇女健康的疾病尤其要引起注意，其发病率在全球女性癌症发病率中位居前列。根据 WHO 估计，我国每年新增乳腺癌患者 12 万余，新增宫颈癌患者 13 万余，并且癌症死亡率高，治疗困难，是妇女健康的一大隐患。目前，在全国普及以"两癌"为主的妇女常见病的检查显得紧迫且意义重大。

妇女保健对女性来说是一个连续的过程，从青春期保健一直到老年期保健，每一阶段都不能忽略。目前，我国妇女保健事业的发展还存在着一些不足之处，不仅需要在妇女保健方面加大投入，完善医疗保健体系，还要增强宣传教育力度，使妇女保健的理念更加深入人心。

（徐丛剑）

数字课程学习

⤓ 教学PPT　　　✍ 自测题

第三十一章

妇科手术前准备与手术后处理

关键词

妇科手术　　术前准备　　术后处理

做好手术前准备是保证手术顺利进行和术后快速愈合，减少手术中、手术后并发症的重要环节。由于妇科手术常涉及生殖功能和性生活等有关问题，所以比其他手术有更多的讲究，如子宫切除后则不能再生育，对未生育患者的心理产生影响，需考虑可能发生性格改变、影响夫妻感情等问题，产时手术则关系到母婴安全。手术后处理是保证患者早日康复的重要环节。手术结束并完成复苏后，患者被护送回病房，医护之间应交接重要的手术过程及护理时的注意事项，做到精心医护，避免发生术后并发症。妇科手术途径多样，范围不一，所以应根据不同疾病分别做不同的术前准备及术后处理工作，以保证患者快速康复。

第一节　妇科手术前准备

（一）一般准备

1. 术前应做好病史询问和全身体格检查、相应辅助检查及化验，尽量在术前做出正确的诊断，而不可轻率实施手术。做好术前病例讨论，特别是疑难病例，应做好全面的术前、术中和术后应对策略。

2. 等待手术的患者，住院后常有恐惧心理，最突出的是畏惧疼痛，其次是顾虑手术后效果，做好患者的心理调节是非常必要的。例如恶性肿瘤患者容易有消极、悲观心理，情绪低沉。要针对不同疾病的患者，做不同的心理调节，使患者和家属明确手术目的和意义、手术计划和相关问题，从而树立信心，积极配合手术。手术前一晚，可给予适当的安眠药，如地西泮，保证充足睡眠。

3. 有合并症或水、电解质代谢紊乱者，应先予以纠正。除急症外，一般应做好术前准备后再择期手术。月经期不宜手术，以免增加出血、感染风险。

4. 充分了解和评估患者的饮食和体质状况。对营养较差、体质衰弱者，要指导并协助他们进食高蛋白、高热量、高维生素饮食，必要时请营养科做针对性调整，改善营养状况。

5. 结合病情，告知患者进行一些手术前的准备工作，如外阴、阴道清洁，吸烟者劝其戒烟，防止术后咳嗽、咳痰，增加疼痛，影响切口愈合。

6. 手术者必须熟悉手术部位解剖结构、手术步骤、手术中可能发生的问题及解决的方法。做好有法律依据的各种记录，如住院病历、检验结果、病程录、术前小结、术前讨论、手术记录、病理报告、出院小结等详细资料。患者需签订入院告知书、输血协议书、手术知情同意书等，进行充分的术前谈话，并明确告知拟定的麻醉及手术方案，以及可能的风险及并发症。所有签字必须字迹清晰，不得涂改刮抹，不得代签。

（二）手术相关部位准备

1. 术前皮肤准备　腹部手术范围包括上至剑突，下达耻骨联合，旁至腋中线以及外阴与大腿内侧上 1/3 皮肤。手术前一日先剃去腹部汗毛及阴部阴毛，用棉球将脐部污垢除净，再用肥皂水和清水刷洗干净，然后沐浴、更衣。注意操作要轻柔，防止损伤皮肤，注意保暖，防止受凉。

2. 术前阴道准备　根据手术范围酌情进行阴道消毒，目前临床微创手术技术应用广泛，如腹腔镜下附件手术、肌瘤切除术，不涉及阴道操作，无须阴道准备。全子宫切除术、瘘管修补术、脱垂手术以及宫颈癌等妇科肿瘤手术，可予碘伏、苯扎溴铵或者安尔碘于术前 3 天每日 2 次阴道冲洗或者擦洗。外阴癌、子宫脱垂等可于手术前 3 日每日行 1∶5 000 高锰酸钾溶液坐浴。一般人工流产等经阴道小手术，则只需在手术时行阴道消毒即可。有阴道炎者，原则上建议治疗炎症后再行手术。阴道流血者禁止冲洗，只需用消毒棉球擦拭后再擦干即可。

3. 术前肠道准备　为预防麻醉中发生恶心、呕吐、误吸的危险及术后腹胀等，对妇科术前饮食管理是：食用肉类、油煎食品等含脂肪较高的食物者，术前禁食 8 h；若食用含脂量较少的饮食，术前禁食 6 h 即可。术前 2 h 禁饮，如清水、果汁、碳酸饮料、茶与咖啡等。实际上，在现代麻醉中误吸并发症极少见，不宜禁食时间过长，以防止造成脱水及低血糖休克。手术可能涉及肠道者，如卵巢癌手术、结肠代阴道手术、肠道深部内异症切除术等，术前3天应双份流质或无渣饮食，术前1天可禁食不禁水，同时静脉补充葡萄糖与维生素或高营养物。术前3天口服肠道抑菌药物，如甲硝唑片0.4 g，每日3次。术前1天口服电解质散，手术前晚和手术清晨予清洁灌肠，以彻底排空肠道，降低术后肠道切口愈合不良和感染的发生率。

第二节　妇科手术后处理

（一）体位

硬膜外麻醉在妇产科较常见，术后回病房应取去枕平卧，6~8 h后改为半卧位。半卧位可使腹壁肌肉松弛，减轻腹痛，有利呼吸及盆腹腔引流。全麻患者去枕平卧，将头偏向一侧，防止呕吐物被吸入气管。在患者清醒后应鼓励常翻身，多活动下肢，以利于血液循环，减少术后并发症。

（二）血压、脉搏和呼吸

患者回病房后立即测血压、脉搏，了解搬动患者后血压有否下降。通常术后每0.5~1 h测血压1次，至平稳为止。脉搏应注意快慢强弱，慢而强为正常，如细、数、弱，应注意有无失血、休克等情况，以便及时纠正。呼吸变化与脉搏一致，也应一并观察处理。当发现低血压和心动过速、呼吸急促性呼吸困难等与休克及失血相关体征，应立即报告主管医师。

（三）体温

手术后24 h体温往往升高，但不超过38℃，多为手术创伤反应，称"无菌热"，无须处理。若24 h后体温仍较高，尤间隔4 h以上有两次体温>38℃，应注意是否有感染（手术切口、生殖道、泌尿系统或呼吸系统）、脱水或输液反应等。术后10~14天发热者应检查有无静脉炎，或抗生素引起的药物热。总之，有异常发热者，应做全面检查及有关化验，明确原因，及时处理。

（四）小便处理

术后患者回病房后及时接好持续导尿管，持续导尿管保留时间根据不同手术范围而定。附件切除术6~12 h后即可停用，子宫全切除术24~48 h后可停用，经阴道子宫切除术72 h后可停用，子宫广泛切除术则需8~9天后停用。膀胱瘘修补术后或某些阴道手术，术后留置尿管的时间可能稍长。保留尿管期间，要特别注意保持外阴清洁，可每日用0.5%碘伏棉球清洁外阴1~2次，并更换无菌尿袋及接管。保持尿管通畅，观察尿液的质和量。术后12~24 h，生命指标与尿量的重要价值在于其为术后早期监测患者心血管和体液平衡提供了简便的动态观察方法。对尿瘘修补术患者，术后尿管护理是关系手术成功与否的重要一环。

（五）大便观察

手术后超过3天无大便者，可给予少量缓泻剂或肛门塞入1~2支开塞露，促使排便、排气，减轻腹胀。无效时，可用肥皂水灌肠。阴道手术及尿瘘、粪瘘修补术后则不宜过早大便，配合饮食控制，一般在手术后5~6天后大便。

（六）口渴

术后最初24 h，患者可感口渴。但往往因呕吐、腹胀等又不能或不愿饮水。术后第1、2日可给予静脉补液，酌情进水。

（七）静脉补液

静脉补液必须遵循个体化原则，医师应评估患者全身情况、手术种类与持续时间、失血量、术中输液量等。虽然每个患者、每个手术都不同，但是一般健康水平的中年妇女第一个24 h适当的静脉补液量应为2 500~3 000 mL平衡晶体液和葡萄糖溶液，如5%葡萄糖盐水，另加适当含钠、氯及钾的液体。输液速度一般以不超过60滴/min为宜。

（八）饮食

开腹手术术后24 h后可进流质饮食，但禁奶类和糖类，饮食量不可过多。需适当经静脉补充液体，以免增加腹胀因素，待肠蠕动恢复后能自行排气，再改半流质。肠道有关手术如结肠代阴道术，则需禁食3天后进流质饮食3天，再改半流质和普通饮食。为促使切口早期愈合和机体恢复，宜进高蛋白、高维生素、富有营养的食物。必要时可静脉给高营养物。

（九）及时止痛

当麻醉药物作用消失后，刀口处出现疼痛，患者烦躁不能入睡，应及时给予止痛剂，常用曲马多100 mg肌内注射，或者哌替啶（度冷丁）50 mg、异丙嗪25 mg混合肌内注射，必要时间隔6 h可重复应用。尽量保证患者术后24 h内休息良好。哌替啶有抑制中枢神经的作用，因此使用前后需测量血压，血压在正常范围内方可使用。

（十）注意腹胀

手术中因麻醉作用使肠蠕动减弱而致腹胀，一般手术后24 h发生，故应及早进行预防。术后尽量少说话、呻吟等，静卧24 h后则可在床上翻身并协助下床活动，以促进肠蠕动。对腹胀严重者，开始可腹部热水袋热敷，针刺足三里、合谷穴或口服薄荷水10～15 mL，无效时可用新斯的明0.5 mg作足三里穴位封闭以促进肛管排气，亦可用肥皂水灌肠或松节油灌肠，恢复肠蠕动，促进排气。也可口服攻下利气、健胃、止吐的中药，也有一定疗效。

（十一）呼吸护理

鼓励患者深呼吸，第一个12 h，每小时一次，以后的12 h，每2～3 h一次。刺激呼吸量可能很有价值，尤其是对老年、肥胖患者，改善肺功能，预防肺部并发症。

（十二）早期下床活动

术后无高热、贫血、心血管疾患等禁忌证时，24 h后应协助并鼓励患者早期下床活动，可促进肠蠕动，减轻腹胀，改善呼吸功能，增加血液循环，促进切口愈合，并能增进食欲，预防肠粘连和肺部并发症等。对因有各种导管或体弱不能下床活动者，亦需嘱其多翻身并活动下肢，促进血液循环，预防血栓性静脉炎发生。

（十三）观察伤口情况

手术24 h内观察伤口有无渗液、渗血，24 h以后应注意有无感染。敷料湿透时应及时更换，保持伤口清洁、干燥。腹部手术切口于术后第一天更换敷料并检查切口旁有无硬结或触痛，有皮肤缝线者，腹部竖切口可在第7天拆线，腹部横切口可在第5天拆线，腹腔镜手术切口可在第3天拆线，老疤切除患者可适当延长1天。切口有感染者，应搬至单人房间，扩创引流并按有菌伤口定期换药。有腹腔引流管者，需注意观察引流量，待引流量减少后可拔除，一般不超过72 h，拔除后观察局部切口处愈合情况。阴道有纱布者，应于术后24 h取出。

（十四）手术后住院时间

普通微创手术，可于术后3日出院。一般经腹及阴道手术，如经过顺利，可于术后5～7日出院。较大的腹部手术，如宫颈癌根治术，须待排便、排尿功能恢复，残余尿在100 mL以下可拔除尿管，一般术后住院时间不超过2周，必要时可带尿管回家休养。

（十五）手术后健康指导

普通微创手术，术后休息2周。一般经腹或经阴道手术，术后休息1个月。较大手术如宫颈癌根治术，术后休息3个月。根据情况，性生活可于手术后2～3个月恢复。休息时间的长短，须按手术操作的难易、患者体质的强弱及有无并发症做规定。

（十六）术后静脉血栓防治

静脉血栓形成是一种多因素性疾病，常见于中老年女性、高血压、高血脂以及糖尿病患者，长时间卧床、活动少以及应用止血药均是危险因素。术前可行D-二聚体、双下肢静脉B超检查进行排除。术后建议采取弹力袜绑腿、气压治疗等措施进行预防。术前、术后常规进行Caprini评分等方案对患者进行血栓风险评估，必要时采取预防性用药，有利于降低血栓风险。一旦发现血栓，可采取制动、抗凝治疗，如应用华法林、肝素等药物，及时请血管外科会诊，根据情况行溶栓及手术取栓治疗。

第三节　手术常见合并症的处理

（一）肺部疾病

1. 慢性阻塞性肺疾病的常见原发病有慢性支气管炎、阻塞性肺气肿、支气管哮喘和支气管扩张等。妇产科手术遇到这类患者时，应详细了解病史，评估一般健康状况对手术的耐受性；行心肺功能及胸片检查，了解心肺功能有无损害；做动脉血气分析，了解肺通气换气功能障碍的程度等，进而治疗原发病，使病情稳定。如手术可择期进行，患者宜在内科积极治疗，由内科专家判断心肺功能的稳定程度及可否耐受其相应的手术。如患者心肺功能只能恢复到一定程度，又不能等待择期手术时，则手术范围应尽量缩小，以缩短手术时间，减少术后并发症。如可行保守治疗，尽可能不做手术。术前避免使用抑制呼吸功能的药物。

2. 支气管哮喘半年内曾用激素者，围手术期应适当补充激素。对于一般的上呼吸道感染，术前必须充分控制感染，应用有效抗生素，待症状消失，体温正常后3日方可施行手术。有咳嗽者，应控制咳嗽后再行手术，以免术后咳嗽影响伤口愈合，且还有术后并发肺炎的危险。对年龄较大者、肥胖者尤应重视。吸烟者术后肺部并发症的发病率可增加3倍，故术前2周应戒烟。对活动性结核患者，原则上应延期手术，待结核控制后再手术。如手术紧急，则术前应加强抗结核治疗。

（二）心脏病

任何有心脏病的患者都应被认为是高危手术者，术前必须做充分的评估。影响妇产科手术的心脏病主要有缺血性心脏病、瓣膜性心脏病及心律失常。手术可加重心脏负担，心脏病患者能否耐受手术取决于：①心脏功能和心肌供血情况如何；②手术大小与难易，手术困难创伤大，出血多，有导致周围循环衰竭的可能性；③麻醉药物与麻醉方法的选择，常用的下腹部和会阴部手术宜选连续硬膜外阻滞，阻滞平面不要超过胸10；④手术后

有无发生感染的可能；⑤术者责任心及技术熟练程度；⑥有无其他合并症。总之，应结合患者年龄、全身状况及以上几个问题，在术前进行围手术期风险的全面评估。对手术危险性的评估必须包括对手术的必要性和紧迫性评估。如疾病情况十分紧急，不做手术会立即危及生命时，则不必过分考虑心脏情况，而应积极准备，争取手术。如病情虽威胁生命，但尚可延迟一段时间，则应积极纠治心脏疾病，待心脏功能稳定后再考虑手术。

（三）高血压

正常血压是收缩压为90~139 mmHg，舒张压为60~89 mmHg。1级高血压为（140~159）/（90~99）mmHg；2级高血压为（160~179）/（100~109）mmHg；3级为≥180/110 mmHg。围手术期高血压据美国统计，约5例手术患者中有1例。故术前必须对高血压患者进行认真评估，并注意发现心血管、神经系统或肾脏等终末器官功能不全的证据。高血压90%~95%是原发性的，其能否接受手术取决于高血压的程度和手术是否紧急。1、2级患者一般要先评估再手术，但无证据表明手术会增加危险性。对3级高血压，术前应该评估和治疗，但也要看手术的紧急程度。评估项目：①找出可能的继发性原因；②评估靶器官功能不全和损害程度；③证实心血管的危险因素或伴随疾患。因此，应采集病史、家族史，找出可能的动脉硬化证据，包括冠状动脉或脑血管疾病、肾脏病、糖尿病及脂肪代谢障碍等，并了解是否吸烟、饮酒等；还应进行检眼镜检查。

一般认为，患者年龄≥60岁，血压控制目标为<150/90 mmHg；患者年龄<60岁，血压控制目标为<140/90 mmHg；糖尿病和慢性肾病患者，血压控制目标为<140/90 mmHg。目前尚无延期手术的高血压阈值，原则上高血压<180/110 mmHg不影响手术进行，为抢救生命的急诊手术，不论血压多高，都应急诊手术；对严重高血压合并威胁生命的靶器官损害，应在短时间内采取措施改善生命脏器功能，如高血压合并左心衰竭，高血压合并不稳

定心绞痛或变异型心绞痛，合并少尿型肾衰竭，合并严重低血钾（＜2.9 mmol/L）。围手术期高血压控制原则为术前2~3天停用利尿剂；术前继续服用β受体阻滞剂和钙通道阻滞剂，停用血管紧张素转换酶抑制剂及血管紧张素受体拮抗剂；交感神经抑制剂（可乐定）术前不必停用，利血平术前7天停用并改用其他抗高血压药物。

（四）肝肾功能异常

肝脏是极易受损害的器官，在创伤、手术、麻醉、失血和缺氧的情况下，都会遭受不同程度的损害。如肝功能有较严重损害，则对手术的代偿应激反应差，从而使手术的危险性显著增高。术前对有轻度肝功能异常的患者，可适当纠正。对极度营养不良、腹水、肝硬化等肝功能重度损伤者，术前必须做好充分准备，使肝功能好转后手术，注意重点应放在营养及禁用对肝脏有毒物质方面。急症肝炎患者，因手术可加重肝功能损害，应列为禁忌。

肾脏疾病相对比肺、心、肝疾病少见。应常规进行尿素氮、肌酐测定（＞132.6 μmol/L时，提示有一定程度的肾功能不全）及尿常规检查。如在正常范围，则可耐受术中、术后的合理输液。如肾功能减退，则术后易出现水、电解质及酸碱失衡现象。对于急性肾小球肾炎或肾盂肾炎患者，手术应延迟至疾病稳定后再进行。肾病如肾功能有严重损害，手术危险性较大。对于子宫卒中、子宫感染等所致急性肾衰竭者，及时手术切除子宫病灶去除病因，对纠正肾衰竭有利。肾功能损害多见于老年妇女及合并糖尿病、高血压、动脉硬化等症者。存在这些疾患的妇女手术相关的急性肾衰竭发生率明显增加，尤其术中出现血压下降时为甚。术前应适当补充液体，避免肾毒性药物，如庆大霉素在肾脏的沉积。慢性肾衰竭患者，术前常需行血液透析，以使患者手术时其体液和电解质成分处于最佳状态。

（五）贫血

妇产科许多疾病可导致贫血。肌瘤、异常子宫出血、恶性肿瘤等是比较常见的原因。贫血患者红细胞及血红蛋白低，血液携氧功能降低，内脏因为缺血可发生功能改变。心血管系统为了代偿而负担加重，血红蛋白低于60 g/L，可使心功能受损；低于35 g/L，心脏营养障碍，可发生充血性心力衰竭。麻醉、手术无疑会增加心脏负担，促使心力衰竭的发生。所以血红蛋白低于70 g/L者，术前应考虑输血，一般血红蛋白提高到80~100 g/L以上再行手术比较安全。有中度贫血的患者，手术开始即应进行输血。要加强心脏监护，输血补液速度不能过快，以防肺水肿的发生，术中要预防出血过多，术后预防感染。必要时可进行自体血回收，可利用血液回收装置，对患者的体腔积血、手术失血、术后引流血液进行回收、抗凝、洗涤、滤过等处理，然后回输给患者。

（六）糖尿病

糖尿病诊断标准为空腹血糖＞7 mmol/L，餐后2 h血糖＞11.1 mmol/L，糖化血红蛋白（glycosylated hemoglobin A1c，HbA1c）≥6.5%也可诊断。近年来糖尿病发病率逐年增高，且随着年龄增长而明显上升，现已成为妇产科手术患者的常见合并症。由于糖尿病患者的糖代谢、脂肪代谢和蛋白质代谢紊乱所产生近期和或远期并发症，如酮症、酮症酸中毒、心血管病变、高血压和肾病、神经系统及视网膜病变等严重并发症，及妊娠期糖尿病等，对妇产科手术有多方面的影响。故手术前必须积极治疗，使血糖稳定在一定水平才能顺利度过手术关。糖尿病患者术后并发症发生率明显增高，可使切口延期愈合及并发感染。手术创伤和麻醉可加重糖尿病病情，如较大手术可使非糖尿病患者血糖升高至8.3~11.1 mmol/L，而对糖尿病患者，尤其胰岛素缺乏或用量不足者，则可发生严重的高血糖，甚至发生酮症酸中毒。偶有酮症酸中毒的患者需急症手术，此时，重要的是先纠正液体和电解质紊乱，尤其是钾水平，而不应拖延手术至完全纠正。

采用饮食控制及使用降糖药物，必要时使用正规胰岛素静脉输注。控制好血糖是防止发生并发症的关键。一般要求血糖的浓度术前控制在5.6~

11.1 mmol/L，术中7.0~12.7 mmol/L，术后6.0~10.0 mmol/L。术前血糖水平保持稍高水平，是为了防止术后低血糖。任何时候都应避免低血糖，所以术前还必须给予适当的热量摄入以避免低血糖。

☞ 典型案例（附分析）31-1
月经量增多半年伴头晕乏力1月

第四节　妇科手术加速康复

加速康复外科（enhanced recovery after surgery，ERAS）理念由丹麦外科医师 Kehlet H 于1997年首次提出，即通过基于循证医学证据的一系列围手术期优化处理措施，减少手术创伤及应激，减轻术后疼痛，促进患者早期进食及活动，缩短患者术后恢复时间。ERAS能够显著缩短住院时间，降低术后并发症发生率及死亡率，节省住院费用，提高患者的生命质量，并可能使患者中、长期获益。ERAS的基本原则包括：术前宣教、取消常规肠道准备、合理调整术前禁食水时间、术前摄入含糖饮料、多模式镇痛、术中保温、优化液体管理、避免放置引流、术后早期进食及下床活动。从我国妇产科临床实际出发，《妇科手术加速康复的中国专家共识》孕育而生，主要包括：术前、术中、围手术期疼痛的管理以及术后四大部分内容。ERAS的成功实施需要多学科间的密切合作，在标准化的同时做到个体化、最优化，其中不乏许多新颖的理念。

（一）术前部分

建议患者术前4周开始戒烟、戒酒。术前营养状态与围手术期结局密切相关，术前应对患者的营养状态进行全面评估，当患者合并以下任何1种情况时，需警惕重度营养不良：6个月内体重下降≥10%；进食量 < 推荐摄入量的60%，持续 > 10天；体重指数 < 18.5 kg/m²；血清白蛋白 < 30 g/L。对重度营养不良的患者进行术前营养支持，其术后并发症发生率可降低约50%。术前机械性肠道准备（口服泻剂或清洁灌肠）不能减少手术部位感染（surgical site infections，SSI）及吻合口瘘的发生，反而可导致患者焦虑、脱水及电解质紊乱。对妇科良性疾病的手术，建议取消术前常规肠道准备；预计有肠损伤可能，如深部浸润型子宫内膜异位症、晚期卵巢恶性肿瘤，病变可能侵及肠管，或患者存在长期便秘时，可给予肠道准备，并建议同时口服覆盖肠道菌群的抗生素（但用药方案尚无定论，可选择红霉素、甲硝唑、喹诺酮类药物）。对于手术时间超过60 min，妇科恶性肿瘤患者，以及其他静脉血栓栓塞症中、高风险患者，建议穿着抗血栓弹力袜，并在术前皮下注射低分子肝素。对于接受激素补充治疗的患者，建议术前4周停用或改为雌激素外用贴剂，正在口服避孕药的患者应更换为其他避孕方式。

☞ 拓展阅读31-1
ERAS 在妇科手术前准备

（二）术中部分

应对麻醉深度进行监测，避免麻醉过浅导致术中知晓，以及麻醉过深导致苏醒延迟、麻醉药物不良反应的发生率增加。维持脑电双频指数（bispectral index，BIS）在40~60，或维持吸入麻醉剂呼气末浓度为0.7~1.3个最低肺泡有效浓度，老年患者避免长时间 BIS < 45。补液首选平衡盐溶液，可减少高氯性代谢酸中毒的发生。术后恶心呕吐（postoperative nausea and vomiting，PONV）在妇科手术患者中较为常见，术后恶心的发生率为22%~80%，术后呕吐的发生率为12%~30%。PONV的高危因素包括：年龄 > 50岁、女性患者、妇科手术、腹腔镜手术、晕动病、既往PONV史、非吸烟者、使用吸入性麻醉剂或NO、麻醉时间长、使用阿片类药物、肥胖等。PONV的预防与治疗包括：尽量减少高危因素、预防性用药及PONV发生后的药物治疗。一线止吐剂包括5-羟色胺受体抑制剂（如昂丹司琼）、糖皮质激素；二线止吐剂包括丁酰苯类、抗组胺类药物、抗胆碱能药物以及吩噻嗪类药物。

☞ 拓展阅读31-2

ERAS 在妇科手术术中的应用

（三）围手术期疼痛的管理

ERAS 通过多模式镇痛，即多种镇痛方式、多种非阿片类药物联合使用，在减少阿片类药物用量的同时，达到理想的镇痛效果，即运动相关性疼痛视觉模拟评分法（VAS）≤3 分；减少止痛药物相关的不良反应；促进患者术后肠道功能的恢复，促进术后早期经口进食及离床活动。对乙酰氨基酚和非甾体抗炎药（non-steroidal anti-inflammatory drug，NSAID）是围手术期镇痛的基础用药，其中NSAID 分为选择性和非选择性，非选择性 NSAID 对于减少术后阿片类药物的使用和不良反应尤具优势，但胃肠道反应明显。具有靶向镇痛作用的氟比洛芬是以脂质微球为载体的非选择性 NSAID，在保证镇痛效果的同时，胃肠道反应较少。预防性镇痛是指术前预先给予镇痛药物，抑制中枢和外周痛觉敏化，从而预防或减轻术后疼痛，并抑制急性疼痛向慢性疼痛转化。推荐术前 1~2 h 联合口服对乙酰氨基酚、塞来昔布、加巴喷丁或普瑞巴林。如镇痛效果欠佳，可加用阿片类药物（如吗啡、羟考酮）。当患者 24 h 内阿片类药物静脉给药超过 2 次时，可考虑使用自控式镇痛泵（patient control analgesia，PCA）。

（四）术后部分

对于常规妇科手术患者，建议术后 4~6 h 开始进食；对于妇科恶性肿瘤患者，包括接受肠切除吻合术的患者，建议术后 24 h 内开始饮食过渡。当经口摄入能量＜推荐摄入量的 60% 时，应添加肠内营养制剂，补充碳水化合物、蛋白质、维生素和微量元素。术后早期离床活动有助于减少呼吸系统并发症、减轻胰岛素抵抗、降低静脉血栓栓塞症风险、缩短住院时间。应帮助患者制定合理的活动计划，每天记录活动情况，鼓励患者在术后 24 h 内尽早离床活动，并逐渐增加活动量。基本的出院标准包括：恢复半流质饮食；停止静脉补液；口服镇痛药物可良好止痛；伤口愈合良好，无感染迹象；器官功能状态良好，可自由活动。缩短住院时间及早期出院，并非 ERAS 的最终目的，应结合患者的病情及术后恢复情况，制订个体化的出院标准。

☞ 拓展阅读31-3

ERAS 在妇科手术后的应用

妇科手术 ERAS 入院前的评估流程见图 31-1。

☞ 拓展阅读31-4

妇科手术 ERAS 的主要内容

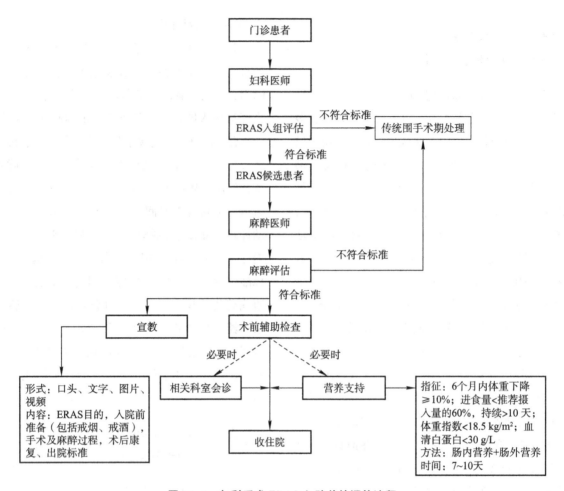

图 31-1　妇科手术 ERAS 入院前的评估流程

（许　泓）

数字课程学习

⬇教学PPT　　　✍自测题

第三十二章

妇科常用特殊检查

关键词

妇产科常用的特殊检查有生殖器官细胞学、活组织与影像学检查、输卵管通畅检查、女性内分泌激素测定及妇科肿瘤标志物检查等。

第一节　生殖道细胞学检查

女性生殖道细胞包括来自阴道、宫颈、子宫和输卵管的上皮细胞。生殖道脱落细胞包括阴道上段、宫颈阴道部、子宫、输卵管及腹腔的上皮细胞，其中以阴道上段、宫颈阴道部的上皮细胞为主。临床上常通过生殖道脱落细胞检查来反映其生理和病理变化。此外，此项检查还可协助诊断生殖器不同部位的恶性肿瘤及观察其治疗效果，既简便又经济实用。但是生殖道脱落细胞检查找到恶性细胞只能作为初步筛选，不能定位，还需要进一步检查才能确诊。

（一）生殖道细胞学检查取材、制片相关技术

采取标本前 24 h 内禁止性生活、阴道检查、灌洗及阴道用药，取材用具必须清洁干燥。

1. 阴道涂片　主要目的是了解卵巢或胎盘功能。对已婚妇女，一般在阴道侧壁上 1/3 处用小刮板轻轻刮取浅层细胞，薄而均匀地涂于玻片上；对于未婚、阴道分泌物少的女性，可用浸湿生理盐水的消毒棉签伸入阴道，在侧壁 1/3 处轻轻卷起细胞，取出棉签，在玻片上向一个方向涂抹。

2. 宫颈脱落细胞学检查　是筛查早期宫颈癌的重要方法。薄层液基细胞学（liquid-based cytology）技术是改善的制片技术，以期改善由于传统巴氏涂片上存在大量的红细胞、白细胞、黏液及脱落坏死组织等而造成的 50%~60% 假阴性。液基细胞学与传统涂片的操作方法不同在于它利用特制小刷子刷取宫颈细胞，取材应在宫颈外口鳞柱上皮交界处，以宫颈外口为圆心，标本取出后立即洗入有细胞保存液的小瓶中，通过高精密度过滤膜过滤，将标本中的杂质分离，并使过滤后的上皮细胞呈单层均匀地分布在玻片上。这种制片方法几乎保存了取材器上所有的细胞，且去除了标本中杂质

的干扰，避免了细胞的过度重叠，使不正常细胞更容易被识别。利用薄层液基细胞学技术可将识别宫颈高度病变的灵敏度和特异度提高至 85% 和 90% 左右。此外，该技术一次取样可多次重复制片并可供作 HPV DNA 检测和自动阅片。

3. 宫颈管涂片　疑为宫颈癌或绝经后的妇女，由于宫颈鳞柱交界处退缩到宫颈管内，为了解宫颈管情况可行此项检查。先将宫颈表面分泌物拭净，用小型刮板进入宫颈管内轻刮一周进行涂片。此外，使用特制"细胞刷"获取宫颈管上皮细胞的效果更好：将"细胞刷"置于宫颈管内，达宫颈外口上方 10 mm 左右，在宫颈管内旋转 360° 取出，将附着于其上的细胞均匀地涂于玻片上，立即固定。

4. 宫腔吸片　怀疑宫腔内有病变时可采用宫腔吸片检查，较阴道涂片及诊刮阳性率高。选择直径 1~5 mm 不同型号塑料管，一端连于干燥消毒的注射器，另一端用镊子送入宫腔内达宫底部，各方向转动，轻轻抽吸注射器，将吸出物涂片、固定、染色。应注意取出吸管时停止抽吸，以免将宫颈管内容物吸入。宫腔吸片标本中可能含有输卵管、卵巢或盆、腹腔上皮细胞成分。另外，还可通过宫腔灌洗获取细胞，用注射器将 10 mL 无菌生理盐水注入宫腔，轻轻抽吸洗刷内膜面，然后收集洗涤液，离心后取沉渣涂片。此项检查简单、取材效果好，且与诊刮相比，患者痛苦更小，易于接受，适合于绝经后出血妇女。

制片后常用的染色方法是巴氏染色法，此外也可以通过免疫组化、原位杂交技术、影像分析、流式细胞测定等方法进行辅助诊断。

（二）正常生殖道脱落细胞的形态特征

1. 鳞状上皮细胞　阴道及宫颈阴道部被覆的鳞状上皮相仿，均为非角化性的分层鳞状上皮。上皮细胞分为表层、中层及底层，其生长与成熟受雌激素影响。因而女性一生中不同时期及月经周期中不同时间，各层细胞比例均不相同，细胞由底层向表层逐渐成熟。鳞状细胞的成熟过程是：细胞由小

逐渐变大；细胞形态由圆形变为舟形、多边形；胞质染色由蓝染变为粉染；胞核由大变小，由疏松变为致密。底层细胞又分为内底层细胞和外底层细胞。内底层细胞是鳞状上皮再生的基础，其细胞学表现为：细胞小，为中性多核白细胞的 4~5 倍，呈圆形或椭圆形，巴氏染色胞质蓝染，核大而圆，育龄妇女的阴道涂片中无内底层细胞。外底层细胞：细胞 3~7 层，圆形，比内底层细胞大，为中性多核白细胞的 8~10 倍，巴氏染色胞质淡蓝，核为圆形或椭圆形，核质比例为 1:2~1:4，卵巢功能正常的妇女涂片中很少出现。中层细胞根据其脱落的层次不同，形态各异。接近底层者细胞呈舟状，接近表层者细胞大小与形状接近表层细胞；胞质巴氏染色淡蓝，根据储存的糖原多寡，可有多量的嗜碱性染色或半透明胞质，核小，呈圆形或卵圆形，淡染，核质比例低，约 1:10。表层细胞：细胞大，为多边形，胞质薄，核固缩，是育龄妇女宫颈涂片中的最常见细胞（图 32-1）。

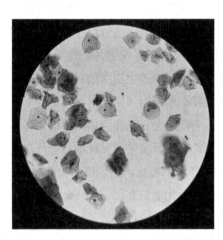

图 32-1　正常生殖道脱落细胞图片

2. 柱状上皮细胞　分为宫颈黏膜细胞及子宫内膜细胞。宫颈黏膜细胞分黏液细胞和带纤毛细胞两种。黏液细胞呈高柱状或立方状，核在底部，呈圆形或卵圆形，染色质分布均匀，胞质内有空泡，易分解而留下裸核。带纤毛细胞呈立方形或矮柱状，带有纤毛，核为圆形或卵圆形，位于细胞底部，胞质易退化融合成多核，多见于绝经后。子宫内膜细胞为低柱状，为中性多核白细胞的 1~3 倍；核呈圆形，核大小、形状一致，多成堆出现；胞质少，呈淡灰色或淡红色，边界不清。

3. 非上皮成分　如吞噬细胞、白细胞、淋巴细胞、红细胞等。

（三）生殖道脱落细胞涂片在妇科内分泌诊断中的应用

临床上根据宫颈黏液检查，可了解卵巢功能。雌激素可刺激分泌细胞的分泌功能，随着雌激素水平不断提高，至排卵期黏液分泌量增加，黏液稀薄、透明，拉丝度可达到 10 cm 以上。若将黏液做涂片检查，干燥后可见羊齿植物叶状结晶，这种结晶在月经周期第 6~7 日开始出现，到排卵期最为清晰而典型。排卵后受孕激素影响，黏液分泌量逐渐减少，质地变黏稠而混浊，拉丝度差，易断裂。涂片检查时结晶逐步模糊，至月经周期第 22 日左右完全消失，而代之以排列成行的椭圆体。

（四）生殖道脱落细胞在妇科肿瘤诊断上的应用

1. 癌细胞特征　主要表现在细胞核、细胞及细胞间关系的改变。

（1）细胞核的改变：表现为核增大，核质比例失常；核大小不等，形态不规则；核深染且深浅不一；核膜明显增厚、不规则，染色质分布不均，颗粒变粗或凝聚成团；因核分裂异常，可见双核及多核；核畸形，如分叶、出芽、核边内凹等不规则形态；核仁增大、变多及出现畸形裸核。

（2）细胞改变：细胞大小不等，形态各异。胞质减少，染色较浓，若变性则内有空泡或出现畸形（图 32-2）。

（3）细胞间关系改变：癌细胞可单独或成群出现，排列紊乱。早期癌涂片背景干净清晰，晚期癌涂片背景较脏，见成片坏死细胞、红细胞及白细胞等。

2. 宫颈/阴道细胞学诊断的报告形式　主要为分级诊断和描述性诊断两种。现行的 TBS 报告系统（the Bethesda System）为 2001 年美国国家癌

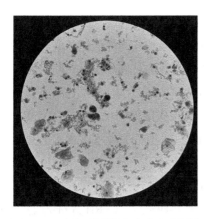

图 32-2　高级别鳞状上皮内病变图片

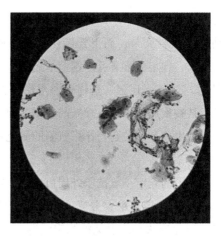

图 32-4　低级别鳞状上皮内病变图片

症协会（National Cancer Institute，NCI）修订后的 TBS 报告系统，包括以下 3 个部分：①评价涂片质量，包括细胞量与鳞柱两种上皮细胞的分布；②描述有关发现，做出诊断；③描述对诊断能提供依据的细胞成分和形态特征。TBS 报告方式中提出了一个重要概念——无明确诊断意义的不典型鳞状细胞（atpical squamous cell of undetermined significance，ASC-US）（图 32-3），指既不能诊断为感染、炎症、反应性改变，也不能诊断为癌前病变和恶变的鳞状上皮细胞。ASC-US 包括不典型化生细胞、不典型修复细胞、与萎缩有关的不典型鳞状上皮细胞、角化不良细胞以及诊断 HPV 证据不足但暂无法排除者。就其规范而言，ASC-US 的实验室诊断比例不应超过低级别鳞状上皮内病变（图 32-4）的 2~3 倍。临床上常使用的液基薄层细胞申请单如下（图 32-5）。

液基薄层细胞检测申请单

样本采样日期：＿＿年＿＿月＿＿日　　　　细胞学检查号：＿＿＿＿
姓名：＿＿＿＿　年龄：＿＿＿　病历号：＿＿＿＿　申请科室：＿＿＿＿
通信地址：＿＿＿＿＿＿＿　邮编：＿＿＿＿　电话：＿＿＿＿
月经史：初潮＿＿＿周期＿＿天 末次月经＿＿年＿＿月＿＿日 绝经：□是 □否
（请选择相符合的项目）
□ 避孕针 □ 服避孕药 □ 子宫环 □ 子宫切除 □ 人乳头瘤病毒（HPV）
□ 手术后　□ 非正常流血 □ 怀孕 □ 产后四个月 □ 哺乳期
□ 宫颈炎阴道炎　其他＿＿＿＿＿＿
临床诊断＿＿＿＿＿＿＿＿＿＿＿＿＿
以往涂片检查日期及结果：
日期：＿＿＿＿＿　结果：＿＿＿＿＿＿＿＿＿＿
取样医师：＿＿＿＿　申请医师：＿＿＿＿＿
（以下内容由实验室检验医师填写）
实验室分析结果：
样本满意度：□满意　□基本满意　□需重新采样
TBS描述性诊断：
鳞状上皮细胞分析：　　　　　　　　腺上皮细胞分析
□ 未见上皮内恶性病变　　　　　　　□ 非典型腺细胞（宫颈管）
□ 良性反应改变　　　　　　　　　　□ 不能明确诊断意义
　□ 萎缩性　　　　　　　　　　　　□ 倾向良性反应性改变
　□ 炎症 □轻度 □ 中度 □ 重度　　□ 倾向原位腺癌
　□ 妊娠 □ 放疗 □ 宫内避孕器 其他＿＿　□ 非典型腺细胞
□ 非典型鳞状细胞　　　　　　　　　　□ 子宫内膜
　□ 不能明确诊断意义　　　　　　　　□ 来源不明
　□ 倾向上皮内高度病变　　　　　　　□ 可疑腺癌
□ 上皮内低度病变（LSIL）　　　　　□ 腺癌
□ 上皮内高度病变（HSIL）　　　　　　□宫颈管 □宫内膜
　□ 鳞状细胞癌　　　　　　　　　　　其他＿＿＿＿＿
细胞量 □>40% □<40%
□ 红细胞 □ 颈管细胞 □ 经期样本　□ 化生细胞　　□ 炎症细胞
□ 滴虫感染 □ 真菌感染 □HPV感染提示 □ 疱疹病毒感染 □ 细菌感染
其他＿＿＿＿＿＿＿＿＿＿
报告意见：＿＿＿＿＿＿＿＿＿＿＿＿＿

检验医师：＿＿＿＿＿＿　日期：＿＿＿年＿＿月＿＿日

图 32-5　液基薄层细胞申请单

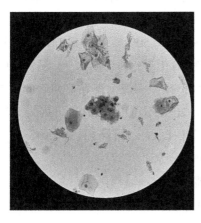

图 32-3　ASC-US 细胞图片

第二节　女性内分泌激素测定

女性生殖内分泌系统激素包括下丘脑、垂体、卵巢分泌的激素。这些激素在中枢神经系统的影响及各器官的相互协调作用下，发挥正常的生理功能并相互制约，相互调节。卵巢功能受垂体控制，垂体活动受下丘脑调节，而下丘脑接受大脑皮质支配；反过来，卵巢激素又反馈调节下丘脑和垂体功能。因此，测定下丘脑-垂体-卵巢轴各激素水平，对于某些疾病的诊断、疗效的观察、预后的评估以及生殖生理和避孕药物作用机制的研究具有重要意义。

激素水平的测定一般抽取外周血进行，常用方法包括气相色谱层析法、分光光度法、荧光显示法、酶标记免疫法和放射免疫测定法等。近年来，无放射性同位素标记的免疫化学发光法也逐步得到广泛应用。

一、下丘脑促性腺激素释放激素

体内下丘脑促性腺激素释放激素（GnRH）由下丘脑弓状核神经细胞分泌，调节垂体促性腺激素的合成和分泌。人工合成的 10 肽 GnRH 能使垂体分泌黄体生成素（LH）的作用高于卵泡刺激素（FSH），故也有人称之为黄体生成素释放激素（LHRH）。正常妇女月经周期中最显著的激素变化是在中期出现排卵前 LH 高峰。由于 GnRH 在外周血中的含量很少，且半衰期短，故测定存在困难。目前主要采用 GnRH 兴奋试验与氯米酚试验来了解下丘脑和垂体的功能以及其生理病理状态。

（一）GnRH 兴奋试验

1. 原理　LHRH 对垂体促性腺激素的释放有兴奋作用，给受试者注射外源性 LHRH 后在不同时相抽取外周血测定促性腺激素含量，可以了解垂体功能。若垂体功能良好，则促性腺激素水平升高；反之，则不升高或延迟升高。

2. 方法　上午 8 时静脉注射 LHRH 100 μg（溶于 5.0 mL 生理盐水中），于注射前和注射后的 15、30、60 和 90 min 分别取静脉血 2 mL，测定促性腺激素的含量。

3. 结果分析

（1）正常反应：静脉注入 GnRH 后，LH 值的上升比基值升高 2~3 倍，高峰出现在注射后

15~30 min。

（2）活跃反应：高峰值比基值升高 5 倍。

（3）延迟反应：高峰出现时间迟于正常反应出现的时间。

（4）无反应或低弱反应：注入 GnRH 后 LH 值没有变动，一直处于低水平或稍有上升但不足基值的 2 倍。

4. 临床意义

（1）青春期延迟：GnRH 兴奋试验呈正常反应。

（2）垂体功能减退：如希恩综合征、垂体手术、空蝶鞍综合征或放射治疗垂体组织遭到破坏时，GnRH 兴奋试验呈无反应或低弱反应。

（3）下丘脑功能减退：可能出现延迟反应或正常反应。

（4）卵巢功能不全：FSH、LH 基值均 > 30 IU/L，GnRH 兴奋试验呈活跃反应。

（5）多囊卵巢综合征：LH/FSH 比值≥3，GnRH 兴奋试验呈现活跃反应。

（二）氯米酚试验

1. 原理　氯米酚又称克罗米酚（clomiphene），是一种具有弱雌激素作用的非甾体类雌激素拮抗剂，在下丘脑可与雌、雄激素受体结合，阻断性激素对下丘脑和（或）腺垂体促性腺激素细胞的负反馈作用，引起 GnRH 的释放。氯米酚试验可以用来评估闭经患者下丘脑-垂体-卵巢轴的功能，鉴别下丘脑和垂体病变。

2. 方法　月经来潮第 5 日开始每日口服氯米酚 50~100 mg，连服 5 日，服药后 LH 可上调 85%，FSH 上调 50%。停药后 LH、FSH 即下降。如再出现 LH 上升达排卵期水平，诱发排卵则为排卵型反应，排卵一般出现在停药后的第 5~9 日。如停药后 20 日不再出现 LH 上升即为无反应。分别在服药第 1、3、5 日测 LH 和 FSH，第 3 周或经前抽血测孕酮水平。

3. 临床意义

（1）下丘脑病变：下丘脑病变时对 GnRH 兴奋试验有反应而对氯米酚试验无反应。

（2）青春期延迟：可通过 GnRH 兴奋试验判断青春期延迟是否为下丘脑或垂体病变所致。

二、垂体促性腺激素测定

1. 来源及生理作用　FSH 和 LH 是腺垂体分泌的促性腺激素，均为糖蛋白激素，在血中与 α_2 和 β 球蛋白结合，受下丘脑 GnRH、卵巢激素以及抑制素的调节。生育年龄妇女的这些激素随月经周期出现周期性变化。FSH 作用于卵泡颗粒细胞上的受体，刺激卵泡生长、发育、成熟，并促进雌激素分泌。FSH 在卵泡早期维持较低水平，随卵泡发育至晚期，雌激素水平升高，FSH 略下降，至排卵前 24 h 出现低值，随即迅速升高，24 h 后又下降。LH 和 FSH 共同作用，引起排卵，黄体期维持低水平，并促进雌、孕激素合成。FSH 的生理作用主要是促进卵泡成熟及分泌雌激素。LH 在卵泡早期处于低水平，以后逐渐上升，至排卵前 24 h 左右与 FSH 同时出现高峰，而且是较 FSH 更高的陡峰，24 h 后最高值骤降，黄体后期逐渐下降。排卵期出现的 LH 峰是预测排卵的重要指标。LH 的生理作用是促进卵巢排卵和黄体生成，以促使黄体分泌雌激素和孕激素。

2. 正常值　见表 32-1 及表 32-2。

表 32-1　血 FSH 正常范围（IU/L）

测定时期	正常范围
青春期	≤ 5
正常女性	5 ~ 20
绝经后	> 40

表 32-2　血 LH 正常范围（IU/L）

测定时期	正常范围
卵泡期	5 ~ 30
排卵期	75 ~ 100
黄体期	3 ~ 30
绝经期	30 ~ 130

3. 临床应用

（1）协助判断闭经原因：FSH 及 LH 水平低于正常值，提示闭经原因在腺垂体或下丘脑；FSH 及 LH 水平均高于正常，说明病变在卵巢。

（2）了解排卵情况：测定 LH 峰值可以估计排卵时间及了解排卵情况，有助于不孕症的治疗及研究避孕药物的作用机制。

（3）协助诊断多囊卵巢综合征：测定 LH/FSH 比值，如 LH/FSH > 3，表明 LH 呈高值，有助于诊断多囊卵巢综合征。

（4）诊断性早熟：有助于区分真性和假性性早熟。真性性早熟由促性腺激素分泌增多引起，FSH 及 LH 呈周期性变化；假性性早熟，FSH 及 LH 水平较低，且无周期性变化。

（5）诊断卵巢早衰：FSH > 40 IU/L，间隔 1 个月内至少升高 2 次，可确诊。

三、垂体泌乳素测定

1. 来源及生理作用　垂体催乳素（PRL）是腺垂体催乳素细胞分泌的一种多肽蛋白激素，受下丘脑催乳素抑制激素（主要是多巴胺）和催乳素释放激素的双重调节。此外，人体内可能还存在其他一些因子如促甲状腺激素释放激素、雌激素、5- 羟色胺等对其均有促进作用。一般以上午 10：00 采血测定的结果较可靠。PRL 的主要功能是促进乳腺发育及泌乳，以及与卵巢类固醇激素共同作用，促进分娩前乳腺导管及腺体发育。PRL 还参与机体的多种功能，特别是对生殖功能的调节。

2. 正常值　见表 32-3。

表 32-3　不同时期血 PRL 正常范围

测定时间	正常范围（μg/L）
非妊娠期早期	< 25
妊娠早期	< 80
妊娠中期	< 160
妊娠晚期	< 400

3. 临床应用

（1）闭经、不孕及月经失调者无论有无泌乳，均应测 PRL，以排除高催乳素血症。

（2）垂体肿瘤患者伴 PRL 异常增高时，应考虑有垂体催乳素瘤。

（3）PRL 水平升高还见于性早熟、原发性甲状腺功能低下、卵巢早衰、黄体功能不足、长期哺乳、神经精神刺激、某些药物作用（如氯丙嗪、避孕药、大量雌激素、利血平）等因素；PRL 降低多见于垂体功能减退、单纯性催乳素分泌缺乏症等。

（4）10%～15% 的多囊卵巢综合征患者伴随着轻度高催乳素血症，其可能为雌激素持续刺激所致。

四、雌激素测定

1. 来源及生理变化　雌激素主要由卵巢、胎盘产生，少量由肾上腺产生。雌激素（E）可分为雌酮（estrone，E_1）、雌二醇（estradiol，E_2）及雌三醇（estriol，E_3）。各种雌激素均可从血、尿及羊水中测得。雌激素中以 E_2 活性最强，是卵巢产生的主要激素之一，对维持女性生殖功能及第二性征有重要作用。绝经后妇女以雌酮为主，主要来自肾上腺皮质分泌的雄烯二酮，在外周转化为雌酮。E_3 是 E_1 和 E_2 的代谢产物。妊娠期间，胎盘产生大量 E_3，测血或尿中 E_3 水平可反映胎儿胎盘功能状态。

2. 正常值　见表 32-4。

3. 临床应用

（1）监测卵巢功能：测定血 E_2 或 24 h 尿总雌激素水平。

1）判断闭经原因：①激素水平符合正常的周期变化，表明卵泡发育正常，应考虑为子宫性闭经。②雌激素水平偏低，闭经原因可能是原发或继发性卵巢功能低下或受药物影响而抑制卵巢功能；也可见于下丘脑 - 垂体功能失调、高催乳素血症等。

2）诊断无排卵：雌激素无周期性变化，常见于无排卵性异常子宫出血、多囊卵巢综合征、某些绝经后子宫出血。

3）监测卵泡发育：应用药物诱导排卵时，测

表 32-4　血 E_2、E_1 参考值（pmol/L）

测定时间	E_2 正常值	E_1 正常值
青春前期	18.35～110.10	62.9～162.8
卵泡期	91.75～275.25	125～377.4
排卵期	734.0～2 202.0	125～377.4
黄体期	367～1 101	125～377.4
绝经期	18.35～91.75	—

定血中 E_2 作为监测卵泡发育、成熟的指标之一，用以指导 hCG 用药及确定取卵时间。

4）诊断女性性早熟：临床多以 8 岁以前出现第二性征发育诊断为性早熟，血 E_2 水平升高 > 275 pmol/L 为诊断性早熟的激素指标之一。

（2）监测胎儿 - 胎盘单位功能：妊娠期 E_3 主要由胎儿 - 胎盘单位产生，测定孕妇尿 E_3 含量可反映胎儿 - 胎盘功能状态。正常妊娠 29 周尿 E_3 迅速增加，正常足月妊娠 E_3 排出量平均为 88.7 nmol/24 h 尿。妊娠 36 周后尿中 E_3 排出量连续多次均 < 37 nmol/24 h 尿或骤减 > 30%，提示胎盘功能减退；E_3 < 22.2 nmol/24 h 尿或骤减 > 50%，提示胎盘功能显著减退。

五、孕激素测定

1. 来源及生理作用　人体孕激素由卵巢、胎盘和肾上腺皮质产生。在雌激素的作用基础上，孕激素主要使子宫内膜转化为分泌期，使子宫内膜周期性脱落，形成月经。妊娠时，孕激素降低母体免疫排斥反应，利于胚胎着床，防止子宫收缩，使子宫在分娩前处于静止状态。同时孕激素还有促进乳腺腺泡导管发育，为泌乳做准备的作用。孕激素缺乏时可引起早期流产。

2. 正常值　见表 32-5。

3. 临床应用

（1）监测排卵：血孕酮水平 > 15.9 nmol/L，提示有排卵。若孕酮水平符合有排卵，而无其他原因的不孕患者，需配合超声监测卵泡发育及排卵过程，以除外未破卵泡黄素化综合征（luteinized

表 32-5　血孕酮正常范围

测定时间	正常范围（nmol/L）
卵泡期	< 3.18
黄体期	15.9 ~ 63.6
妊娠早期	63.6 ~ 95.4
妊娠中期	159 ~ 318
妊娠晚期	318 ~ 1 272
绝经后	< 3.18

unruptured follicle syndrome，LUFS）。使用促排卵药物时，可用血孕酮水平观察促排卵效果。若出现多卵排卵产生多个黄体时，可使血孕酮水平升高。原发性或继发性闭经、无排卵性月经或无排卵性异常子宫出血、多囊卵巢综合征、口服避孕药或长期使用 GnRH 激动剂，均可使孕酮水平下降。

（2）了解黄体功能：黄体期血孕酮水平低于生理值，提示黄体功能不足；月经来潮 4 ~ 5 日血孕酮仍高于生理水平，提示黄体萎缩不全。

（3）了解妊娠状态：排卵后，若卵子受精，黄体继续分泌孕酮。自妊娠第 7 周开始，胎盘分泌孕酮在数量上超过卵巢黄体。妊娠期胎盘功能减退时，血中孕酮水平下降。若单次血清孕酮水平≤15.6 nmol/L（5 ng/ml），提示为死胎。异位妊娠时孕酮水平较低，如孕酮水平 > 78.0 nmol/L（25 ng/ml），基本可除外异位妊娠。先兆流产时，孕酮值若有下降趋势，有发生流产的可能。

（4）孕酮替代疗法的监测：孕早期切除黄体侧卵巢后应用天然孕酮替代疗法时应监测血浆孕酮水平。

六、雄激素测定

1. 来源及生理变化　女性体内雄激素（androgen）主要包括睾酮（testosterone，T）及雄烯二酮（androstenedione），由卵巢及肾上腺皮质分泌。睾酮主要由卵巢和肾上腺分泌的雄烯二酮转化而来；雄烯二酮 50% 来自卵巢，50% 来自肾上腺，其生物活性介于活性很强的睾酮和活性很弱的脱氢表雄酮之间。血清中的脱氢表雄酮主要由肾上腺皮质产生。绝经后肾上腺是产生雄激素的主要部位。

2. 正常值　见表 32-6。

表 32-6　血总睾酮正常范围（nmol/L）

测定时间	正常范围
卵泡期	< 1.4
排卵期	< 2.1
黄体期	< 1.7
绝经后	< 1.2

3. 临床应用

（1）协助诊断卵巢男性化肿瘤：短期内进行性加重的雄激素过多症状往往提示卵巢男性化肿瘤。

（2）多囊卵巢综合征：患者血清雄激素可能正常，也可能升高。若治疗前雄激素水平升高，治疗后应下降，可作为评价疗效的指标之一。

（3）肾上腺皮质增生或肿瘤：血清雄激素异常升高。

（4）两性畸形的鉴别：男性假两性畸形及真两性畸形，睾酮水平在男性正常范围内；女性假两性畸形则在正常范围内。

（5）女性多毛症：测血清睾酮水平正常时，多考虑毛囊对雄激素敏感所致。

（6）检测药物影响：应用睾酮或具有雄激素作用的内分泌药物，如达那唑等，用药期间有时需检测雄激素水平。

（7）高催乳素血症：有雄激素过高的症状和体征，常规雄激素测定在正常范围者，应测定血清催乳素水平。

七、人绒毛膜促性腺激素测定

1. 来源及生理变化　人绒毛膜促性腺激素（hCG）是由妊娠时胎盘的滋养层细胞分泌的一种糖蛋白，由 α 和 β 亚单位组成。妊娠滋养细胞疾病、生殖细胞肿瘤和其他恶性肿瘤如肺、肾上腺及肝脏肿瘤也可产生 hCG。此外，尚存在无妊娠、癌症和疾病证据的垂体来源 hCG。垂体的促性腺细胞正常情况下可产生微量的 hCG 和 hCG-β 核心片段（＜0.5 IU/L）。正常月经妇女及绝经后垂体肿瘤妇女偶尔有垂体来源的 hCG 升高（＞20 IU/L），在垂体组织中可分离到 hCG-β 核心片段。但是一般垂体来源的高 hCG 可被雌、孕激素抑制。

正常妊娠的受精卵着床时，即排卵后的第 6 日，受精卵滋养层形成时开始产生 hCG，约 1 日后能测到血浆 hCG，以后每 1.7～2 日上升 1 倍，在排卵后 14 日约达 100 IU/L，妊娠 8～10 周达峰值（50 000～100 000 IU/L），以后迅速下降，在妊娠中期和晚期，hCG 仅为峰值的 10%（10 000～20 000 IU/L）。由于 hCG 分子中的 α 链与 LH 中的 α 链有相同结构，为避免与 LH 发生交叉反应，在测定其浓度时，常测定特异的 β-hCG 浓度。

2. 正常值　见表 32-7。

表 32-7　不同时期血清 β-hCG 浓度

期别	范围（IU/L）
非妊娠妇女	＜3.1（μg/L）
孕 7～10 日	＞5.0
孕 30 日	＞100
孕 40 日	＞2 000
妊娠滋养细胞疾病	＞100 000

3. 临床应用　国际肿瘤发展生物和医学协会的多中心研究建议，在常规诊断中，推荐使用广谱能识别 hCG 及相关分子而与其他糖蛋白激素及衍生物低交叉的 hCG 试验。

（1）诊断早期妊娠：血 hCG 定量免疫测定＜3.1 μg/L 时为妊娠阴性，血浓度＞25 IU/L 为妊娠阳性，可用于早早孕诊断，该法迅速、简便、价廉。目前应用广泛的早早孕诊断试纸是通过半定量测定尿 hCG 从而诊断早期妊娠，应用方便、快捷。此法可检出尿中 hCG 的最低量为 25 IU/L。另外，也有利用斑点免疫层析法的原理制成的反应卡。

（2）异位妊娠：血及尿 hCG 维持在低水平，

间隔 2～3 日测定无成倍上升，应怀疑异位妊娠。

（3）妊娠滋养细胞肿瘤（GTD）的诊断和监测：hCG 试验可作为 GTD 的诊断、病情监测和随访的独立指标，但成熟的正常滋养细胞和具有侵袭性的细胞滋养细胞分泌的 hCG 相关分子不同。在正常妊娠时，血液中的主要 hCG 分子为规则 hCG（regular hCG）；而在葡萄胎及滋养细胞肿瘤时，则产生更多的 hCG 结构变异体，包括高糖化 hCG、hCG 游离 β 亚单位及其代谢产物 β 亚单位核心片段等。因此测定血液和尿样中各种 hCG 相关分子，观察其成分和比例的变化，有助于 GTD 的诊断。

1）葡萄胎：血 hCG 水平异常增高，甚至＞100 000 IU/L；子宫明显超过孕周大小；hCG 维持高水平不下降，提示葡萄胎。在葡萄胎块被清除后，hCG 应呈大幅度下降，且在清除后的 16 周应转为阴性；若下降缓慢或下降后又上升，16 周未转阴者，排除宫腔内组织残留或妊娠则考虑为妊娠滋养细胞肿瘤。

2）绒毛膜癌：hCG 是绒毛膜癌诊断和活性滋养细胞监测唯一的实验室指标。hCG 下降与治疗有效性一致，尿 hCG＜50 IU/L 及血 hCG＜3.1 μg/L 为阴性标准，治疗后临床症状消失，hCG 每周检查 1 次，连续 3 次阴性者可视为近期治愈。

（4）性早熟和肿瘤：最常见的是下丘脑或松果体胚细胞的绒毛膜上皮瘤或肝胚细胞瘤以及卵巢无性细胞瘤、未成熟畸胎瘤分泌 hCG 导致性早熟。分泌 hCG 的肿瘤尚见于肠癌、肝癌、肺癌、卵巢腺癌、胰腺癌、胃癌，在成年妇女中引起月经紊乱。因此，成年妇女突然发生月经紊乱伴 hCG 升高时，应考虑到上述肿瘤的异位分泌。

总之，hCG 试验是为诊断正常妊娠而发展起来的一项检测，对 GTD 而言，其可能不是诊断必需的理想血清标志物。理想的 hCG 试验应能测定多种 hCG 相关分子和同时应用多种试验方法。若 hCG 的测定结果与临床表现不相符合，临床医生应仔细分析、解释结果。

八、人胎盘催乳素测定

1. 来源及生理变化 人胎盘催乳素（human placental lactogen，hPL）由胎盘合体滋养细胞产生、贮存及释放，是与胎儿生长、发育相关的重要激素。hPL 与人生长激素有共同的抗原决定簇，呈部分交叉免疫反应，与 PRL 无交叉反应。hPL 自妊娠 5 周时即能从孕妇血中测出，随妊娠进展，hPL 水平逐渐升高，于孕 39~40 周时达高峰，产后迅速下降，7 h 内消失。

2. 正常值 见表 32-8。

表 32-8 不同时期血 hPL 正常范围

期别	正常范围（mg/L）
非孕期	<0.5
孕 22 周	1.0~3.8
孕 30 周	2.8~5.8
孕 40 周	4.8~12.0

3. 临床应用

（1）监测胎盘功能：妊娠晚期连续动态检测 hPL 可以监测胎盘功能。于妊娠 35 周后，多次测定血清 hPL 值均 <4 mg/L 或突然下降 50% 以上，提示胎盘功能减退。

（2）协助诊断糖尿病合并妊娠：hPL 水平与胎盘大小成正比，如糖尿病合并妊娠时胎儿较大，胎盘也大，hPL 值可能偏高。但临床应用时还应配合其他监测指标综合分析，以提高判断的准确性。

（3）协助诊断胎盘部位滋养细胞肿瘤：胎盘部位滋养细胞肿瘤患者的血清 hPL 一般为轻度升高或阴性，但切除的肿瘤组织免疫组化通常为阳性。

第三节 女性生殖器官活组织检查

生殖器官活组织检查是在生殖器官病变处或可疑部位取小部分组织做病理学检查，简称"活检"。在绝大多数情况下，活检是诊断最可靠的依据。常用的取材方法有局部活组织检查、诊断性宫颈锥形切除、诊断性刮宫、组织穿刺检查。

一、局部活组织检查

（一）外阴活组织检查

1. 适应证 ①确定外阴色素减退疾病的类型及排除恶变；②外阴部赘生物或久治不愈的溃疡需明确诊断及排除恶变者，如外阴癌；③外阴特异性感染，如结核、尖锐湿疣、阿米巴等。

2. 禁忌证 ①外阴急性化脓性感染；②月经期；③疑为恶性黑色素瘤者。

3. 方法 患者取膀胱截石位，常规外阴消毒，铺盖无菌孔巾，取材部位以 0.5% 利多卡因做局部浸润麻醉。小赘生物可自蒂部剪下或用活检钳钳取，局部压迫止血，病灶面积大者行部分切除。标本置于 10% 甲醛溶液固定后送病理检查。

（二）阴道活组织检查

1. 适应证 阴道赘生物、阴道溃疡灶。

2. 禁忌证 急性外阴炎、阴道炎、宫颈炎、盆腔炎及月经期。

3. 方法 患者取膀胱截石位。阴道窥器暴露活检部位并消毒。活检钳咬取可疑部位组织。对表面有坏死的肿物，要取至深层新鲜组织，无菌纱布压迫止血，必要时阴道内置无菌带尾棉球压迫止血，嘱患者 24~48 h 后自行取出。活检组织固定后常规送病理检查。

（三）子宫颈活组织检查

1. 适应证

（1）宫颈细胞学涂片 TBS 分类法诊断鳞状细胞异常者。

（2）阴道镜检查反复可疑阳性或阳性者。

（3）疑有宫颈癌或慢性特异性炎症，需进一步明确诊断者。

2. 方法

（1）患者取膀胱截石位，阴道窥器暴露宫颈，用干棉球揩净宫颈黏液及分泌物，局部消毒。

（2）用活检钳在宫颈外口鳞柱交界处或肉眼糜

烂较深或特殊病变处取材。可疑宫颈癌者可选宫颈3、6、9、12点位置四点取材。若临床已明确为宫颈癌，只为明确病理类型或浸润程度时可做单点取材。为提高取材准确性，还可在阴道镜指导下行定位活检，或在宫颈阴道部涂以碘溶液，选择不着色区取材。

（3）宫颈局部填塞小纱条压迫止血，嘱患者24 h后自行取出。

3. 注意事项

（1）患有阴道炎症（阴道滴虫及真菌感染等）应治愈后再取活检。

（2）妊娠期原则上不做活检，以避免流产、早产，但临床高度怀疑宫颈恶性病变者仍应检查。月经前期不宜做活检，以免与切口出血相混淆，且月经来潮时切口仍未愈合，可增加内膜组织在切口种植的机会。

二、诊断性子宫颈锥切术

1. 适应证

（1）宫颈液基薄层细胞学检查多次找到可疑病变细胞，而宫颈多处活检及分段诊断性刮宫病理检查均未发现癌灶者。

（2）宫颈活检为原位癌或镜下早期浸润癌，而临床可疑为浸润癌，为明确病变累及程度及决定手术范围者。

（3）宫颈活检证实有高级别鳞状上皮内病变者。

2. 禁忌证

①阴道、宫颈、子宫及盆腔急性或亚急性炎症。②月经期。③有血液病等出血倾向者。

3. 方法

（1）静脉麻醉下，患者取膀胱截石位，外阴、阴道消毒，铺无菌巾。

（2）导尿后，用阴道拉钩暴露宫颈并消毒阴道、宫颈。

（3）以宫颈钳钳夹宫颈前唇向外牵引，在病灶外0.5 cm处，以环形电极（图32-6）在宫颈表面做环形切口，深约0.2 cm，包括宫颈上皮及少许皮

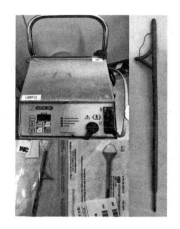

图32-6　宫颈环形电切术电极

下组织，按30°～50°角向内做宫颈锥形切除。根据不同的手术指征，可深入宫颈管1～2.5 cm。

（4）于切除标本的12点位置处做一标志，以10%甲醛溶液固定，送病理检查。

（5）创面止血用无菌纱布压迫多可奏效。若有动脉出血，可用可吸收线缝扎止血，也可加用吸收性明胶海绵等止血。

（6）锥切术后可行宫颈成形术或荷包缝合术，术毕探查宫颈管，可同时做宫颈管涂片。

🄴 微视频 32-1
诊断性子宫颈锥切术

4. 注意事项

（1）用于治疗者，应在月经净后3～7日内施行，术后用抗生素预防感染，术后6周探查宫颈管有无狭窄，2月内禁性生活及盆浴。

（2）用于诊断者，电凝功率不宜过大，以免破坏边缘组织，影响诊断。

三、诊断性刮宫

诊断性刮宫简称"诊刮"，是诊断宫腔疾病采用的重要方法之一。其目的是获取宫腔内容物（子宫内膜和其他组织）做病理检查协助诊断。若同时疑有宫颈管病变时，需对宫颈管及宫腔分步进行诊断性刮宫，简称"分段诊刮"。

（一）一般诊断性刮宫

可以在宫腔镜下进行诊断性刮宫或者单纯行诊段性刮宫。

1. 适应证

（1）异常子宫出血或阴道排液，需证实或排除子宫内膜癌、宫颈癌，或其他病变如流产、子宫内膜炎等。

（2）月经失调，如排卵障碍性异常子宫出血或闭经，需了解子宫内膜变化及其对性激素的反应。

（3）不孕症，需了解有无排卵或疑有子宫内膜结核者。

（4）宫腔内有组织残留或排卵障碍性异常长期、多量出血时，刮宫不仅有助于诊断，还有止血效果。

2. 禁忌证：①急性阴道炎、宫颈炎。②急性或亚急性盆腔炎。③急性严重全身性疾病。④手术前体温 > 37.5℃。

3. 方法 一般不需麻醉，对宫颈内口较紧者，需要宫腔镜检查辅助时酌情给予镇痛、局麻或静脉麻醉。

（1）排尿后取膀胱截石位，外阴、阴道常规消毒，铺无菌孔巾。

（2）做双合诊，了解子宫大小及位置，用阴道窥器暴露宫颈，再次消毒阴道与宫颈，钳夹宫颈前唇或后唇，子宫探针缓缓进入，探子宫方向及宫腔深度。若宫颈内口过紧，可用宫颈扩张器扩张至小刮匙能进入为止。

（3）阴道后穹隆处置盐水纱布一块，以收集刮出的宫腔内组织，用特制的诊断性刮匙由内向外沿宫腔四壁及两侧宫角有次序地将内膜刮除，并注意宫腔壁有无变形及高低不平，取下纱布上的全部组织固定于 10% 甲醛溶液或 95% 乙醇中，送病理检查。

（二）分段诊断性刮宫

为鉴别子宫内膜癌及宫颈癌，应做分段诊刮。先不探查宫腔深度，以免将宫颈管组织带入宫腔混淆诊断。用小刮匙向宫颈管内口至外口顺序刮宫颈管一周，将所刮取宫颈管组织置纱布上；然后刮匙进入宫腔刮取子宫内膜。刮出宫颈管组织及宫腔内组织分别装瓶、固定，送病理检查。

若刮出物肉眼观察高度怀疑为癌组织时，不应继续刮宫，以防出血及癌扩散。若肉眼观察未见明显癌组织时，应全面刮宫，以防漏诊。

1. 适应证 分段诊断性刮宫多在异常子宫出血时进行，适用于绝经后子宫出血。

🅔 微视频 32-2
分段诊断性刮宫术

2. 方法 当需要了解宫颈管黏膜有无累及时，常规消毒后首先刮宫颈内口以下的颈管组织，然后按一般诊断性刮宫处置，将颈管及宫腔组织分开固定送检。

（三）诊刮时注意事项

1. 不孕症患者应选在月经前或月经来潮 12 h 内刮宫，以判断有无排卵。

2. 对于排卵障碍性异常子宫出血，如疑为子宫内膜增生症者，应于月经前 1 ~ 2 日或月经来潮 24 h 内刮宫；疑为子宫内膜不规则脱落时，则应于月经第 5 ~ 7 日刮宫；不规则出血者随时可以刮宫。

3. 疑为子宫内膜结核者应于经前 1 周或月经来潮 12 h 内诊刮，刮宫时要特别注意子宫两角部，因该部位阳性率较高。诊刮前 3 日及术后 3 日每天肌内注射链霉素 0.75 g 及异烟肼 0.3 g 口服，以防诊刮引起结核病灶扩散。

4. 疑有子宫内膜癌者随时可诊刮，除宫体外，还应注意向宫底取材。

5. 若为了解卵巢功能而做诊刮时，术前至少 1 个月停止应用性激素，否则易得出错误结果。

6. 出血、子宫穿孔、感染是刮宫的主要并发症。有些疾病可能导致刮宫时大出血，应术前输液、配血并做好开腹准备；哺乳期、绝经后及子宫患有恶性肿瘤者，均应查清子宫位置并仔细操作，以防子宫穿孔；长期有阴道出血者，宫腔内常有感染，刮宫能促使感染扩散，术前、术后应给予抗生素。术中严格无菌操作。刮宫患者术后2周内禁性生活及盆浴，以防感染。

7. 术者在操作时唯恐不彻底，反复刮宫，易伤及子宫内膜基底层，造成子宫内膜炎或宫腔粘连，导致闭经，应注意避免。

第四节　输卵管通畅检查

输卵管通畅检查的主要目的是检查输卵管是否畅通，了解子宫腔和输卵管腔的形态以及输卵管的阻塞部位。常用的方法包括输卵管通液术、子宫输卵管造影术。近年来，随着内镜在妇产科的广泛应用，腹腔镜直视下输卵管通液检查、宫腔镜下经输卵管口插管通液检查和腹腔镜联合检查等方法正逐渐普及。

一、输卵管通液术

输卵管通液术（hydrotubation）是检查输卵管是否通畅的一种方法，且具有一定的治疗效果。检查者通过导管向宫腔内注入液体，根据注液阻力大小、有无反流及注入液体量和患者感觉等判断输卵管是否通畅。由于操作简便，无须特殊设备，被广泛应用于临床。

1. 适应证

（1）不孕症，排卵正常，男方精液正常，疑有输卵管阻塞者。

（2）检验和评价输卵管绝育术、输卵管再通术或输卵管成形术的效果。

（3）对输卵管黏膜轻度粘连有疏通作用。

2. 禁忌证

（1）内、外生殖器急性炎症或慢性炎症急性或亚急性发作者。

（2）月经期或有不规则阴道流血者。

（3）可疑妊娠者。

（4）严重的全身性疾病，如心、肺功能异常等，不能耐受手术者。

（5）体温高于37.5℃者。

3. 术前准备

（1）月经干净3~7日，禁性生活。

（2）术前半小时肌内注射阿托品0.5 mg解痉。

（3）患者排空膀胱。

4. 方法

（1）常用器械：阴道窥器、宫颈钳、长弯钳、宫颈导管、20 mL注射器、压力表、Y形管等。

（2）常用液体：生理盐水或抗生素溶液（庆大霉素8万U、地塞米松5 mg、透明质酸酶1 500 U，注射用水20~50 mL），可加用0.5%的利多卡因2 mL以减少输卵管痉挛。

（3）操作步骤

1）患者取膀胱截石位，外阴、阴道、宫颈常规消毒，铺无菌巾，双合诊了解子宫的位置及大小。

2）放置阴道窥器，充分暴露子宫颈，再次消毒阴道穹隆部及宫颈，以宫颈钳钳夹宫颈前唇。沿宫腔方向置入宫颈导管，并使其与宫颈外口紧密相贴。

3）用Y形管将宫颈导管与压力表、注射器相连，压力表应高于Y形管水平，以免液体进入压力表。

4）将注射器与宫颈导管相连，并使宫颈导管内充满生理盐水或抗生素溶液。排出导管内空气后，沿宫腔方向置入宫颈管，缓慢推注，压力不可超过160 mmHg。观察推注时阻力大小，经宫颈注入的液体是否反流，患者下腹部是否疼痛等。

5）术毕取出宫颈导管，再次消毒宫颈和阴道，取出阴道窥器。

5. 结果评定

（1）输卵管通畅：顺利推注20 mL生理盐水无阻力，压力维持在60~80 mmHg以下；或开始稍有阻力，随后阻力消失，无液体回流，患者也无不适感，提示输卵管通畅。

（2）输卵管阻塞：勉强注入5 mL生理盐水即感有阻力，压力表见压力持续上升而不见下降，患者感下腹胀痛，停止推注后液体又反流至注射器内，表明输卵管阻塞。

（3）输卵管通而不畅：注射液体有阻力，再经加压注入又能推进，说明有轻度粘连已被分离，患者感轻微腹痛。

6. 注意事项

（1）所用无菌生理盐水温度以接近体温为宜，以免液体过冷造成输卵管痉挛。

（2）注入液体时必须使宫颈导管紧贴宫颈外口，防止液体外漏。

（3）术后 2 周禁盆浴及性生活，酌情给予抗生素预防感染。

二、子宫输卵管造影

子宫输卵管造影（hysterosalpingography，HSG）是通过导管向子宫腔及输卵管注入造影剂，X 线下透视及摄片，根据造影剂在输卵管及盆腔内的显影情况了解输卵管是否通畅、阻塞的部位及子宫腔的形态。该检查损伤小，能对输卵管阻塞做出较正确诊断，准确率可达 80%。超声引导下子宫输卵管造影（hysterosalpingo–contrast sonography，HyCoSy）是在超声引导下实时观察造影剂流动与分布，图像清晰，无创、无放射性、操作较为简便，具有较好的诊断价值。子宫输卵管造影对输卵管阻塞具有一定的治疗作用。

1. 适应证

（1）了解输卵管是否通畅及其形态、阻塞部位。

（2）了解宫腔形态，确定有无子宫畸形及类型，有无宫腔粘连、子宫黏膜下肌瘤、子宫内膜息肉及异物等。

（3）内生殖器结核非活动期。

（4）不明原因的习惯性流产，于排卵后做造影了解宫颈内口是否松弛，宫颈及子宫是否畸形。

2. 禁忌证

（1）内、外生殖器急性或亚急性炎症。

（2）严重的全身性疾病，不能耐受手术者。

（3）妊娠期、月经期。

（4）产后、流产、刮宫术后 6 周内。

（5）碘过敏者。

3. 术前准备

（1）造影时间以月经干净 3～7 日为宜，术前 3 日禁性生活。

（2）做碘过敏试验，阴性者方可行造影。

（3）术前半小时肌内注射阿托品 0.5 mg 解痉。

（4）术前排空膀胱，便秘者术前行清洁灌肠，以使子宫保持正常位置，避免出现外压假象。

4. 方法

（1）设备及器械：X 线放射诊断仪或超声机器（以三维彩超为宜）、子宫导管、阴道窥器、宫颈钳、长弯钳、20 mL 注射器等。

（2）造影剂：子宫输卵管造影目前国内外均使用碘造影剂，分油溶性与水溶性两种。油剂（40%碘化油）密度大，显影效果好，刺激小，过敏少，但检查时间长，吸收慢，易引起异物反应，形成肉芽肿或油栓；水剂（76%泛影葡胺液）吸收快，检查时间短，但子宫输卵管边缘部分显影欠佳，细微病变不易观察，有患者在注药时有刺激性疼痛。超声引导下子宫输卵管造影使用超声微泡造影剂，该造影剂显影效果好，不良反应轻微、短暂，发生过敏反应极少。

（3）操作步骤

1）患者取膀胱截石位，常规消毒外阴、阴道，铺无菌巾，检查子宫位置及大小。

2）以窥器扩张阴道，充分暴露宫颈，再次消毒宫颈及阴道穹隆部，用宫颈钳钳夹宫颈前唇，探查宫腔。

3）进行子宫输卵管碘油造影时，将 40% 碘化油充满宫颈导管，排出空气，沿宫腔方向将其置入宫颈管，缓慢注入碘油，在 X 线透视下观察碘化油流经输卵管及宫腔的情况并摄片。24 h 后再摄盆腔平片，以观察腹腔内有无游离碘化油。若用泛影葡胺液造影，应在注射完后立即摄片，10～20 min后第二次摄片，观察泛影葡胺液流入盆腔的情况。进行超声引导下子宫输卵管造影时，于宫腔内安置

14 号 Foley 尿管，并在水囊内注入 1~2 mL 生理盐水。注意置管后适当往外牵拉，使水囊堵住宫颈内口。缓慢注入超声微泡造影剂，同时应用超声机器（以三维超声为宜）实时观察并记录超声造影图像及患者反应，有无造影剂反流等。

4）注入碘油后子宫角圆钝而输卵管不显影，则考虑输卵管痉挛可能，可保持原位，肌注阿托品 0.5 mg 或针刺合谷穴、内关穴，20 min 后再透视、摄片；或停止操作，下次摄片前先使用解痉药物。

5. 结果评定

（1）正常子宫、输卵管：宫腔呈倒三角形，双侧输卵管显影形态柔软，24 h 后摄片盆腔内见散在造影剂分布。超声引导下子宫输卵管造影时，可实时监控，见造影剂充盈宫腔，并从双侧输卵管流出，包绕同侧卵巢。

（2）宫腔异常：患宫腔结核时，子宫失去原有的倒三角形态，内膜呈锯齿状不平；患子宫黏膜下肌瘤时可见宫腔充盈缺损，有子宫畸形时有相应显示。

（3）输卵管异常：患输卵管结核时显示输卵管形态不规则、僵直或呈串珠状，有时可见钙化点；有输卵管积水时输卵管远端呈气囊状扩张；24 h 后盆腔 X 线平片未见盆腔内散在造影剂，说明输卵管不通；输卵管发育异常时可见过长或过短的输卵管、异常扩张的输卵管、输卵管憩室等。

6. 注意事项

（1）碘油充盈宫颈导管时，必须排尽空气，以免空气进入宫腔造成充盈缺损，引起误诊。

（2）宫颈导管与子宫内口必须紧贴，以防碘油流入阴道。

（3）导管不要插入太深，以免损伤子宫或引起子宫穿孔。

（4）注入碘油时用力不可过大，推注不可过快，防止损伤输卵管。

（5）透视下发现造影剂进入异常通道，同时患者出现咳嗽，应警惕发生油栓，立即停止操作，取头低脚高位.严密观察。

（6）造影后 2 周禁盆浴及性生活，可酌情给予抗生素预防感染。

（7）有时可因输卵管痉挛而造成输卵管不通的假象，必要时重复进行造影。

三、妇产科内镜输卵管通畅检查

近年来，随着妇产科内镜手术的大量开展，为输卵管通畅检查提供了新的方法，包括腹腔镜直视下输卵管通液检查、宫腔镜下经输卵管口插管通液检查和宫腹腔镜联合检查等方法，其中腹腔镜直视下输卵管通液检查准确率可达 90%~95%。但由于内镜手术对器械要求较高，且腹腔镜仍是创伤性手术，故并不推荐作为常规检查方法。通常在对不孕、不育患者行内镜检查时例行输卵管通液（加用亚甲蓝溶液）。内镜检查注意事项同上。

第五节　常用穿刺检查

妇产科常用的穿刺检查有腹腔穿刺和羊膜腔穿刺。腹腔穿刺又分为经腹壁腹腔穿刺、经阴道后穹隆穿刺。

一、经腹壁腹腔穿刺术

妇科病变多定位于盆腔及下腹部，故可通过经腹壁腹腔穿刺术（abdominal paracentesis）明确盆、腹腔积液性质或查找肿瘤细胞。腹腔穿刺术是一种手段，既可用于诊断又可用于治疗。穿刺抽出的液体，除观察其颜色、浓度及黏稠度外，还要根据病史决定送检项目，包括常规化验检查、细胞学检查、细菌培养、药敏试验等。

1. 适应证

（1）用于协助诊断腹水的性质。

（2）鉴别贴近腹壁的肿物性质。

（3）穿刺放出部分腹水，暂时缓解呼吸困难等症状，使腹壁松软易于做腹部及盆腔检查。

（4）腹腔穿刺注入药物行腹腔化疗。

（5）气腹造影时，穿刺注入二氧化碳气体，拍摄 X 线平片，盆腔器官可清晰显影。

2. 禁忌证

（1）疑有腹腔内严重粘连者，特别是晚期卵巢癌广泛盆、腹腔转移致肠梗阻者。

（2）疑为巨大卵巢囊肿者。

3. 方法

（1）经腹超声引导下穿刺，需膀胱充盈；经阴道超声指引下穿刺，则在术前排空小便。

（2）腹水量较多及囊内穿刺时，患者取仰卧位；液量较少取半卧位或侧卧位。

（3）穿刺点一般选择在脐与左髂前上棘连线中外 1/3 交界处，囊内穿刺点宜在囊性感明显部位。

（4）常规消毒穿刺区皮肤，铺无菌孔巾，术者需戴无菌手套。

（5）穿刺一般不需麻醉，对于精神过于紧张者，可用 0.5% 利多卡因行局部麻醉达腹膜。

（6）7 号穿刺针从选定点垂直进针，刺入腹腔，穿透腹膜时针头阻力消失，拔去针芯，见有液体流出，用注射器抽出适量液体送检。腹水细胞学检验需 100 ~ 200 mL，其他检验仅需数毫升。若需间断放腹水，则需植入导管，导管另一端连接器皿。放液量及导管放置时间可根据患者病情和诊治需要而定。若为查明盆腔内有无肿瘤存在，可放至腹壁变松软、易于检查为止。

（7）操作结束，拔出穿刺针，局部再次消毒，覆盖无菌纱布，固定。若针眼有腹水溢出，可稍加压迫。

4. 穿刺液性质和结果判断

（1）血液

1）新鲜血液：放置后迅速凝固，为刺伤血管，应改变穿刺针方向或重新穿刺。

2）陈旧性暗红色血液：放置 10 min 以上不凝固表明有腹腔内出血。多见于异位妊娠、卵巢黄体破裂或其他脏器如脾破裂等。

3）小血块或不凝固陈旧性血液：多见于陈旧性异位妊娠。

4）巧克力色黏稠液体：镜下见不成形碎片，

多为卵巢子宫内膜异位囊肿破裂。

（2）脓液：呈黄色、黄绿色、淡巧克力色，质稀薄或浓稠，有臭味，提示盆腔及腹腔内有化脓性病变或脓肿破裂。脓液应送细胞学涂片、细菌培养、药物敏感试验。必要时行切开引流术。

（3）炎性渗出物：呈粉红色、淡黄色混浊液体，提示盆腔及腹腔内有炎症。应行细胞学涂片、细菌培养、药物敏感试验。

（4）腹水：有血性、浆液性、黏液性等。应送常规化验包括比重、总细胞数、红 / 白细胞数、蛋白定量、黏蛋白定性试验（Rivalta test）及细胞学检查。必要时检查抗酸杆菌、结核分枝杆菌培养及动物接种。肉眼血性腹水多疑为恶性肿瘤，应行细胞学检查。

5. 注意事项

（1）严格无菌操作，以免腹腔感染。

（2）控制好针头进入的深度，以免刺伤血管及肠管。

（3）大量放液时，针头必须固定好，以免针头移动损伤肠管；放液速度不宜快，每小时放液量不应超过 1 000 mL，一次放液不超过 4 000 mL。放液时，腹部缚以多头腹带，逐步束紧；或压以沙袋，防止腹压骤降，并严密观察患者血压、脉搏、呼吸等生命体征，随时控制放液量及放液速度，若出现休克征象，应立即停止放腹水。

（4）向腹腔内注入药物应慎重，很多药物不宜腹腔内注入。

（5）术后卧床休息 8 ~ 12 h，给予抗生素预防感染。

二、经阴道后穹隆穿刺术

直肠子宫陷凹是直立位时腹腔最低部位，故腹腔内的积血、积液、积脓易积存于此。阴道后穹隆顶端与直肠子宫陷凹贴接，由此处行经阴道后穹隆穿刺术（culdocentesis），对抽出物进行肉眼观察、化验、病理检查，是妇产科临床常用的辅助诊断方法。

1. 适应证

（1）疑有腹腔内出血时，如异位妊娠、卵巢黄体破裂等。

（2）疑盆腔内有积液、积脓时，可做穿刺抽液检查，以了解积液性质；盆腔脓肿的穿刺引流及局部注射药物。

（3）盆腔肿块位于直肠子宫陷凹内，经后穹隆穿刺直接抽吸肿块内容物进行涂片，行细胞学检查以明确性质。若高度怀疑恶性肿瘤，应尽量避免穿刺。一旦穿刺诊断为恶性肿瘤，应尽早在短期内手术。

（4）可做超声介入治疗，如在超声引导下行卵巢子宫内膜异位囊肿或输卵管妊娠部位注药治疗。

（5）在超声引导下经后穹隆穿刺取卵，用于各种助孕技术。

2. 禁忌证

（1）盆腔严重粘连，直肠子宫陷凹被较大肿块完全占据，并已凸向直肠者。

（2）疑有肠管与子宫后壁粘连者。

（3）临床高度怀疑恶性肿瘤者。

（4）异位妊娠准备采用非手术治疗时，尽量避免穿刺，以免引起感染，影响疗效。

3. 方法　排空膀胱，取膀胱截石位，外阴、阴道常规消毒，铺巾。阴道检查了解子宫、附件情况，注意后穹隆是否膨隆。阴道窥器充分暴露宫颈及阴道后穹隆，再次消毒。用宫颈钳钳夹宫颈后唇，向前提拉，充分暴露后穹隆，再次消毒。用22号长针头接5～10 mL注射器，检查针头有无堵塞，在后穹隆中央或稍偏病侧，距离阴道后壁与宫颈后唇交界处稍下方平行宫颈管刺入，当针穿过阴道壁，有落空感后（进针深约2 cm）立即抽吸，必要时适当改变方向或深浅度，如无液体抽出，可边退针边抽收。针管、针头拔出后，穿刺点如有活动性出血，可用棉球压迫片刻。血止后取出阴道窥器。

4. 穿刺液性质和结果判断　基本同经腹壁腹腔穿刺。

5. 注意事项

（1）穿刺方向为后穹隆中点进针，采用与子宫颈管平行的方向，深入至直肠子宫陷凹。不可过分向前或向后，以免针头刺入宫体或进入直肠。

（2）穿刺深度要适当，一般为2～3 cm，过深可刺入盆腔器官或穿入血管。若积液量较少时，过深的针头可超过液平面，抽不出液体而延误诊断。

（3）有条件或病情允许时可先行超声检查，以协助诊断后穹隆有无液体及液体量多少。

（4）后穹隆穿刺未抽出血液，不能完全除外异位妊娠，因为内出血量少、血肿位置高或与周围组织粘连时均可造成假阳性。

第六节　羊水检查

羊水检查是经羊膜腔穿刺取羊水，采用多种实验室技术进行羊水分析的一种产前诊断方法。早在50年代初已被用于母儿血型不合的检查，其后开始应用羊水细胞的性染色体检查判断胎儿性别，进而开展羊水细胞培养行染色体核型分析，此后还开展了羊水细胞培养进行酶的分析以及羊水各项生化测定等。总之，羊水是一个可以较直接反映胎儿各项功能的介质，随着各项检查技术的提高，羊水检查将为临床提供更多有关胎儿的信息。目前临床上常用于遗传病的产前诊断、宫内感染病原体的检测以及胎儿肺成熟度的判断等。

（一）适应证

1. 宫内胎儿成熟度的判定，若为高危妊娠需引产，在引产前需了解胎儿成熟度，以选择分娩的有利时机。

2. 超声检查疑有神经管缺陷等胎儿畸形或母体血中甲胎蛋白异常高值者。

3. 母亲孕期有某些病原体感染如风疹病毒、巨细胞病毒或弓形虫感染。

4. 细胞遗传学检查（染色体分析）及先天性代谢异常的产前诊断。适用于：夫妇任何一方有染色体异常分娩史者，易发生胎儿染色体异常的35

岁以上的高龄孕妇；夫妇一方是某种基因病患者或曾生育过某一基因病患儿者；胎儿诊断怀疑先天性代谢异常者。

5. 疑为母儿血型不合的诊断。

（二）禁忌证

1. 用于羊膜腔内注射药物引产时

（1）心、肝、肺、肾疾病在活动期或功能严重异常。

（2）各种疾病的急性阶段。

（3）有急性生殖道炎症。

（4）术前 24 h 内两次体温在 37.5℃ 以上。

2. 用于产前诊断时

（1）孕妇曾有流产征兆。

（2）术前 24 h 内两次体温在 37.5℃ 以上。

（三）检查方法　经腹壁羊膜穿刺术

1. 术前准备

（1）孕周选择：①胎儿异常引产者，宜在妊娠 16～26 周之内；②产前诊断者，宜在妊娠 16～22 周内进行。此时子宫轮廓清楚，羊水量相对较多，易于抽取，不易伤及胎儿，且羊水细胞易存活，培养成功率高。

（2）穿刺部位定位：①手法定位。助手固定子宫，于宫底下方 2～3 横指处的中线或两侧选择囊性感明显部位作为穿刺点。②超声定位。穿刺前可先行胎盘及羊水暗区定位标记，穿刺时尽量避开胎盘，在羊水量相对较多的暗区进行，也可在超声引导下直接穿刺。

（3）中期妊娠引产术前准备：①测血压、脉搏、体温，进行全身检查及妇科检查，注意有无盆腔肿瘤与子宫畸形及宫颈发育情况；②测血、尿常规，查出凝血功能、血小板计数和肝功能；③会阴部备皮。

2. 方法　孕妇排空膀胱后取仰卧位，做好穿刺点标记，腹部皮肤常规消毒，铺无菌孔巾。在选择好的穿刺点用 0.5% 利多卡因行局部浸润麻醉。用 22 号或 20 号腰穿针垂直刺入腹壁，穿刺阻力第一次消失表示进入腹腔。继续进针又有阻力表示进入宫壁，阻力再次消失表示已达羊膜腔。拔出针芯即有羊水溢出。抽取所需羊水量或直接注药。将针芯插入穿刺针内，迅速拔针，敷以无菌干纱布，加压 5 min 后再胶布固定。

3. 注意事项

（1）严格无菌操作，以防感染。

（2）穿刺针应细。进针不可过深、过猛，尽可能一次成功，避免多次操作，最多不得超过两次。

（3）穿刺前应查明胎盘位置，勿伤及胎盘。穿刺针穿经胎盘，羊水可能经穿刺孔进入母体血液循环而发生羊水栓塞。穿刺与拔针前后应注意孕妇有无呼吸困难、发绀等异常。警惕发生羊水栓塞可能。

（4）穿刺针常因羊水中的有形物质阻塞而抽不出羊水，有时稍加调整穿刺方向、深度即可抽出羊水。用有针芯的穿刺针可避免此现象。

（5）若抽出血液，出血可来自腹壁、子宫壁、胎盘或刺伤胎儿血管，应立即拔出穿刺针并压迫穿刺点，加压包扎。若胎心无明显改变，一周后再行穿刺。

（6）医护人员应严密观察受术者穿刺后有无不良反应。

（四）临床应用

1. 胎儿肺成熟度的检查

（1）卵磷脂与鞘磷脂比值（L/S）测定：胎儿肺泡的 II 型上皮细胞分泌的可使肺泡表面张力减低的表面活性物质，有助于预防新生儿呼吸窘迫综合征（neonatal respiratory distress syndrome，NRDS）的发生。肺泡表面活性物质的主要成分是磷脂，妊娠 34 周前卵磷脂与鞘磷脂含量相似，但于妊娠 35 周开始卵磷脂迅速合成，羊水中卵磷脂的含量随之急剧增多，至 37 周达高峰，但鞘磷脂含量在全孕期无明显变化，导致羊水中 L/S 比值不断增高。测定 L/S 比值可了解胎儿肺成熟情况，用以判断胎儿能否在体外生活。若羊水中 L/S 比值 ≥2 时，提示胎儿肺已成熟；L/S 比值 < 1.5 时，提示胎儿肺尚未成熟，NRDS 的发生率约为 73%；当 L/S 比值在

1.5～1.9 临界值，新生儿约 50% 可能发生 NRDS。糖尿病孕妇的羊水中 L/S 比值达 2.0 时，仍有较多新生儿发生 NRDS，L/S 比值 ≥ 3.0 时始表示胎儿肺成熟。高危妊娠需提前终止妊娠者，应测定羊水中 L/S 比值。

（2）磷脂酰甘油（phosphatidyl glycerol，PG）的测定：PG 占肺泡表面活性物质中总磷脂的 10%，但它的出现极具特异性，阳性时不会发生 RDS，但测定时可有假阳性结果。妊娠 35 周后出现，代表胎儿肺已成熟，以后 PG 水平继续增高至分娩。PG 测定判断胎儿肺成熟度优于 L/S 比值法。糖尿病合并妊娠时，即使 L/S 值 > 2 而未出现 PG，提示胎儿肺仍未成熟。

2. 细胞遗传学及先天性代谢异常的检查

（1）染色体异常：通过羊水细胞培养做染色体核型分析，以诊断染色体（常染色体及性染色体）数目或结构异常。

（2）先天性代谢异常：经羊水细胞培养做某些酶的测定，以诊断基因突变引起的某种蛋白质或酶的异常或缺陷。

（3）基因病：从羊水细胞提取胎儿 DNA，针对某一基因做直接或间接分析或检测。

3. 羊水上清液的生化测定

（1）羊水中甲胎蛋白的测定：目前主要采用对羊水中甲胎蛋白（AFP）含量的测定，诊断胎儿开放性神经管缺陷，如无脑儿或脊柱裂。羊水中 AFP 值在孕 12～14 周达高峰，为 40 μg/ml，以后逐渐下降，至足月时几乎测不出，通常正常妊娠 8～24 周时羊水 AFP 值为 20～48 μg/ml。开放性神经管畸形因脑组织或脊髓外露，羊水中 AFP 值常比正常值高 10 倍；此外，死胎、先天性食管闭锁、十二指肠闭锁、脐膨出、先天性肾病综合征、严重 Rh 血型不合妊娠等也可升高。

（2）羊水雌三醇（E₃）的测定：羊水中的雌三醇值与孕妇尿雌三醇值呈相关性，能准确地反映胎儿胎盘单位的功能状态及估计异常胎儿的预后。羊水 E_3 值于妊娠 24 周前很低，25 周起随孕周增加

而逐渐增多，33 周前约为 122 μg/ml，33 周时约为 384 μg/ml，37 周后增加迅速，至妊娠 40 周时约为 847 μg/ml。羊水中雌三醇值低于 100 μg/ml 时，胎儿预后不良。

4. 胎儿血型预测　适用于可疑 ABO 血型不合的孕妇。于晚期妊娠抽取羊水，检查其中血型物质，以预测胎儿血型。但约 20% 孕妇为非分泌型，羊水中无血型物质。

5. 检测宫内感染　当怀疑孕妇有弓形虫、风疹病毒等感染时，可测羊水中特异免疫球蛋白，以帮助诊断胎儿宫内感染。如羊水中白细胞介素 –6 升高，可能存在亚临床的宫内感染，可导致流产或早产。

6. 协助诊断胎膜早破　对可疑胎膜早破者，可用石蕊试纸测试阴道内排液的 pH 值。胎膜早破时因羊水偏碱性，pH 值应 > 7；也可取阴道后穹窿处液体 1 滴置于玻片上，烘干后在光镜下检查，胎膜早破时可见羊齿植物叶状结晶及少许毳毛。

第七节　妇科肿瘤标志物检查

肿瘤标志物（tumor marker）是肿瘤细胞异常表达所产生的蛋白抗原或生物活性物质，可在肿瘤患者的组织、血液、体液或排泄物中检测出，可协助肿瘤诊断、鉴别诊断及监测。

一、糖类抗原 125

1. 检测方法及正常值　糖类抗原 125（carbohydrate antigen 125，CA125）检测方法多选用放射免疫测定和酶联免疫吸附法。常用血清正常值为 < 35 U/ml。

2. 临床意义　CA125 在胚胎时期的体腔上皮及羊膜有阳性表达，一般表达水平低并且有一定的时限。它是目前世界上应用最广泛的卵巢上皮样肿瘤标志物，在多数卵巢浆液性囊腺瘤中表达阳性，阳性率可达 80% 以上。CA125 在临床上广泛应用于鉴别诊断盆腔肿块、监测卵巢癌治疗后病情进

展以及判断预后等，特别在监测疗效时相当敏感。血浆 CA125 的水平在治疗后明显下降者，如在治疗开始后 CA125 下降 30%，或在 3 个月内 CA125 下降至正常值，则可视为治疗有效；若经治疗后 CA125 水平持续升高或一度降至正常水平随后再次升高，则复发转移的概率明显上升。

CA125 对子宫颈腺癌及子宫内膜癌的诊断也有一定敏感性。对原发性腺癌，其敏感度为 40% ~ 60%，而对腺癌的复发诊断，敏感性可达 60% ~ 80%；对子宫内膜癌来说，CA125 的测定值还与疾病的分期有关，当 CA125 水平 > 40 U/mL 时，有 90% 的可能肿瘤已侵及子宫浆肌层。

子宫内膜异位症患者的血浆 CA125 浓度亦可增高，但一般很少超过 200 U/mL。

二、糖类抗原 19-9

1. 检测方法及正常值　糖类抗原 19-9（carbohydrate antigen 19-9，CA 19-9）测定方法有单抗或双抗放射免疫测定法，血清正常值为 < 37 U/mL。

2. 临床意义　CA19-9 是直肠癌细胞系相关抗原，除表达于消化道肿瘤如胰腺癌、结直肠癌、胃癌及肝癌外，在卵巢上皮性肿瘤也有约 50% 的阳性表达。卵巢黏液性囊腺瘤 CA19-9 阳性表达率可达 76%，而浆液性肿瘤则为 27%。子宫内膜癌及宫颈管腺癌也有一定阳性表达。

三、甲胎蛋白

1. 检测方法及正常值　甲胎蛋白（alpha-fetoprotein，AFP）通常应用放射免疫测定或酶联免疫吸附方法检测，正常检测值为 < 20 ng/mL。

2. 临床意义　AFP 是由胚胎肝细胞及卵黄囊产生的一种糖蛋白，属于胚胎期的蛋白产物，但出生后部分器官恶性病变时可以恢复合成 AFP 的能力，如肝癌细胞和卵巢的生殖细胞肿瘤都有分泌 AFP 的能力。在卵巢生殖细胞肿瘤中，相当一部分类型肿瘤的 AFP 水平明显升高。例如卵黄囊瘤（内胚窦瘤）血浆 AFP 水平常大于 1 000 ng/mL，卵巢胚胎性癌和未成熟畸胎瘤血浆 AFP 水平也可升高。上述肿瘤患者经手术及化疗后，血浆 AFP 可转阴；若 AFP 升高，即使临床上无症状，也可能有隐性复发或转移，因此，AFP 对卵巢恶性生殖细胞肿瘤尤其是卵黄囊瘤的诊断及监视有较高价值。

四、癌胚抗原

1. 检测方法及正常值　癌胚抗原（carcinoembryonic antigen，CEA）检测方法多采用放射免疫测定和酶联免疫吸附测定法。血浆正常阈值因测定方法不同而有出入，一般在 2.5 ~ 20 ng/mL，当 CEA 大于正常阈值时可视为异常。

2. 临床意义　CEA 属于一种肿瘤胚胎抗原，是一种糖蛋白。胎儿胃肠道及某些组织细胞有合成 CEA 的能力，出生后血浆中 CEA 含量甚微。在多种恶性肿瘤如结直肠癌、胃癌、乳腺癌、宫颈癌、子宫内膜癌、卵巢上皮性癌、阴道及外阴癌等中，CEA 均表达阳性，因此 CEA 对肿瘤无特异性标记功能。在妇科恶性肿瘤中，卵巢黏液性囊腺瘤的 CEA 阳性率最高；其次为 Brenner 瘤；子宫内膜样癌及透明细胞癌也有较高的 CEA 表达水平；浆液性肿瘤的阳性率相对较低。血浆 CEA 水平持续升高的患者常发展为复发性卵巢肿瘤，且生存时间短。借助 CEA 测定手段，可动态监测各种妇科肿瘤的病情变化并观察临床治疗效果。

五、人附睾蛋白 4

1. 检测方法及正常值　人附睾蛋白 4（human epididymis protein 4，HE4）可使用标准试剂盒。血浆中 HE4 的正常阈值为 150 pmol/L，阈值还与绝经与否相关。

2. 临床意义　HE4 是继 CA125 之后被高度认可的又一上皮性卵巢肿瘤标志物。HE4 在正常卵巢上皮中并不表达，但在浆液性卵巢癌和子宫内膜样卵巢癌中明显高表达。文献报道，93% 的浆液性卵巢癌与 100% 的子宫内膜样卵巢癌肿瘤组织中均有 HE4 的表达。因此，HE4 联合 CA125 检测在上皮性卵巢癌的早期诊断、病情监测和术后复发监测中均有重大意义。子宫内膜癌中 HE4 也有一定的表达，其测定值与子宫内膜癌的分期和分化程度密切相关。

六、鳞状细胞癌抗原

1. 检测方法及正常值 鳞状细胞癌抗原（squamous cell carcinoma antigen，SCCA）通用的测定方法为放射免疫测定和酶联免疫吸附测定法，也可采用化学发光法，其敏感度可大大提高。血浆中 SCCA 正常阈值为 1.5 μg/L。

2. 临床意义 SCCA 是从子宫颈鳞状细胞癌分离制备得到的一种肿瘤糖蛋白相关抗原，对绝大多数鳞状细胞癌有较高特异性。70% 以上的宫颈鳞癌患者血浆 SCCA 升高，而宫颈腺癌仅有 15% 左右升高，外阴及阴道鳞状细胞癌的 SCCA 阳性率为 40%～50%。SCCA 的水平还与宫颈鳞癌患者的病情进展及临床分期有关，是宫颈癌患者疗效评定的指标之一。SCCA 对复发癌的预示敏感性可达 65%～85%。而且在影像学方法确定前 3 个月，SCCA 水平就开始持续升高。因此，SCCA 对宫颈癌患者有判断预后、监测病情发展的作用。

第八节 人乳头瘤病毒

人乳头瘤病毒（HPV）属嗜上皮性病毒，现已确定的 HPV 型别有 120 余种。宫颈鳞癌中以 HPV16 型感染最常见，而宫颈腺癌中 HPV18 型阳性率较高，并多见于年轻妇女。目前认为高危型 HPV 持续感染是子宫颈癌发生的必要条件，国内外已将检测 HPV 感染作为宫颈癌的一种筛查手段。

（一）HPV 的生理学特性及其感染与子宫颈癌及癌前病变的关系

HPV 属于乳头多瘤空泡病毒科（papovaviridae）乳头瘤病毒属，是一种环状的双链 DNA 病毒，其核心是由 7 800～7 900 个碱基对以共价键组成的含有遗传信息的闭合环状双链 DNA，外为 72 个壳粒包绕，形成对称的 20 面体。病毒无外包膜，直径约 55 nm，相对分子质量约为 5 400。不同类型的 HPV 感染可导致不同临床病变。依据 HPV 型别与癌发生的危险性高低将 HPV 分为高危型和低危型两类。低危型 HPV 如 HPV6、11、42、43、44 等，常引起外生殖器疣等良性病变；高危型 HPV 如 HPV16、18、31、33、35、39、45、51、52、56、58、59、68 型等则与宫颈癌及宫颈鳞状上皮内病变有关，其中以 HPV16、18 型与宫颈癌的关系最为密切。

传统理论认为高危型 HPV E6、E7 基因编码的原癌蛋白是导致子宫颈上皮癌变的重要因子。E6 蛋白通过 E6-AP 能特异性结合 p53 蛋白形成复合物。促使 p53 蛋白快速降解，导致细胞周期失控，其效应等同于 p53 突变。E7 蛋白和 pRb 有高亲和性，使 E2F 和 pRb 复合物解离，G1 期进入 S 期所需基因如 c-myc、DNA 聚合酶 α 等得以转录，使细胞周期失控而发生永生化。近年来的研究表明，HPV 与宿主染色体的整合也在病毒致癌过程中起了重要作用，这也解释了为什么感染 HPV 的人群并不是都发展为宫颈癌而是仅少数感染者出现疾病进展。

（二）HPV 检测方法及注意事项目

目前美国食品药品监督管理局已批准 3 种 HPV—DNA 检测方法：① Hybrid Capture 2（HC-2）（USA，2003）；② Cervista HPV HR（USA，2009）；③ Cobas HPV（USA，2011）。

HPV 检测的注意事项有：①月经正常的妇女，在月经来潮后 10～18 日为最佳检查时间；②检查前 48 h 内不要做阴道冲洗及阴道上药；③检查前 48 h 内不要行性生活。

（三）HPV 检测的临床价值

HPV 检测在临床的应用意义有以下几个方面：

1. HPV 检测 作为初筛手段可浓缩高危人群，比通常采用的细胞学检测更有效。尤其是在临床实践中，因中国基层医院的细胞学诊断水平参差不齐，三级甲等以下医院及医疗不发达地区采用 HPV 监测手段进行宫颈癌的筛查可明显减少诊断学误差，医疗发达地区三级甲等医院 HPV 检测联合细胞学检查的筛查策略则更为推荐。

根据 WHO 推荐，30~65 岁的妇女均应进行高危型 HPV 筛查，高危人群起始年龄应相应提前。高危妇女人群定义为 HIV 感染、器官移植、长期应用皮质激素的妇女。2013 年美国阴道镜和子宫颈病理学会（American Society for Colposcopy and Cervical Pathology，ASCCP）宫颈癌筛查指南推荐 30 岁至 65 岁之间的妇女应首选每 5 年一次的 HPV 监测联合细胞学的筛查方案。

2. HPV 还可用于宫颈上皮内高度病变和宫颈癌治疗后的监测，有效指导术后追踪。HPV 可预测病变恶化或术后复发的危险，若手术后 6 个月、12 个月检测 HPV 阴性，则提示病灶切除干净；若术后 HPV 检测阳性，则提示有残留病灶及有复发可能。

3. 可根据 HPV 感染基因型预测受检者患子宫颈癌的风险。HPV 感染型别与子宫颈病变的级别存在一定关系，各型别对子宫颈上皮的致病力亦不相同。对于细胞学阴性而 HPV16 或 HPV18 阳性者，ASCCP 指南建议行阴道镜检以排除癌前病变及宫颈浸润癌。

4. 对意义不明的非典型鳞状细胞（ASCUS），应用 HPV 检测可进行有效的分流。HPV DNA 检测可应用于检测可疑刷片，将宫颈癌前病变从细胞学结果为非典型鳞状细胞中有效检出。在这些患者当中，仅高危型 HPV 检测阳性者需要进一步进行阴道镜及活检，对 HPV DNA 检测为阴性患者进行严密随诊，从而避免因过度诊断和治疗给患者及医生造成的负担。

第九节　影　像　检　查

现代科技的飞速发展给传统的影像学注入巨大活力，超声检查以其对人体损伤小、可重复性、实时、诊断准确而广泛应用于妇产科领域。其他如 X 线、计算机体层成像、磁共振成像、正电子发射体层显像及放射免疫定位也是妇产科领域的重要影像学检查方法。

一、彩色多普勒超声检查

超声检查是应用二维超声诊断仪，在荧光屏上以强弱不等的光点、光团、光带或光环，显示探头所在部位脏器或病灶的断面形态及其与周围器官的关系，并可做实时动态观察和照相。彩色多普勒和频谱多普勒同属于脉冲波多普勒，它是一种面积显像技术。在妇产科领域中，用于评估血管收缩期和舒张期血流状态的常用 3 个指数为阻力指数（resistance index，RI）、搏动指数（pulsatility index，PI）和收缩期 / 舒张期比值（systolic/diastolic ratio，S/D）。彩色超声探头也包括腹部和阴道探头。患者受检前的准备以及体位与超声检查相同。

（一）超声检查在妇科领域的应用

1. 经腹部超声检查　选用弧阵探头和线阵探头，常用频率为 3.5 MHz。检查前适度充盈膀胱以形成良好的"透声窗"，便于观察盆腔内脏器和病变。

2. 经阴道超声检查　选用高频探头（5~7.5 MHz），可获得高分辨率图像。经阴道超声检查，患者不必充盈膀胱，操作简单易行，无创无痛，尤其对急诊、肥胖患者或盆腔深部器官的观察，阴道超声效果更佳。而对超出盆腔的肿物，无法获得完整图像。无性生活史者不能选用经阴道超声检查，只能选用经肛门超声检查。

（1）子宫肌瘤：是妇科最常见的良性肿瘤，其声像图为子宫体积增大，形态不规则，肌瘤常为低回声、等回声或中强回声。目前超声能分辨直径 0.5 cm 的子宫前壁肌瘤，并可对肌瘤进行较精确的定位（图 32-7）。

（2）子宫腺肌病和腺肌瘤：子宫腺肌病的声像特点是子宫均匀性增大、子宫断面回声不均、有低回声和强回声区；子宫腺肌瘤时子宫呈不均匀增大，其内散在小蜂窝状无回声区。

（3）盆腔炎：盆腔炎性肿块与周围组织粘连，境界不清；积液或积脓时为无回声或回声不均。

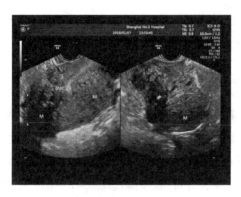

图 32-7　超声下显示子宫肌瘤

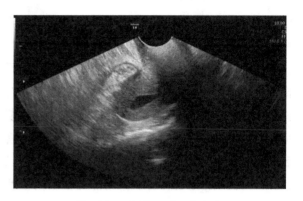

图 32-9　超声下显示宫颈癌

（4）卵巢肿瘤：卵巢肿瘤表现为卵巢增大，内为单房或多房的液性无回声区或混合性回声团。若肿块边缘不整齐、欠清楚，囊壁上有乳头，内部回声强弱不均或无回声区中有不规则强回声团，常累及双侧卵巢并伴腹水者，应考虑有卵巢癌（图 32-8）。

（5）宫颈肿瘤：当宫颈肿瘤形成明显结节时，宫颈增大，形态可失常；病变部位见低回声或中、高回声结构，边界常不清晰，形态多不规则（图 32-9）。

（6）监测卵泡发育：通常从月经周期第 10 日开始监测卵泡大小，正常卵泡每日增长 1.6 mm，排卵前卵泡约达 20 mm。

（7）探测宫内节育器：通过对宫体的扫查，能准确地诊断宫内节育器在宫腔的位置及显示节育器的形状，当节育器嵌顿、穿孔或外游走时，可在子宫肌壁间或子宫外发现节育器的强回声。

（8）介入超声的应用：在阴道超声引导下可对成熟卵泡进行采卵；对盆腔囊性肿块穿刺，判断囊肿性质，并可注入药物进行治疗。随着助孕技术的发展，介入超声还可用于减胎术。

（二）超声检查在产科领域的应用

1. 超声检查法　可通过超声测定胎儿发育是否正常，有无胎儿畸形，可测定胎盘位置、胎盘成熟度及羊水量。

（1）早期妊娠：妊娠时子宫随停经周数相应增大，妊娠 5 周时可见妊娠囊图像呈圆形光环，中间羊水呈无回声区；妊娠 6 周时妊娠囊检出率达 100%，妊娠 5~6 周可见心管搏动；妊娠 6~7 周，妊娠囊内出现强光团，是胚芽的早期图像；妊娠 8 周初具人形，可测量从头至臀的数值，即头臀径，以估计胎儿的孕周，即孕周 = 头臀径（cm）+ 6.5，或查表估算相应孕周。

（2）中晚期妊娠

1）胎儿主要生长径线测量：根据胎儿生长的各种参数，如双顶径、头围、腹围、股骨长以及各参数间的比例关系，连续动态观察，其值低于正常数或推算出的体重小于孕周的第 10 百分位，即可诊断胎儿宫内发育迟缓。

2）估计胎儿体重：是判断胎儿成熟度的一项

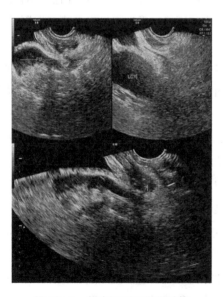

图 32-8　超声下显示卵巢肿瘤

重要指标。超声估测胎儿体重的方法有多种，如腹围预测法，双顶径与腹围联合预测法，股骨长度与腹围联合预测法，上述方法均可根据所获数据直接查专用图表测算胎儿体重。多数作者利用双顶径与孕周之间的极显著相关性来测算，可通过下列方式：胎儿体重（g）= 900 × 双顶径（cm）- 5 200。但要注意，无论采用何项参数，均可能有 ±15%的差异。

3）胎盘定位：妊娠 12 周后，胎盘轮廓清楚，显示为轮廓清晰的半月形弥漫光点区，通常位于子宫的前壁、后壁和侧壁。胎盘位置的判定对临床有指导意义，如判断前置胎盘和胎盘早剥，行羊膜穿刺术时可避免损伤胎盘和脐带等。根据胎盘的绒毛板、胎盘实质和胎盘基底层三部分结构变化，进一步将胎盘成熟过程进行分级：0 级为未成熟，多见于孕中期；Ⅰ级为开始趋向成熟，多见于孕 29 ~ 36 周；Ⅱ级为成熟期，多见于 36 周以后；Ⅲ级为胎盘已成熟并趋向老化，多见于 38 周以后，也有少数Ⅲ级胎盘出现在 36 周前；反之，也有Ⅰ级胎盘出现在 36 周者。因此，从胎盘分级判断胎儿成熟度时，还需结合其他参数及临床资料，做出综合分析。目前国内常用的胎盘钙化分度是：Ⅰ度，胎盘切面见强光点；Ⅱ度，胎盘切面见强光带；Ⅲ度，胎盘切面见强光圈（或光环）。

4）探测羊水量：羊水呈无回声的暗区、清亮。妊娠晚期，羊水中有胎脂，表现为稀疏的点状回声漂浮。妊娠早、中期羊水量相对较多，为清亮的无回声区，至妊娠晚期羊水量逐渐减少。单一最大羊水暗区垂直深度 > 7 cm 时为羊水过多；< 3 cm 时为羊水过少。若用羊水指数法，则为测量四个象限的最大羊水深度相加之和，如 > 20 cm 为羊水过多；< 8 cm 为羊水过少。

5）确定胎儿性别：妊娠 28 周后能准确辨认胎儿性别。男性胎儿阴囊呈两对称椭圆形中等回声，阴茎呈小三角形回声；女性胎儿在会阴部见大阴唇呈三条平行的短小回声带。

（3）异常妊娠

1）葡萄胎：典型的完全性葡萄胎声像特点是子宫增大，多数大于孕周；宫腔内无胎儿及其附属物；宫腔内充满弥漫分布的蜂窝状大小不等的无回声区；当伴有卵巢黄素囊肿时，可在子宫一侧或两侧探到大小不等的单房或多房的无回声区。

2）鉴别胎儿是否存活：若胚胎停止发育，则妊娠囊变形，不随孕周增加反而缩小；胎芽枯萎，超声探查原有胎心者，复诊时胎心搏动消失。胎死宫内的声像图表现为胎体萎缩，胎儿轮廓不清，可见颅骨重叠，无胎心及胎动，脊柱变形，肋骨排列紊乱，胎儿颅内、腹内结构不清，羊水暗区减少等。

3）判断异位妊娠：宫腔内无妊娠囊，附件区探及边界不十分清楚、形状不规则的肿块。若在肿块内探及圆形妊娠囊，其内有胚芽或心管搏动则能在流产或破裂前得到确诊。若已流产或妊娠囊已破裂，直肠子宫陷凹或腹腔内可见液性暗区（图 32-10）。

如系子宫瘢痕部位妊娠，超声影像学特征为：①宫腔内及宫颈管内未见孕囊；②子宫下段前壁肌层连续性中断，该处回声不均匀；③子宫下段前壁切口处见无回声、孕囊或不均质回声团块；④妊娠囊或不均质回声团块与膀胱之间的子宫肌层明显变薄，且与切口处肌层之间的界限不清，回声紊乱；

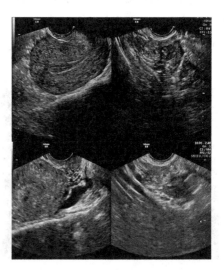

图 32-10 超声下显示异位妊娠

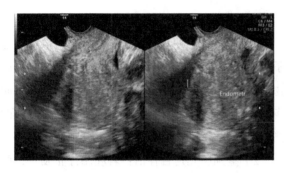

图 32-11　超声下显示切口妊娠

⑤病变处血流信号丰富，一般呈低速，低阻力血流频谱（图 32-11）。

4）判断前置胎盘：检查前孕妇需充盈膀胱，胎盘组织声影部分或全部覆盖宫颈内口。图 32-12 提示凶险性前置胎盘。

5）判断胎盘早剥：胎盘与子宫肌壁间出现形状不规则的强回声或无回声区。

6）探测多胎妊娠：显示两个或多个胎头光环，两条或多条脊椎像或心脏搏动。

（4）探测胎儿畸形

1）脑积水：双顶径与头围明显大于孕周，头体比例失调，头围大于腹围；侧脑室与颅中线的距离大于颅骨与颅中线距离的 1/2；颅中线偏移，颅内大部分为液性暗区。

2）无脑儿：在胎儿颈部上方探不到胎头光环；胎头轮廓可呈半月形弧形光带；眼眶部位可探及软组织回声，似青蛙眼。常伴羊水过多或脊柱裂。

3）脊柱裂：超声扫查脊柱时，应注意脊柱的

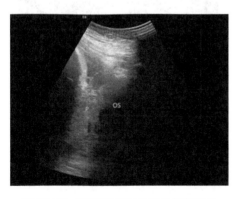

图 32-12　超声下显示凶险性前置胎盘

连续性与生理性弯曲。开放性脊柱裂可见两排串珠状回声但不对称，或一排不整齐，或串珠样回声形状不规则、不清晰或中断。纵切时，脊柱裂部位呈不规则八字形，横切呈 V 字形。

4）多囊肾：多为双侧，肾体积明显增大，外形不规则呈多囊状，肾实质内见多个大小不等的蜂窝状无回声区，常看不清正常结构，可合并羊水过少，膀胱不显示。另一种多囊肾为弥漫性小囊，肉眼看不清，超声不能显示，显微镜下方能做出诊断。

2. 彩色多普勒超声检查法

（1）母体血流：子宫动脉血流是评价子宫胎盘血液循环的一项良好指标。在妊娠早期，子宫动脉的血流与非孕期相同，呈高阻力低舒张期，孕 14～18 周开始逐渐演变成低阻力并伴有丰富舒张期血流。子宫动脉的 RI、PI 和 S/D 仍均随孕周的增加而减低，具有明显相关性。

（2）胎儿血流：目前医生可以对胎儿脐带、大脑中动脉、主动脉及肾动脉等进行监测，尤其是测定脐带血流变化已成为常规检查手段。在正常妊娠期间，脐动脉血流的 RI、PI 和 S/D 与妊娠周数密切相关。在判断胎儿宫内是否缺氧时，脐动脉血流波形具有重要意义，若脐动脉血流舒张末期消失，进而出现舒张期血流逆流，提示胎儿处于濒危状态。

（3）胎儿心脏超声：彩色多普勒可以从胚胎时期原始心管一直监测到分娩前的胎儿心脏，一般认为妊娠 24 周后对胎儿进行超声心动监测的图像较清晰。

（三）三维超声诊断法

三维超声诊断法（3-dimension ultrasonography imaging，3-DUI）可显示出超声的立体图像。构成立体图像的方法有数种，目前应用的仪器多为在二维图像的基础上利用计算机进行三维重建，包括静态三维超声和动态三维超声两种。静态三维影像以空间分辨力为主，动态三维影像以时间分辨力为主，目前尚未达到实时三维图像。三维超声诊断法

对心脏、大血管等许多脏器在方位观察上有突出的优越性。

利用最新标准的三维超声设备可观察胎儿发育，诊断胎儿异常。操作者使用主维超声波扫描技术，通过更便于人眼分辨的多平面图，得到更自然和完整的影像。3-DUI 有助于检出胎儿唇裂、腭裂、脑畸形、耳朵和颅骨异常，还可检出心脏异常。

二、计算机体层扫描检查

计算机体层扫描（computerized tomography，CT）除可显示组织器官的形态外，还可高分辨地显示组织密度以及 X 线不能显示的器官、组织的病变，尤其在脑、胆、膜、肾、腹腔和腹腔外隙的肿块诊断上已展示出其优越性。在妇产科领域，CT 主要用于卵巢良、恶性肿瘤的鉴别诊断。CT 诊断良性卵巢肿瘤的敏感性达 90%，确诊率达 93.2%。而对恶性卵巢肿瘤病变范围的判断与手术所见基本一致，能显示肿瘤与肠道的粘连、输尿管受侵、腹膜后淋巴结转移、横膈下区病变，故敏感性达 100%，确诊率达 87.5%。CT 检查的缺点是直径 < 2 cm 的卵巢实性病变难以检出，腹膜转移癌灶直径 1 ~ 2 cm 也易遗漏，交界性肿瘤难以判断，且易将卵巢癌与盆腔结核相混淆。

三、磁共振成像检查

磁共振成像（magnetic resonance imaging，MRI）检查是利用原子核在磁场内共振所产生的信号经重建后获得图像的一种影像技术。MRI 图像和 CT 图像不同，它反映的是不同持续时间 T1 和 T2 的长短及 MRI 信号的强弱。MRI 能清晰地显示肿瘤信号与正常组织的差异，故能准确判断肿瘤大小及转移情况，并直接区分流空的血管和肿大的淋巴结，在恶性肿瘤术前分期方面属最佳影像学诊断手段（图 32-13、图 32-14），对浸润性宫颈癌的分期精确率可达 95%。

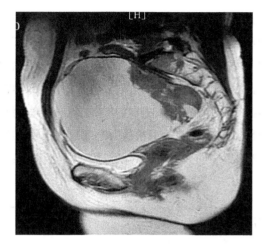

图 32-13 磁共振提示下卵巢恶性肿瘤病变

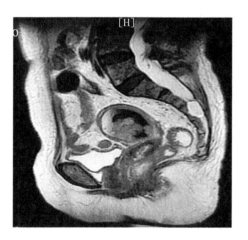

图 32-14 磁共振提示下子宫内膜癌

四、正电子发射体层显像

正电子发射体层显像（positron emission tomography，PET）是一种通过示踪原理，以解剖结构方式显示体内生化和代谢信息的影像技术。目前在 PET 显像中应用最普遍的示踪剂是 ^{18}F 标记的脱氧葡萄糖（^{18}F-fluorodeoxyglucose，^{18}F-FDG），它在细胞内的浓聚程度与细胞内葡萄糖的代谢水平高低呈正相关，显像的原理是肿瘤细胞内糖酵解代谢率明显高于正常组织。^{18}F-FDG 可以进行人体内几乎所有类型肿瘤的代谢显像，是一种广谱肿瘤示踪剂。

近年来，PET 在妇科肿瘤中的应用已逐渐广泛，目前主要应用于卵巢癌的研究。一些大样本卵巢癌临床 PET 研究报道，PET 在诊断原发和复发转移性卵巢癌时，灵敏度和特异性显著高于 CT 和 MRI。假阳性结果见于良性浆液性囊腺瘤、子宫内膜异位症、子宫肌瘤、内膜炎症以及育龄妇女卵巢月经末期的高浓聚；假阴性结果主要见于微小潜在病灶的诊断。因此，目前认为 PET 可用于原发或复发性卵巢癌的分期。PET-CT 对于腹膜后淋巴结转移诊断的敏感性和特异性高于 MRI 和 CT。PET-CT 亦用于协助诊断宫颈恶性肿瘤。

图 32-1
PET-CT 提示下宫颈恶性肿瘤病变

（邬素芳　杨　烨　周莉娜）

数字课程学习

📥 教学PPT　　　　📝 自测题

第三十三章

妇产科内镜

关键词

腹腔镜　　宫腔镜　　阴道镜　　胎儿镜

妇产科内镜常用的是腹腔镜、宫腔镜、阴道镜和胎儿镜等。仅在镜下检查病变称诊断性内镜手术（diagnostic endoscopy）；在镜下对疾病进行治疗则称治疗性内镜手术（operative endoscopy）。

第一节　腹腔镜技术

妇科腹腔镜（laparoscope）是融现代妇科手术和内镜诊治技术为一体的微创妇科诊治技术，也是当今妇科医生必备的一种手术技巧。腹腔镜手术是在密闭的盆、腹腔内进行检查或治疗的内镜手术。将接有冷光源照明的腹腔镜经腹壁进入腹腔，连接摄像系统，将盆腔、腹腔内脏器官显示于监视屏幕上。手术医师通过视屏检查诊断疾病称为诊断性腹腔镜手术（diagnostic laparoscopy）；在腹腔外操纵进入盆、腹腔的手术器械，在屏幕直视下对疾病进行手术治疗称为手术性腹腔镜手术（operative laparoscopy）。

（一）适应证

1. 不孕症。

2. 慢性腹痛。

3. 妇科急腹症。

4. 子宫内膜异位症。

5. 良性卵巢、附件肿瘤。

6. 子宫肌病。

7. 子宫腺肌病。

8. 早期子宫内膜癌和早期宫颈癌。

9. 生殖道畸形。

10. 盆底功能障碍。

（二）禁忌证

1. 严重心血管疾病及呼吸系统疾病不能耐受麻醉者。

2. Ⅱ度以上的心脏左束支传导阻滞。

3. 凝血系统功能障碍。

4. 膈疝。

（三）术前准备

1. 手术设备及手术器械准备　腹腔镜手术不

仅依靠手术医师的手术技巧，完善的设备是进行手术的先决条件，而且设备器械质量直接影响手术的质量，所以在没有完善的设备和器械情况下不能盲目开展腹腔镜手术。我们称进行腹腔镜手术的设备为腹腔镜手术系统，这个系统包括以下几个部分。

（1）图像系统：一套质量好的图像系统是保证手术正常进行的首要条件。图像系统由腹腔镜、冷光源、摄像机和显示屏组成。妇科常用腹腔镜镜体为 0 度 /30 度镜。

（2）气腹机：是用来将气体注入腹腔，并能监视腹腔内气体压力的机器。手术用气腹机需要每分钟最大充气流量达 10 L 以上，术中可以监测腹腔内压力并能够自动调节充气量。

（3）能源发生器：指手术需要的各种高频电发生器、激光、超声刀及微波等。这些能源与手术器械相连接，转换成热能，作用于组织起到止血、切割等作用。

（4）手术器械：妇科手术用器械基本与常规手术大同小异，是普通手术器械的延长。基本器械有弯分离钳、剪刀、有齿抓钳、冲洗吸引管、钛夹钳、推结杆、打结器、双极电凝钳。此外，腹腔镜专用器械有气腹针、套管穿刺针（图 33-1）。

2. 麻醉　气管插管麻醉安全，可以进行呼吸系统及循环系统监测，腹腔镜手术应该在全麻下进行。诊断性腹腔镜及持续时间不长的手术也可在持续硬膜外麻醉下进行。

3. 患者术前准备　术前各项检查与常规手术同。必要时进行心肺功能检查。腹部皮肤准备按下

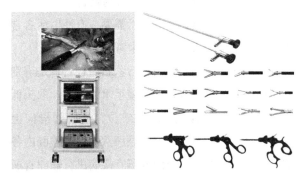

图 33-1　腹腔镜及器械

腹部常规手术备皮，特别注意脐孔清洁。需要进行阴道操作的患者，术前3天每日进行阴道冲洗。肠道准备视手术而定，不涉及肠道的手术只要患者手术前每日自解大便即可。盆腔粘连严重、涉及肠道的手术应该进行肠道准备。术前留置导尿管。

4. 手术体位

（1）膀胱截石位：用于需要进行阴道操作的手术。如输卵管通液术、子宫切除术、需要经阴道后穹隆取出标本的手术等。按腹会阴联合手术铺无菌巾单。

（2）平卧位：不需要阴道操作的手术可以平卧位，如附件切除、输卵管切除术。腹部皮肤消毒同常规经腹手术，铺无菌巾单时将脐孔及下腹部穿刺口暴露出。两种体位均需将手术台置于头低脚（臀）高倾斜20°~30°。

（四）操作步骤

1. 腹腔镜检查

（1）人工气腹：距脐孔旁2 cm处用布巾钳向上提起腹壁，可直接纵向切开脐孔中央皮肤放置腹腔套管，也可用气腹针于脐孔正中处与腹部皮肤成90°穿刺进入腹腔，连接自动CO_2气腹机，以CO_2充气流量1~2 L/min的速度充入CO_2，腹腔压力达14~15 mmHg，机器自动停止充气，拔去气腹针。

（2）放置腹腔套管：根据套管针外鞘直径，切开脐孔正中皮肤10~12 mm，布巾钳提起腹壁，与腹部皮肤成90°用套管针从切开处穿刺进入腹腔，去除套管针芯，将腹腔镜自套管鞘进入腹腔，确认腹腔镜已经进入腹腔后连接好CO_2气腹机，并开始充气，打开冷光源，即可见盆腔内器官。

（3）置举宫器：根据手术需要，有性生活者常规消毒外阴、阴道后，放置举宫器。

（4）盆腔探查：认识正常盆腔内各器官是辨别盆腔内器官疾病和进行腹腔镜手术的基础。取头低臀高（脚高）并倾斜15°~25°位，使肠管滑向上腹部，暴露盆腔手术野，按顺序常规检查盆腔内各器官。探查后根据盆腔内各器官疾病进行输卵管通液、卵巢活检等进一步检查。

2. 腹腔镜手术　人工气腹及进入腹腔的方法同诊断性腹腔镜操作。进行腹腔镜下治疗性手术需要在腹壁不同部位穿刺形成2~3个放置手术器械的操作孔，其步骤如下。

（1）操作孔穿刺：常规妇科腹腔镜手术需要进行第二、第三穿刺，一般选择在脐孔中央做10 mm纵切口置入腹腔镜，第二、第三穿刺点在左右下腹部相当于麦氏及反麦氏切口位置的上下。根据手术需要还可以在耻骨联合上正中2~4 cm部位进行第四穿刺。将腹腔镜直视下对准穿刺部位，通过透光避开腹壁血管，特别是腹壁下动脉，根据手术器械直径切开皮肤5 mm或10 mm，垂直于腹壁用5 mm或10 mm的套管穿刺针在腹腔镜的监视下穿刺进入盆腔。耻骨联合上的穿刺一定要在膀胱空虚的条件下进行，以防损伤膀胱。

（2）手术操作基础：必须具备以下操作技术方可进行腹腔镜手术治疗：①用腹腔镜跟踪、暴露手术野；②熟悉腹腔镜下组织解剖结构；③组织分离；④注水分离；⑤组织切开；⑥止血；⑦套圈结扎；⑧腔内打结、腔外打结；⑨缝合；⑩掌握各种电能源手术器械及其他能源使用技术如激光、超声刀、血管闭合系统等。

（3）手术操作原则：按经腹手术的操作步骤进行腹腔镜下手术。

（4）手术结束：用生理盐水冲洗盆腔，检查无出血，无内脏损伤，停止充入CO_2气体，并放尽腹腔内CO_2气体，取出腹腔镜及各穿刺点的套管鞘，10 mm以上的穿刺切口需要缝合。

（五）术后处理

1. 穿刺口　用无菌创可贴覆盖。

2. 导尿管　手术当日需要留置导尿管，根据手术方式决定术后留置导尿管时间。

3. 饮食　术后数小时后恢复正常饮食。

4. 抗生素　根据手术类型决定抗生素应用预防感染，盆腔炎及盆腔脓肿引流者可适当延长抗生素使用时间。

（六）并发症及其防治

1. 大血管损伤　妇科腹腔镜手术穿刺部位临近腹膜后腹主动脉、下腔静脉和髂血管，损伤这些大血管可能危及患者生命，应该严格避免此类并发症发生。一旦发生，应立即中转开腹止血，修补血管。

2. 腹壁血管损伤　腹壁下动脉损伤是较严重的并发症。第二或第三穿刺点应在腹腔镜直视下避开腹壁血管进行。对腹壁血管损伤应及时发现并在腹腔镜监视下电凝或进行缝合止血。

3. 术中出血　出血是手术性腹腔镜手术中最常见的并发症，特别是进行腹腔镜全子宫切除时容易发生。手术者应熟悉盆腹腔解剖、熟练掌握手术操作技术、熟练应用各种腹腔镜手术能源。

4. 脏器损伤　主要指与内生殖器官邻近的脏器损伤，如膀胱、输尿管及直肠损伤，多在手术操作不熟练或由于组织粘连导致解剖结构异常时发生。未能在手术中发现的肠道损伤，特别是脏器电损伤将导致术后数日发生肠瘘、腹膜炎，严重者可导致全身感染、中毒性休克，患者预后差。

5. 与 CO_2 气腹相关的并发症　皮下气肿、术后上腹部不适及肩痛是常见的与腹腔 CO_2 气腹有关的并发症。上腹部不适及右肩疼痛，是由于 CO_2 气腹对膈肌刺激所致，术后数日内症状减轻或消失。如手术中发现胸壁上部及颈部皮下气肿，应该及时检查各穿刺孔是否存在腹腔气腹皮下泄漏并及时降低气腹压力以防 CO_2 气体蓄积体内。

6. 其他术后并发症　穿刺口不愈合、穿刺口痛、术后尿潴留可发生于手术后，但较少出现。

第二节　宫腔镜技术

宫腔镜（hysteroscope）是一种应用膨宫介质扩张宫腔，通过光导玻璃纤维束和柱状透镜将冷光源经宫腔镜导入宫腔内，直接观察或由连接的摄像系统和监视屏幕将宫腔和宫颈管内图像放大显示的诊断和治疗内镜。宫腔镜技术既是诊断宫腔和宫颈管疾病的金标准，也是治疗宫腔和宫颈管疾病的首选微创技术。

（一）宫腔镜的适应证

1. 宫腔镜检查的适应证

（1）异常子宫出血。

（2）不孕症。

（3）反复流产。

（4）超声扫描提示宫腔、颈管占位或形态异常；子宫输卵管碘油造影发现宫腔、颈管异常影像。

（5）可疑宫腔内妊娠物、异物残留或宫内节育器取出失败或残留，帮助判断并明确有无嵌顿。

（6）宫腔镜手术后的随访。

2. 宫腔镜治疗的适应证

（1）输卵管插管通液、注药（不孕症、输卵管妊娠）。

（2）子宫内膜息肉切除。

（3）宫腔粘连分解。

（4）子宫纵隔切开。

（5）子宫黏膜下肌瘤切除。

（6）宫腔异物取出。

（7）子宫内膜切除或消融。

（8）颈管赘生物切除。

（9）子宫内膜癌或癌前病变范围评估。

（二）宫腔镜的禁忌证

1. 绝对禁忌证

（1）急性、亚急性生殖道炎症。

（2）严重心肺功能不全。

2. 相对禁忌证

（1）月经期及活动性子宫出血。

（2）宫颈恶性肿瘤。

（3）近期有子宫穿孔或子宫手术史。

（三）宫腔镜手术的时间选择

一般以月经净后1周内为宜，此时子宫内膜处于增殖期，薄且不易出血，黏液分泌少，宫腔病变易见。子宫黏膜下肌瘤或子宫内膜病变，月经量多或持续不规则出血引发中重度贫血，宜止血、改善贫血后尽早进行。

（四）宫腔镜检查前的准备

1. 一般辅助检查　白带常规检查，宫颈细胞学检查，血常规，凝血功能，肝肾功能，空腹血糖，肝炎标志物，梅毒筛查，HIV 检测，心电图。合并内科疾患时应行相应检查。年龄偏大（65 岁以上）的患者，应行心肺功能检查。

2. 药物准备

（1）对于部分绝经后宫颈萎缩或有宫颈手术史造成宫颈狭窄难以扩张的患者，可行宫颈准备，术前 3 天口服米非司酮每日 2 次，每次 12.5 mg。

（2）直径大于 4 cm 的 I 或 II 型子宫黏膜下肌瘤，为缩小肌瘤、减少血供、控制出血、改善贫血、减轻手术困难、缩短手术时间，可应用 GnRH-a 类药物 2~3 个月。

（3）拟行子宫内膜切除术的患者，可应用药物对子宫内膜进行预处理，以使内膜薄化，有助于获得有效的组织破坏深度而提高手术成功率。用药方法与子宫内膜异位症药物治疗相同。

（五）宫腔镜检查的设备

宫腔镜设备主要包括：手术能源系统、照明系统、膨宫及灌流系统、视频系统、器械等部分。其中，膨宫介质分为含电解质溶液和非电解质溶液。由于含电解质溶液（0.9% 氯化钠）多为等渗溶液，在一定限度内即使过量的液体吸收，患者也不一定会出现低钠血症；而非电解质液在微循环内积聚的早期即可诱发肺水肿和低钠血症。宫腔镜检查和应用双极电发生系统治疗时可使用含电解质溶液膨宫。主要器械有：宫腔镜，有直管镜和弯管镜之分；宫腔电切镜；微型手术器械包括活检钳、异物钳、微型剪、通液管等；手术电极包括单极和双极系统。

（六）宫腔镜操作

1. 患者排空膀胱取截石位，常规消毒铺巾，再次双合诊确认子宫位置。阴道窥器暴露宫颈，用宫颈钳钳夹牵引宫颈，消毒颈管，用探针探明宫腔方向和深度，扩张宫颈管至大于宫腔镜镜体外鞘半

号即可。

2. 打开液体膨宫泵，排空灌流管内气体，边向宫腔冲入膨宫液，边直视下将宫腔镜插入宫腔。灌洗宫腔内血液至液体清净、宫腔结构清晰可见。

3. 按顺序观察宫腔，先观察宫腔全貌，然后宫底、双侧宫角及输卵管开口、宫腔前后壁及侧壁，退出过程中观察宫颈内口及宫颈管。

4. 针对检查发现的宫腔、宫颈管疾患行相应的手术处理。

5. 注意事项

（1）整个操作过程中应避免空气进入宫腔。连接管和管鞘内的气泡应排空，扩张宫颈动作要轻柔，持续灌流膨宫液须专人看管。原则上尽量减少宫腔镜和手术器械反复进出宫腔的次数。

（2）宫腔镜宜在直视下边观察边进入宫腔，避免盲目进入造成颈管及宫腔内膜擦伤出血、假道形成或子宫穿孔。退出过程也需要同时观察，避免漏诊。

（3）子宫纵隔矫形手术前应行超声扫描或核磁共振检查观察子宫体外形，除外双子宫、双角子宫等畸形，必要时术中以 B 超或腹腔镜监护。避免盲目手术，造成术中子宫穿孔。

（4）宫腔粘连分解、子宫纵隔切开术后应根据情况予人工周期 2~3 月，必要时放置宫内节育器。

（七）并发症及其防治

1. 子宫穿孔　是宫腔镜手术中最常见的并发症。与手术者的经验、手术种类、解剖变异、既往手术史等因素有关。子宫穿孔的严重性取决于穿孔的器械和大小以及发现的时间。机械性穿孔一般发生在手术的开始阶段，很少伤及盆、腹腔脏器和血管，立即停止手术，保守治疗观察，必要时进一步检查。而电手术穿孔可能伤及邻近脏器如肠管、膀胱、输尿管和大血管，应立即剖腹探查或腹腔镜检查。为预防子宫穿孔，应严格掌握手术适应证，扩张宫颈及置入宫腔镜时动作要轻柔，电气化或切割手术应在直视下进行，视野不清时切勿有切割操作。

2. 心脑综合征 扩张宫颈和膨宫时均可引起迷走神经功能亢进，而出现头晕、胸闷、流汗、脸色苍白、恶心、呕吐、心率减慢等症状，称为心脑综合征。一旦发生，应及时暂停手术，予吸氧及对症处理，待情况好转后再继续操作。预防心脑综合征，可在术前半小时肌注阿托品 0.5 mg。

3. 低钠血症 由于大量非电解质膨宫介质被吸收入血液循环，导致血容量过多及稀释性低钠血症，从而出现一系列症状和体征。表现为心率缓慢、血压升高，继而出现血压降低、恶心、呕吐、头痛、视物模糊、焦虑不安、精神紊乱和昏睡，进一步加重可出现抽搐、心力衰竭甚至死亡。一旦发生，应立即停止手术，积极利尿、纠正水电解质紊乱，但忌快速、高浓度静脉补钠。预防低钠血症，除尽量用生理盐水作为膨宫介质外，术中应采用最低有效的膨宫压力，控制手术时间，膨宫液用量超过 3 000 mL、出入液量差大于 1 000 mL 时需要特别谨慎，必要时分次手术。

4. 术中出血 多由术中组织切割过深引起。子宫肌壁富含血管，血管层位于子宫内膜下 5~6 mm，当切割达血管层时，可致大量出血且不易控制。对于术中出血，可用电凝止血。手术结束前，应降低膨宫压力，以确认是否有活跃性出血。宫腔镜手术切割时仔细辨认子宫浅肌层对防止术中大出血至关重要。

5. 空气栓塞 是手术中罕见但致命的严重并发症。早期表现为心动过缓，血氧饱和度下降，心前区听诊闻及大水轮音、咔嗒声和泪泪声。更多气体进入后，可导致发绀、心输出量减少、低血压、呼吸急促，迅速发展为呼吸衰竭、心力衰竭、心搏骤停而死亡。防范措施包括：正压通气，减少手术器械反复进出宫腔的次数，避免头低臀高位，轻柔扩张宫颈，充分排空连接管和镜体中的空气，专人管理膨宫系统。一旦发生，应立即抢救。空气栓塞的发生起病急，抢救成功率低，后果严重，因此，空气栓塞重在预防。

第三节 阴道镜检查

作为宫颈癌早诊断、早治疗的"三阶梯"程序，即细胞学-阴道镜-组织学诊断，阴道镜（colposcope）诊断在其中起到关键的桥梁作用。至今，它仍然是宫颈癌及癌前病变诊断的"金标准"。阴道镜可将所观察的外阴、阴道、宫颈局部放大 10~40 倍，可以观察发现肉眼看不到的较微小的病变，进行定位并活检，有效提高阳性病变检出率，为下生殖道恶性肿瘤的早发现、早诊断、早治疗提供客观依据，有效提高患者的生存率，降低下生殖道晚期恶性肿瘤的发生。

（一）适应证

1. 异常的临床症状和体征 接触性出血，异常阴道排液，宫颈炎久治不愈。

2. 临床检查发现外阴、阴道、宫颈可疑病灶或新生物需明确性质。

3. 细胞学检查异常 反复巴氏涂片Ⅱ级或Ⅱ级以上，或者 TBS 提示 LSIL 以上。

4. 高危型 HPV—DNA 阳性，同时细胞学检查提示 ASCUS。

5. 外阴、阴道及宫颈的良性病变在治疗前需排除浸润性病变者。

6. 宫颈锥切前确定病变范围。

7. 早期宫颈癌术前了解病变范围及阴道受累情况。

8. 随访下生殖道病变的动态变化及疗效评估。

9. 下生殖道健康检查时，要求阴道镜检查者。

（二）禁忌证

阴道镜检查本身没有绝对禁忌证，但阴道镜引导下活检有以下禁忌证：

1. 下生殖道及盆腔炎症急性期。

2. 下生殖道活跃性出血。

3. 其他不宜行活检的病理状态，如创面修复过程、严重凝血功能障碍等。

（三）时间选择

1. 一般于月经干净后进行检查。

2. 了解颈管内病变宜于围排卵期进行。

3. 怀疑癌或癌前病变者应及早检查。

（四）阴道镜检查前的准备

1. 询问病史、月经史，选择合适的检查时间。

2. 白带常规检查及宫颈细胞学检查。

3. 检查前 24 h 内不宜做妇科检查、细胞学采样。

4. 检查前 3 天内不宜性交或阴道冲洗用药。

（五）阴道镜检查的设备

1. 检查室　阴道镜检查应有专门诊室，一般在 20 m² ，除可安放一台阴道镜装备外，还应安放标准型检查床，配聚焦冷光源灯，小手术台式推车，可安放各种辅助检查的器械及试剂。应配备必要的止血和心肺复苏设备。阴道镜检查室最好与治疗间一体化设置。

2. 器械　窥阴器、纱布钳、宫颈钳、活检钳、刮匙、大棉签、纱布球和带线纱球等。

3. 试剂　3% 醋酸溶液、1% 碘溶液、消毒溶液、10% 甲醛溶液、止血海绵。

（六）阴道镜检查的操作步骤

1. 患者取膀胱截石位，阴道镜医师调整阴道镜镜头与患者阴道口同一水平面、距离外阴约 20 cm 处，调节焦距。

2. 观察外阴部，包括大小阴唇、前庭尿道口、会阴、肛周、阴阜有无赘生物，皮肤黏膜有无增厚、萎缩、色素减退或沉着，对可疑部位涂醋酸液后再观察有无异常改变。

3. 轻柔放置窥阴器，避免擦伤阴道宫颈上皮，宜边扩张边置入。以纱球轻卷拭去阴道内及宫颈表面分泌物。观察阴道壁及阴道穹隆有无赘生物或溃疡，宫颈的大小、形态、糜烂面积等。用 3% 醋酸溶液涂布阴道壁、穹隆及宫颈，观察阴道壁及穹隆有无异常白色上皮或血管变化，判断宫颈移行带类型，检查阴道镜图像质量，有无异常白色上皮、血管及腺体开口。绿色滤光镜可更清晰地观察血管的形态变化。必要时可重复应用醋酸溶液。以 1% 碘溶液涂布阴道壁、穹隆及宫颈，观察有无碘不染色区域以及范围。醋酸和碘染试验观察时间分别至少在 30 s 以上，然后做出初步阴道镜诊断。

4. 对外阴、阴道和宫颈可疑部位，消毒后用活检钳咬取 2 ~ 4 mm 直径大小的组织数块，深度应达到间质，送病理检查，外阴活检宜局麻下进行。对宫颈图像不满意、疑有颈管病变或病变向颈管内延伸者，刮取宫颈管内膜送病理组织学检查或黏液送病理细胞学检查。

5. 活检后，用纱布压迫出血。宫颈、阴道活检者，可放置止血海绵并以带尾线纱布球紧压，告知患者 24 h 后自行取出带线纱球并禁性交和盆浴 2 周。

6. 详细填写或打印阴道镜检查记录和诊断报告。

> 🖙 拓展阅读 33-1
> 2017 年美国阴道镜和子宫颈病理学会阴道镜检查标准解读

第四节　胎儿镜技术

胎儿镜（fetoscope）是用一种很细的光学纤维内窥镜通过母体腹部穿刺，经过子宫肌层进入羊膜腔，观察胎儿情况的产前诊断方法。胎儿镜检查过程中可采集脐带血和胎盘血、取胎儿组织活检、对异常胎儿进行宫内治疗甚至手术。

（一）适应证

胎儿镜检查是一种有创性技术，其应用范围是有限的。主要包括：

1. 疑有胎儿畸形或有分娩畸形儿史。

2. 可经胎儿血液进行诊断的疾病。

3. 需通过胎儿活组织检查进行诊断的先天性疾病。

4. 可经宫内治疗的胎儿疾病。

5. 双胎中一胎死亡或畸形，选择性减胎以保护存活的正常胎儿。

（二）禁忌证

1. 孕妇 Rh 阴性，丈夫 Rh 阳性者。

2. 有出血倾向的孕妇如严重子痫前期、妊娠合并血小板减少症等。

3. 妊娠期有流产或早产先兆者。

4. 可疑宫内感染者。

5. 有严重妊娠合并症者。

（三）检查时间与方法

胎儿镜检查时间常选择在妊娠 16～24 周期间进行。妊娠 16 周前胎儿太小，羊水量少，很难观察和取样。晚期妊娠羊膜腔相对变小，胎儿体表观察困难。妊娠 16～18 周最适合胎儿镜观察胎儿外形，妊娠 18～22 周适合行胎儿血液取样。在国外也有运用胚胎镜的报道，即在 12 周前，最好是孕 9 周时，将内窥镜插入胚外体腔，穿过绒毛贴着羊膜进行观察。不过胚胎镜窥针只可直视，开角范围有限，只能行部分性外观观察。

（四）并发症

1. 感染　严格的无菌操作可降低感染风险。对术后发热、下腹部压痛、羊水细菌培养阳性、血白细胞升高等改变要引起重视。

2. 出血　手术可损伤腹部及子宫体血管。手术后数小时内出现腹部疼痛者应重视。

3. 胎死宫内、流产、早产　胎盘和脐带损伤以及羊水渗漏为主要原因。

4. 羊水渗漏　穿刺后羊水由穿刺点漏出羊膜囊外，沿子宫壁向下由宫颈口流出。若术后阴道流水增多，在阴道后穹隆取样发现 pH 大于 7 或有羊齿状结晶，即可诊断。羊水渗漏一般可自愈，不需特别处理。

（五）注意事项

1. 检查要有重点、有目的地观察；操作必须严格无菌。

2. 选择恰当的穿刺点，一般不选择子宫下段，因为子宫下段收缩性差，穿刺后易羊水渗漏或出血。穿刺尽量避开胎盘，穿刺点下有充分的羊水池。

3. 术后除详细观察孕妇生命体征外，还需预防感染。

4. 若有宫缩，可予以宫缩抑制剂，在一般情况下不应用宫缩抑制剂，因为子宫松弛易发生羊水渗漏，不利于子宫伤口的愈合。

（许　泓　孙　峰）

数字课程学习

⬇ 教学PPT　　　✍ 自测题

第三十四章

妇科恶性肿瘤
化学治疗和放射治疗

关键词

妇科肿瘤　　化学治疗　　卵巢癌　　宫颈癌　　子宫内膜癌

妊娠滋养细胞肿瘤　　紫杉醇　　卡铂　　顺铂

甲氨蝶呤　　EMA-CO

常见的妇科恶性肿瘤有卵巢输卵管肿瘤、宫颈肿瘤、子宫肿瘤、外阴阴道肿瘤以及妊娠滋养细胞肿瘤。早期恶性肿瘤以手术为主，晚期恶性肿瘤以化学治疗（化疗）为主。卵巢癌在妇科恶性肿瘤中发病率居第三位，但致死率居第一位，目前尚无有效的早期筛查手段，治疗后复发率高，严重威胁女性健康。目前化疗仍是其非常重要的治疗手段，本章重点讲述卵巢癌的化疗方案。

第一节 卵巢癌化疗方案及应用指征

（一）新辅助化疗

1. 共识 对卵巢癌进行新辅助化疗（neoadjuvant chemotherapy，NACT）一直存有争议。目前的共识是，晚期卵巢癌 NACT 后再施行间歇性肿瘤细胞减灭术（interval debulking surgery，IDS），其疗效不劣于初始肿瘤细胞减灭术（primary debulking surgery，PDS）治疗模式。必须由妇科肿瘤医师进行评估，决定是否先行 NACT。对于一些虽然机体状态适合于 PDS，但如果妇科肿瘤医师认定达到满意减瘤可能性不大的患者，更推荐 NACT，而不是PDS。先接受 NACT 患者的围手术期和术后并发症以及病死率更低，住院时间更短。

2. 指征、方案和疗程 ①适用于Ⅲ/Ⅳ期患者，特别是大量胸腔积液、腹水者，不适用于早期病例。②经体检和影像学检查评估，或手术探查（包括腹腔镜探查）评估，Fagotti 评分≥8 分难以达到满意减瘤。③围手术期高危患者，如高龄、有内科合并症或无法耐受 PDS 者。④对特殊病例，临床高度怀疑卵巢癌，但无法取得组织病理活检者，则必须有腹水细胞学诊断，且血清 CA125/CEA（比值）大于 25。⑤在 3~4 个疗程 NACT 后，应考虑IDS。⑥NACT 的方案与术后辅助化疗的一线方案相同，一般用静脉化疗。⑦NACT 时需慎用贝伐单抗。

（二）术后辅助化疗

1. 上皮性卵巢癌和卵巢性索间质恶性肿瘤化

疗指征和疗程 ①ⅠA 和ⅠB 期，G1 分化，全面分期手术后，无须辅助化疗。②ⅠA 和ⅠB 期，G2 分化，可观察或酌情给予化疗 3~6 个疗程。③其他Ⅰ期，全面分期手术后，化疗 3~6 个疗程。④Ⅱ~Ⅳ期，术后视手术满意度决定化疗疗程数及是否行再次行细胞减灭术。接受满意细胞减灭术的患者共化疗 6 个疗程（包括新辅助化疗的疗程数），或在血清肿瘤标志物正常后应至少化疗 2 个疗程。⑤对达到满意减灭术的晚期患者，可给予术中腹腔热灌注化疗。⑥Ⅰ期成年型颗粒细胞瘤可不接受化疗，但ⅠA 期以上幼稚型颗粒细胞瘤需给予化疗。⑦紫杉醇联合卡铂仍是上皮性卵巢癌一线化疗的标准方案和首选方案。在此方案中，加入第 3 种化疗药或其他三药联合的化疗方案，不仅不能提高疗效，而且还会增加毒性。⑧其他可以替代的一线化疗的方案见表 34-1。多西他赛联合卡铂和脂质体多柔比星（pegylated liposomal doxorubicin，PLD）联合卡铂，主要优点是神经毒性低，脱发较轻，可用于不能耐受紫杉醇毒性的患者。剂量密集型紫杉醇周疗联合卡铂 3 周给药可改善晚期卵巢癌患者的总生存和无进展生存，缺点是贫血和生活质量略有下降。对于高龄、体力状况评分差的患者，小剂量紫杉醇周疗和卡铂周疗也是一种选择。

2. 恶性生殖细胞肿瘤的化疗指征和疗程 ①对ⅠA 期无性细胞瘤和ⅠA 期肿瘤细胞分化好的未成熟畸胎瘤，在全面分期手术后可随访观察，不需化疗。②所有其他临床期别者在分期手术或满意的肿瘤细胞减灭术后，都应接受 3~4 个化疗疗程，或在血清学肿瘤标志物检测正常后再化疗 2 个疗程。③首选 BEP/EP 方案。

3. 交界性肿瘤的化疗指征和疗程 ①所有期别的交界性卵巢肿瘤患者，在进行满意的减灭术后，如果转移灶也是交界性肿瘤，术后可以不进行辅助化疗。②腹盆腔播散病灶的病理检查为浸润性种植时，术后应进行化疗。③短期内腹腔复发的患者，应考虑给予化疗。④方案和疗程参见上皮性卵巢癌。

（三）一线化疗方案

1. 上皮性卵巢癌一线化疗方案　见表34-1。
2. 恶性生殖细胞肿瘤和性索间质肿瘤一线化

疗方案　见表34-2。

3. 少见卵巢恶性肿瘤的一线化疗方案　见表34-3。

表34-1　上皮性卵巢癌一线化疗方案

化疗方案		用法用量	周期及疗程	备注
静脉给药	TC 3周疗	紫杉 175 mg/m², 第1天, 卡铂 AUC 5~6, 第1天	每3周重复, 共6个疗程	可用于年龄大或者情况差的患者
	剂量密集型 TC	紫杉醇 80 mg/m², 第1、8、15天 卡铂 AUC 5~6, 第1天	每3周重复, 共6个疗程	
	TC 周疗	紫杉醇 60 g/m², 第1天, 卡铂 AUC 2, 第1天	每周重复, 共18周	
	DC	多西他赛 60~75 mg/m², 第1天, 卡铂 AUC 5~6, 第1天	每3周重复, 共6个疗程	
	PLD+C	脂质体阿霉素 30 mg/m², 第1天, 卡铂 AUC 5, 第1天	每4周重复, 共6个疗程	
腹腔给药	TP	紫杉醇 135 mg/m² IV, 第1天, 顺铂 75~100 mg/m² IP, 第2天, 紫杉醇 60 mg/m² IP, 第8天	每3周重复, 共6个疗程	用于 IDS 后的辅助化疗
	TC	紫杉醇 135 mg/m² IV, 第1天, 卡铂 AUC 6 IP, 第1天, 紫杉醇 60 mg/m² IP, 第8天	每3周重复, IDS 后至少3个疗程	用于 IDS 后的辅助化疗
含贝伐珠单抗	TC + B1	紫杉醇 175 mg/m², 卡铂 AUC 5~6, 贝伐珠单抗 7.5 mg/kg, 第1天	每3周重复, 共5~6个疗程, 然后贝伐珠单抗巩固12个疗程	NCCN 指南中共识分类为2B
	TC + B2	紫杉醇 175 mg/m², 卡铂 AUC 6, 第1天, 贝伐珠单抗 15 mg/kg, 第二个周期第1天开始	每3周重复, 共6个疗程, 然后贝伐珠单抗巩固至22个疗程	NCCN 指南中共识分类为2B

注：AUC, 曲线下面积; IV, 静脉注射; IP, 腹腔注射; IDS, 间歇性肿瘤细胞减灭术

表34-2　恶性生殖细胞肿瘤和性索间质肿瘤一线化疗方案

病理类型	化疗方案	疗程	备注
恶性生殖细胞肿瘤	BEP 方案：博来霉素 30 mg 每周给药, 依托泊苷 100 mg/m², 第1~5天, 顺铂 20 mg/m², 第1~5天	每21天重复, 低危者3个疗程, 高危者4个疗程	对于 IB~Ⅲ期无性细胞肿瘤患者, 术后化疗时最大程度降低其毒性至关重要, 可使用3个周期的该方案
	EP 方案：卡铂 400 mg/m², 第1天, 依托泊苷 120 mg/m², 第1~3天	每4周重复, 共3个疗程	
恶性性索间质肿瘤	BEP 或 TC 方案剂量同恶性生殖细胞肿瘤		

表 34-3　少见卵巢恶性肿瘤的一线化疗方案

病理类型	一线化疗方案	内分泌治疗
癌肉瘤	同上皮性卵巢癌的各种腹腔及静脉化疗方案	
	吉西他滨 + 多西他赛	
	卡铂 + 异环磷酰胺	
	顺铂 + 异环磷酰胺	
	紫杉醇 + 异环磷胺	
透明细胞癌	同上皮性卵巢癌的各种腹腔及静脉化疗方案	
黏液性肿瘤	同上皮性卵巢癌的各种腹腔及静脉化疗方案	
	5- 氟尿嘧啶 + 亚叶酸钙 + 奥沙利铂	
	卡培他滨 + 奥沙利铂	
交界性及低级别浆液性 / 子宫内膜样上皮癌	同上皮性卵巢癌的各种腹腔及静脉化疗方案	芳香化酶抑制剂（阿那曲唑、来曲唑）；亮丙瑞林；他莫昔芬

（四）复发卵巢癌的化疗

1. 复发上皮性卵巢癌　对复发的上皮性卵巢癌，应首先进行分型。铂类耐药型、难治型均属于耐药型复发。对铂类敏感型复发，首选铂类为基础的联合化疗或铂类单药化疗方案。对铂耐药型复发，则首选非铂类单药化疗或加抗血管生成靶向药物的联合化疗（表 34-4）。

2. 复发恶性生殖细胞和性索间质肿瘤　对复发的卵巢生殖细胞恶性肿瘤，如果仍有治愈可能，应该首先推荐在有条件做骨髓移植的单位进行大剂量化疗（high-dose chemotherapy）。放射治疗仅用于局部复发的姑息治疗。见表 34-5 和表 34-6。

表 34-4　复发上皮性卵巢癌的二线化疗方案

类别	首选化疗方案	备选化疗药物和靶向药物	其他药物
铂敏感复发	卡铂	六甲蜜胺	芳香化酶抑制剂
	卡铂 + 多西他赛	卡培他滨	醋酸亮丙瑞林
	卡铂 + 吉西他滨	环磷酰胺	醋酸甲地孕酮
	卡铂 + 吉西他滨 + 贝伐单抗	多柔比星	他莫昔芬
	卡铂 + 多柔比星脂质体	异环磷酰胺	
	卡铂 + 白蛋白结合型紫杉醇	伊立替康	
	卡铂 + 紫杉醇	马法兰	
	卡铂 + 紫杉醇（周疗）	奥沙利铂	
	顺铂	洛铂	
	顺铂 + 吉西他滨	紫杉醇	
	贝伐珠单抗	白蛋白结合型紫杉醇	
	奥拉帕利	脂质体紫杉醇	

续表

类别	首选化疗方案	备选化疗药物和靶向药物	其他药物
铂耐药复发	多西他赛	培美曲塞	
	依托泊苷口服	长春瑞滨	
	吉西他滨	帕唑帕尼	
	多柔比星脂质体	鲁卡帕利	
	多柔比星脂质体 + 贝伐珠单抗	尼拉帕利	
	紫杉醇周疗 ± 帕唑帕尼		
	紫杉醇周疗 + 贝伐珠单抗		
	拓扑替康		
	拓扑替康 + 贝伐珠单抗		
	贝伐珠单抗		
	奥拉帕利		
	鲁卡帕利		
黏液性肿瘤复发	5- 氟尿嘧啶 + 四氢叶酸 + 奥沙利铂 ± 贝伐珠单抗		
	卡培他滨 + 奥沙利铂		

表 34-5　复发卵巢恶性生殖细胞肿瘤的二线化疗方案

可能治愈的方案	姑息化疗方案
大剂量化疗 + 骨髓移植	顺铂 + 依托泊苷
紫杉醇 + 异环磷酰胺 + 顺铂	多西他赛
	多西他赛 + 卡铂
	紫杉醇
	紫杉醇 + 异环磷酰胺
	紫杉醇 + 卡铂
	紫杉醇 + 吉西他滨
	顺铂 + 异环磷酰胺 + 依托泊苷（VIP）
	顺铂 + 异环磷酰胺 + 长春新碱（VDP）
	长春新碱 + 达卡巴嗪 + 环磷酰胺（VAC）
	紫杉醇 + 异环磷酰胺 + 顺铂（TIP）

表 34-6　复发卵巢恶性性索间质肿瘤的二线化疗方案

化疗方案	激素治疗	靶向药物
多西他赛	芳香化酶抑制剂	贝伐珠单抗（单药应用）
紫杉醇	醋酸亮丙瑞林（用于颗粒细胞瘤）	
紫杉醇 + 异环磷酰胺	他莫昔芬	
紫杉醇 + 卡铂		
长春新碱 + 达卡巴嗪 + 环磷酰胺		

第二节 宫颈癌的化疗方案及应用指征

化疗在宫颈癌治疗中的作用越来引起人们的重视，主要应用于放疗时单药或联合化疗进行放疗增敏，即同步放化疗。另外，还有术前的新辅助化疗以及晚期远处转移、复发患者的姑息治疗等。治疗宫颈癌的有效药有顺铂、紫杉醇、5-氟尿嘧啶、异环磷酰胺、吉西他滨、拓扑替康等。又可以分为：

1. 同步放化疗 是指在放疗的同时进行的化疗，也称为增敏化疗。目前 NCCN 治疗指南推荐的在放疗期间增敏化疗的方案如下。

顺铂 $50 \sim 70$ mg/m^2 + 5FU 4 g/m^2（96 h 持续静脉滴入），放疗第 1 天和第 29 天。

顺铂周疗：$30 \sim 40$ mg/m^2，放疗第 1、8、15、22、29、36 天。

顺铂 + 紫杉醇方案：顺铂 $50 \sim 70$ mg/m^2，紫杉醇 $135 \sim 175$ mg/m^2，放疗第 1 天和第 29 天。

顺铂 + 紫杉醇周疗：顺铂 $25 \sim 30$ mg/m^2，紫杉醇 $60 \sim 80$ mg/m^2，放疗第 1、8、15、22、29、36 天。

2. 新辅助化疗（NACT） 是指患者在手术前行 $2 \sim 3$ 个疗程的化疗，目的在于：缩小肿瘤体积，消灭微转移灶和亚临床病灶，使原来不能手术的患者获得手术机会。一些非随机研究结果显示，新辅助化疗减少了术中播散及术后转移的概率。目前，主要用于无法进行放疗的早期患者，在新辅助化疗后进行手术切除，但生存并未获益。后续化疗方案有待商榷。但近期有荟萃分析提示新辅助化疗的有效率是无进展生存期和总生存期显著的预后因素。NACT 化疗方案常以铂类为基础的联合方案，如 PVB 方案（顺铂 + 长春新碱 + 博来霉素），顺铂 + 紫杉醇方案，BIP 方案（顺铂 + 博来霉素 + 异环磷酰胺 + 美司钠）等。给药途径包括静脉全身化疗或动脉插管介入化疗。几种方案疗效相近。NACT 的最佳方案及给药途径尚未达成统一意见。FIGO

（2006）推荐 NACT 方案：顺铂 50 mg/m^2，Ⅳ，D 1 + 长春新碱 1 mg/m^2，Ⅳ，D 1 + 博来霉素 15 mg，Ⅳ，D 1 ~ 3，每 10 天重复，共 3 次。

3. 姑息化疗 主要用于既不能手术也不能放疗的复发或转移的宫颈癌患者。2018 年 NCCN 宫颈癌治疗指南推荐的用于复发或转移癌的一线化疗方案有：顺铂联合紫杉醇、顺铂联合紫杉醇及贝伐珠单抗、紫杉醇联合拓扑替康及贝伐珠单抗、顺铂联合吉西他滨为一类推荐方案，卡铂联合紫杉醇作为接受过顺铂治疗的患者首选，除此之外，顺铂联合拓扑替康、拓扑替康联合紫杉醇也是备选方案。可供选择的一线单药化疗药物有：卡铂、顺铂、紫杉醇、吉西他滨和拓扑替康。二线化疗药物有：贝伐珠单抗、多西他赛、白蛋白结合型紫杉醇、吉西他滨、表阿霉素、5-氟尿嘧啶、异环磷酰胺、伊立替康、丝裂霉素、培美曲塞、拓扑替康、长春新碱等。鼓励复发性、持续性宫颈癌参加临床试验。

4. 随访 对于新发宫颈癌患者应建立完整病案和相关资料档案，治疗后定期随访监测。具体内容如下：

治疗结束最初 2 年内每 3 个月 1 次，第 3 ~ 5 年每 6 个月 1 次，然后每年随诊 1 次。Ⅱ期以上患者治疗后 3 ~ 6 个月复查时，应做全身 MRI 或 CT 检查以评估盆腔肿瘤控制情况，必要时行 PET-CT 检查、宫颈或阴道细胞学检查，根据临床症状提示行必要的实验室检查及其他影像学检查。连续随诊 5 年后，根据患者情况继续随诊。

放疗后规律阴道冲洗，必要时使用阴道扩张器，尽早恢复性生活，均有利于减少阴道粘连。

第三节 子宫内膜癌的化疗方案及应用指征

全身化疗主要应用于晚期（Ⅲ ~ Ⅳ期）或复发患者以及特殊病理类型患者。近年来也用于一些具有高危因素（ⅠB 期、G3）的早期患者的术后辅助治疗。研究表明，对于这类患者，即便行辅助放疗后，仍有相当一部分出现远处转移。故大多数学者认为应该加用化疗。方案推荐为紫杉醇+卡铂。

对于晚期患者，ⅢA~ⅢC期推荐的方案为全身化疗和（或）体外放疗 ± 腔内放疗。ⅣA/ⅣB 期的主要治疗为全身化疗。若患者能耐受，推荐多药联合化疗方案。推荐的化疗方案及药物如下：卡铂+紫杉醇，顺铂+多柔比星，顺铂+多柔比星 ± 紫杉醇（因为未改善总体生存率且毒性较大未被广泛使用），卡铂+多西他赛，异环磷酰胺+

紫杉醇（用于癌肉瘤，1 类证据），顺铂+异环磷酰胺（用于癌肉瘤），依维莫司+来曲唑。单药如顺铂、卡铂、多柔比星、脂质体阿霉素、紫杉醇、白蛋白结合型紫杉醇、PD-1 抑制剂帕博利珠单抗、拓扑替康、贝伐珠单抗、多西他赛（2B 级证据）、异环磷酰胺（用于癌肉瘤）等。使用细胞毒性药物仍然不能控制病情的患者可考虑加用贝伐珠单抗靶向治疗。

常用的子宫内膜癌药物治疗方案如表 34-7 所示。

表 34-7   子宫内膜癌常用化疗方案

治疗类型	分期	常用方案	疗程
术后辅助化疗或姑息化疗	Ⅲ~Ⅳ期或复发转移	多药联合方案： 卡铂+紫杉醇（或多西他赛） 顺铂+多柔比星 ± 紫杉醇 异环磷酰胺+紫杉醇或顺铂（用于癌肉瘤） 依维莫司+来曲唑（用于子宫内膜样癌） 单药方案： 顺铂，卡铂，多柔比星（或脂质体多柔比星），紫杉醇（或白蛋白结合型紫杉醇），托泊替康，贝伐珠单抗，多西他赛，异环磷酰胺	3~6 周期

第四节   妊娠滋养细胞疾病的化疗方案及应用指征

本节介绍妊娠滋养细胞肿瘤（GTN）的化疗方案及应用指征。

（一）侵蚀性葡萄胎

参考绒毛膜癌治疗方案。

（二）绒毛膜癌

治疗原则及方案：治疗原则以化疗为主，辅以手术和放疗等其他治疗手段。治疗方案的选择根据 FIGO 分期、年龄、对生育的要求和经济情况综合考虑，实施分层或个体化治疗。

1. 低危妊娠滋养细胞肿瘤的治疗   低危 GTN 治疗方案的选择主要取决于患者有无子宫外转移灶

和保留生育功能的要求。

（1）化疗选择：根据 2021 年 FIGO 关于 GTN 的治疗指南，对于选择性低危患者，可以采用单药化疗。选择指标包括预后评分 0~4 分、末次妊娠为葡萄胎、病理诊断为非绒毛膜癌患者。常用的一线单一化疗药物有甲氨蝶呤、放线菌素 -D、5- 氟尿嘧啶等。9%~33% 的低危 GTN 患者首次单药化疗后会产生耐药或者对化疗方案不耐受。当对第 1 种单药化疗有反应，但 hCG 不能降至正常或因毒性反应阻碍化疗的正常实施，且 hCG < 300 U/L 时，可以改为另一种单药化疗。当对一线单药化疗无反应（hCG 升高或出现新病灶）或者对两种单药化疗均反应不佳时，建议改为联合化疗。

对于预后评分 5~6 分或者病理诊断为绒毛膜癌的低危患者，一线单药化疗失败的风险明显增高，可以按照预后评分高危患者的方案选择联合化疗。

（2）停止化疗指征：hCG 正常后巩固化疗 2～3 个疗程。

（3）随访：治疗结束后应严密随访，第 1 年每个月随访 1 次，1 年后每 3 个月随访 1 次直至 3 年，以后每年随访 1 次共 5 年。随访期间应严格避孕 1 年。

2. 高危妊娠滋养细胞肿瘤的治疗

（1）治疗原则：以联合化疗为主，结合手术等其他治疗的综合治疗。

（2）化疗方案：高危 GTN 化疗方案首推 EMA-CO 方案或以 5- 氟尿嘧啶为主的联合化疗方案。EMA-CO 方案初次治疗高危转移病例的完全缓解率及远期生存率均在 90% 以上，根据现有报道，EMA-CO 方案耐受性较好，最常见的不良反应为骨髓抑制，其次为肝肾毒性。由于粒细胞集落刺激因子骨髓支持和预防性抗吐治疗的实施，EMA-CO 方案的计划化疗剂量强度已可得到保证。

我国是 GTN 的高发地区，在治疗高危病例方面也取得了丰富的经验，以 5- 氟尿嘧啶为主的联合化疗方案治疗高危和耐药 GTN 的完全缓解率也达 80% 以上。

停止化疗的指征为 hCG 正常后再巩固化疗 3～4 个疗程。

（3）随访：方法同低危 GTN。

3. 极高危妊娠滋养细胞肿瘤的治疗

（1）诊断：极高危妊娠滋养细胞肿瘤指的是预后评分 ≥13 分及对一线联合化疗反应差的肝、脑或广泛转移的高危病例。

（2）治疗：可直接选择 EP-EMA 等二线方案，但这类患者一开始采用强烈化疗可能引起出血、败血症，甚至器官衰竭，可在标准化疗前先采用低剂量强度化疗，如依托泊苷 100 mg/m^2 和顺铂 20 mg/m^2，每周 1 次，共 1～3 周，病情缓解后，转为标准化疗。

4. 耐药和复发 GTN 的处理

（1）耐药和复发标准：①目前尚无公认的耐药标准。一般认为，化疗过程中出现如下现象应考虑为耐药，经连续 2 个疗程化疗后，血清 hCG 未呈对数下降或呈平台状甚至上升，或影像学检查提示肿瘤病灶不缩小甚至增大或出现新的病灶。②复发标准为治疗后血清 hCG 连续 3 次阴性，影像学检查提示病灶消失 3 个月后出现血 hCG 升高（除外妊娠）或影像学检查发现新病灶。

（2）耐药和复发 GTN 治疗方案选择：①推荐的化疗方案为 EMA-EP、ICE、VIP、TE/TP、长春新碱 + 氟脲苷 + 放线菌素-D + 依托泊苷等。动脉灌注化疗可提高耐药、复发患者的疗效。停止化疗的指征仍然为 hCG 正常后再巩固化疗 3～4 个疗程。②强调手术治疗在高危耐药和复发患者治疗中的重要性及手术时机的选择。耐药性 GTN 患者的手术指征为：患者一般情况好，可耐受手术；转移灶为孤立的可切除病灶；无手术切除部位以外的活跃性转移灶；术前血清 β-hCG 应尽可能接近正常水平。

（三）胎盘部位妊娠滋养细胞肿瘤

治疗方案及原则如下。

1. 手术　是首选的治疗方法，手术范围为全子宫切除术。年轻妇女若病灶局限于子宫，卵巢外观正常，可保留卵巢。对于非高危胎盘部位妊娠滋养细胞肿瘤患者，手术后不必给予任何辅助治疗。

2. 化疗　主要作为高危患者子宫切除后的辅助治疗，应选择联合化疗，首选的化疗方案为 EMA-CO，实施化疗的疗程数同高危妊娠滋养细胞肿瘤。

3. 保留生育功能治疗　对年轻、渴望生育、低危且病灶局限的胎盘部位妊娠滋养细胞肿瘤患者，可在充分知情同意的前提下，采用彻底刮宫、子宫病灶切除和（或）联合化疗等方法。病变弥漫者不适用保守性治疗。保守性治疗后若出现持续性子宫病灶和 hCG 水平异常，则应考虑子宫切除术。

4. 随访　内容基本同妊娠滋养细胞肿瘤，但由于 hCG 水平常常不高，影像学检查更为重要。有条件的医疗单位可选择 MRI 检查。

（四）上皮样妊娠滋养细胞肿瘤

手术是上皮样妊娠滋养细胞肿瘤主要的治疗手段，化疗不敏感，可直接选择 EP-EMA 等二线方案。

妊娠滋养细胞肿瘤常用化疗方案见表 34-8、表 34-9。

表 34-8　妊娠滋养细胞肿瘤常用单药化疗方案

药物	药物及用法
MTX-FA	甲氨蝶呤 1 mg/（kg·d），肌注，隔日 1 次 ×4 天（1、3、5、7 天）；四氢叶酸为 1/10 甲氨蝶呤剂量（24 或 30 h 后），肌注，隔日 1 次 ×4 天（2、4、6、8 天）；均每 2 周 1 次
放线菌素 -D	脉冲给药 1.25 mg/m^2，静脉注射，每 2 周 1 次（最大剂量 2 mg）
甲氨蝶呤	0.4 mg/（kg·d），静脉注射或肌注 ×5 天，每 2 周 1 次（最大剂量 25 mg/d）
放线菌素 -D	0.5 mg/（10~13 μg/kg），静脉注射 ×5 天，每 2 周 1 次
5- 氟尿嘧啶	20 ~ 30 mg/kg，静脉注射，每日 1 次 ×8 天，间隔 14 天
其他	①甲氨蝶呤 100 mg/m^2，静脉注射；200 mg/m^2，静脉点滴 ×1 天（12 h 以上），每 2 周 1 次；需要四氢叶酸解救；②依托波苷 100 mg/（m^2·d）×5 天，每 2 周 1 次

注：前两种方案为最常用的单药化疗方案

表 34-9　妊娠滋养细胞肿瘤常用联合化疗方案

化疗方案	药物	剂量与溶剂	用法
长春新碱 +5- 氟尿嘧啶 / 氟脲苷 + 放线菌素 -D（FAV）	长春新碱	2 mg + 生理盐水 20 mL	静脉注射，化疗前 3 h（第 1 天用）
	5- 氟尿嘧啶 / 氟尿苷	24 ~ 26 mg/（kg·d）+5% 葡萄糖溶液 500 mL	静脉滴注，每日 1 次（匀速，8 h）
	放线菌素 -D	4 ~ 6 μg/（kg·d）+5% 葡萄糖溶液 250 mL	静脉滴注，每日 1 次（1 h）
注意事项	6 天为 1 个疗程，间隔 17 ~ 21 天		
长春新碱 +5- 氟尿嘧啶 / 氟脲苷 + 放线菌素 -D + 依托泊苷（FAEV）	长春新碱	2 mg + 生理盐水 20 mL	静脉滴注，化疗前 3 h（第 1 天用）
	依托泊苷	100 mg/（m^2·d）+ 生理盐水 500 mL	静脉滴注，每日 1 次（1 h）
	放线菌素 -D	200 μg/（m^2·d）+5% 葡萄糖溶液 250 mL	静脉滴注，每日 1 次（1 h）
	5- 氟尿嘧啶 / 氟尿苷	800 ~ 900 mg/（m^2·d）+5% 葡萄糖溶液 500 mL	静脉滴注，每日 1 次（匀速，8 h）
注意事项	5 天为 1 个疗程，间隔 17 ~ 21 天		
EMA/CO			
EMA			
第 1 天	放线菌素 -D	500 μg + 5% 葡萄糖溶液 250 mL	静脉滴注（1 h），体重小于 40 kg 用 400 μg

续表

化疗方案	药物	剂量与溶剂	用法
	依托泊苷	100 mg/m² + 生理盐水 500 mL	静脉滴注（1 h）
	甲氨蝶呤	100 mg/m² + 生理盐水 30 mL	静脉注射
		200 mg/m² + 生理盐水 1 000 mL	静脉滴注（12 h）
注意事项	水化 2 天，日补充总量 2 500 ~ 3 000 mL，记尿量，尿量应 ≥ 2 500 mL/d		
第 2 天	放线菌素 -D	500 µg + 5% 葡萄糖溶液 250 mL	静脉滴注（1 h），体重 < 40 kg 用 400 µg
	依托泊苷	100 mg/m² + 生理盐水 500 mL	静脉滴注（1 h）
	四氢叶酸	15 mg + 生理盐水 4 mL	肌注，每 12 h 1 次，从静脉注射甲氨蝶呤 24 h 开始，共 4 次
第 8 天	长春新碱	2 mg + 生理盐水 20 mL	静脉注射，化疗前 3 h
	环磷酰胺	600 mg/m² + 生理盐水 500 mL	静脉注射（2 h）
	或异环磷酰胺	1 600 ~ 1 800 mg/m² + 生理盐水 500 mL	
注意事项	补液 1 500 ~ 2 000 mL（用环磷酰胺则不需大量补液）；异环磷酰胺时用美司钠解救，用法：20% 异环磷酰胺的量（一般为 400 mg），0、4 和 8 h		
第 15 天	重复下一疗程第 1 天		
EMA/EP			
EMA			
第 1 天	同 EMA/CO 方案第 1 天用药		
第 2 天	四氢叶酸解救		
EP			
第 8 天	依托泊苷	150 mg/m²（最大剂量 200 mg）+ 生理盐水 500 mL	静脉滴注
	顺铂（水剂）	75 mg/m²（最大剂量 100 mg）+ 生理盐水 500 mL	静脉滴注
	顺铂需要水化		
第 15 天	重复下一疗程第 1 天		
依托泊苷 + 放线菌素 -D（AE）	依托泊苷	100 mg/（m² · d）+ 生理盐水 500mL	静脉滴注，每日 1 次（1 h），化疗第 1~3 天用
	放线菌素 -D	500 µg + 5% 葡萄糖溶液 250 mL	静脉滴注，每日 1 次（化疗第 1~3 天用）
注意事项	3 天为 1 个疗程，间隔 9 ~ 12 天		

续表

化疗方案	药物	剂量与溶剂	用法
TE/TP			
第1天	地塞米松	20 mg	口服，化疗前12、6 h
	西米替丁	30 mg + 生理盐水 100 mL	静脉注射 > 30 min
	紫杉醇	135 mg/m² + 生理盐水 250 mL	静脉注射 > 3 h
	10% 甘露醇	500 mL	静脉注射 > 1 h
	顺铂	60 mg/m²（最大 100 mg）+ 生理盐水 1 000 mL	静脉注射 > 3 h
	水化液	5% 葡萄糖溶液 1 000 mL	静脉注射
第15天	地塞米松	20 mg	口服，化疗前12、6 h
	西米替丁	30 mg + 生理盐水 100 mL	静脉注射
	紫杉醇	135 mg/m² + 生理盐水 250 mL	静脉注射 > 3 h
	依托泊苷	150 mg/m²（最大200 mg）+ 生理盐水 1 000 mL	静脉注射 > 1 h
注意事项	TE 和 TP 2 周交替，4 周为 1 个疗程		

（邬素芳　鲍　伟　李艳丽　杨永彬）

参考文献

［1］ Armstrong DK, Alvarez RD, Bakkum-Gamez JN, et al. Ovarian Cancer, Version 2.2020, NCCN Clinical Practice Guidelines in Oncology ［J］. J Natl Compr Canc Netw, 2021, 19 (2): 191-226.

［2］ Abu-Rustum NR, Yashar CM, Bean S, et al. NCCN Guidelines Insights: Cervical Cancer, Version 1. 2020 ［J］. J Natl Compr Canc Netw, 2020, 18 (6): 660-666.

［3］ Wolfman W, Thurston J, Yeung G, et al. Guideline No. 404: Initial Investigation and Management of Benign Ovarian Masses ［J］. J Obstet Gynaecol Can, 2020, 42 (8): 1040-1050.

［4］ Management of Gestational Trophoblastic Disease: Green-top Guideline No. 38 - June 2020 ［J］. BJOG, 2021, 128 (3): e1-e27.

［5］ Teede HJ, Misso ML, Costello MF, et al. International PCOS Network. Recommendations from the international evidence-based guideline for the assessment and management of polycystic ovary syndrome ［J］. Fertil Steril, 2018, 110 (3): 364-379.

［6］ Teoh D, Musa F, Salani R, et al. Diagnosis and Management of Adenocarcinoma in Situ: A Society of Gynecologic Oncology Evidence-Based Review and Recommendations ［J］. Obstet Gynecol, 2020, 135 (4): 869-878.

［7］ American College of Obstetricians and Gynecologists' Committee on Practice Bulletins—Gynecology. Diagnosis and Management of Vulvar Skin Disorders: ACOG Practice Bulletin, Number 224 ［J］. Obstet Gynecol, 2020, 136 (1): e1-e14.

［8］ Collins SL, Alemdar B, van Beekhuizen HJ, et al. International Society for Abnormally Invasive Placenta (IS-AIP). Evidence-based guidelines for the management of abnormally invasive placenta: recommendations from the International Society for Abnormally Invasive Placenta ［J］. Am J Obstet Gynecol, 2019, 220 (6): 511-526.

［9］ Kostopoulou E, Anagnostis P, Bosdou JK, et al. Polycystic ovary Syndrome in Adolescents: Pitfalls in Diagnosis and Management ［J］. Curr Obes Rep, 2020, 9 (3): 193-203.

［10］ Sessa C, Schneider DT, Planchamp F, et al. ESGO-SIOPE guidelines for the management of adolescents and young adults with non-epithelial ovarian cancers ［J］. Lancet Oncol, 2020, 21 (7): e360-e368.

［11］ American College of Obstetricians and Gynecologists' Committee on Practice Bulletins—Gynecology. Female Sexual Dysfunction: ACOG Practice Bulletin Clinical Management Guidelines for Obstetrician-Gynecologists, Number 213 ［J］. Obstet Gynecol, 2019, 134 (1): e1-e18.

［12］ Egemen D, Cheung LC, Chen X, et al. Risk Estimates Supporting the 2019 ASCCP Risk-Based Management Consensus Guidelines ［J］. J Low Genit Tract Dis, 2020, 24 (2): 132-143.

［13］ Briot K, Roux C, Thomas T, et al. 2018 update of French recommendations on the management of postmenopausal osteoporosis［J］. Joint Bone Spine, 2018, 85（5）: 519-530.

［14］Chapron C, Marcellin L, Borghese B, et al. Rethinking mechanisms, diagnosis and management of endometriosis［J］. Nat Rev Endocrinol, 2019, 15（11）: 666-682.

［15］Donnez J, Donnez O, Dolmans MM. The current place of medical therapy in uterine fibroid management［J］. Best Pract Res Clin Obstet Gynaecol, 2018（46）: 57-65.

［16］程利南, 狄文, 丁岩等. 女性避孕方法临床应用的中国专家共识［J］. 上海医学, 2018, 41（11）: 641-655.

［17］陈春林, 郎景和, 向阳, 等. 子宫颈癌腹腔镜手术治疗的中国专家共识［J］. 中华妇产科杂志, 2020, 55（09）: 579-585.

［18］郎景和, 冷金花, 邓姗, 等. 左炔诺孕酮宫内缓释系统临床应用的中国专家共识［J］. 中华妇产科杂志, 2019, 54（12）: 815-825.

［19］中华医学会妇产科学分会妊娠期高血压疾病学组. 妊娠期高血压疾病诊治指南（2020）［J］. 中华妇产科杂志, 2020, 55（4）: 227-238.

［20］Poon LC, Shennan A, Hyett JA, et al. The International Federation of Gynecology and Obstetrics（FIGO）initiative on pre-eclampsia: A pragmatic guide for first-trimester screening and prevention［J］. Int J Gynaecol Obstet, 2019, 145 Suppl 1（Suppl 1）: 1-33.

［21］Regitz-Zagrosek V, Roos-Hesselink J W, Bauersachs J, et al. 2018 ESC Guidelines for the management of cardiovascular diseases during pregnancy［J］. Eur Heart J, 2018, 39（34）: 3165-3241.

［22］American College of Obstetricians and Gynecologists' Presidential Task Force on Pregnancy and Heart Disease and Committee on Practice Bulletins—Obstetrics. ACOG Practice Bulletin No. 212: Pregnancy and Heart Disease［J］. Obstet Gynecol, 2019, 133（5）: e320-e356.

［23］American College of Obstetricians and Gynecologists' Committee on Practice Bulletins—Obstetrics and the Society forMaternal-FetalMedicin. ACOG Practice Bulletin No. 204: Fetal Growth Restriction［J］. Obstet Gynecol, 2019, 133（2）: e97-e109.

［24］ACOG Practice Bulletin No. 190: Gestational Diabetes Mellitus［J］. Obstet Gynecol, 2018, 131（2）: e49-e64.

［25］American College of Obstetricians and Gynecologists' Committee on Practice Bulletins—Obstetrics. ACOG Practice Bulletin No. 196: Thromboembolism in Pregnancy［J］. Obstet Gynecol, 2018, 132（1）: e1-e17.

［26］ACOG Practice Bulletin No. 207: Thrombocytopenia in Pregnancy［J］. Obstet Gynecol, 2019, 133（3）: e181-e193.

［27］中华医学会妇产科学分会产科学组. 羊水栓塞临床诊断与处理专家共识（2018）［J］. 中华妇产科杂志, 2018, 53（12）: 831-835.

［28］邹丽, 杨慧霞. 前置胎盘的诊断与处理指南（2020）［J］. 中华妇产科杂志, 2020（1）: 3-8.

［29］中华医学会围产医学分会, 中华医学会妇产科学分会产科学组. 妊娠并发症和合并症终止妊娠时机的专家共识［J］. 中华妇产科杂志, 2020, 55（10）: 649-658.

［30］中华医学会妇产科学分会产科学组. 产后出血预防与处理指南（2014）［J］. 中华妇产科杂志, 2014, 49（9）: 641-646.

［31］Brown R，Gagnon R，Delisle MF. No. 373-Cervical Insufficiency and Cervical Cerclage［J］. J Obstet Gynaecol Can, 2019，41（2）：233-247.

［32］中华医学会围产医学分会. 电子胎心监护应用专家共识［J］. 中华围产医学杂志, 2015（7）：486-490.

［33］中华医学会妇产科学分会产科学组. 胎膜早破的诊断与处理指南（2015）［J］. 中华妇产科杂志, 2015，50（1）：3-8.

［34］中华医学会妇产科学分会产科学组. 妊娠期肝内胆汁淤积症诊疗指南（2015）［J］. 中华妇产科杂志, 2015（7）：481-485.

［35］中华医学会妇产科学分会产科学组，中华医学会围产医学分会. 正常分娩指南［J］. 中华围产医学杂志, 2020，23（6）：361-370.

［36］Pavord S，Daru J，Prasannan N，et al. UK guidelines on the management of iron deficiency in pregnancy［J］. Br J Haematol, 2020，188（6）：819-830.

［37］《妊娠和产后甲状腺疾病诊治指南》（第2版）编撰委员会，中华医学会内分泌学分会，中华医学会围产医学分会. 妊娠和产后甲状腺疾病诊治指南（第2版）［J］. 中华内分泌代谢杂志, 2019，35（8）：636-665.

［38］Prevention and Management of Postpartum Haemorrhage：Green-top Guideline No. 52［J］. BJOG, 2017，124（5）：e106-e149.

中英文名词对照索引

郑重声明

高等教育出版社依法对本书享有专有出版权。任何未经许可的复制、销售行为均违反《中华人民共和国著作权法》，其行为人将承担相应的民事责任和行政责任；构成犯罪的，将被依法追究刑事责任。为了维护市场秩序，保护读者的合法权益，避免读者误用盗版书造成不良后果，我社将配合行政执法部门和司法机关对违法犯罪的单位和个人进行严厉打击。社会各界人士如发现上述侵权行为，希望及时举报，我社将奖励举报有功人员。

反盗版举报电话　（010）58581999　58582371
反盗版举报邮箱　dd@hep.com.cn
通信地址　北京市西城区德外大街4号　高等教育出版社法律事务部
邮政编码　100120

读者意见反馈

为收集对教材的意见建议，进一步完善教材编写并做好服务工作，读者可将对本教材的意见建议通过如下渠道反馈至我社。

咨询电话　400-810-0598
反馈邮箱　gjdzfwb@pub.hep.cn
通信地址　北京市朝阳区惠新东街4号富盛大厦1座　高等教育出版社总编辑办公室
邮政编码　100029

防伪查询说明

用户购书后刮开封底防伪涂层，使用手机微信等软件扫描二维码，会跳转至防伪查询网页，获得所购图书详细信息。

防伪客服电话　（010）58582300